Handbuch der Gynäkologie

Dritte, völlig neubearbeitete und erweiterte Auflage
des Handbuches der Gynäkologie von J. Veit

Bearbeitet von

R. Brun-Zürich, F. Engelmann-Dortmund, P. Esch-Münster, O. v. Franqué-Bonn, R. Freund-Berlin, Th. Heynemann-Hamburg, H. Hinselmann-Altona, R. Hornung-Berlin, R. Th. von Jaschke-Gießen, E. Kehrer-Marburg a. L., F. Kermauner-Wien, A. Laqueur-Berlin, G. Linzenmeier-Karlsruhe, H. Martius-Göttingen, A. Mayer-Tübingen, J. Meisenheimer-Leipzig, C. Menge-Heidelberg, R. Meyer-Berlin, F. von Mikulicz-Radecki-Berlin, J. W. Miller-Barmen, L. Nürnberger-Halle, Kj. von Oettingen-Heidelberg, B. Ottow-Berlin, O. Pankow-Freiburg i. Br., H. von Peham†-Wien, W. Rump-Erlangen, R. Schröder-Kiel, H. Sellheim-Leipzig, A. Spuler-Erlangen, W. Stoeckel-Berlin, J. Tandler-Wien, G. A. Wagner-Berlin, M. Walthard-Zürich, H. Wintz-Erlangen

Herausgegeben von

Dr. W. Stoeckel

Geh. Medizinalrat, o. ö. Professor an der Universität Berlin
Direktor der Universitätsfrauenklinik

Vierter Band / Erste Hälfte

Die physikalische Therapie in der Gynäkologie

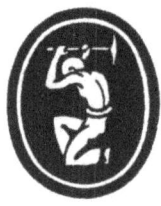

München · Verlag von J. F. Bergmann · 1930

Die physikalische Therapie in der Gynäkologie

Bearbeitet von

A. Laqueur W. Rump H. Wintz
Berlin   Erlangen   Erlangen

Mit 272 Abbildungen im Text

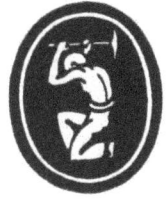

München · Verlag von J. F. Bergmann · 1930

ISBN-13: 978-3-8070-0205-7   e-ISBN-13: 978-3-642-96017-8
DOI: 10.1007/978-3-642-96017-8

Alle Rechte,
insbesondere das der Übersetzung in fremde Sprachen, vorbehalten
Copyright 1930 by J. F. Bergmann in München.
Softcover reprint of the hardcover 3rd edition 1930

Inhaltsverzeichnis.

Physikalische Heilmethoden.
(Mit Ausnahme der Röntgen- und Radiumtherapie)
von Dr. A. Laqueur, Berlin.

	Seite
Einleitung	1
Das Wesen der physikalischen Heilmethoden	1
A. Hydrotherapie	4
I. Physiologische Wirkungen	4
a) Einfluß auf die Zirkulation	5
b) Einfluß auf den Wärmehaushalt und Stoffwechsel	7
c) Einfluß auf die Lymphzirkulation mit Resorption	8
d) Einfluß auf die Blutzusammensetzung	9
e) Einfluß auf die natürlichen Abwehrkräfte des Körpers	9
f) Beeinflussung der (lokalen) Tiefentemperatur	10
g) Einfluß auf sonstige Körperfunktionen	10
h) Einfluß auf das Nervensystem	12
II. Methodik der Hydrotherapie	13
1. Bäder	13
a) Vollbäder	13
b) Halbbäder	14
c) Sitzbäder	15
d) Fußbäder und sonstige Teilbäder	18
e) Das subaquale Darmbad (Su-Da-Bad)	19
2. Duschen und Güsse	22
a) Äußerliche Duschen	22
b) Vaginale Duschen	24
c) Güsse	26
3. Abreibungen und Abwaschungen	27
4. Umschläge und Einpackungen	30
a) Umschläge	30
b) Einpackungen	32
B. Thermotherapie	35
I. Die physiologischen Wirkungen der Wärme	35
II. Die graduellen Unterschiede der thermotherapeutischen Methoden	37
III. Indikationen und Kontraindikationen der Thermotherapie	39
IV. Methoden der Thermotherapie	40
1. Anwendungsformen der trockenen Wärme	40
a) Thermophore	40
b) Heißluftbehandlung	40
c) Lichtwärmebestrahlung	43
d) Vaginale und intrauterine Wärmeapplikationen	47
e) Vaginale Heißluftbehandlung	50
2. Feuchte Wärmeapplikationen (Fango und Moorpackungen)	53
Anhang: Paraffinpackungen	57

	Seite
3. Die Diathermie	60
a) Physikalische Grundlagen der Diathermie	60
b) Die Diathermieapparate	64
c) Ausführung der Diathermiebehandlung	68
d) Technik der gynäkologischen Diathermie	72
e) Vorsichtsmaßregeln bei der Diathermiebehandlung	75
f) Wirkungen der Diathermie	76
g) Gynäkologische Indikationen und Kontraindikationen der Diathermie	79
h) Die Diathermie bei Erkrankungen der Blase, der Nieren und der Brustdrüse; geburtshilfliche Diathermie	83
4. Die chirurgische Diathermie	86
a) Die Elektrokoagulation	86
b) Die Lichtbogenoperation (Schneiden mit dem elektrischen Funken)	87
C. Balneotherapie	89
I. Allgemeines über Wesen und Wirkung der Balneotherapie	89
Anhang: Die Tätigkeit des Badearztes	91
II. Spezielle balneotherapeutische Methoden	92
1. Solbäder	92
2. Kohlensäurebäder und sonstige gashaltige Bäder	96
a) Technik der Kohlensäurebäder	96
b) Wirkungen der Kohlensäurebäder	97
c) Gynäkologische Indikationen	99
d) Kohlensäure-Gasbäder	100
e) Trinkkuren mit kohlensauren Eisenwässern	101
f) Sonstige gashaltige Bäder (Sauerstoff- und Luftperlbäder)	101
3. Akratothermen	102
4. Radioaktive Wässer	104
Anhang: Radiumkompressen	108
5. Schwefelbäder	109
6. Moorbäder	110
7. Schlammbäder, Sandbäder	114
Anhang: Örtliche Anwendung balneotherapeutischer Heilmittel	115
Trinkkuren	116
D. Lichtbehandlung	116
1. Physikalische Einleitung	116
2. Dosimetrie des Lichtes	119
3. Physiologische Wirkungen des Lichtes	121
4. Methodik der Lichtbehandlung und ihre Indikationen in der Frauenheilkunde	127
a) Die Quecksilberquarzlampe	127
α) Die Indikationen der Quarzlichtbestrahlung in der Gynäkologie	131
β) Die Anwendung des Quarzlichtes in der Geburtshilfe	133
b) Sonstige künstliche Lichtquellen zur äußerlichen Bestrahlung mit ultraviolettem Licht	136
c) Die vaginalen Bestrahlungsmethoden	137
Anhang: Die Verwendung der Hochfrequenzentladungen zur Erzeugung der ultravioletten und sonstigen Lichtbestrahlung in der Gynäkologie	144
E. Elektrotherapie	147
I. Galvanisation und Faradisation	148
1. Physiologische Wirkungen	148
Wirkungen der vaginalen und intrauterinen Anwendung des elektrischen Stromes	151
2. Apparatur zur Erzeugung des galvanischen und faradischen Stromes	152
3. Die äußerliche Anwendung der Galvanisation und Faradisation	154
4. Vaginale und intrauterine Applikationsmethoden	155
II. Hochgespannte Ströme (d'Arsonvalisation)	160

	Seite
F. Massage und Mechanotherapie	163
I. Massage	163
1. Technik der Massage	163
2. Wirkungen der Massage	167
3. Die Bauchmassage	169
4. Die gynäkologische Massage	172
Anhang: Die Belastungsbehandlung	174
II. Gymnastik	176
1. Wirkungen der Gymnastik	177
2. Methodik der Gymnastik	178
3. Indikationen der Gymnastik (Gymnastik und Massage in der Schwangerschaft und im Wochenbett)	180
Literaturverzeichnis	187

Gynäkologische Röntgentherapie

Erster Teil.

Die physikalischen und technischen Grundlagen

von Professor Dr. H. Wintz, Erlangen und Privatdozent Dr. W. Rump, Erlangen.

	Seite
Vorwort	196
I. Elektrizitätslehre	197
A. Die elektrische Natur der Materie	197
B. Das elektrische Feld	199
C. Der elektrische Strom	201
D. Die Magnetinduktion	206
E. Die Selbstinduktion	211
F. Die Apparate zur Erzeugung von Hochspannung	213
1. Der Funkeninduktor	213
2. Der Wechselstrom-Transformator	215
G. Die elektrischen Meßinstrumente	216
1. Elektrometer	216
2. Drehspulinstrumente	218
3. Weicheiseninstrumente	219
4. Hitzdrahtinstrumente	220
5. Spannungsmessung mit Hilfe von Strommessern	220
6. Die Messung hoher Spannungen	220
7. Die Mittelwerte von Strom und Spannung	222
II. Die Röntgenröhren	224
A. Die Gasentladungsröhren	224
1. Die Stoßionisation	224
2. Die Elektrizitätsleitung in verdünnten Gasen	225
3. Die Kathodenstrahlen	226
4. Die Glühelektronen	227
5. Die Eigenschaften der Kathodenstrahlen	228
6. Die biologischen Wirkungen der Kathodenstrahlen	230
7. Die Kanalstrahlen	231
8. Die Röntgenstrahlen	231
B. Die gashaltigen Röntgenröhren	232
1. Die Regeneriervorrichtungen	233
2. Das Härten von weichen Röhren	235
3. Weitere Eigenschaften der gashaltigen Röhren	235
4. Nachteile der Ionenröhren	237

	Seite
C. Die Glühkathodenröhren	237
1. Die Lilienfeldröhre	237
2. Die Coolidgeröhre	238
3. Vorteile und Nachteile der Glühkathodenröhren	240
4. Die Äonaröhre	242
III. Die Röntgenapparate	242
A. Die Induktorapparate	243
1. Der Induktor	243
2. Der Unterbrecher	243
3. Die Reguliervorrichtungen	245
4. Der Nadelschalter	245
5. Die Ventile	246
a) Die Gasfunkenstrecke	246
b) Die gashaltigen Ventile	247
c) Die Glühventile	247
6. Das Milliamperemeter	248
7. Der Symmetrieapparat	248
8. Die Induktoren mit Wechselstromanschluß	250
B. Die Transformatorapparate	250
1. Der Transformator	250
2. Die Regulierung	252
3. Der Gleichrichter	252
a) Der rotierende Gleichrichter	254
b) Die Ventilgleichrichter	255
4. Die Gleichspannungsapparate	257
5. Nebenapparate	258
a) Heizung der Glühkathode	258
b) Die Spannungsregler	259
C. Vor- und Nachteile der verschiedenen Apparatetypen	260
D. Schutzmaßnahmen gegen Schädigungen im Röntgenbetrieb	262
1. Gefährdung durch Hochspannung	262
2. Gefährdung durch Röntgenstrahlen	264
a) Bestrahlungsgerät nach Wintz	266
b) SRV-Bestrahlungsgerät	266
c) Strahlenschutzröhren	267
d) Schutzstoffe	268
e) Schutz gegen Streustrahlen	268
f) Die Filtersicherungen	269
g) Vorkehrungen gegen den Röntgenkater	270
IV. Die Physik der Röntgenstrahlen	271
A. Die Eigenschaften der Röntgenstrahlen	271
1. Die Wellennatur der Röntgenstrahlen	273
2. Das Energiequantum	276
B. Die Atomtheorie	276
1. Das Bohrsche Atommodell	277
2. Die chemischen Elemente	277
3. Die Anregung der Atome	279
4. Die Gesetzmäßigkeiten der Linienspektren	280
5. Die Wellenmechanik	281
C. Die Entstehung der Röntgenstrahlen	283
1. Die lichtelektrische Gleichung	283
2. Der Entstehungsmechanismus der Röntgenstrahlen	284
D. Die Röntgenspektroskopie	285
1. Die selektive Reflexion an Krystallen	285
a) Die Drehkrystallmethode	287
b) Die Lochkameramethode	288

	Seite
2. Die Beugung an Liniengittern	288
3. Die Linienspektren	289
a) Das Planck-Einsteinsche Gesetz	291
b) Die Verschiebung der Linien von Element zu Element	292
c) Das periodische System und das Moseleysche Gesetz	294
d) Die Intensität der Spektrallinien	297
4. Das kontinuierliche Spektrum	297
a) Die kurzwellige Grenze	297
b) Spannungsmessung aus der Grenzwellenlänge	299
c) Die spektrale Intensitätsverteilung	301
d) Die Intensität der Bremsstrahlung	302
5. Die Absorptionsspektren	304
a) Die selektive Absorption	304
b) Absorptions- und Anregungsgrenzen	305
E. Die Strahlung der Röntgenröhre	306
1. Das quadratische Gesetz	307
2. Das Lambertsche Gesetz	308
3. Die Verteilung der Strahlung rings um den Fokus	309
4. Die Energie der Röntgenstrahlen	310
5. Der Nutzeffekt der Röntgenstrahlenerzeugung	312
F. Röntgenstrahlen und Materie	313
1. Die Absorption	313
2. Die Streuung	314
3. Der Comptoneffekt	314
4. Die Energietransformationen bei der Durchstrahlung von Substanz	316
5. Die Schwächung der Röntgenstrahlen	318
a) Der Schwächungskoeffizient	321
b) Der Absorptionskoeffizient	322
c) Der Streukoeffizient	323
V. Die therapeutisch verwendete Strahlung	326
1. Die Filterung	326
2. Die effektive Wellenlänge	330
3. Die Filteräquivalenz	331
4. Spannung, Filter und Tiefenwirkung	332
5. Strahlenausbreitung und Tiefenwirkung	335
6. Die Streuzusatzstrahlung	336
7. Messungen im Wasserphantom	337
8. Die Strahlenverteilung im Wasserphantom	343
9. Die Strahlenverteilung in nicht homogenen Medien	347
10. Der Zentralstrahl	348
VI. Meßinstrumente und Meßmethoden	349
A. Messungen im Primärkreis	349
B. Messungen im Sekundärkreis	351
C. Messungen im Strahlengang	353
1. Messung der Strahlenmenge durch:	
a) Wärmewirkung	353
b) Photochemische Wirkung	354
c) Lichtelektrische Beeinflussung	355
d) Erregung von Fluorescenzlicht	356
e) Ionisation von Gasen	357
α) Die Großkammer	360
β) Die Kleinkammer	361
γ) Ablaufsinstrumente	365
δ) Dosiszähler	367
ε) Der Eigenablauf	369
ζ) Instrumente mit Zeigerausschlag	370
η) Empfindlichkeitskontrolle	372

		Seite
2. Allgemeines über Dosismesser		373
3. Die Qualitätsbestimmung		377
a) Auf spektrographischem Wege		378
b) Aus Schwächungsmessungen		378
c) Aus Messungen im Wasserphantom		384
4. Die Bestimmung der Homogenität der Strahlung		387
5. Messungen bei sehr weichen Röntgenstrahlen		389
VII. Die Röntgenstrahlendosis		390
1. Allgemeines		390
2. Definitionen		392
3. Die Dosiseinheiten		393
a) Die Hauteinheitsdosis		393
b) Die deutsche R-Einheit		395
c) Die französische R-Einheit		397
d) Die internationale r-Einheit		398
4. „Röntgen"-Einheit und Energie		399
5. HED und „Röntgen"-Einheit		404
a) Änderung des Abstandes		406
b) Änderung der Feldgröße		407
c) Änderung der Strahlenqualität		408
VIII. Die Dosierung in der Praxis		411
1. Allgemeines		411
2. Die Eichung der Röntgenröhre		413
3. Die Bestimmung der Bestrahlungszeit und der Tiefendosis		414
4. Beispiel für die Aufstellung eines Bestrahlungsplans		420
5. Die Genauigkeit der Dosierung		421
X. Der Wirkungsmechanismus der Röntgenstrahlen		422
1. Allgemeines		422
2. Der Grundvorgang der Strahlenabsorption		423
3. Der Angriffspunkt der Strahlen		424
4. Die Theorien der Strahlenwirkung		425
a) Wärmewirkung		425
b) Chemische Wirkungen		425
c) Elektrische Beeinflussung		427
5. Die mitogenetische Strahlung		428
Schlußbemerkung		428
Literaturverzeichnis		429

Verzeichnis der Tabellen und Nomogramme.

Tabelle 1. Wellenlängen und Anregungsgrenzen von Linienspektren und die zugehörigen Mindestspannungen . . . 292
„ 2. Periodisches System der Elemente . . . 294
„ 3. Die Dichten und die Atomgewichte der chemischen Elemente . . . 296
„ 4. Wellenlängen der Linien der K-Serie von Wolfram und Platin . . . 301
„ 5. Röntgenstrahlenemission verschiedener Antikathodenmaterialien . . . 303
„ 6. Werte von $e^{-\mu \cdot d}$, wenn $\mu \cdot d$ gegeben ist . . . 319
„ 7. Massenschwächungskoeffizienten μ/ϱ . . . 321
„ 8. Massenstreukoeffizienten σ/ϱ . . . 324
„ 9. Bestrahlungszeit bzw. Dosisleistung bei verschiedenen Fokushautabständen, bezogen auf 23, 30 und 50 cm Abstand . . . 415

Nomogramm zur Korrektur der Luftionisation auf die Luftdichte bei 20° C und 760 mm Barometerstand . . . 372
„ zur Ermittlung der Bestrahlungszeit in Abhängigkeit vom Fokushautabstand (quadratisches Gesetz) . . . 416

Namenverzeichnis . . . 447
Sachverzeichnis . . . 454

Physikalische Heilmethoden.
(Mit Ausnahme der Röntgen- und Radiumtherapie.)

Von

A. Laqueur, Berlin.

Mit 103 Abbildungen im Text.

Einleitung.

Unter physikalischer Therapie versteht man die Anwendung physikalischer Kräfte zu Heilzwecken. Der Gegensatz zu der chemischen (medikamentösen) Therapie ist aber deshalb kein vollständiger, weil bei gewissen physikalisch-therapeutischen Maßnahmen mit physikalischen Eingriffen zugleich auch chemische Einwirkungen kombiniert sein können. Das ist z. B. der Fall in der Balneotherapie bei der Anwendung von medikamentösen Bädern, Kohlensäurebädern, Moorbädern usw., sowie in der Elektrotherapie, wenn dieselbe in Form der Jontophorese verwandt wird.

Den Angriffspunkt der physikalischen Kräfte bietet in der Hauptsache die Hautoberfläche; aber auch von den Schleimhäuten aus können dieselben zur Einwirkung gelangen, was namentlich in der Gynäkologie von praktischer Bedeutung ist.

Im allgemeinen wirken die physikalischen Agentien auf die Haut- oder Schleimhautoberfläche als Reize. Wir unterscheiden hier zunächst einen thermischen, einen chemischen und einen mechanischen Reiz. In der einzelnen oder kombinierten Einwirkung dieser drei Reizformen besteht das Wesen der Hydro-, der Thermo- und der Balneotherapie. Der mechanische Reiz kommt ausschließlich zur Anwendung bei der Massage, der Gymnastik und der Sportbehandlung. Einen vierten wichtigen Faktor der physikalischen Heilmethoden bilden dann die aktinischen Kräfte, die in Form der Bestrahlung mit natürlichem oder künstlichem Licht, mit Röntgen- oder Radiumstrahlen zur Anwendung kommen. Sie spielen auch in der Klimatotherapie neben dem thermischen Reiz eine wichtige Rolle. Schließlich sind unter den physikalischen Kräften noch die Einwirkungen des elektrischen Stromes in seinen verschiedenen Anwendungsformen zu nennen.

Wir können nun bei diesen verschiedenen physikalischen Reizen eine direkte, unmittelbare und eine indirekte, mittelbare Wirkung unterscheiden. Die direkte, unmittelbare Wirkung ist aber nur bei wenigen physikalischen Eingriffen in reiner Form vorhanden. Ein Beispiel dafür bildet die Biersche Stauung, bei welcher die Erschwerung des venösen und lymphatischen Rückflusses durch den mechanischen Druck der Binde mit ihren Folgezuständen als direkt wirkendes Agens anzusehen ist. Aber schon bei der Massage liegen die Verhältnisse komplizierter. Die therapeutische Wirkung ist hier weniger durch den mechanischen Druck der massierenden Hand als durch die sekundären Folgezustände dieses Eingriffs bedingt, vor allem durch die damit hervorgerufenen Zirkulationsänderungen. Selbst bei der Thure-Brandtschen gynäkologischen Massage beschränkt sich die therapeutische Wirkung nicht nur auf die mechanisch bewirkte Reposition, die Lösung von Adhäsionen usw., sondern sie beruht auch auf der dadurch provozierten Vermehrung des Blutzuflusses zu den behandelten Organen. Auch die örtlichen Wärmeapplikationen entfalten ihre therapeutische Wirkung nicht nur durch die Erhöhung der örtlichen Gewebstemperatur (dieselbe kann allerdings bakterien- und toxinschädigend wirken), sondern auch vor allem durch die Zirkulationsbeschleunigung mit ihren Folgen, welche als natürliche Abwehrvorrichtung gegen die Überhitzung unter dem Einfluß der Wärme in Tätigkeit tritt; dieselbe ist in ihren Auswirkungen keineswegs nur auf das von der Erwärmung direkt betroffene Gefäßgebiet beschränkt.

Wir kommen damit zu dem hauptsächlichsten Charakteristicum der indirekten, mittelbaren Einwirkung physikalisch-therapeutischer Maßnahmen. Dieses besteht nämlich darin, daß die physikalisch-therapeutischen Eingriffe im Organismus Störungen hervorrufen, welche ihrerseits Regulierungs- und Ausgleichsvorgänge auslösen. Auf diesen Regulierungs- und Ausgleichsvorgängen beruht nun die eigentliche Heilwirkung physikalischer Eingriffe (Goldscheider). Im allgemeinen handelt es sich dabei um eine Verstärkung bzw. Auslösung der natürlichen Abwehr- und Heilvorgänge des Körpers, und insofern ist man berechtigt, die physikalischen Methoden als „Naturheilmethoden" zu bezeichnen.

Als weiteres Charakteristicum der Anwendung physikalischer Reize zu Heilzwecken kann angeführt werden, daß diese für gewöhnlich nicht einmalig zur Einwirkung gelangen, sondern in Form einer Kur, d. h. einer Serie von Einzelapplikationen. Diese Wiederholung des Reizes hat zur Folge, daß die dadurch provozierten Ausgleichsvorgänge bei den späteren Applikationen prompter und rascher eintreten als bei der ersten Anwendung. (Das bekannteste Paradigma für diese Trainierung des Regulierungsmechanismus bildet ja die Abhärtung.) Zugleich wird durch diese Übung der Regulierungsvorgänge und durch die Erhöhung der Reizempfänglichkeit und Reizbeantwortung eine allgemeine Veränderung im Organismus herbeigeführt, speziell wenn es sich um Anwendung allgemeiner Prozeduren handelt, die man als „Umstimmung" bezeichnet (Goldscheider). Diese Umstimmung hat wieder Veränderungen in dem Ablauf von Körperfunktionen zur Folge, die sich in der Hauptsache auf dem Gebiete des Blutumlaufs, der Gewebsernährung, des Stoffwechsels und der Innervation kundtun. Krankhafte Störungen auf diesen Gebieten können daher durch eine die Umstimmung bewirkende Kur wieder zur Norm gebracht werden.

Es liegt in dem Wesen der auf diese Weise provozierten Veränderungen, daß sie durch die verschiedenartigsten physikalischen Eingriffe hervorgerufen werden können. In diesem Sinne können die physikalischen Reize, namentlich soweit es sich dabei um eine Allgemeinwirkung auf den gesamten Organismus handelt, als unspezifische Reize aufgefaßt werden. Es ergibt sich daraus von selber eine Parallele zwischen der Allgemeinwirkung physikalischer Eingriffe und derjenigen der unspezifischen Reizkörpertherapie. Dieser Vergleich ist zuerst für die Wirkungsweise balneotherapeutischer Prozeduren, insbesondere der Thermalbäder, gezogen worden (Schober, Géronne,

Grunow u. a.). Man sieht hier, wie bei der unspezifischen Reizkörpertherapie, anfängliche Reaktionen auftreten, die sich sowohl in Störungen des Allgemeinbefindens wie auch in lokalen Herdreaktionen kundtun. Erst sekundär tritt dann später die subjektive und objektive Heilwirkung ein. Allerdings besteht insofern ein Unterschied, als die balneotherapeutischen und sonstigen physikalischen Eingriffe meist eine schwächere Einzelreaktion hervorrufen, und erst eine Summation der Prozeduren zum therapeutischen Erfolge führt; während bei der Reizkörpertherapie in der Regel wenige Applikationen, die aber mit stärkeren Einzelreaktionen verbunden sind, zur Anwendung kommen. Auch bei hydro- und thermotherapeutischen Allgemeinprozeduren liegen ähnliche Verhältnisse vor (Krebs), und auch allgemeine Bestrahlungen mit Ultraviolettlicht können, z. B. bei der Tuberkulose, Herdreaktionen im Anfange der Kur provozieren.

Für die Art des Zustandekommens solcher reaktiver Erscheinungen nach physikalischen Eingriffen sind verschiedene Erklärungen gegeben worden. Im Anfange war man, der Wirkungsweise der Reizkörpertherapie entsprechend, hauptsächlich geneigt, die Provokation der Reaktion auf chemische Einflüsse zurückzuführen. So erklärt E. Weisz die Reaktion dadurch, daß infolge der durch die Thermalbäderwirkung vermehrten Resorption krankhafter Exsudate, z. B. bei Gelenkerkrankungen, fremdartige Eiweißkörper in die Zirkulation gelangen und hier als Reiz wirken. Auch die von Gottlieb und E. Freund gemachte Beobachtung, daß nach allgemeiner Belichtung im Körper neue chemische Substanzen gebildet werden (wahrscheinlich durch Zellzerfall), die vorher darin nicht enthalten waren, wurde in diesem Sinne verwertet. Die moderne Rachitisforschung hat ja gezeigt, daß tatsächlich unter der Belichtung mit Ultraviolettstrahlen chemische Umwandlungen im Organismus vor sich gehen (Umwandlung des Provitamins in das Vitamin D). Als Ort dieser Umwandlung kommt in erster Linie die Haut in Betracht.

Man hat nun neuerdings den größeren Wert bei der Erklärung der Allgemeinwirkung physikalischer Eingriffe auf die Beeinflussung der Haut selber gelegt. Nicht nur daß von hier aus reflektorisch die Zirkulation und Innervation beeinflußt wird, sondern es kommt dabei auch eine Veränderung der Funktionen der Haut in ihrer Beziehung zu den innersekretorischen Vorgängen zustande. Diese Beziehungen zwischen Haut und vegetativem Nervensystem sind ja recht weitgehend und mannigfaltig; Eingriffe, welche auf die Haut appliziert werden, sind imstande, den Tonus des vegetativen Nervensystems in dieser oder jener Richtung hin zu verändern. Bezüglich der Thermalbäderwirkung ist man zu der Anschauung gelangt, daß diese Bäder im Sinne eines vagotonischen Reizes wirken (Schober, A. Klug u. a.). Aber nicht nur Thermalbäder, sondern allgemeine Wärmeanwendungen überhaupt erhöhen den Tonus im Vagussystem, was R. Stahl und seine Mitarbeiter auch experimentell bewiesen haben. Umgekehrt üben die Kälteeinwirkungen einen sympathicotonischen Reiz aus; Ultraviolettlichtbestrahlungen setzen dagegen den Tonus im Sympathicussystem herab (Rothmann). Die unspezifische Reizkörperbehandlung steht nun ebenfalls in Beziehungen zu den Funktionen des vegetativen Nervensystems, und damit ist wieder auch in dieser Hinsicht ein Vergleichspunkt zu den Einwirkungen physikalischer Eingriffe, speziell der Bäderwirkung, gegeben. Die Analogie tritt hier nun nach neueren Untersuchungen von Diener und Witsch speziell dann hervor, wenn man die Thermalbäderwirkung mit der intracutanen Anwendung von Reizkörpern vergleicht. Auch das weist wieder darauf hin, daß das Hautorgan selber beim Zustandekommen dieser Wirkungen von großer Bedeutung ist.

Wir werden auf diese Verhältnisse bei der Besprechung hydro- und thermotherapeutischer Allgemeinprozeduren sowie der Lichttherapie noch zurückzukommen haben. Für den Gynäkologen sind solche Beziehungen ja von besonderer Bedeutung, weil die genannten physikalischen Eingriffe in Form von Allgemeinprozeduren sowohl zur Behandlung von ovariell oder hypophysär bedingten innersekretorischen Funktionsstörungen als auch bei chronisch-entzündlichen Erkrankungen der Genitalorgane häufig in ähnlichen Indikationen wie die unspezifische Reizkörperbehandlung zur Anwendung gelangen. Man darf sich dabei natürlich nicht einseitig auf eine Erklärung der Wirkung solcher Eingriffe als unspezifische Reizkörpertherapie festlegen. Aber der Vergleich mit der letzteren, sowie die Erkenntnis der innersekretorischen Funktionen des Hautorganes haben doch das Verständnis für die Wirkung physikalischer Allgemeinprozeduren gefördert, die nicht lediglich, wie man früher annahm, auf dem Wege eines einfachen nervösen Reflexes über die sensiblen Hautnervenenden zustande kommt.

A. Hydrotherapie.
I. Physiologsiche Wirkungen.

In der Hydrotherapie bedient man sich in der Hauptsache des thermischen Reizes. Mit ihm kombiniert wirkt, namentlich bei Kälteprozeduren, der mechanische Reiz ein. Der chemische Reiz des reinen Wassers spielt in der Hydrotherapie, wenn man von der aufweichenden Wirkung warmer Bäder auf die Haut absieht, keine wesentliche Rolle; von größerer Bedeutung ist er in der Balneotherapie bei Bädern mit natürlichen oder künstlichen Zusätzen.

Der thermische Reiz ruft um so größere und intensivere Veränderungen im Organismus hervor, je mehr sich die Temperatur des Reizträgers, also des kalten oder warmen Wassers, von dem sog. Indifferenzpunkt entfernt. Man versteht unter dem Indifferenzpunkt denjenigen Wärmegrad, bei welchem das die Temperatur übertragende Medium die geringste Reizwirkung auf die Hautoberfläche ausübt. Nach dem subjektiven Gefühl wird eine solche Temperatur als „lauwarm" bezeichnet. Dieser Indifferenzpunkt liegt für das Wasser, je nach den individuellen Verhältnissen, die hauptsächlich von der Blutversorgung der Haut abhängen, zwischen 34^0 und 36^0 C (für die Luft liegt er viel niedriger, etwa um 25^0).

Der mechanische Reiz unterstützt vor allem bei den meisten Kaltwasseranwendungen den thermischen Reiz. Er wird entweder durch den Druck des Wassers selbst hervorgerufen, was bei Übergießungen, Duschen, Wellenbädern usw. der Fall ist, oder er wird in Form von Reibungen, Frottierungen oder Abklatschungen manuell ausgeübt. Bei Wärmeanwendungen vollzieht sich der mechanische Reiz entweder in Form von heißen Duschen, oder er gelangt bei balneotherapeutischen Prozeduren, bei denen statt des Wassers andere wärmetragende Medien, wie Moor, Schlamm, Sand, benutzt werden, durch das Gewicht dieser Medien und ihre Reibung an der Hautoberfläche zur

Einwirkung. Hinzuzufügen ist, daß bei jedem Bade, insbesondere bei jedem Vollbade, auch der hydrostatische Druck der Wassermassen, die auf dem Körper lagern, nicht ohne Einfluß auf die Bäderwirkung ist. Dieser Einfluß zeigt sich einmal in Verminderung des exspiratorischen Thoraxumfanges (Strasburger) sowie des Leibumfangs, andrerseits auch in einer Erhöhung des venösen Druckes, hauptsächlich in den großen Venen des Abdomens (E. Schott).

Die physiologischen Einwirkungen der hydrotherapeutischen Prozeduren treten am auffälligsten in Form einer Beeinflussung der Zirkulationsvorgänge und des Stoffwechsels in Erscheinung. Sie sind vor allem als Regulationsvorgänge aufzufassen, die durch das Bestreben des Organismus bedingt sind, seine Eigentemperatur gegenüber thermischen äußeren Einflüssen aufrecht zu erhalten.

a) Einfluß auf die Zirkulation.

Die Einwirkung hydrotherapeutischer Prozeduren auf die Blutzirkulation zeigt sich zunächst in einer Beeinflussung der Hautgefäße, vor allem der Hautcapillaren. Durch den Kältereiz wird hier primär eine Kontraktion herbeigeführt (hervorgerufen durch das Bestreben des Organismus, die Wärmeabgabe zu vermindern); dauert der Kältereiz nur kurz an, so erfolgt sekundär eine Erweiterung der Hautcapillaren, die sich objektiv in einer hellroten Färbung der Haut kundtut und subjektiv als angenehmes Wärmegefühl empfunden wird. Man bezeichnet diesen Vorgang in der Hydrotherapie als **Reaktion,** und wenn es auch nach den neueren Auffassungen als zweifelhaft erscheint, daß der Eintritt der Reaktion der Hautcapillaren in jedem Falle ein Anzeichen dafür ist, daß durch den Eingriff die gewünschte Beeinflussung in tiefer und entfernter gelegenen Gefäßgebieten erreicht wurde, so zeigt doch jedenfalls das Auftreten der Reaktion, daß die betreffende Kälteprozedur von dem Patienten gut vertragen wird, und daß hierbei die Gefahr einer Erkältung durch den Eingriff vermieden worden ist. Es ist daher wichtig, sich die Maßnahmen zu vergegenwärtigen, durch welche man den Eintritt der Reaktion bei einer hydrotherapeutischen Prozedur begünstigen kann.

1. Die Reaktion wird dadurch befördert, daß die Kälteeinwirkung eine gut durchblutete Hautoberfläche trifft. Ist dies bei anämischen Individuen nicht a priori der Fall, so ist durch eine Vorwärmung die Durchblutung der Haut zu befördern. Die Vorwärmung geschieht am einfachsten durch die Bettwärme, sonst auch durch eine trockene Packung von $1/4$ Stunde Dauer, oder evtl. auch durch ein kurzes Licht- oder Heißluftkastenbad von 5—10 Minuten Dauer.

2. Die Reaktion tritt um so eher ein, je kälter die Wassertemperatur ist. Der größere Kontrast zu dem Indifferenzpunkte wirkt dabei als der stärkere Reiz. Man kann diese Kontrastwirkung evtl. auch dadurch erhöhen, daß man abwechselnd heiße und kalte Temperaturen anwendet, wie das z. B. bei den Wechselduschen oder den wechselwarmen Fußbädern der Fall ist.

3. Je kürzer die Kälteeinwirkung, um so prompter die Reaktion. Auch bei Anwendung von wechselwarmen Prozeduren muß dafür gesorgt werden, daß die kalte Applikation nur ganz kurz einwirkt, und daß sie stets im Wechsel zwischen warm und kalt den Abschluß bildet.

4. Der Eintritt der Reaktion wird wesentlich unterstützt durch den mechanischen Reiz (Frottierungen, Wasserdruck usw.), der an sich ja schon eine Erweiterung der Hautgefäße herbeiführt.

5. Sorge für nachfolgende Wiedererwärmung begünstigt die Reaktion. Diese Wiedererwärmung geschieht einmal durch kräftiges Abtrocknen und dann entweder dadurch, daß der Patient nach der Prozedur sich gut zugedeckt hinlegt oder aber aktive Bewegungen ausführt.

Durch eine hydrotherapeutische Kälteprozedur wird nun weiterhin auch die Blutfüllung im gesamten Gefäßsystem beeinflußt. Es ist das sowohl der Fall nach allgemeinen, den ganzen Körper treffenden Anwendungen als auch nach Teilapplikationen. Bei den letzteren verändert sich die Blutversorgung an den nicht getroffenen Stellen der Hautoberfläche in dem gleichen Sinne, wenn auch schwächer, als an dem behandelten Körperteile selbst. Man bezeichnet diesen Vorgang als konsensuelle Reaktion. Es tritt nun nach einer Kälteapplikation in allen peripheren Gefäßgebieten, also vor allem in den Gefäßen der Extremitäten, ebenso in den tiefer gelegenen Gefäßen der Haut selbst, eine Verminderung der Blutfüllung ein, während in den großen Gefäßen der Körperhöhlen die Blutfülle zunimmt. Bei Wärmeeinwirkungen ist das Umgekehrte der Fall. Es besteht also ein antagonistisches Verhalten zwischen der Blutfüllung der Gefäße des Körperinneren und der Peripherie unter dem Einfluß thermischer Reize (Dastre-Moratsches Gesetz). Doch gibt es gewisse Ausnahmen von diesem Gesetz, da die Gefäße einzelner innerer Organe, vor allem die Nieren- und Milzgefäße, gleichsinnig wie die Hautgefäße auf thermische Reize reagieren. Auch die Gefäße des Schädelinneren verhalten sich abweichend von den großen Körperhöhlen. Es ist aber dabei zu bedenken, daß es sich auch hier wieder um Ausgleichs- und Regulierungsvorgänge handelt, und daß nicht in jedem Stadium der Reaktion auf den thermischen Eingriff die Blutfüllung die gleiche bleibt. Hierfür ist vor allem die Dauer des Eingriffes maßgebend, ebenso die Art der thermischen Einwirkung, ob dieselbe plötzlich oder allmählich, durch langsames Sinken oder Ansteigen der Temperatur erfolgt. Jedenfalls muß man Strasser darin beistimmen, daß die kompensatorischen Bestrebungen im Organismus so mächtig sind, daß eine genaue Berechnung der momentanen Blutfüllung in den verschiedenen Gefäßgebieten nach thermischen Einwirkungen nicht möglich ist. In der Praxis kommt man wohl den tatsächlichen Verhältnissen am nächsten mit der Annahme, daß es (um wieder mit Strasser zu sprechen) sehr wohl möglich ist, bei Störungen in der Blutverteilung und dadurch bedingten kongestiven oder anämischen Zuständen einzelner Gefäßgebiete durch hydrotherapeutische Eingriffe eine Regulation der Blutverteilung und dadurch eine Rückkehr zu normalen Verhältnissen zu erzielen. Diese Betrachtungsweise kann auch am ehesten zur Erklärung der therapeutischen Einwirkung hydriatischer Eingriffe bei krankhaften Störungen der Zirkulationsvorgänge in den weiblichen Unterleibsorganen dienen.

Die hydriatischen Kälteprozeduren bewirken nun gleichzeitig mit der Änderung der Blutverteilung eine Tonisierung der Gefäße und des Herzens selbst. Ein deutliches Zeichen dieser Tonisierung ist die Erhöhung des Blutdrucks, die besonders dann eintritt, wenn es sich um einen rasch erfolgenden Kälteeingriff handelt. Die Dauer der Blutdruckerhöhung ist nach Kälteprozeduren keine erhebliche, für gewöhnlich pflegt der Blutdruck mit Eintritt der reaktiven Gefäßerweiterung wieder zu sinken. Lauwarme Bäder sowie feuchte Einpackungen von längerer Dauer bewirken eine länger anhaltende Blutdrucksenkung. Heiße Anwendungen (über dem Indifferenzpunkt) rufen für gewöhnlich primär eine Blutdruckerhöhung hervor; nur wenn die Temperatur ganz allmählich gesteigert wird, kann diese primäre Blutdruckerhöhung fehlen; besonders ist dies bei allmählich erwärmten Teilbädern der Fall. Es tritt dann von vornherein eine Senkung des Blutdruckes ein, die nach sonstigen Wärmeprozeduren erst sekundär auf die primäre Druckerhöhung zu folgen pflegt.

Die Kräftigung der Herzaktion durch kalte Bäder zeigt sich vor allem in einer Verlangsamung der Pulsfrequenz im Anschluß an solche Kälteeinwirkungen, die von guter Reaktion gefolgt sind; auch die Blutdruckerhöhung ist ein Zeichen für die Kräftigung und Tonisierung der Herzarbeit, an die allerdings angesichts der Kontraktion in den großen peripheren Gefäßgebieten eine höhere Beanspruchung gestellt wird. Nach allgemeinen Wärmeanwendungen steigt dagegen die Pulsfrequenz, da das Herz eine größere Arbeit zu leisten hat, um mehr Blut in die Peripherie zum Zwecke der Wärmeabgabe zu bringen. Bei allmählich erwärmten Teilbädern ist diese Erhöhung der Pulsfrequenz unbedeutend, und man beobachtet dabei zugleich eine Reihe von Erscheinungen (am Elektrokardiogramm, Röntgenbild, durch Messung des Schlagvolumens usw.), welche trotz des erwärmenden Charakters jener Maßnahme auf Kräftigung der Herzaktion durch diese Prozedur hinweisen (Hauffe).

b) Einfluß auf den Wärmehaushalt und Stoffwechsel.

Die Veränderungen, die der Wärmehaushalt und der Stoffwechsel durch thermische Eingriffe erleiden, sind durchweg durch das Bestreben des Organismus bedingt, seine Eigentemperatur gegenüber äußerer Abkühlung oder Erwärmung zu behaupten. Der Körper verfügt zu diesem Zwecke über zwei Arten der Wärmeregulation, die physikalische und die chemische. Unter der physikalischen Wärmeregulation versteht man eine Regulierung der Körpertemperatur durch vermehrte oder verminderte Wärmeabgabe; die chemische Wärmeregulation besteht in einer Erhöhung oder Verminderung der Wärmeproduktion durch den Stoffwechsel. Die physikalische Wärmeregulation geschieht nach Kälteprozeduren durch Kontraktion der Hautgefäße und dadurch bedingte Verminderung der Wärmeabgabe durch die Haut, nach Wärmeprozeduren durch Erhöhung der Wärmeabgabe infolge von Erweiterung und stärkerer Durchblutung der Hautgefäße. Nach Kälteanwendungen tritt zunächst die physikalische Regulation in Kraft (Kontraktion der peripheren Gefäße); bei den therapeutisch üblichen, von guter Reaktion gefolgten Kaltwasseranwendungen genügt in der Regel diese Art der Wärmeregulation, so daß es bei ursprünglich normaler Körpertemperatur zu einer Herabsetzung derselben nicht kommt. Im Gegenteil kann man in solchen Fällen bei rectaler Messung zunächst einen leichten Temperaturanstieg im Körperinneren beobachten. Eine größere Neigung zur Wärmeabgabe ist dagegen beim Fiebernden vorhanden; hier gelingt es, die Körpertemperatur durch gewisse hydrotherapeutische Maßnahmen nicht unwesentlich, wenn auch vorübergehend, herabzusetzen. Wenn nach intensiveren Kälteeinwirkungen die physikalische Regulation nicht genügt, dann tritt die chemische Wärmeregulation in Tätigkeit, d. h. es wird die Wärmebildung durch eine Steigerung der Verbrennungsvorgänge erhöht. Diese Steigerung der Oxydationen nach Kälteanwendungen betrifft fast ausschließlich die N-freien Substanzen; sie hat vor allem ihren Sitz in der Muskulatur. Die Erhöhung der Oxydation geschieht dabei durch unwillkürliche und willkürliche Muskelbewegungen (Frostzittern).

Der Wärmeeinwirkung gegenüber verteidigt der Körper seine Eigentemperatur zunächst durch vermehrte Wärmeabgabe durch die Haut in Form von Wärmestrahlung, Schweißbildung und Schweißverdunstung. Auch durch die Lunge erfolgt eine vermehrte Wärmeabgabe (Wasserdampfabgabe), die aber beim Menschen geringer ist als bei manchen Tieren, z. B. bei Hunden. Eine Verminderung der Wärmeproduktion, also eine chemische Wärmeregulation, findet nach kürzer dauernden therapeutischen Wärmeanwendungen nicht in nennenswertem Maße statt; unter dem Einfluß des warmen Klimas macht sie sich dagegen deutlich bemerkbar. Wenn nun die physikalische Wärmeregulation nach allgemeinen Wärmeanwendungen nicht ausreicht, was vor allem dann der Fall ist, wenn die Art des umgebenden Mediums eine Abkühlung der Haut durch Schweißverdunstung nicht erlaubt, also z. B. im warmen Wasserbade, im Dampfbade, Moorbade usw., so kommt es zur Wärmestauung, d. h. zu einer Erhöhung der Eigentemperatur des Körpers. Diese Wärmestauung ist von einer Steigerung der Stoffwechselvorgänge begleitet, die sich sowohl auf die stickstofffreien Substanzen als auch auf den Eiweißstoffwechsel erstreckt. Die Wärmestauung verursacht zugleich in noch höherem Grade als die physikalische Wärmeregulation eine erhöhte Inanspruchnahme des Herzens und des Zirkulationsapparates. Solche wärmestauenden Prozeduren sind anstrengender als die rein wärmezuführenden, bei denen die physikalische Regulation eine ausreichende ist. Die zur Wärmestauung führenden Maßnahmen sind aber bezüglich ihres Einflusses auf den Stoffwechsel, die Zirkulations- und Resorptionsvorgänge als die wirksameren Methoden anzusehen.

c) Einfluß auf die Lymphzirkulation und Resorption.

Bei der Resorptionsbeförderung durch thermische Maßnahmen spielt die Beschleunigung der Lymphzirkulation eine wichtige Rolle. Eine solche Beschleunigung erfolgt nur unter dem Einfluß der Wärme. Lokale Kälteprozeduren verlangsamen an sich die Resorption; nur bei Einsetzen der Reaktion nach Weglassen der Kälte tritt auch eine Beschleunigung der Lymphzirkulation ein. Der Grad der resorptionsbefördernden Wirkung hängt von der Art der applizierten lokalen oder allgemeinen Wärmeanwendung ab. So wirken feuchte warme Kompressen energischer resorptionsbefördernd als trockene heiße Kompressen. Eine energische resorptive Wirkung kommt hingegen der Heißluftbehandlung zu (Plate, Bittorf und Steiner, Klapp), sowie der örtlichen Bestrahlung mit Lichtwärmestrahlen. Ebenso wird durch die Diathermie sowohl die Zirkulation in den Blutgefäßen wie auch in den Lymphgefäßen erheblich beschleunigt.

Nach allgemeinen Wärmeprozeduren, besonders solchen, die mit Transpiration einhergehen, erfolgt ebenfalls eine erhebliche Beschleunigung des Lymphstroms infolge des Bestrebens des Organismus, die durch den Schweißverlust bedingte Eindickung des Blutes durch Zustrom von Flüssigkeit aus den Geweben zu kompensieren.

d) Einfluß auf die Blutzusammensetzung.

Die Veränderung der Blutzusammensetzung nach Wärmeprozeduren hängt mit der eben erwähnten Eindickung des Blutes durch Wasserverlust (Schwitzen) eng zusammen. Man beobachtet infolgedessen hierbei eine Zunahme der Zahl der roten Blutkörperchen, des Hämoglobingehaltes und auch der Leukocytenzahl im Capillarblute. Geht mit der Wärmeanwendung keine Diaphorese einher, z. B. im warmen Vollbade, so fehlt auch die Zunahme der Blutelemente nach der Einzelprozedur; nur eine Serie auch solcher Applikationen vermehrt die Zahl der roten Blutkörperchen (Gordon), offenbar infolge der anregenden Wirkung der Zirkulationsbeschleunigung auf die blutbildenden Organe. Die Gerinnungszeit wird nach allgemeinen und örtlichen Wärmeapplikationen verkürzt (Stückgold, Gordon, von den Velden).

Nach Kälteanwendungen nimmt die Zahl der roten und weißen Blutkörperchen, der Hämoglobingehalt und das spezifische Gewicht des Blutes zu; speziell lassen sich diese Veränderungen im Capillarblute beobachten. Sie beruhen vor allem auf einer allgemeinen Anregung der Zirkulationsvorgänge durch die hydrotherapeutische Applikation, wodurch mehr Blutkörperchen, die im Körperinneren stagnieren, in die allgemeine Zirkulation und auch speziell in die Gefäße der Peripherie gebracht werden. Zugleich spielt auch hier der veränderte Flüssigkeitsaustausch zwischen Capillarblut und Gewebsflüssigkeit eine Rolle, und schließlich kommt der Kälte noch eine spezifische leukotaktische Wirkung zu (Kälteleukocytose nach Winternitz). Zu einer dauernden Vermehrung der Blutelemente infolge von Anregung der blutbildenden Organe kommt es auch hier wieder nur nach einer Serie von hydrotherapeutischen Maßnahmen, insbesondere z. B. in Fällen von sekundärer Anämie. Die Gerinnungszeit des Blutes wird nach örtlichen Kälteprozeduren verkürzt (von den Velden). Das Verhalten der Senkungsgeschwindigkeit des Blutes nach allgemeinen heißen und kalten Bädern ist kein gesetzmäßiges; R. Stahl und K. Bahn beobachteten hierbei Ausschläge nach beiden Seiten hin.

e) Einfluß auf die natürlichen Abwehrkräfte des Körpers.

Mit der Beeinflussung der Zirkulation und der Blutbeschaffenheit durch thermische Eingriffe ist nun auch eine Einwirkung auf die natürlichen Abwehr- und Schutzkräfte des Blutes verbunden. Ein solcher Einfluß zeigt sich sowohl nach allgemeinen wie nach lokalen Prozeduren, und zwar tritt er, wenigstens im Experiment, deutlicher in Erscheinung nach Wärmeanwendungen als nach Kälteapplikationen. Nach allgemeinen Kälteapplikationen, wie sie in der hydrotherapeutischen Fieberbehandlung üblich sind, ist die Beeinflussung der Resistenz Infektionen gegenüber vor allem eine indirekte. Sie kommt zustande durch die Kräftigung und Tonisierung des Herzens und der Gefäße, durch die durch Kälteeinwirkung bewirkte Leukocytenvermehrung und durch die Hebung des Allgemeinzustandes, die sich in Vertiefung der Atmung, Besserung des Schlafes und des Sensoriums kundtut. Im Experiment am Menschen und Tier ist, wie erwähnt, die Erhöhung der im Blute vorhandenen Antikörper nach allgemeinen Wärmeprozeduren deutlicher. Hiernach konnten eine Reihe von Autoren eine Zunahme der Indikatoren für die Schutzkräfte des Blutes (Phagocytose, bactericide Wirkung, Agglutination usw.) deutlich nachweisen[1]. Auch lokale bakterielle Entzündungsprozesse werden

[1] Näheres siehe Laqueur: Praxis der physikalischen Therapie, 3. Aufl. Berlin: Julius Springer 1926. S. 16f.

nach den Untersuchungen von Jean Schäffer durch heiße Applikationen, namentlich durch feuchte heiße Umschläge, stärker im Sinne einer Rückbildung beeinflußt als durch Applikation von kalten, trockenen bedeckten Umschlägen. Intensive Kälteanwendung in Form der Eisblase bewirkt nur vorübergehend für die Dauer der Kälteeinwirkung eine Hemmung der bakteriellen Entzündungsprozesse. Die therapeutische Bedeutung solcher Kälteanwendungen liegt aber vor allem in der Verlangsamung der Zirkulation und der dadurch bewirkten Verhütung von Verschleppung der Keime in die weitere Umgebung.

f) Beeinflussung der (lokalen) Tiefentemperatur.

Bei der Einwirkung lokaler Wärme- und Kälteanwendungen auf die Temperatur tiefergelegener Gewebsschichten zeigt sich vor allem, daß die direkte Tiefenwirkung der Kälte eine viel erheblichere ist als die der lokalen Wärmeanwendung. Der Grund dafür liegt darin, daß nach Kälteapplikationen sich die Gefäße zusammenziehen, so daß zu der Wirkung der von außen zugeführten Kälte noch die temperaturherabsetzende Wirkung der verminderten Blutversorgung hinzukommt. Wärmeapplikationen bewirken dagegen an sich schon eine Gefäßerweiterung und eine Beschleunigung der Zirkulation, die durch schnelles Abführen der erwärmten Blutmengen aus dem betroffenen Gewebsgebiet einer Temperaturerhöhung entgegenwirkt. So kann man beispielsweise die Temperatur im Thorax durch einen äußerlich applizierten Eisbeutel um mehrere Grade erniedrigen; am Peritoneum konstatierte B. Zondek mit seiner Tiefentemperaturmessung Abkühlungen um 4,5° nach Eisbeutelanwendung auf die Bauchhaut. Die Temperaturmessungen nach äußerlich applizierter Wärme ergeben dagegen im allgemeinen niedrigere Ausschläge. Recht erhebliche Erhöhung der Tiefentemperatur läßt sich mit lokaler Lichtwärmebestrahlung (Glühlampen, Bogenlicht, natürliches Sonnenlicht) erreichen. Die Diathermie verursacht vermöge ihrer besonderen Eigenschaften der Widerstandswärmebildung auf dem Stromwege auch eine spezielle Tiefenerwärmung, von der noch später die Rede sein soll. Doch ist ihr bei manchen Anwendungen, z. B. bei Erwärmung der knöchernen Nebenhöhlen der Nase, die von Glühlampen ausgehende Lichtwärmestrahlung an temperaturerhöhender Wirkung überlegen (Fritz Kraus). Der Grund dafür liegt in der schlechten Leitfähigkeit des Knochengewebes für den elektrischen Hochfrequenzstrom.

Im übrigen ist zu betonen, daß für die Tiefenwirkung örtlicher Kälte- und Wärmeanwendungen in der Hydrotherapie weniger der Einfluß der fortgeleiteten Temperatur als vielmehr reflektorische Vorgänge maßgebend sind, die beim Kapitel Thermotherapie näher besprochen werden sollen (S. 37).

g) Einfluß auf sonstige Körperfunktionen.

Die Beeinflussung der mannigfachen sonstigen Körperfunktionen durch thermische Eingriffe kann man kurz dahin zusammenfassen, daß kurzdauernde differente Kälte- und Wärmereize im allgemeinen funktionssteigernd und anregend, längerdauernde Einwirkungen der Kälte und Wärme funktionsherabsetzend und vielfach beruhigend wirken. Diese Regel bezieht sich speziell auf die Beeinflussung der Leistungsfähigkeit der Muskulatur sowie auf die Reaktion des Nervensystems, insbesondere der Innervation der sensiblen, motorischen und sekretorischen Nerven, auf thermische Reize. Doch ist, namentlich bei den Wärmeanwendungen, nicht nur die Dauer, sondern auch der Grad der applizierten Temperatur für die Wirkungsart maßgebend; speziell reagiert die Uterusmuskulatur auf heiße Applikationen von kurzer oder langer Dauer (sowohl vaginale wie äußerliche), deren Temperatur erheblich den Indifferenzpunkt überschreitet, bekanntlich mit verstärkter Kontraktion. Auch die Magen- und Darmperistaltik wird durch intensivere Wärmeanwendungen, trotz deren schmerzstillender und krampflösender Wirkung, in der Regel gesteigert. Der beruhigenden (antispasmodischen) und funktionsherabsetzenden Wirkung langandauernder Wärmeprozeduren von nichtexzessiver Temperatur ist im allgemeinen die Einwirkung der reaktiven Erwärmung ähnlich, wie sie speziell nach kalten, trocken bedeckten Prießnitzumschlägen oder entsprechenden Einpackungen zustande kommt. Diese Ähnlichkeit zeigt sich insbesondere bei der beruhigenden, tonusherabsetzenden Wirkung dieser Anwendungsform auf die Peristaltik.

Die Respiration wird durch kurze Kälteeinwirkungen, besonders wenn sie die Nackengegend treffen, vertieft. Auch kurze Hitzereize können die Atmung vertiefen; länger dauernde allgemeine Wärmeanwendungen beschleunigen die Atmung, die dabei oberflächlicher wird.

Von der Beeinflussung der Schweißsekretion war schon bei der Zirkulationswirkung die Rede. Es sei noch hinzugefügt, daß bei der Urämie, aber nur bei genügender Flüssigkeitszufuhr, sich die pathologisch erhöhte molekulare Konzentration des Blutes durch Diaphorese herabsetzen läßt (Bendix) und daß sich hier auch eine Erhöhung des Stickstoffgehaltes des Schweißes findet. Doch ist dieselbe kaum bedeutend genug, um die Niere wesentlich zu entlasten (H. Strauß). Immerhin ist auch der Kochsalzgehalt des Schweißes bei urämischen Zuständen erhöht (Tachau). Die hauptsächlichste therapeutische Wirkung der Schwitzprozeduren bei Nierenkrankheiten beruht nach Volhard darauf, daß sie einen reichlichen Zustrom von Gewebs- und Lymphflüssigkeit in die Blutbahn hervorrufen.

Bezüglich der Beeinflussung der Nierensekretion ist zu beachten, daß sich die Gefäße der Niere, wie schon erwähnt, unter thermischen Einwirkungen konsensuell mit den Hautgefäßen in ihrer Blutfülle verändern. Daher können speziell prolongierte warme Bäder, auch wenn sie nicht zum Schweißausbruch führen, also bei einer Temperatur von 35—36°, infolge der Vermehrung der Durchblutung der Niere eine Erhöhung der Urinausscheidung zur Folge haben. Strasser und Blumenkranz fanden nach solchen Bädern bei Nierenkranken neben der Vermehrung der Tagesmenge des Urins auch eine Erhöhung der Stickstoff- und Kochsalzausscheidung. Man kann also auch ohne die wegen ihrer eindickenden Wirkung auf das Blut von mancher Seite gemiedenen Schwitzprozeduren durch solche indifferente warme Bäder eine vermehrte Ausscheidungstätigkeit der Niere hervorrufen. Kurze kalte hydrotherapeutische Prozeduren rufen wegen ihrer blutdrucksteigernden und zirkulationsfördernden Eigenschaften ebenfalls eine vorübergehende Erhöhung der Urinausscheidung hervor. Intensivere Kälteanwendungen wirken jedoch, wie bekannt, bei Nierenkranken schädigend infolge der durch sie bewirkten Anämisierung des Nierenorgans.

h) Einfluß auf das Nervensystem.

Wir haben zwar schon vorstehend erwähnt, daß die Funktion der peripheren motorischen und sensiblen Nerven durch Kälte- und Wärmeanwendungen im Sinne einer Funktionssteigerung durch kurzandauernde Prozeduren und Funktionsherabsetzung durch längerdauernde Prozeduren beeinflußt wird. Von noch größerer Bedeutung ist aber der Umstand, daß die gesamte physiologische Einwirkung thermischer Eingriffe auf die verschiedensten Körperfunktionen auf dem Wege einer reflektorischen Beeinflussung der Hautnerven zustande kommt. In weitgehendem Maße hängen die Folgen solcher Eingriffe von dem Tonus des sensiblen und vegetativen Hautnervensystems bei dem betreffenden Individuum ab. Dieser Tonus, den man auch „Hautsinn" nennen kann, ist, wie di Gaspero betont, für die Reaktion auf thermische Prozeduren ebenso wichtig als die absolute Temperatur des angewandten Reizes und sonstige äußere Verhältnisse (z. B. Durchblutung und Wärmeleitungsvermögen der Haut). So kann die abweichende Funktion des Hautsinns beispielsweise eine Abänderung des scheinbar ganz gesetzmäßigen Verhaltens der Wärmeregulationsvorgänge bewirken. Wenn in kühlen Bädern durch mechanisches Reiben der Haut oder auch durch den Einfluß von Kohlensäurebläschen gleichzeitig ein subjektives Wärmegefühl auf der Haut erzeugt wird, so kann die chemische Wärmeregulation, die sonst automatisch bei Kälteeinwirkungen eintritt, bis zu einem gewissen Grade ausbleiben, und die Folge ist ein Absinken der Körpertemperatur (Strasser, Liliestrand und Magnus). Selbst durch Hypnose kann man, wie Hansen neuerdings mitteilte, den Eintritt der Oxydationssteigerung unter Kälteeinwirkung verhindern, wenn man den betreffenden Personen das Gefühl der Wärme suggeriert.

Bei all diesen Vorgängen spielt nun das vegetative Nervensystem eine wichtige Rolle. Wie schon in der Einleitung bei Besprechung der balneologischen Reaktionsvorgänge erwähnt worden ist, wirken im allgemeinen Kälteprozeduren im Sinne einer Sympathicustonisierung, während Wärmereize eine vagotonische Wirkung ausüben. Diese Analogie zeigt sich beispielsweise an dem Verhalten des Blutserums (Serum-Eiweißgehalt, Viscosität) sowie der Hautreaktionen bei künstlich gesetzten Quaddeln nach kalten Bädern und Adrenalinwirkung einerseits, und nach warmen Bädern und Atropinwirkung andererseits (R. Stahl und Mitarbeiter). Auch das Säurebasengleichgewicht sowie das Elektrolytgleichgewicht im Blute (Verhältnis von Kalium- und Calciumionen) erfährt durch warme und kalte Bäder eine Veränderung, die bezüglich der Acidose und Alkalose dem vagotonischen und sympathicotonischen Einflusse der betreffenden Prozedur im allgemeinen entspricht (Vollmer, Blumberg u. a.), während die Veränderungen der Elektrolyte sich mehr in einer allgemeinen Störung der einzelnen Komponenten zeigen, die sich später im Laufe einer Bäderkur wieder ausgleicht (Schazillo). Das weiter oben beschriebene Verhalten der Leukocyten nach kalten und warmen Bädern entspricht ebenfalls einer sympathicotonischen resp. vagotonischen Reaktion (F. Glaser). Abweichungen von diesem Gesetze können nun dadurch entstehen, daß der ursprüngliche Tonus des sympathischen Nervensystems ein mehr oder weniger veränderter ist; wir kommen hiermit wieder zu der Abhängigkeit der Reaktion auf thermische Einflüsse von dem Tonus der sensiblen und sympathischen Hautnerven bei dem behandelten Individuum zurück. Alle diese Betrachtungen weisen jedenfalls in praktischer

Hinsicht darauf hin, daß eine weitgehende Individualisierung bei der Verordnung und der Dosierung hydrotherapeutischer Maßnahmen beobachtet werden muß. Weiterhin zeigen auch gerade wieder die Erkenntnisse über die Beeinflussung des vegetativen Systems durch thermische Maßnahmen, daß weniger die Veränderung dieser oder jener Einzelfunktion, als vielmehr die allgemeine Umstimmung das Wesentliche der Wirkung aller hydrotherapeutischen Maßnahmen bildet.

II. Methodik der Hydrotherapie.
1. Bäder.
a) Vollbäder.

Die Vollbäder hängen in ihrer Wirkungsweise (wie sonstige hydrotherapeutische Prozeduren überhaupt) vor allem von der Temperatur ab, in der sie gegeben werden.

Das einfache lauwarme Vollbad in einer Temperatur von 34—36° und einer Dauer von 15—20 Minuten, auch als indifferentes Vollbad bezeichnet, hat vor allem eine beruhigende Wirkung; doch findet auch schon bei indifferenter Temperatur eine vermehrte Durchblutung der Hautgefäße (auch der konsensuell damit reagierenden Gefäßgebiete) statt. Eine wichtige Indikation des lauwarmen Vollbades bilden nervöse Erregungszustände sowie Schlaflosigkeit, in welch letzterem Falle das Bad auch abends vor dem Schlafengehen gegeben werden kann. Aus suggestiven Gründen empfiehlt sich häufig bei solchen Beruhigungsbädern der Zusatz einer aromatischen Substanz, wie Fichtennadelextrakt, Fluinol, Fluidosan, Pinofluol und ähnlicher Präparate. In der Gynäkologie wird das warme Vollbad gewöhnlich in etwas höherer Temperatur, bei etwa 36—37°, gegeben, und zwar bei entzündlichen Erkrankungen der Genitalorgane, speziell in solchen Fällen, in denen intensiver wirkende örtliche oder allgemeine Prozeduren wegen noch bestehender Reizzustände noch nicht indiziert sind. Im allgemeinen pflegt man allerdings zu solchen Zwecken dann die später zu besprechenden warmen Sitzbäder vorzuziehen. Schließlich sind die lauwarmen Vollbäder von längerer Dauer ($1/2$—1 Stunde), wie weiter oben erwähnt, in der Behandlung der Nephritis zur Beförderung der Durchblutung und der Ausscheidungsfunktion der Nieren indiziert.

Das kalte Vollbad spielt als hydrotherapeutisches Mittel in der Fieberbehandlung eine wichtige Rolle. Es wird dabei gewöhnlich in der von Ziemssen angegebenen Technik des allmählich abgekühlten Vollbades gegeben. Man beginnt hier mit einer Temperatur, die ungefähr 5° niedriger ist als die Körpertemperatur, also bei 39° Fieber mit 34°, und es wird dann langsam unter ständigen Friktionen und Übergießungen die Temperatur innerhalb $1/4$—$1/2$ Stunde auf schließlich 24—22°, höchstens auf 20° abgekühlt. Dieses allmählich abgekühlte Bad hat den Vorteil, daß dabei primäre starke Reizwirkungen auf das Herz und das Nervensystem, die beim geschwächten Fieberkranken schädlich wirken können, vermieden werden, und andererseits durch die Dauer der Prozedur und durch die Förderung der Wärmeabgabe durch Friktionen eine hinreichende Temperaturherabsetzung erzielt wird.

Kurzdauernde, intensiv kalte Vollbäder werden unter der Bezeichnung „Tauchbäder" als Anregungsmittel bei Stoffwechselkrankheiten und auch bei nervösen

Erschöpfungszuständen bisweilen angewandt. Der Patient taucht dabei nur für wenige Sekunden in eine Wanne ein, die mit Wasser von 10—15° gefüllt ist. Diese Prozedur ist nur bei kräftigen Individuen mit gut durchbluteter Haut anwendbar. Längerdauernde kalte Vollbäder werden am besten in Form von Bassinbädern, in denen auch Schwimmbewegungen ausgeführt werden können, appliziert; sie dienen außer zur Roborierung vor allem auch zur Abkühlung nach vorausgegangenen allgemeinen Hitzeapplikationen (z. B. russisch-römischen Bädern).

Kurze heiße Tauchbäder sind in Japan von altersher als Roborans gebräuchlich. Man hat nach der Empfehlung von Baelz, Determann, Hediger, versucht, sie auch bei uns einzuführen; sie haben sich auch tatsächlich in solchen Fällen bewährt, in denen bei kräftigen Individuen mit gesundem Gefäßsystem eine allgemeine Anregung erzielt werden soll.

Ihre Technik ist kurz folgende: Der Patient stellt sich in eine Wanne, die mit Wasser von 42—43° gefüllt ist, und erhält zunächst einige Übergießungen des Kopfes mit dem heißen Wasser. Dann legt er sich in die Wanne auf 2 Minuten herein, erhält darauf nochmals im Stehen einige Übergießungen und bleibt dann noch 2—3 Minuten in der Wanne liegen. Nach Verlassen des Bades kleidet er sich sofort ohne auszuruhen an. Trotzdem am Schlusse der Prozedur die Körpertemperatur um etwa 1° erhöht ist, wird das heiße Tauchbad von Patienten mit gesunden Zirkulationsorganen überraschend gut vertragen und hinterläßt auf Stunden hinaus ein Gefühl gesteigerter Leistungsfähigkeit. Kontraindiziert ist das heiße Tauchbad bei Erkrankung der Zirkulationsorgane, insbesondere bei erhöhtem Blutdruck, sowie bei vasomotorischen Neurosen. Auch bei Frauen mit Neigung zu Blutungen oder bei Graviden ist es natürlich nicht anwendbar.

Die länger dauernden heißen Vollbäder von einer Temperatur von 38—41° dienen einmal als allgemeine Wärmeanwendung zur Bekämpfung rheumatischer und neuralgischer Erkrankungen sowie als Excitans bei gewissen Infektionskrankheiten (Cerebrospinalmeningitis, Bronchopneumonie der Kinder), und ferner als bequemes und intensiv wirkendes Mittel zur Erzeugung einer allgemeinen Transpiration, vor allem bei Nierenkranken. Es empfiehlt sich aber in diesen Fällen, nicht gleich mit der hohen Temperatur zu beginnen, sondern als Anfangstemperatur etwa 37° zu wählen, und durch Zufließenlassen von heißem Wasser auf 40—41° innerhalb von etwa 10—15 Minuten zu steigen, worauf der Patient noch etwa 10—15 Minuten im Bade verbleibt und dann in einer trockenen Einpackung nachschwitzt. Gleichzeitige reichliche Flüssigkeitszufuhr ist hierbei zur Verhütung des Eindickens des Blutes notwendig. Ein derartiges Verfahren ist speziell bei Nephritis mit drohender Eklampsie empfohlen worden (Ahlfeld, Herzl u. a.). Ob man es im eklamptischen Anfalle selbst anwenden will (Breus, Zweifel u. a.) hängt in erster Linie davon ab, ob dem Herzen ein immerhin anstrengendes Verfahren zugemutet werden darf, und ob die Methode, deren Wirkung sich erst nach Stunden äußert, im gegebenen Falle nicht zu langwierig ist (Krönig).

b) Halbbäder.

Das Halbbad ist eine in der Hydrotherapie sehr beliebte Form der Anwendung einer allgemeinen Kälteprozedur, wobei extreme und shockartig einwirkende Reize auf das Zirkulations- und Nervensystem infolge der besonderen Technik des Halbbades vermieden werden.

Das Halbbad wird in eine Wanne gegeben, die nur zur Hälfte, etwa handspannenhoch, mit Wasser gefüllt ist, dessen Anfangstemperatur 34—30° beträgt. Sofort nachdem der Patient sich in die Wanne gesetzt hat, wird der Rücken mit einer Art Schöpfkelle eine Reihe von Malen übergossen, während der Patient sich selber die Vorderseite des Rumpfes kräftig mit beiden Händen abreibt (Abb. 1); darauf werden unter Zufließenlassen von kaltem Wasser vom Fußende aus durch den Badewärter Reibungen der Extremitäten mit langen Strichen sowie Übergießungen des Vorderkörpers (Abb. 2) und schließlich Frottierungen des ganzen Rumpfes mit der flachen Hand vorgenommen. Die Wassertemperatur wird dabei um 4° unter die Anfangstemperatur erniedrigt, so daß sie am Ende der Prozedur 30—26° beträgt. Die Dauer des Halbbades beläuft sich in der Regel auf 5 Minuten; nur wenn es zur Fieberbehandlung angewandt wird, kann die Dauer bis auf 10 Minuten ausgedehnt werden.

Das Halbbad hat sich in der hydrotherapeutischen Technik als allgemeines Roborans, speziell auch bei nervösen Erregungs- und Erschöpfungszuständen, sehr eingebürgert. Seine Anwendungsweise erlaubt eine weitgehende Individualisierung, und so ist die Prozedur auch bei empfindlichen und nervös erregbaren Patienten anwendbar.

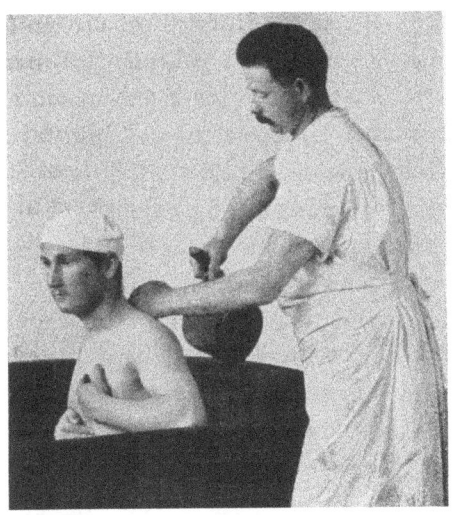 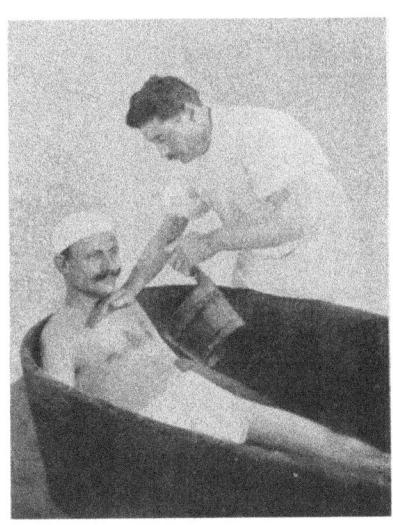

Abb. 1. Halbbad (Rückenübergießung).   Abb. 2. Halbbad (Übergießung von vorne).

Nur bei stärker anämischen Individuen ist das Halbbad wegen seiner wärmeentziehenden Wirkung kontraindiziert; andererseits eignet es sich wegen dieser wärmeentziehenden Wirkung, die sowohl durch die allmähliche Temperaturerniedrigung als auch durch die Förderung der Wärmeabgabe durch die Haut als Folge der Reibungen bedingt ist, besonders als hydrotherapeutisches Mittel zur Fieberbehandlung. Hierbei können die Temperaturen auch niedriger, als oben angegeben, gewählt werden.

An Stelle des Halbbades werden bei nervösen Erregungs- und Erschöpfungszuständen vielfach, besonders in Sanatorien, die Bürstenbäder als Roborans angewandt. Diese werden als Vollbad von indifferenter Temperatur, etwa 34°, gegeben, und es werden dabei sukzessive die einzelnen Körperteile mit weichen Bürsten oder auch mit Lufahandschuhen abgerieben. Es tritt hier der Temperaturreiz gegenüber dem Hautreize an Wirksamkeit zurück.

c) Sitzbäder.

Die Sitzbäder werden in den üblichen Sitzbadewannen (Abb. 3) oder auch im Notfalle in einem großen, nicht zu tiefen Zuber appliziert. Es ist darauf zu achten, daß der ganze Unterkörper etwa von Nabelhöhe bis zur unteren Hälfte der Oberschenkel in das

Wasser eintaucht. Der übrige, bis auf die Unterschenkel unbekleidete Körper wird am besten in eine große Wolldecke eingehüllt. Bei den kurzen kalten sowie bei den allmählich abgekühlten Sitzbädern soll sich außerdem der Patient während der ganze Dauer der Prozedur zur Unterstützung der Reaktion mit den flachen Händen den Leib reiben. Ferner unterlasse man es niemals, vor Beginn eines kalten Sitzbades eine Kopfkühlung vorzunehmen, um Kongestionen zu verhüten.

Da im Sitzbade der Temperaturreiz einen erheblichen Teil der Körperoberfläche trifft, und sich nach dem Gesetze der konsensuellen Reaktion die Blutfüllungsverhältnisse in den Hautgefäßen der nicht eingetauchten Körperteile gleichsinnig wie in der Haut des Unterkörpers verhalten, so müßte, theoretisch genommen, das Sitzbad, genau so wie ein entsprechendes Vollbad, die Blutfüllung in den Abdominalorganen nach dem Dastre-Moratschen Gesetz verändern, d. h. ein kaltes Sitzbad auf die Unterleibsorgane hyperämisierend, ein warmes anämisierend wirken. Nach klinischen Erfahrungen und auch nach experimentellen Untersuchungen, namentlich der Winternitzschen Schule, liegen aber hier die Verhältnisse anders. Besonders die klinische Erfahrung spricht dafür, daß wenigstens längerdauernde kalte Sitzbäder eine Anämisierung der Bauchorgane herbeiführen, und daß umgekehrt warme und heiße Sitzbäder die Blutfüllung dortselbst vermehren[1]. Kurze kalte, von einer Reaktion gefolgte Sitzbäder, bewirken eine reaktive Hyperämie auch in den tiefgelegenen Gefäßen des Splanchnicusgebietes. Sie rufen ferner eine Anregung der Peristaltik und der Uteruskontraktion hervor, während langdauernde Kältereize hier lähmend wirken.

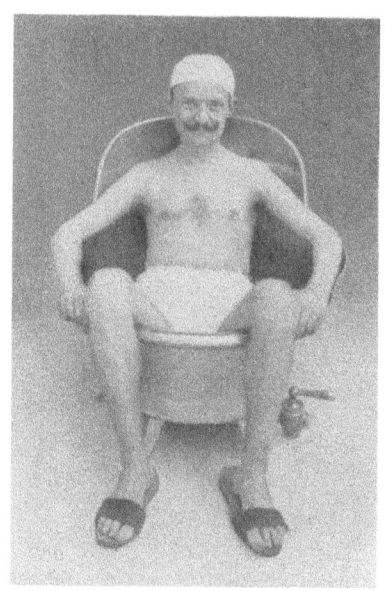

Abb. 3. Sitzbad.

Längerdauernde warme Sitzbäder wirken gleichfalls beruhigend (entspannend) auf die Peristaltik, intensiv heiße Bäder können aber insbesondere auf die Uteruskontraktion, wie bekannt, anregend wirken (durch den primären Hitzereiz).

Aus dieser verschiedenen Wirkungsweise ergeben sich die Indikationen für die Temperierung der Sitzbäder.

Das kalte Sitzbad, in einer Temperatur von 20—15° gegeben, wird als längerdauerndes Bad von 10—20 Minuten Dauer zur Anämisierung der Unterleibsorgane, z. B. bei Hyperämie des Uterus oder bei Menorrhagien, angewandt. Die Prozedur ist eine ziemlich eingreifende und setzt eine genügende Reaktionsfähigkeit der Patientin voraus.

---

[1] Es ist noch nicht gelungen, einwandfrei festzustellen, worauf bei den Sitzbädern dieses abweichende Verhalten der Blutverteilung von dem allgemeinen Gesetze des wechselseitigen Spiels der Blutfüllung in zentralen und peripheren Gefäßgebieten beruht. Möglich ist, daß bei den kalten Sitzbädern die direkte Tiefenwirkung der Kälte eine Rolle spielt. Ferner ist in dieser Hinsicht die Auffassung von Hauffe beachtenswert, daß nur die großen Gefäße der Brust- und Bauchhöhle, nicht aber diejenigen der Abdominalorgane selbst eine den Hautgefäßen entgegengesetzte Blutfüllung nach thermischen Reizen aufweisen.

Will man den primären Reiz abmildern, so kann man das Bad mit etwas höheren Temperaturen beginnen (30—26°) und allmählich durch Zufließenlassen von kaltem Wasser die Temperatur erniedrigen.

Das kurze kalte Sitzbad, in einer Temperatur von 20—15° und einer Dauer von 2—5 Minuten gegeben, bezweckt die Hervorrufung einer reaktiven Hyperämie der Bauchdecken, die sich auch auf die Gefäße der Abdominalorgane (nach anfänglicher primärer Kontraktion) erstreckt. Die Wirkung auf die Abdominalorgane ist somit eine tonisierende und hyperämisierende, namentlich wenn wieder durch kräftiges Reiben der Bauchhaut die sekundäre Gefäßerweiterung begünstigt wird. Man kann übrigens die Prozedur schonender gestalten, indem man zunächst mit höherer Temperatur beginnt (30—25°) und dann durch Zufließenlassen von kaltem Wasser rasch auf die niedrigen Temperaturen heruntergeht. Diese Abkühlungsform wird erleichtert, wenn die Möglichkeit eines Abflusses des Wassers während der Prozedur gegeben ist. In Badeanstalten läßt sich die allmähliche Abkühlung auch dadurch ersetzen, daß aus einer gürtelförmigen Dusche, die etwa in Nabelhöhe im Innern der Sitzwanne angebracht ist, sich während der Applikation von lauwarm bis kalt abgekühltes Wasser rings auf den Unterkörper ergießt.

Die kurzen kalten Sitzbäder werden zur Anregung der Peristaltik sowie bei Atrophia uteri, bei Menostasen und Amenorrhöe gegeben. Sie bewirken zugleich auch eine Ableitung auf die Unterleibsgefäße bei kongestiven Zuständen in sonstigen Körperteilen und eignen sich deshalb z. B. zur Bekämpfung von vikariierenden Blutungen bei Menstruationsstörungen.

Das lauwarme Sitzbad, in einer Temperatur von 35—36° gegeben, wird während einer Dauer von 15—20 Minuten und darüber appliziert. Es wirkt vor allem beruhigend und reizmildernd auf das Nervensystem, sowie krampflösend und antispasmodisch auf die Darm- und Blasenmuskulatur. Zugleich tritt, besonders wenn sich die Temperatur nach oben hin von dem Indifferenzpunkte entfernt, eine vermehrte Durchblutung der Abdominalgefäße ein. Deshalb wird das Sitzbad in einer Temperatur von **36—38°** in der Gynäkologie als antispasmodisches Mittel bei Dysmenorrhöe, ferner als mildes hyperämisierendes Mittel bei subchronischen und chronischen entzündlichen Prozessen der Beckenorgane, bei Exsudaten, Adnexentzündungen usw. in ausgedehntem Maße angewandt. Angesichts ihrer milden Wirkung sind derart temperierte Sitzbäder bei solchen entzündlichen Erkrankungen schon in relativ frühen Stadien anwendbar, wenn intensiver wirkende hyperämisierende Maßnahmen noch kontraindiziert sind. Vielfach werden Zusätze zu diesen Sitzbädern gegeben, namentlich Staßfurter Salz oder Mutterlaugensalz (1 kg), sowie Moorextrakt. Auf die Bedeutung dieser Zusätze wird noch später beim Kapitel „Balneotherapie" zurückzukommen sein.

Nur graduell unterscheidet sich von dem warmen Sitzbade das heiße Sitzbad, dessen Temperatur 38—40° beträgt. Die hyperämisierende und resorptionsfördernde Wirkung wird hier mit steigender Temperatur stärker, zugleich wird dadurch aber auch eine erhebliche Alteration des gesamten Gefäßsystems des Körpers bewirkt und bei längerer Dauer tritt häufig Schwitzen ein. Die Dauer des heißen Sitzbades läßt sich von 10 bis 15 Minuten auf später 30 Minuten ausdehnen. Zweckmäßig ist auch hier ein allmähliches Ansteigen mit der Temperatur (Beginn mit etwa 37°). Wird das heiße Sitzbad von vorneherein mit hoher Temperatur angewandt, so wirkt es im Gegensatze zu dem lauwarmen erregend auf die Uterusmuskulatur, weshalb das heiße Sitzbad in dieser Form auch bei Amenorrhöe, sowie (neben sonstigen örtlichen Hitzeapplikationen) bei Wehenschwäche Anwendung findet.

Die Solesitzbäder (auf 2 Eimer Wasser 1 kg Staßfurter Salz) werden zum Zwecke der Resorptionsbeförderung meist in einer Temperatur von 38—40° gegeben; namentlich bei chronischer Parametritis haben sie sich gut bewährt; ihre Dauer ist auf 10—15 Minuten zu bemessen.

d) Fußbäder und sonstige Teilbäder.

Die Fußbäder dienen einmal zur örtlichen Beeinflussung der Zirkulationsverhältnisse in den Füßen selbst; dann aber auch dazu, um reflektorisch auf andere entfernt gelegene Gefäßgebiete einen Einfluß auszuüben. Die kalten Fußbäder werden in einer sehr niedrigen Temperatur von 8—12° in der Regel gegeben, ihre Dauer beträgt 3—5 Minuten; durch Aneinanderreiben der Füße während des ganzen Bades wird das Auftreten der reaktiven Gefäßerweiterung unterstützt. In Anstalten kann man das einfache kalte Fußbad durch entsprechende fließende Fußbäder oder Fußduschen, oder auch durch das sog. „Wassertreten" ersetzen. Hierbei geht der Patient in einer Vertiefung des Fußbodens, durch welche kaltes Wasser strömt, während mehrere Minuten auf und ab.

Ein derartiges kurzes kaltes Fußbad wird einmal zur Besserung des Blutumlaufes in den Füßen selbst bei lokalen Zirkulationsstörungen angewandt, dann auch, um auf reflektorischem Wege kongestive Störungen, namentlich im Kopf oder in den Unterleibsorganen zu bekämpfen.

An Stelle des kalten Fußbades wird nun vielfach das sog. wechselwarme Fußbad angewandt, wobei durch die Kontrastwirkung zwischen kalt und heiß die Reaktion gefördert und außerdem auch die Prozedur wegen des Beginns mit der warmen Temperatur angenehmer für den Patienten gestaltet wird. Man benötigt dafür zwei Fußwannen, von denen die eine mit Wasser von 40—43°, die zweite mit brunnenkaltem Wasser gefüllt ist. Der Patient taucht zunächst seine Füße für 1—2 Minuten in das warme Wasser, dann während kurzer Zeit, ungefähr $1/2$ Minute, unter ständigem Aneinanderreiben in das kalte Fußbad, und es wird dieser Wechsel mehrere Male wiederholt, so daß sich die Dauer der ganzen Prozedur auf 5—10 Minuten erstreckt. Wie bei jeder wechselwarmen Anwendung bildet auch hier das kalte Bad den Abschluß. Diese Wechselfußbäder haben sich, außer bei Zirkulationsstörungen in den Füßen, besonders zur Bekämpfung von Kongestionen nach dem Kopfe, z. B. auch bei klimakterischen Beschwerden sowie bei Schlaflosigkeit bewährt. Sind Vorrichtungen zur Verabfolgung von fließenden Fußbädern vorhanden, so wird das Wechselfußbad in der Weise angewandt, daß man abwechselnd heißes und kaltes Wasser in derselben Zeit- und Reihenfolge wie bei sonstigen Wechselfußbädern über die Füße strömen läßt (Abb. 4). Auch hier

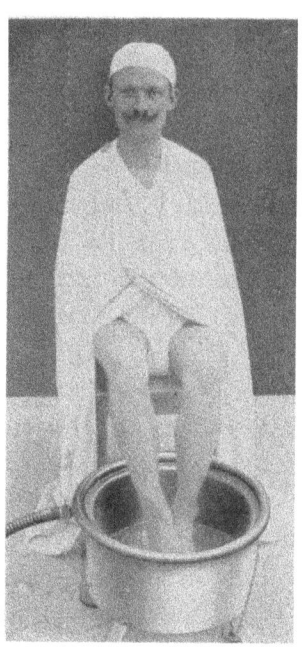

Abb. 4. Fließendes Fußbad.

unterstütze man aber während des Fließens des kalten Wassers die Reaktion durch Aneinanderreiben der Füße.

Eine besondere Form des Teilbades bildet das von Hauffe empfohlene, ursprünglich von Schweninger in die Therapie eingeführte allmählich erwärmte Teilbad. Das Prinzip dieses Verfahrens ist folgendes: Der Unterarm, resp. beide Unterarme, oder auch ein oder beide Unterschenkel werden in eine entsprechende kleine Wanne (Abb. 5) getaucht, die mit Wasser von einer Anfangstemperatur von 37° gefüllt ist; der übrige Körper ist in wollene Tücher eingehüllt. Nun wird allmählich die Temperatur des Teilbades durch Zufließenlassen von heißem Wasser innerhalb von 10 Minuten auf 42—44° gesteigert. Meist tritt schon innerhalb dieser Zeit ein allgemeiner Schweißausbruch ein, sonst jedenfalls kurze Zeit später. Man setzt nun nach erfolgtem Schweißausbruch das Teilbad noch etwa 5—15 Minuten lang fort, nimmt dann die eingetauchten Glieder aus dem Bade heraus und läßt den Patienten nach flüchtigem Abtrocknen noch $1/2$—1 Stunde lang leicht zugedeckt ruhen („abschwitzen"), aber nicht etwa nachschwitzen.

Der Zweck dieser Teilbäder ist einmal die Erzeugung eines Schweißausbruches auf schonendem Wege, dann aber auch die Erzielung einer allgemeinen stärkeren Blutfüllung in den gesamten peripheren Blutgefäßgebieten. Da jeder primäre Temperaturreiz hier fehlt, so erfolgt diese Änderung der Blutverteilung, verbunden mit Entlastung der großen Gefäße der Bauch- und Brusthöhle sowie des Herzens selbst, ohne primäre Blutdruckerhöhung und auch ohne sonstige Reizwirkung auf das Nervensystem. Die dadurch bewirkte Erleichterung der Herzarbeit tut sich nach dem Teilbade in einer Vergrößerung des Schlagvolumens des Herzens, eventueller Verkleinerung der Herzfigur im Röntgenbilde, in Änderung des Elektrokardiogramms im Sinne einer Herzkräftigung, in einer Blutdrucksenkung und zugleich in einem Kräftigerwerden des Pulses kund. Aus diesem Grunde hat Hauffe diese allmählich erwärmten Teilbäder insbesondere bei Herzstörungen, bei mangelhafter Kompensation infolge von Myokarderkrankung oder von Arteriosklerose, auch bei Herzschwäche während oder nach akuten Infektionskrankheiten anzuwenden empfohlen. Die Zeit des Transpirierenlassens wird aber bei der Behandlung von Herzkrankheiten meist kürzer, als oben angegeben, gewählt werden müssen. Im übrigen sind diese allmählich erwärmten Teilbäder überall da angezeigt, wo man auf einfache und schonende Weise eine allgemeine Transpiration erzielen will.

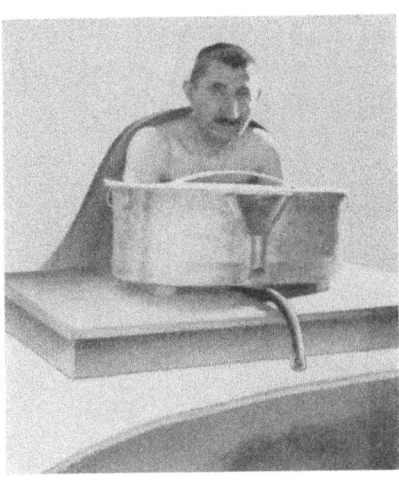

Abb. 5. Hauffesches Teilbad für die Arme. (Die Umhüllung ist zurückgeschlagen, um Wanne und Arme sichtbar zu machen).

Auch Sitzbäder können als allmählich erwärmte Teilbäder zum Zwecke der allgemeinen Schweißerzeugung appliziert werden. Es handelt sich hier aber dann um eine etwas angreifendere Prozedur, die mehr bei rheumatischen oder neuralgischen Leiden als bei Herzleiden am Platze ist.

e) Das subaquale Darmbad (Su-Da-Bad).

Das Su-Da-Bad dient dem Zwecke, Darmspülungen mit großen Mengen von Flüssigkeit (20—30 l) ohne Schädigung des Patienten durch die Vermehrung des intraabdominellen Druckes auszuführen. Um diesem Druck entgegenzuwirken, wird die Spülung bei dem in einem warmen Vollbade ruhenden Patienten ausgeführt, wobei der Wasserdruck des Bades den Innendruck kompensiert. Außerdem ermöglicht die Technik des Bades eine ständige Entleerung der eingeführten Flüssigkeit, so daß es zu einer übergroßen Ansammlung von Flüssigkeit im Darme nicht kommt.

Das Verfahren ist zuerst im Jahre 1912 von Brosch und Aufschnaiter unter dem Namen subaquales Innenbad (Enterocleaner) in die Therapie eingeführt worden. Es hat aber in der Folge zunächst keine größere Ausbreitung erlangt, bis es dann nach Verbesserung der Methode durch Huppenbauer (Tübingen) namentlich an den Tübinger

Kliniken sowie in der Payrschen chirurgischen Klinik in Leipzig an einem größeren Krankenmaterial in ausgedehntem Maße erprobt worden ist. Die Methode wird in erster Linie bei Erkrankungen des Darmtraktus, vor allen Dingen zur Bekämpfung der Obstipation angewandt. Sie beeinflußt aber auch Nachbarorgane des Darmes und auch bei gynäkologischen Erkrankungen ist sie neuerdings versucht worden (Gaenssle, Brandess). Nicht nur aus dem letzteren Grunde, sondern auch angesichts der großen Bedeutung, die der Darmträgheit in der gynäkologischen konservativen und operativen Praxis zukommt, glauben wir eine kurze Schilderung des Su-Da-Bades an dieser Stelle bringen zu müssen.

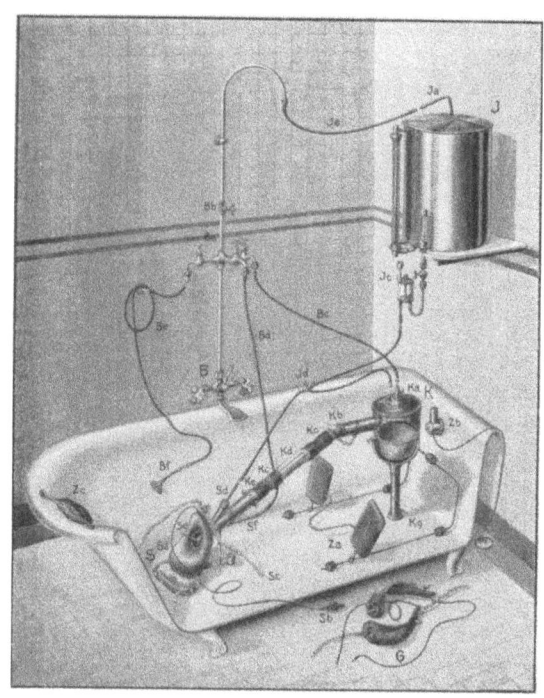

Abb. 6. Subaquales Darmbad.

Das Su-Da-Bad[1] kann in jeder Badewanne, am besten in einer emaillierten Wanne, gegeben werden (Abb. 6). Etwa 150—180 cm über dem Fußboden befindet sich neben der Wanne ein Irrigatorbehälter (J) von etwa 30 l Inhalt, der mit Thermometer, Steigrohr und Rührvorrichtung versehen ist, und dessen Inhalt, von einer Warmwasserzuleitung gespeist, auf einer Temperatur von normaler Weise bis 39° C gehalten wird. Die warme Spülflüssigkeit (physiologische Kochsalzlösung, Ringersche Lösung) gelangt zunächst zu einem Rückschlagventil (Jc) und von dort durch eine Irrigatorleitung zu der Darmsonde. Das Rückschlagventil ist außerdem mit einem Manometer verbunden, welches das Einlauftempo und den Rücklaufdruck kontrolliert; außerdem befindet sich am Deckel dieses Ventils ein kleiner Medikamententrichter, welcher den Zusatz von Medikamenten (Belladonna, Coffein, Kaliumpermanganat, Perhydrol, Kognak) oder von Kontrollfarbstoffen (Methylenblau) erlaubt.

Die kurze Darmsonde (Se) ist an einer sattelförmigen Vorrichtung angebracht, welche aufblasbar ist und vor Besteigen des Bades mittels ebenfalls aufblasbarer Gurte (G) luftdicht befestigt wird. Der Sattel besitzt in der Mitte eine größere Öffnung zum Abfluß der Spülflüssigkeit. Die sich aus dem Darm entleerende Spülflüssigkeit fließt durch die dicht abgeschlossene Sattelöffnung in ein Schauglasrohr (Kd) und in einen Kotbehälter (K). In diesem wird der ausgespülte Kot zunächst in einem Siebkorb aufgefangen, in welchem feste Bestandteile der Spülflüssigkeit zurückgehalten werden. An seinem Deckel befindet sich ein Spritzsieb, das mit der Wasserleitung verbunden ist und zur weiteren Zerkleinerung der Kotreste dient. Die abgeflossene Spülflüssigkeit wird dann durch ein Abflußrohr direkt in die Abwasserleitung (Kg) der Badewanne geleitet.

---

[1] Medizinische Darmbad-Apparate, G. m. b. H., Pforzheim (Vertreter: Ph. Hauck, Pforzheim. Straßburgstaffel 1).

Nach Anlegung des Sattels und Befestigung und Aufblasung der Hüftgürtel legt sich der Patient in die Wanne herein, wobei er durch Gurte in seiner richtigen Lage gehalten wird. Dann wird das etwas bewegliche und eingefettete Afterröhrchen langsam eingeführt, und der Sattel an den Gurten durch Schnallen befestigt. Hierauf erfolgt die Zuleitung des warmen Wassers aus der Irrigatorleitung. Bald nach Öffnung des Irrigatorhahnes erfolgt die erste Entleerung des Darminhalts, der stoß- oder wehenartig neben dem feststehenden Afterröhrchen in die Kloake entleert wird. Dieser Vorgang vollzieht sich in der Regel automatisch. Bei starken Reizzuständen in der Aftergegend, welche durch Spasmen die Entleerung erschweren, kann durch eine Warmwasserspülung der Aftergegend vermittels einer direkt von der Warmwasserleitung abgezweigten, im Sattel endigenden Zuflußröhre (Bd) Wasser von höherer Temperatur zugeleitet werden, um die spastische Reizung zu bekämpfen. Im übrigen dient diese Nebenleitung dazu, um nach Beendigung der Prozedur, deren Dauer 30—40 Minuten beträgt, die Aftergegend gründlich abzuspülen.

Bei sorgfältiger Technik des Verfahrens ist eine Verunreinigung des Badewassers durch die Spülflüssigkeit ausgeschlossen; ebenso ist die Methode wegen des exakten Abschlusses der Apparatur völlig geruchfrei.

Eine Kur mit dem Su-Da-Bad umfaßt je nach der Lage des Falles 4—6—10 Bäder in kleineren oder größeren Pausen. Mehr als 2 Bäder in der Woche werden selten angewendet.

Die Wirkungen der Su-Da-Bäder beruhen nicht nur auf der mechanischen Darmreinigung, sondern es wird durch die warme Temperatur des Spülwassers auch eine antispasmodische, krampflösende Wirkung auf die glatte Muskulatur des Darmes und der Nachbarorgane, z. B. der Ureteren oder der Gallenblase, ausgeübt. Ebenso wird durch die Wärme eine Hyperämisierung der dem Darm benachbarten Organe hervorgerufen. Weiterhin ist die diuretische Wirkung des Verfahrens eine sehr beträchtliche (Otfr. Müller, Kortzeborn). Sie ist nicht nur auf Resorption der Spülflüssigkeit, sondern auch auf Hyperämisierung der Nieren zurückzuführen, die beim Passieren der Spülflüssigkeit durch die unteren Kolonflexuren erfolgt.

Als Indikation der Su-Da-Bäder kommt vor allem habituelle Obstipation auf atonischer Grundlage in Frage, dann aber auch spastische Obstipation (hierbei wird der Spülflüssigkeit etwas Belladonna zugefügt), weiterhin Katarrhe des Dickdarmes, Colitis ulcerosa, Proctitis, chronische Appendicitis ohne Perforationsgefahr, Cholecystitis, Pankreatitis. Ferner hat sich das Verfahren als Vorbereitungsmittel zur Laparotomie gut bewährt (Kortzeborn). Von demselben Autor sind die Su-Da-Bäder auch mit Erfolg zur Beförderung des Steinabgangs bei Nierensteinen angewendet worden, wobei der Flüssigkeit 2,0 g Tinct. Belladonnae zugesetzt wurden. Auch bei sonstigen Nierenbeckenerkrankungen sowie bei Blasenerkrankungen wirken die Su-Da-Bäder durch Behebung der Obstipation und Regelung der Kreislaufverhältnisse, besonders in den Beckenvenengebieten, günstig ein.

Von gynäkologischen Indikationen nennt Gaenssle vor allem die Fälle von Fluor und Menstruationsstörungen, insbesondere Dysmenorrhöe und Menorrhagien, in welchen bei normalem oder fast normalem Genitalbefund die Obstipation eine ätiologische oder verschlimmernde Rolle spielt. Weiterhin Fälle von Stuhlträgheit mit mehr diffusen Beschwerden der Frauen, wie ziehende Schmerzen, Gefühl der Schwere, Mißbehagen im Unterleib, ebenfalls meist ohne palpable Genitalveränderungen. Für diese

Art der Obstipationsbehandlung hält Gaenssle für gewöhnlich vier Su-Da-Bäder für ausreichend. Bei vorhandener Schwangerschaft wurden niemals Schädigungen beobachtet.

Brandess hat dann weiter auch bei objektiven Veränderungen der Genitalorgane das Su-Da-Bad angewendet, um die hochgradige Hyperämie der Beckenorgane, welche durch die warmen Spülungen hervorgerufen wird, therapeutisch auszunützen. Bei alten Parametriden, chronischen Adnextumoren, alten entzündlichen Veränderungen an den Ovarien und am Uterus und bei sonstigen Infiltraten und Exsudaten des Beckens wurden sehr zufriedenstellende Resultate erzielt. Zur Beförderung der resorptiven Wirkung wurde in solchen Fällen der Spülflüssigkeit Ichthyol, Kochsalz oder Jodkalium zugesetzt. An Stelle der gewöhnlichen Spülflüssigkeit wandte Brandess auch natürliche Mineralwässer zu den Spülungen bei den Su-Da-Bädern an. Er sah bei Verwendung einer starken Schwefelquelle (Sebastiansweiler) gute Erfolge bei alten entzündlichen und exsudativen Erkrankungen der Beckenorgane sowie bei Menstruationsstörungen; ferner bei Anwendung einer Stahlquelle günstige Wirkungen bei bleichsüchtigen Patientinnen, die an juvenilen Menorrhagien oder sonstigen Menstruationsstörungen litten, ebenso bei den Folgen von Myomblutungen.

Als Kontraindikationen der Su-Da-Bäder werden genannt: ausgesprochene Kreislaufschwäche, Arteriosklerose höheren Grades, viele nicht arteriosklerotische Hypertonien, die meisten Nephrosen und Nephritiden, ausgesprochene Basedowsche Erkrankungen, kachektische und suburämische Zustände, abdominelle Zustände mit Perforationsgefahr, Ulcera der Ampulle, Analekzeme.

An Stelle der recht komplizierten Apparatur des Su-Da-Bades ist neuerdings ein einfacheres Verfahren in Form des von Borosini angegebenen sog. **Gymnakolon-Darmbades** empfohlen worden[1]. Hierbei fällt das Wasserbad weg, und der Gegendruck wird statt dessen durch ein breites gürtelförmiges Band ausgeübt, das, mit Gewichten beschwert, bei der Spülung auf dem Abdomen des auf einer liegestuhlförmigen Vorrichtung ruhenden Patienten befestigt wird. Die Zuleitung des Wassers erfolgt wie bei dem Su-Da-Bade von einem hochstehenden Gefäß aus. Im Liegestuhl ist eine der Aftergegend entsprechende Öffnung ausgespart, aus der sich die ausfließende Spülflüssigkeit an dem Afterröhrchen vorbei in ein darunterstehendes Klosettgefäß ergießt. Das Verfahren hat sich bei Darmkrankheiten gut bewährt (C. Gottheil). Über seine gynäkologischen Indikationen liegen bisher keine Mitteilungen vor.

2. Duschen und Güsse.
a) Äußerliche Duschen.

Die Duschen sind dadurch charakterisiert, daß mit dem thermischen Reiz der Wasserapplikation zugleich stets ein mehr oder minder starker mechanischer Reiz kombiniert wird, der hierbei durch den Druck des Wassers ausgeübt wird. Auf diese Weise wird einerseits eine energische Beförderung des Eintritts der Reaktion bewirkt, andererseits wirken die Duschen meist als mehr oder weniger erregende Prozedur; sie sind daher besonders dann angezeigt, wenn entweder eine allgemeine kräftige Anregung des Nerven- oder

---

[1] Gymnakolon-Apparatebau-Nürnberg, Am Plärrer 1.

Zirkulationssystems oder eine reflektorische und ableitende Wirkung auf die Innervations- und Zirkulationsvorgänge in bestimmten inneren Organen erzielt werden soll. Daraus ergeben sich auch die allgemeinen Kontraindikationen der Duschen; sie sind bei starker nervöser Übererregbarkeit sowie bei schwächlichen Individuen und bei Erkrankungen der Kreislauforgane kontraindiziert, hier insbesondere wegen ihrer starken primär blutdruckerhöhenden Wirkung.

Man unterscheidet im allgemeinen feste (fixe) und bewegliche (mobile) Duschen. Von den festen Duschen sind am bekanntesten die sog. Regenduschen, bei denen sich von oben her das Wasser auf den Patienten ergießt. Es ist dabei zweckmäßig, den Brausenansatz so anzubringen, daß der Strahl den Kopf nicht senkrecht trifft. Diese Regenduschen

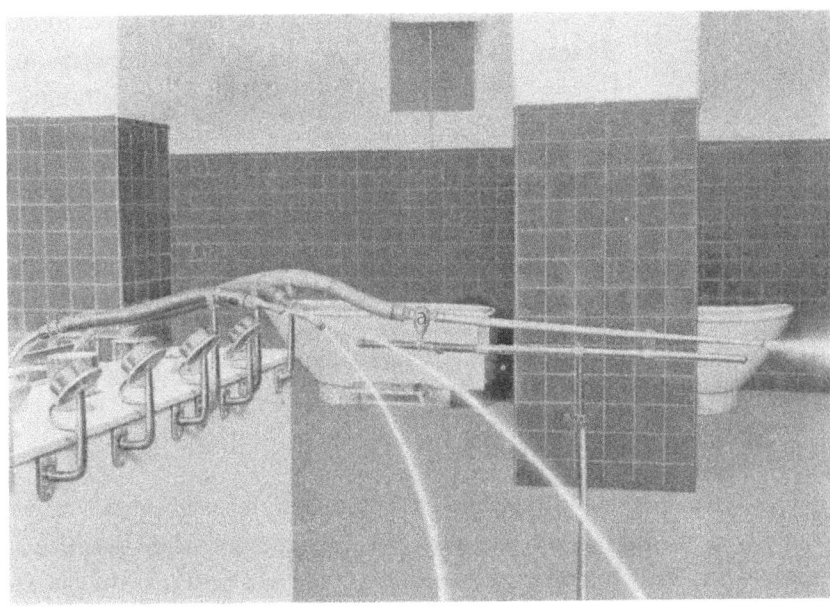

Abb. 7. Duschekatheder mit beweglichen Duschen.

werden entweder als kurze kalte Regenduschen gegeben, in einer Dauer von etwa 1 Minute, oder, in etwas längerer Dauer, als allmählich abgekühlte Regenduschen, wobei man mit einer Temperatur von 40—43° beginnt und innerhalb von 2—3 Minuten auf 15—10° abkühlt. Solche Regenduschen werden insbesondere zu Abkühlungszwecken im Anschluß an Schwitzprozeduren verabfolgt, namentlich wenn die Schwitzprozedur zur Behandlung von Stoffwechselkrankheiten (Adipositas, Gicht) bei herzgesunden Patienten verabfolgt worden ist.

Im übrigen ist zur therapeutischen Duscheapplikation zweckmäßiger die Verwendung der beweglichen Dusche in Form der sog. Fächerdusche. Es wird dabei der aus einem biegsamen Schlauch unter Druck von $1/2$—2 Atmosphären entströmende Wasserstrahl am besten durch den vorgehaltenen Finger, sonst auch durch einen Brauseansatz, fächerförmig verteilt. Die Bedienung einer solchen Dusche erfolgt mit Hilfe einer Mischvorrichtung; zweckmäßig ist auch die Anbringung einer Drosselung, durch welche der Druck des Wassers reguliert werden kann. In Heilanstalten sind diese Vorrichtungen nebst den dazugehörigen Hebeln, Thermometern usw. gewöhnlich an einem Duschekatheder (Abb. 7) angebracht.

Die Fächerdusche wird entweder als kurze kalte Fächerdusche appliziert, oder als wechselwarme Fächerdusche, wobei abwechselnd heißes Wasser von 40—42° und kaltes Wasser, etwa 10° Temperatur, zur Einwirkung kommt. Auch hier bildet die kalte Applikation stets den Abschluß. Die Dauer einer solchen wechselwarmen Fächerdusche beträgt im ganzen 3—5 Minuten, die einer kurzen kalten Dusche 1—2 Minuten. Bei den allgemeinen wie bei den lokalen Fächerduschen empfiehlt es sich, vor Beginn der Prozedur eine Kopfkühlung vorzunehmen, um Kongestionen zu vermeiden.

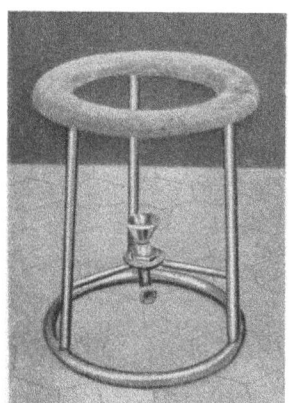

Abb. 8.
Aufsteigende Sitzdusche.

Die örtlichen Fächerduschen, besonders in Form der kurzen kalten Duschen, werden in der Gynäkologie zum Zwecke der Tonisierung der Unterleibsorgane oder zur Anregung der Zirkulation in denselben angewandt. Sie werden vorzugsweise auf das Abdomen, die Lumbalgegend oder auf die Innenseite der Oberschenkel appliziert. Namentlich zur Behandlung der Amenorrhöe ist dieses Verfahren empfohlen worden.

Die sog. aufsteigenden Sitzduschen (Abb. 8), bei denen sich aus einem nach oben gerichteten Brausenkopf allmählich abgekühltes oder kaltes Wasser auf die Perinealgegend des auf einem ringförmigen Sitze befindlichen Patienten ergießt, finden zu gynäkologischen Zwecken kaum Verwendung.

b) Vaginale Duschen.

Die als „Vaginalduschen" bezeichneten Spülungen unterscheiden sich von den sonst üblichen Spülungen dadurch, daß sie nicht zu Reinigungs- oder Desinfektionszwecken, sondern vorzugsweise zur Hervorrufung eines Temperaturreizes auf die Genitalorgane verwandt werden, was bei der inneren Applikation des Wassers naturgemäß auf sichererem Wege möglich ist als bei Anwendung auf die äußere Haut.

Bei den kalten Vaginalduschen können wir zwischen kurzen kalten und längerdauernden kalten Spülungen unterscheiden. Die ersteren bezwecken die Erzielung einer Kontraktion der Beckenmuskeln und der glatten Muskulatur des Uterus sowie eine darauffolgende reaktive Hyperämie der Beckenorgane; die längerdauernden kalten Scheidenspülungen werden dagegen zum Zwecke einer intensiven Durchkühlung der Beckenorgane, z. B. bei frischen Entzündungsprozessen, angewandt. Die kurz (nur wenige Minuten) dauernden kalten Spülungen mit Wasser von 5—10° Temperatur erfordern nur eine geringe Wassermenge von 1—2 l. Längerdauernde kalte Spülungen hingegen müssen mit größeren Quantitäten von Wasser ausgeführt werden; man vermeide dabei aber möglichst die direkte Berührung des Wassers mit der Scheidenschleimhaut und führe daher solche Spülungen lieber vermittels eines geschlossenen Scheidenspülers aus, der mit Zu- und Ablaufvorrichtung versehen ist, und durch den das Leitungswasser oder das aus einem größeren Gefäß mittels Hebervorrichtung entnommene kalte Wasser zirkuliert. Die Dauer einer solchen Scheidenspülung kann von anfänglich 5—10 Minuten auf später ¼ Stunde und darüber gesteigert werden.

Auch wechselwarme Vaginalduschen lassen sich auf diese Weise oder mittels direkter Applikation des Wassers auf die Scheidenschleimhaut ausführen. I. Novak, der diese Wechselduschen zur Bekämpfung der chronischen Hyperämie der Beckenorgane empfiehlt, gibt dafür die folgende Technik an: Es werden zwei Irrigatoren benötigt, von denen der eine mit 40—45° warmem, der zweite mit 15 bis 20° kaltem Wasser gefüllt ist. Die Schläuche der beiden Irrigatoren sind durch ein Y-förmiges Glasrohr miteinander verbunden, der dritte Schenkel des Glasrohrs steht mit einem Scheidenrohr in Verbindung. Nach Einführung des letzteren läßt die Patientin durch abwechselnde Kompression des einen oder anderen Zuführungsschlauches kaltes und heißes Wasser einströmen [1].

Die heißen Vaginalspülungen, deren Temperatur 40—50° beträgt, werden ebenfalls entweder direkt mit unmittelbarer Berührung des Wassers mit der Scheidenschleimhaut oder mittels eines geschlossenen Spülrohres ausgeführt. Bei der ersteren Methode ist zu bedenken, daß die hohen Temperaturen von 45—50° von der Scheidenschleimhaut zwar gut vertragen werden, an der Haut der äußeren Genitalien dagegen schmerzhaftes Brennen verursachen. Deshalb sind die äußeren Teile bei den direkten heißen Spülungen durch sorgfältiges Bestreichen mit Vaseline vor der Berührung mit dem heißen Wasser zu schützen. Man kann zu diesem Zwecke auch einen von Guthmann beschriebenen schnabelförmigen Scheidenspiegel aus Hartgummi benutzen. Falls die Dauer der heißen Scheidenspülungen von anfänglich 5—10 Minuten bis auf später $1/2$ Stunde gesteigert werden soll, so benötigt man dazu Wassermengen von 10—20 l. Das Gefäß, aus dem das Wasser mittels einer Hebervorrichtung entnommen wird, muß ungefähr 1 m hoch über der Kranken aufgestellt werden; durch Nachgießen von heißem Wasser wird die Temperatur auf gleicher Höhe gehalten. Kompliziertere Methoden, wobei ein Thermostat die Gleichmäßigkeit der Temperatur erhält, und das Wasser mittels einer Motorpumpe in Zirkulation erhalten wird, kommen für die Anwendung in der Häuslichkeit nicht in Betracht.

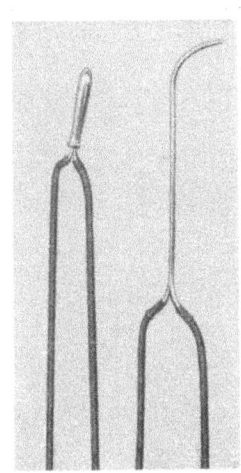

Abb. 9. Atzbergerscher Mastdarmkühler (links; rechts Psychrophor für die männliche Urethra).

Zur Ausführung heißer Scheidenspülungen von 45—50° Temperatur empfiehlt Stoeckel die Hassesche Glasbirne. Dieselbe besitzt eine konische Form und kann deshalb beim Gebrauch so fest in die Vagina eingepreßt werden, daß ein Ausfließen der Spülflüssigkeit nach außen hin vermieden wird.

An Stelle der Vaginalspülungen können bei bestimmten Indikationen, z. B. bei fixierter Retroflexio uteri, Douglasexsudaten oder auch bei Virgines Mastdarmspülungen von entsprechender Temperatur angewandt werden. Man benutzt dazu am besten eine geschlossene Mastdarmsonde mit Zu- und Rücklaufvorrichtung, z. B. den Atzbergerschen Kühler (Abb. 9 links).

Die wichtigsten Indikationen der heißen Scheidenspülungen bilden einmal chronisch entzündliche Prozesse, bei welchen eine resorptionsbefördernde Wirkung erstrebt wird, und zweitens Blutungen; denn hohe, nicht zu lange einwirkende Temperaturen rufen eine Kontraktion der Uterusmuskeln hervor [2].

---

[1] Über die sog. Diathermie-Wechselduschen nach Lindemann vgl. S. 75.
[2] Die sonstigen vaginalen Wärmeapplikationen werden im Abschnitte „Thermotherapie" besprochen werden.

Die heißen Uterusausspülungen, die bei Atonie des Uterus nach der Geburt üblich sind und auf deren Technik hier nicht näher eingegangen werden kann, werden unter Anwendung strengster Asepsis mit gekochtem sterilem Wasser von 50° Temperatur ausgeführt. Es ist hierbei auch sorgfältig zu vermeiden, daß mit dem Wasser Luft in den Uterus tritt.

c) Güsse.

Die Güsse unterscheiden sich von den Duschen dadurch, daß sie ohne nennenswerten mechanischen Reiz ausgeführt werden und daß bei ihnen hauptsächlich der thermische Reiz zur Einwirkung kommt. Als Temperatur kommt bei den Güssen nur die brunnenkalte Temperatur in Betracht. Die Dauer des Gusses ist nur eine ganz kurze, sie schwankt zwischen $1/4$ und 2 Minuten; denn der Zweck des Gusses ist die rasche Herbeiführung einer Reaktion, die mangels eines nennenswerten mechanischen Reizes lediglich durch die Kürze der Prozedur und durch die Intensität des Temperaturreizes erzielt werden kann. Man führt den Guß entweder mittels einer Gießkanne aus, deren Mündung auf wenige Zentimeter Entfernung an die Körperoberfläche herangebracht wird, oder, wenn eine Wasserleitung zur Verfügung steht, mit Hilfe eines daran befestigten Gummischlauches mit breiter Öffnung. Der Druck des Wassers darf aber nur ein schwacher sein.

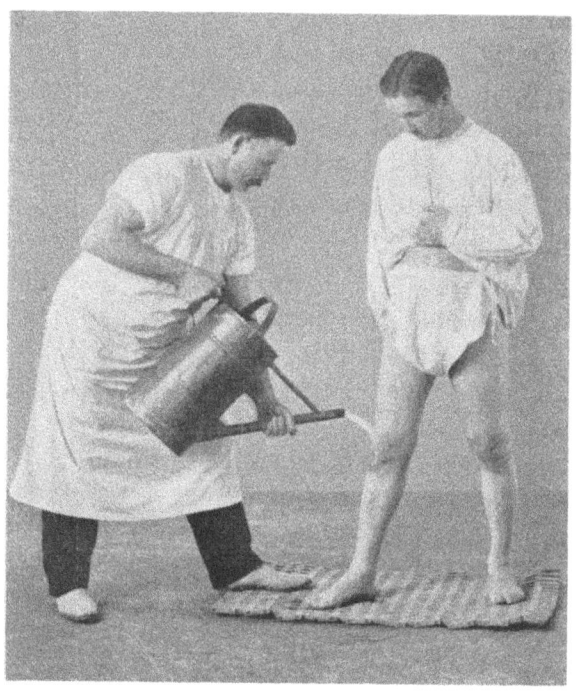

Abb. 10. Kniguß.

Der hauptsächlichste Zweck der Güsse besteht in der Herbeiführung einer Verbesserung der Zirkulationsverhältnisse in den berieselten Körperpartien und in einer sekundären (ableitenden) Wirkung auf entfernt gelegene Gefäßgebiete. Die Güsse werden zum Ersatz für die lokalen Fächerduschen da angewandt, wo solche Duschen nicht zur Verfügung stehen, also in der häuslichen Behandlung; außerdem sind sie in denjenigen Fällen als Ersatz der Duschen zu wählen, in denen ein mechanischer Reiz vermieden werden soll, z. B. bei stärkerer nervöser Übererregbarkeit oder bei Vorhandensein von Varizen.

Zu gynäkologischen Zwecken kommen von den verschiedenen Gußformen besonders der sog. Unterguß sowie der Kniguß in Betracht. Beim Unterguß wird von einem Fuße aufsteigend sukzessive bis zum Nabel herauf der ganze Unterkörper mit Wasser berieselt; die Dauer der Prozedur beträgt etwa 1 Minute, sie wird bei Amenorrhöe und bei sexuellen Depressionszuständen, bei motorischer Schwäche der Magen- und Darmmuskulatur sowie bei ausgedehnten Krampfadern empfohlen. Beim Kniguß (Abb. 10) erfolgt die Berieselung ebenfalls von der Knöchelgegend herauf, aber nur bis über das Knie hin. Der Kniguß wird außer als Ableitungsmittel vor allen Dingen bei varikösen Beschwerden mit gutem Erfolge angewandt. Vorbedingung für seine Verwendung ist allerdings eine leidliche Reaktionsfähigkeit der Hautgefäße.

3. Abreibungen und Abwaschungen.

Im Gegensatze zu den Güssen wird bei den Abreibungen und Abwaschungen mit dem thermischen Reiz ein energischer mechanischer Reiz verbunden. Auch hier handelt es sich durchweg um kurzdauernde Applikationen, die sofort nach Eintritt der Hautreaktion ihr Ende finden. Die Bedeutung der Abreibungen liegt auch darin, daß sie überall in der häuslichen Behandlung ohne alle besonderen Hilfsmittel anwendbar sind.

Eine der praktisch wichtigsten hydrotherapeutischen Prozeduren bildet die **Teilabreibung.** Sie besteht darin, daß sukzessive die einzelnen Körperteile mit einem in brunnenkaltes Wasser getauchten Tuche, das gut ausgerungen ist, bedeckt resp. umhüllt werden und dann auf dem Tuche mit kräftigen Strichen so lange gerieben wird, bis das Tuch sich warm anfühlt, also die Reaktion eingetreten ist. Zur Beförderung der Reaktion ist es notwendig, daß die Prozedur einen gut vorgewärmten Körper trifft. Am besten erfolgt die Teilabreibung aus der Bettwärme heraus; andernfalls, z. B. wenn man abends die Prozedur anwendet, empfiehlt es sich, vorher den Patienten in einer trockenen Einpackung vorzuwärmen. Es wird dann sukzessive erst der eine Arm in der vorher geschilderten Weise abgerieben (Abb. 11), dann rasch abgetrocknet und wieder zugedeckt, hierauf folgt der andere Arm; dann läßt man den Patienten aufsitzen und reibt den Rücken ab (Abb. 12), hierauf erfolgt Abreibung der Vorderseite des Rumpfes und schließlich eine sukzessive Teilabreibung der beiden Beine. Nach der Prozedur muß der Patient noch etwa $1/4$ Stunde lang gut zugedeckt ausruhen. Durch rasches Manipulieren muß erreicht werden, daß am Schlusse der Prozedur der Patient überall am ganzen Körper ein angenehmes Wärmegefühl empfindet.

Statt durch Reiben auf einem nassen Tuch läßt sich die Teilabreibung auch durch in kaltes Wasser eingetauchte Frottierhandschuhe in derselben Weise ausführen. Etwas geringer ist der mechanische Reiz, wenn man die Teilabreibung durch eine sog. Teilwaschung ersetzt, wobei die einzelnen Körperteile sukzessive mit einem triefend nassen Handtuch oder mit einem Schwamm rasch abgewaschen und dann ebenfalls sofort trocken gerieben werden.

Da die Teilabreibung infolge ihrer besonderen Technik wenig wärmeentziehend wirkt, so ist sie auch bei anämischen und schwächlichen Individuen ausführbar. Da ferner der Reiz nur immer einen kleinen Teil der Körperoberfläche trifft, so ist er auch für stark übererregbare sowie für herzkranke Patienten gut erträglich. Somit ist die Indikationsbreite dieser Prozedur eine sehr große, und es bestehen dagegen nur wenige Kontraindikationen. Die Wirkung der Prozedur besteht einmal in einer Anregung des Nervensystems durch die summierten partiellen Reize; ferner in einer Tonisierung der peripheren Gefäße, wobei reflektorisch auch die tiefergelegenen Gefäßgebiete sowie das Herz selbst in einem tonisierenden Sinn beeinflußt werden. Die systematische kurgemäße Anwendung der Prozedur übt ferner auf die Blutverteilung einen Einfluß aus, den man als regulierend und ableitend charakterisieren kann. Schließlich bildet die Teilabreibung auch ein gutes Mittel zur Prüfung der Reaktionsfähigkeit der Haut gegenüber hydrotherapeutischen Prozeduren überhaupt.

Von den Indikationen der Teilabreibung sind zunächst fieberhafte Erkrankungen zu nennen, bei denen die Prozedur wegen ihrer anregenden Wirkung auf das Nerven- und Zirkulationssystem bei Schwäche des Herzens, bei Vasomotorenschwäche sowie bei

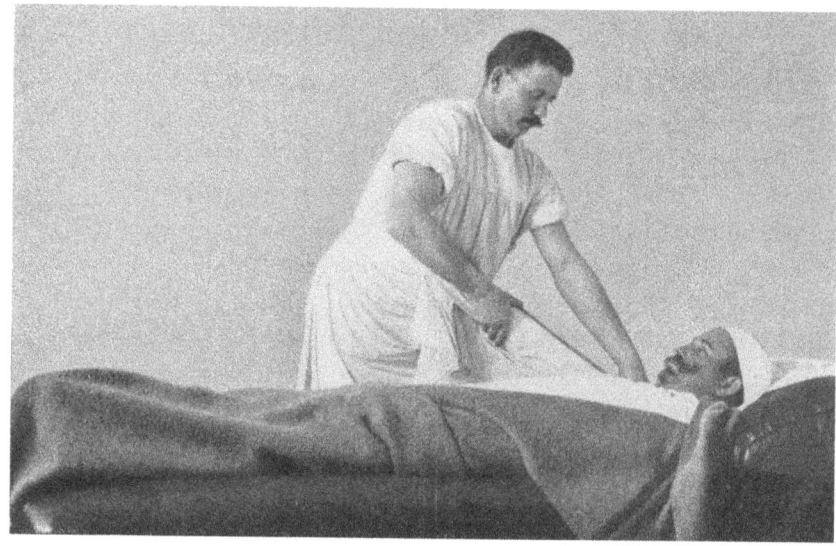

Abb. 11. Teilabreibung am Arm.

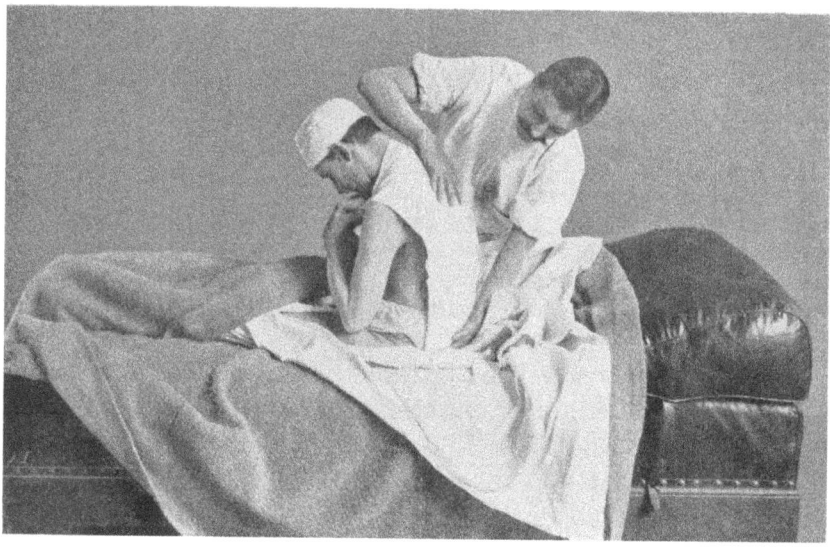

Abb. 12. Teilabreibung am Rücken.

benommenem Sensorium, flacher Atmung usw. von günstigem Einfluß ist. Die wärmeentziehende Wirkung ist hier allerdings geringer als nach kalten Einpackungen oder kühlen Bädern. Weiterhin bildet die Teilabreibung bei schwächlichen und decrepiden Individuen sowie auch bei sekundärer Anämie nach Blutverlusten bei systematischer täglicher Anwendung ein sehr wirksames Roborans. Ganz besonders hat sie sich ferner in der Behandlung der Dysmenorrhöe sowie von Menorrhagien bewährt, sofern dieselben nicht durch organische Veränderungen an den Genitalorganen bedingt sind. Namentlich für die Fälle von übermäßig starken Blutverlusten in der Menarche sowie im Klimakterium möchten wir die Teilabreibungen warm empfehlen. Ihre Wirkung muß hier als eine ableitende bzw. die Blutverteilung regulierende aufgefaßt werden. Um einen Erfolg zu erzielen, ist es aber notwendig, die Behandlung mehrere Monate hindurch, mit Ausnahme der Menstruationszeit selbst, täglich durchzuführen.

Bei der **Ganzabreibung** wird im Gegensatz zu der Teilabreibung die ganze Körperoberfläche vom Halse abwärts gleichzeitig einem energischen Kälte- und mechanischen Reiz ausgesetzt.

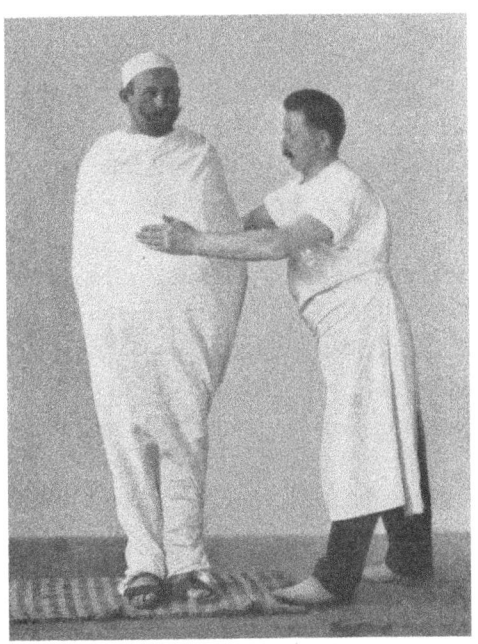

Abb. 13. Ganzabreibung.

Die Ganzabreibung wird ebenfalls am besten aus der Bettwärme heraus vorgenommen, sonst nach eventueller Vorwärmung in einer trockenen Einpackung. Sie erfolgt am aufrecht stehenden Patienten in der Weise, daß ein Laken von 150—170 cm Breite und 2—3 m Länge, nachdem es in kaltes Wasser getaucht und gut ausgerungen ist, mit seiner Breitseite von den Achselhöhlen abwärts um den Rumpf des Patienten geschlungen wird, der zunächst die Arme hochhält. Nach einmaliger Umhüllung des Rumpfes werden dann die Arme heruntergeklappt, und über den Armen wird nochmals das Laken herübergezogen, so daß es nunmehr oben am Halse abschließt (Abb. 13). Nachdem durch Einstecken des Lakens zwischen den Beinen dafür gesorgt worden ist, daß dasselbe überall dem Körper möglichst dicht anliegt, wird mit kräftigen Strichen der auf der Vorder- und Rückseite des Patienten angelegten Hände (Abb. 13) solange die Oberfläche des Lakens gerieben, bis sie sich überall warm anfühlt, und dann durch einige Klatschungen die Prozedur beendet. Alle diese Handgriffe müssen sehr rasch erfolgen, damit möglichst schnell dem primären Kältereiz und Frostgefühl die reaktive Erwärmung folgt.

Die Ganzabreibung gehört zu den intensiv wirkenden hydrotherapeutischen Kälteprozeduren, welche eine gute Reaktionsfähigkeit der Hautgefäße sowie Intaktsein der Zirkulationsorgane zur Voraussetzung hat. Sie ist daher bei schwächlichen, anämischen oder alten Individuen, ebenso bei organischen Herzkrankheiten und Arteriosklerose (hier wegen ihrer blutdruckerhöhenden Wirkung) nicht anwendbar. Sonst aber bildet sie als allgemeines Anregungsmittel bei Erschöpfungszuständen, bei Neurasthenie ohne starke Übererregbarkeit, dann auch zur Anregung der Zirkulations- und Stoffwechselvorgänge bei Stoffwechselkrankheiten (Adipositas, Gicht) einen praktisch sehr brauchbaren Eingriff. Will man die wärmeentziehende Wirkung der Ganzabreibung verstärken, so kann nach Warmreiben des Lakens dasselbe durch eine nochmalige kalte Übergießung wieder angefeuchtet und dann wieder warm gerieben werden. Man nennt diese Prozedur das Lakenbad. Ein solches Vorgehen kommt namentlich dann in Betracht, wenn die Abreibung im Anschluß an eine Schwitzprozedur, z. B. ein elektrisches Lichtbad, als Abkühlungsmaßnahme ausgeführt wird. Diese Kombination empfiehlt sich speziell bei der Behandlung von herzgesunden Stoffwechselkranken.

4. Umschläge und Einpackungen.
a) Umschläge.

Bei den Umschlägen müssen prinzipiell zwei Formen unterschieden werden. Erstens Umschläge, aus Leintüchern oder Rohseidestücken, die nach Anfeuchtung mit kaltem Wasser mit einem impermeablen Stoff oder mit Wolle oder Flanell bedeckt werden und dann längere Zeit liegen bleiben, so daß an dem Orte der Applikation nach der primären Kältewirkung eine gleichmäßige, länger anhaltende reaktive Erwärmung eintritt. Es handelt sich also hier um die Form von Umschlägen, die unter dem Namen Prießnitzumschläge allgemein bekannt und üblich sind. Die zweite Art der Umschläge wird derart ausgeführt, daß die Ursprungstemperatur, sei sie kalt oder warm, während der ganzen Dauer der Anwendung durch häufiges Erneuern oder durch die Beschaffenheit des Temperaturüberträgers (Eis, Kühlschläuche, Breiumschläge usw.) auf ihrem anfänglichen Grad erhalten wird. Man spricht bei solchen Umschlägen dann auch von Kompressen.

Die erste Art der Umschläge, die Prießnitzumschläge (oder, wie sie in der hydrotherapeutischen Technik auch genannt werden, die „erregenden Umschläge") werden, wie schon erwähnt, entweder unmittelbar mit Wolle oder Flanell bedeckt, oder es wird zwischen der Bedeckung und der nassen Kompresse ein impermeabler Stoff (Billrothbattist, Gummituch od. dgl.) eingeschoben. Im letzteren Falle bleibt die Kompresse länger feucht als bei den einfach trocken bedeckten Umschlägen, da die Eintrocknung durch Verdunstung durch den impermeablen Stoff verhindert ist. Die reaktive Erwärmung wird aber dadurch erschwert, denn es werden an die Hautgefäße zur Warmhaltung der naßbleibenden Kompresse größere Ansprüche gestellt; es kann ferner bei langem Liegen und sehr häufiger Anwendung impermeabel bedeckter Umschläge leicht einmal zu einer Quellung und Maceration der Haut kommen. Diesen Nachteilen steht der Vorteil einer größeren Tiefenwirkung der impermeabel bedeckten Umschläge gegenüber, wie sie bei akut-infektiösen entzündlichen Prozessen durch die Untersuchungen von Plate und Schäffer erwiesen ist. Es beziehen sich diese Untersuchungen allerdings hauptsächlich auf Erkrankungsherde, die nicht zu weit unterhalb der Hautoberfläche gelegen sind. Ob sie auf die Beeinflussung entsprechender Erkrankungen der weiblichen Genitalorgane durch Leibumschläge zutreffen, erscheint noch nicht erwiesen. Jedenfalls wendet man in der Praxis die impermeabel bedeckten Umschläge vorzugsweise da an, wo es weniger auf eine reaktive Erwärmung als auf ein langes Feuchtbleiben der Kompresse und auf eine längere Zeit anhaltende Kälteeinwirkung ankommt, also z. B. nach frischen Kontusionen, bei akut-entzündlichen Prozessen im Unterhautzellgewebe, bei Phlegmonen usw. In all solchen Fällen wird ja häufig dem Wasser, das zu solchen Umschlägen verwendet wird, essigsaure Tonerde, Plumbum aceticum od. dgl. zugesetzt. Die impermeable Bedeckung des Umschlages garantiert hier auch eine genügend langdauernde Einwirkung des Medikaments. Bei den Leibumschlägen hingegen sowie bei sonstigen Umschlägen um größere Körperteile, z. B. den Thorax, dürfte im allgemeinen die impermeable Bedeckung entbehrlich sein, schon weil sie die reaktive Erwärmung, namentlich bei schlechter Blutversorgung der Haut, erschwert. Nur wenn besonders eine entzündungswidrige und bakterizide Wirkung der reaktiven Hyperämie erstrebt wird, ist die impermeable Bedeckung vorzuziehen.

Die Wirkung eines Prießnitzumschlages, also einer mit kaltem Wasser angelegten, trocken bedeckten Kompresse, besteht, wie schon mehrmals betont, in der Erzeugung einer **reaktiven Hyperämie**, wobei zu bemerken ist, daß sich dieselbe auch in tiefere Gewebsschichten erstreckt. Um diese Wirkung zu erhalten, muß der Umschlag längere Zeit ohne Erneuerung liegen bleiben, also durchschnittlich 2—3 Stunden lang (bis dahin ist bei nicht impermeabler Bedeckung der Umschlag gewöhnlich getrocknet). Die charakteristische Hyperämie-Wirkung[1] ist hier aber **wesentlich schwächer** als die Wirkung der durch primäre Wärmezufuhr bedingten Hyperämie. Deshalb sind diese Prießnitzumschläge als mildestes hyperämisierendes Mittel auch schon bei frischeren entzündlichen und fieberhaften Erkrankungen anwendbar. Dabei ist aber die **beruhigende, schmerzstillende und antispasmodische Wirkung** der reaktiven Hyperämie doch eine recht beträchtliche.

Die zweite Art der örtlichen Kompressenanwendung ist dadurch charakterisiert, daß die kalte oder warme Kompresse **auf der ursprünglichen Temperatur gehalten** wird. Bei den **kalten** Kompressen bildet das einfachste Mittel dazu die **häufige Erneuerung**, die jedesmal erfolgt, sobald eine reaktive Erwärmung eingetreten ist. Das Kalthalten der Kompresse auf der Anfangstemperatur durch Kühlschläuche, wie es in der Hydrotherapie sonst üblich ist, ist bei den kalten Umschlägen zu gynäkologischen Zwecken wenig gebräuchlich. Die am meisten gebräuchliche örtliche Anwendungsform der ständig einwirkenden Kälte bildet die Eisblase. Es ist dabei darauf zu achten, daß **die Eisblase nicht direkt der Haut aufliegt**, sondern in ein Leintuch gehüllt wird; ferner ist es häufig notwendig, um den Druck der Eisblase auf die Bauchdecke zu vermeiden, die Eisblase an einer passenden Hängevorrichtung anzubringen.

Wie schon in der physiologischen Einleitung erwähnt, erstreckt sich die Einwirkung der lokal applizierten Kälte auch auf tiefergelegene Gewebsschichten. Die Gefäßkontraktion, welche die Kälte hervorruft, begünstigt die Leitung der kühlen Temperatur nach der Tiefe hin. Die Tiefenwirkung ist nach den Untersuchungen von Zondek um so intensiver, je dünner die Fettschicht im Unterhautbindegewebe ist. Die Tiefenwirkung der Kälte bei entzündlich-infektiösen Prozessen tut sich außer in Anämisierung der Organe auch dadurch kund, daß die Ausbreitung der entzündlichen Reaktion sowie die Bakterienentwicklung gehemmt wird. Sowie jedoch die Einwirkung der Kälte aufhört, fällt nach den Untersuchungen von J. Schäffer eine solche Hemmung weg; eine Nachwirkung im gleichen Sinne existiert also nicht, sondern es folgt nach Aussetzen der Kälte auf die Anämie eine reaktive Hyperämie. Aus diesem Grunde ist eine **möglichst permanente Einwirkung der Kälte** notwendig, wenn die Entwicklung und vor allen Dingen die weitere Ausbreitung frischer infektiöser Entzündungen gehemmt werden soll. Aus dem Gesagten ergeben sich von selbst die Indikationen solcher lokaler Kälteeinwirkungen.

Die **warmen und heißen Kompressen** werden am primitivsten auf ihrer ursprünglichen Temperatur durch häufiges Wechseln der in heißes Wasser getauchten Tücher gehalten. Um stets heißes Wasser zu diesem Zweck zur Hand zu haben, ist die Verwendung eines sog. Kataplasmenwärmers empfehlenswert. An Stelle der heißen Wasserkompressen werden aber am Krankenbett meistens Leinsamenumschläge,

---
[1] Näheres darüber siehe im Abschnitt „Thermotherapie".

Breiumschläge, Kataplasmen und Umschläge aus sonstigem Material, welches die Wärme länger hält, verwandt. Wir werden auf diese Verhältnisse und auf die Indikationen der verschiedenen Formen der lokalen Hitzeapplikation beim Kapitel Thermotherapie noch zurückzukommen haben.

b) Einpackungen.

Wir verstehen unter den Einpackungen Umschläge, welche im Gegensatze zu den vorigen größere Körperteile umfassen, entweder den ganzen Rumpf (Rumpfpackungen oder Stammumschläge) oder auch den übrigen Körper mit oder ohne Einschluß der Arme (Ganz- resp. Dreiviertelpackungen). Wie bei den Umschlägen kann man auch bei den Einpackungen solche unterscheiden, bei denen in der Hauptsache die Wirkung in der Hervorrufung einer reaktiven Hyperämie besteht, und Einpackungen, die durch öfteres Wechseln zwar nicht gerade auf ihrer Ursprungstemperatur gehalten werden, aber doch mehrmals von neuem wieder einen allgemeinen Kältereiz und eine Wärmeentziehung hervorrufen.

Bei der Ganzeinpackung wird der Körper bis zum Halse hin in ein großes, in kaltes Wasser getauchtes und gut ausgerungenes Laken eingehüllt (Abb. 14), das dann mit einer großen Wolldecke bedeckt wird (Abb. 15). Beim Umlegen des nassen Lakens muß, ebenso wie bei den Ganzabreibungen, dafür gesorgt werden, daß das nasse Tuch überall möglichst dicht der Hautoberfläche anliegt, und daß keine Lufträume zwischen Haut und Laken entstehen, welche die Entwicklung der reaktiven Erwärmung erschweren. Nach anfänglichem Frostgefühl tritt bei Patienten mit gut durchbluteter Haut wenige Minuten nach Anlegen der Packung ein durch die Hautreaktion bedingtes behagliches Wärmegefühl ein. Am schwersten erwärmen sich die Füße, weshalb bei Patienten, die zu kalten Füßen neigen, das Einlegen einer Wärmekruke am Fußende der Packung empfehlenswert ist. Die Dauer einer Einpackung beträgt, wenn sie zu Beruhigungszwecken appliziert wird, $^3/_4$—1 Stunde; nach Entfernung der Packung wird der Patient entweder trocken gerieben, oder es kann auch eine hydrotherapeutische Kälteanwendung, z. B. ein Halbbad, folgen. Bleibt die Packung länger als 1 Stunde liegen, so kann eine allgemeine Transpiration eintreten. Wird dagegen die Einpackung zu Wärmeentziehungszwecken bei Fiebernden verwandt, so muß sie nach $^1/_2$—$^3/_4$ Stunden erneuert werden, und eine solche Erneuerung kann eventuell mehrmals hintereinander erfolgen. In diesen Fällen ist es übrigens empfehlenswert, statt der Ganzeinpackung die technisch einfacher applizierbare Dreiviertelpackung (wobei die Arme nicht in das nasse Laken mit eingehüllt werden) oder eine Rumpfpackung, die eventuell auch bis zum unteren Teil der Oberschenkel herunterreichen kann, anzuwenden.

Die hauptsächlichste Wirkung einer feuchten, mit kaltem Wasser angelegten und etwa $^3/_4$ Stunden dauernden Ganz- oder Dreiviertelpackung besteht in einer Beruhigung des Nervensystems, welche durch die milde Wärmewirkung der reaktiven Hyperämie bedingt ist. Die langandauernde reaktive Gefäßerweiterung, die in der Packung stattfindet, erstreckt sich nicht nur auf die Hautgefäße, sondern auch auf die tiefergelegenen Gefäße der Körperperipherie; es findet dabei eine Entlastung der Gefäße der Körperhöhlen statt, die sich unter anderem auch in einer deutlichen Blutdrucksenkung kundtut. Die beruhigende Wirkung der Packung erstreckt sich auch auf die Herzaktion, so daß, solange es nicht zur Transpiration kommt, der Puls in der Regel eine Verlangsamung zeigt. In der Hauptsache sind die Einpackungen in dieser Form bei nervösen Erregungszuständen indiziert. Auch zur Bekämpfung der Schlaflosigkeit haben sie sich bewährt, sowohl wenn sie abends vor dem Einschlafen angewandt werden als auch bei ihrer Verwendung bei Tage im Rahmen einer hydrotherapeutischen Kur, bei der man dann am besten auf die Einpackung ein Halbbad folgen läßt.

Einpackungen.

Eine Kontraindikation der Einpackungen bildet allgemeine Anämie, bei welcher es infolge der mangelnden Blutversorgung der Haut nicht zur genügenden reaktiven Erwärmung kommen kann. Bezüglich der Herzaffektionen muß man unterscheiden zwischen funktionellen und organischen Störungen. Bei den sog. funktionellen Störungen, z. B. bei vasomotorischen, auch klimakterischen Neurosen kann die Einpackung von Nutzen sein, wenn man sie nicht als Ganzpackung, sondern unter

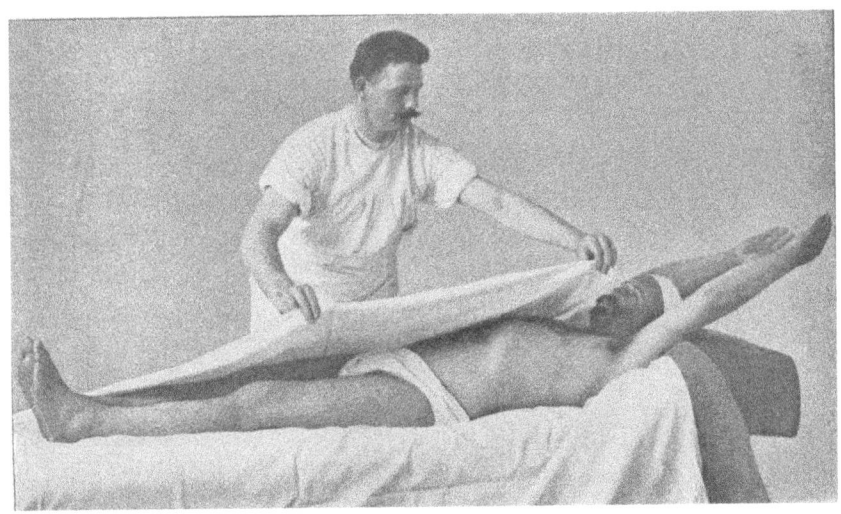

Abb. 14. Ganzeinpackung. 1. Phase.

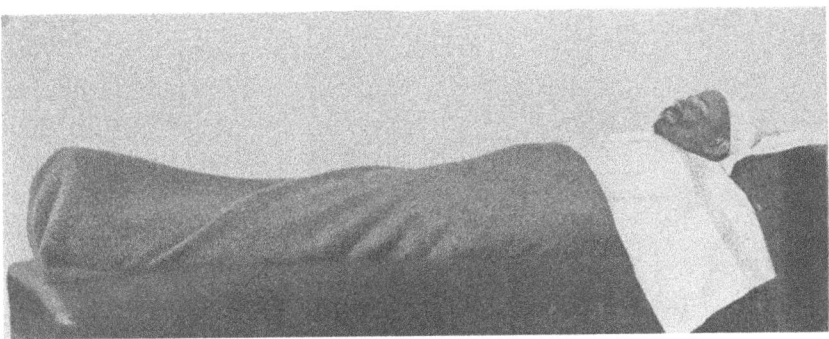

Abb. 15. Ganzeinpackung vollendet.

Freilassung der Arme als Dreiviertelpackung gibt und zugleich auf die Herzgegend eine Kühlschlange oder eine Kühlflasche mit Zu- und Ablaufvorrichtung appliziert, durch die während der ganzen Dauer der Prozedur kaltes Wasser zirkuliert. Bei organischen Herzfehlern sieht man aber besser von den Packungen ganz ab, weil sich solche Kranke darin meist sehr beengt fühlen.

An Stelle der Dreiviertelpackung kann man bei Herzneurosen und verwandten Zuständen auch die sog. Rumpfpackungen anwenden, ebenfalls in Verbindung mit einer Kälteapplikation auf das Herz. Bei funktionellen Magenstörungen, speziell bei dem nervösen Erbrechen, sind diese Rumpfpackungen oder Stammumschläge in

Verbindung mit einer Aluminiumschlange, die auf die Magengegend aufgelegt wird (Abb. 16), und durch die heißes Wasser von 42—45° zirkuliert, von Winternitz als besonders wirksam zuerst empfohlen worden. Es kombiniert sich bei dieser Prozedur die allgemein beruhigende Wirkung der Packung mit der schmerzstillenden, antispasmodischen Wirkung der örtlichen Wärmeapplikation. Dieses sog. Winternitzsche Magenmittel ist auch zur Bekämpfung der Hyperemesis gravidarum mit Erfolg angewandt worden (Buxbaum).

Die öfter gewechselten kalten Dreiviertel- oder Rumpfpackungen dienen ausschließlich zur Bekämpfung fieberhafter Zustände. Ihre Technik ist bereits weiter oben beschrieben worden. Die wärmeentziehende Wirkung dieser Prozedur ist allerdings nicht so erheblich wie die der zur Fieberbekämpfung verwandten Bäder; dafür ist aber die Indikationsbreite der Packungen eine größere, da bei ihrer Anwendung der Patient das Bett nicht zu verlassen braucht. Außerdem wirkt der bei dem Anlegen oder Erneuern der Packung stattfindende Kältereiz anregend auf das Herz und das Zirkulationssystem, auf die Atmung und das ganze Sensorium, und die beruhigende Wirkung, die hinterher erfolgt, ist gleichfalls bei fieberhaften Zuständen von großem Wert.

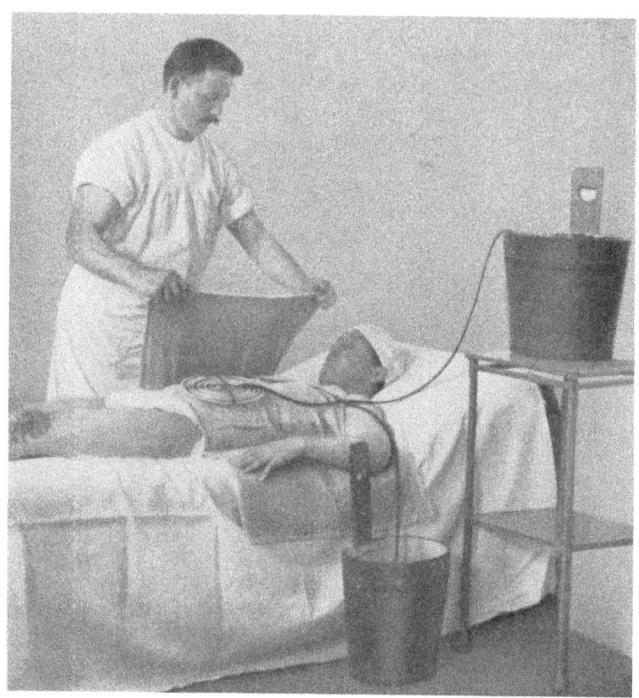

Abb. 16. Rumpfpackung mit Magenschlauch (Winternitzsches Magenmittel).

Einpackungen in feuchte **heiße** Tücher, in die der ganze Körper gehüllt wird, und die, gut bedeckt, etwa 2—3 Stunden liegen bleiben, werden als Schwitzprozedur bei der Nephritis und bei urämischen Zuständen verwandt. Sie bezwecken die Erzielung einer reichlichen Transpiration, die zugleich mit einer Förderung der Diurese verbunden ist. Es ist dabei aber notwendig, während des Schwitzens reichlich Getränke zuzuführen, um eine Eindickung des Blutes zu vermeiden. Diese sog. Jaquetschen Einwicklungen werden auch speziell bei der Eklampsie verwandt. Es wird dabei empfohlen, die Einpackung in der Weise zu modifizieren, daß jedes Bein besonders eingewickelt wird, so daß während der Dauer der Packung eine vaginale Untersuchung sowie die Verabfolgung von Einläufen möglich ist.

Schließlich seien noch die **trockenen Einpackungen** erwähnt, welche in der Weise ausgeführt werden, daß der Patient in ein trockenes Leintuch eingehüllt wird, worauf dann eine Umhüllung mit einer großen Wolldecke erfolgt. Die Trockenpackung dient, wenn sie in einer Dauer von $1/4$—$1/2$ Stunde gegeben wird, als Mittel zur Vorwärmung für nach folgende hydrotherapeutische Kälteprozeduren, z. B. Teil- oder Ganzabreibungen oder kalte Duschen. Die zweite hauptsächliche Indikation der Trockenpackung ist die Erzielung einer Transpiration, wobei man dann der Packung ein allmählich erwärmtes Vollbad von 37—40° Temperatur und darüber und durchschnittlich ½ Stunde Dauer vorausgehen läßt. Man kann hierbei die schweißfördernde Wirkung noch dadurch unterstützen, daß zur Einpackung vorher erwärmte Tücher benutzt werden. Auch diese Art der Schweißerzeugung findet unter anderem in der Behandlung eklamptischer Anfälle ihre Verwendung (Breus), wobei eine Steigerung der Wassertemperatur des voraufgehenden Vollbades von anfänglich 38—40° allmählich bis auf 42—44° empfohlen wird.

B. Thermotherapie.
I. Die physiologischen Wirkungen der Wärme.

Die physiologischen Einwirkungen der Wärme auf den Organismus sind bereits im Kapitel Hydrotherapie an vielen Stellen erwähnt worden. Es wurde dort gezeigt, daß der Körper auf Temperaturen, die über dem Indifferenzpunkt liegen, in erster Linie mit Erscheinungen reagiert, welche das Bestreben haben, die Eigentemperatur gegenüber Überhitzung zu verteidigen. Dazu dient vor allen Dingen die Gefäßerweiterung sowie die Beschleunigung der Zirkulationsvorgänge. Die Gefäßerweiterung bezweckt zunächst die vermehrte Blutzufuhr zu den überhitzten Teilen, wobei das Blut Wärme in sich aufnimmt und dieselbe nach den übrigen Körperteilen, speziell nach der Hautoberfläche, nach Möglichkeit abführt. Die Zirkulationsbeschleunigung dient dem gleichen Zwecke und ermöglicht insbesondere eine verstärkte Blutzuführung zu den erweiterten Hautgefäßen, welche dann durch Strahlung die Wärme nach außen abgeben. Zugleich wird an der Hautoberfläche durch Schweißbildung und Schweißverdunstung Wärme abgegeben, und auch die vermehrte Wasserabgabe durch die Haut sowie auch durch die Lunge dient der Wärmeregulation. Genügen alle diese Vorgänge nicht zur Erhaltung der Eigentemperatur, was sowohl bei starker und rascher Wärmezufuhr als auch namentlich dann der Fall ist, wenn die Art des umgebenden Mediums, insbesondere dessen feuchte Beschaffenheit, die Wärmeabgabe durch Schweißverdunstung und Wasserabgabe verhindert, so kommt es zur Wärmestauung, welche mit einer Erhöhung der allgemeinen und lokalen Stoffwechselvorgänge sowie mit einer Erhöhung der Gewebstemperatur verbunden ist. Es sei dann noch hinzugefügt, daß sich die Beschleunigung der Zirkulationsvorgänge unter der Wärmeeinwirkung nicht nur auf den Blutumlauf beschränkt, sondern daß auch dabei eine verstärkte und beschleunigte Strömung in den Lymphbahnen erfolgt, was für die resorptive Wirkung der Wärmeprozeduren von großer Bedeutung ist.

Zu speziellen gynäkologischen Zwecken wird die Thermotherapie, wenn man von den verschiedenen Formen der Badekuren (Moorbäder, Thermalbäder, Solbäder usw.) absieht, in erster Linie in Form der örtlichen Wärmeapplikation verwandt. Es sei aber ausdrücklich betont, daß sowohl die äußerlich auf den Unterleib resp. Unterkörper angewandten Wärmeprozeduren wie auch die vaginalen Wärmeapplikationen nicht ohne Einfluß auf das übrige Zirkulationssystem und auf den ganzen Organismus überhaupt sind. Es wurde bereits früher von der konsensuellen Reaktion der Gefäße gesprochen, d. h. der allgemeinen Gefäßerweiterung auch an entfernten Stellen der Körperperipherie bei örtlich angewandter Wärme. Gerade bei Applikation der Wärme auf die Unterleibsorgane, von der auch die großen Abdominalgefäße betroffen werden, spielt diese allgemeine Reaktion eine beachtenswerte Rolle. So fanden z. B. Michael und Festenberg bei Untersuchungen in unserem Institut nach vaginaler Diathermiebehandlung eine deutliche Erhöhung der Temperatur der Gesichtshaut. Diese Verhältnisse sind auch für die Indikationsstellung der örtlichen Wärmebehandlung beachtenswert; sie erklären die ermüdende Wirkung solcher Maßnahmen und die Fälle von mangelhafter Verträglichkeit derselben bei anämischen oder herzkranken Individuen. Davon abgesehen, rufen speziell diejenigen örtlichen Hitzeapplikationen am Unterleib, die zu Schweißausbruch führen (Heißluftbehandlung, Lichtbügelbäder), meistens auch eine allgemeine Transpiration hervor und haben somit die, wenn auch abgeschwächte, Wirkung einer allgemeinen Schwitzprozedur.

Das bei den thermo-therapeutischen Maßnahmen hauptsächlich wirksame Agens ist die durch sie hervorgerufene **Hyperämie.** In prägnanter Weise hat Bier die Wirkung der Hyperämie mit den Worten gefäßerweiternd, bakterientötend, auflösend, resorptionsbefördernd und schmerzstillend charakterisiert. Dazu kommt dann noch eine Begünstigung der Ernährung der Gewebe durch die Hyperämie.

Die gefäßerweiternde Wirkung der Hyperämie bedarf weiter keiner Erläuterung. Ihre bakterientötende Wirkung ist meist eine indirekte, indem bei der Hyperämie die bactericiden und antitoxischen Faktoren des Blutes und der Lymphe zur verstärkten Einwirkung gelangen (vgl. auch im Abschnitt „Hydrotherapie", S. 9). Doch kann auch namentlich thermolabilen Bakterien, z. B. den Gonokokken, gegenüber eine direkte bakterientötende Wirkung bei Erhöhung der Gewebstemperatur durch Wärmeapplikation in Betracht kommen, besonders wenn es sich um vereinzelte, nach einem akuten Prozeß zurückgebliebene Keime handelt. Für die Diathermie sind solche abschwächende resp. abtötende Einwirkungen seinerzeit von uns im Tierexperiment nachgewiesen worden.

Zu der auflösenden und resorptionsbefördernden Wirkung der Hyperämie ist zu sagen, daß sie um so stärker ist, je mehr durch die Wärmeprozedur eine Wärmestauung mit Erhöhung der Eigentemperatur zustande kommt. Es gilt das speziell für die auflösende Wirkung auf feste, organisierte, nichtflüssige Exsudate, während die resorptionsbefördernde Wirkung flüssigen Exsudaten gegenüber auch bei weniger wärmestauenden Prozeduren, wie der Heißluftbehandlung, wegen der hier eintretenden enormen Beschleunigung der Blut- und Lymphzirkulation eine sehr erhebliche sein kann. Es ist überhaupt irrtümlich anzunehmen, daß nur die Erhöhung der Gewebstemperatur den einzig heilsamen Faktor der Wärmebehandlung bildet. Von ebenso großer Bedeutung ist auch die Hyperämie der Gefäße mit ihren Folgeerscheinungen, welche als Abwehr- und Regulierungsvorgänge gegen den primären Temperaturreiz aufzufassen sind. Tatsächlich wird ja die Gewebstemperatur auch bei sehr wirksamen und wärmestauenden thermotherapeutischen Maßnahmen wegen jener Regulierungsvorgänge nur um wenige Grade, ganz selten über 40° hinaus, erhöht.

Eine besondere Erwähnung bedarf noch die schmerzstillende und die mit ihr verknüpfte antispasmodische Wirkung der Wärmemaßnahmen auf die tiefergelegenen Organe, soweit dabei die Wärme von außen her auf die Hautoberfläche appliziert wird. Es handelt sich hierbei nämlich weniger um eine direkte Wirkung der nach der Tiefe geleiteten Wärme; vielmehr kann diese Beeinflussung auch auf dem Wege eines segmentären Hautreflexes erfolgen. Diese Verhältnisse sind neuerdings von Walter Ruhmann an der Beeinflussung der Motilität, der Schmerzleitung und der Blutversorgung des Magens durch äußerlich applizierte Wärmereize genauer studiert worden. Ruhmann kam dabei zu dem Resultate, daß örtliche Wärmereize, wenn sie auf das viscerale Organ wirken sollen, an den zugehörigen äußeren Nervensegmenten des inneren Zielorganes ansetzen müssen, daß die Segmentreflexe auf dem Wege der vegetativen Visceralinnervation von den vegetativen — nicht den sensiblen — Nerven der Haut ausgelöst werden, daß dabei der Wärmereiz im Sinne einer intrasegmentären Leistungserhöhung des parasympathischen Systems wirkt, während umgekehrt die örtliche Kälte auf die Haut (wie auch schon hier im Abschnitte „Hydrotherapie" ausgeführt) den Tonus des Sympathicus erhöht, und daß schließlich alle Wirkungen auf Muskeltonus, Sensibilität und Blutversorgung des Visceralorganes nur dann eintreten, wenn die äußerlich applizierte Wärme wirklich eine verstärkte Hautdurchblutung in dem segmentär zugehörigen Hautabschnitt bewirkt. Zu ganz ähnlichen Schlüssen kommen E. F. Müller und Hölscher bei Untersuchungen über die Beeinflussung der Sekretion der Verdauungssäfte durch äußerlich applizierte Kälte und Wärme.

Wenn sich diese Untersuchungsergebnisse auch nicht ohne weiteres auf die örtlichen Wärmeapplikationen an der Haut des Unterleibes bei Erkrankungen der weiblichen Genitalorgane übertragen lassen, so weisen sie jedenfalls auf die Bedeutung segmentärer Reflexe bei dieser Therapie hin. Es ist ja den Headschen Zonen bei Erkrankungen der Unterleibsorgane in diagnostischer wie in therapeutischer Beziehung von anderer Seite vielfach Beachtung geschenkt worden; in diesem Zusammenhange sei auch an die Untersuchungen von Albrecht erinnert, der bei Erkrankungen der Unterleibsorgane an schmerzhaften Regionen der Bauchhaut eine Verminderung des elektrischen Leitungswiderstandes konstatierte. Durch die Ruhmannschen Befunde wird z. B. auch die sonst schwer erklärliche günstige therapeutische Wirkung einer lokalen Licht-Wärmebestrahlung der Kreuzbeingegend bei Schmerzen infolge von Parametritis posterior oder anderen Unterleibskrankheiten, welche „Kreuzschmerzen" erzeugen, dem Verständnis näher gebracht.

II. Die graduellen Unterschiede der thermotherapeutischen Methoden.

Für die Anwendung einer bestimmten thermotherapeutischen Methode ist von entscheidender Bedeutung die Intensität ihrer hyperämisierenden und wärmestauenden Wirkung. Es geht aus dem oben Gesagten hervor, daß im allgemeinen der feuchten Wärme eine intensivere und stärker wärmestauende Wirkung zukommt. Allerdings ist die resorptionsbefördernde Wirkung auf flüssige Exsudate bei der wenig wärmestauend wirkenden Heißluftbehandlung ebenfalls eine recht erhebliche. Die Tiefenwirkung geht im allgemeinen der wärmestauenden Wirkung parallel; doch kommt der strahlenden Wärme (Lichtwärmestrahlen) unter den trockenen Wärmeanwendungen eine besondere Tiefenwirkung zu. Die stärkste Tiefenwirkung und auch die stärkste Erhöhung der lokalen Gewebstemperatur findet sich bei der Diathermie infolge der besonderen Art der hier stattfindenden Wärmeerzeugung. Die schmerzstillende Wirkung läßt sich nicht ohne weiteres nach den Gesichtspunkten der Wärmezufuhr, Wärmestauung und Tiefenerwärmung beurteilen und abstufen, da sie, wie vorstehend ausgeführt, zum beträchtlichen Teile reflektorisch von der Haut her ausgelöst wird.

Im übrigen sind gerade für die Anwendung der Thermotherapie in der Gynäkologie diese graduellen Unterschiede besonders beachtenswert. Es sollen hier ja nicht nur chronische Krankheitszustände, bei denen alle Reizerscheinungen abgelaufen sind, beeinflußt werden, sondern häufig ist die Wärmeapplikation schon bei frischeren Erkrankungen, z. B. im subakuten Stadium der Entzündungen der Beckenorgane, angezeigt. Wenn auch hier die Regel gilt, daß intensiver wirkende Maßnahmen, wie die Heißluftbehandlung, die Fango- und Moorumschläge, die Diathermie, nicht früher als mindestens acht Tage nach völliger Entfieberung begonnen werden dürfen, weil sonst eine Exacerbation des Prozesses zu befürchten ist, so müssen doch auch zwischen diesen intensiver wirkenden Prozeduren unter sich Unterschiede gemacht werden, um störende Zwischenfälle zu vermeiden. Es ist hierbei nun neben der thermischen Wirkung der betreffenden Prozedur auch der mechanische Faktor zu berücksichtigen; so kann z. B. eine Fango- oder Moorpackung durch den Druck der auf dem Abdomen lastenden Masse leichter zum Wiederaufflackern des Prozesses führen als die Heißluftbehandlung oder selbst die äußerlich angewandte Diathermie. Auch die Möglichkeit der Provokation von Blutungen muß berücksichtigt werden. Im allgemeinen ist diese Gefahr bei äußerlicher Wärmeapplikation nicht sehr erheblich und nur für die stärker wärmestauenden Prozeduren, wie die Fango- und Moorumschläge, in Betracht zu ziehen. Viel mehr Beachtung verdient diese Kontraindikation bei den vaginalen Wärmeanwendungen.

Will man auf Grund dieser Erwägungen eine Skala der verschiedenen thermotherapeutischen Methoden, von der mildesten bis zu den am stärksten wirkenden, aufstellen, so kann dieselbe lauten: Prießnitzumschläge — trockene Wärme (Thermophore, Wärmeflasche) — Heißluftbäder und -duschen — Lichtwärmestrahlen — feuchte Wärme (Brei-, Fango-, Moorumschläge) — Diathermie.

Dazu ist zu bemerken, daß einfache warme Wasserumschläge, öfter gewechselt oder durch eine Leibwärmeflasche auf ihrer Temperatur erhalten, falls dabei eine Wassertemperatur von etwa 40° nicht überschritten wird, zu den milderen Wärmeprozeduren zu zählen sind und etwa hinter den Thermophoren eingereiht werden können. Diese beiden Maßnahmen werden ja auch bekanntlich neben den Prießnitzumschlägen schon im fieberhaften Stadium angewandt und meistens gut vertragen. Weiterhin werden einfache heiße Umschläge oder Breiumschläge auch bei solchen akuten infektiösen Prozessen appliziert, bei welchen eine Vereiterung nicht mehr aufzuhalten ist, wobei dann die Einschmelzung durch die Wärme befördert werden soll.

Die Sitzbäder, welche im hydrotherapeutischen Teile schon besprochen wurden, sind in der obigen Reihenfolge nicht noch einmal erwähnt. Es können die milder temperierten Sitzbäder zwischen 37—39° hinter die Anwendungen der trockenen Wärme, bzw. die einfachen warmen Umschläge eingereiht werden, die heißen Sitzbäder von 40° und darüber zwischen die Lichtwärmeanwendungen und die Fango- und Moorumschläge.

Von den absoluten Temperaturen der verschiedenen Wärmeträger ist bisher nicht die Rede gewesen. Sie schwanken in weitem Grade, je nach der Beschaffenheit des Wärmeträgers. Für die verschiedenen Arten der feuchten Kompressen und Umschläge kommen Temperaturen von 40—50° in Betracht (Temperaturen über 45° bei Fango- und Moorumschlägen). Bei der Heißluftbehandlung am Abdomen (Temperaturen am Deckel des Kastens gemessen) zwischen 60 und 90°, bei den Lichtbügelbädern sind die Temperaturen etwa um 10—15° niedriger. Bei der Lichtwärmebestrahlung mittels hochkerziger Glühlampen außerhalb von Kästen richtet sich die Temperatur in erster Linie nach der Verträglichkeit durch die Haut; sie beträgt auf der Oberfläche der Haut gemessen durchschnittlich 40—42°. Bei der Diathermiebehandlung kommt eine Temperaturmessung nur für den Fall ihrer vaginalen Applikation in Betracht.

III. Indikationen und Kontraindikationen der Thermotherapie.

Die allgemeinen Indikationen der Wärmebehandlung betreffen vor allem die entzündlichen Veränderungen der Unterleibsorgane im subchronischen und chronischen Stadium. Es soll hierdurch neben der Schmerzstillung die Aufsaugung entzündlicher Exsudate sowie die Erweichung entzündlicher Verwachsungen bewirkt werden. Je stärker und ausgedehnter die chronischen entzündlichen Veränderungen sind, je härter die Exsudate, um so intensivere Wärmeapplikationen sind angezeigt; doch ist hier, besonders wenn die Reizerscheinungen noch nicht lange abgeklungen sind, die Neigung zur Exacerbation des Prozesses bei Indikationsstellung der intensiver wärmestauenden Prozeduren sorgfältig zu beachten. Außer bei den mannigfachen entzündlichen Erscheinungen kommen dann die lokalen Wärmeapplikationen bei einer Reihe von anderen Affektionen in Betracht, bei denen eine Hyperämisierung der Organe erwünscht ist, so bei Amenorrhöe und Oligomenorrhöe, bei Sterilität mit leichtem Infantilismus, bei Dysmenorrhöe, wenn sie mit Spasmen verbunden ist, sowie bei chronischen Blasenstörungen; hier namentlich auch wegen der antispasmodischen Wirkung der Wärme.

Als Kontraindikation der Thermotherapie sind die frischen entzündlichen Erkrankungen schon mehrfach genannt worden. Ferner ist die Extrauteringravidität als absolute Kontraindikation der Thermotherapie anzusehen. Bei der normalen Schwangerschaft sind energisch wirkende Wärmeapplikationen (Diathermie, Fango- und Moorpackungen, Heißluft) ebenfalls am besten ganz zu unterlassen; mildere Applikationen, wie einfache warme Umschläge oder Lichtwärmebestrahlungen können nach den ersten 3 Monaten in vorsichtiger Weise herangezogen werden. Schließlich sei noch einer wichtigen Kontraindikation gedacht, das sind Sensibilitätsstörungen der Bauchhaut, wie sie sich nach operativer Durchtrennung größerer sensibler Hautnervenäste, bei gewissen organischen Nervenerkrankungen (z. B. Polyneuritis) und vor allem auch bei schwerer allgemeiner Hysterie nicht selten finden. Es kann hier bei unvorsichtiger Anwendung der Thermotherapie zu schweren Hautverbrennungen kommen. Man muß sich deshalb in solchen Fällen auf diejenigen Wärmeapplikationen beschränken, bei welchen die Natur des Wärmeträgers eine genaue objektive Nachprüfung der angewandten Temperaturgrade erlaubt; dazu gehören warme Sitzbäder, warme Wasserumschläge und genau in ihrer Temperatur kontrollierte Brei- und Fangoumschläge. Zu unterlassen ist dagegen bei solchen Sensibilitätsstörungen die Heißluftbehandlung, die Diathermie und die Lichtwärmebestrahlung. Diese drei letztgenannten intensiveren Formen der Thermotherapie sind ferner bei organischen Herzfehlern und bei schwereren Lungenerkrankungen wegen ihrer Wirkungen auf die allgemeinen Zirkulationsverhältnisse und ihrer ermüdenden Wirkung oft kontraindiziert. Am meisten die Heißluftbehandlung;

eher wird schon — mit individuellen Verschiedenheiten — die Diathermie und die Lichtwärmebestrahlung von schwächlichen und leichter herzkranken Personen vertragen. Verhältnismäßig am wenigsten wird das Allgemeinbefinden durch Fangopackungen alteriert, falls man sich dabei auf Applikation des Schlammes auf die Vorderseite des Unterleibes — also auf das Abdomen — beschränkt.

IV. Methoden der Thermotherapie.
1. Anwendungsformen der trockenen Wärme.
a) Thermophore.

Die Prießnitzumschläge, die einfachen Warmwasserumschläge sowie die Sitzbäder sind bereits im vorigen Abschnitt über Hydrotherapie genauer beschrieben worden. Bezüglich der Anwendung der trockenen Wärme in Form der Thermophore können wir uns kurz fassen. Die einfachste Anwendungsform der trockenen Wärme auf den Leib geschieht mittels einer mit warmem Wasser gefüllten Blechflasche, die evtl. auch durch Gurte zum Gebrauch bei nicht bettlägerigen Patientinnen befestigt werden kann. Bei fehlendem elektrischen Anschluß können ferner als Thermophore flache Gummibeutel benutzt werden, die mit einer Salzmischung von essigsaurem Natron gefüllt sind, welches sich bei Eintauchen des Beutels in warmes Wasser verflüssigt. Wird der Beutel dann aus dem Wasser entfernt und dem Körper aufgelegt, so beginnen die Salze wieder auszukristallisieren und während dieser Zeit gibt das Thermophor ständig Wärme ab. Verfügt man über elektrischen Anschluß, so werden jetzt im allgemeinen die elektrischen Thermophorkompressen in ihren verschiedenen Formen am meisten zur Applikation der trockenen Wärme verwandt. Zweckmäßig ist dabei eine Schaltvorrichtung, die es erlaubt, die Temperatur des Thermophors in zwei oder drei verschiedenen Stärken zu regulieren. Ein Feuchtwerden der Thermophore ist wegen der Gefahr des Kurzschlusses sorgfältig zu vermeiden.

b) Die Heißluftbehandlung.

Die **Heißluftbehandlung**, welche in die Gynäkologie zuerst von Polano eingeführt worden ist, gehört wegen ihrer relativ einfachen Anwendungsmöglichkeit am Krankenbette zu den gebräuchlichsten thermotherapeutischen Methoden. Sie ist besonders charakterisiert durch ihre schmerzstillende Wirkung sowie durch die resorptionsbefördernde Wirkung auf noch flüssige Exsudate. Doch gehört die eigentliche Heißluftbehandlung zu den anstrengenden Prozeduren, weshalb hier bei allgemeinen Schwächezuständen oder bei Komplikation mit Herzfehler große Vorsicht geboten ist. Denn bei der regelrechten Behandlung mit Heißluft ist eine allgemeine Transpiration meist unvermeidlich. Man kann die Gefahr der Überanstrengung dadurch einschränken, daß man die Bedeckung des Heißluftkastens oder Lichtbügels nach oben hin, etwa in der Höhe des unteren Rippenbogens, sorgfältig abschließen läßt und ferner während der Prozedur eine Herzkühlung durch öfter gewechselte kalte Kompressen vornimmt.

Die eigentliche Heißluftbehandlung geschieht durch Kästen, die über den Unterkörper gestülpt werden, und in die durch einen Schornstein, unter welchem eine Spiritus- oder Gasflamme brennt, die heiße Luft hineingeleitet wird. Es ist bei der Einleitung der heißen Luft darauf zu achten, daß der Hitzestrom nicht direkt den Körper trifft, sondern zunächst auf ein der Mündung gegenüberliegendes Brett oder eine sonstige Vorrichtung trifft (Abb. 17), welche eine Verteilung der erhitzten Luft nach der Seite hin und somit nur eine indirekte Zuführung der erhitzten Luft in den Innenraum des Kastens gestattet. Solche Vorrichtungen sind bei den bekannten Bierschen und bei den Krauseschen Apparaten vorhanden. Besonders zweckmäßig für die indirekte Zuführung der heißen Luft ist ferner der von Hilzinger-Reiner angegebene zusammenschiebbare Apparat (Abb. 18) eingerichtet. Da bei der Heißluftbehandlung ein Feuchtwerden der Innenluft durch den verdunstenden Schweiß möglichst vermieden werden soll, so ist es notwendig, für gute Ventilation, d. h. für Abzug der erhitzten Luft zu sorgen. Bei den für die Applikation am Unterleib gebrauchten Apparaten ist aber eine genügende Ventilation in der Regel schon dadurch gewährleistet, daß sie entweder an beiden Seiten, oder, wie beim Hilzinger-Reinerschen Apparate, am oberen Ende nur durch Tücher oder Decken abgeschlossen sind. Die Temperatur eines solchen Heißluftbades kann (bei Messung durch ein an der Decke des Apparates angebrachtes Thermometer) bis auf 80—90° gesteigert werden. Weiter unten, nahe der

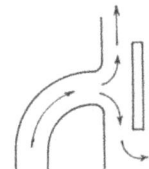
Abb. 17. Einleitung der heißen Luft in das Kasteninnere.

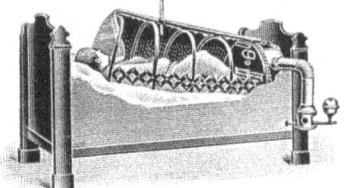
Abb. 18. Heißluftbad nach Hilzinger-Reiner.

Haut beträgt diese Temperatur etwa 15—20° weniger. Die Hauttemperatur selbst erhöht sich bei der Heißluftbehandlung nur wenig, so lange durch ausgiebige Schweißverdunstung eine ständige Abkühlung der Hautoberfläche aufrecht erhalten werden kann. Die Dauer eines Heißluftkastenbades beträgt $1/2$ bis höchstens $3/4$ Stunde. Nach dem Bade ist es notwendig, durch eine kühle Abwaschung der erwärmten Teile die erweiterten und erschlafften Hautgefäße wieder zur Kontraktion zu bringen und so einer Erkältungsgefahr vorzubeugen. Ist eine starke allgemeine Transpiration eingetreten, so kann die Abkühlung auch im lauwarmen, allmählich bis 30° abgekühlten Vollbade erfolgen; zum mindesten muß aber dann die kühle Abwaschung auf den ganzen Körper ausgedehnt werden.

An Stelle der Erwärmung durch Spiritus- oder Gasflamme kann bei Heißluftkästen die Erwärmung auch durch Elektrizität mittels Heizkörpern erfolgen, die aus dünnen Widerstandsdrähten bestehen und im Inneren des Kastens angebracht sind. Für die Heißluftbehandlung des Unterleibes sind solche Apparate, wie sie z. B. von Reiter und in besonders schöner Ausführung von Tyrnauer (Abb. 19) konstruiert worden sind, aber weniger gebräuchlich, vor allem wohl ihres hohen Preises wegen.

Die durch eine Spiritus- oder Gasflamme erhitzten Heißluftbäder haben den nicht zu unterschätzenden Nachteil der Feuergefährlichkeit, die elektrisch durch Heizkörper erwärmten den des hohen Preises. Deshalb werden jetzt zur Heißluftbehandlung meistens die viel preiswerteren sog. **Lichtbügelbäder** verwandt; es sind dies über den Unterleib gestülpte Kästen, bei denen die Erwärmung durch elektrische Glühlampen, und zwar durch Kohlenfadenlampen, erfolgt (Metallfadenlampen kleineren Formats strahlen nicht genügend Wärme aus).

Ein solcher Kasten ist an der Innenseite mit 4—8 Glühbirnen versehen und an jede mit etwa 6 Ampère gesicherte Lichtleitung anzuschließen. Eine Schaltvorrichtung an der Außenseite oder auch die Verteilung des Anschlusses des Kabels am Kasten an zwei verschiedenen Anschlußstellen gestattet es, die Erwärmung in der Weise zu regulieren, daß entweder alle Lampen oder nur die Hälfte der Lampen brennen. Es ist beim Ankauf eines solchen Apparates darauf zu achten, daß die Lampen in nicht zu naher Distanz von der Hautoberfläche angebracht sind, weil andernfalls leicht eine Hautverbrennung entstehen kann. Auch verwende man zur Unterleibsbehandlung wenn möglich nicht die großen, für den ganzen Unterkörper bestimmten Kästen, sondern solche Apparate, welche den Körper nur etwa von der Mitte der Oberschenkel bis zum Rippenbogen hinauf bedecken (Abb. 20), damit die allgemeine Transpiration möglichst eingeschränkt wird.

Beim Gebrauch zum Zweck der Heißluftbehandlung wird der Lichtbügel mit einer großen Wolldecke bedeckt und nach oben und unten hin abgeschlossen. Die Dauer der Prozedur beträgt, wie bei den eigentlichen Heißluftbädern, $1/2 - 3/4$ Stunden, im Anfange etwas weniger, etwa 20 Minuten;

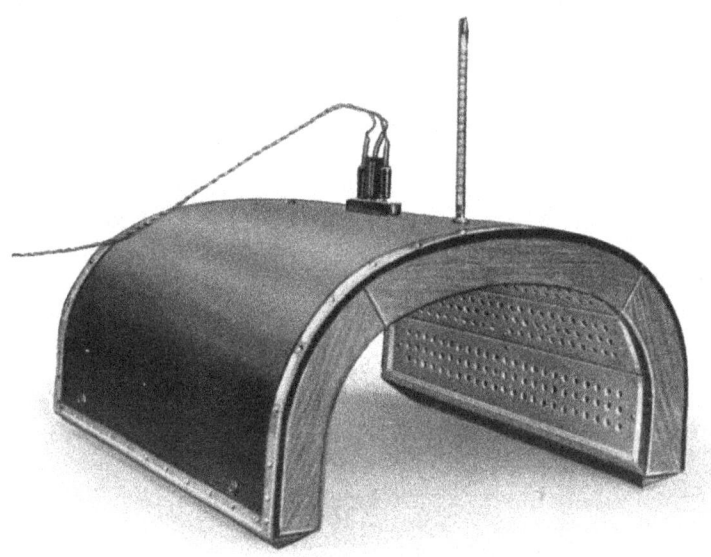

Abb. 19. Elektrisch geheizter Heißluftapparat nach Tyrnauer (Rossel, Schwarz & Co., Wiesbaden).

die Temperatur der Innenluft ist aus den gleich zu besprechenden Gründen etwas niedriger als bei den Heißluftkästen; sie beträgt in maximo 60—70° (am Deckel des Kastens gemessen). Nach Schluß der Prozedur erfolgt eine Abkühlung durch Abwaschen mit kühlem Wasser, seltener in einem allmählich abgekühlten Vollbade.

Während bei den eigentlichen, durch „dunkle" elektrische Heizkörper oder durch Zuleitung erhitzter Luft erwärmten Heißluftbädern nur die sog. geleitete Wärme zur Einwirkung kommt, wirkt bei den Lichtbügelbädern zugleich auch die strahlende Wärme ein, die von den Glühlampen ausgeht. Diese „Lichtwärmestrahlen", deren nähere Eigenschaften im nächsten Kapitel noch genauer geschildert werden sollen, entfalten ihre besondere Wirkung auch schon bei Anwendung in geschlossenen Kästen. Es kommt den langwelligen Lichtstrahlen, die von einer Glühlampe ausgehen, eine besondere penetrierende Wirkung zu, die sich auch auf tiefere Gewebsschichten erstreckt. Schon in der Haut selbst rufen sie vermöge dieser Wirkung eine lokale Wärmestauung hervor, was die Ursache dafür ist, daß bei Anwendung der durch Lampen erwärmten Heißluftkästen nicht so hohe Temperaturen von der Haut vertragen werden können als bei „dunkler" Erwärmung des Kastens, und daß deshalb im Lichtbügelbade eine größere

Gefahr der Hautverbrennung als im eigentlichen Heißluftkasten besteht. Die penetrierende Wirkung der Lichtwärmestrahlen in die tieferen Hautschichten äußert sich auch darin, daß sie die Schweißdrüsen zur Sekretion anregen, so daß ceteris paribus im Lichtkastenbade (auch in großen, zur Allgemeinbehandlung dienenden Kästen) die Schweißsekretion bei etwa 10° niedrigerer Lufttemperatur eintritt als im dunkel erwärmten Heißluftkastenbade. Für die praktische Anwendung der Lichtbäder ist dieser Unterschied deshalb bedeutungsvoll, weil man damit unter geringerer Alteration des Zirkulationssystems und früher und rascher als mit den dunkel erwärmten Heißluftbädern einen Schweißausbruch erzeugen kann.

Im übrigen haben die Lichtbügelbäder die Wirkung der sonstigen Heißluftbäder, mit der Modifikation, daß damit zugleich die Wirkung der Lichtwärmestrahlen verbunden ist (penetrierende Wirkung der Strahlen in die Tiefe, Wärmestauung in der Haut, Erwärmung des Blutes im subcutanen Gefäßnetz, Leichtigkeit der Schweißerzeugung).

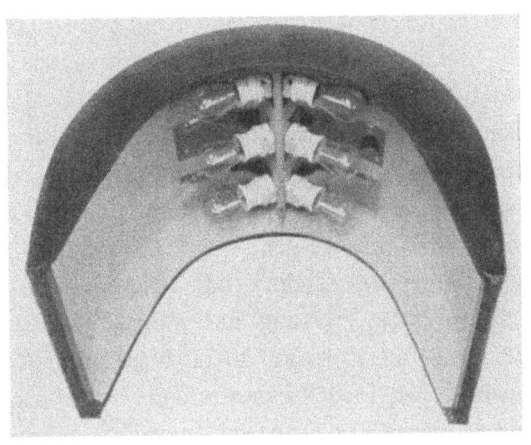

Abb. 20. Lichtbügel für den Unterleib.

Will man bei den Lichtbügelbädern die wärmestauende, resorbierende Wirkung verstärken, so kann dies einfach durch Bedeckung des Unterleibes mit einer feuchten Kompresse während des Lichtbades geschehen. Es ist dann eine Wärmeabgabe durch Schweißverdunstung an der Hautoberfläche nicht möglich und es kommt infolgedessen zu einer Wärmestauung in den Unterleibsorganen mit ihren Begleiterscheinungen.

Wenn man einen elektrischen Lichtbügel ohne Bedeckung mit einem Tuch oder einer Wolldecke, also von beiden Seiten her offen, am Unterleib appliziert, so erfolgt bei nicht zu langer Fortsetzung der Prozedur kein Schweißausbruch, und wir haben es hierbei lediglich mit einer Bestrahlung mittels Lichtwärmestrahlen zu tun. Wo keine andere Lichtquelle zur Verfügung steht, kann daher der Lichtbügel in der beschriebenen Form etwa $1/4$—$1/2$ Stunde lang zur Bestrahlung des Unterleibes verwandt werden. Außer bei den später noch zu erwähnenden Indikationen der Lichtwärmestrahlen ist eine solche Lichtbügelbestrahlung auch vielfach üblich zur Wiedererwärmung des Körpers und speziell des Abdomens nach Laparotomien. Man muß hierbei aber die Verbrennungsgefahr beachten, falls die Wirkung einer Allgemeinnarkose noch nicht vorüber ist, oder wenn nach Operationen unter Lumbalanästhesie die Haut des Unterkörpers noch unempfindlich ist.

Die vaginale Anwendungsform der heißen Luft wird weiter unten im Anhange (S. 50) Besprechung finden.

c) Lichtwärmebestrahlung.

Die Lichtwärmebestrahlung unterscheidet sich von der Heißluftbehandlung (auch von deren Anwendung in Form der Lichtbügelbäder) dadurch, daß dabei eine

Transpiration in nennenswertem Maße nicht eintritt, weil die Bestrahlung unter reichlichem Luftzutritt in einem nicht abgeschlossenen Raume erfolgt, und somit die Regulierung der Oberflächentemperatur der Haut vermittels Wärmeabgabe durch die erweiterten Blutgefäße und auch durch nicht sichtbare Schweißverdunstung und Wasserabgabe ungehindert vor sich gehen kann. Wir haben es also mit einer reinen Wirkung der Lichtwärmestrahlen zu tun, die dadurch ausgezeichnet ist, daß zwar auch die Haut selbst in all ihren Schichten hyperämisiert wird, wobei die analgesierende Wirkung der Hyperämie besonders hervortritt, daß aber vor allem die Lichtwärmestrahlen, namentlich in ihrem langwelligen Bezirk, eine erhebliche Penetrationskraft besitzen und auch in tiefgelegenen Gewebsschichten eine lokale Erwärmung hervorrufen können. Diese Eigenschaften der Lichtwärmestrahlen, auf die schon frühere Autoren, namentlich Frankenhäuser, aufmerksam gemacht hatten, sind neuerdings von Fritz Kraus experimentell studiert und bestätigt worden. Kraus fand beispielsweise bei Bestrahlung des Abdomens eines Kaninchens durch eine Kohlenfadenlampe mit Aluminiumschirm nach 50 Minuten eine Steigerung der Bauchhöhlentemperatur um über 3°. Wenn diese Verhältnisse naturgemäß auch nicht ohne weiteres auf die Menschen übertragen werden können, weil eine solche Bestrahlung bei den Kaninchen immer auch (durch Erhitzung des Blutes in den subcutanen Gefäßen) zu einer Steigerung der allgemeinen Körpertemperatur führt, so bestätigen sie doch zusammen mit anderen Krausschen Experimenten die Tiefenwirkung der Lichtwärmestrahlen. Wir möchten bei dieser Gelegenheit auch erwähnen, daß bei Bestrahlung des Thorax mit sichtbaren langwelligen Lichtstrahlen eine resorptionsbefördernde Wirkung auf Pleuraexsudate experimentell nachgewiesen worden ist (Bittorf und Steiner, L. Kuttner und A. Laqueur). Praktisch macht sich die Tiefenwirkung der Lichtwärmestrahlen bei Bestrahlung des Abdomens auch in einer ausgesprochenen Schmerzstillung bei schmerzhaften Erkrankungen der Unterleibsorgane geltend.

Die Wirkung der Lichtwärmestrahlen in ihrem langwelligen Bereiche ist neuerdings gerade im Hinblick auf ihre Verwendung in der Gynäkologie von Guthmann eingehend untersucht worden. Messungen der Temperatur der Haut, im Inneren der Blase, der Vagina und des Rectums bei äußerlicher Bestrahlung des Abdomens mit der Spektrosollampe (s. unten) zeigten, daß dadurch in den Beckenorganen die Temperatur nicht weniger erhöht wird (in der Vagina um etwa $1/2°$, im Rectum um 1°) als bei äußerlicher Anwendung der Diathermie. Die Hauttemperatur selbst wird bei der Lichtwärmebestrahlung naturgemäß mehr gesteigert als bei der Diathermie. Die Tiefenwirkung der Lichtwärmestrahlung ist nach Guthmanns Untersuchungen im wesentlichen auf ihren Gehalt an sichtbaren langwelligen Strahlen zurückzuführen. Denn wenn statt der Spektrosollampe ein Strahler benutzt wurde, der nur ultrarote Strahlen aussendet (sog. „Wintersonne"), so war zwar die Erwärmung der Haut eine viel stärkere als bei Verwendung des sichtbaren Lichtes, die Tiefenerwärmung blieb jedoch erheblich gegen die durch die Spektrosollampe erzielbare zurück. Auch eigene Versuche haben uns gezeigt, daß bei vergleichsweiser Bestrahlung der äußeren Wangenhaut mit Ultrarotstrahlen und mit der Solluxlampe die Temperatur im Mundinneren nur durch die sichtbare Strahlung der Solluxlampe deutlich erhöht werden kann, während die reine Ultrarotstrahlung trotz größerer Erhitzung der äußeren Wangenhaut eine nennenswerte Tiefenwirkung nicht ausübt. Ebenso kam Kranz bei Versuchen mit Ultrarotstrahlung am Auge zu dem Schlusse, daß nur die verhältnismäßig kurzwelligen ultraroten Strahlen zwischen 760 und 1400 μμ Wellenlänge in das Innere des Auges dringen können und längerwellige Strahlen schon an der Oberfläche absorbiert werden und sich in Wärme umsetzen.

Guthmann hält auf Grund seiner vergleichenden Untersuchungen, bei denen er auch mit Abdeckung der in dem Lichte der Spektrosollampe vorhandenen Ultrarotstrahlen arbeitete, für die zweckmäßigste Form der Lichtwärmebestrahlung ein Vorgehen, bei dem möglichst eine intensive Erwärmung der Haut vermieden wird (allmähliche Steigerung der Dosis bei mildem Beginn). Die Zukunft muß lehren, ob die von Cramer und Fechner sowie von v. Bardeleben speziell auch zu gynäkologischen Zwecken empfohlene sog. kalte Rotlichtbestrahlung (näheres darüber siehe im Abschnitt „Lichtbehandlung") dieses Ziel am besten erfüllt.

Als Quelle für die Lichtwärmestrahlen werden außer den Kohlenfaden-Glühlampen eines offen applizierten Lichtbügels (s. S. 43) gasgefüllte Glühlampen von besonders hoher Kerzenstärke benutzt. Zur Bestrahlung des Unterleibes dienen vor allem zwei Typen von hochkerzigen Glühlampen, die Solluxlampe und die Spektrosollampe.

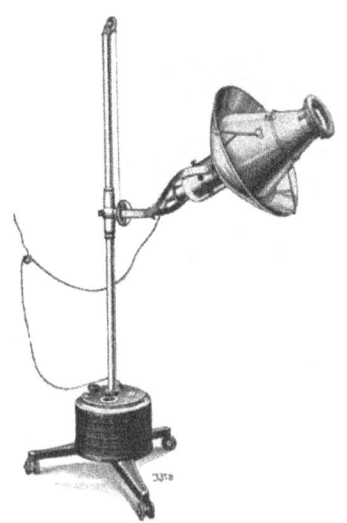

Abb. 21. Solluxlampe nach Oeken (Quarzlampengesellschaft Hanau).

Die Solluxlampe (Quarzlampengesellschaft Hanau) existiert in zwei Modellen, der großen Lampe nach Oeken (Abb. 21) und dem kleinen Modell nach Cemach. Für die Unterleibsbestrahlung kommt lediglich das große Modell in Frage, bestehend aus einer mit Stickstoff gefüllten Metallfadenlampe (Halbwattlampe) von 2000 Kerzen Lichtstärke. Die Lampe ist mit einem parabolischen Reflektor aus vernickeltem Messingblech versehen und ist gegenüber dem Reflektor verstellbar, so daß das Lichtbündel, das von ihr ausgeht, mehr oder minder konzentriert werden kann. Das Spektrum dieses Lichtes enthält die sichtbaren Strahlen in einer Wellenlänge zwischen 800 und 390 μμ; namentlich die langwelligen gelben und roten, also die wärmenden Strahlen, sind darin reichlich vertreten. Zur Abdämpfung der Wärmewirkung kann vor der Lampenglocke eine rote oder blaue Scheibe eingeschaltet werden, doch ist bei der Unterleibsbestrahlung eine solche Abdämpfung in der Regel nicht notwendig. Die Anwendung der Solluxlampe geschieht in der Weise, daß über dem entblößten Abdomen der liegenden Patientin die Lampe derart angebracht wird, daß die Strahlen von oben her senkrecht auf den Leib fallen. Die Dosierung erfolgt durch Regulierung des Lampenabstandes oder Verschiebung der Lampe zum Reflektor derart, daß eine lebhafte Wärmeempfindung auf der Bauchhaut entsteht; doch muß die Wärme immer gut erträglich bleiben. Die Dauer der Bestrahlung beträgt in der Regel 15—20 Minuten, selten länger.

Die Spektrosollampe [Siemens-Reiniger-Veifa], (Abb. 22) besteht gleichfalls aus einer gasgefüllten Glühlampe; ihre Leuchtkraft beträgt 1000 Kerzen. Die Lampe hat die Form einer großen Röhre von 9 cm Dicke und 38 cm Länge, dementsprechend ist der langgestreckte Glühdraht in einer dünnen Spirale gewickelt. Das Leuchtrohr ist an einem Holzgestell montiert, das über die liegende Patientin herübergeschoben werden kann. Ein zweites Modell ist speziell für die Anwendung bei Bettlägerigen bestimmt und ist zusammenklappbar. Die Spektrosollampe unterscheidet sich von der Solluxlampe dadurch, daß ihr Licht eine geringere Wärmeintensität besitzt; dafür erlaubt es die besondere Konstruktion des Lampenglases, daß auch kurzwelligere Strahlen bis zu 290 $\mu\mu$ Wellenlänge das Glas durchdringen können. Immerhin spielen diese chemisch und biologisch wirksameren Strahlen hier keine wesentliche Rolle; es kommt auch bei längerer Bestrahlung zu keinem Lichterythem, und in der Hauptsache handelt es sich auch bei der Spektrosollampe um eine Wirkung der **strahlenden Wärme**. Gegenüber der Solluxlampe ist die Spektrosollampe als die **schonendere Form der Lichtwärmebestrahlung** anzusehen; doch ist ihre Tiefenwirkung nach den oben erwähnten **Guthmannschen** Untersuchungen immerhin eine beträchtliche.

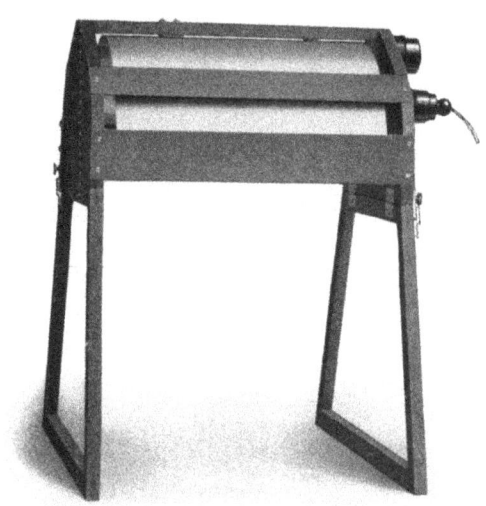

Abb. 22. Spektrosollampe (Siemens-Reiniger-Veifa).

Die therapeutische Bedeutung der Lichtwärmebestrahlung mittels der geschilderten Apparate liegt darin, daß angesichts des Fehlens einer Wärmestauung die durch die Bestrahlung erzeugten Reaktionen nicht so **intensiv** und ausgedehnt sind als dies bei Anwendung von Schlamm- oder Moorpackungen (wo auch noch der mechanische Effekt dazu kommt) sowie bei der Diathermie der Fall ist. Gegenüber der Heißluftbehandlung hat die Bestrahlung den Vorteil, daß sie das **Allgemeinbefinden** wegen der fehlenden Schweißerzeugung weniger alteriert und von schwächlichen Patientinnen leichter vertragen wird. Deshalb eignet sich die Lichtwärmebestrahlung besonders für den **Beginn** einer Wärmebehandlung, wenn z. B. diese Behandlung nach Ablauf einer akuten entzündlichen Erkrankung der Unterleibsorgane angezeigt ist, aber wegen des noch angegriffenen Allgemeinzustandes sowie wegen der Gefahr einer Exacerbation des Prozesses energischere wärmestauende und resorbierende Prozeduren noch nicht anwendbar sind. Auch bei Neigung zu **Blutungen** kann die Lichtwärmebestrahlung eher als die anderen genannten Prozeduren angewandt werden. Will man hierbei oder bei schlechtem Allgemeinbefinden ganz vorsichtig sein, so kann die Bestrahlung statt mit weißem Lichte zunächst mit **rotem** Lichte begonnen werden. Die hervorragend **schmerzstillende** Wirkung der Bestrahlung wurde ja im vorstehenden schon mehrfach betont. Bei Kreuz- und Rückenschmerzen infolge von Erkrankung des hinteren Parametriums kann ferner eine Lichtwärmebestrahlung der Kreuzbeingegend, evtl. sogar mit blauem oder rotem Licht, sich oft nützlich erweisen; wir müssen diese Wirkung, wie gleichfalls schon weiter oben erwähnt, als eine **reflektorische** auffassen, die auf dem Wege eines Segmentreflexes zustande kommt.

d) Vaginale und intrauterine Wärmeapplikationen.

Die Anwendung der Wärme von der Vagina aus, die durch dort eingeführte Sonden von verschiedener Form oder durch den Heißluftstrom geschieht, bietet die Möglichkeit, die Wärme durch Leitung näher und intensiver an die inneren Organe zu bringen, als dies bei äußerlicher Applikation auf die Bauchhaut möglich ist. Deshalb sind die vaginalen Wärmeanwendungen zu den intensiver wirkenden zu rechnen und dementsprechend in ihren Indikationen zu bewerten.

Die Verwendung von heißen Spülungen ist bereits früher (auf S. 25) beschrieben worden. Außer den heißen Spülungen, bei welchen die Scheidenwand mit dem Wasser benetzt wird, werden nun auch geschlossene sondenförmige Instrumente benutzt, in welchen heißes Wasser zirkuliert, um dadurch eine Erwärmung der Vaginalwand und der

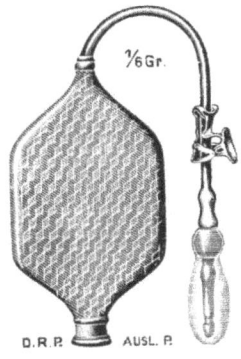

Abb. 23. Sarasonscher Gynotherm (Isana, G. m. b. H., Nürnberg).

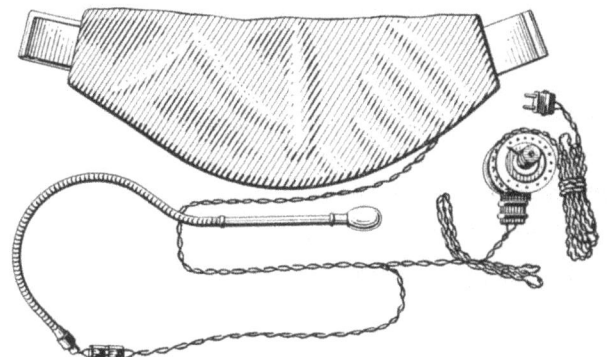

Abb. 24. Pelvitherm, (H. Stanger, Ulm).

Beckenorgane herbeizuführen. Unter diesen Apparaten sei der neuerdings von F. Westphalen sowie von W. Liepmann beschriebene Sarasonsche Gynotherm (Isana, Nürnberg) erwähnt, dessen Wirksamkeit als resorptionsbeförderndes, schmerzlinderndes und entzündungswidrig wirkendes Mittel von diesen Autoren sehr gerühmt wird. Als Indikationen werden entzündliche Prozesse an den Adnexen, Parametrien und den Ligg. sacrouterina, postoperative Adhäsionsbeschwerden und Exsudatreste sowie postoperative Krampfzustände der Harnblase und Blasenkatarrhe angegeben.

Der Apparat (Abb. 23) besteht aus einer Gummiflasche, die durch einen mit Quetschhahn versehenen Schlauch mit einem irrigatorförmigen Ansatz versehen ist, über den sich eine Gummiblase wölbt. Das Ansatzstück hat Ähnlichkeit mit einem Kolpeurynter. Die Gummiflasche wird mit heißem Wasser gefüllt, das von dort in den Ansatz geleitet wird, wobei sich dessen Gummiblase der Scheidenwand innig anlegt. Die Applikation kann bis zu mehreren Stunden hindurch vorgenommen werden. Der Apparat läßt sich zugleich auch zur Ausführung einer Belastungstherapie benutzen, indem man in die Gummiflasche vorher erwärmtes Quecksilber einfüllt und dieses in den Ansatz einfließen läßt. Natürlich muß in diesem Falle die vaginale Gummiblase eine genügende Festigkeit haben, was sich am einfachsten dadurch erzielen läßt, daß man die Gummiblase doppelt nimmt.

Statt durch heißes Wasser kann nun die Erhitzung einer geschlossenen Sonde auch durch Elektrizität erfolgen. Es geschieht dies entweder durch elektrische Widerstandsdrähte oder durch in der Sonde befindliche Glühbirnen. Unter den Apparaten der ersteren Kategorie sind am bekanntesten die Stangerotherm- resp. Pelvithermapparate.

Der Stangersche Apparat, der von Flatau (Nürnberg) in die Therapie eingeführt wurde, besteht aus einem dicken Hohlstab aus vernickeltem Metall, der in einer kolbenartigen Anschwellung endet (Abb. 24). In dem Hohlstab befindet sich eine aus Asbestschrot bestehende Masse, die durch den elektrischen Strom erhitzt wird. Die Erwärmung ist an einem kleinen Rheostaten regulierbar. Durch Einführung des Hohlstabs in die Vagina gelingt es, eine energische Erwärmung der Beckenorgane herbeizuführen; die Blasen- und Mastdarmtemperatur kann dadurch nach mehrstündiger Erwärmung um 1—2° erhöht werden. Mit der innerlichen Anwendung des Stangerotherms wird in der Regel eine äußerliche Applikation eines elektrischen Thermophors auf den Unterleib kombiniert, wodurch sich die Wärmewirkung noch erhöhen läßt.

Flatau hat mit dieser Methode bei chronischen Erkrankungen des Para- und Perimetriums, bei Katarrhen der Gebärmutter und der Tuben, bei chronischer Metritis, Exsudatresten, Amenorrhöe usw. gute Erfolge erzielt. Kontraindikationen bilden alle fieberhaften und eitrigen Prozesse. Bei der mehrstündigen Anwendung des Verfahrens wird zwar die Herztätigkeit und die Atmung etwas gesteigert, auch kann es zuweilen zum Schweißausbruch kommen; doch wurde die Behandlung im allgemeinen gut vertragen. Auch L. Prochownik hat mit der Flatauschen Methode, die er Pelvithermie nennt, günstige Erfahrungen gemacht; vor allem bei gonorrhoischer Adnexerkrankung. Er beginnt die Behandlung 5—6 Tage nach völliger Entfieberung und dehnt sie nach jeder Sitzung bis auf 3 Stunden, in maximo 4 Stunden, aus. Bei der Pelvithermie konnte die Scheiden- und Mastdarmtemperatur bis 40° gesteigert werden; meistens begnügte man sich aber mit 39°.

Fast gleichzeitig mit der Pelvithermie wurde von Sellheim die Diathermie in die Gynäkologie eingeführt. Es mag dies wohl der Grund sein, daß die Pelvithermie keine allzugroße Ausdehnung gefunden hat; doch wird sie neuerdings von manchen Gynäkologen wieder aufgenommen, weil ihre Reizwirkung auf noch nicht ganz abgeklungene entzündliche Prozesse eine weniger starke ist als die der Diathermie, und weil sie eine stundenlange Anwendung bei stets gleichbleibender Temperatur erlaubt.

Die **intrauterine** Anwendung von Heizsonden, die durch den elektrischen Strom erwärmt werden, ist zuerst von Schücking im Jahre 1899 versucht worden. Es gelang mit einer solchen Sonde, Temperaturen von 55—58° ohne Schädigung der Uterusschleimhaut auf die Dauer von 10 Minuten zu applizieren. Schücking wandte die Sonde zuerst bei Endometritis, Cervixkatarrh, Erosionen und auch bei Amenorrhöe an; später wurde auch bei gonorrhoischen Affektionen des Endometriums rasche Ausheilung erzielt. Weiterhin hat dann Seitz eine elektrisch heizbare Uterussonde, wobei Temperaturen von 50 bis 60° zur Einwirkung gelangten, bei Amenorrhöe angewandt (Dauer 10 Minuten). Speziell zur Behandlung der weiblichen Gonorrhöe der Cervix und der Urethra bediente sich dann Eugen Guttmann elektrischer Heizsonden, die, wie die Pelvithermapparate, von der Firma Heinrich Stanger in Ulm konstruiert waren.

Die Sonden sind entweder aus Metall konstruiert, oder es werden flexible Sonden verwandt, die durch Abreiben mit dünner Lysollösung und darauf mit 70%igem Alkohol zu desinfizieren sind. Die Sonden haben im übrigen die Form, wie sie für die männliche Harnröhre gebräuchlich ist. Es werden in der Regel zwei Sonden gleichzeitig eingeführt, die eine in die Cervix, die andere in die Urethra. Beide Sonden sind gemeinsam mit einem großen Rheostaten verbunden, sie sind dabei hintereinander geschaltet.

Die Einführung in die Cervix geschieht, nach Einstellung mit dem Speculum und Reinigung der Portio, bis zum inneren Muttermund. Liegt die Sonde gut, so wird sie mit einigen Tupfern in der Vagina umgeben. Darauf wird die zweite Sonde in die Urethra eingeführt und das Orificium durch ein herumgelegtes kleines Seidenläppchen geschützt. Es konnten Temperaturen von 55° dabei gut vertragen werden. Die Dauer der Sitzung betrug im allgemeinen ½ Stunde, sie konnte jedoch auch bis zu 1 Stunde ausgedehnt werden. Die Temperatur der Sonde blieb dabei konstant.

Vaginale und intrauterine Wärmeapplikationen.

Durch diese hohe Temperatur von 55° können nun zwar die oberflächlich auf der Schleimhaut gelegenen Gonokokken abgetötet werden; dagegen ist es fraglich, ob dabei eine zur Abtötung der Keime genügende Wärme in der Tiefe der Schleimhaut zustande kommt. Guttmann stellt sich die Heilwirkung auf die dort gelegenen Gonokokken so vor, daß durch die Wärme eine starke **Sekretion** der Schleimhaut angeregt wird, und dabei durch den Flüssigkeitsstrom die Gonokokken aus der Tiefe hervorgeschwemmt werden.

Das Verfahren hat sich nach Guttmanns Mitteilungen besonders bei hartnäckigen chronischen Fällen von Gonorrhöe bewährt, wobei neben der abtötenden Wirkung auch eine dauernd provozierende Wirkung in Betracht kam, welche die Schleimhäute dann auch für sonstige Behandlungsmethoden besser zugänglich machte. Die Behandlung wurde teils in Kombination mit anderen Methoden, teils auch für sich allein angewandt. Die Gesamtzahl der Sitzungen, die bis zur völligen Ausheilung notwendig waren, betrug in chronischen Fällen zwischen kürzestens 6 und längstens 41 Sitzungen. In 3 Fällen von akuter Urethral- und Cervicalgonorrhöe waren 13—16 Sitzungen, also $6^1/_2$ bis 8 Wärmestunden notwendig.

Die zweite Form der elektrischen Erwärmung der Heizsonden für die Vagina bilden **durch Glühbirnen erwärmte Apparate.** Die Erhitzung eines solchen geschlossenen Rohres durch die Scheidenbirnen nach Flatau hat sich wenig eingeführt, da es bei ihrer Anwendung leicht zu schädlicher Überhitzung kommt. Besser regulierbar ist die Erwärmung bei der Seitzschen Scheidenheizlampe

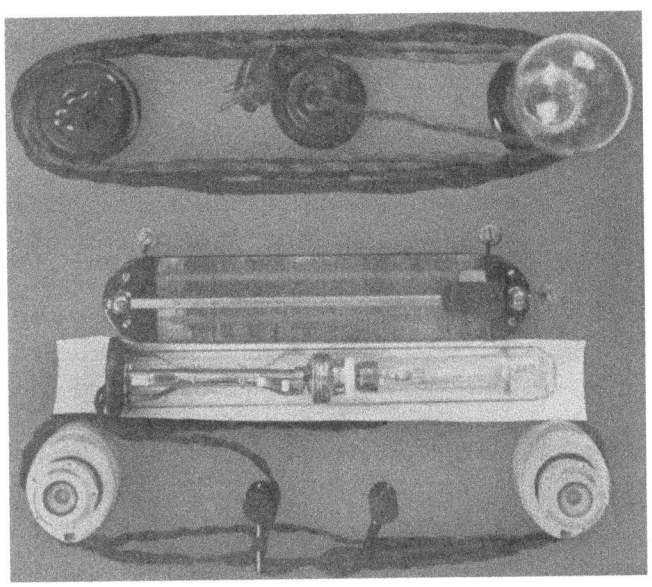

Abb. 25. Scheidenheizlampe nach Seitz.

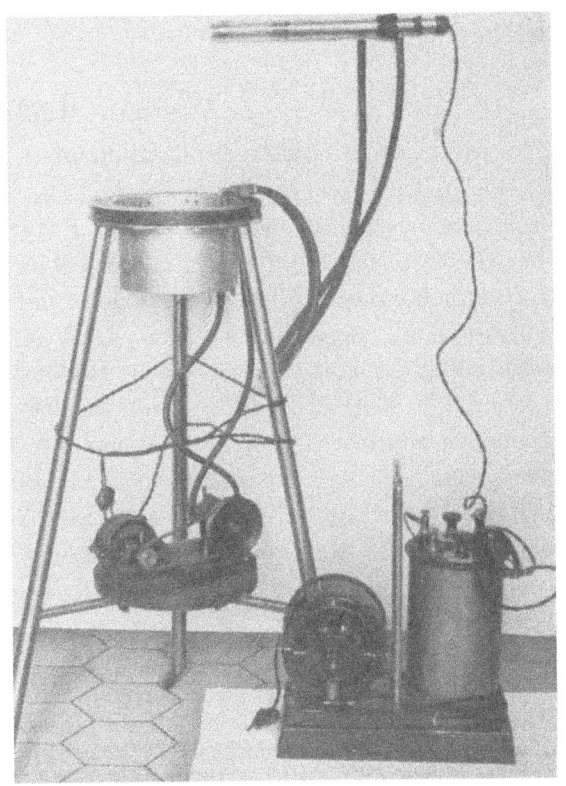

Abb. 26. Scheidenbestrahlungslampe nach Wintz.

und der Wintzschen Scheidenbestrahlungslampe. Bei diesen beiden Apparaten kommt neben der geleiteten Wärme auch die strahlende Wärme zur Einwirkung.

Die Seitzsche Scheidenheizlampe (Abb. 25) besteht aus einer schmalen zylindrischen Kohlenfadenlampe, die in eine abnehmbare Glasröhre eingelagert ist. Durch einen beigegebenen Rheostaten kann die Temperatur, die zwischen 40 und 50° beträgt, genauer reguliert werden. Die Wintzsche Scheidenbestrahlungslampe (Abb. 26) besteht aus einem Glasrohr von 3 cm Durchmesser, in dem sich eine Metallfadenlampe von großer Lichtintensität (Wolfram-Drahtlampe) befindet. Das Spektrum dieser Lampe entspricht dem der Spektrosollampe. Die Lampe selbst ist von einem doppelten Glasmantel umgeben, in dem zwecks Kühlung kaltes Wasser zirkulieren kann, das durch eine zugehörige Pumpe in ständiger Zirkulation gehalten wird. Verwendet man die Lampe in dieser Form, so kommt lediglich die Lichtwirkung zur Geltung; bleibt der umgebende Mantel mit Luft gefüllt, so kommt zu der Strahlungswirkung noch die rein thermische Wirkung durch Wärmeleitung von dem erhitzten Glasmantel aus. Die Dauer der Applikation dieser Heizlampen beträgt etwa $1/2$ Stunde bei täglicher Anwendung.

Die strahlende Wärme kann nun vaginal auch in der Form appliziert werden, daß mittels eines eingeführten Speculums Strahlen, die von einer außerhalb der Scheide befindlichen Lampe ausgehen, auf die Scheidenschleimhaut geleitet werden. Nach diesem Prinzip ist die Engelhornsche Lampe konstruiert. Wir werden aber diesen Apparat, sowie sonstige Methoden der vaginalen Anwendung der langwelligen wie auch der chemisch aktiven Lichtstrahlen im späteren Kapitel über Lichttherapie im Zusammenhang besprechen. Die vaginale Anwendung der Diathermie wird beim Kapitel über diese Methode ihre Besprechung finden.

e) Vaginale Heißluftbehandlung.

Die heiße Luft kann bei Erkrankungen der weiblichen Genitalien außer in äußerlicher Applikation auch durch Einleitung in die Vagina zur Hyperämisierung der Beckenorgane benutzt werden. Schon Polano hatte in seiner ersten Veröffentlichung über Heißluftbehandlung erwähnt, daß er in Fällen von parametritischen Exsudaten ein Hartgummiröhrenspeculum in die Vagina einführte, um das Scheidengewölbe der direkten Wärmewirkung zugänglich zu machen. Weiterhin hat dann Rudolph eine Methode zur Erwärmung der Portio durch einen Heißluftstrom angegeben. Nach Einführung der bekannten Föhn-Heißluftduschen ist dieses Verfahren öfters von gynäkologischer Seite empfohlen worden. Theilhaber verwandte zur Hyperämisierung von Krebsoperationsnarben eine solche Föhndusche mit Vulkanfiberspeculum. Zur Behandlung der weiblichen Gonorrhöe hat dann Krzonkalla den Föhnapparat empfohlen, und es ist diese Methode von H. Fieser ebenfalls mit Erfolg verwandt worden. Dabei wird durch einen Föhnapparat heiße Luft von 70—75° Temperatur vermittels eines Speculums auf die Portio eingeblasen.

Zu diesem Zwecke wird nach Spülung der Vagina und Dilatation und Austrocknung der Cervix durch eine mit Watte umwickelte Sonde (aber nur 2—3 cm tief!) die Cervix im Speculum eingestellt. Die äußere Haut wird durch dicken Stoff abgedeckt, und dann der Föhnapparat mit seiner Mündung dicht an das Speculum herangebracht. Die Dauer jeder Behandlung beträgt anfangs nur wenige Sekunden lang, später wird sie bis auf je 2 Minuten (täglich 2—3mal) ausgedehnt. Unmittelbar nach der Behandlung wird ein Protargolstäbchen in die Cervix eingeführt.

In unserem Institute hat H. Festenberg Versuche mit vaginaler Heißluftbehandlung begonnen, wobei aber statt der gewöhnlichen Föhndusche zur Verstärkung der Wärmewirkung ein besonders großer Apparat, der nach H. Festenbergs Angabe von der Firma Sanitas (Berlin) konstruiert worden ist, benutzt wurde (Abb. 27). Vor Einleitung der heißen Luft wird in die Vagina ein gefenstertes Kuskosches spreizbares Speculum eingeführt, welches die Hyperämisierung des größten Teils der Scheidenwand sowie der Portio erlaubt. Damit sich die Metallteile des Speculums nicht zu sehr erwärmen, wird das äußere Ende des Speculums vor Beginn der Behandlung mit einer feuchten Kompresse umwickelt. Die Dauer der Behandlung beträgt 10 bis 12 Minuten. Bei Scheidenkatarrh mit Fluor sowie bei Portioerosionen scheint sich nach unseren bisherigen Erfahrungen diese Methode gut bewährt zu haben. Daß ihr auch eine gewisse Tiefenwirkung zukommt, ließ sich durch Messung der Rectaltemperatur feststellen, die sich nach der Behandlung um 0,8—1° erhöht fand.

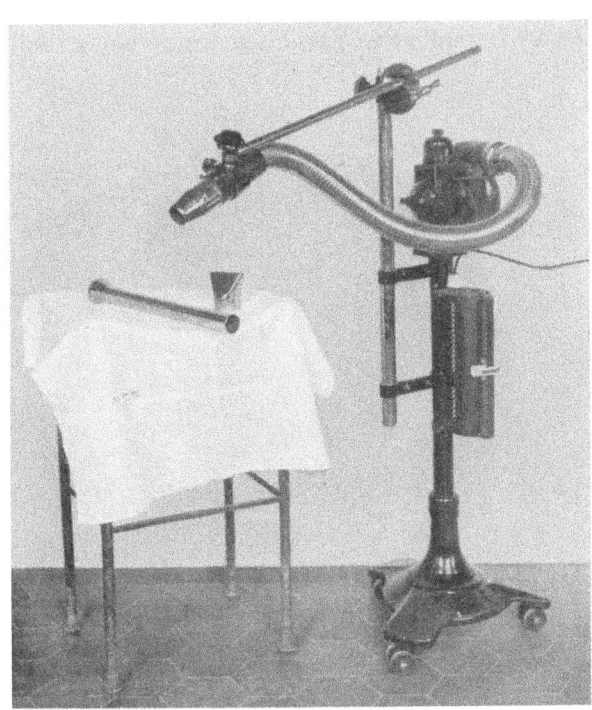

Abb. 27. Großer Föhnapparat zur vaginalen Heißluftbehandlung (Sanitas Berlin); auf dem Tisch Verlängerungsrohr für das Ansatzstück.

Eine andere Methode zur Einführung erwärmter Luft in die Vagina besteht in der Einleitung der warmen Luft bei gleichzeitiger Applikation eines Lichtbügelbades. Der dazu dienende Apparat, der Helustrob genannt wird, ist von Henrich angegeben und in einer Dissertation von Hermann Schäfer sowie in weiteren Mitteilungen von Schäfer und R. Salomon in seiner Wirkung ausführlich beschrieben worden. Neuerdings hat auch die Firma J. Thamm (Berlin) einen ähnlichen Apparat herausgebracht.

Die Vorrichtung (Abb. 28) besteht aus dem bekannten Lichtbügelbad mit Kohlenfadenlampen. Der Lichtbogen ist an der Vorderseite des Kastens teilweise durch eine Holzwand abgeschlossen, an der ein elektrisch betriebener Ventilator befestigt ist. Durch eine verstellbare Klappe kann der von dem Ventilator aspirierte Heißluftstrom in der Stärke reguliert werden. Im Inneren des Kasten ist an den Ventilator ein Schlauch angeschlossen, durch den die erhitzte Luft in die Scheide geleitet wird. Am freien Ende des Schlauches befindet sich ein abnehmbares Metallspeculum, das durch eine Stellschraube beliebig gespreizt werden kann. Die Temperatur der Kasteninnenluft ist an einem am Deckel befestigtes Thermometer ablesbar und kann bis zu 100° gebracht werden. Die Temperatur der Luft an der Mündung des Schlauches beträgt in der Regel 60°, bei empfindlichen Patienten anfänglich nur 56°; die Dauer der Sitzung beläuft sich im Anfang auf 10 Minuten, bei jeder folgenden Sitzung wird sie um je 1 Minute verlängert.

Als Indikationen der Helustrobbehandlung werden von Schäfer und Salomon entzündliche Veränderungen der Vagina und der Vulva, chronische Gonorrhöe, Erkrankungen der Blase und der Harnröhre, Portioerosionen, Cervicitis, chronische Adnextumoren, Parametritiden, narbige Adhäsionen und vor allem chronische Exsudate genannt. Die Methode wirkt außerdem durch die Hyperämie tonisierend auf die Genitalien; daher wurden auch bei Lactationsatrophie oder bei Atrophien aus sonstigen Ursachen, bei Oligomenorrhöe und Amenorrhöe gute Erfolge erzielt.

Die Atmokausis.

Die Atmokausis besteht in der Verödung der Uterusschleimhaut durch strömenden heißen Dampf. Das Verfahren wurde zuerst unter dem Namen Vaporisation von dem Moskauer Gynäkologen Snegirew zur Stillung von Meno- und Metrorrhagien empfohlen und dann von Pincus im Jahre 1898 durch genaue Ausarbeitung der Technik und der Indikationen in die Gynäkologie eingeführt. Nach vorübergehender Anwendung durch eine Reihe von Frauenärzten ist aber die Atmokausis heute mehr und mehr außer Gebrauch gekommen, teils weil ihre Wirkung nicht immer sicher war, vor allem aber wegen nachträglicher Schädigungen, die dabei beobachtet wurden, wie insbesondere Stenosen der Cervix, Nekrosen des Uterus, Infektionen des Parametriums und des Peritoneums. Wie R. Schröder in diesem Handbuche (Bd. 1, 2. Hälfte, S. 330) betont, ist die Atmokausis, wenn man sie überhaupt noch anwenden will, nur bei Blutungen infolge von klimakterischer Metropathie in Betracht zu ziehen.

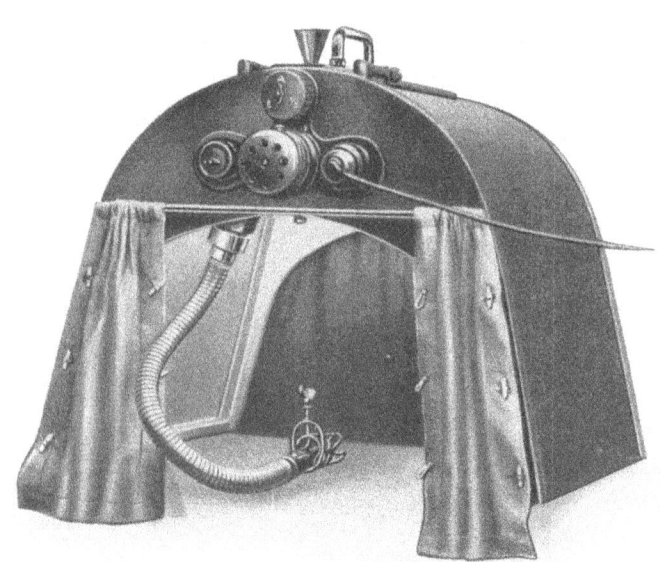

Abb. 28. Helustrob (Braun, Melsungen).

Da das Verfahren somit nur noch historisches Interesse hat, möchten wir uns mit einer kurzen Schilderung der Technik begnügen und bezüglich genauerer Angaben auf die Monographie von Pincus, die Schilderung von E. Fraenkel in der 4. Auflage von Eulenburgs Realenzyklopädie und auf eine Zusammenfassung der Resultate durch Flatau verweisen.

Das Instrumentarium von Pincus (Abb. 29) besteht aus einem Dampferzeuger, dessen Kessel für einen Druck von $2-2^1/_2$ Atmosphären, d. h. für Dampftemperaturen von 120—127°, erprobt ist, und der 0,6 l Inhalt faßt. Der Kessel, der an seinem Deckel ein Thermometer zur Messung der Dampftemperatur trägt, wird für Temperaturen von 100—105° mit 200 ccm, für höhere Temperaturen mit 300 ccm Wasser gefüllt. Die Erhitzung erfolgt durch Spiritusbrenner von verschiedener Größe. Durch einen Gummischlauch ist der Kessel mit einem Dampfzuleitungsrohr verbunden, das durch einen Doppelhahn absperrbar ist. An der Spitze dieses Rohres befindet sich ein Katheterrohr, das in die Uterushöhle eingeführt wird. Das Katheterrohr (Atmokauter) ist mit einem äußeren Mantel versehen, an dem zahlreiche Durchbohrungen angebracht sind, durch die der Dampf ausströmen kann. Der abströmende Dampf wird mit dem Kondenswasser und Blut durch ein vom äußeren Kathetermantel am Stiele des Dampfrohres abzweigendes Ableitungsrohr entfernt. Bei einer anderen Form des Katheterrohres fehlen die Öffnungen im äußeren Mantel; die Erwärmung resp. Verätzung erfolgt in diesem Falle durch Kontakthitze, und man spricht dann nicht von Atmokausis, sondern von Zestokausis. Zum Schutze der Cervix und der Vagina ist der untere Teil des Katheters mit einer zusammenhängenden Röhre aus schlechtleitendem Material (Celluvert oder Fiber) umgeben. Das freie, davon nicht bedeckte Ende des Atmokauters hat je nach der Länge der Uterushöhle eine Länge von 2—3 cm.

Nach Dilatation der Cervix, am besten mit Laminaria, und nach sorgfältiger Reinigung und Austrocknung der Uterushöhle wird nun das Instrument eingeführt, und man läßt dann den Dampf entweder 10—20 Sekunden lang bei höherer Temperatur (115—120°), oder etwas länger (20—30 Sekunden) bei 100—105° einwirken. Manche Autoren führten die Atmokausis auch absatzweise aus, indem unter

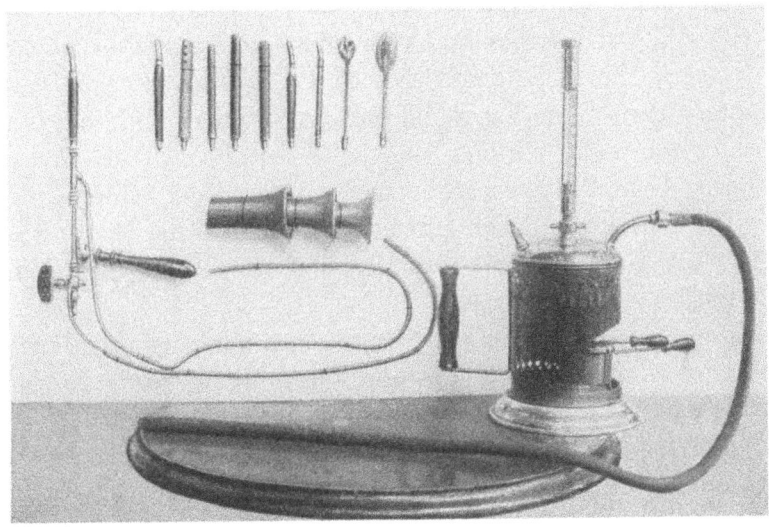

Abb. 29. Apparat zur Atmokausis. (Nach Pincus.)

allmählichem Zurückgehen mit dem Rohre jeweils 5—10 Sekunden lang, im ganzen während 30 bis 60 Sekunden, der Dampf eingelassen wurde. In beiden Fällen vermeidet man es, den inneren Muttermund in die Verätzung mit einzuziehen. In der Regel wird das Verfahren nur einmalig angewandt. Eine Wiederholung kommt nach E. Fraenkel nur dann in Frage, wenn eine Obliteration der Uterushöhle bezweckt wird; sie erfolgt erst nach der Schorflösung bei beginnender Regeneration der Schleimhaut, also etwa 15—21 Tage nach der ersten Anwendung.

2. Feuchte Wärmeapplikationen.
Fango- und Moorpackungen.

Die Anwendung der feuchten Wärme geschieht am einfachsten durch heiße Kompressen, die durch öfteres Erneuern oder durch aufgelegte spiralförmige Aluminium- oder Gummischläuche, durch welche heißes Wasser zirkuliert, auf ihrer ursprünglichen Temperatur gehalten werden. Zu demselben Zwecke können Leinsamen- oder Breiumschläge oder sonstige Kataplasmen verwandt werden, welche vermöge ihrer hohen Wärmekapazität länger als heißes Wasser ihre ursprüngliche Temperatur bewahren. Wirksamer noch, speziell bei mehr chronischen Erkrankungen der Unterleibsorgane, bei welchen eine möglichst intensive wärmestauende und resorptionsfördernde Wirkung erzielt werden soll, sind die Schlammumschläge sowie die Moorpackungen. Während die

Moorpackungen fast ausschließlich nur in Badeorten anwendbar sind, können die Schlammumschläge, insbesondere in Form der **Fangopackungen**, auch außerhalb der Badeorte, im Krankenhause oder in speziell dafür eingerichteten Instituten kurgemäß angewandt werden.

Der Fango ist ein Badeschlamm, der sich in einer Reihe von oberitalienischen Bädern findet (Battaglia, Abano, Acqui u. a.). Er wird an Ort und Stelle getrocknet und dann in getrocknetem, pulverisiertem Zustand versandt. Auch die vulkanische Erde, die in der Eifel gewonnen wird und von dort in Form eines feinen grauen Pulvers zum Versand gelangt, ist zur Bereitung von Fangopackungen gut geeignet. Schließlich wird auch der schwefelhaltige Badeschlamm aus dem Schlammbadeort Pistyan (Pöstyen) in getrocknetem Zustand versandt und zu Schlammpackungen außerhalb des Badeortes verwandt. Der getrocknete Fango bildet ein feines Pulver von gleichmäßiger Konsistenz, das neben Mineralbestandteilen auch den Kieselpanzer von Diatomeen enthält. Organische Bestandteile sind im Fango, im Gegensatz zu dem Moor, nur in geringem Maße vorhanden; eine chemische Wirkung kommt bei dem italienischen und dem Eifelfango nicht in Betracht; beim Pistyaner Schlamm ist dagegen der Schwefelgehalt nicht ohne Bedeutung[1]. Der italienische Fango enthält auch eine gewisse Menge Radiumemanation; doch ist diese Radioaktivität so gering, daß sie für die therapeutische Wirkung des Fangos belanglos sein dürfte.

Zur Bereitung von Packungen oder Umschlägen wird das getrocknete Fangopulver mit heißem Wasser von etwa 80° Temperatur angerührt und so lange gemischt, bis eine breiartige Masse von etwa der Konsistenz einer mittelweichen Salbe entsteht. Durch Umrühren wird die Temperatur dieses Breies so weit abgekühlt, bis sie zwischen 40 und 50° beträgt, und nun wird der Brei entweder nur auf die Vorderseite des Unterleibes in einer mehrere Zentimeter dicken Schicht aufgestrichen, oder es wird der Unterleib von allen Seiten mit der Masse umhüllt. In diesem letzteren Fall ist es notwendig, vor dem Aufstreichen schon ein Gummituch von entsprechender Größe unterhalb der Kreuzbeingegend aufzulegen, auf das der Fango aufgestrichen wird und auf das sich dann die Patientin legt; nach Bedeckung der übrigen Teile des Unterleibes mit der Fangomasse wird das Ganze mit dem Gummituch umhüllt (Abb. 30). Wird nur die Vorderseite des Unterleibes mit dem Fango bedeckt, so wird auch hierauf zunächst ein Gummituch gelegt; über jede Fangopackung kommt dann weiter ein größeres **Flanelltuch** oder eine **Wolldecke**, um eine Wärmeabgabe der erhitzten Masse möglichst zu verhindern. Die **Dauer** einer Fangopackung beträgt anfänglich $1/2$ Stunde, später kann sie auf $3/4$ Stunden ausgedehnt werden. Nach der Packung wird der Fango soweit wie möglich von der Haut mechanisch entfernt; die anhaftenden Reste werden mit lauwarmem Wasser abgewaschen, oder, was bei zirkulären Packungen vorzuziehen ist, in einer Badewanne abgespült.

Die Wirkung der Fangopackung ist vor allen Dingen eine **thermische**. Infolge seiner geringeren spezifischen Wärme gestattet der Fango die Anwendung höherer Temperaturen, als das bei heißem Wasser oder Dampf möglich ist. Der Ausgleich der Wärme

---

[1] Eine erhebliche Rolle spielt die chemische Wirkung (Verstärkung des Hautreizes) bei dem Schlamm, der aus den Limanen (teilweise ausgetrockneten Seen) nahe der russischen Schwarzen-Meer-Küste gewonnen wird. Dieser Schlamm enthält bis zu 3—4% salzhaltige Bestandteile.

zwischen Hautoberfläche und Schlammschicht erfolgt dabei allmählich, da immer dieselben Schichten des Fangos mit der Haut in Berührung bleiben und nicht, wie im Wasserbade, angesichts der leichten Beweglichkeit der Wasserteilchen dem Körper immer neue Wärme zugeführt wird. Da ferner die Fangomasse bei guter Bedeckung wegen ihres schlechten Wärmeleitungsvermögens ihre Ursprungstemperatur lange Zeit behält, und da vermöge der Feuchtigkeit des Mediums eine Wärmeregulierung der Haut durch Schweißverdunstung und Wasserabgabe nicht möglich ist, so kommt es hier, wie bei sonstigen feuchten Wärmeapplikationen, zu einer lokalen Wärmestauung. Mit dieser wärmestauenden Wirkung ist aber auch eine mechanische Wirkung verbunden, die durch das Gewicht des auf dem Unterleib lastenden Schlammes sowie durch die Reibung seiner Masse auf der Hautoberfläche ausgeübt wird. Dieses mechanische Moment trägt speziell auch zur Resorptionsbeförderung bei, nicht nur durch den bloßen Druck des Schlammes, der im Sinne einer Belastung wirkt, sondern auch

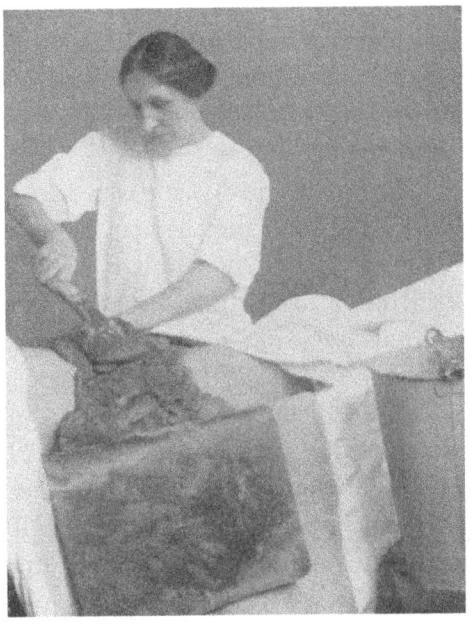

Abb. 30a. Fangopackung des Unterleibs.
(Aufstreichen des Fangos.)

durch den Hautreiz, der nach den Untersuchungen von H. Winternitz die stoffwechselerhöhende Wirkung von Wärmeprozeduren erheblich steigert.

Somit eignet sich die Fangopackung zur Behandlung aller subchronischen und chronischen Entzündungen der Unterleibsorgane, besonders wenn sie mit erheblicher Exsudatbildung oder mit Adhäsionen verbunden sind. Eine genaue Indikationsstellung ist aber bei diesem intensiv wirkenden Wärmemittel notwendig; denn man erlebt gerade hier zuweilen nach den ersten Anwendungen eine reaktive Exacerbation des Prozesses in Form von Schmerzerhöhung und Temperatursteigerung. Ist die Reaktion

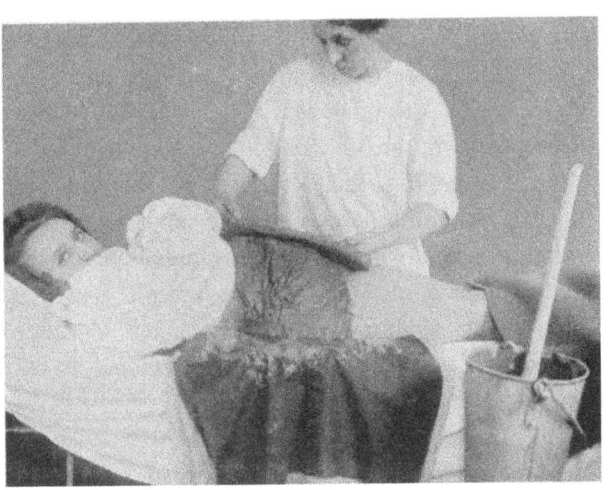

Abb. 30b. Fangopackung des Unterleibs.

nur leichterer Natur und vorübergehend, so kann die Fangokur nach 1—2 Tagen Pause fortgesetzt werden, anderenfalls muß sie durch mildere Mittel ersetzt werden. Jedenfalls beachte man als Regel, die Fangopackung bei allen noch nicht im reizlosen, chronischen

Stadium befindlichen Zuständen nicht täglich, sondern nur jeden zweiten Tag anzuwenden, um etwaigen Reaktionen Zeit zum Abklingen zu lassen. Werden Fangopackungen im Anschluß an eine akute entzündliche Krankheit angewandt, so beginne man damit nicht früher als acht Tage nach der völligen Entfieberung. Ferner gibt eine etwaige große Empfindlichkeit der Bauchdecken gegen einen auch nur leichten Druck einen Hinweis dafür, daß in einem solchen Falle Fangopackungen zunächst noch nicht indiziert sind und durch solche Wärmeapplikationen, denen ein mechanischer Reiz fehlt, ersetzt werden müssen.

Sieht man von diesen relativ leicht vermeidbaren Schwierigkeiten ab, die sich zuweilen im Beginne der Fangotherapie bieten, so erweist sich diese im übrigen als diejenige Wärmemethode, bei deren Anwendung in der Behandlung chronischer entzündlicher und exsudativer Prozesse der weiblichen Beckenorgane am wenigsten Störungen und Zwischenfälle vorkommen. In bezug auf die objektive Wirksamkeit ist die Diathermie der Fangotherapie nicht selten überlegen; bei bestimmten Indikationen leistet in den später zu skizzierenden Fällen die vaginale Lichtbestrahlung manchmal Besseres. Aber im Hinblick auf die Häufigkeit eines glatten reibungslosen Verlaufes der Kur steht die Fangobehandlung obenan, wie wir auf Grund einer 20jährigen reichen Erfahrung versichern können.

Die Neigung zu Blutungen bildet im allgemeinen keine Kontraindikation der Fangopackungen, wenn auch diese naturgemäß solange Blutungen bestehen — auch während der Menses — zu unterlassen sind.

Die Dauer einer Fangokur bemesse man angesichts der hierbei nur langsam erfolgenden Resorptionswirkung nicht zu kurz. Bei allen erheblicheren Veränderungen dürften nicht weniger als etwa 12—15 Einzelanwendungen notwendig sein; nicht selten wird man auch auf 20 Sitzungen steigen müssen.

Die sog. Fangokompressen, welche in der Form von flachen Säckchen, die mit Fangomasse gefüllt sind, in den Handel kommen und nach Eintauchen in heißes Wasser im feuchten Zustande aufgelegt werden, gleichen in ihrer Wirkung den Breiumschlägen und sonstigen Kataplasmen. Die spezielle Wirkung der Fangopackung, namentlich der auf dem Gewicht der Masse und ihrer Reibung an der Hautoberfläche beruhende mechanische Effekt, kommt hier viel weniger als bei den eigentlichen Fangopackungen zur Geltung.

Die **Moorumschläge** und **Moorpackungen** werden, wie bereits erwähnt, im Gegensatze zu den Fangopackungen fast ausschließlich in Badeorten angewandt. Sie sollen deshalb zusammen mit den Moorbädern in dem Kapitel „Balneotherapie" Besprechung finden. Hier sei nur kurz erwähnt, daß in mancher Beziehung die Wirkung der Moorpackungen derjenigen der Fangopackungen ähnlich ist, daß aber doch zwischen beiden gewisse Unterschiede bestehen. So ist die Wärmekapazität des Moorbreies wegen seiner starken Durchsetzung mit pflanzlicher Substanz noch kleiner als die des Schlammes; dabei besitzt das Moor noch mehr als der Schlamm die Fähigkeit, die Wärme sehr lange zu behalten und nur ganz allmählich abzugeben. Die geringere spezifische Wärme des Moors ist auch die Ursache dafür, daß dasselbe in höheren Temperaturen von der Haut vertragen werden kann, als heißes Wasser oder auch der heiße Schlamm. Infolge dieser Eigenschaften ist die Moorpackung, soweit ihre thermische Reizwirkung auf das Nerven- und Gefäßsystem in Frage kommt, als langsam und relativ mild wirkende Prozedur anzusehen, wenn auch der Endeffekt, wie bei der Schlammpackung, in einer erheblichen Wärmestauung besteht. Die mechanischen Wirkungen, die auf dem Gewicht der Masse und ihrer Reibung auf der Hautoberfläche beruhen, sind auch beim Moor recht erheblich und werden verstärkt durch die für die Mooranwendung spezifische Wirkung des chemischen Hautreizes, der auf dem Vorhandensein verschiedener organischer und anorganischer Verbindungen in der Moormasse beruht. Bezüglich aller näherer Einzelheiten über die Zusammensetzung des Moors und die Indikationen seiner Anwendung verweisen wir auf den betreffenden Abschnitt im Kapitel „Balneotherapie".

Anhang: Paraffinpackungen.

Der Gedanke, heißes Paraffin in flüssiger Form zu äußerlichen Wärmeapplikationen zu benutzen, stammt von dem Franzosen Barthe de Sandfort. Während das Verfahren in Frankreich schon seit längerer Zeit gebräuchlich war, wurde es bei uns erst vor wenigen Jahren in die Therapie eingeführt und hat sich als Mittel zur Erzeugung einer energischen lokalen oder allgemeinen Wärmestauung viele Anhänger erworben.

Die Besonderheit der Wirkungen der Paraffinpackungen beruht darauf, daß das flüssige heiße Paraffin in viel höheren Temperaturen von der Haut vertragen werden kann, als heißes Wasser, heiße Moor- oder Schlammpackungen usw. Die Ursache dafür liegt in dem schlechten Wärmeleitungsvermögen des Paraffins bei gleichzeitig relativ hoher spezifischer Wärme. Die schlechte Wärmeleitung des Parafffins beruht auf seinen besonderen physikalischen Eigenschaften und auf seiner völligen Wasserfreiheit. Jede Verunreinigung des Paraffins mit Wasser erhöht sein Wärmeleitungsvermögen und bringt daher eine Verbrennungsgefahr mit sich, worauf beim Arbeiten mit Paraffin peinlich geachtet werden muß. Jedenfalls können bei den Paraffinpackungen, je nach ihren Anwendungsformen, Temperaturen von 60—80° ohne Schaden von der Haut vertragen werden. Der Indifferenzpunkt liegt für das Paraffin etwa bei 60°, also über 20° höher, als für das Moor (39°) und etwa 25° über dem Indifferenzpunkt des Wassers.

Wenn das Paraffin auf die Haut aufgespritzt oder aufgepinselt wird, so erstarrt es alsbald. Zwischen dem erstarrenden Paraffin und der Hautoberfläche bleibt ein Zwischenraum, in welchen reichlich Schweiß sezerniert wird. Nach Beendigung der Packung, deren Dauer je nach ihrer Größe ein bis mehrere Stunden beträgt, kann das Paraffin ohne Schwierigkeiten in zusammenhängender Schicht von der Hautoberfläche heruntergerissen werden, ähnlich wie ein Handschuh abgestreift wird. Nur an stark behaarten Stellen macht das Herunterziehen bei manchen Formen des Paraffins Schwierigkeiten, und es muß eventuell an diesen Stellen das haftende Paraffin mit Xylol entfernt werden.

Die Wirkung der Paraffinpackungen ist diejenige einer stark wärmestauenden und hyperämisierenden Prozedur. Die Wärmestauung (Erhöhung der Rectaltemperatur in größeren Paraffinpackungen um durchschnittlich 0,5°) ist bedingt durch die hohe Temperatur des Paraffins und den luftdichten Abschluß nach außen hin. Ihre angreifende Wirkung wird aber dadurch gemildert, daß eine Abkühlung der Hauttemperatur an den gepackten Stellen durch Schweißsekretion möglich ist. Eine Besonderheit der Wärmewirkung der Paraffinpackungen besteht nach Fürstenberg und Hoffstaedt darin, daß hier nicht, wie bei heißen Umschlägen, Moor- oder Fangopackungen, allein die gespeicherte Wärme des betreffenden Mediums zur Wärmezufuhr dient, sondern daß außerdem beim Abkühlen des Paraffins dessen Schmelzwärme frei wird und so zur Erhöhung der Erwärmung beiträgt, ähnlich wie dies bei den Thermophoren der Fall ist, in denen die durch vorherige Erwärmung flüssig gemachten essigsauren Salze während der Applikation wieder fest werden.

Die Ausführung der Paraffinpackungen geschieht entweder, indem das flüssige Paraffin auf die Haut resp. auf dieselbe bedeckende Watteschichten aufgepinselt wird, oder durch besonderes Aufspritzverfahren, oder schließlich durch das sog. Eingußverfahren, wobei das flüssig gemachte Paraffin in gut abschließende Gummisäcke eingegossen wird.

Zur Einpinselung verwendet man vorzugsweise ein Präparat, das Ambrine[1] genannt wird, und das aus einer Mischung von Paraffinen von verschiedenen Schmelzpunkten mit einer kleinen Menge von neutralen Harzen besteht. Die Ambrine gelangt in Tafel- oder Kerzenform in den Handel und wird in einem Metallgefäß, am besten im Wasserbade, geschmolzen und auf eine Temperatur von 65—80° gebracht. Es wird dann zunächst der zu behandelnde Körperteil mit einer dünnen Schicht Paraffin bestrichen; darauf wird eine dünne, allseitig bedeckende Schicht von weißer entfetteter Watte gelegt, die dann mit dem heißen Paraffin vollkommen durchtränkt wird. Darüber kommt dann Flanellwicklung, die man noch zum besseren Abschluß mit grauer Watte unterpolstern kann. Die Dauer einer solchen Ambrinepackung beträgt 1—2 Stunden; die Ambrine eignet sich vor allem zur Einpackung kleinerer Gelenke (Hand-, Finger-, Fußgelenke); sie ist aber auch für Kniepackungen benutzbar. Ferner wird die Ambrine in niedrigerer Temperatur (55—60°) zur Anregung der Granulationsbildung bei schlecht heilenden Wunden, vor allem beim Ulcus cruris, benutzt. Hierbei träufelt man die flüssige Ambrine auf die Wunde herauf, bedeckt sie mit einem trockenen Verband und erneuert diesen alle 24 Stunden.

Beim Aufspritzverfahren[2] wird das flüssig gemachte Paraffin vermittels Kohlensäure oder komprimierter Luft in Sprayform auf die Hautoberfläche aufgespritzt, bis diese von einer mehrere Millimeter dicken Schicht bedeckt ist. Darauf wird der Körper zunächst in Billrothpapier eingehüllt, worüber eine Packung mit Wolldecken appliziert wird. Bei dieser Applikationsweise können Temperaturen bis zu 80° verwandt werden. Sie eignet sich besonders zur Behandlung größerer Körperteile oder auch des ganzen Körpers, wobei man aber gewöhnlich die vorderen Brustpartien freiläßt. Schon nach solchen Teilpackungen tritt alsbald eine sehr energische Transpiration ein. Die Dauer einer derartigen größeren Packung beträgt etwa 1 Stunde. Trotz der starken Wärmewirkung wird dabei das Zirkulationssystem nach den Untersuchungen von Fürstenberg und Hoffstaedt durch die Paraffinpackungen im Verhältnis zur Erhöhung der Innentemperatur des Körpers weniger angegriffen, als durch sonstige wärmestauende Prozeduren, wie sich an der verhältnismäßig geringen Steigerung der Pulsfrequenz in der Paraffinpackung zeigte. Dieselben Autoren fanden auch bei Hypertonikern in der Mehrzahl der Fälle eine Senkung des Blutdruckes nach den Paraffinpackungen.

---

[1] Ambrine-Generalvertretung-Dresden-A.
[2] System Paraffineum-Berlin oder A. Rignon-Berlin.

Bei dem Eingußverfahren wird das Paraffin (das dazu verwendete Paraffin heißt Paraffisanum) in Gummisäcke eingegossen[1], welche gut anliegend ein Gelenk umhüllen, oder bei der Leibpackung auf dem Abdomen gut abschließend befestigt sind. Bei dem Eingießen beträgt die Temperatur des Paraffisanums 53—55°, höhere Temperaturen sind bei dieser Applikationsweise, weil dabei das Paraffin in größeren Massen die Haut trifft, nicht verwendbar. Die Dauer einer solchen Anwendung beträgt 1—2 Stunden sie hat sich uns bei Gelenkerkrankungen gleichfalls gut bewährt.

Schließlich kann zu lokalen Packungen auch das sog. Moorparaffin[2] benutzt werden, eine Mischung von Paraffin mit Moorsubstanzen. Das Moorparaffin wird in Form von Aufstreichen und Aufgießen appliziert; die Packungen erhalten bald eine recht feste Konsistenz und lassen sich nach Beendigung der Prozedur sehr bequem von der Haut entfernen.

Die **Indikationen** der Paraffinpackungen sind da gegeben, wo eine energische Hyperämisierung, verbunden mit Wärmestauung angebracht ist. Die größeren Teilpackungen und die Ganzpackungen, am besten durch Aufspritzen hergestellt, dienen als allgemeine Schwitzprozedur bei rheumatischen und neuralgischen Leiden, bei Gicht und sonstigen Stoffwechselkrankheiten; insbesondere auch sind sie als Unterstützungsmittel bei einer Entfettungskur sehr beliebt, weil sie bei starker diaphoretischer Wirkung das Zirkulationssystem verhältnismäßig

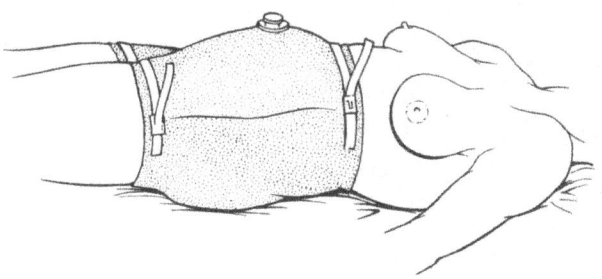

Abb. 31. Paraffinpackung des Unterleibs (System Helipharm, Hannover).

wenig angreifen sollen. Die starke Gewichtsabnahme nach einer Paraffinpackung beruht aber fast ausschließlich auf dem Verlust an Wasser durch das Schwitzen, der sich in den nächsten 24 Stunden wieder ersetzt. In dieser Beziehung nehmen die Paraffinpackungen gegenüber sonstigen Schwitzprozeduren keine Sonderstellung ein, wenn sie auch, wie diese, durch Anregung der Zirkulationsvorgänge und zeitweilige Erhöhung der Oxydationen, namentlich bei der Mastfettsucht, die diätetischen Entfettungsmaßnahmen zu unterstützen imstande sind.

Als wichtigste Indikation der örtlichen Paraffinpackungen erscheint uns nach unseren eigenen Erfahrungen die Behandlung von Gelenkkontrakturen und Versteifungen bei subakuten und chronischen Arthritiden. Namentlich bei der Arthritis gonorrhoica hat sich uns die Paraffinpackung zu diesem Zwecke vorzüglich bewährt; sie zeigte sich bei hartnäckigen Versteifungen in bezug auf Schnelligkeit und Sicherheit der Wirkung häufig anderen hyperämisierenden Methoden überlegen. Nur hüte man sich, bei gonorrhoischen oder sonstigen Arthritiden die Paraffinpackung schon im akuten Reizstadium anzuwenden, da durch die energische dadurch bewirkte Hyperämie reaktive Verschlimmerungen leichter als durch milder wirkende Wärmeprozeduren ausgelöst werden können.

---

[1] Helipharm-G. m. b. H., Hannover.
[2] Ferdinand Blanke, Schoeningen (Braunschweig).

Auch bei sonstigen örtlichen rheumatischen Erkrankungen, z. B. bei Lumbago sowie bei Neuralgien wird die Paraffinpackung empfohlen. Bei der Neuralgiebehandlung ist aber ebenfalls die Möglichkeit einer reaktiven Verschlimmerung bei zu frühzeitiger Anwendung in Betracht zu ziehen.

Bei hartnäckigen parametritischen Exsudaten hat Fritz Sachse mit Paraffinpackungen (Aufspritzverfahren) sehr günstige Resultate erzielt. Es handelt sich hier eben um ein stark hyperämisierendes Mittel, dessen Indikationen sich mit denen der sonstigen Wärmeanwendungen in der Gynäkologie decken dürften. Neben dem Aufspritzverfahren käme zu gynäkologischen Zwecken auch das Eingußverfahren (System Helipharm) in Betracht (Abb. 31).

Es wurde bereits erwähnt, daß sich die Anwendung der Ambrine zur Anregung der Granulationsbildung beim Ulcus cruris gut bewährt hat. Auch zur Behandlung von Brandwunden sowie von Erfrierungen und schlecht heilenden Fisteln ist diese Methode empfohlen worden.

3. Die Diathermie.

Die Diathermie unterscheidet sich von allen bisher besprochenen thermischen Anwendungen dadurch, daß hier die Wärme nicht von außen her durch Leitung oder Strahlung zugeführt wird, sondern daß sie im Körper selbst erzeugt wird und zwar in Form von Widerstandswärme, die bei Durchleitung eines elektrischen Hochfrequenzstromes durch den Körper, resp. den behandelten Körperteil, entsteht. Durch diese Art der Wärmeerzeugung ist es einerseits möglich, auch in tiefgelegenen Gewebsschichten, nämlich auf der ganzen Strombahn des Hochfrequenzstromes, eine Temperatursteigerung hervorzurufen, was bei der von außen zugeführten Wärme nur in mehr oder minder beschränktem Maße erzielt werden kann. Eine zweite wichtige Besonderheit der Erwärmung durch Diathermie ist die, daß diese Erwärmung sich sehr scharf und exakt lokalisieren läßt; denn der Weg des Stromes, der mittels Elektroden dem Körper zugeführt wird, kann durch passendes Anlegen dieser Elektroden beliebig gestaltet werden.

a) Physikalische Grundlagen der Diathermie.

Wenn in die Bahn eines elektrischen Stromkreises, der aus Metalldrähten oder sonstigen guten Leitern, sog. Leitern erster Ordnung, besteht, ein Leiter zweiter Ordnung eingeschaltet wird, der zwar auch noch den Strom durchläßt, aber doch einen höheren Widerstand als das Metall bietet, so erfolgt in dem Leiter zweiter Ordnung eine Erwärmung (Joulesche Wärme). Solche Leiter zweiter Ordnung bilden Salzlösungen sowie auch das lebende tierische Gewebe. Bei der Durchleitung eines Gleichstroms und auch eines Wechselstroms von niedriger Frequenz (auch des faradischen Stroms) durch den menschlichen Körper erfolgt die Leitung des Stromes ganz vorwiegend durch die salzhaltige Gewebs- und Zellflüssigkeit. Hierbei tritt nun eine Ionenwanderung ein, d. h. die positiv geladenen Elektrolyte, die in der Salzlösung resp. in der salzhaltigen Gewebsflüssigkeit vorhanden sind, wandern in der Richtung nach dem negativen Pol hin, die negativ geladenen Ionen in der Richtung nach dem positiven Pol. Die Folge davon ist eine Änderung der elektrochemischen Konzentration der Gewebe. Dieselbe macht sich vor allen Dingen da geltend, wo Medien von verschiedener elektrochemischer Struktur aneinandergrenzen, also an den Zellmembranen, und zwar sowohl an den Grenzen der Zellen untereinander als auch da, wo eine protoplasmagefüllte Zelle an die freie Gewebsflüssigkeit grenzt. Auf dieser Änderung der elektrochemischen Gewebskonzentration beruht nun nach der heute allgemein anerkannten Theorie von Nernst die Reizwirkung des elektrischen Stromes auf die Nerven und Muskeln; die verätzende (elektrolytische) Wirkung des galvanischen Stromes ist ebenfalls auf die Ionenwanderung zurückzuführen.

Diese Konzentrationsänderung mit ihrer Reizwirkung erfolgt einmal bei Durchfließen des Gleichstromes (galvanischen Stromes), was keiner weiteren Erläuterung bedarf. Sie tritt aber auch beim Passieren eines Wechselstromes durch die Gewebe ein, falls zwei Bedingungen erfüllt sind: erstens, daß die Stromintensität ein gewisses Minimum überschreitet, und zweitens, daß die Frequenz des Stromes, d. h. die Zahl der Richtungsänderungen in der Sekunde, keine allzu häufige ist. Ändert der Strom, wie das z. B. beim sinusförmigen Wechselstrom der Fall ist, seine Richtung 60—120 mal in der Sekunde, so erfolgt zwar die Ionenwanderung ebensooft in verschiedener Richtung, aber die Beeinflussung der elektrochemischen Konzentration hierdurch ist doch eine genügend große, um bei Überschreitung eines Minimums an Stromintensität noch Reizwirkungen auf die Nerven und Muskulatur hervorzubringen. Mit steigender Frequenz des Stromes nehmen nun diese Reizwirkungen ab, und wenn, wie dies bei Hochfrequenzströmen der Fall ist, die Richtungsänderung mehrere 100 000 bis 1 000 000 mal in der Sekunde erfolgt, dann hört die Reizwirkung praktisch auf; denn die Ionen sind nicht mehr imstande, in so kurzen Intervallen den Richtungsänderungen so weit zu folgen, daß eine elektrochemische Konzentrationsänderung zustande kommen könnte. Die Folge davon ist also, daß beim Durchleiten eines Hochfrequenzstromes durch den Körper (bei Vermeidung von Funkenentladungen) subjektive und objektive elektrische Reizerscheinungen auf Nerv und Muskel sowie Ätzwirkungen und sonstige elektrolytische Wirkungen fehlen.

Infolge dieses Fehlens der üblichen elektrischen Reizwirkungen ist es nun möglich, den Hochfrequenzstrom ohne die Gefahr einer Schädigung zur Erzeugung von Widerstandswärme im menschlichen Körper zu benutzen. Der Gleichstrom und die Wechselströme von niedriger Spannung sind dazu nicht verwendbar, weil sie bei Durchleitung in einer Intensität, die eine nennenswerte Erwärmung hervorzurufen imstande wäre, unerträgliche und gefährliche Reizungen und Verätzungen hervorrufen würden. Deshalb konnte dem Problem der Hervorrufung von Widerstandswärme zu therapeutischen Zwecken erst näher getreten werden, als v. Zeynek in Prag die Verwendbarkeit von Hochfrequenzschwingungen zu diesem Zwecke nachwies. Unabhängig davon hatte ungefähr zur gleichen Zeit auch Nagelschmidt gezeigt, daß sich bei einer bestimmten Versuchsanordnung mittels der d'Arsonvalisation (Teslasche hochgespannte Hochfrequenzströme) eine erhebliche Erwärmung im Körper hervorrufen läßt.

Das Prinzip eines jeden Diathermieinstrumentariums beruht also darauf, Hochfrequenzströme zu erzeugen, welche imstande sind, die Bildung von Widerstandswärme im Körper hervorzurufen. Eine solche Erwärmung ist aber, wenn sie von therapeutischer Wirkung sein soll, nur bei einer hinreichenden Stromstärke möglich, und die Konstruktion eines Diathermieapparates muß daher derart beschaffen sein, daß der Apparat Hochfrequenzschwingungen von genügender Intensität liefert. Es sei vorausgeschickt, daß wir bei der Diathermie mit sehr viel höheren Stromstärken ohne Gefahr (wegen der fehlenden Reizwirkung der Hochfrequenzströme) arbeiten können als in der sonstigen Elektrotherapie. Es kommen bei der Diathermie Stromstärken von mehreren 100 mA bis zu 2 Ampere und darüber zur Verwendung, während wir bei den Strömen von niedriger Spannung und Frequenz maximal 50—100 mA in der Therapie verwenden.

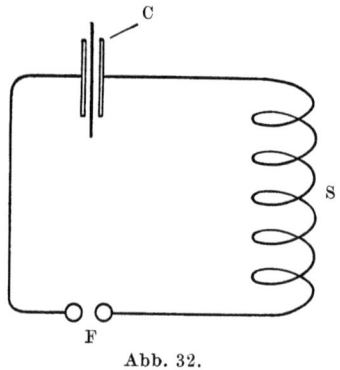

Abb. 32.
Schema eines Schwingungskreises.
C Kondensator
S Selbstinduktionsspule
F Funkenstrecke.

Zur **Erzeugung der Hochfrequenzschwingungen** ist ein sog. Schwingungskreis notwendig. Dieser Schwingungskreis (Abb. 32) besteht aus einem Kondensator, einer Drahtleitung und einer Funkenstrecke, welche den sonst geschlossenen Kreis an einer bestimmten Stelle unterbricht. Der Leitungsdraht des Schwingungskreises verläuft nicht überall geradlinig, sondern er ist an einer Stelle spulenförmig gewickelt. Diese Spule wird auch als Selbstinduktion bezeichnet; auf ihre Bedeutung wird noch gleich zurückzukommen sein. Wenn nun der Kondensator, dessen bekannteste Form die Leydener Flasche repräsentiert, der bei den Diathermieapparaten aber die Form eines Plattenkondensators hat (durch Paraffinpapier voneinander isolierte Stanniolblättchen), durch einen elektrischen Strom aufgeladen wird, so gleicht sich bei genügender Spannung der Ladung die Elektrizität an der Unterbrechungsstelle, also an der Funkenstrecke, in Form eines überspringenden Funkens aus. Ein solcher Funke besteht aus einer Serie von einzelnen Schwingungen (Abb. 33), die allmählich

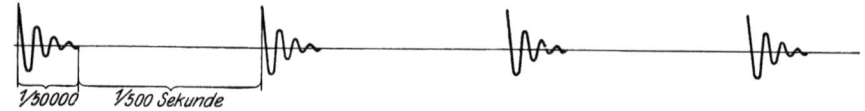

Abb. 33. Funkenentladungen eines Kondensators. (Nach Kowarschik, Diathermie, 6. Aufl.)

an Stärke abnehmen, bis sie schließlich ganz erlöschen. Jede dieser Schwingungen bedeutet den Ausgleich der Elektrizität nach einer anderen Richtung hin; die Schwingungen können mit dem Hin- und Herschwingen eines einmal angestoßenen Pendels verglichen werden. Die Erscheinung, daß nicht nach einer einmaligen Schwingung der Ausgleich bereits erfolgt, sondern dazu eine Reihe von Schwingungen notwendig sind, beruht nun auf dem Auftreten der sog. Selbstinduktion im Stromkreise. Eine solche Selbstinduktion tritt in jedem Leiter auf, wenn elektrische Ströme entstehen oder verschwinden; es entsteht dabei eine elektromotorische Kraft, welche dem ursprünglichen Strome entgegenwirkt und so verhindert, daß die einmalige Schwingung eine völlige Entladung herbeiführt. Die Selbstinduktion, welche auf diese Weise zur Fortsetzung der Schwingungsdauer im Funken beiträgt, wird nun noch dadurch wesentlich gefördert, daß der Drahtkreis in seinem Verlaufe spulenförmig gewickelt ist, wobei die einzelnen Windungen der Drahtspule sich gegenseitig im Sinne einer Induktion beeinflussen. Das ist der Zweck der Selbstinduktionsspule; mit der Zahl ihrer Windungen steigt ihr Vermögen, Induktionsströme zu erzeugen und damit die Dauer eines einzelnen Funkens zu verlängern.

Bei der Hochfrequenzerzeugung handelt es sich nun nicht um eine einmalige Aufladung des Schwingungskreises, resp. um eine einmalige Funkenerzeugung, sondern es wird der Schwingungskreis dabei immer von neuem aufgeladen und demgemäß entstehen dann immer neue Funken, von denen jeder aus einer ganzen Schwingungsserie besteht. Um diesen Schwingungsserien nun eine möglichst rasche Folge zu verleihen und so die Intensität des Hochfrequenzstromes zu steigern, ist es notwendig, daß die Funkenstrecke so beschaffen ist, daß sie bei Wiederaufladung des Schwingungskreises ein möglichst rasches Wiederauftreten von neuen Schwingungsserien erlaubt.

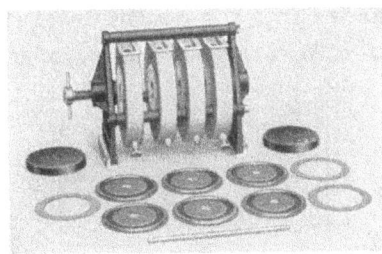

Abb. 34. Metallplatten einer Diathermie-Funkenstrecke (Siemens).

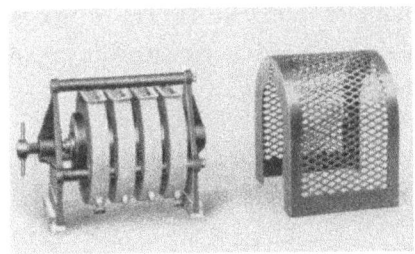

Abb. 35. Funkenstrecke eines Siemens-Diathermieapparates älteren Systems mit Kühlgefäßen.

Hat die Funkenstrecke, wie das bei den d'Arsonvalschen Hochfrequenzapparaten der Fall ist, die Form von zwei sich in mehreren Zentimetern Entfernung gegenüberstehenden Metallstiften oder Metallkugeln, so vergeht bei Wiederholung der Aufladung eine verhältnismäßig lange Zeit, bis ein neuer Funke überspringen kann. Der Grund dafür liegt in der Erhitzung dieser Stifte oder Kugeln, zwischen denen beim Funkenübergang Metalldämpfe auftreten, die ins Glühen kommen; durch diese glühenden Metallteile wird die erhitzte Luft zwischen den beiden Polen der Funkenstrecke ionisiert, d. h. leitend gemacht. Da auf diese Weise eine leitende Verbindung zwischen den beiden Polen der Funkenstrecke hergestellt wird, so kann eine neue Funkenentladung so lange nicht eintreten, als nicht durch Abkühlung resp. durch Abziehen der erhitzten Luft wieder eine neue Isolation der beiden Enden der Funkenstrecke voneinander ermöglicht wird. Die Folge davon ist, daß bei der d'Arsonvalschen Funkenstrecke die Pause zwischen zwei Funkenentladungen etwa hundertmal so lange dauert, als die Funkenentladung selbst, deren Dauer etwa den 50 000. Teil einer Sekunde beträgt (Abb. 33).

Um nun diese Pause zwischen den einzelnen Funken resp. Schwingungsserien nach Möglichkeit zu verkürzen, hat bei den Diathermieapparaten die Funkenstrecke eine andere Form als die eben beschriebene. Die Diathermiefunkenstrecke besteht nicht aus Spitzen oder Kugeln, sondern aus Metallplatten (Abb. 34), welche sich in einer minimalen Entfernung (nur etwa 0,2 mm) gegenüberstehen. Die Folge davon ist, daß der entstehende Funke sich auf eine größere Fläche ausbreitet und nur von ganz geringer Länge ist. Schon dadurch wird eine übermäßige Erhitzung der Funkenstrecke vermieden. Weiterhin sind aber diese Funkenstrecken derart konstruiert, daß einerseits durch leichten Luftzutritt für Kühlung und Erneuerung der erhitzten Luft gesorgt ist, andererseits die Abkühlung des erhitzten Metalls dadurch erleichtert wird, daß dasselbe in leitender Verbindung mit einem System von Kühlrippen oder (bei älteren Apparaten) mit besonderen, mit kaltem Wasser gefüllten Kühlgefäßen (Abb. 35) steht, wodurch die Wärmeabgabe nach außen hin erleichtert wird.

Es ist nun auf diese Weise möglich, daß in der Diathermiefunkenstrecke etwa 10 000 Funken in der Sekunde erzeugt werden, welche in rascher Folge hintereinander entstehen (Abb. 36). Wir haben es zwar auch hierbei mit sog. gedämpften Schwingungen zu tun, denn zwischen jeder Schwingungsserie tritt immer noch eine Pause auf. Dieselbe ist aber nur von kurzer Dauer, und praktisch wird jedenfalls auf diese Weise eine große Intensität der erzeugten Hochfrequenzströme erreicht.

Die in diesem Schwingungskreise erzeugten Hochfrequenzströme werden nun nicht direkt zur Durchleitung durch den Körper und zur Hervorrufung von Widerstandswärme benutzt. Vielmehr dienen dazu Hochfrequenzströme, die in einem zweiten Schwingungskreise (II, Abb. 37) entstehen, dem eigentlichen Behandlungskreis. Die Übertragung der Schwingungen auf diesen zweiten Kreis, welcher ebenfalls eine Induktionsspule enthält, geschieht auf induktivem Wege durch Annäherung der Spule des Primärkreises an die des Sekundärkreises. Es ist von Wichtigkeit, daß zwischen dem

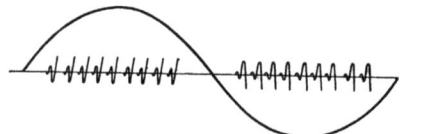

Abb. 36. Schwingungsschema des Diathermiestromes. (Nach Kowarschik.)

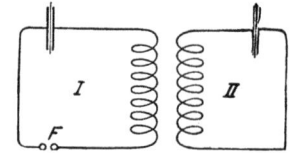

Abb. 37. Primär- und Sekundärkreis.

primären und sekundären Schwingungskreise keinerlei leitende Verbindung besteht. (Man nennt diese Art der Verbindung in der Elektrotechnik „induktive Koppelung".) Die im Primärkreis erzeugten Schwingungen geben nun den Impuls ab für das Auftreten von rasch aufeinanderfolgenden und wenig gedämpften Schwingungen, die sich in dem Sekundärkreise bilden, und zwar zunächst in dessen Spule, deren Drahtwindungen zahlreicher als die der Primärspule sind. Die beiden Schwingungskreise sind aufeinander abgestimmt und man kann den ganzen Vorgang mit dem langdauernden Mitschwingen einer zweiten Stimmgabel (Sekundärkreis) beim einmaligen kurzen Anschlagen einer ersten Stimmgabel (Primärkreis) vergleichen.

Die Regulierung der Stromstärke in der Sekundärspule und somit im Behandlungskreise erfolgte bei den älteren Modellen der Diathermieapparate dadurch, daß die Primärspule der Sekundärspule mehr oder minder genähert wird (oder umgekehrt die Sekundärspule der Primärspule). Bei den modernen Typen der Diathermieapparate hat man auf die Verschiebbarkeit der beiden Spulen gegeneinander verzichtet. Die Regulierung der Stromstärke erfolgt hier lediglich durch Rheostaten.

b) Die Diathermieapparate.

Auf dem eben auseinandergesetzten Prinzip der Erzeugung von Hochfrequenzschwingungen beruht die Konstruktion der Diathermieapparate. Dabei ist zunächst zu bemerken, daß zum Anschluß der Diathermieapparate, d. h. zur Ladung des primären Schwingungskreises, bei allen größeren Apparaten Wechselstrom erforderlich ist. Ist derselbe in der Straßenleitung nicht vorhanden, so ist es notwendig, zwischen diese und den Apparat einen Gleichstrom-Wechselstromumformer einzuschalten, wodurch sich die Apparatur wesentlich verteuert. Der Wechselstrom der Straßenleitung oder des Umformers, dessen Spannung gewöhnlich 150 Volt beträgt, kann nun nicht direkt zur Aufladung des primären Schwingungskreises benutzt werden, sondern er wird zunächst durch einen in den Apparat eingebauten Transformator (Abb. 38 links) auf eine höhere Spannung von 1500—2000 Volt gebracht, und dieser hochgespannte Wechselstrom dient dann zur Aufladung des Primärkreises. Es sei dabei betont, daß ein solcher Wechselstrom von 2000 Volt bei Berührung lebensgefährlich ist und daher jede Berührung des Primärkreises (also auch der Funkenstrecke) während der Einschaltung der Stromzuleitung sorgfältig vermieden werden muß. Da diese Teile im Inneren des Apparates eingebaut sind, so kann eine solche eventuelle Berührung durch den Patienten nicht erfolgen. Dagegen ist für den Inhaber der Apparate, falls er daran irgendwelche Änderungen oder Reparaturen ausführen will, die Regel streng zu beachten [1],

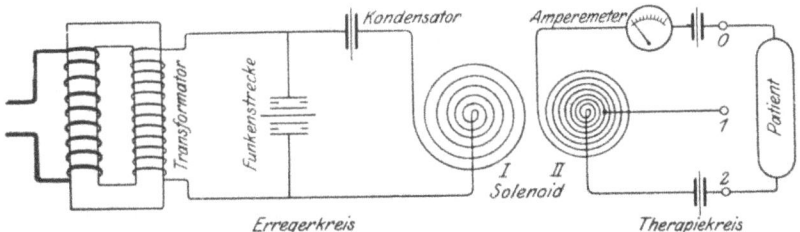

Abb. 38. Schaltbild eines Diathermieapparates. (Nach Kowarschik.)

auf alle Fälle dabei vorher die Stromzuleitung auszuschalten. Durch besondere Schutzvorrichtungen wird übrigens an den meisten neueren Apparaten die Stromzuleitung bei Bloßlegung der Funkenstrecke oder Öffnen des Apparatinneren automatisch unterbrochen.

Der Primärkreis (Erregerkreis) besteht nun aus dem Kondensator, einem System von Stanniolblättchen, die durch Paraffinpapier voneinander isoliert sind, der Primärspule (Solenoid I) und der Funkenstrecke. Diese Funkenstrecken sind nun bei den Apparaten der verschiedenen Systeme von verschiedener Konstruktion; das Prinzip ist aber überall das gleiche. Das Material der Teile der Funkenstrecke, zwischen denen der Funkenübergang erfolgt, besteht jetzt fast durchweg aus Wolfram; es hat dieses Metall die Eigenschaft durch die überspringenden Funken fast gar nicht abgenutzt zu werden. Die beiden Konduktoren der Funkenstrecke stehen sich, wie schon oben erwähnt, in minimaler Distanz (0,2 mm) gegenüber. Eine Regulierung dieser Distanz, die früher bei fast jeder Sitzung erfolgen mußte, ist bei den modernen Typen nur ganz selten notwendig, wenn nämlich der Funkenübergang nicht mehr regelmäßig erfolgt. Die meisten größeren Apparate sind jetzt mit zwei oder drei Funkenstrecken versehen; das gleichzeitige Arbeiten mehrerer Funkenstrecken hat den Vorteil, daß die einzelne Funkenstrecke sich beim Gebrauch nicht so sehr abnutzt und erhitzt, da die Erzeugung der nötigen Stromenergie sich dann auf mehrere Funkenstrecken verteilt. Bei manchen Apparaten,

---

[1] In Wien ist kürzlich ein Arzt bei Nichtbeachtung dieser Vorschrift ums Leben gekommen; die auch von ihm getroffene Vermeidung von Erdschluß (Gummischuhe) bot keinen Schutz gegen die 2000-Volt-Spannung.

z. B. dem „Agema"-Apparat, ist es außerdem möglich, abwechselnd die eine oder die andere Funkenstrecke in Gebrauch zu nehmen.

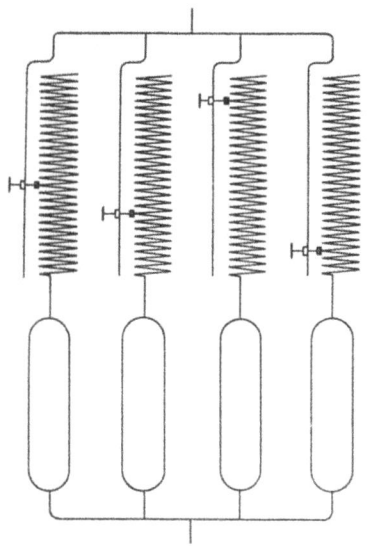

Abb. 39. Verteilerwiderstände. (Nach Kowarschik.)

Der Sekundärkreis, d. h. der eigentliche Behandlungskreis (Therapiekreis in Abb. 38) steht, wie erwähnt, mit dem Primärkreis in keiner leitenden Verbindung, sondern die Verbindung wird hergestellt durch induktive Übertragung der Hochfrequenzschwingungen von der Primärspule I auf die Sekundärspule II (in Abb. 38 „Solenoid" genannt). Die Regulierung der Stromstärke erfolgt bei den älteren Apparaten in der Weise, daß entweder die Sekundärspule der Primärspule mehr oder weniger genähert wird, oder umgekehrt. Die Annäherung geschieht dabei durch eine Schaltvorrichtung, die an dem Deckel des Apparates gebracht ist. Bei den neuen Apparaten wird, wie gleichfalls schon erwähnt, die Regulierung der Stromstärke nur mittels Rheostaten bei fix bleibenden Solenoidspulen vollzogen. In dem Sekundärkreis besteht nun eine erheblich niedrigere Spannung als im Primärkreis, sie beträgt aber immerhin noch mehrere 100 Volt. Außer der Spule enthält der Sekundärkreis noch Kondensatoren; ferner ist in ihn ein Hitzdrahtamperemeter eingeschaltet, welches die im Behandlungskreise herrschende Stromstärke

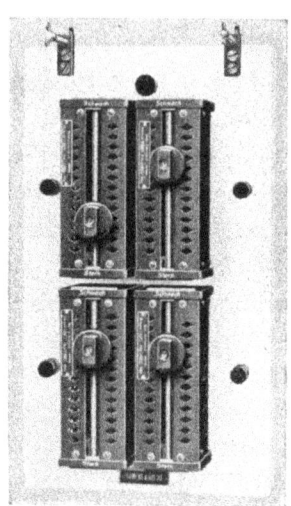

Abb. 40. Verteilerwiderstand nach Siemens (älteres System).

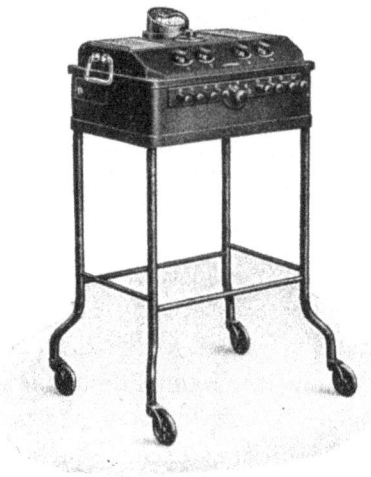

Abb. 41. Diathermie-Apparat-Siemens-Reiniger-Veifa.

anzeigt. Die Übertragung des Stromes auf den Patienten geschieht von Polklemmen (0, 1, 2) aus, an welchen die Kabel angebracht sind, die zu den dem Körper aufzulegenden Elektroden führen.

An manchen Diathermieapparaten sind statt zweier Polklemmen 3 angebracht, doch werden zur Stromübertragung immer nur zwei davon benutzt. Werden die Kabel an die Klemmen 0 und 2 angeschlossen, so sind in den Sekundärkreis sämtliche Windungen der Induktionsspule (Solenoid) eingeschaltet, und es wird die volle im Schwingungskreis herrschende Stromstärke auf den Patienten übertragen. Will man von vornherein mit geringeren Stromstärken arbeiten, was bei Behandlung kleinerer Körperteile, die wenig Widerstand bieten, erwünscht sein kann, so schließt man die Kabel an die Klemmen 0 und 1 an; in diesem Falle ist, wie aus dem Schema ersichtlich, nur ein Teil der Windungen der Selbstinduktionsspule im Stromkreise eingeschaltet. Wir halten die Einrichtung von drei Polklemmen für eine nicht notwendige Komplikation der Apparatur. Sie ist auch an vielen neueren Apparaten weggelassen, da zur feineren Regulierung die Verteilerwiderstände (s. u.) genügen.

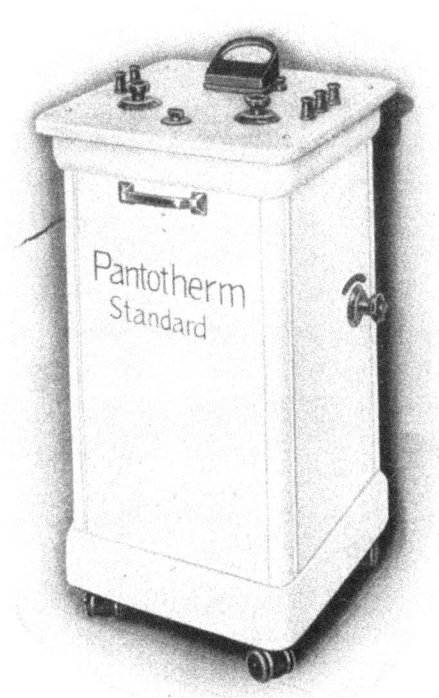
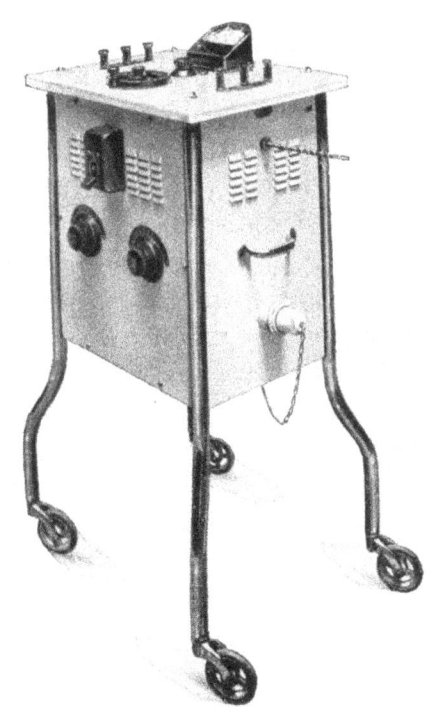

Abb. 42. Diathermie-Apparat Pantotherm (Sanitas).   Abb. 43. Diathermie-Apparat der Firma Agema (Berlin).

Eine weitere Modifikation der Stromübertragung kann noch durch die Einrichtung der sog. Verteilerwiderstände erfolgen. Sie wird entweder dann benutzt, wenn zwei oder mehr Körperteile gleichzeitig in mehreren Stromkreisen durchwärmt werden sollen, z. B. zwei Kniegelenke; sie kann aber auch dazu dienen, um beim Arbeiten in einem Stromkreise eine möglichst feine Regulierung der Stromstärke zu gestatten. Das Prinzip dieser Verteiler (Abb. 39) besteht in der Einschaltung von Rheostaten in den Sekundärkreis; an diesen Rheostaten kann dann die Stärke des dem Sekundärkreis entnommenen Stromes noch besonders für jeden abgezweigten Stromkreis reguliert werden. Sind die Rheostaten in den Apparat selbst eingebaut, wie es bei den neueren Typen der Fall ist, so sind für jeden Abzweigungskreis zwei besondere Polklemmen zur Entnahme des den Rheostaten durchfließenden Stromes am Apparat angebracht.

Benutzt man dazu den Verteilerwiderstand nach dem älteren System Siemens (Abb. 40), der außen am Apparat angebracht ist, so wird nur das eine Kabel an einer am Rheostaten befindlichen Klemme angeschlossen, während das zweite an einer der Polklemmen der Hauptschaltung befestigt wird. Von der anderen Polklemme der Hauptschaltung aus erfolgt die Zuleitung des Stromes zu dem

Rheostaten, und der Stromverlauf ist also folgender: Polklemme 1 des Hauptapparates-Rheostat-Polklemme des Rheostaten-Körper-Polklemme 2 des Hauptapparates.

Bei gleichzeitiger Benutzung mehrerer Verzweigungskreise konnte man früher die Stromstärke, die in jedem einzelnen Verzweigungskreis herrscht, nur schätzungsweise beurteilen, da das Amperemeter am Apparat nur die Summe der verschiedenen Stromstärken anzeigte. An den modernen Apparaten ist nun eine Einrichtung getroffen, welche die Einschaltung des Amperemeters in jeden einzelnen Stromkreis erlaubt, wodurch die Exaktheit des Arbeitens mit mehreren Stromkreisen entschieden erhöht wird. Durch diese Schaltvorrichtung ist auch die kostspielige Ausstattung eines Apparates mit mehreren Amperemetern (für jeden Stromkreis eines) überflüssig geworden.

Die gebräuchlichsten Diathermieapparate werden von den Firmen Siemens-Reiniger-Veifa (Abb. 41), Sanitas-Berlin (Abb. 42), Agema-Berlin (Abb. 43), Koch und Sterzel-Dresden, C. Erbe-Tübingen und Schulmeister (Wien) hergestellt. Durch Benutzung eines sehr resistenten Materials für die Funkenstrecken (Wolfram, Metallodur) und sonstige Verbesserungen sind diese Apparate in ihrer Leistungsfähigkeit und Stabilität in den letzten Jahren wesentlich vervollkommnet worden, wobei all die genannten Firmen gleichen Schritt gehalten haben. Für den praktischen Arzt, auch für den Gynäkologen, der nicht in einer größeren Anstalt tätig ist, genügen, falls die betreffenden Firmen mehrere Typen von Apparaten herstellen, die mittleren Größen (z. B. die hier abgebildeten Apparate). Die ganz kleinen Apparate (Mikrotherm-Siemens, „Novotherm"-Sanitas, „Urodiatherm"-Agema) sind dagegen nur für die chirurgische Diathermie verwendbar.

c) Ausführung der Diathermiebehandlung.

Die Zuführung der Hochfrequenzströme zu dem Körper geschieht mittels Elektroden, welche auf den zu behandelnden Körperteil in der Weise aufgelegt werden, daß in der zwischen den Elektroden gelegenen Strombahn die erwünschte Erwärmung stattfinden kann. Erfolgt die Stromzuführung von der äußeren Haut aus, so dienen dazu als Elektroden Metallplatten (Abb. 44). Als Material dazu wird biegsames Blei, am besten verzinktes Bleiblech, benutzt, wie es in größeren Stücken (Folien) von den elektromedizinischen Firmen geliefert wird. Man kann sich daraus die passenden Elektroden selber zurechtschneiden; für gewisse Typen von Elektroden dienen auch fertige Platten von entsprechender Größe. Diese Platten werden durch eine Klemme mit dem Kabel befestigt. Es existieren dafür Klemmen (Abb. 44) von verschiedener Form; die Hauptsache dabei ist, daß die Befestigung der Elektrode an der Klemme eine sichere ist (eine solche Sicherheit wird nur durch zuschraubbare Klemmen gewährleistet), damit sich ihre Verbindung nicht während der Einschaltung des Stromes löst, wodurch unangenehme Verbrennungen entstehen können. Die Platten selbst werden vor Auflegen auf die Haut an ihrer Innenseite angefeuchtet, um den Stromübergang zu erleichtern. Zur Anfeuchtung benutzt man am besten Seifenspiritus, durch den eine gewisse Adhäsion ermöglicht ist, und der auch den Vorzug hat, zugleich desinfizierend zu wirken. Doch kann die Anfeuchtung im Notfalle auch mit warmem Wasser geschehen. Ist die Auflegungsstelle stark behaart, so empfiehlt es sich, auch die behaarte Haut vor Auflegen der Elektrode gründlich anzufeuchten, damit nicht eine unerwünschte Erwärmung durch den Widerstand, den die Haare bieten, erfolgt. Ferner vermeide man beim Auflegen der Elektroden aus dem gleichen Grunde nach Möglichkeit hervorspringende Knochenteile, weil diese dem Strom einen hohen Widerstand bieten und durch örtliche Überhitzung an solchen Stellen die Erzielung einer genügenden Tiefenerwärmung unmöglich gemacht werden kann.

Bei Verwendung der Diathermie an den Extremitäten sowie in der Schulter- oder Hüftgegend ist es dringend empfehlenswert, die Elektroden durch Binden am Körper zu befestigen, um ein gutes Anliegen der Elektroden zu gewährleisten und eine Loslösung derselben von der Hautoberfläche während der Behandlung zu vermeiden. Beim Auflegen der Elektrode auf das Abdomen erfolgt die Fixierung durch einen aufgelegten Sandsack, den man aber der Sicherheit halber von der Patientin selber noch mit der Hand festhalten läßt. Elektroden am Rücken und in der Kreuzbeingegend werden durch das Schwergewicht der daraufliegenden Patientin fixiert. Durch Unterschieben eines Kissens unter die Elektrode ist dafür zu sorgen, daß diese mit ihrer ganzen Oberfläche der Haut überall gut anliegt. Außerdem ist die Patientin sorgfältig dahin zu instruieren, daß sie während der Behandlung sich nicht aus ihrer Rückenlage erheben darf, weil dadurch naturgemäß der Kontakt gelöst wird.

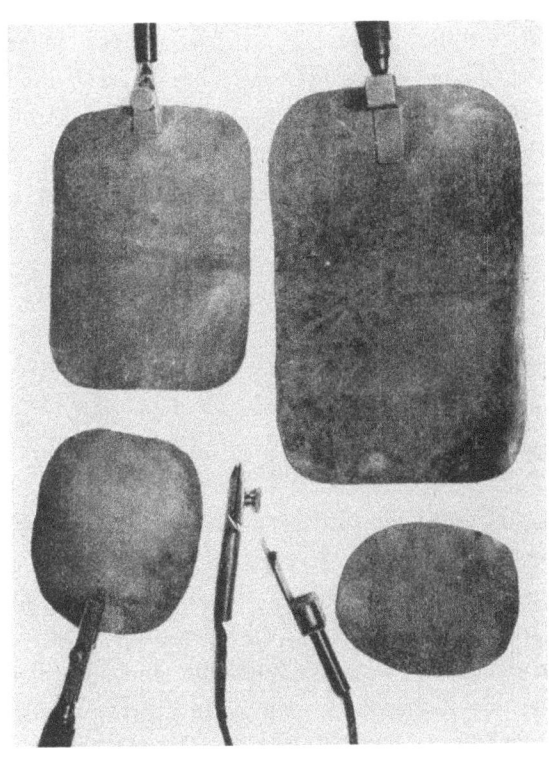

Abb. 44. Diathermie-Elektroden mit Klemmen.

Man unterscheidet bei der Diathermie prinzipiell zwei Methoden der Durchwärmung: Einmal die Querdurchwärmung, bei welcher der zu behandelnde Körperteil in möglichst diametraler Richtung durch entsprechende Durchleitung des Stromes erwärmt wird, und zweitens die Längsdurchwärmung, welche ausschließlich an den Extremitäten erfolgt und in der Weise vor sich geht, daß bei Längsdurchwärmung einer Extremität die eine Elektrode zentralwärts, eine zweite am peripheren Ende der Extremität befestigt wird. Bei Längsdurchwärmung mehrerer Extremitäten werden beide Elektroden an den peripheren Enden der Extremitäten angebracht. Eine Modifikation der Längsdurchwärmung stellt die allgemeine Diathermie dar, bei welcher mittels gegabelter Elektroden oder mit Benutzung zweier Stromkreise mittels der Verteilerwiderstände an allen vier Extremitäten eine Durchwärmung erfolgen kann.

Für die uns hier interessierende Anwendung der Diathermie an den weiblichen Genitalien und den Abdominalorganen überhaupt kommt ausschließlich die Querdurchwärmung in Frage, so daß wir uns auf deren Methodik beschränken können. Es ist hierbei zu beachten, daß bei Verwendung von zwei gleichgroßen Elektroden die Querdurchwärmung in der Weise erfolgt, daß der dazwischenliegende Körperteil, wenigstens theoretisch genommen, in allen Teilen gleichmäßig erwärmt wird, weil die elektrischen Stromlinien, welche beide Elektroden verbinden, parallel verlaufen und die durchwärmte Partie die Form eines Zylinders hat (Abb. 45). Verwendet man dagegen ungleich große Elektroden, so erfolgt die stärkere Erwärmung in der Umgebung der kleineren Elektrode, weil sich dort die Stromlinien konzentrieren (Abb. 46). Je mehr die Stromlinien nach der Richtung der größeren Elektrode divergieren, um so geringer wird dort die Erwärmung sein. Ebenso sind die Unterschiede der Erwärmung an den beiden Enden des durchwärmten Teils um so größer, je größer die Differenz zwischen der Oberfläche der beiden Elektroden ist. Ist dieser Unterschied sehr erheblich, so tritt eine nennenswerte Erwärmung an der größeren Elektrode überhaupt nicht ein; dieselbe spielt also dann die Rolle einer sog. indifferenten Elektrode.

Durch Wahl der Auflegungsstelle der Elektroden ist es ferner möglich, die Erwärmung in beliebiger Weise zu lokalisieren, was keiner weiteren Erörterung bedarf. Sind beide Elektroden von verschiedener Größe, so geschieht die Lokalisation am besten

Abb. 45. Durchwärmung mit gleich großen Elektroden.   Abb. 46. Durchwärmung mit ungleich großen Elektroden.

so, daß man die kleinere Elektrode möglichst nahe an den erkrankten, bzw. am stärksten zu erwärmenden Körperteil heranbringt und die größere Elektrode so plaziert, daß die Hochfrequenzströme den erkrankten Teil möglichst in seinem ganzen Umfang keilförmig durchfließen. Die größere Elektrode dient dabei also als sog. Richtungselektrode. Diese Verhältnisse sind sowohl für die Erwärmung des Abdomens von außen her als namentlich auch für die Anwendung der vaginalen Diathermie von besonderer Bedeutung. Hierbei dient die Vaginalelektrode stets als differente, kleinere Elektrode, die äußere Elektrode, die auf das Abdomen oder Kreuzbein gelegt wird, als Richtungselektrode (vgl. auch das nächste Kapitel).

Die Ausführung der Diathermie gestaltet sich nun so, daß nach Anlegen und Befestigen der Elektroden der Strom eingeschaltet und seine Stärke so weit erhöht wird, bis der Patient ein deutliches Wärmegefühl empfindet. Da die Haut den Hochfrequenzströmen einen sehr hohen Widerstand bietet, so ist, vorausgesetzt, daß die Wärmeempfindlichkeit der Haut nicht gestört ist, eine Schädigung des Körpers durch die Erwärmung so lange nicht zu befürchten, als die angewandte Temperatur für die Haut noch gut erträglich ist.

Eine Ausnahme von dieser Regel besteht nur für sehr fettleibige Individuen, speziell bei sehr starker Fettansammlung in den Bauchdecken. Hier kann es unter Umständen bei längerdauernder Verwendung hoher Stromstärken zu einer Schädigung des subcutanen Fettgewebes kommen, die sich in der Entstehung von kleinen schmerzhaften Infiltraten äußert, ohne daß die Haut selbst eine Schädigung erfährt. Der Grund dafür liegt in der Gefäßarmut dieser Fettschichten; da die Abwehr- und Regulierungsvorrichtungen gegenüber der Übererwärmung ja ausschließlich in Gefäßerweiterung und vermehrter Strömung in den Blutgefäßen bestehen, so kann bei der Gefäßarmut dicker Fettschichten dieser Schutz ein unvollkommener sein. Deshalb vermeide man bei sehr fettleibigen Individuen die Verwendung maximal erträglicher Stromstärken am Abdomen und sorge außerdem durch Anwendung von möglichst großen Abdominalelektroden für Verteilung der Erwärmung auf eine große Oberfläche.

Auch sonst mache man es sich zur Regel, bei den ersten Sitzungen nicht gleich bis zur maximal erträglichen Stromstärke zu steigen, sondern sich zunächst mit einer eben fühlbaren Wärmedosis zu begnügen. Eine solche Vorsicht ist namentlich bei der Behandlung frischerer, noch nicht in völlig reizlosem Stadium befindlicher Prozesse angebracht. Bei den späteren Sitzungen kann dann die Dosis zugleich mit der Dauer der Sitzung gesteigert werden. Was die Dauer der Sitzungen betrifft, so steige man im Anfang nicht über 15 Minuten; später kann sie dann auf 20 Minuten, selten darüber bis zu $1/2$ Stunde ausgedehnt werden. Wir selbst möchten empfehlen, die Dauer von 20 Minuten in der Regel nicht zu überschreiten, einerseits der ermüdenden Wirkung der Prozedur wegen, andererseits weil die Möglichkeit einer Reizung oder Exacerbation des Prozesses mit der Dauer der Anwendung steigt.

Die Stromstärke, welche bei der Diathermie verwandt wird, hängt einerseits von der Größe und dem Widerstande des zu behandelnden Körperteils, andererseits von der Größe der verwandten Elektroden ab. Je größer die Oberfläche der Elektroden, um so mehr verteilen sich die Stromlinien und um so höhere Stromstärken sind für die Haut erträglich. Außerdem bestehen nicht unwesentliche individuelle Unterschiede für die Verträglichkeit der Diathermieströme; eine feuchte, gut durchblutete Haut erträgt höhere Stromstärken als eine trockene, anämische Haut, in der die Regulierungsvorgänge der einwirkenden Wärme gegenüber nur in schwachem Maße funktionieren können. Bei der Anwendung der Diathermie an den Abdominalorganen wird je nach Elektrodengröße und individuellen Verhältnissen bei Auflegen äußerer Elektroden eine Stromstärke etwa zwischen 0,8 und 1,5 Ampere in Betracht kommen. Bei der vaginalen Diathermie, wenn eine Elektrode in die Vagina eingeführt und eine äußere Elektrode auf das Abdomen oder das Kreuzbein gelegt wird, beträgt die durchschnittliche Stromstärke 1—1,5 Ampere; werden bei der vaginalen Diathermie statt einer äußeren Elektrode zwei Platten verwandt, von denen die eine auf das Abdomen, die andere auf das Kreuzbein zu liegen kommt, so kommen Stromstärken zwischen etwa 1,2 und maximal 2 Ampere zur Anwendung, weil sich hierbei die Stromlinien auf einen größeren Radius verteilen. Im übrigen können diese Werte nur als approximative betrachtet werden. Sie sind aber auch deshalb von Bedeutung, weil das Auftreten von unerträglicher Überhitzung unterhalb der Minimalzahlen meistens, wenn auch nicht immer, einen Hinweis darauf gibt, daß die Technik der Anlegung der Elektroden irgendwie unkorrekt gewesen ist; es kann z. B. eine leicht zu beseitigende lokale Überhitzung an vorspringenden Knochenteilen der Spina anterior superior, der Kreuzbeingegend oder an der besonders empfindlichen Haut in der Leistenbeuge die Ursache der Störung sein.

Besonders sei noch hervorgehoben, daß die Patientin während der ganzen Dauer der Sitzung nicht einen Augenblick ohne Aufsicht bleiben darf. Schon deshalb, weil aus einem später noch zu erwähnenden Grunde eine anfänglich gut erträgliche Stromstärke im Laufe der Sitzung ohne Änderung der Einschaltung des Apparates zu einer unerträglichen und schädlichen Übererwärmung führen kann.

d) Technik der gynäkologischen Diathermie.

Aus dem vorher Gesagten geht schon hervor, daß prinzipiell **zwei verschiedene Formen der Durchwärmung der Beckenorgane** zu unterscheiden sind. Erstens die ausschließliche Durchwärmung von außen her, und zweitens die Durchwärmung von der Vagina aus, wobei dann auch eine oder zwei Elektrodenplatten (welch letztere gemeinsam mit dem zweiten Pole des Apparates verbunden sind) äußerlich als Gegenelektroden aufgelegt werden. Statt von der Vagina aus kann eine solche Durchwärmung auch vom Mastdarm her durch eine dort eingeführte Elektrode erfolgen. Die nur äußerlich angewandte Diathermie ist als die mildere, aber auch weniger intensiv wirkende Methode anzusehen. Die vaginale oder rectale Anwendung, welche die erkrankten

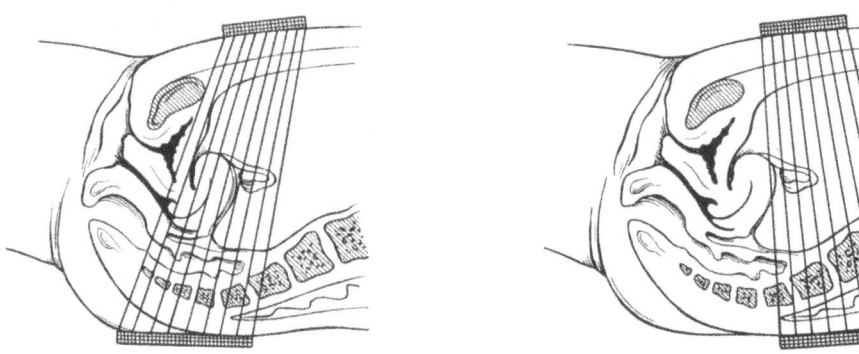

Abb. 47. Stromlinien bei richtiger Lage der Elektroden.   Abb. 48. Stromlinien bei falscher Lage der Elektroden.
(Nach Kowarschik.)

Teile stärker hyperämisiert, hat eine größere schmerzstillende und resorptionsbefördernde Wirkung und eignet sich mehr für solche Fälle, in denen reaktive Reizwirkungen nicht mehr zu befürchten sind.

Die **äußerliche** Diathermie erfolgt in der Weise, daß eine Platte von etwa 300 qcm Größe auf die untere Kreuzbeingegend, resp. obere Glutäalgegend aufgelegt wird, eine etwas kleinere von 200 qcm auf das Abdomen oberhalb der Symphyse. Man wählt für die Rückenpartie die größere Platte, weil erfahrungsgemäß bei Benutzung zwei gleich großer Platten an der Rückenelektrode die Erwärmung, vor allem wegen der dort gelegenen Knochen des Kreuzbeins, eine stärkere ist. Es soll aber umgekehrt die Erwärmung am Abdomen, weil von hier aus die inneren Organe besser zugänglich sind als von hinten her, etwas größer sein. Außerdem hat die Verwendung einer kleineren Platte als Abdominalelektrode den Vorteil, daß sich dabei die Wärme bei einseitiger Erkrankung durch entsprechende seitliche Verschiebung der vorderen Elektrode genauer lokalisieren läßt. Ferner vermeide man es die hintere Elektrode zu hoch in der Kreuzbeingegend aufzulegen, weil dann, wie aus den beistehenden Abbildungen (Abb. 47 u. 48) ersichtlich ist, die Stromlinien die Genitalorgane nicht treffen. Die vordere Elektrode wird durch einen Sandsack fixiert, dessen Gewicht aber nicht zu schwer sein darf, um mechanische Reizungen zu vermeiden. Die Fixierung der Rückenelektrode geschieht durch das Schwergewicht des

Körpers. Die angewandte Stromstärke beträgt, wie bereits vorher erwähnt, 0,8 bis 1,5 Ampere.

Bei der **vaginalen** Diathermie dient am besten als Vaginalelektrode eine eiförmige, gut vernickelte Metallelektrode, wie sie von Theilhaber in drei Größen von 2, $2^1/_2$ und 3 cm Durchmesser angegeben worden ist (Abb. 49). Die passende Elektrode wird durch Aufschrauben auf einen durch Hartgummi gut isolierten Stiel befestigt. Die Elektrode wird dann nach Anwärmung und Anfeuchtung mit warmem Wasser, evtl. auch nach leichter Einfettung, möglichst weit in die Scheide eingeführt. Durch Drehung des Stiels nach der einen oder anderen Seite oder nach oben und unten hin kann man die Lage der Vaginalelektrode noch genauer lokalisieren. Durch Sandsäcke und Kissen, die zwischen die leicht gespreizten Beine zu liegen kommen, wird dann der Stiel der Elektrode sorgfältig fixiert, um ein Herausgleiten während der Sitzung mit Sicherheit zu vermeiden.

Statt der eiförmigen Vaginalelektrode kann als Innenelektrode auch eine zylindrische Metallelektrode benutzt werden, wie sie von Sellheim und von Kowarschick angegeben worden ist (Abb. 50). Die Verwendung von Vaginalelektroden, in deren Innern ein Thermometer angebracht ist, bedeutet eine nicht notwendige Komplikation des Verfahrens, zumal

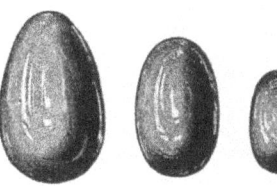

Abb. 49. Vaginalelektroden nach Theilhaber mit Stiel.

dabei nur die Temperatur der Elektrode selbst, bzw. die Erwärmung der an sie grenzenden Teile der Vaginalschleimhaut abgelesen wird, und der Grad der Erwärmung in den tiefergelegenen Organen daraus jedenfalls nicht direkt ersichtlich ist. Nur bei der vaginalen Gonorrhöebehandlung nach dem später noch zu erwähnenden van Bübenschen Verfahren ist die direkte Ablesung der Vaginaltemperatur wünschenswert.

Die Wahl der Stelle zur Auflegung der äußeren Elektroden hängt bei der vaginalen Diathermie ganz von der Örtlichkeit des erkrankten Teils ab. Zur Behandlung des anteflektierten und anteponierten Uterus sowie von Adnexschwellungen, die sich bei der vaginalen Untersuchung ausschließlich zwischen Scheide und Bauchdecke tasten lassen, ge-

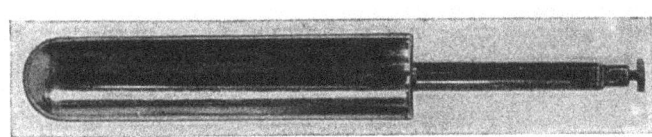

Abb. 50. Vaginalelektrode nach Kowarschik.

nügt es, als äußere Elektrode eine Platte von 200 qcm auf den Unterleib oberhalb der Symphyse aufzulegen (Abb. 51). Handelt es sich um ein Douglasexsudat, das sich seitlich nicht weit nach den Parametrien hin fortsetzt, um eine Parametritis posterior, um schmerzhafte Retroflexio fixata u. dgl., so werden die Stromlinien durch eine äußere Kreuzbeinelektrode auf diese erkrankten Teile geleitet. In allen anderen Fällen, wenn sich also die Exsudate in den Parametrien oder die Adnextumoren sowohl nach vorne wie nach hinten hin tasten lassen, so daß sie bei Anwendung einer Außenelektrode nicht völlig in den Bereich der Stromlinien gelangen, ist es notwendig, dem Strom durch zwei äußerliche Elektroden, die auf das Abdomen und auf das Kreuzbein aufgelegt werden, eine möglichst radiäre Richtung zu geben (Abb. 51). Diese beiden Elektroden werden gemeinsam an dem zweiten Pole des Diathermieapparates befestigt; zweckmäßig ist es, dazu eine Kabelschnur zu benutzen, welche sich in zwei Teile gabelt, an deren Enden die Bauch- und die Kreuzbeinelektrode angeschlossen werden. Handelt es sich dabei um ausgesprochen einseitige Erkrankungen, so kann die Erwärmung durch Verschiebung der vorderen Elektrode nach rechts oder links hin noch genauer lokalisiert werden; eine Verschiebung der größeren Kreuzbeinelektrode ist dagegen in der Regel nicht notwendig. In manchen Fällen, wenn die entzündlichen Tumoren, namentlich die Adnexe, weit nach der Seite hin gelegen sind, kann es auch zweckmäßig sein, die äußere Elektrode einseitig oder doppelseitig auf die seitliche Lumbalgegend aufzulegen. Diese Elektroden werden dann am besten mit Bindentouren am Unterleib befestigt. Kowarschik empfiehlt als äußere Elektrode, welche eine gleichmäßige Durchwärmung aller im Becken liegenden Teile ermöglicht, einen Bleistreifen von 8 cm Breite und 100—120 cm Länge, der gürtelförmig um das Becken gelegt wird [1].

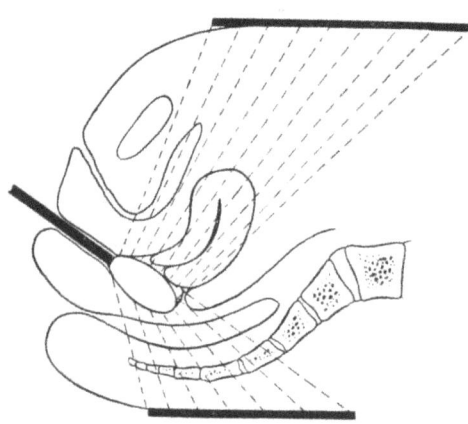

Abb. 51. Schema der Beckendurchwärmung bei vaginaler Diathermie. (Nach Stoeckel, Lehrbuch der Gynäkologie.)

Die Stromstärke beträgt bei der vaginalen Diathermie bei Benutzung von einer Außenelektrode 0,8—1,5 Ampere, bei Benutzung zweier Außenelektroden 1,2 bis maximal 2 Ampere; die Dauer der Sitzung 15—20 Minuten.

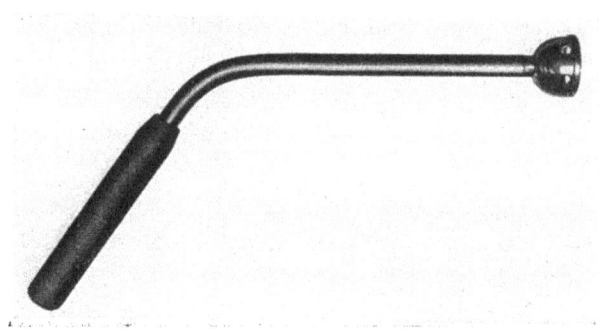

Abb. 52. Cervixelektrode nach Lindemann.

Von den speziellen Methoden der gynäkologischen Diathermie sei zunächst die Durchwärmung des Uterus, resp. der Cervix erwähnt, die mittels einer schalenförmigen Elektrode, die von Lindemann angegeben ist, ausgeführt wird (Abb. 52). Die Elektrode wird derart in die Scheide eingeführt, daß die Portio in die Schale zu liegen kommt. Als Außenelektrode dient eine Bleiplatte, die oberhalb der Symphyse auf den Unterleib aufgelegt wird. Die Stromstärke beträgt hierbei etwa 1 Ampere.

Zur Behandlung der unkomplizierten weiblichen Gonorrhöe hat van Büben eine Methode angegeben, bei welcher eine olivenförmige, von Kelen angegebene Elektrode, die im Innern mit einem Thermometer versehen ist, in die Scheide eingeführt wird. Als Außenelektrode dient gleichfalls eine Bauchelektrode. Die Stromstärke wird soweit

---

[1] H. Guthmann beschrieb vor kurzem eine besondere Fixierungsvorrichtung für die Elektroden zur gynäkologischen Diathermie in Form eines Holzgestells. Die Zukunft muß lehren, ob sich diese Vorrichtung besser bewährt als sonstige, zur Diathermie an anderen Körperstellen angegebene fixe Gestelle, von denen man wegen der Unsicherheit und Unvollkommenheit des Elektrodenkontaktes immer wieder abgekommen ist.

gesteigert, daß die Temperatur, wenn irgend erträglich, bis zu 45—47° am Thermometer ansteigt. Die Dauer der jeden zweiten Tag auszuführenden Behandlung soll hierbei jeweils 30 Minuten betragen.

Die rectale Diathermie, die besonders von Lindemann zur Durchwärmung der Unterleibsorgane empfohlen worden ist, hat den Vorteil, daß namentlich bei Erkrankung des Douglas die Erwärmung noch genauer, als bei der Vaginalmethode, auf diese Teile lokalisiert werden kann, und daß überhaupt eine große Sicherheit dafür besteht, bei dem Stromwege Rectum-Abdominaldecke alle erkrankten Teile der Genitalien in die Erwärmung mit einzubeziehen. Als Nachteil ist aber anzuführen, daß einerseits die Einführung der Elektrode in das Rectum bei größeren Douglasexsudaten oder bei Parametritis posterior recht schmerzhaft ist, andererseits überhaupt die Methode für die Patientin unbequemer und unangenehmer ist als die vaginale Diathermie. Es wird bei der rectalen Diathermie eine leicht nach vorne gebogene Elektrode in den Mastdarm eingeführt (Lindemannsche Elektrode Abb. 53); als Außenelektrode dient eine dem Unterleib aufliegende Metallplatte. Die Stromstärke beträgt durchschnittlich 1 Ampere, die Dauer der Sitzung 20—30 Minuten.

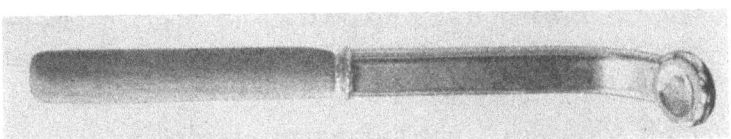

Abb. 53. Rectumelektrode nach Lindemann.

Eine besondere Modifikation der vaginalen Diathermie hat W. Lindemann in der Form der Diathermie-Wechseldusche empfohlen, welche sich speziell zur Behandlung solcher Erkrankungen eignen soll, die bisher eine Indikation für die manuelle gynäkologische Massage abgaben (Muskelerschlaffung des Beckenbodens, Descensus, Blutüberfüllung der Beckenorgane, Hypoplasie des Uterus und der Ovarien usw.). Bei dieser Methode wird in die Vagina oder in das Rectum eine Hohlelektrode mit Zu- und Rücklauf eingeführt, und es wird nun abwechselnd eine Diathermiedurchwärmung vorgenommen und durch Durchfließenlassen von kaltem Wasser eine Abkühlung der Sonde hervorgerufen. Dadurch soll, ähnlich wie bei der Thure-Brandtschen Massage, eine periodische Zu- und Abnahme der Blut- und Lymphgefäßfüllung in den Beckenorganen erzielt werden.

e) Vorsichtsmaßregeln bei der Diathermiebehandlung.

Zunächst ist in jedem Falle die Wärmeempfindung der Hautstellen, auf welche die äußeren Elektroden zu liegen kommen, zu prüfen. Ist die Wärmesensibilität infolge von Durchschneidung der Hautnerven bei Laparotomie oder eines organischen oder auch funktionellen Nervenleidens (Hysterie!) gestört, so darf wegen der Verbrennungsgefahr die Diathermie entweder gar nicht oder zum mindesten nicht über den unempfindlichen Hautstellen vorgenommen werden. Zur Prüfung der Wärmeempfindlichkeit bedient man sich am besten einer in heißes Wasser getauchten Vaginalelektrode.

Die Einschaltung des Stromes darf erst erfolgen, wenn alle Elektroden gut fixiert sind, und wenn man sich davon überzeugt hat, daß alle Rheostaten oder Schalthebel auf schwächster Schaltung stehen. Die Einschaltung erfolge langsam und allmählich. Die Patientin ist zu instruieren, jedes Gefühl von übermäßiger Wärme, von Brennen, Stechen, Kribbeln, Elektrisiertwerden usw. sofort zu melden. Sofort nach Meldung eines solchen Gefühls ist die Stromstärke zu vermindern —

falls es sich nur um ein zu starkes Wärmegefühl handelt — oder aber der Strom ganz auszuschalten, wenn es sich um eine der anderen genannten Sensationen handelt, um die Ursache der Störung zu beseitigen. Diese kann auf schlechtem Anliegen der Elektrode beruhen (z. B. übermäßige Randerwärmung in der besonders empfindlichen Inguinalgegend oder an einem hervorspringenden Knochenteil), oder es kann sich die Klemme an der Elektrode gelockert haben, oder es ist eine sonstige Störung in der Kontinuität der Stromzuleitung aufgetreten, die sich in dem (normalerweise fehlenden) Gefühl des Elektrisiertwerdens („faradisches Gefühl") kundtut. Die häufigste Ursache dafür ist ein defektes Kabel; durch dessen Austausch ist die Störung sofort beseitigt; ebenso läßt sie sich sofort beheben, wenn die Befestigung des Kabels an der Polklemme des Apparates gelockert ist. Seltener bildet die Ursache für das faradische Gefühl ein Defekt am Rheostaten oder an den Kondensatoren im Innern des Apparates, der dann durch den Elektrotechniker beseitigt werden muß.

Daß die Patientin dahin zu instruieren ist, während der Behandlung ruhig zu liegen, und vor allem sich nicht aufzurichten, damit der Kontakt der äußeren Elektroden nicht vermindert oder aufgehoben wird (beides kann zur Verbrennung führen), wurde bereits erwähnt. Auch jede sonstige Verschiebung oder Bewegung der Elektroden ist zu vermeiden, solange der Strom eingeschaltet ist.

Die ständige Beaufsichtigung der Patientin während der ganzen Sitzung durch den Arzt oder durch eine gut instruierte Hilfsperson ist ein schon öfter betontes unbedingtes Erfordernis. Bei Schadenersatzansprüchen wegen Verbrennungen spielt gerade dieser Punkt, wie ich aus meiner Gutachtertätigkeit bestätigen kann, oft die entscheidende Rolle.

Bei der vaginalen Diathermie ist schließlich besonders auf gute Beschaffenheit der Vaginalelektrode zu achten. Namentlich darf am Stiel der Theilhaberschen Elektroden kein Materialdefekt vorhanden sein, da es dabei sonst zu einer Verbrennung an den äußeren Genitalien kommen kann. Selbstverständlich muß die Vaginalelektrode so fixiert sein, daß ein Herausgleiten während der Sitzung unmöglich ist. Die erhöhte Wärmeresistenz der Vaginalschleimhaut darf auch nicht dazu verführen, das subjektive Gefühl einer zu starken Erwärmung in der Vagina unbeachtet zu lassen.

Im übrigen sind mir Fälle von endovaginaler Verbrennung durch Diathermie nicht bekannt geworden. Auch äußerliche Verbrennungen lassen sich bei der Diathermie mit Sicherheit vermeiden, wenn man die obigen Vorsichtsmaßregeln befolgt und außerdem bei sehr fettreichen Bauchdecken durch Wahl von Elektroden von großer Oberfläche und Vermeidung maximal erträglicher Stromdosen die Entstehung der früher erwähnten, selten vorkommenden subcutanen Fettverbrennungen verhindert.

f) Wirkungen der Diathermie.

Die **Bildung der Widerstandswärme,** auf der im Grunde die therapeutische Wirkung der Diathermie beruht, hängt außer von der Stromstärke von dem Widerstande der Gewebe ab. Dieser Widerstand ist für die einzelnen Gewebsarten verschieden. Den stärksten Widerstand bietet dem Hochfrequenzstrom das Knochengewebe; dann folgt in absteigender Linie das Fettgewebe, die Haut, die Muskulatur, die Nerven, und den schwächsten Widerstand bieten die gutleitenden, mit Blut gefüllten Gefäße, sowie die Körperflüssigkeiten selbst (Blut, Lymphe, flüssige Exsudate).

Einen stärkeren Widerstand als die Haut bieten also nur die Knochen und das Fettgewebe. Der hohe Widerstand der Knochengewebe ist insofern von praktischer Bedeutung, als an Stellen, wo hervorspringende Knochenteile nahe unter der Haut liegen, leicht eine Überhitzung stattfinden kann, und solche Stellen sind daher beim Auflegen der Elektroden möglichst zu vermeiden. Befindet sich Knochengewebe in tiefer gelegenen Schichten, so wird dasselbe von den Stromlinien umgangen, die sich ihren Weg nebenher durch besser leitende Gewebsarten bahnen. Eine Überhitzung ist dann nicht mehr zu befürchten; doch werden andererseits von Knochen umschlossene Teile durch die Diathermie verhältnismäßig nur wenig erwärmt. Der höhere Widerstand des Fettgewebes ist bereits früher im technischen Teile gewürdigt worden (vgl. S. 70); er spielt praktisch nur bei starken subcutanen Fettansammlungen eine Rolle. Somit gibt die Hauterwärmung in den allermeisten Fällen einen verwertbaren Maßstab für die ohne Schaden erträgliche Stromstärke ab.

Da bei der Diathermierung irgendeines Körperteils immer die verschiedensten Gewebsarten von verschiedenem Widerstand vom Strom durchflossen werden, so ist auch der Grad ihrer Erwärmung immer ein verschiedener. Diese Verhältnisse werden dadurch noch kompliziert, daß eine Gewebsart von geringerem Widerstand, z. B. Gefäße, zwar an sich weniger Widerstandswärme produziert, andererseits aber, weil sie den Strom gut leitet, von einem größeren Anteil der angewandten Stromdosis durchflossen wird, als die umgebenden schlechter leitenden Gewebsteile von höherem Widerstand. In ihren Einzelheiten sind diese komplizierten Verhältnisse bei der Querdurchwärmung nur insofern von praktischem Belang, als in gefäßreichen Partien, also auch in den Beckenorganen, verhältnismäßig hohe Stromdosen vertragen werden, wozu auch die gute Wärmeregulierung in stark durchbluteten Geweben mit beiträgt. Bei der Längsdurchwärmung spielte die stärkere Erwärmung besonders gutleitender Teile eine größere Rolle, weil hier tatsächlich die stärkere Erwärmung an den am besten leitenden großen Gefäßen und großen Nervenstämmen der Extremitäten erfolgt.

Im übrigen geschieht die Bildung der Widerstandswärme nach dem Jouleschen Gesetz, das, in einer Formel ausgedrückt, lautet:

$$W = i^2 \cdot r \cdot t$$

Hierbei bedeutet W die gebildete Widerstandswärme, i die Stromstärke des Hochfrequenzstromes, r den spezifischen Gewebswiderstand und t die Zeit der Anwendung des Stromes. Der Umstand, daß die Bildung der Widerstandswärme im quadratischen Verhältnis zur Steigerung der Stromstärke sich erhöht, bedeutet praktisch, daß schon eine verhältnismäßig geringe Stromsteigerung genügt, um eine erhebliche Erhöhung der Wärmebildung herbeizuführen. Will man also die Erwärmung während der Sitzung steigern, so darf die Mehreinschaltung des Stromes nur ganz langsam erfolgen, weil sich schon bei geringer Verschiebung der Selbstinduktionsspulen zueinander resp. des Rheostaten eine stärkere Erwärmung kundtut. Die Proportionalität des spezifischen Gewebswiderstandes zum Grade der Erwärmung ist bereits vorhin gewürdigt worden. Dagegen ist von großer praktischer Wichtigkeit der Umstand, daß mit der Zeit der

Einwirkung des Stromes die Erwärmung von selber ansteigt. Wenn also im Anfange der Sitzung eine gerade noch gut erträgliche Stromstärke angewandt wird, so ist es fast immer notwendig, im späteren Verlaufe der Sitzung die Stromstärke zu reduzieren, um eine übermäßige Erwärmung zu vermeiden. Schon aus diesem Grunde ist eine ständige Beaufsichtigung des Patienten während der Behandlung notwendig.

Was nun die eigentlichen **physiologischen Wirkungen** der Diathermie betrifft, so sind sie, da spezifische elektrische Wirkungen vermutlich fehlen, in der Hauptsache als besonders intensive und tiefgehende Wärmewirkungen zu betrachten. Vor allen Dingen sind die Folgen der Erwärmung auch hier wieder, wie bei sonstigen Wärmeapplikationen, durch das Bestreben des Körpers bedingt, seine Eigentemperatur äußeren Temperatureinflüssen gegenüber zu behaupten. Diese Temperaturregulierung erfolgt durch Erweiterung der Gefäße in den durchwärmten Gewebspartien und durch Beschleunigung des Blutstroms in diesen Gefäßen. Das Blut nimmt dabei Wärme in sich auf und führt sie entfernter gelegenen Körperpartien zu. Die Folge davon ist, daß gerade die reichlich mit Gefäßen versorgten Körperstellen, wie z. B. die Beckenorgane, verhältnismäßig große Stromdosen im Gegensatz zu gefäßarmen Partien vertragen können, und daß ferner bei der Diathermiebehandlung solcher Partien auch die Zirkulationsverhältnisse und die Bluttemperatur in entfernter gelegenen Körpergegenden eine Beeinflussung erfahren. So kommt es, daß namentlich am Ende einer solchen Behandlung die Patientin ein allgemeines Wärmegefühl empfindet, daß sogar Schweißausbruch dabei erfolgen kann, daß Kongestionen nach dem Kopf dabei entstehen können, und daß die Achselhöhlentemperatur sowie die Temperatur der Gesichtshaut um mehrere Zehntel Grade dabei ansteigt (Michael und Festenberg).

Die lokale Wirkung der Diathermie ist gleichfalls vor allem durch die Hyperämie der vom Strome durchflossenen Körperteile gekennzeichnet. Unter den früher schon näher skizzierten Wirkungen der Hyperämie tritt bei der Diathermiebehandlung vor allem die schmerzstillende und die resorptionsbefördernde Wirkung in Erscheinung. Beides macht sich wegen der Tiefenwirkung der Diathermie naturgemäß in stärkerem Grade geltend als bei äußerlicher Anwendung der Wärme. Von großer Wichtigkeit ist ferner die antispasmodische Wirkung, welche der Diathermie in höherem Grade als sonstigen Wärmeanwendungen zukommt. Die bactericide Wirkung der Diathermie kann eine direkte und eine indirekte sein. Eine unmittelbare Abtötung oder Abschwächung von Mikroorganismen durch die erhöhte Gewebstemperatur kann nur für solche Keime in Betracht kommen, die gegen Wärme besonders empfindlich sind, wie die Gonokokken, das Bacterium coli und die Choleravibrionen. Ich habe in Tierversuchen gezeigt, daß eine Abschwächung und manchmal sogar eine Abtötung solcher Keime im lebenden Gewebe durch Diathermie tatsächlich erfolgen kann. Es ist aber beispielsweise für die Gonokokken zu bedenken, daß ihre vollständige Abtötung erst bei einer Temperatur von 43—44° bei einhalbstündiger Einwirkung der Wärme erfolgt, und daß solche Temperaturen höchstens von der Vaginalschleimhaut vertragen werden, in sonstigen Geweben bei Anwendung erträglicher Stromstärken aber kaum erzielbar sind. Immerhin ist eine wirksame Abschwächung dieser und anderer thermolabiler Keime durch die Diathermie im lebenden Gewebe wohl sicher möglich. Die indirekte Beeinflussung pathogener Keime und der von ihnen gebildeten Toxine erfolgt bei der Diathermie durch Erhöhung der immunisierenden und bactericiden Kräfte des Blutes und der Lymphflüssigkeit sowie durch die verstärkte Leukocytenansammlung, welche speziell bei der Diathermieanwendung, wie von Korowitzky und Jassinovsky nachgewiesen worden ist, in erheblichem Maße eintritt.

Für die indirekte Heilwirkung der Diathermie bei der Gonorrhöe hat Roucayrol noch eine besondere Erklärung gegeben: Durch die starke Erwärmung werden die Toxine der Gonokokken in Freiheit gesetzt, wodurch die Ansammlung von polynucleären Leukocyten provoziert wird. Diese Zellen wirken dann als Phagocyten vernichtend auf die Gonokokken ein.

Durch ihre zirkulationsbefördernde Wirkung übt ferner die Diathermie, wegen ihres Tiefeneffekts mehr noch als sonstige Wärmebehandlung, eine funktionsverbessernde, leistungssteigernde Wirkung auf die Organe aus. In der Gynäkologie macht man von dieser funktionsverbessernden Wirkung der Diathermie bei Hypoplasie der Genitalien und mangelhafter Funktion der Ovarien Gebrauch (Diathermie der Ovarien, neuerdings auch der Hypophysengegend). Auch zur Anregung der Milchsekretion bei schlecht funktionierender Brustdrüse ist die Diathermie aus jenem Grunde empfohlen worden.

Wie schon eingangs erwähnt, kommen der Diathermie spezifische elektrische Wirkungen, soweit bekannt, nicht zu. Immerhin ist die Möglichkeit nicht ausgeschlossen, daß die schmerzstillende Wirkung der Diathermie nicht lediglich eine Wärmewirkung ist. Nach Erfahrungen, die man bei der Diathermiebehandlung von Neuralgien mit sehrschwachen, kaum eine merkliche Erwärmung hervorrufenden Strömen gemacht hat, liegt es nahe, an die Möglichkeit einer spezifischen Hochfrequenzstromwirkung hierbei zu denken. Wie Kowarschik annimmt, beruht eine solche Hochfrequenzwirkung auf sog. molekularen Erschütterungen, welche die Moleküle und Ionen der Gewebe, auch ohne daß es zur Ionenwanderung kommt, beim Durchfließen der Hochfrequenzschwingungen erleiden.

Was die Temperaturerhöhung betrifft, welche die Gewebe bei der Diathermie erfahren, so hält sich dieselbe trotz der Tiefenerwärmung in mäßigen Grenzen. Diese Grenzen sind einmal durch die sofort einsetzenden und gerade bei der Diathermiebehandlung sehr ausgiebigen Regulierungsvorgänge bedingt, andererseits durch die Tatsache, daß die Toleranz der Gewebe gegen Wärme eine verhältnismäßig beschränkte ist[1]. Nach Messungen der Blasentemperatur bei der Durchwärmung von der Vagina aus kann man annehmen, daß die Tiefentemperatur bei der in erträglichen Dosen angewendeten Diathermie hier etwa 39—40° nicht überschreitet. Messungen im Mageninneren bei äußerlicher Diathermie der Magengegend ergaben ebenfalls nur Temperaturerhöhungen um 2—2,5°. Höhere Temperaturen sind in unmittelbarer Umgebung der Elektrode bei vaginaler Diathermie gemessen worden. Das Maximum kann hier etwa 45—47° betragen. Nach Untersuchungen von Contenciu geht die Erwärmung einer Vaginalelektrode (Hegar-Bougie Nr. 28) selbst bei 3—3,5 Ampere (!) Stromstärke nicht über 41—42° hinaus.

g) Gynäkologische Indikationen und Kontraindikationen der Diathermie.

Die Indikationen der Diathermiebehandlung sind im allgemeinen auch bei Erkrankungen der Unterleibsorgane diejenigen der Wärmeanwendungen überhaupt, mit der Maßgabe, daß es sich hier um eine besonders intensiv wirkende Form der

---

[1] Bei 47—48° beginnt bereits bei manchen Gewebsarten die Koagulation.

Wärmeapplikation handelt. Somit ist die Diathermie namentlich dann angezeigt, wenn die subjektiven und objektiven Krankheitserscheinungen sehr hartnäckiger Natur sind, und sie sich durch äußerliche Wärmeapplikation nicht oder nicht genügend beeinflussen lassen.

Unter den Indikationen stehen in erster Linie die **chronisch-entzündlichen Erkrankungen der Adnexe und des Beckenbindegewebes.** Bei Salpingo-Oophoritis chronica, bei Pyosalpinx, die in ein chronisches reizloses Stadium getreten ist, bei sonstigen entzündlichen Adnexverdickungen, bei Douglasexsudaten, bei entzündlichen Tumoren des Parametriums, bei Parametritis posterior, bei Perimetritis und sonstigen entzündlich-adhäsiven Prozessen in der Umgebung der Genitalien kann mit der Diathermie, falls sie in richtiger Indikation angewandt wird, in subjektiver und objektiver Weise ein Erfolg erzielt werden, wie er sich mit sonstigen konservativen Methoden nicht erreichen läßt. Hervorzuheben ist dabei zunächst die schmerzstillende Wirkung; ihr ebenbürtig ist aber auch die resorptionsbefördernde Wirkung, und zwar gerade wieder für hartnäckige, ausgedehnte und harte Exsudate. Auch bei entzündlichen Veränderungen im Endometrium und in der Cervix sind gute Erfolge erzielt worden.

Die intensive Wirkung der Diathermie bei diesen Prozessen bringt es mit sich, daß hier, namentlich bei frischeren Erkrankungen, auch die Gefahr einer Exacerbation des Prozesses, resp. der Provokation eines Rezidivs naheliegt. Es ist deshalb ein besonders vorsichtiges Vorgehen hier am Platz. Zunächst wende man die Diathermie nur bei völlig afebrilen Zuständen an. Ist eine fieberhafte Erkrankung vorausgegangen, so beginne man nicht früher als 10—14 Tage nach Eintritt der völligen Entfieberung. W. Stoeckel empfiehlt zur Prüfung, ob die Diathermie bei entzündlichen Adnextumoren anwendbar ist, zunächst einige Anwendungen des Lichtbügels (von 60—100° Temperatur ansteigend je 20 Minuten lang) vorzunehmen, und erst wenn diese vertragen werden, ohne daß die Kranke mit Fieber oder starken Schmerzen darauf reagiert, zur Diathermiebehandlung überzugehen. Ferner mache man es sich überhaupt bei der gynäkologischen Diathermie zur Regel, zunächst mit einer äußerlichen Durchwärmung zu beginnen, und zur vaginalen Diathermie erst überzugehen, wenn man sieht, daß die milder wirkende äußere Diathermie gut vertragen wird. Sowohl bei der äußerlichen wie bei der vaginalen Diathermie wende man bei den ersten Sitzungen nicht die stärksten erträglichen Stromdosen an, und man beobachte dabei sorgfältig die Körpertemperatur und die sonstige subjektive und objektive Reaktion der Patientin auf den Eingriff. Tritt auch nur eine leichte Temperatursteigerung danach auf, so setze man die Diathermiebehandlung bis zu deren völligem Abklingen aus. Wiederholt sich die Fieber- oder Schmerzreaktion nach der nächsten Sitzung abermals, so nehme man zunächst von der Diathermie ganz Abstand und gehe zu einer milderen Form der Wärmeanwendung über. Das schließt nicht aus, daß man in einem späteren, reizloseren Stadium zur Diathermie wieder, wenn nötig, zurückkehrt. Auf jeden Fall möchten wir aber empfehlen, aus den genannten Gründen die Diathermiebehandlung bei chronisch-entzündlichen Erkrankungen der Unterleibsorgane, auch ihrer ermüdenden Wirkung wegen, nicht täglich vorzunehmen, sondern etwa dreimal wöchentlich. Die Zahl der anzuwendenden Behandlungen hängt von der Natur des Leidens ab. Bei allen ausgedehnteren und nicht ganz weichen Exsudaten wird man unter 12—15 Sitzungen nicht auskommen und bei harten größeren entzündlichen Tumoren sogar oft bis zu 20 Sitzungen steigen müssen. Darüber wesentlich hinauszugehen wird nur in seltenen Fällen notwendig und zweckmäßig sein.

Neben der Gefahr der Provokation von neuen Reizzuständen ist als Nebenwirkung der Diathermie besonders zu beachten, daß durch die hierbei erfolgende Hyperämisierung der Beckenorgane leicht Blutungen provoziert werden können. Schon wenn keine besondere Neigung dazu besteht, sieht man sehr häufig, daß während einer Diathermiebehandlung die Menses früher auftreten und stärker verlaufen, als es sonst bei der betreffenden Patientin der Fall ist. Deshalb empfiehlt es sich, die Behandlung schon etwa 2 Tage vor dem zu erwartenden Eintritt der Menses zu unterbrechen und sie auch nicht unmittelbar nach deren Sistieren wieder aufzunehmen. Besteht aber anamnestisch oder nach der Natur des Leidens eine starke Neigung zu Blutungen, so ist eine strikte Kontraindikation gegen Anwendung der Diathermie, wenigstens der vaginalen Diathermie, gegeben. In zweifelhaften Fällen begnüge man sich jedenfalls mit der weniger provozierend wirkenden äußerlichen Diathermie.

Außer bei entzündlichen Erkrankungen wird die Diathermiebehandlung mit Erfolg bei **postoperativen Adhäsionen** sowie bei **Stumpfexsudaten** und **Narbeninfiltrationen** zu deren Erweichung und Aufsaugung angewandt. Auch bei **Hypoplasie** der Genitalien, bei daraus resultierender **Amenorrhöe** und **Oligomenorrhöe** ist sie zur Anregung der Funktion der Ovarien empfohlen worden. Naturgemäß wird es hier vielfach notwendig sein, mit der Diathermie eine entsprechende Behandlung mit Organ- oder Hormonpräparaten zu kombinieren. Bei schwereren Konstitutionsveränderungen ist aber auch mit dieser Kombination nichts zu erzielen.

Die Diathermie hat bei diesen Funktionsstörungen nur Zweck, wenn sie auf vaginalem Wege appliziert wird, um eine möglichst energische Durchwärmung des Uterus und der Ovarien zu erreichen. Bei anteflektiertem Uterus und nach vorne liegenden Adnexen wird es dabei in der Regel genügen, als Außenelektrode eine dem Unterleib aufliegende Platte zu benutzen. Liegen die Adnexe nach hinten geschlagen, so ist die Verwendung zweier Außenelektroden, oder, bei ganz zurückgeschlagenen Adnexen, evtl. auch nur einer Kreuzbeinelektrode notwendig. Die Dauer jeder Behandlung betrage in diesen Fällen nicht unter 20 Minuten; bei fehlenden entzündlichen Erscheinungen kann hier die Diathermie bei resistenten Patientinnen auch öfter als dreimal wöchentlich vorgenommen werden. Eine Kur muß 12—15 Sitzungen mindestens umfassen, falls nicht schon vorher der Eintritt einer nicht zu spärlichen Menstruation erreicht worden ist.

Auch auf indirektem Wege ist versucht worden, durch die Diathermie auf die Ovarienfunktion einzuwirken. Zu diesem Zwecke haben Liebesny und Szenes die Diathermie der Hypophysengegend bei Dysmenorrhöe, klimakterischen Beschwerden und sonstigen ovariellen Ausfallserscheinungen, auch bei Dystrophia adiposo-genitalis, anzuwenden empfohlen.

Hierbei wird die Hypophysengegend am Schädel nach zwei Richtungen gleichzeitig durchwärmt, indem ein Elektrodenpaar an der Schläfengegend angelegt wird, ein zweites, von ungleicher Größe, mit der kleineren Elektrode auf die Stirn in der Nasenwurzelgegend, während eine größere Elektrode in der Nackengegend befestigt wird. Die Befestigung der Elektroden geschieht durch einen gut sitzenden Kopfverband. Stromstärke 0,15—0,3 Ampère in jedem Stromkreise, Dauer der Sitzung von 10 bis 15 Minuten allmählich steigend. Es empfiehlt sich zur Vermeidung von Nebenerscheinungen (Kopfschmerz,

Schwindelgefühl, Nystagmus) diese Behandlung nur am liegenden Patienten auszuführen und hinterher den Patienten noch längere Zeit in liegender Stellung ausruhen zu lassen.

Korwarschik, der die Hypophysendiathermie bei klimakterischen Beschwerden versuchte, hat davon keine sicheren Erfolge gesehen, dagegen öfter bei der Behandlung Kopfschmerzen und Vermehrung der kongestiven Erscheinungen erlebt. Wir selbst haben die Methode bisher in noch zu wenig Fällen (hypophysäre Dysfunktion, Folgen von Encephalitis lethargica) angewandt, um über ihre therapeutische Wirkung ein Urteil abgeben zu können. Bei Beobachtung der obigen Vorsichtsmaßregeln wurde die Prozedur fast immer gut vertragen. Andererseits konnten wir bisher nicht die Beobachtung von F. Kraus bestätigen, daß nach jedesmaliger Anwendung der Hypophysendiathermie ein Ansteigen der Diurese als Zeichen der Funktionsanregung der Hypophyse erfolgt.

Eine weitere indirekte Beeinflussung von Funktionsstörungen der Unterleibsorgane durch Diathermie bildet die von L. Letica empfohlene Durchwärmung der Milz- und Lebergegend zur Bekämpfung von menorrhagischen Blutungen. Es soll dabei durch Anregung der Milz- und Leberfunktion die Gerinnungsfähigkeit des Blutes erhöht werden. Die Behandlung wird am 2. oder 3. Tage der Menstruation begonnen; die Dauer der jedesmaligen Sitzung beträgt 10—15 Minuten bei etwa 1,3 Ampere Stromstärke. Als Größe der auf die Milz- und Lebergegend aufgelegten Elektroden wird 10×12 cm angegeben.

Die Diathermiebehandlung der unkomplizierten weiblichen **Gonorrhöe** ist von verschiedenen Autoren (van Büben, Kyaw, Jaeggy) empfohlen worden. Sie besteht in einer intensiven Erwärmung der Cervix- und Urethralgegend von der Vagina aus, mittels besonderer, mit Thermometer versehenen Vaginalelektroden, wie sie im technischen Teil erwähnt worden sind. Die Temperatur muß dabei so weit gesteigert werden, daß das Thermometer 45—47° anzeigt. Die Dauer der Sitzung beträgt bei der van Bübenschen Methode 20—30 Minuten, Kyaw wandte zur Coupierung der weiblichen Gonorrhöe Sitzungen von 3 Stunden Dauer und darüber an. Eine allgemeine Verbreitung haben alle diese Methoden bei der Gonorrhöebehandlung bislang nicht gefunden.

Außer bei organischen und funktionellen Erkrankungen der weiblichen Genitalien hat sich nun in der gynäkologischen Praxis die Diathermie auch bei der großen Gruppe der „Kreuzschmerzen" ohne gynäkologischen Befund gut bewährt, die durch Sexualneuralgien, Wirbelsäulenversteifung, arthritische oder gichtische Veränderungen an den Wirbelgelenken, am Kreuzbein oder Steißbein, Coccygodynie, Myalgien nach Grippe usw. bedingt sein können (W. Stoeckel). Auch wenn sich für solche Beschwerden keine Ursache finden läßt, wirkt die Diathermie bei unbestimmten, nicht genau lokalisierten Beschwerden, wie Stoeckel betont, fast immer günstig. Als Methode kommt in diesen Fällen die äußerliche Diathermie in Betracht. Nur bei der Coccygodynie kann man, falls die äußerliche Applikation (kleinere Elektrode auf das Steißbein, größere auf den Unterleib) nicht zum Ziele führt, manchmal noch mit der rectalen Diathermie (hierbei äußerliche Elektrode auf die Steißbeingegend) Günstiges erreichen.

Schließlich sei erwähnt, daß Theilhaber die Diathermie zur Verhütung von Rezidiven nach Carcinomoperationen anzuwenden empfohlen hat, weil dadurch eine Anhäufung von Rundzellen im Bindegewebe hervorgerufen werden soll, welche einen Schutz gegen das Vordringen von Epithelzellenwucherungen bildet. Auch Liebesny und Kolmer zeigten, daß im Tierversuche das Wachstum von Krebsgeschwülsten durch Diathermie gehemmt wird; sie konnten aber den Befund von Zellinfiltraten nicht bestätigen.

Praktische Schlüsse lassen sich aus diesen Mitteilungen wohl nur insofern ziehen, als daraus ein weiterer Vorteil der Behandlung von Krebsgeschwülsten mit chirurgischer Diathermie gefolgert werden kann, indem auch in der weiteren Umgebung des Operationsfeldes durch diesen Eingriff eine erhöhte Resistenz der Gewebe gegen Rezidive geschaffen wird. Eine nachfolgende Diathermiebehandlung nach sonstigen Krebsoperationen ist unseres Wissens nicht üblich. Warnen möchten wir jedenfalls vor der Anwendung der Diathermie zur Bekämpfung der Schmerzen bei Carcinomrezidiven und Metastasen. Fast regelmäßig sieht man danach nur eine Verschlimmerung der Schmerzen. Es empfiehlt sich vielmehr in solchen Fällen nur eine milde Wärmeanwendung, am besten in Form der Blaulichtbestrahlungen, die wenigstens vorübergehend oft von guter palliativer Wirkung sind.

h) Die Diathermie bei Erkrankungen der Blase, der Nieren und der Brustdrüse; geburtshilfliche Diathermie.

In der Behandlung mancher **Blasenleiden** lassen sich mit der Diathermie beachtenswerte Erfolge erreichen. Bei chronischer Cystitis, bei Inkontinenz und Dysurie infolge von Blasenerkrankungen oder auch von organischen Nervenleiden, bei Enuresis u. dgl. hat sich das Verfahren sehr gut bewährt. Die günstige Beeinflussung solcher Zustände durch die Diathermie beruht einmal auf ihrer antispasmodischen Wirkung (Beseitigung oder Linderung der Tenesmen und der Dysurie), dann auf ihrer schmerzstillenden Wirkung. Es ist ja bekannt, daß auch sonstige Anwendungen der Wärme bei derartigen Zuständen therapeutisch wirksam sind. Für gewöhnlich genügt bei den hier genannten Blasenleiden eine äußerliche Durchwärmung, wobei eine kleinere Elektrode auf die Blasengegend und eine größere Platte auf die Kreuzbeingegend zu liegen kommt. Van Büren empfiehlt, zur Bekämpfung der Inkontinenz und der Dysurie bei Frauen die Durchwärmung der Blase so vorzunehmen, daß entweder eine Elektrode, wie sie auch zur Gonorrhöebehandlung dient, in die Vagina eingeführt wird, während als Außenelektrode eine über der Symphyse liegende Platte dient, oder aber die Durchwärmung der Blase erfolgt von der Blase selbst aus.

Zu diesem Zwecke wird die Blase mit 100—300 ccm physiologischer Kochsalzlösung gefüllt, und zwar durch einen Metallkatheter von 20 cm Länge, dessen Mittelstück durch mit Seide durchwebtem Gummi isoliert ist, während das freie Metallende ohne Isolation bleibt. Dieser Katheter dient als Innenelektrode und wird mit dem einen Pole des Diathermieapparates verbunden, nachdem durch den Katheter die Blase gefüllt worden und der Ablaufhahn geschlossen ist. Als Außenelektroden dienen zwei Metallplatten, die, wie bei der gynäkologischen Diathermie, durch ein gegabeltes Kabel gemeinsam an den zweiten Pol des Apparates angeschlossen sind und über die Symphyse und unter das Kreuzbein aufgelegt werden. Auf diese Weise wird die ganze Blasenwand einer wirksamen Durchwärmung ausgesetzt.

Auch bei **Nierenerkrankungen** kann die Diathermie zum Zwecke der Erzielung einer besseren Durchblutung des Organs oft erfolgreich vorgenommen werden. Schon vor längerer Zeit hatten Nagelschmidt, Rautenberg und Kalker von günstigen Resultaten berichtet, die bei chronischer Nephritis durch Diathermie der Nierengegend erzielt worden waren. Es zeigte sich danach vor allem eine Vermehrung der Harnausscheidung, sowie ein Schwinden der Ödeme und der sonstigen begleitenden Störungen. Ausgedehnte Erfahrungen liegen aber auf diesem Gebiete noch nicht vor. Am ehesten scheint die Methode geeignet, um bei Störungen der Ausscheidungsfunktion der Niere, also bei Glomerulonephritis sowie auch bei Nephrosklerose, diese Funktion zu verbessern. So sahen Bergell und Baumstark in einem Falle, wo nach einer akuten toxischen Nephritis ein mangelhaftes Konzentrierungsvermögen der Niere zurückgeblieben war, regelmäßig dieses Konzentrierungsvermögen nach Diathermierung der Nierengegend wieder normal werden. Bei reflektorischer Anurie hat Grünbaum durch Diathermie in einem Falle Heilung erzielen können. Auf Grund eines größeren Materials empfiehlt Kolischer die Diathermie der Nierengegend bei Glomerulonephritis und bei Nephrosklerose. Er erklärt die Wirkung des Verfahrens durch die Verminderung der Kontraktion der Nierencapillaren, wodurch deren Durchlässigkeit und Ausscheidungsfähigkeit gefördert wird. Handelt es sich dagegen um eine Nephrose mit Kochsalzretention in den Geweben, so hat nach Kolischer die lokale Durchwärmung der Nierengegend keinen Zweck; vielmehr wird für solche Fälle von Kolischer die allgemeine Diathermie (mittels des Kondensatorbettes) oder doch die Durchwärmung der unteren Extremitäten empfohlen, um auf diese Weise durch Hyperämisierung der Gewebe die Aufsaugungsfähigkeit der Lymphbahnen für das retinierte Kochsalz zu befördern. Auch bei Urämie mit oder ohne eklamptische Anfälle empfiehlt Kolischer dieses Verfahren. Er hebt dabei den Vorteil hervor, daß hier keine wesentliche Schweißsekretion und somit keine Eindickung des Blutes zustande kommt, wie sie bei der Urämiebehandlung mit Schwitzprozeduren eintreten kann. Wegen der großen Empfindlichkeit der ödematösen Haut ist aber in solchen Fällen besondere Vorsicht am Platze, um Verbrennungen zu vermeiden.

Die Angaben von Kolischer über die sekretionserhöhende Wirkung der Nierendiathermie sind nicht allseitig bestätigt worden. Allerdings fanden Weinstein und Klein sowohl bei Gesunden wie namentlich auch bei Nierenkranken eine Erhöhung der Harnstoff- und Chlorausscheidung nach Diathermie der Nierengegend; dagegen haben Bronner und Schüller keine Veränderung der Diurese nach der Diathermie, allerdings nur bei gesunden Versuchspersonen, gesehen, und im Tierexperiment kam M. H. Friedman bei sehr exakten Untersuchungen über die Beeinflussung der Nierensekretion durch Diathermie zu einem völlig negativen Resultat.

Unsere eigenen Erfahrungen, die wir mit der Nierendiathermie vorwiegend in Fällen von Glomerulonephritis bisher zu machen Gelegenheit hatten, ergaben immer wieder die auch von allen anderen Autoren hervorgehobene günstige Beeinflussung des subjektiven Befindens und der lokalen und allgemeinen Beschwerden bei derartigen Kranken. Eine Einwirkung auf die Diurese konnte jedoch nur ausnahmsweise beobachtet werden, und das Verhalten der Eiweißausscheidung zeigte unter der Diathermiebehandlung keine unzweifelhafte, dem Krankheitsbilde und -stadium nicht entsprechende Abweichung. Über den Einfluß auf Chlorid- und Stickstoffausscheidung verfügen wir über keine eigenen Erfahrungen. Jedenfalls bedarf die objektive Wirkung der Nierendiathermie noch weiterer Klärung, so sehr auch ein Versuch mit dem Verfahren bei Glomerulonephritis, auch in nicht zu vorgeschrittenen Fällen von Granularatrophie, und namentlich auch bei akuten Störungen der Ausscheidungstätigkeit der Niere empfohlen werden kann.

Die Technik der lokalen Nierendurchwärmung besteht darin, daß zwei gemeinsam mit dem einen Pole des Apparates verbundene Bleiplatten, welche etwa der Größe der Nieren entsprechen (je etwa 150 qcm Oberfläche), hinten auf die Nierengegend aufgelegt werden (Abb. 54). Als Gegenelektrode dient eine große Platte, die vorn auf das Abdomen zu liegen kommt und deren Oberfläche 400—500 qcm beträgt (jedenfalls muß ihre Oberfläche größer sein als die der beiden Nierenelektroden zusammen). Die Stromstärke beträgt 1—1,5 Ampere, die Dauer der Sitzung 15—20 Minuten. In chronischen Fällen wird die Nierendiathermie etwa dreimal wöchentlich vorgenommen.

Auch bei im Ureter eingeklemmten Nierensteinen kann die Diathermie wegen ihrer antispasmodischen Wirkung zu dem Versuche benutzt werden, die Beförderung des Steines nach der Blase zu bewirken. Es wird zu diesem Zwecke eine kleinere Elektrode von höchstens Handtellergröße auf das Abdomen da, wo nach dem Röntgenbilde der Stein sitzt, in der Uretergegend aufgelegt, eine größere Elektrode auf den entsprechenden Teil des Rückens, und dann mindestens 20 Minuten lang täglich mit möglichst hohen Stromstärken durchwärmt. Gelingt die Ausstoßung des Steines nach 5 bis 6 Sitzungen noch nicht, so hat die Fortsetzung des Versuches keinen Zweck.

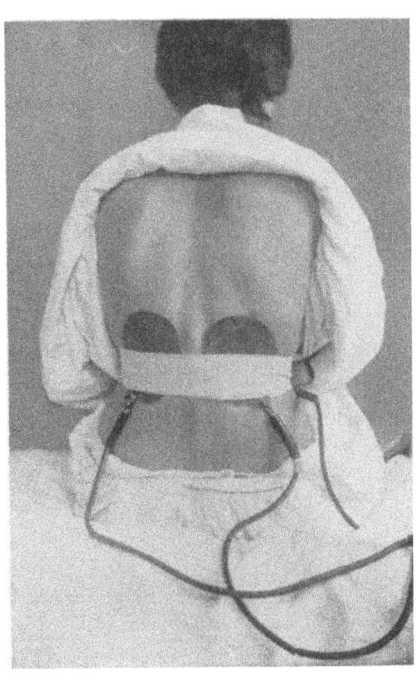

Abb. 54. Nierendiathermie.

In der **Geburtshilfe** ist die Diathermie in einigen Fällen von Wehenschwäche mit Erfolg dazu verwandt worden, um die Ausstoßung einer abgestorbenen Frucht zu erzielen. Henkel hat in einem Falle von missed labour nach Versagen sonstiger Methoden durch Diathermie des Uterus von außen her die Ausstoßung bewirken können; ebenso gelang es H. Weitz, durch Anwendung der Diathermie die Geburt eines bereits bei der Einlieferung abgestorbenen zweiten Zwillings in Gang zu bringen. Es wurde bei dorsoventraler Applikation der Elektroden im ganzen 15 Minuten lang die Durchwärmung vorgenommen. Auch in diesem Falle waren andere Methoden (Hypophysin, Chinin und heißes Bad) vorher erfolglos versucht worden.

Bei der Hypogalaktie haben Seitz und Vey sowie Pensa die Diathermie der Brustdrüsen angewendet, um durch die leistungssteigernde Wirkung dieses Verfahrens die mangelnde Funktion der Brustdrüsen zu heben. Die Durchwärmung der Brustdrüsen geschieht nach Seitz und Vey derart, daß zwei parallel zueinander gestellte Elektroden, welche mittels isolierenden Materials verschieblich miteinander verbunden sind und welche die Brüste zwischen sich einpressen, auf jede der Brüste gelegt werden. Die Patientin kann diese Vorrichtung selber halten. Die Stromstärke beträgt dabei 0,6 bis 1 Ampere. Pensa benutzte zwei kalottenförmige Elektroden über den Brustdrüsen, die mit dem einen Pole des Apparats gemeinsam verbunden waren; die zweite Elektrode war am Rücken befestigt. Es konnte mit diesem Verfahren die Milchsekretion auf das Doppelte gesteigert werden. Auch prophylaktisch hat Pensa die Brustdrüsendiathermie in den letzten Zeiten der Schwangerschaft angewendet, wenn nach Anamnese und Befund eine Hypogalaktie zu erwarten war. Die Behandlung soll bei stillenden Müttern möglichst täglich erfolgen; als Dauer wird die Zeit von 15—30 Minuten, je nach der Lage des Falles, angegeben. Im ganzen wurden nicht mehr als 10 Sitzungen gegeben.

4. Die chirurgische Diathermie.
a) Die Elektrokoagulation.

Wenn bei der diathermischen Durchwärmung mittels ungleich großer Elektroden die Oberfläche der differenten kleineren Elektrode eine sehr kleine ist, und diese Elektrode

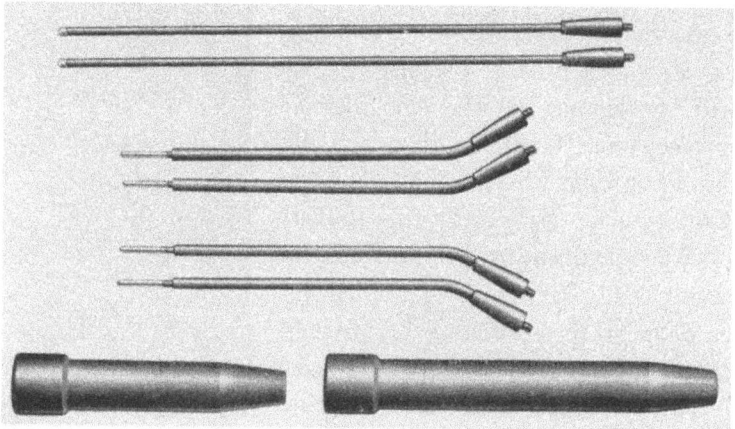

Abb. 55. Instrumentarium zur chirurgischen Diathermie in Körperhöhlen. (Nach Kowarschik.)

Sonden- oder Nadelform hat (Abb. 55), so kommt es bei genügender Steigerung der Stromstärke zu einer Überhitzung der Gewebe, die zur völligen Zerstörung der Gewebsteile führen kann. Dabei tritt zunächst eine Koagulation der Gewebe ein, wobei die Gewebsflüssigkeit ins Kochen gerät, und bei längerer Einwirkung des Diathermiestroms kommt es zur Verkohlung. Die Zerstörung setzt sich keilförmig in die Tiefe fort, die Ausdehnung der zerstörten Partie hängt von der Stromstärke und der Dauer der Stromeinwirkung ab. Man nennt diesen Vorgang des Durchkochtwerdens **Elektrokoagulation** oder Kaltkaustik, weil die Elektrode hierbei im Gegensatze zum Thermokauter kalt an die Operationsstelle herangebracht wird und erst nach Einschaltung des Stromes ihre Wärmewirkung entfaltet. Die Ein- und Ausschaltung des Stromes erfolgte früher durch einen besonderen Fußschalter, den der Operateur bediente, oder durch einen Assistenten, der sie jeweils am Apparate vornahm. Heute benutzt man zu der Operation in der Regel Elektrodenhalter mit Ein- und Ausschaltvorrichtung: Die Dauer der jeweiligen Einschaltung beträgt immer nur wenige Sekunden, höchstens $1/2$ Minute. Die Schaltung wird unterbrochen, sobald das betreffende Gewebsstück koaguliert ist und die nötige Tiefenwirkung erreicht ist. Dann wird an eine andere Stelle des Operationsfeldes übergegangen.

Als Apparate für die chirurgische Diathermie können für kleinere Operationen die kleinen, auf S. 68 erwähnten Apparate benützt werden, die besonders für diesen Zweck konstruiert sind. Zur Zerstörung größerer Tumoren und auch zum später zu besprechenden Schneiden (Lichtbogenoperation) benutzt man die Apparate von mittlerem Typus, z. B. den Pantotherm Sanitas oder den entsprechenden Siemens-Apparat. Bei der Verwendung von Apparaten älterer Bauart ist Vorsicht geboten, weil bei einigen derselben unangenehme faradische Reizwirkungen auftreten können, die bei der Koagulation unbedingt vermieden werden müssen.

Die Elektrokoagulation kann zu therapeutischen Zwecken zur Zerstörung erkrankter Gewebspartien (Tumoren, Ulcerationen) benutzt werden. Der Vorteil der Koagulation besteht darin, daß die Zerstörung dabei sehr rasch eintritt, daß sie sich scharf lokalisieren läßt und daß sie sowohl aseptisch wie auch auf unblutigem Wege erfolgt, weil bei der Koagulation das Blut gerinnt und die kleineren Gefäße mit verschorft werden. Größere Gefäße müssen jedoch zur Verhütung von gefährlichen Nachblutungen unterbunden werden. Angesichts der Tiefenwirkung der Diathermie läßt sich bei genügender Dosierung des Stromes, besonders bei etappenweisem Vorgehen, die Zerstörung auch auf die ganze erkrankte Gewebspartie ausdehnen. Ein weiterer Vorteil des Verfahrens besteht darin, daß infolge der Verschorfung der Blut- und Lymphgefäße die Gefahr einer Verschleppung von infektiösem oder carcinomatösem Material in die allgemeine Zirkulation vermieden wird. Schließlich ist die gute Heilungstendenz der auf diese Weise verursachten Gewebsdefekte und ihre glatte Vernarbung hervorzuheben.

Aus diesen Gründen wird die Diathermie von einzelnen Chirurgen zur Zerstörung carcinomatöser Tumoren verwandt. Vorsicht ist dabei nur geboten beim Operieren in der Nähe größerer Gefäße, weil durch Arrosion derselben schwer stillbare Blutungen verursacht werden können. Am meisten hat sich das Verfahren zur Zerstörung von papillomatösen Tumoren bewährt, namentlich wenn dieselben gestielt sind. So empfiehlt Guthmann, die Elektrokoagulation bei Papillomen der Vagina sowie zur Entfernung von Kondylomen anzuwenden. Es wird hierbei die aktive Elektrode auf den Tumor aufgesetzt, die indifferente Elektrode an irgendeiner Stelle des Rumpfes befestigt, und nun der Strom so lange eingeschaltet, bis die Koagulation erfolgt ist. Die Dauer der jeweiligen Einschaltung beträgt hier aber immer nur etwa 10—20 Sekunden; dann wird unter Wechsel der Aufsetzungsstelle der aktiven Elektrode die Durchkochung wiederholt.

Die häufigste Verwendung findet die Elektrokoagulation (wenn man von ihrer Anwendung in der Dermatologie absieht) bei der Behandlung von Blasenpapillomen, wobei in die mit Borsäurelösung gefüllte Blase durch das Cystoskop eine sondenförmige Elektrode eingeführt wird, und dann unter Kontrolle des Auges bei kurzdauernder Einschaltung geringer Stromstärken (0,2—0,5 Ampere) die Koagulation der einzelnen Zotten erfolgt.

b) Die Lichtbogenoperation. (Schneiden mit dem elektrischen Funken.)

Wenn der Patient mittels einer großen Platte, die dem Rücken oder Oberschenkel aufliegt, mit dem einen Pole des Diathermieapparates verbunden ist, und als zweite Elektrode ein nadel-, messer- oder schlingenförmiges Instrument benutzt wird, das aber nicht, wie bei der Elektrokoagulation, auf den Körper aufgesetzt, sondern ihm nur auf geringe Entfernung genähert wird, so bildet sich bei eingeschaltetem Strom bei Annäherung des Instruments zwischen der Spitze des Messers oder der Schlinge und der Haut ein elektrischer Funken. Streicht man nun mit dem Instrument in geringer Entfernung über die Haut hin, so übt der Funken wie ein scharfes Messer eine schneidende Wirkung aus und er kann zur Ausführung tief gehender und starker Schnitte benutzt werden. Hierbei wird die Schnittfläche verschorft, Blutungen aus kleinen Gefäßen treten nicht ein, während größere allerdings unterbunden werden müssen. Das Verfahren hat also wie die Elektrokoagulation den Vorteil, daß die Operation unblutig ist, daß ferner durch die große Hitze des Funkens alle Keime momentan abgetötet werden und die Gefahr einer Verschleppung von Keimen durch die Operation selbst, auch wegen des völligen Verschlusses aller kleinen Blut- und Lymphwege, nicht zu befürchten ist.

Das Schneiden mit dem elektrischen Funken ist zuerst bei uns im Jahre 1911 von Czerny zur Abtragung größerer Krebsgeschwülste empfohlen und angewandt worden, ungefähr zu gleicher Zeit in Frankreich von Doyen. Später geriet die Methode aber in Deutschland wieder in Vergessenheit, bis sie dann in Frankreich und Nordamerika mittels verbesserter Hochfrequenzapparatur (Apparate mit Ionenröhren) wieder aufgenommen wurde. In der Gynäkologie hat dann Döderlein das Verfahren zur Operation von gewissen Formen von Portiocarcinomen empfohlen, bei welchen eine Tiefenwirkung besonders erwünscht ist, sowie auch zur Verschorfung stark blutender Krebskrater,

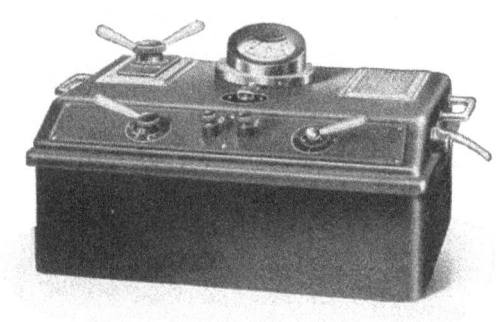

Abb. 56. Diathermieapparat zum elektrischen Schneiden (Kaustik-Thermoflux K, Siemens-Reiniger-Veifa).

wobei dann der Funke weniger zum Schneiden als zur Kauterisation der jauchigen Oberfläche benutzt wird. Es hafteten aber dieser Methode Nachteile an, vor allem, weil der Grad der zerstörenden Tiefenwirkung, die teilweise eine erhebliche ist, je nach dem Widerstande der durchschnittenen Gewebe stark wechselte, und es daher nicht in der Hand des Operateurs lag, die Tiefenwirkung zu regulieren. Eingehende histologische Untersuchungen von Voltz und Döderlein jun. haben die Veränderungen in der Tiefe nach Lichtbogenoperationen experimentell dargetan. Die Folge der Tiefenwirkung war, daß die Schnittfläche zu sehr verschorfte, und das Gewebe nicht primär zusammenheilen konnte. Dadurch entstanden bei Verwendung der alten Diathermieapparate zur Schnittführung nicht selten tiefe Nekrosen und Wundeiterungen; selbst Peritonitis und Todesfälle sind als Folgen beschrieben worden. Durch Verbesserung der Apparatur, vor allem durch Verwendung von Apparaten, bei denen die Frequenz des Funkenübergangs gegenüber früher stark erhöht ist (50 000 Funken gegenüber 8000 pro Sekunde bei den alten Apparaten), scheint es nun gelungen, diese Nachteile zu beseitigen und eine verschorfungsarme Schnittführung zu ermöglichen. So hat kürzlich Dyroff eine verbesserte, besonders für die gynäkologischen Operationen geeignete Methodik angegeben, wobei er einen Apparat von Siemens-Reiniger-Veifa (Kaustik-Thermoflux K Abb. 56) benutzte.

Der Apparat weist nicht nur eine hohe Funkenfrequenz auf, sondern er erlaubt es auch, während der Operation einen Spannungsschalter sowie eine Vorrichtung zur Regulierung für die Funkenstrecke zu bedienen, um die Schneideleistung den verschiedenen Gewebswiderständen anpassen zu können. Damit läßt sich die Tiefenwirkung beliebig regulieren und es ist Dyroff gelungen, mit seiner Apparatur verschorfungsarme, glatte und per primam heilende Schnitte auszuführen. Er empfiehlt dies Verfahren nicht nur zu Operationen, sondern auch zu Probeexcisionen anzuwenden.

Auch E. Heymann, der die Lichtbogenoperation bei hirnchirurgischen Eingriffen verwendet, bediente sich dabei eines Siemens-Apparates, neuerdings auch eines von der Firma Sanitas für chirurgische Diathermie besonders konstruierten Apparates („Cutor"). Es sei dazu bemerkt, daß große Stromstärken für Lichtbogenoperationen, im Gegensatz zu den großen Operationen mit der Elektrokoagulation nicht notwendig sind, und daß an sich auch Apparate kleineren Formates dafür ausreichen. Die Stromstärke beträgt zwischen 0,2 und 0,6 Ampere, die Spannung 150—600 Volt.

Die Lichtbogenoperation ist, wie jede intensive Hitzeeinwirkung, schmerzhaft und kann daher nur in Lokalanästhesie oder Narkose ausgeführt werden. Bei der Anwendung der Äthernarkose ist Vorsicht wegen der Explosionsgefahr geboten, die namentlich bei Operationen am Kopfe oder Halse besteht.

Das Schneiden mit dem elektrischen Funken ist ebenso wie die Elektrokoagulation ein rein chirurgischer Eingriff. Betreffs seiner näheren Technik und seiner Indikationen muß daher auf den Beitrag über Operationslehre in diesem Handbuche verwiesen werden.

C. Balneotherapie.

I. Allgemeines über Wesen und Wirkung der Balneotherapie.

Die balneotherapeutischen Methoden bestehen im Prinzip in der Anwendung von hydro- resp. thermotherapeutischen Maßnahmen, wobei aber zu dem thermischen Reiz des Bades noch ein anderes Moment hinzutritt, welches in der speziellen Beschaffenheit der natürlichen Heilquelle des betreffenden Badeortes begründet ist, und das die thermische Wirkung des Bades oder einer sonstigen badeförmigen Prozedur modifiziert. Bei den eigentlichen Bäderformen handelt es sich dabei um Kombination mit einer chemischen Reizwirkung, welche durch im Wasser gelöste Salze oder im Wasser suspendierte gasförmige Substanzen (Kohlensäure, Schwefelwasserstoff) ausgeübt wird. Auch der Gehalt einer Heilquelle an Radiumemanation kann deren thermische Wirkung modifizieren. Bei den Moor- und Schlammbädern kommt dann zu dem chemischen Reiz, der auch hier infolge des Vorhandenseins von Mineralbestandteilen in dem Moor oder Schlamm in mehr oder minder erheblichem Grade ausgeübt wird, noch der besondere mechanische Reiz hinzu, der auf dem Gewicht der Masse und ihrer Reibung an der Hautoberfläche beruht. Auch elektrische Spannungsdifferenzen zwischen Bademedium und Hautoberfläche sollen bei der Wirkung balneotherapeutischer Prozeduren eine Rolle spielen.

Den Angriffspunkt für alle balneotherapeutischen Maßnahmen bildet die äußere Haut, und man ist der Erklärung der Bäderwirkung wie in der Hydrotherapie so auch in der Balneotherapie näher gekommen, seitdem man die Funktionen der Haut und ihre Beziehungen zum vegetativen Nervensystem besser kennen gelernt hat. Wir haben bereits in der allgemeinen Einleitung sowie bei Besprechung der physiologischen Wirkungen der Hydro- und Thermotherapie ausgeführt, daß unter dem Einflusse thermischer Einwirkungen auf die Haut nicht nur die Zirkulations- und Innervationsvorgänge, sondern auch die Blutzusammensetzung Veränderungen erfahren, die für eine Beeinflussung vegetativer und innersekretorischer Funktionen sprechen. (Änderungen des Serumeiweißgehalts, des Ionen- und Säurebasengleichgewichts im Blute und den Gewebssäften, des Blutzuckergehaltes usw.) Bei den Mineralbädern kommt nun zu der thermischen Einwirkung noch eine chemische hinzu, welche die Hautfunktionen in besonderer Weise beeinflußt. Eine Resorption chemischer Bestandteile des Badewassers durch die Haut in den Körper hinein findet sich allerdings nur bei gasförmigen Stoffen, wie bei der Kohlensäure und dem Schwefelwasserstoff. Hingegen haben neuere Untersuchungen gezeigt, daß in der Haut selbst chemische Veränderungen beim Gebrauch von salzhaltigen Bädern vor sich gehen, und daß die Hautzellen im Bade Ionen abzugeben und aufzunehmen vermögen (Harpuder). Es leuchtet ein, daß diese Veränderungen des Hautorgans auch auf seine Funktionen von Einfluß sein müssen. Außerdem wird dabei durch den thermischen Reiz die Durchblutung der Haut verändert, und auch das Gleichgewicht des autonomen Nervensystems in der Haut wird durch den thermischen Reiz wie auch durch die chemischen Veränderungen gestört.

Durch diese Einflüsse auf die Haut, die dann durch das vegetative Nervensystem weiter gegeben werden, kommt es nun zu einer allgemeinen Umstimmung des Organismus und zu weitgehenden Änderungen der Organfunktionen, wie bereits in der Einleitung näher ausgeführt wurde. Es wurde auch schon erwähnt, daß hier eine gewisse Ähnlichkeit mit den Wirkungen der unspezifischen Reizkörpertherapie besteht, nur daß bei letzterer der einzelne Reiz ein viel intensiverer ist, während es sich bei der Hydro- und Balneotherapie mehr um eine Summation von kleinen einzelnen Reizwirkungen handelt. Es muß jedoch daran festgehalten werden, daß der balneologische Reiz etwas Besonderes für sich ist. Wenn man ihn schon mit der Injektionstherapie vergleichen will, so sind seine Folgen ähnlicher denjenigen intracutaner Injektionen, als denen der Einspritzungen unter die Haut oder in tiefer liegende Gewebe (Diener und Witsch).

Es leuchtet ein, daß die Art und die Konzentration der in den verschiedenen Mineralwässern gelösten Salze den Chemismus der Haut und damit die Mineralbäderwirkung qualitativ und quantitativ in verschiedener Weise beeinflussen können. Dazu kommen dann die gasförmigen, resorbierbaren Bestandteile der Heilquellen, und schließlich die Temperatur und die Art des Badmediums (Wasser, Moor, Schlamm). Somit bietet sich ein äußerst mannigfaltiges Bild, von dessen restloser Erklärung wir allerdings noch weit entfernt sind. Wir müssen uns vielmehr begnügen, die Wirkungen der hauptsächlichsten und charakteristischsten Bestandteile der Heilbäder auf Grund der bisherigen theoretischen Kenntnisse und nicht zum wenigsten der praktisch-klinischen Erfahrung im folgenden hervorzuheben.

Man kann ungemein häufig die Erfahrung machen, daß balneotherapeutische Maßnahmen, die in der Heimat mit ähnlichen Hilfsmitteln ausgeführt werden (z. B. künstliche Sol- oder Kohlensäurebäder oder Wärmemaßnahmen), nicht von derartig intensiver therapeutischer Wirkung sind, als es bei ihrer Anwendung in einem Badeorte der Fall ist. Diese

Unterschiede beruhen wohl vor allem auf der eben genannten balneologischen Allgemeinwirkung. Daneben spielt auch die spezielle chemisch-physikalische Zusammensetzung der betreffenden Heilquelle bei diesen Unterschieden eine Rolle, wie z. B. ihre Radioaktivität, die sich künstlich nur schwer nachahmen läßt. Auch die besondere chemische Beschaffenheit der in dem natürlichen Quellwasser vorkommenden wirksamen Substanz, z. B. des Eisens oder des Schwefels, die, wie wir noch sehen werden, in künstlich hergestellten oder exportierten Quellwässern nicht mehr vorhanden ist, trägt zu der verschiedenen und überlegenen Wirkung der natürlichen Heilwässer bei. Dazu kommt dann weiter als wichtiges Moment das Herausbringen des Patienten aus seiner gewohnten Umgebung während der Badekur, die Möglichkeit, sich der Kur ungestört durch berufliche und häusliche Sorgen zu widmen, der klimatische Einfluß des Badeortes, die Unterstützung der Badekur durch eine entsprechende Trinkkur und anderes mehr.

Es würde zu weit führen die Wirkungen der Trinkkuren, welche auch bei Frauenkrankheiten im weiteren Sinne, z. B. bei konstitutionellen Störungen (Anämie, Fettsucht) von großer Bedeutung sein können, mit in den Kreis unserer Betrachtungen hineinzubeziehen. Dazu wären eingehende pharmakologische und physikalisch-chemische Ausführungen erforderlich. Wir wollen uns daher hier begnügen, bei Besprechung der Bäderkuren die in den betreffenden Badeorten gebräuchlichen Trinkkuren kurz mit zu erwähnen.

Eine Anzahl von hierher gehörigen Bäderformen, insbesondere die Bäder mit salzhaltigen oder gasförmigen Zusätzen, sind auch in der Heimat der Patienten, außerhalb der Badeorte, künstlich herstellbar. Ihre Wirkung ist zwar quantitativ derjenigen der natürlichen Bäderprozeduren nicht gleich, qualitativ aber bis zu einem gewissen Punkte ähnlich. Es empfiehlt sich daher, diese künstlich bereiteten Bädern mit Zusätzen zusammen mit den entsprechenden natürlichen Bädern zu besprechen.

Anhang.
Die Tätigkeit des Badearztes.

Für den Erfolg einer Badekur ist die Tätigkeit des Badearztes von großer und oft entscheidender Bedeutung. Neben der Verordnung der spezifischen Heilmittel des Kurorts sind die allgemein diätetischen Vorschriften und die Regelung der Lebensweise während der Kur als ein wichtiger ergänzender Faktor der eigentlichen Bäderbehandlung anzusehen. Dazu kommt natürlich die psychische Beeinflussung des Patienten, die namentlich bei allgemein-konstitutionellen Leiden und dadurch bedingten Störungen (Sterilität, Menstruationsstörungen usw.) mit zur Behandlung gehört. In schwereren derartigen Fällen und ebenso bei manchen Formen von starken lokalen Befunden (z. B. noch nicht ganz ins reizlose Stadium übergegangene entzündliche Tumoren) sollte aus all diesen Gründen mehr als bisher in den Badeorten die Möglichkeit des Aufenthalts in einem Sanatorium gegeben sein.

In der wissenschaftlichen und Standespresse finden wir in den letzten Jahren immer wieder einen Streitpunkt zwischen Badearzt und Hausarzt erörtert, der eine gewisse Polypragmasie betrifft, welche von manchen Badeärzten an ihnen überwiesenen Patienten während der Kur entfaltet wird. Der Arzt in der Heimat beklagt sich darüber, daß bei seinem Patienten während der Kur eine Reihe von Behandlungen vorgenommen werden, die auch zu Hause anwendbar sind, der Badearzt will demgegenüber die Freiheit seines ärztlichen Handelns gewahrt wissen. Es ist Sache des gegenseitigen Taktes, hier das Richtige zu treffen. Speziell in der Bäderbehandlung bei gynäkologischen Leiden sollte jedenfalls die Anwendung der nicht zu den eigentlichen Kurmitteln gehörigen Behandlungen auf das Notwendigste beschränkt bleiben, und ferner werden von den meisten Gynäkologen selbst gewisse spezielle lokale Anwendungen der Kurmittel, wie die Benutzung von Badespecula, die Spülungen mit Mineralwasser oder die vaginale Applikation des Kohlensäurequellgases, nur in Ausnahmefällen für ihre Patientinnen gewünscht.

II. Spezielle balneotherapeutische Methoden.
1. Solbäder.

Als Solbäder bezeichnet man solche salzhaltige natürliche oder künstliche Bäder, deren Salzgehalt mindestens 10 g auf 1 Liter beträgt. Die hauptsächlichste Salzverbindung in den Solbädern bildet das Kochsalz; daneben sind aber sowohl in den natürlichen Solquellen als auch in dem zur Bereitung künstlicher Salzbäder benutzten Staßfurter Salz auch andere Chloride vorhanden, wie Chlorcalcium, Chlormagnesium und Chlorkalium. Manche natürliche Solquellen weisen auch einen geringen Gehalt an Jod, Brom oder Arsen auf.

Die Solbäder werden entweder in Badeorten mit natürlichen Solquellen angewandt oder auf künstliche Weise hergestellt, indem man Kochsalz oder Staßfurter Salz im Badewasser auflöst. Da die natürlichen Solbäder, auch die sog. schwächeren, einen Salzgehalt von 1—4% aufweisen, so ist bei ihrer künstlichen Nachahmung darauf Rücksicht zu nehmen, daß das Bad mindestens 1—2% des Salzes enthält (ein höherer Salzgehalt ist bei den künstlich hergestellten Solbädern nicht üblich). Rechnet man für ein Vollbad 200—300 l Wasser, so muß daher dem Vollbade mindestens 3 kg des Salzes zugesetzt werden. Bei Sitzbädern beträgt der Salzzusatz entsprechend weniger, etwa 1—2 kg. Statt des Staßfurter Salzes, welches in der Hauptsache Kochsalz, daneben auch Chlorkalium, Chlorcalcium und Chlormagnesium enthält, wird in Badeorten, welche eine stark konzentrierte Kochsalzquelle aufweisen (Arnstadt, Aussee, Dürrheim, Gmunden, Hall, Ischl, Reichenhall, Rheinfelden u. a.), auch diese Sole, die etwa 20 bis 30% Salz enthält, als Badezusatz verwandt, indem 20—30 l der Sole mit Süßwasser zu einem Vollbade vermischt werden. In anderen Badeorten mit schwächerem Salzgehalt kann die konzentrierte Sole durch das Verfahren der Gradierung gewonnen werden, oder es wird durch Einkochen des Quellwassers eine sog. Mutterlauge hergestellt. Eine solche Mutterlauge enthält etwa 30—40% feste Bestandteile. Zu einem Vollbade werden etwa 3—5 l der flüssigen Mutterlauge, zu einem Sitzbade etwa 1—2 l hinzugesetzt (von dem nur wenig wasserhaltigen Mutterlaugensalz entsprechend weniger). Jedenfalls wähle man die Dosierung der konzentrierten Sole bzw. der Mutterlauge so, daß 1 bis 3%ige Vollbäder resp. Sitzbäder entstehen.

Die Temperatur, in der die natürlichen Solbäder gegeben werden, liegt etwas niedriger als die der einfachen Warmwasserbäder, weil der Hautreiz, den das Salz ausübt, auch kühlere Temperaturen für den Körper verträglich macht. In der Regel liegt die Temperatur bei den Salzvollbädern zwischen 33 und 35° C. Werden sie zu resorptionsbefördernden Zwecken oder bei rheumatischen Krankheiten gegeben, so kann man auch höhere Temperaturen, bis zu etwa 38°, wählen. Bei den Sitzbädern kommen je nach der Indikation Temperaturen zwischen 35 und 39° in Betracht. Die Dauer der Solvollbäder, wie man sie in der Häuslichkeit gibt, beträgt 10—20 Minuten. In Badeorten werden sie auch bis zu einer halben Stunde Dauer ausgedehnt. Die Dauer der Sitzbäder beträgt zwischen 15 und 25 Minuten.

Für die häusliche Anwendung kommen für gynäkologische Indikationen vor allem die Salzsitzbäder in Betracht. Ihre Wirkungen und Heilanzeigen sind im allgemeinen dieselben, wie wir sie bei den einfachen Wassersitzbädern geschildert haben, nur mit der Modifikation, daß einerseits der Salzzusatz die resorbierende und stoffwechselanregende Wirkung befördern kann, andererseits es bei Zusatz von Salz möglich ist, die Temperatur des Wassers etwas niedriger als bei den einfachen Sitzbädern zu wählen. Es sei aber bemerkt, daß Stickel zur Vorsicht mit dem Salzzusatz zu Sitzbädern bei anämischen und gleichzeitig infantilen Patientinnen rät, weil hierdurch zuweilen entzündliche Reizzustände am Introitus vaginae ausgelöst werden können.

Was nun die physiologische und therapeutische Wirkung der Salzbäder betrifft, so sei zunächst vorausgeschickt, daß eine Resorption des Salzes durch die Haut im Bade nicht stattfindet. Neuere Anschauungen, daß speziell das Calcium, das ja in der Verbindung als Chlorcalcium sowohl im Staßfurter Salz als auch in den meisten natürlichen Solquellen, manchmal sogar in erheblichem Grade, enthalten ist, durch die Haut aus dem Badewasser in den Organismus eindringen kann, sind noch nicht genügend bestätigt worden. Hingegen ist es klar, daß die in der Einleitung geschilderten chemischen Veränderungen in der Haut selbst bei dem verhältnismäßig hohen Salzgehalte aller Solbäder besonders zum Ausdrucke kommen müssen.

Die therapeutische Wirkung der Solbäder, oder genauer gesagt, der Solbäderkuren, muß also auf die äußerliche Beeinflussung der Hautdecke durch das salzhaltige Wasser bezogen werden. Nun können hautreizende Zusätze zu warmen Bädern deren stoffwechselerhöhende Wirkungen steigern, wie das H. Winternitz erwiesen hat; doch beträgt nach einem Solbade nach den Winternitzschen Untersuchungen die Erhöhung des Gasstoffwechsels nur etwa 5%, sie ist also praktisch ohne Bedeutung. Anders liegen die Dinge bei einer Serie von Solbädern. Hier ist speziell bei Kindern von Langstein und Rietschel sowie von Heubner gezeigt worden, daß eine 9 Tage dauernde Badekur die Stickstoffausscheidung steigert, daß also eine erhöhte Eiweißzersetzung nach einer solchen Bäderserie erfolgt. Auch Schkarin und Kufajeff fanden nach einer 8 Tage lang durchgeführten Salzbadekur ein Sinken der Stickstoffretention, also Zunahme der Eiweißzersetzung. Dem entsprechen auch die klinischen Erfahrungen von der angreifenden Wirkung einer Solbadekur bei Kindern und Erwachsenen.

Im engen Zusammenhang mit der Stoffwechselwirkung der Solbäder steht ihr Einfluß auf das vegetative Nervensystem. Nach Vogt ist das Solbad ein mächtiger Aktivator des vegetativen Nervensystems, denn bei Solbäderkuren sind die Reizwirkungen sowohl allgemeiner Art (Mattigkeitsgefühl usw.) als auch die lokalen Reizerscheinungen (Herzklopfen, Kopfschmerzen, Herdreaktionen) besonders während der Periode der Badereaktion ausgesprochen. Objektiv macht sich die Einwirkung der Solbäder auf das vegetative System in einer Verminderung des Blutzuckergehaltes (Messerle, Buchstab und Sridner), einer verminderten Säureausscheidung (Vollmer, Blumberg) und Vermehrung der Ca-Ausscheidung geltend. Auch die Diurese erfährt in Solbädern eine deutliche Steigerung (R. Ley).

Neben der Einwirkung auf Stoffwechsel und vegetatives System ist auch eine Beeinflussung der weißen Blutkörperchen im Sinne einer Leukocytose nach Solbädern beobachtet worden. Auf die Herztätigkeit üben die Solbäder einen Einfluß im Sinne einer gewissen Roborierung aus, die sich in einer leichten Pulsverlangsamung und Blutdruckerhöhung kundtut. Auch das Elektrokardiogramm zeigt nach Solbädern ähnliche, wenn auch schwächere Veränderungen als nach Kohlensäurebädern, und zwar ebenfalls im Sinne einer Herzkräftigung (C. Schütze). Auf diesen Einwirkungen der Solbäder beruht ihre therapeutische Anwendung bei Zirkulationsstörungen, speziell in solchen Fällen, in denen ein milderes Anregungsmittel auf den Kreislauf, als es die Kohlensäurebäder darstellen, indiziert ist.

Eine plausible Erklärung für das Zustandekommen all dieser verschiedenen Wirkungen der Solbäder glaubte man früher in der von Frankenhäuser aufgestellten Theorie gefunden zu haben. Nach dieser Theorie bleiben nach jedem Solbade an der Hautoberfläche Salzteilchen haften, welche, da sie hygroskopisch sind [1], Wasser an sich ziehen und auf diese Weise bewirken, daß auch nach dem Bade die Körperoberfläche gleichsam von einer Dunstatmosphäre umgeben ist. Dadurch sollen die Vorgänge der Wärmeabgabe der Haut und damit der Wärmehaushalt des ganzen Körpers eine dauernde Veränderung während der ganzen Kur erleiden. Zugleich sollen die an der Haut haftenden Salzkrystalle einen Reiz ausüben, der von sich aus eine stärkere Durchblutung der Haut bewirkt.

Diese Theorie ist nun neuerdings vor allem von Harpuder angefochten worden, der ihr gegenüber seine Befunde von der Veränderung des Chemismus der Haut nach Mineralbädern, und speziell auch nach Kochsalzbädern, entgegensetzt. Harpuder glaubt auch nicht, daß die Ablagerung von Salzkrystallen in der Haut eine wesentliche Rolle spielen kann, da die Salze nur in der toten Hornschicht der Haut liegen und mit deren Abschilferung rasch entfernt werden. Auch der Schweiß und die unmerkliche Wasserabgabe der Haut verhindern die Entstehung von Salzkrystallen. Weiterhin haben Cobet und Kionka bei Messungen der Wärmeabstrahlung der menschlichen Haut gefunden, daß durch künstlich auf die Haut gebrachte Salzablagerungen (Aufstreichen von salzhaltigen Salben) die Wärmeabstrahlung nur in geringem Maße verändert werden kann. Wo sich eine solche Veränderung zeigte, war sie rein mechanisch bedingt; denn wenn man beim Aufstrich von Salben einen Zusatz von Sand statt des Salzes verwendete, so ließ sich dieselbe Erscheinung beobachten. Die Frankenhäusersche Theorie kann daher heute nicht mehr als ausreichend zur Erklärung der spezifischen Solbäderwirkung angesehen werden, die vielmehr auf die Veränderung des Chemismus der Haut zurückgeführt werden muß.

Neben der Salzwirkung kommt bei den Solbädern naturgemäß die thermische Einwirkung des Bades in Betracht, die namentlich bei differenten (warmen oder kühlen)

---

[1] Namentlich hat das in den meisten natürlichen Solquellen und auch im Staßfurter Salz enthaltene Chlorcalcium starke hygroskopische Eigenschaften.

Temperaturen eine wesentliche Rolle spielt und sich in den bekannten hydrotherapeutischen Einflüssen eines warmen oder kühlen Bades auf die Stoffwechsel-, Zirkulations- und Innervationsvorgänge kundtut. Wir können also zusammenfassend sagen, daß trotz der fehlenden Resorption des Salzes die spezifischen Einwirkungen des Solbades auf den Organismus doch bis zu einem gewissen Grade erklärbar sind.

Die Zahl der natürlichen Solquellen und kochsalzhaltigen Quellen (welch letztere neben den Chlorsalzen auch andere wirksame Bestandteile enthalten) ist speziell in Deutschland eine sehr große. Es seien im folgenden nur einige solcher Quellen aufgezählt, deren Salzgehalt mindestens 1% beträgt. Einen Salzgehalt zwischen 1 und 4% weisen unter anderem auf die Quellen von Kolberg, Elmen, Hall, Kreuznach, Harzburg, Pyrmont, Kösen, Salzuflen, Sooden a. d. Werra u. a. m. Hochkonzentrierte Solquellen, deren Sole zum Badegebrauch verdünnt werden muß, da ihr Salzgehalt zwischen 20 und 30% beträgt, finden sich in Arnstadt, Dürrheim in Baden, Frankenhausen (Thür.), Reichenhall, Rheinfelden, Salzungen, Traunstein, sowie in den Salzkammerguter Quellen von Aussee, Gmunden und Ischl. Neben den Chlorverbindungen enthalten nun viele Solquellen auch andere therapeutisch wirksame Substanzen in nennenswertem Maße, vor allem Jod. Von solchen jodhaltigen Quellen seien die von Tölz, Wiessee in Oberbayern, Hall in Oberösterreich, Lipik in Ungarn, Wildegg in der Schweiz genannt. Ein kleinerer Jodgehalt findet sich auch in der Kreuznacher Elisabethquelle. Ob dieser Jodgehalt der Bäder bei der äußerlichen Anwendung des Quellwassers eine Rolle spielt, ist noch nicht genügend geklärt.

Schließlich sei hervorgehoben, daß eine Anzahl von bekannten Solbädern zugleich auch reich an Kohlensäure ist. Als Beispiel von solchen kohlensauren Solbädern seien die Quellen von Kissingen, Nauheim, Oeynhausen, Soden im Taunus, Pyrmont, Salzuflen genannt.

Um ein Bild davon zu geben, wie sich in einem Solbadeort eine Bäderkur abspielt, seien im folgenden die von R. Michaelis für eine Kreuznacher Kur gegebenen Vorschriften angeführt: Wenn eine Kur sich auf 4 Wochen erstrecken soll, so gibt man etwa 4 Bäder in der ersten, 5 Bäder in der zweiten und je 6 in der dritten und vierten Woche, so daß im ganzen eine Anzahl von 21 Bädern erreicht wird. Soll die Badekur sich länger ausdehnen, so werden die 21 Bäder in entsprechend längeren Pausen gegeben. Die Temperatur der Bäder liegt bei 34—36°. Ihre Dauer steigt allmählich von 10—30 Minuten an.

Bei diesem Schema handelt es sich um Sole-Vollbäder. In vielen Badeorten werden aber zwischendurch auch Sole-Sitzbäder gegeben (gewöhnlich bereitet durch Mutterlaugezusatz zu dem Bade); dann wird die Zahl der Vollbäder entsprechend reduziert.

Die Indikationen der Solbäder in der Gynäkologie sind erstens einmal durch die resorptionsbefördernde und stoffwechselerhöhende Wirkung dieser Bäder gegeben. Schon in der häuslichen Behandlung wird man in denjenigen Fällen von subchronischen und chronischen Entzündungen des Uterus oder der Adnexe sowie bei Exsudaten im Becken, wo warme Voll- oder Sitzbäder indiziert sind, deren Wirkung durch Salzzusatz zum Bade unterstützen. Wirksamer noch erweisen sich solche Bäder bei den betreffenden Erkrankungen, wenn sie in Form einer Bäderkur mit natürlichen Solquellen angewandt werden. Namentlich bei der chronischen Parametritis, speziell auch bei Residuen von puerperalen Entzündungsprozessen im Parametrium, werden mit diesen Kuren gute

Erfolge erreicht (W. A. Freund). Der Jod- oder Bromgehalt einer Solquelle scheint die Erfolge einer Kur zu begünstigen. Wie schon erwähnt, ist über die äußerliche Wirkung dieser Medikamente wenig bekannt. Wird mit der äußeren Anwendung aber auch eine Trinkkur verbunden, wie das z. B. in Kreuznach der Fall ist, so kann man sich doch vorstellen, daß auch die kleinen Mengen von Jod, die dabei innerlich zugeführt werden, die resorptionsanregende Wirkung der Badekur unterstützen. Wir wissen ja auch von der modernen Jodbehandlung der Basedowschen Krankheit, daß schon sehr geringe Mengen von Jod eine therapeutische Wirkung ausüben können.

Im übrigen wird es von dem Allgemeinbefinden der Patientin sowie von dem Stadium und der Ausdehnung der entzündlichen Erkrankung abhängen, ob man hier für die Badekur eine Solquelle wählt, oder ob bei größeren, älteren Exsudaten, falls nervöse Übererregbarkeit oder allgemeine Asthenie fehlt, die intensiver aufsaugend wirkenden Moor- oder Schlammbäder zu bevorzugen sind. Eine noch mildere Form als die Solbäder bilden die sog. Akratothermen, wie Wildbad, Gastein, Badenweiler, Johannesbad, Teplitz, Warmbrunn usw. Sie kommen vor allem für die subakuten und leichteren Formen der Adnex- und Beckengewebsentzündungen in Betracht (Koblanck). Zwischen ihnen und den eigentlichen Solbädern stehen dann in der Wirkung die Kochsalzquellen mit einem etwas geringeren Salzgehalt, als ihn die Solbäder aufweisen, wie z. B. Baden-Baden und Wiesbaden.

Neben den entzündlichen Erkrankungen der Beckenorgane sind die Solbäder dann auch bei der Sterilität verschiedenen Ursprungs sowie auch bei langsam wachsenden, relativ weichen, gutartigen Tumoren (Myomen) indiziert (R. Michaelis). Auch die klimakterischen Beschwerden können dadurch günstig beeinflußt werden, besonders auch die Gelenkschmerzen des Klimakteriums und der Röntgenkastration. Bei dieser Beeinflussung spielt wohl auch die Radioaktivität eine Rolle, welche manche Solbäder, vor allem die von Kreuznach und Münster am Stein, aufweisen.

Schließlich und nicht zum wenigsten sind die Solbäderkuren bei Erschöpfungszuständen, allgemeiner Anämie, sowie bei Entwicklungsstörungen (z. B. Hypoplasie der Ovarien) ihrer roborierenden und stoffwechselerhöhenden Wirkung wegen indiziert. Aus den gleichen Ursachen kommen sie ferner bei Skrofulose sowie bei tuberkulösen Erkrankungen der weiblichen Genitalien in Betracht. Bei letzteren werden allerdings heute mehr die klimatischen Kuren, verbunden mit natürlichen Sonnenbädern, bevorzugt.

2. Kohlensäurebäder und sonstige gashaltige Bäder.
a) Technik der Kohlensäurebäder.

Die Kohlensäurebäder werden entweder in Badeorten, welche natürliche kohlensäurehaltige Quellen aufweisen, verabfolgt, oder sie können auch in der Häuslichkeit auf künstlichem Wege hergestellt werden. Die hauptsächlichsten Indikationen der Kohlensäurebäder liegen auf dem Gebiete der Erkrankungen des Herzens und der Gefäße. Für die speziellen gynäkologischen Indikationen kommen diese Bäder vor allem in der Form der kohlensaueren Stahlbäder in Betracht, wo sie zur Unterstützung der sonstigen Kur namentlich bei Chlorose, Anämie, Entwicklungsstörungen und dadurch bedingter

Sterilität eine beachtenswerte Rolle spielen. Die künstlichen, in der Heimat angewandten Kohlensäurebäder werden bei diesen Indikationen wenig verordnet; sie seien hier nur erwähnt, weil sie zur Bekämpfung von Zirkulationsstörungen, speziell z. B. bei anämischen Individuen oder bei Fettherz, auch für den Gynäkologen als therapeutisches Mittel in Betracht kommen können. Von vornherein sei betont, daß bei Gefäßneurosen auf klimakterischer Grundlage die künstlichen Kohlensäurebäder ihrer erregenden Wirkung wegen nicht empfehlenswert sind. An ihre Stelle treten in der häuslichen Behandlung bei diesen Zuständen die sonstigen gashaltigen Bäder, nämlich die Sauerstoff- oder die Luftperlbäder.

Die **Bereitung** der künstlichen Kohlensäurebäder erfolgt einmal auf chemischem Wege, indem ein kohlensaures Salz (Natron bicarbonicum) im Badewasser aufgelöst und dann eine Säure zugefügt wird. Als Säure wird dann meistens eine organische Säure benutzt, weil anorganische Säuren, wie Salz- oder Schwefelsäure, Metallwannen stark angreifen. Es existieren jetzt eine ganze Anzahl von brauchbaren Präparaten zur Herstellung künstlicher Kohlensäurebäder (Zeo-Bäder von Kopp & Joseph in Berlin, Zuckersche Bäder, Amag-Bäder, Lebramsche Bäder, Sedlitzkische Bäder u. a. m.). Die zweite Art der Bereitung von künstlichen Kohlensäurebädern, die sich besonders für den Gebrauch in Anstalten oder Sanatorien eignet, besteht in einer unter Druck erfolgenden Vermischung der aus einer Kohlensäurebombe entnommenen Kohlensäure mit kaltem Leitungswasser. Das derartig imprägnierte Wasser wird dann in die Wanne geleitet und mit heißem Wasser auf die Badetemperatur gebracht. Apparate für eine solche Bereitung von künstlichen Kohlensäurebädern werden von Fischer & Co. in Karlsruhe, Moosdorf & Hochhäusler in Berlin, Max Paschka in Wien und der „Sanitas"-Gesellschaft in Berlin hergestellt.

Die Temperatur, in der natürliche oder künstliche Kohlensäurebäder gegeben werden, schwankt zwischen 34 und 28° C. Vereinzelt werden auch noch niedrigere Temperaturen angewandt. Wegen der noch zu besprechenden spezifischen Wärmewirkung des Kohlensäuregases sind solche kühle Temperaturen subjektiv für den Körper gut erträglich. Im allgemeinen ist die Wirkung eines CO_2-Bades um so kräftiger, je mehr sich seine Temperatur nach unten hin vom Indifferenzpunkt entfernt, weil hier zu der spezifischen Kohlensäurewirkung noch der thermische Einfluß des kühlen Bades auf das Zirkulations- und Nervensystem hinzukommt. Die Dauer eines Kohlensäurebades beträgt durchschnittlich 15 Minuten, im Anfang etwas weniger.

b) Wirkungen der Kohlensäurebäder.

Die Wirkungen der Kohlensäurebäder setzen sich zusammen aus einer lokalen Beeinflussung der Haut durch die Kohlensäurebläschen und aus einer Allgemeinwirkung, die auf reflektorischem Wege durch den Hautreiz der Gasbläschen, vielleicht auch durch Resorption des Kohlensäuregases durch die Haut, zustande kommt.

Die lokale Wirkung der Kohlensäure äußert sich zunächst subjektiv dahin, daß sie ein Wärmegefühl hervorruft. Es handelt sich hier um eine spezifische Einwirkung des Kohlensäuregases. Dasselbe wird schon bei einer Temperatur von 20° C als warm empfunden, was bei gleich temperierter Luft oder bei Sauerstoff von derselben Temperatur nicht der Fall ist. Die Folge dieses durch die Kohlensäure hervorgerufenen subjektiven Wärmegefühls besteht einmal in der schon erwähnten guten Verträglichkeit kühler Wassertemperaturen im CO_2-Bade, dann auch in einer Beeinflussung der Stoffwechselvorgänge bzw. des Wärmehaushaltes des Körpers. Während sonst ein kühles Bad sofort eine physikalische und chemische Wärmeregulation auslöst, so daß, wenn die Temperatur nicht zu niedrig ist, ein Absinken der Körpertemperatur und eine Wärmeabgabe vermieden wird, sinkt im kühlen CO_2-Bade die Körpertemperatur, da das subjektive Kältegefühl fehlt, durch das die chemische Wärmeregulation (Erhöhung des Gasstoffwechsels) ausgelöst wird. Die physikalische Wärmeregulation durch verminderte Wärmeabgabe wird im CO_2-Bade auch dadurch erschwert, daß sich die Hautcapillaren stark erweitern.

Diese Erweiterung der Hautcapillaren, die sich in einer lebhaften Hautrötung im CO_2-Bade und nachher kundtut, bildet eine zweite spezifische Wirkung des Kohlensäuregases auf die Haut. Denn eine solche Hautrötung fehlt ebenfalls bei sonstigen gashaltigen Bädern (Luftperlbädern oder Sauerstoffbädern). Es handelt sich hierbei aber um eine rein lokale Wirkung, die von der allgemeinen Beeinflussung des Zirkulationssystems, auch der tieferen Gefäße der Peripherie, durch die CO_2-Bäder scharf zu unterscheiden ist.

Diese Allgemeinwirkung wird nun hauptsächlich reflektorisch durch die Reize, welche die CO_2-Bläschen auf die Haut ausüben, hervorgerufen. Neben dem Wärmereiz der Gasbläschen, zu dem im Kontrast dazu auch noch der Kältereiz der kühlen Wasserteilchen hinzutreten kann, kommt auch ihr mechanischer Reiz auf die sensiblen Hautnerven in Betracht. Die Wirkung der Kohlensäurebäder auf das Zirkulationssystem, die sich übrigens auch schon bei indifferenter Wassertemperatur der CO_2-Bäder (34°), wenn auch im schwächeren Maße, zeigt, erstreckt sich sowohl auf die Herztätigkeit wie auf das Verhalten der peripheren arteriellen Gefäße. Die Beeinflussung der Herzfunktion tut sich kund in einer deutlichen Pulsverlangsamung, in einer Zunahme des Schlagvolumens sowie in der Veränderung des Elektrokardiogramms, die im Sinne einer Kräftigung der Herzfunktion zu deuten ist. Weiterhin tritt, namentlich im kühlen Kohlensäurebade, primär eine Blutdruckerhöhung ein, an deren Zustandekommen neben der Kräftigung der Herzaktion auch die Tonisierung der größeren arteriellen Gefäße beteiligt ist. Die Beeinflussung der peripheren Zirkulation zeigt sich weiter darin, daß, wie plethysmographische Untersuchungen von Strasburger und seinen Mitarbeitern ergaben, die Blutfüllung in den peripheren Stromgebieten nach CO_2-Bädern, wenigstens nach natürlichen Bädern, zunimmt. Bei künstlichen Kohlensäurebädern liegen die Verhältnisse in dieser Beziehung anscheinend abweichend; es kann hier, namentlich in kühlen CO_2-Bädern, eine Abnahme der peripheren Blutfüllung erfolgen (Otfried Müller). Im übrigen ist von praktischer Wichtigkeit, daß die blutdruckerhöhende Wirkung stärker in Erscheinung tritt bei den salzarmen natürlichen CO_2-Bädern, also den Kohlensäure-Stahlbädern, als bei den kohlensäurehaltigen Solquellen (Nauheim, Oeynhausen, Kissingen usw.), namentlich wenn deren Temperatur vom Indifferenzpunkt nicht oder nur wenig abweicht. Ferner ist zu beachten, daß all die geschilderten Einwirkungen auf das Zirkulationssystem bei starker nervöser Übererregbarkeit fehlen und sich sogar in das Gegenteil verwandeln können; ein Zeichen dafür, daß sie auf dem Wege eines nervösen Reflexes erfolgen.

Zu der Zirkulationswirkung der Kohlensäurebäder trägt auch die Vertiefung der Atmung mit bei, kenntlich an dem Tiefertreten des Zwerchfells und Zunahme des Atemvolumens in und nach dem Bade. Diese Wirkung darf wohl auf die Reizung des Atmungszentrums durch die durch die Haut aus dem Bade resorbierte Kohlensäure bezogen werden. Neuere Untersuchungen des Gasstoffwechsels (Liljestrand und Magnus, Laqueur und C. Gottheil, Groedel, Hediger) haben nämlich den Befund von H. Winternitz bestätigt, daß im Kohlensäurebade die CO_2-Ausscheidung zunimmt, ohne daß gleichzeitig die Sauerstoffaufnahme steigt; es kann diese Erscheinung nur durch eine Resorption der Kohlensäure aus dem Bade in den Körper erklärt werden. Daneben erfolgt nach dem Bade eine verstärkte Auswaschung der Kohlensäure aus dem Organismus, die namentlich bei Zuständen von Herzinsuffizienz zur therapeutischen Wirkung der Kohlensäurebäder mit beiträgt.

Auf das Nervensystem wirken die CO_2-Bäder im Sinne einer Anregung und Kräftigung ein. Daher auch ihre Anwendung bei Erschöpfungszuständen, Anämie und Entwicklungsstörungen. Die Reizwirkung auf das Nervensystem bedingt aber auch die Kontraindikation der Kohlensäurebäder bei starker nervöser Übererregbarkeit, insbesondere auch bei Gefäßneurosen. Das bezieht sich vor allem auf die künstlichen Kohlensäurebäder, während natürliche Bäder in vorsichtiger Dosierung auch bei vasomotorischen Neurosen und thyreotoxischen Zuständen angewandt werden können, wobei ihr Einfluß auf das vegetative Nervensystem (Erhöhung des Vagotonus) eine wichtige Rolle spielt.

Zusammenfassend läßt sich also sagen, daß die Kohlensäurebäder sowohl auf das Zirkulationssystem wie auf das Nervensystem eine anregende und speziell die Funktion des Zirkulationssystems in mannigfacher Weise modifizierende Wirkung ausüben. Die Zirkulationswirkung läßt sich mit den Worten: „Kräftigung der Herzaktion, Tonisierung der peripheren Gefäße bei gleichzeitiger Entlastung der Herzarbeit durch Gefäßerweiterung im peripheren Stromgebiet" charakterisieren. Außerdem wird auch der Wärmehaushalt in dem Sinne beeinflußt, daß eine erhöhte Wärmeabgabe im CO_2-Bade eintritt. Diese Wirkungen sind teils spezifische Wirkungen der Kohlensäuregasbläschen, teils beruhen sie auch auf der im CO_2-Bad besser erträglichen kühlen Wassertemperatur. Auf diese Weise ist es möglich, auch bei blutarmen und schwächlichen Individuen den hydrotherapeutischen Reiz eines kühlen Bades mit seiner allgemein tonisierenden Wirkung anzuwenden.

Unter den natürlichen Kohlensäurebädern kommen für die gynäkologische Praxis in erster Linie die kohlensauren Stahlbäder in Frage. Es sind dies kohlensäure Wässer von verhältnismäßig niedrigem Salzgehalt, die neben dem kohlensauren Gas einen gewissen Eisengehalt aufweisen. An vielen Orten, an denen sich kohlensaure Stahlquellen finden, werden auch eisenhaltige Moorbäder angewandt, so daß eine Kombination dieser beiden Kuren möglich ist. Die kohlensauren Stahlwässer werden in diesen Badeorten meist auch innerlich zur Trinkkur angewendet. Als die bekanntesten kohlensauren Stahlbäder seien genannt Brückenau, Elster, Flinsberg, Franzensbad, Griesbach, Homburg, Kudowa, Langenschwalbach, Liebenstein, Marienbad, Petersthal, Pyrmont, Reinerz, Spaa, St. Moritz, Steben, Tarasp.

c) Gynäkologische Indikationen.

Die Indikationen der kohlensauren Stahlbäder betreffen vor allem Allgemeinerkrankungen, bei denen eine Roborierung und Anregung der Zirkulationsorgane sowie der blutbildenden Organe angebracht erscheint, also Chlorose und anämische Zustände bei jungen Mädchen oder Frauen, die mit Störungen der Menstruation und der sonstigen Sexualfunktionen verbunden sind. E. Preiß nennt unter diesen Indikationen vor allem die leichteren Formen der genitalen Hypoplasie (Amenorrhöe, Oligomenorrhöe), sowie die im Anschluß an langdauernde Blutungen auftretenden sekundären Anämien. Auch gegen die mannigfaltigen Beschwerden, insbesondere die Herzbeschwerden, die sich bei jungen Mädchen im Beginn der Menstruation finden, haben sich die Stahlbäder gut bewährt (E. H. Kisch), ebenso bei den klimakterischen Beschwerden (Steinsberg), wobei aber, wie schon früher erwähnt, die künstlichen Kohlensäurebäder wegen ihrer erregenden Wirkungen nicht den gleichen Dienst leisten. Daß die Stahlbäder als Roborierungsmittel neben den Moorbädern bei der Sterilität Verwendung finden, ist ja allgemein bekannt. Weiterhin werden sie auch als Kräftigungsmittel bei sekundärer Anämie nach Blutungen infolge von Abort oder von chronischer Metritis und Endometritis benutzt. Die Kombination der Stahlbäder mit Moorbadekuren hat, wenn letztere zur Beförderung der Resorption von Exsudaten angewandt werden, den Zweck, durch Anregung der Zirkulationsvorgänge die Resorptionstätigkeit der Gefäße zu steigern und dadurch die spezielle Moorbäderwirkung bei solchen Leiden zu unterstützen.

d) Kohlensauere Gasbäder.

In einzelnen Badeorten werden neben den kohlensaueren Wasserbädern, auch **kohlensauere Gasbäder** angewandt, z. B. in Marienbad, Franzensbad, Pyrmont, Homburg u. a. Bei dieser Badeform wirkt die in der Nähe der Mineralquelle aus der Erde strömende Kohlensäure direkt auf die Körperoberfläche ein. Zu diesem Zwecke wird das Kohlensäuregas in hölzerne Badewannen geleitet, die mit einem Deckel mit ausgesparter Halsöffnung versehen sind, um die Einatmung des kohlensaueren Gases zu vermeiden. Auch besondere „Gaskammern" werden in einzelnen Badeorten benutzt, in denen sich mehrere Patienten gleichzeitig aufhalten können. Das Gas umgibt in den Gasbädern entweder nur die unteren Partien des Körpers bis zum Bauche, oder den ganzen Körper bis zum Halse herauf. Durch Einführung eines Badespeculums kann man außerdem in diesen Gasbädern das Kohlensäuregas in die Vagina eindringen lassen.

Unter den physiologischen Wirkungen dieser Gasbäder ist vor allem die Hervorrufung eines subjektiven Wärmegefühls sehr ausgesprochen. Sie beruht auf der früher erwähnten, der Kohlensäure eigentümlichen thermischen Eigenschaft dieses Gases. Nach den Untersuchungen von E. H. Kisch soll die Wärmeempfindung in einem CO_2-Gasbade von 12° Temperatur der bei einer Wassertemperatur von etwa 45° empfundenen Wärme entsprechen. Die Pulsfrequenz wird im kohlensaueren Gasbade nur zu Anfang des Bades erniedrigt, später tritt eine Erhöhung der Pulsfrequenz ein, zusammen mit einer Vertiefung und vermehrten Frequenz der Atemzüge. Wohl infolge der kongestionierenden Wirkung, welche diese Gasbäder auf die Capillargefäße ausüben, hat man danach bei Frauen ein früheres und reichlicheres Eintreten der Menses beobachtet.

N. Cukor in Franzensbad empfiehlt die dort angewandten kohlensaueren Gasbäder speziell zur Behandlung der Sterilität. Ihre therapeutische Wirkung soll darauf beruhen, daß das durch ein Badespeculum eindringende Kohlensäuregas infolge seiner Spannung und auch infolge von Diffusion durch den Uterus und durch die Tuben in die Bauchhöhle vordringt und auf diese Weise das Gas die durch die sonstige Behandlung (Moorbäder) succulent gewordenen und aufgeweichten Gewebe mechanisch langsam dehnt und somit die Tuben allmählich durchgängig macht. Zu diesem Vorschlag äußert sich Sellheim allerdings in skeptischem Sinne, schon weil bei diesem Verfahren die notwendige Asepsis nicht gewährleistet sei.

Ein zweites Mittel, dessen sich Cukor bei der Sterilitätsbehandlung bedient, besteht in Dauerirrigationen mit stark kohlensäurehaltigem Wasser. Die aus dem Wasser entweichende Kohlensäure soll ebenfalls in den Uterus und die Tuben eindringen können. Dagegen ist man von der Anwendung eines Kohlensäure-Duscheapparates, bei welchem unter Druck eine wirkliche Durchblasung der Tuben erfolgt, jetzt wieder in den Badeorten abgekommen.

e) Trinkkuren mit kohlensaueren Eisenwässern.

Die in kohlensaueren Stahlbädern meist gebräuchliche **innerliche** Anwendung von **eisenhaltigen Wässern** übt ihre Wirkung vor allem durch Anregung der Tätigkeit der blutbildenden Organe sowie auch der allgemeinen Stoffwechselvorgänge aus (Bickel). Die Besonderheit der in natürlichen Quellwässern enthaltenen Eisenverbindungen ist in den letzten Jahren genauer studiert worden. Es üben nämlich diese Verbindungen eine gewisse katalysatorische Wirkung aus, die sich vor allem mit Hilfe der sog. Benzidinprobe leicht nachweisen läßt. Es ist nun wichtig, daß sich diese Wirkung nur in frisch der Quelle entnommenen eisenhaltigen Wässern findet, und daß sie sich nach längerem Stehen (also auch in Versandwässern) verliert. Dieser Vorgang beruht auf einer Abänderung der stereochemischen Konstitution der Eisensalze. Um die nähere Aufklärung dieser Erscheinung, die übrigens noch nicht restlos erfolgt ist, haben sich besonders Baudisch, Glénard, W. Heubner, Bickel u. a. verdient gemacht. Jedenfalls ist dieses Verhalten der Eisenverbindungen für die ganze Balneologie von Bedeutung, weil sie einen Hinweis gibt für die Verschiedenheit der in der Heimat und an Ort und Stelle selbst gebrauchten Bade- und Trinkkuren.

f) Sonstige gashaltige Bäder. (Sauerstoff- und Luftperlbäder.)

An Stelle der Kohlensäure lassen sich auch andere Gase in Bläschenform dem Wasser bei der Bereitung von Bädern zusetzen. In der Praxis werden vor allem der Sauerstoff sowie die komprimierte Luft zu diesen Zwecken verwandt. Es handelt sich hierbei ausschließlich um künstlich hergestellte Bäder; natürliche Bäder dieser Art existieren nicht, wenn auch jedem Wasserbade eine gewisse Menge von Luftbläschen beigemischt ist.

Die Sauerstoffbäder werden entweder in der Weise hergestellt, daß aus einer Sauerstoffbombe durch einen besonderen Verteiler, der sich auf dem Boden der Wanne befindet, der Sauerstoff direkt in das Badewasser eingeleitet wird, wobei die aufsteigenden Bläschen sich der Hautoberfläche ansetzen und zugleich durch ihre Bewegung einen milden Hautreiz ausüben. Oder aber es wird der Sauerstoff auf chemischem Wege im Badewasser selbst entwickelt, zu welchem Zwecke verschiedene fertig käufliche Präparate dienen (Sarasonsche Ozetbäder, Zeo-Sauerstoffbäder von Kopp & Joseph, Zuckersche Sauerstoffbäder, Novopinbäder, Combozonbäder, Priestley-Sauerstoffbäder, Sauerstoffbäder der Li-il-Werke in Dresden u. a. m.). Manche dieser Präparate enthalten zugleich einen Zusatz von Fichtennadelsubstanzen, die zu ihrer kalmierenden Wirkung bei Erregungszuständen mit beitragen.

Die Luftperlbäder werden in der Weise hergestellt, daß durch einen feinporigen Verteiler, der sich am Boden der Wanne befindet, Luft eingeleitet wird, die vermittels eines an die Wasserleitung angeschlossenen Kompressionsapparates unter höheren Druck gebracht worden ist. Eine solche Vorrichtung wird unter dem Namen Luftsprudelbäder von der Firma L. Markt in München hergestellt. Auch die Einrichtungen für die jetzt modern gewordenen sog. Schaumbäder lassen sich zur Herstellung von Luftperlbädern verwenden.

Die physiologischen Wirkungen des bläschenförmigen Sauerstoffs und der Luftbläschen sind bei ihrer Anwendung als Zusatz zum Wasserbade einander gleichzusetzen (Senator und Schnütgen). Sie beruhen vor allen Dingen auf dem milden Hautreiz, den diese Bläschen ausüben. Es werden dadurch die Zirkulationsorgane zwar qualitativ teilweise in ähnlichem Sinne beeinflußt als durch die CO_2-Bäder, doch ist in quantitativer Hinsicht diese Wirkung eine erheblich schwächere. Trotz einer gewissen Anregung der Herzkraft und einer leichten Verminderung der Pulsfrequenz wird der Blutdruck durch solche Bäder bei Normalen nur wenig erhöht, bei pathologischer Drucksteigerung sieht man meist eine Drucksenkung. Es fehlt auch in diesen Bädern die hautcapillarerweiternde sowie spezifisch thermische Wirkung der Kohlensäurebläschen, weshalb die Bäder auch nicht in so niedriger Temperatur als die CO_2-Bäder angewandt werden können. Gewöhnlich beträgt ihre Temperatur 33—35°, ihre Dauer etwa 15—20 Minuten. Der milde Hautreiz der Luft- oder Sauerstoffbläschen bewirkt zusammen mit der lauwarmen Wassertemperatur eine Beruhigung des Nervensystems.

Die Indikationen der Sauerstoff- oder Luftperlbäder betreffen vor allen Dingen Erregungszustände des gesamten Nervensystems und vor allem auch der Vasomotoren. Bei Neurasthenie, namentlich auch bei nervöser Schlaflosigkeit, haben sie sich als Beruhigungsmittel und zugleich auch als mildes Anregungsmittel in der Praxis sehr gut bewährt. Zu gynäkologischen Zwecken kommen sie hauptsächlich für die Behandlung von klimakterischen Störungen, namentlich der klimakterischen Gefäßneurosen, in Betracht. Hierbei spielt auch ihre blutdruckerniedrigende Wirkung eine Rolle, da sich ja häufig bei diesen Zuständen ein erhöhter Blutdruck findet. Wenn auch bei klimakterischen Störungen eine spezifische Organtherapie oft nicht zu umgehen ist, so möchten wir diese Bäder doch als Unterstützungsmittel der sonstigen Maßnahmen gerade für die häusliche Behandlung sehr empfehlen. (In der Häuslichkeit der Patienten sind naturgemäß nur die auf chemischem Wege bereiteten Sauerstoffbäder anwendbar.)

3. Akratothermen.

Mit dem Ausdruck „Akratothermen" (Wildbäder) bezeichnet man solche natürliche Heilquellen, die arm an gelösten festen Bestandteilen sowie auch an Kohlensäure sind. Die meisten dieser Quellen weisen dabei eine warme Temperatur von 36° und darüber auf; doch liegt bei einigen, ebenfalls als wirksam bekannten Quellen die Temperatur unter 36°, bis zu 26° hinunter. Als Beispiele für Akratothermen seien angeführt die Quellen von Badenweiler, Johannisbad, Schlangenbad, Ragaz-Pfäfers, Bad Gastein, Hof-Gastein, Wildbad, Bormio, Warmbrunn, Teplitz in Böhmen, sowie die französischen Bäder Bains, Luxeuil, Plombières und Dax. Manche dieser Quellen weisen bei sonstiger Armut an gelösten Substanzen und an Kohlensäure einen erheblichen Grad von Radioaktivität auf (z. B. Gastein und Teplitz). Auf diesen Punkt werden wir noch später zurückzukommen haben.

Sehen wir zunächst von der Radioaktivität ab, die nur bei einzelnen dieser Quellen in nennenswertem Grade vorhanden ist, so ist die spezifische therapeutische Wirkung der Akratothermen schwer erklärbar. Zum Teil beruht ihre Wirkung sicherlich auf der zum Teil erheblich über dem Indifferenzpunkt gelegenen warmen Temperatur; aber die Erfahrung hat doch gelehrt, daß es sich hier nicht nur um einfache thermische Wirkungen handeln kann. Das zeigt vor allem die spezifische Bäderreaktion, welche man bei Kuren gerade in diesen Badeorten oft beobachten kann; wir haben die Erscheinungen und das Wesen der spezifischen Bäderreaktion bereits in der allgemeinen Einleitung (S. 2 ff.) näher geschildert.

Recht lehrreich für diese Spezifizität sind Versuche, die Fritz in Wildbad angestellt hat, woselbst die Thermalquelle weder wesentliche feste Bestandteile noch auch eine nennenswerte Radioaktivität aufweist. Fritz hat bei 20 Patienten einer dortigen Heilstätte, die an rheumatischen oder neuralgischen Krankheiten litten, zunächst eine Serie von Leitungswasserbädern angewandt, welche genau so temperiert und dosiert wurden wie die natürlichen Wildbäder. Trotzdem nun den Patienten vorher aus suggestiven Gründen gesagt wurde, daß die Möglichkeit des Auftretens einer Bäderreaktion bestünde, so wurde dieselbe nur von einem einzigen dieser 20 Kranken, einem ausgesprochenen Neurastheniker, verspürt. Die gleichen Patienten erhielten nun hinterher eine Reihe von natürlichen Wildbädern, und hierbei wurde an 17 Kranken typische subjektive und objektive lokale oder allgemeine Bäderreaktion beobachtet.

Durch welche Faktoren nun diese Bäderreaktion verursacht ist, ist noch nicht genügend geklärt. Es spricht aber vieles dafür, daß hierbei die Hypotonie dieser Wildbäder eine Rolle spielt; denn der Salzgehalt der Bäder liegt meistens unter dem des gewöhnlichen Leitungswassers. Zimmer konnte zeigen, daß indifferent warme Bäder, die mit destilliertem Wasser bereitet waren, bei Patienten, die an subakutem Gelenkrheumatismus litten, ebenfalls Reaktionsvorgänge auslösten, was wir selbst auch in eigenen Versuchen bestätigen konnten. Ähnliche Erfahrungen hat die Gaspero mit der Anwendung von Kondenswasserbädern gemacht. Man kann sich nun vorstellen, daß die Hypotonie der Wildbäder an der Hautoberfläche osmotische Ausgleichsvorgänge zwischen Wasser und Gewebsflüssigkeit der Haut hervorruft, und daß durch diese Vorgänge die chemische Zusammensetzung des Hautgewebes und damit die Tätigkeit des Hautorgans verändert wird. Insbesondere wird auf diesem Wege auch auf die Funktion des vegetativen Nervensystems eine Einwirkung ausgeübt, die sich bei den Thermalbädern in einer Erhöhung des Vagustonus kundtut. Durch die früher erwähnten Untersuchungen Harpuders, die eine Veränderung des Chemismus der Haut in Mineralbädern zeigten, haben diese Hypothesen ja auch schon eine experimentelle Begründung gefunden. Schon vorher hatte Koblanck ähnliche Anschauungen geäußert; er betrachtet die Haut als semipermeable Membran, welche Stoffe in das Innere des Körpers diffundieren läßt, andererseits aber imstande ist, Substanzen, mit denen der Körper überlastet ist (Kalk, Harnsäure usw.), auszuscheiden. Wenn wir nun auch nach Harpuders Versuchen annehmen müssen, daß nicht durch die Haut hindurch, sondern nur in die Haut hinein, resp. aus ihr heraus, gelöste Salze in Mineralbädern diffundieren können, so bleibt jedenfalls die Annahme zu Recht bestehen, daß diese Ausgleichsvorgänge an der Hautoberfläche bei der Wirkung hypotonischer Wildbäder (und auch sonstiger Thermalbäder) eine Rolle spielen; vielleicht können auch kleine elektrische Spannungsdifferenzen zwischen Mineralwasser und Hautoberfläche, die durch die verschiedene elektrochemische Konzentration dieser beiden Medien bedingt sind, hierbei ebenfalls im Sinne eines Reizes wirken (Lilienstein).

Die Indikationen der Akratothermen sind bei gynäkologischen Erkrankungen, soweit es sich um entzündliche Affektionen handelt, da gegeben, wo ein milder Reiz an Stelle der intensiver wirkenden Sol- oder Moorbäder ausgeübt werden soll, also bei den leichteren subakuten Formen von chronischen Adnexentzündungen und Beckengewebsentzündungen (Koblanck). Weiterhin sind die Akratothermen wegen ihres Einflusses auf das vegetative Nervensystem auch besonders bei klimakterischen Störungen und sonstigen ovariellen Funktionsstörungen indiziert.

4. Radioaktive Wässer.

Wir besprechen die radioaktiven Bäder hier getrennt von den Akratothermen, weil nicht nur einige der Akratothermen, sondern auch gewisse Heilquellen von anderweitiger chemischer Zusammensetzung einen erheblichen Grad von Radioaktivität aufweisen können. Wenn nun auch die Heilwirkung solcher Quellen durchaus nicht ausschließlich auf ihrem Gehalt an Radiumemanation beruht, so bildet diese doch jedenfalls, wenn sie in nennenswertem Maße vorhanden ist, einen der Heilfaktoren; speziell ist das wieder der Fall bei den radioaktiven Akratothermen, deren sonstige Wirkungen, wie wir gesehen haben, noch wenig geklärt sind, und andererseits bei den Heilbädern von besonders hoher Radioaktivität (Joachimsthal, Brambach, Oberschlema).

Bezüglich der näheren Einzelheiten über das Wesen der Radiumemanation müssen wir auf die in diesem Bande von anderer Seite gegebene Schilderung der Radiumtherapie verweisen. Es sei hier nur bemerkt, daß die Radiumemanation eine gasförmige Substanz bildet, die beim Zerfall des Radiums ständig entsteht. Die Quellwässer sowie die Grubenwässer erhalten ihre Radioaktivität dadurch, daß sie in der Erde mit radiumhaltigem Gestein in Berührung kommen, wobei sich das Gas dem Wasser mitteilt. Durch Beimischung von radiumhaltigen Substanzen kann auch der Quellschlamm radioaktiv werden; ferner findet sich auch in den Quellgasen mancher Badeorte eine erhebliche Radioaktivität, die zu Inhalationszwecken therapeutisch verwandt werden kann. In dem Quellwasser verhält sich die Radiumemanation als ein Gas, das an die Flüssigkeit durch Adsorption gebunden ist und durch Umschütteln, Verdunstung, Zerstäuben u. dgl. daraus entfernt werden kann. Auch spontan verliert das Quellwasser verhältnismäßig rasch seine Radioaktivität, denn die Lebensdauer der Radiumemanation ist nur eine kurze. Nach $3^{1}/_{2}$ Tagen ist ihr ursprünglicher Wert durch Zerfall in Radium A, B und C auf die Hälfte reduziert (Halbwertszeit); daher die geringe Haltbarkeit von radioaktiven Wässern. Viel beständiger ist dagegen die Radioaktivität eines Wassers oder eines Quellsedimentes, wenn darin nicht Radiumemanation, sondern ein Radiumsalz selbst, wenn auch in noch so geringer Menge, aufgelöst ist. Diese Radiumsubstanz gibt dann immer wieder neue Emanation an ihre Umgebung ab. Sie ist aber im natürlichen radioaktiven Quellwasser meist nicht vorhanden.

Der Nachweis der Radioaktivität in Quellwässern geschieht auf elektroskopischem Wege. Er beruht darauf, daß die Radiumemanation die Luft leitend macht, und daher ein Elektroskop, das mit radioaktiver Luft in Berührung kommt, sich je nach deren

Emanationsgehalt mehr oder minder rasch entlädt[1]. Die Messung der Radioaktivität von Quellwässern geschieht in einer Metallkanne (Abb. 57), in deren unteren Teil das Quellwasser eingefüllt ist; nach kräftigem Schütteln der zunächst durch einen Gummistopfen verschlossenen Kanne wird dann vermittels eines auf ihrem Deckel aufgesetzten Elektroskops der Emanationsgehalt der über der Flüssigkeitsschicht in der Kanne befindlichen Luft bestimmt. Die Berechnung erfolgt zunächst nach dem Voltabfall in der Zeiteinheit.

Als Maßeinheit für die Radioaktivität der Quellwässer wird auch jetzt noch für gewöhnlich die Macheeinheit (ME) angegeben. (1 Macheeinheit entspricht dem Spannungsabfall von etwa 80 Volt.) Der Physiker verwendet zwar statt des Ausdrucks „Macheeinheit" für die Messung von verhältnismäßig geringen Mengen von Radioaktivität die Bezeichnung „Eman" (1 Eman = $^1/_{10\,000\,000}$ Millicurie), 1 ME entspricht dabei 3,6 Eman; doch hat sich diese Bezeichnung in die balneologische Terminologie nicht eingebürgert.

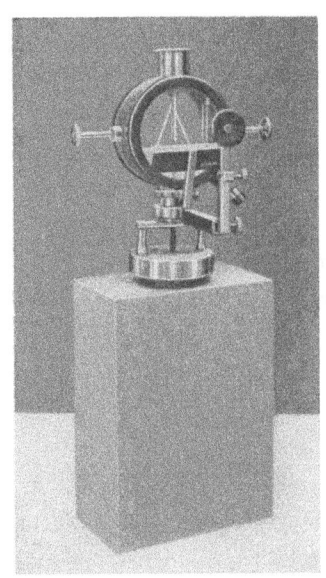

Abb. 57. Elektroskop zur Messung der Radioaktivität.

Was nun die Radioaktivität von Heilquellen betrifft, so enthält ja fast jede Heilquelle eine gewisse Menge von Radiumemanation. Als praktisch radioaktiv zu betrachten sind aber nur solche Quellen, deren Emanationsgehalt mindestens 30 ME pro Liter Wasser beträgt. Unter den Heilquellen des deutschen Sprachgebiets weisen die stärkste Radioaktivität die von Landeck (Georgsquelle 206 ME), Gastein (Grabenbäckerquelle 155 ME), und Baden-Baden (Büttquelle 126 ME) auf. Erheblich radioaktiv sind ferner die Quellen von Teplitz-Schönau Karlsbad, Münster am Stein, Kreuznach (hier ist besonders das Quellsediment radioaktiv), Nauheim u. a. Höhere Werte von Emanation als diese eigentlichen Heilquellen sind in dem Grubenwasser von Joachimsthal in Böhmen enthalten, dem hauptsächlichsten Fundort des Uranpecherzes. Die Radioaktivität beträgt hier 600 ME pro Liter. Noch stärkere Radioaktivität ist dann noch in den neu erbohrten Quellen von Brambach und Oberschlema (beide im sächsischen Erzgebirge) vorhanden. Die Radioaktivität des Brambacher Wassers beträgt etwa 2100 ME, die von Oberschlema 1000—2000 ME pro Liter.

Die therapeutische Anwendung der Radiumemanation geschieht in diesen Kurorten vor allem durch die Bäder; doch erfolgt die Einverleibung der Emanation in den Körper bei diesen Bädern hauptsächlich durch Inhalation der radioaktiven Luft des Baderaumes resp. der aus dem Wasser entweichenden Radiumemanation. Daher wird bei der Technik der radioaktiven Bäder darauf Wert gelegt, daß entweder in einem verhältnismäßig kleinen Raume gebadet wird oder die Dauer der Bäder lange Zeit ausgedehnt wird, wie das besonders bei Anwendung von Bassinbädern üblich ist. Demselben

---

[1] Die Entladung des Elektroskopes zeigt sich an dem Zusammenfallen der durch die Aufladung divergent gemachten Metallblättchen. An einer Skala wird unter gleichzeitiger Beobachtung der Uhr der Grad der Entladung in der Zeiteinheit abgelesen.

Zwecke dient die ständige Erneuerung des Badewassers während des Bades, so daß immer neues radioaktives Wasser einströmt, aus welchem dann Radiumemanation in die Luft des Baderaumes entweicht; ein solches Verfahren ist z. B. in Münster am Stein üblich. Eine direkte Aufnahme der Radiumemanation aus dem Badewasser durch die Haut ist nicht einwandfrei erwiesen; dagegen spielt wohl bei der Wirkung der radioaktiven Bäder die Strahlung eine Rolle, die von den an der Körperoberfläche sich niederschlagenden Zerfallsprodukten der Radiumemanation (Radium A, B, C) ausgeht (H. Mache und St. Meyer).

Wegen der Unvollkommenheiten der Emanationswirkung bei Anwendung von radioaktiven Bädern wird in manchen Badeorten die Bäderkur mit einer Trink- oder Inhalationskur kombiniert. Bei der Trinkkur mit radioaktivem Wasser ist zu bedenken, daß die durch Trinken einverleibte Emanation sehr rasch schon im Magen und den oberen Darmabschnitten resorbiert und ebenso rasch, hauptsächlich durch die Lungen, wieder ausgeschieden wird. Zur Verzögerung der Resorption ist es daher empfehlenswert, das radioaktive Wasser nicht nüchtern, sondern mit oder direkt nach den Mahlzeiten trinken zu lassen, und ferner öfters am Tage kleine Mengen zuzuführen, um auf diese Weise eine längerdauernde Beladung des Blutes mit Emanationsgasen zu erzielen. Zur Trinkkur kommen aber nur Wässer mit hoher Radioaktivität in Betracht. Auch auf künstlichem Wege werden radioaktive Wässer zu Trinkkuren hergestellt (Trinkapparate der Allgemeinen Radium A.-G. Berlin und der Radiumheilgesellschaft, Berlin). Die Dosis der Emanation ist hierbei eine größere, als sie durch natürliche Quellwässer zugeführt werden kann; sie beträgt 5—50000 ME pro Tag; doch möchten wir raten, mit kleinen Dosen, etwa 2000—5000 ME pro die, zu beginnen, um stärkere Reaktionserscheinungen und auch das gelegentlich beobachtete Auftreten von verfrühten und verstärkten menstruellen Blutungen zu vermeiden.

Die dritte Form der Zufuhr von Radiumemanation besteht in der Inhalation. Sie erfolgt zu einem gewissen Grade schon bei allen radioaktiven Bädern, besonders wenn diese in entsprechender Technik gegeben werden. In manchen Badeorten wird ferner durch Zerstäubung des Quellwassers in geschlossenen Räumen, in denen sich die Patienten mehrere Stunden des Tages aufhalten, die Inhalation vorgenommen. Das ist z. B. in Teplitz der Fall. In Baden-Baden und Kreuznach läßt man die Quellgase inhalieren. Hier und anderswo sind ferner besondere, zur Aktivierung der Luft dienende Apparate (Radiogengesellschaft) im Gebrauch, welche in einem kleinen Zimmer, Emanatorium genannt, aufgestellt sind. In diesem Raume, dessen Innenluft eine Radioaktivität 5—20 ME pro Liter Luft enthält, halten sich die Patienten etwa 2 Stunden lang täglich auf.

Für gewöhnlich wird in den Badeorten, wofern nicht ausschließlich radioaktive Bäder angewandt werden, entweder die Trinkkur oder die Inhalationskur mit der Badekur kombiniert. Die Dauer einer solchen Kur erstreckt sich meist auf 4—6 Wochen.

Die Wirkung der Radiumemanation beruht darauf, daß das radioaktive Gas durch Trinken oder durch Inhalation in das Blut gelangt und auf diese Weise dem gesamten Organismus und insbesondere den erkrankten Körperteilen zugeführt wird. Die Emanation verhält sich im Blute wie ein dort adsorbiertes Gas. Sie wird, wie schon erwähnt, aus dem Blute sehr rasch wieder ausgeschieden und zwar vor allen Dingen durch die Lungen.

Die Ausscheidung durch die Nieren ist minimal, ein etwas größerer Anteil der zugeführten Emanation wird durch den Darm ausgeschieden. Es wurde schon betont, daß die Resorption und damit die Ausscheidung der durch Trinken zugeführten Emanation verlangsamt werden kann, wenn man gleichzeitig mit den Mahlzeiten und in häufigen kleinen Portionen trinken läßt. Neuerdings haben Strasburger und Vaternahm empfohlen, zur Verlangsamung der Resorption vom Darme aus die Emanation statt an Wasser an ölige Substanzen zu binden.

Die physiologischen Wirkungen der Radiumemanation kann man als eine Anregung der Lebensvorgänge, namentlich der Stoffwechselvorgänge, charakterisieren. So wird der respiratorische Stoffwechsel durch die Emanation erhöht, auch der Eiweißstoffwechsel wird in dem Sinne beeinflußt, daß die Stickstoffausscheidung gesteigert wird. Von praktischer Wichtigkeit ist ferner die Beeinflussung des Purinbasenstoffwechsels durch radioaktive Substanzen. Man hat namentlich bei Gichtkranken nach Emanationszufuhr vielfach, wenn auch nicht regelmäßig, eine Vermehrung der Harnsäureausscheidung beobachtet. Weiterhin trägt zu dem therapeutischen Effekt der Kur das Auftreten einer vorübergehenden Hyperleukocytose im Blute mit bei sowie eine gewisse Verstärkung der phagocytären Eigenschaften der weißen Blutkörperchen. Die roten Blutkörperchen bleiben dagegen durch die therapeutisch in Betracht kommenden Dosen der Radiumemanation unbeeinflußt. Überhaupt fehlen bei Anwendung der Radiumemanation die erheblichen Veränderungen des Blutbildes, die man unter dem Einflusse der Radiumsalze selbst oder des Thorium-X beobachtet. Hingegen wird auch durch die Emanation das Zirkulationssystem beeinflußt, insbesondere sah man solche Einwirkungen nach radioaktiven Bädern (W. Engelmann): Der Blutdruck wird erniedrigt, der Puls wird etwas verlangsamt, das Schlagvolumen des Herzens vermindert. Im ganzen läßt sich eine gewisse Schonung des Zirkulationssystems nach diesen Bädern beobachten; daher auch ihre therapeutische Verwendung bei Blutdruckerhöhung und Arteriosklerose (Gastein).

Als Nebenwirkung der Emanationstherapie sei besonders hervorgehoben, daß bei Neigung zu Blutungen durch eine Kur mit radioaktiven Wässern Blutungen provoziert werden können. Namentlich hat man eine Verstärkung und verfrühtes Auftreten von menstruellen Blutungen nach Anwendung der Trinkkuren mit höheren Dosen beobachtet, so daß sich daraus entsprechende Kontraindikationen für die Trinkkur ergeben. Typisch sind ferner für die Emanationswirkung die Reaktionserscheinungen, die sich im Anfange der Kur, insbesondere bei rheumatischen, gichtischen und neuralgischen Erkrankungen, in Form von Steigerung der örtlichen Erscheinungen (auch an momentan latenten Krankheitsherden) bemerkbar machen. Diese Reaktionserscheinungen müssen sorgfältig beobachtet werden; bei heftigerem Auftreten ist die Dosis der zugeführten Emanation zu reduzieren oder eventuell die Kur überhaupt bis zum Abklingen der Reaktionen auszusetzen.

Bezüglich der Indikationen der Anwendung radioaktiver Wässer in der Gynäkologie verweisen wir am besten auf die exakten Beobachtungen, welche Lachmann in Bad Landeck seinerzeit an einer Reihe von Patientinnen der Breslauer Universitäts-Frauenklinik angestellt hat.

Es handelte sich um 10 Kranke, die sämtlich schon seit längerer Zeit wegen schmerzhafter Adhäsionen als Reste von früherer akuter Entzündung, wegen chronischer Infiltrate des Beckenbindegewebes oder wegen schmerzhafter chronischer entzündlicher Adnexschwellungen in Behandlung gestanden hatten. Diese Patientinnen wurden nun einer Kur in Bad Landeck unterzogen. Die Kur bestand in täglichem Besuch des Emanatoriums, sowie in 5 Bädern wöchentlich in der stark radioaktiven Georgenquelle; damit verbunden waren teils radioaktive Spülungen, teils eine Trinkkur mit radioaktivem Wasser. Die Bäder wurden in einer niedrigen Wassertemperatur (34—28°) gegeben, um jede Wärmewirkung auszuschließen. Vor und nach der Kur, die sich auch hier bis 6 Wochen erstreckte, wurden die Patientinnen von dem damaligen Leiter der Breslauer Klinik, Professor Küstner, persönlich untersucht. Eine dritte Untersuchung wurde ein halbes Jahr später angestellt, während welcher Zeit die Patientinnen ohne jede Behandlung blieben. Bei Vergleich des ersten und des letzten Befundes ergab sich nun bei fast allen Frauen im objektiven Befund eine an vollständige Heilung grenzende Besserung; Adnexschwellungen von nicht unbeträchtlicher Größe waren verschwunden, die Druckempfindlichkeit auf Grund entzündlicher Reize hatte sich vermindert. Auf die subjektive Besserung wurde bei dieser Untersuchung weniger Wert gelegt, weil diese Besserungen ja mindestens teilweise auf den Kuraufenthalt an sich, die Ruhe, die Entfernung von der Häuslichkeit usw. bezogen werden konnten.

Wir haben diese Beobachtungen hier etwas ausführlicher wiedergegeben, weil sie einen Beleg für die objektive Wirksamkeit der kurgemäßen Anwendung radioaktiver Wässer bei chronisch-entzündlichen Erkrankungen der Unterleibsorgane bildet.

Anhang.

Eine besondere Form der Anwendung der Radioaktivität bilden die **Radiumkompressen**. Es sind dies flache, mit einer Gummihülle umgebene Säckchen, welche in einer plastischen Masse gleichmäßig verteilt radioaktive Substanzen in geringer Menge enthalten. Doch ist die Radioaktivität immerhin ausreichend, um sich an der photographischen Platte nachweisen zu lassen.

Die Kompressen werden in trockenem Zustande auf den zu behandelnden Körperteil aufgelegt und dort evtl. durch eine Binde fixiert. Man läßt sie zuerst etwa 4 bis 6 Stunden lang, später auch nachtsüber liegen. Irgendwelche Schädigungen der Haut sind wegen der geringen Menge des in den Kompressen enthaltenen Radiums auch bei längerer Anwendung nicht zu befürchten.

Die Wirkung der Kompressen ist in erster Linie eine schmerzstillende; dann kommt ihnen auch wohl eine gewisse entzündungshemmende Wirkung zu (K. Gries). Therapeutisch haben sie sich bei rheumatischen Erkrankungen der Muskeln und Gelenke sowie bei Neuralgien in manchen Fällen als nützlich erwiesen. K. Gries wandte die Kompressen bei subakuter und chronischer Adnexitis und Parametritis an und konnte dadurch in vielen Fällen eine deutliche Unterstützung der Wirkung der Bettruhe erreichen. Besonders wird von ihm die schmerzstillende Wirkung der Kompressen hervorgehoben.

5. Schwefelbäder.

Wir verstehen unter Schwefelbädern Thermalbäder, deren Wasser einen mehr oder minder erheblichen Gehalt an Schwefelverbindungen aufweist. Man unterscheidet dabei in der Balneologie zwischen Schwefel-Kochsalzwässern, Schwefel-Kalkwässern und Thermalquellen, in welchen sich der Schwefel hauptsächlich in Form von Schwefelnatrium findet. Alle diese Wässer enthalten außerdem den Schwefel noch als gasförmigen Schwefelwasserstoff und es scheint, daß bei der spezifischen therapeutischen Wirkung der Schwefelwässer, soweit die Bäderwirkung in Betracht kommt, der Schwefelwasserstoff die größte Rolle spielt. Für die Trinkkuren ist von Wichtigkeit, daß der Schwefel in den natürlichen Schwefelwässern vorzugsweise in kolloidalem Zustande sich befindet, daß dieser kolloidale Zustand sich beim Stehen rasch verliert, und daß er auch künstlich nur mit größter Schwierigkeit nachzuahmen ist, so daß die Herstellung künstlicher Schwefelwässer zu Trinkkuren praktisch nicht in Betracht kommt (Winckler).

Von den bekanntesten Schwefelthermen seien hier angeführt: Aachen, Baden in der Schweiz, Baden bei Wien, Eilsen, Langensalza, Lenk (Schweiz), Meinberg, Nenndorf, Pistyan, Schinznach, Trenczin, Wiessee. Dazu kommen noch die französischen Bäder Aix les Bains, Bagnères de Luchon, Cauterets sowie Helouan bei Kairo. Eine Reihe dieser Orte verfügen außer über Schwefel-Thermalquellen auch über Schwefel-Schlammbäder.

Bei der Anwendung der Schwefelquellen in Badeform erfolgt die Einverleibung des Schwefels in den Körper teils durch Inhalation des Schwefelwasserstoffs, der dem Badewasser entweicht, teils aber auch durch Resorption des Schwefelwasserstoffs aus dem Badewasser durch die Haut hindurch. Daß eine solche direkte Resorption tatsächlich erfolgt, konnte Maliwa in Baden bei Wien experimentell nachweisen. Es wurde bei Tieren ein subcutanes Wismutdepot angelegt und die Tiere dann unter Ausschluß der Möglichkeit einer Schwefelwasserstoffinhalation in das schwefelhaltige Badener Thermalwasser getaucht, wonach sich eine deutliche Schwärzung der subcutanen Wismutdepots zeigte. Nebenbei konnte auch das Auftreten von Schwefelwasserstoff in der Ausatmungsluft bei diesen Versuchen nachgewiesen werden.

Der Schwefel kann bei äußerer Anwendung im Bade auch noch in der Weise eine therapeutische Wirkung entfalten, daß er sich in kolloidaler Form an der Hautoberfläche absetzt, und das Hautgewebe dann aus diesen feinen Niederschlägen Schwefelwasserstoff entwickelt. Durch entsprechende Badetechnik (lange Dauer des Bades, Ausruhen ohne vorheriges Abtrocknen) läßt sich dieser Vorgang begünstigen.

Die physiologischen Wirkungen des durch eine Bade- oder Trinkkur zugeführten Schwefels stehen offenbar im Zusammenhang mit der Rolle, die der Schwefel bei dem Eiweißstoffwechsel spielt. Die pharmakologischen Wirkungen des Schwefels sind in den letzten Jahren im Anschluß an die Resultate, die man mit der parenteralen Schwefeltherapie bei rheumatischen und anderen Leiden erzielt hat, genauer studiert worden. Bei der balneologischen Anwendung des Schwefels handelt es sich ja um Zuführung von viel kleineren Mengen, deren Wirkung sich aber im Laufe der Kur summieren kann, und die in Kombination mit dem thermischen Reiz der warmen Bäder therapeutisch doch von Bedeutung sind. Neben Veränderungen im intermediären Eiweißstoffwechsel und Erhöhung der Ausscheidungen durch Haut und Nieren beobachtet man nun vor allen Dingen nicht nur bei innerlicher Schwefelzufuhr, wie das W. Heubner und Riesser nachgewiesen haben, sondern auch nach einer Schwefelbäderkur eine erhebliche Erhöhung des Grundumsatzes (Gasstoffwechsels), und zwar zeigte sich diese Stoffwechselerhöhung, ebenso wie in den Tierexperimenten, erst nach der dritten Woche der Schwefelanwendung (Maliwa). Außerdem üben die Schwefelwässer eine anregende Wirkung auf sonstige Organfunktionen aus, beispielsweise auf die Funktion der Leber und des Darmes. Speziell wirken sie tonisierend auf die glatte Muskulatur des Darmes, was sich in der häufigen Beseitigung von Obstipationen durch Schwefel- Trink- und Badekuren zeigt (Maliwa).

Die therapeutische Anwendung der Schwefelthermen erfolgt zunächst einmal bei Hautkrankheiten sowie bei der Lues, bei letzterer in der Absicht, die Ausscheidung von vorher einverleibtem Quecksilber oder Arsenik aus dem Körper zu fördern. Aus diesem Grunde haben sich die Schwefelbäder (auch künstlich bereitete[1]) auch bei Bleivergiftungen gut bewährt. Weiterhin bilden arthritische Prozesse, Rheumatismus, Neuralgien, Erkrankungen des Zentralnervensystems usw. eine wichtige Indikation der Thermalschwefelbäder. In der Gynäkologie werden die Schwefelthermen bei ähnlichen Heilanzeigen wie die Akratothermen empfohlen. Maliwa nennt als Indikation chronische exsudative Prozesse an den Parametrien und am Beckenperitoneum. Im übrigen rät Koblanck zu großer Vorsicht mit der Anwendung der Schwefelquellen bei Entzündungen, weil bei ihrem Gebrauch Menorrhagie und Schmerzen bei der Periode auftreten können.

Trotz dieser Einschränkung der Indikationen ist die Wirkung der Schwefelbäder für den Gynäkologen auch deshalb von Bedeutung, weil auch bei den Moorbädern und namentlich bei der Anwendung der Schwefelschlammbäder der im Moor resp. Schlamm enthaltene Schwefel als chemisches Agens eine gewisse Rolle spielt.

6. Moorbäder.

Die Moorbäder sind „halbfeste" Bäder, die aus Mineralmoor bereitet sind. Dieses Moor ist eine aus verwesenden pflanzlichen Bestandteilen, welche sich dauernd unter Wasser befanden, bestehende Torferde. Bei den Mineralmooren handelt es sich um eine Torferde, welche längere Zeit hindurch mit Mineralquellen in Berührung gewesen ist und infolgedessen die gelösten Stoffe des Mineralwassers in sich aufgenommen hat, wobei eigentümliche chemische Umsetzungen erfolgen. Somit enthält das Mineralmoor vegetabilische Substanzen, Humus und Humussäuren, sowie andere organische Säuren, Harz, Kieselerde und Tonerde, andererseits phosphorsaures Eisenoxyd, Schwefeleisen, Chlornatrium, schwefelsaure Salze, sowie freie Schwefelsäure, Kohlensäure und Schwefelwasserstoff. Unter den vielen anorganischen Bestandteilen seien als wichtigste die Schwefel- und die Eisenverbindungen genannt. Von den Schwefelverbindungen scheint die schweflige Säure für die chemische Reizwirkung des Moores von besonderer Bedeutung zu sein; aber auch die organischen Säuren, wie Ameisensäure, Essigsäure und Humussäure, kommen für die chemische Wirkung des Moores in Betracht.

---

[1] Die künstliche Bereitung von Schwefelbädern erfolgt entweder durch Zusatz von 20—30 g Kalium sulfuratum pro balneo zum Bade (hierbei starke SH_2-Entwicklung, Vorsicht mit Metallteilen der Badegarnitur!) oder durch Verwendung besonderer flüssiger Badezusätze, unter denen sich uns das Thiopinol gut bewährt hat.

Unter den verschiedenen Mineralmooren unterscheidet man das salinische Moor, das reich an schwefelsaueren Alkalien und Erden ist, das Eisenmoor, das reich an schwefelsauerem Eisenoxydul ist, und das Schwefelmoor, in dem Schwefel und Schwefelwasserstoff reichlich enthalten sind. Das Vorwiegen dieser Substanzen entspricht der Zusammensetzung der betreffenden Heilquellen, an denen sich die Moore finden; denn eine Reihe von den bekanntesten Mooren, wie die von Franzensbad, Elster, Marienbad, Pyrmont usw. werden an Stellen gewonnen, wo gleichzeitig Mineralquellen (vorwiegend eisenhaltige) entspringen. Vielfach wird dort die Moorbadekur mit einer Mineralbäderkur, vor allem mit kohlensaueren Stahlbädern, oder mit einer Trinkkur kombiniert.

Das aus der Erde gewonnene Moor wird zunächst durch Lagern an der atmosphärischen Luft einem Verwitterungsprozeß unterzogen und dann erst zur Bäderbereitung benutzt. Zu diesem Zwecke wird es gereinigt, gemahlen und mit dem erwärmten Mineralwasser oder sonstigem Wasser, manchmal auch durch heißen Dampf, in einen Brei von starker Konsistenz verwandelt, der dann im erwärmten Zustande durch besondere maschinelle Einrichtungen in die Badewanne eingefüllt wird. Die Temperatur eines Moorbades beträgt je nach dessen Indikation zwischen 35 und 45° C. Durchschnittlich verwendet man Temperaturen zwischen 35 und 42°. Die Dauer des Bades beträgt $1/4$—1 Stunde. Nach dem Bade folgt ein Reinigungsbad in lauwarmem Wasser.

Die Wirkung der Moorbäder beruht auf den thermischen, mechanischen und chemischen Eigenschaften des Moorbreies. Das Moorbad wirkt in thermischer Beziehung als feuchte, wärmestauende Prozedur. Diese Wirkung wird aber modifiziert durch die thermischen Eigentümlichkeiten des Moorbreies. Wir haben darauf bereits kurz im Abschnitte „Thermotherapie" bei der Besprechung der Schlammpackungen hingewiesen (S. 56). Es sei hier nur noch einmal wiederholt, daß die Wärmekapazität des Moorbreies kleiner ist als die des Wassers, daß ferner die Wärmeleitung des Moorbreies sehr gering ist, und daß seine Abkühlungskurve nur ganz flach abfällt. Mit anderen Worten hat also das Moor die Fähigkeit, die Wärme sehr lange zu behalten und sie nur ganz allmählich abzugeben. Da somit nur ein langsamer Wärmeausgleich zwischen der Moormasse und ihrer Umgebung stattfindet, so übt das Moorbad auf den Körper nicht jenen starken thermischen Reiz aus, der sonst durch ein entsprechend temperiertes heißes Bad, das seine Wärme rascher abgibt, hervorgerufen wird (Lachmann). Aus all diesen Eigenschaften des Moores resultiert, daß das Moorbad dank seiner geringen Wärmekapazität in höherer Temperatur vertragen werden kann als das warme Wasserbad, und daß der Indifferenzpunkt des Moorbades um mehrere Grade über dem des Wasserbades liegt (ungefähr bei 38—39°). Trotz dieser milden Wirkung besteht der Endeffekt eines Moorbades doch in einer erheblichen **Wärmestauung**; die Körpertemperatur steigt im Bade von 36—38° und halbstündiger Dauer um 1,5° und darüber. Mit dieser Wärmestauung ist eine Erhöhung der Stoffwechselvorgänge und eine Erhöhung der Tätigkeit innerer Organe, z. B. auch der blutbildenden Organe, verbunden. Das Zirkulationssystem wird zwar durch das Moorbad weniger alteriert als durch das gleich temperierte Warmwasserbad. Immerhin wird doch das Herz durch Moorbäder von höherer Temperatur zu einer stärkeren Tätigkeit gezwungen, was sich in einer mäßigen Steigerung der Pulsfrequenz kundgibt, während der Blutdruck nicht wesentlich erhöht wird, im Laufe einer Kur sogar gewöhnlich eine Senkung erfährt.

Zu diesen Zirkulationsveränderungen trägt auch der mechanische Effekt des Moorbades bei, der neben dem thermischen Reiz für die Gesamtwirkung dieser Bäder von großer Bedeutung ist. Der Moorbrei wirkt vor allem durch seine Reibung auf der Hautoberfläche mechanisch ein, ferner durch das Gewicht seiner Masse, das speziell auf die Abdominalorgane im Sinne einer Belastung wirkt. Hierzu kommt dann noch eine gewisse Saugwirkung, die bei Lageveränderung des Patienten im Bade durch Verschiebung der Berührungsflächen zwischen Moor und Haut ausgeübt wird (H. Cramer). Jedenfalls sind alle diese mechanischen Momente geeignet, die Zirkulation in den Venen und Lymphbahnen zu fördern und außerdem durch das Gewicht der Moormasse resorptiv zu wirken. Die allgemeine stoffwechselerhöhende Wirkung des warmen Moorbades wird durch den mechanischen Reiz der Moormasse wie durch jeden sonstigen äußeren Hautreiz verstärkt, wie wir aus den Versuchen von H. Winternitz wissen.

Der Einfluß der Moorbäder auf die Tiefentemperatur, die Resorptions- und Zirkulationsvorgänge ist neuerdings von Schade und Haagen im Tierexperiment genauer studiert worden. Die Resorption künstlich angelegter subcutaner Joddepots erfuhr durch die Moorbäder eine Beschleunigung. Innerhalb eines intraabdominellen Entzündungsherdes stieg im Moorbade die Tiefentemperatur merklich an (um 0,27—0,43°). Mit der gleichen Technik (thermoelektrische Messungen) wurde festgestellt, daß auch längere Zeit nach der Mooranwendung im Bereiche eines solchen Herdes ein Temperaturgefälle zu messen ist. Auch die chemisch-physikalische Gewebskonstitution in den Entzündungsherden (CO_2-Spannung, Wasserstoffionenkonzentration, Serumeiweißgehalt) ändert sich in einem Sinne, der für Begünstigung der Heilungsvorgänge spricht.

Bei Moorbadekuren, die wegen gynäkologischer Erkrankungen gebraucht wurden, studierte H. Guthmann die Beeinflussung des vegetativen Nervensystems und der Serumstruktur. Dabei zeigte sich ein Anstieg der Leukocytenzahl im Anfange der Kur, später regulierten sich diese Werte; parallel damit verlief die Kurve der Blutsenkungsgeschwindigkeit. Der Blutzuckergehalt war während des Bades vermindert, später erfolgte eine Überkompensation. Kalium- und Calciumgehalt des Blutserums zeigten starke Schwankungen gegenüber der Norm sowohl in ihrem gegenseitigen Verhalten als auch in ihren absoluten Werten. Im Laufe der Kur stieg der Ca-Gehalt an, während der K-Gehalt absank. So ließ sich auf mannigfache Weise der große Einfluß feststellen, den eine Moorbadekur auf die vegetativen Funktionen des Körpers ausübt.

Als drittes Moment kommt bei den Moorbädern neben der thermischen und mechanischen Wirkung noch ihre chemische Wirkung hinzu, die allerdings der thermischen und mechanischen Wirkung an Bedeutung nachsteht. Immerhin verstärkt auch der chemische Reiz, den die in dem Moorbrei enthaltenen Substanzen, speziell wohl die schweflige Säure, die organischen Säuren und die Eisensalze, auf die Haut ausüben, die allgemein anregende und stoffwechselfördernde Wirkung der Moorbäder. Die in dem Brei enthaltenen Salze können ähnlich, wie wir das bei den Solbädern gesehen haben, durch Veränderung des Chemismus der Haut die Stoffwechsel- und Zirkulationswirkung der Moorbäder beeinflussen. Beachtenswert ist ferner die adstringierende Wirkung der im Moorbrei enthaltenen chemischen Substanzen. Man macht hiervon bei Erkrankungen der Vaginalschleimhaut Gebrauch.

Der Moorbrei wird am häufigsten in Form von Moorvollbädern in der vorher beschriebenen Weise angewandt. Die lokale Applikation des Moores geschieht meistens in Form der Moorumschläge, seltener bedient man sich dazu der Moorsitzbäder.

Die Temperatur der Moorumschläge beträgt zwischen 40 und 55°, die der Sitzbäder etwas weniger. Die Technik und die Indikationen der Moorumschläge entsprechen denen der Fango- und Schlammpackungen, die wir im Kapitel „Thermotherapie" näher geschildert haben. In Badeorten werden die Moorumschläge bzw. Sitzbäder entweder für sich allein, wenn Moorvollbäder kontraindiziert sind, oder in Verbindung mit einer Moorvollbäderkur, abwechselnd mit dieser, angewandt [1].

Was die **Indikationen** der Moorbadekuren bei Frauenkrankheiten betrifft, so kommen zunächst wieder chronisch entzündliche Exsudate im Parametrium, Douglasexsudate und chronische Adnexentzündungen dafür in Frage. Man wird die Moorbäder gerade für diejenigen Fälle wählen, bei denen es sich um ausgedehnte und hartnäckige, gegen eine mildere Therapie resistente Erkrankungsprozesse handelt. Daß diese Prozesse in einem absolut reizlosen und afebrilem Stadium stehen müssen, bedarf keiner besonderen Betonung. Je nach dem Allgemeinbefinden und dem Zustande des Herzens wird man in solchen Fällen Moorvollbäder oder Moorpackungen anwenden, letztere evtl. dann in Kombination mit den kohlensauren Stahlbädern. Weiterhin sind die Moorbäder indiziert bei chronischer Metritis und Endometritis und bei Vaginalkatarrh, sofern sie sich bei jungen Mädchen oder Frauen mit Anämie oder Chlorose finden (F. Kisch). Die Temperatur der Moorbäder wird bei dieser Indikation im allgemeinen niedriger gewählt als bei den exsudativen Prozessen (etwa 35°). Die dritte wichtige Indikation der Moorbäder bildet dann die Amenorrhöe und die Dysmenorrhöe sowie die mit diesen Zuständen verbundene, auf konstitutioneller Basis beruhende Sterilität (E. Preiß). Man muß sich hier die Wirkung, außer mit der allgemeinen Anregung des Stoffwechsels, der Zirkulationsvorgänge und der vegetativen Funktionen, auch durch die bei der Mooranwendung erfolgende Hyperämisierung der Genitalorgane erklären. Diese Hyperämie der Genitalorgane ist nach M. Porges auch das wirksame Moment bei der Moorbäderbehandlung der pluriglandulären Fettsucht, wobei die Gewichtsabnahme zugleich mit Besserung des Allgemeinbefindens und einer allgemeinen Roborierung verbunden ist. Bei all diesen konstitutionellen Erkrankungen wird vielfach, wie z. B. in Franzensbad, Marienbad, Elster, Pyrmont, die Moorbäderkur mit der Anwendung der kohlensauren Stahlbäder kombiniert. Besonders auch bei der Behandlung der Sterilität ist diese Kombination üblich. Koblanck vermutet, daß durch die kohlensauren Stahlbäder das erotische Empfinden gesteigert wird, und daß auch darauf die günstigen Erfolge einer derartigen Sterilitätsbehandlung beruhen.

Kontraindiziert sind die Moorbäder bei organischen Herzkrankheiten und bei Arteriosklerose, bei Lungentuberkulose, Lungenemphysem und während der Gravidität. Die letztere Kontraindikation ist auch dadurch begründet, daß überhaupt durch Moorbäder menstruelle Blutungen leicht provoziert werden können.

Die Zahl der Badeorte, in denen Moorbäder verabfolgt werden, ist entsprechend der Häufigkeit des Vorkommens des Moores eine ungemein große. Es seien im folgenden

---

[1] Die Verwendung von Moorextrakt oder von Moorlauge zur Bereitung von Sitz- oder Vollbädern gibt nur einen sehr unvollkommenen Ersatz für die natürlichen Moorvoll- und Sitzbäder oder für die Moorumschläge. Es kann hierbei nur die chemische (adstringierende) Wirkung der Moorbäder ersetzt werden. Ihre thermischen und mechanischen Besonderheiten fallen bei diesen künstlich bereiteten Bädern weg.

nur die bekanntesten Bäder aufgezählt; die meisten von ihnen weisen zugleich auch kohlensauere Stahlquellen auf: Bocklet, Brückenau, Elster, Flinsberg, Franzensbad, Freienwalde, Kohlgrub, Kudowa, Landeck, Langenau, Langenschwalbach, Liebenwerda, Lobenstein, Marienbad, Muskau, Polzin, Pyrmont, Reinerz, Spaa, Steben.

7. Schlammbäder, Sandbäder.

Wir können uns bezüglich der Schlammbäder kurz fassen, da im Abschnitt „Thermotherapie" schon über ihre Wirkungen und Indikationen bei Besprechung der Fangopackungen das Wichtigste gesagt ist, und sie außerdem in mancher Beziehung den Moorbädern ähnlich sind. Diese Ähnlichkeit beruht vor allem darauf, daß es sich bei den Schlammbädern bzw. Schlammpackungen ebenfalls um wärmestauende Prozeduren handelt, die mit einem mechanischen Effekt verbunden sind. Auch die Wärmekapazität des Schlammes ist eine geringere als die des warmen Wassers, aber sie ist höher als die des Moorbreies. Ebenso ist das Wärmeleitungsvermögen des warmen feuchten Schlammes zwar geringer als das des Wassers, aber auch wieder höher als das des Moores. Aus diesem Grunde können die Schlammbäder in nicht so hoher Temperatur als die Moorbäder vertragen werden. Die Unterschiede in der thermischen Wirkung dieser beiden Medien beruhen darauf, daß das Moor reichlich pflanzliche organische Substanzen enthält, während der Schlamm im allgemeinen arm an organischen Bestandteilen ist. Die chemische Reizwirkung der Schlammbäder ist ebenfalls eine geringere als die der Moorbäder. Als wirksames chemisches Agens kommt bei den Schlammbädern der mitteleuropäischen Badeorte hauptsächlich der Schwefel in Betracht, dessen Wirkungsweise bei den Schwefelbädern weiter oben geschildert worden ist. Anders liegen die Verhältnisse bei den Seeschlammbädern (Limanen), wie sie vor allen Dingen in Südrußland nahe der Schwarzen Meerküste angewandt werden. Hier enthält der Schlamm erhebliche Kochsalzmengen, die durch ihren chemischen Reiz zu der therapeutischen Wirkung des Schlammes wesentlich mit beitragen.

Als die wichtigsten Mineralschlammbäder, die zugleich schwefelhaltig sind, seien genannt: Nenndorf, Eilsen, Driburg in Deutschland, Pistyan und Trenczin-Teplitz in der Tschechoslowakei, Acqui und Battaglia in Italien und Aix-les-Bains in Frankreich. Battaglia ist zugleich auch einer der Fundorte des zum Versand kommenden Fangos.

Mehr noch als in den Moorbadeorten sind in den Schlammbädern Teilpackungen mit dem heißen Schlamm üblich, die in der Technik, Temperatur und Dauer der Fangopackungen (s. diese S. 54) gegeben werden. Auch die Vollbäder bestehen in vielen Schlammbadeorten nicht in einem Eintauchen des ganzen Körpers in den Schlamm, sondern sie bilden, wie z. B. in Pistyan, ein Gemisch des Thermalwassers mit Schlamm, welch letzterer in dichter Konsistenz nur den Boden der Wanne oder des Bassins mit einer etwa 20 cm hohen Schicht bedeckt.

Die gynäkologischen Indikationen der Schwefel-Schlammbäder betreffen vor allen Dingen chronisch-entzündliche Erkrankungen der Beckenorgane. Bei den konstitutionellen Erkrankungen und Funktionsstörungen der Unterleibsorgane sind sie dagegen viel weniger als die Moorbäder gebräuchlich.

Anhangsweise sei bemerkt, daß auch trockene heiße Sandbäder, lokal auf den Unterleib oder auf den ganzen Unterkörper angewandt, bei den hartnäckigen chronisch-entzündlichen Erkrankungen, namentlich der Eileiter und der Eierstöcke, von guter Wirkung sein können. Wir haben solche heiße Sandbäder früher, ehe wir in der Lage waren, Fangopackungen zu applizieren, bei derartigen Fällen vielfach mit Erfolg benutzt. Die Prozedur ist aber angreifender für die Patientin als die Fango-, Schlamm- oder Moorpackungen. Die Wirkung besteht neben dem thermischen Einfluß in dem großen mechanischen Effekt des Druckes der über dem Unterleib lagernden Sandmasse sowie auch in der Reibung der Sandkörnchen an der Hautoberfläche. Wegen dieses starken Hautreizes kommt gerade den warmen Sandbädern eine besonders intensive stoffwechselerhöhende Wirkung zu (H. Winternitz). Die Anwendung heißer Sandbäder erfordert eine größere Apparatur; sie geschieht deshalb nur in größeren Krankenhäusern. Kurgemäß wird sie ferner in Bad Köstritz in Thüringen und im Sanatorium Thalkirchen bei München angewandt.

Anhang.
Örtliche Anwendung balneologischer Heilmittel.

Die häufigste und wichtigste lokale Anwendung von balneologischen Maßnahmen geschieht in Form der Moor- und Schlammpackungen, sowie in Form von Sole- oder Moorsitzbädern. Außerdem werden in einer Reihe von Thermalbädern auch vaginale Spülungen mit dem betreffenden Thermal- resp. Mineralwasser angewandt. Die besondere Anwendung von Spülungen mit stark kohlensäurehaltigem Quellwasser zum Zwecke der Sterilitätsbehandlung ist bereits weiter oben erwähnt worden (S. 101). Sonst werden Spülungen mit warmem Wasser auch in Badeorten mit kochsalzhaltigen Quellen sowie namentlich auch mit Schwefelquellen verwandt. Die Indikationen dieser Spülungen sind einerseits die der warmen Spülungen überhaupt, andererseits speziell Erkrankungen der Vagina. So empfiehlt F. Kisch Spülungen mit lauwarmem Mineralwasser zur Behandlung der Leukorrhöe.

Bei Induration des Uterus und der sonstigen Genitalorgane wird, wenn dieselbe mit spärlicher Menstruation verbunden ist, die Applikation von warmen Uterusduschen mit Thermalwasser empfohlen (E. H. Kisch). Es soll damit bezweckt werden, durch Steigerung der Blutzufuhr eine kräftige Erregung im Uterusgewebe hervorzurufen. Kontraindiziert sind die Uterusduschen bei Empfindlichkeit des Uterus sowie bei Entzündungen dieses Organes, bei reichlichen Menstrualblutungen, Portiogeschwüren und bei sexueller Übererregbarkeit. Gewöhnlich werden die Uterusduschen mit Wasser von indifferenter Temperatur angewandt. Durch Erhöhung oder Erniedrigung der Temperatur sowie durch Regulierung des Druckes läßt sich die erregende Wirkung der Duschen modifizieren.

Eine zweite Form der lokalen Anwendung balneologischer Mittel besteht in dem Gebrauch der Badespecula, die den Zweck haben, das Badewasser, bzw. den Moorbrei direkt an die Vaginalschleimhaut und an die Portio heranzubringen. Von vielen Gynäkologen wird aber der Gebrauch der Badespecula als unhygienisch verworfen. In Moorbädern werden die Specula in solchen Fällen benutzt, in denen bei Erkrankung der Scheidenschleimhaut die adstringierende Wirkung des Moorbreies erwünscht ist. Der Verwendung solcher Badespecula bei kohlensauren Gasbädern ist schon früher gedacht worden.

Trinkkuren.

Die Verbindung von Trinkkuren mit Badekuren ist in vielen Badeorten, die wegen Frauenkrankheiten aufgesucht werden, gebräuchlich. Die hauptsächlichste Indikation dieser Kombination bilden einmal Schwächezustände, Anämie und sonstige konstitutionelle Störungen, bei welchen eine Roborierung durch eine Trinkkur mit eisenhaltigen Wässern neben der Stahlbäderkur erwünscht erscheint. Wir hatten diesen Punkt schon bei Besprechung der Stahlwässerkuren erwähnt und möchten nur hinzufügen, daß in schwereren Fällen von Anämie der Gebrauch von solchen Quellen angezeigt sein kann, die neben Eisen auch Arsenik enthalten. Einen wirksamen Gehalt an Arsenikverbindungen weisen die Quellen von Roncegno, Levico, die Dürckheimer Max-Quelle, die Eugen- und Gotthold-Quelle in Kudowa, die Val Sinestra-Quelle in Tarasp sowie die Vichy-Quelle auf. Auch in den neuerbohrten eisenhaltigen Quellen von Saalfeld in Thüringen ist ein erheblicher Gehalt an Arsenik festgestellt und auch schon therapeutisch erprobt worden (Wehmeyer).

Die zweite hauptsächliche Indikation der Trinkkuren bei gynäkologischen Erkrankungen bilden große torpide Exsudate der Beckenorgane, bei denen eine Ableitung auf den Darmkanal zum Zwecke der Entlastung und Resorptionsbeförderung die äußerliche Wirkung der Sol- oder Moorbäderkur unterstützen soll. Dazu dienen Trinkkuren mit Glaubersalzquellen, z. B. von Karlsbad, Marienbad, Mergentheim, sowie in milderen Fällen mit Kochsalzquellen (Kissingen, Homburg, Elster, Pyrmont, Wiesbaden u. v. a.) und Schwefelquellen (Aachen, Nenndorf, Wiessee usw.). Solche Trinkkuren sind ferner angezeigt bei Fettleibigkeit, insbesondere wenn dieselbe die Ursache von Amenorrhöe oder von Sterilität ist. Besteht Komplikation des Unterleibleidens mit Erkrankung der Harnwege, so kommt die Kombination der Badekur mit einer Trinkkur mit alkalischen Wässern in Frage, unter denen sich zu diesem Zwecke die Quellen von Wildungen und Brückenau besonders bewährt haben.

D. Lichtbehandlung.
1. Physikalische Einleitung.

Bei der Lichtbehandlung wird derjenige Teil der elektro-magnetischen Strahlung zu therapeutischen Zwecken verwandt, dessen Wellenlänge zwischen 100 000 und 90 $\mu\mu$ (1 Mikromillimeter = 1 Hunderttausendstel Millimeter) liegt (Abb. 58). Die für das Auge sichtbaren Strahlen weisen dabei eine Wellenlänge zwischen 800 und 400 $\mu\mu$ auf. Die Strahlen von größerer Wellenlänge als 800 $\mu\mu$ werden als ultrarote Strahlen bezeichnet; es sind dies die dunklen Wärmestrahlen. Die gleichfalls unsichtbaren Strahlen von einer geringeren Wellenlänge als 400 $\mu\mu$ heißen die ultravioletten Strahlen; diese Ultraviolettstrahlen, deren kürzeste Wellenlänge etwa bei 90 $\mu\mu$ liegt, spielen in der Lichttherapie eine erhebliche Rolle wegen ihrer großen chemischen und biologischen Aktivität.

Die sichtbare Strahlung zwischen 800 und 400 $\mu\mu$ läßt sich durch Brechung im Prisma in die Regenbogenfarben zerlegen, nämlich in Rot, Orange, Gelb, Grün, Blau, Indigo, Violett, wobei die roten Strahlen die größte Wellenlänge, die violetten die geringste unter den sichtbaren Strahlen aufweisen (Abb. 59). Die erwärmende Wirkung ist bei den roten Strahlen am größten, sie nimmt nach dem Violett zu ab. Die chemische Wirkung, d. h. die Eigenschaft, lichtempfindliche Substanzen zu verändern, z. B. die Silbersalze einer photographischen Platte, nimmt hingegen nach dem Violett hin zu. Sie erreicht ihr Maximum in dem nicht mehr sichtbaren Ultraviolett; nur bei den ganz kurzwelligen Ultraviolettstrahlen fällt sie wieder ab. Parallel mit der chemischen Wirkung

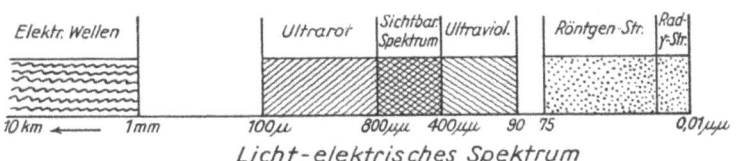

Abb. 58. Schema der elektromagnetischen Strahlungen. (Nach Malten, Lichttherapie.)

nimmt die biologische Wirksamkeit der Lichtstrahlung mit der Verkürzung der Wellenlänge zu. Diese biologische Wirkung, die besonders im Bereiche des Ultravioletts ausgesprochen ist, zeigt sich insbesondere in den bactericiden, erythemerzeugenden und antirachitischen Eigenschaften des Lichtes.

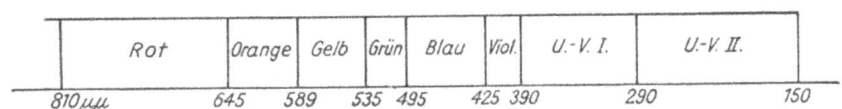

Abb. 59. Lichtspektrum. (Nach Malten, Lichttherapie.)

Die qualitative und quantitative Zusammensetzung der verschiedenen Lichtarten hängt in erster Linie von der Lichtquelle ab, durch die das Licht erzeugt wird. Ein Bild über den qualitativen Gehalt des Lichtes an verschiedenen Strahlenarten gibt dabei das Spektrum des Lichtes ab. Es ist hierbei zu bemerken, daß man zwischen einem

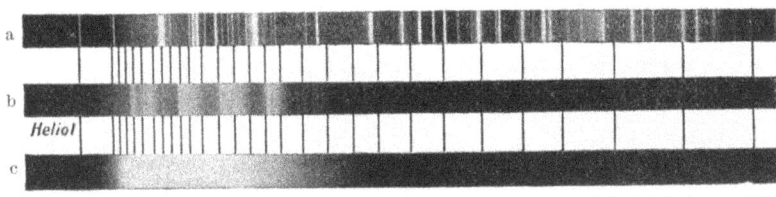

Abb. 60. Spektra der Quarz-Heliol- und elektrischen Glühlampe. (Nach Malten, Lichttherapie.)

bandenförmigen Spektrum und einem linienförmigen Spektrum unterscheidet. Ein bandenförmiges (kontinuierliches) Spektrum weist das Sonnenlicht auf, sowie das Licht der meisten Kohlenbogenlampen und der elektrischen Glühlampe (Abb. 60c). Alle diese Lichtarten sind zugleich auch mehr oder minder reich an Wärmestrahlen. Das Linienspektrum hingegen ist charakteristisch für solche Lichtquellen, die durch glühende Gase gebildet werden. Das bekannteste Beispiel dafür ist die Quecksilberdampflampe [Quecksilberquarzlampe (Abb. 60a)]. Die Strahlung dieser Quecksilberdampflampe ist arm an langwelligen, wärmenden Strahlen. Ihre größte Intensität liegt im Blau, Violett und Ultraviolett. Es sind überhaupt in diesem Spektrum, im Gegensatz zu den Lichtarten mit kontinuierlichem Spektrum, die quantitativen Verhältnisse der verschiedenen Strahlensorten unregelmäßig vertreten. Eine Kombination von kontinuierlichem Spektrum und Linienspektrum läßt sich beim Kohlenbogenlicht dadurch erreichen, daß die Kohlenstifte mit Metallsalzen imprägniert werden. Es nimmt dadurch zugleich der Gehalt des Kohlenbogenlichtes an kurzwelligen (ultravioletten) Strahlen zu.

Im übrigen ist für Lichtquellen mit kontinuierlichem Spektrum die Temperatur, mit der sie brennen, also bei künstlichen Lichtquellen die Stärke des sie speisenden elektrischen Stromes, von entscheidender Bedeutung. Je höher diese Temperatur, um so größer ist die Quantität der einzelnen in ihnen vertretenen Strahlenarten, und zwar sowohl der wärmenden wie auch der chemisch aktiven, kurzwelligen Strahlen. Deshalb bildet das Ideal eines kontinuierlichen Spektrums das Licht der Sonne, deren Oberflächentemperatur etwa 6000° beträgt. In diesem Lichte sind auch ultraviolette Strahlen, wenigstens ursprünglich, ehe sie von der atmosphärischen Dunstschicht teilweise absorbiert werden, in erheblichem Maße vertreten. Mit hoher Amperezahl brennende Kohlenbogenlampen senden ein an kurzwelligen Strahlen schon ärmeres Licht aus. Je geringer die Stromstärke ist, mit der sie brennen, um so mehr verschiebt sich das Maximum der Intensität ihrer Strahlung nach dem Rot, resp. dem Ultrarot, also nach der Wärmeseite zu. Doch kann hier, wie schon erwähnt, durch Imprägnation der Kohlenstifte mit Metallsalzen der Gehalt an kurzwelliger Strahlung erhöht werden; ebenso durch Verlängerung des Lichtbogens. Bei Glühlampen, auch solchen von verhältnismäßig großer Lichtstärke (Solluxlampe), überwiegen dann die Wärmestrahlen; die Ultraviolettstrahlung ist hier meist nur gering. Im Gegensatz hierzu spielt bei den gasförmigen Lichtquellen, also vor allem bei der Quecksilberdampflampe, die Temperatur, resp. die Stromstärke eine geringere Rolle; die chemische Natur des Strahlers selbst erlaubt schon bei verhältnismäßig niedrigen Temperaturen und Stromstärken die Erzeugung eines an kurzwelligen Strahlen reichen Lichtes.

Die verschiedenen Strahlen des Lichtspektrums unterscheiden sich nun nicht nur durch ihre erwärmende und chemische Wirkung, sondern auch durch ihre Penetrationsfähigkeit bzw. ihre Fähigkeit, von den verschiedenen Medien absorbiert zu werden. Die größte Penetrationsfähigkeit weisen die langwelligen roten und gelben Strahlen auf, dann nimmt mit Verkürzung der Wellenlänge die direkte Tiefenwirkung ab, und die ultravioletten Strahlen vermögen nur wenige Millimeter tief in die Haut einzudringen. Hierbei kommt es noch darauf an, ob die Hautcapillaren stark oder wenig durchblutet sind; je stärker die Durchblutung der Capillaren, um so geringer ist die unmittelbare Tiefenwirkung der Ultraviolettstrahlen, für welche gerade das Blut eine hohe Absorptionsfähigkeit besitzt (v. Schubert, Guthmann, Suhrmann und Collath).

Auch sonstige Medien absorbieren in erheblichem Grade die kurzwelligen (Ultraviolett)-Strahlen. So wird der Ultraviolettstrahlengehalt des Sonnenlichtes durch die atmosphärischen Dunstschichten, besonders in der Tiefebene und in niedrigen Höhenlagen, wesentlich abgeschwächt, so daß bekanntermaßen im Hochgebirge das Licht viel reicher an biologisch wirksamen (erythemerzeugenden) Strahlen ist. Im übrigen nimmt in allen Höhenlagen im Sommer bei hohem Stande der Sonne der Ultraviolettgehalt des Lichtes zu. Von den verschiedenen Glassorten absorbiert das gewöhnliche

Fensterglas alle Ultraviolettstrahlen von kürzerer Wellenlänge als etwa 340 $\mu\mu$; eine höhere Durchlässigkeit weisen das Uviolglas sowie verschiedene neuere, auch zu Glasscheiben verarbeitete Glassorten, auf (z. B. das „Vita"glas, Ultravitglas, Brephosglas). Praktisch völlig durchlässig auch für ganz kurzwellige Ultraviolettstrahlen ist das Quarzglas, das deswegen auch als Material für den Brenner der Quecksilberdampflampe dient. Auch das klare, ungetrübte Wasser ist in hohem Grade für die Ultraviolettstrahlen durchlässig.

2. Dosimetrie des Lichtes.

Bei der Benutzung einer bestimmten therapeutischen Lichtquelle ist es angesichts der geschilderten Verschiedenheiten der von den mannigfaltigen Lichtquellen ausgehenden Strahlenarten praktisch von größter Bedeutung, nicht nur deren Qualität genauer zu bestimmen, was ja mit Hilfe des Spektroskopes möglich wäre, sondern auch sich über die Quantität der einzelnen Strahlengattungen näher zu informieren. Da uns bei der Lichttherapie vor allen Dingen die chemisch und biologisch aktiven kurzwelligen Strahlen interessieren, so kommt vor allem deren quantitative Bestimmung für die Praxis in Betracht. Diese Bestimmung dient nicht nur dazu, um den Gehalt einer bestimmten Lampenart an wirksamen Ultraviolettstrahlen zu erkennen, sondern auch zur Informierung darüber, ob eine schon in Benutzung befindliche Lichtquelle nicht im Laufe des Gebrauches infolge von Abnutzung oder sonstigen Störungen an der Fähigkeit, wirksame Ultraviolettstrahlen zu erzeugen, eingebüßt hat. Es kann beispielsweise eine Quecksilberdampflampe bei längerem Gebrauch durch Beschlagen des Quarzrohres mit Quecksilberteilchen oder durch Verminderung des Vakuums an Wirksamkeit erheblich verlieren, ohne daß dies äußerlich an der noch immer mit gleicher Leuchtkraft brennenden Lampe erkennbar wäre. Da gerade bei dieser Lampe eine genaue Dosierung des Bestrahlungsabstandes und der Bestrahlungsdauer notwendig ist, so leuchtet die Bedeutung einer Dosimetrie ohne weiteres ein.

Die älteste Methode der Lichtdosimetrie ist das von F. Bering und H. Meyer angegebene chemische Verfahren. Es beruht darauf, daß eine wässerige Lösung von Jodwasserstoff sich im Lichte unter Freiwerdung von Jod zersetzt; dieses freigewordene Jod wird dann titrimetrisch bestimmt.

Je 25 ccm einer 1%igen Jodkaliumlösung und einer 5,3%igen Lösung von konzentrierter Schwefelsäure werden zu gleichen Teilen vermischt, und diese Mischung wird in einem mit Quarzglas verschlossenem zylindrischem Gefäß oder auch in einem Porzellantiegel der Lichtquelle in 50 cm Entfernung eine bestimmte Zeit lang (z. B. 15 Minuten) ausgesetzt. Dann werden einige Tropfen einer Stärkelösung der Mischung zugesetzt, die sich dabei durch das freigewordene Jod blau färbt. Hierauf erfolgt die Titration, indem eine $1/400$ Normal-Natriumthiosulfatlösung tropfenweise so lange der Mischung zugegossen wird, bis eine Entfärbung eingetreten ist. Aus der Menge der verbrauchten Normallösung wird dann die Menge des durch das Licht freigewordenen Jods berechnet. Als Normaldosis des Lichtes (1 Finsen) wird dabei diejenige Lichtmenge bezeichnet, die bewirkt, daß zur Entfärbung der bestrahlten Mischung 10 ccm der Normallösung nötig sind.

Die Bering-Meyersche Methode ist zwar leicht ausführbar und gibt über den Gehalt des Lichtes an chemisch wirksamen Strahlen gerade auch beim Vergleich verschiedenartiger Lichtquellen (Bogenlampen, Glühlampen, Quarzlampen usw.) brauchbare Aufschlüsse. Eine genauere Differenzierung der einzelnen chemisch wirksamen Strahlen ist damit aber nicht möglich; als Fehlerquelle ist weiter zu nennen, daß bei der Untersuchung solcher Lichtquellen, welche Wärmestrahlen in reichlicherer Menge aussenden, die Wärmewirkung an sich die Zersetzung des Jods befördert.

Auf einfache Weise läßt sich ohne Zuhilfenahme chemischer Reagenzien der Ultraviolettgehalt einer Lichtquelle, insbesondere der Quecksilberdampflampe, mit Hilfe des Kellerschen Erythem-Dosimeters (Quarzlampen-Gesellschaft Hanau) feststellen. Es handelt sich hierbei um eine photographische Methode, bei welcher ein Streifen photographischen Papiers in verschiedenen Abschnitten teils durch Filter, teils direkt bestrahlt wird.

Ein Streifen von Aristo-Gelatinepapier wird in dem kleinen Apparat (Abb. 61) derart belichtet, daß Abschnitt 1 direkt den Strahlen ausgesetzt ist, Abschnitt 2 durch Licht, das eine kleine Uviolglasscheibe passiert, welche Strahlen bis zu etwa 310 $\mu\mu$ Wellenlänge durchläßt, und Abschnitt 3 mit einer Fensterglasscheibe bedeckt ist, deren Durchlässigkeit für Ultraviolett bei 340 $\mu\mu$ Wellenlänge aufhört, die also alle biologisch wirksamen Ultraviolettstrahlen absorbiert. Die Bestrahlung wird in einem bestimmten Lampenabstand (z. B. 50 cm Distanz) vorgenommen und unter genauer Ablesung der Zeit am Sekundenzeiger der Uhr so lange fortgesetzt, bis Abschnitt 1 des Papierstreifens eine seiner Unterlage gleiche Tönung angenommen hat. Schon auf den ersten Blick sieht man dann, ob die Lichtquelle überhaupt wirksame Ultraviolettstrahlen enthält. Ist das nicht der Fall, so besteht kein Unterschied in der Tönung der drei Felder, weil Strahlen von mehr als 340 $\mu\mu$ Wellenlänge beide Glasscheiben ungehindert passieren können. Enthält das Licht Ultraviolettstrahlen von kürzerer Wellenlänge als 340 $\mu\mu$, aber keine

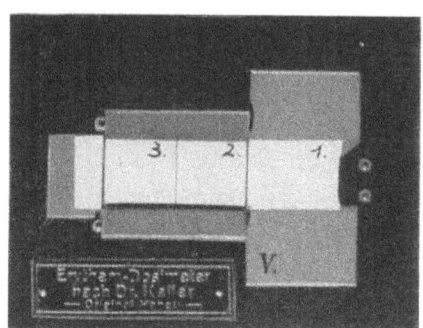

Abb. 61. Erythemdosimeter nach Keller (Quarzlampengesellschaft Hanau).

Strahlen unter etwa 310—300 $\mu\mu$, so bleibt der Abschnitt 3 zwar heller als die beiden anderen Abschnitte, aber die Tönung des Abschnittes 2 weist gegenüber dem Abschnitt 1 keinen Unterschied auf, weil das Uviolglas, das Abschnitt 2 bedeckt, die erythemerzeugenden Strahlen, die eine Wellenlänge unter 310 $\mu\mu$ aufweisen, in der Hauptsache absorbiert. Nur wenn diese letzteren in nennenswertem Maße im Lichte vorhanden sind, was beim Quarzlicht stets der Fall ist, bleibt auch Abschnitt 2 heller als der unfiltriert bestrahlte Abschnitt 1, wenn auch nicht so hell als Abschnitt 3. An dem Auftreten von drei verschiedenen Farbentönungen kann man daher schon ohne weiteres das Vorhandensein von wirksamen Ultraviolettstrahlen erkennen. Ihre genaue quantitative Bestimmung erfolgt nun nach Beendigung der Bestrahlung dadurch, daß an einer beigegebenen Farbenskala die Tönung der Abschnitte 2 und 3 prozentual im Verhältnis zum Abschnitt 1 bestimmt wird; mit Hilfe einer gleichfalls beigegebenen Tabelle wird daraus ein Faktor bestimmt, mit welchem die zur Bestrahlung notwendig gewesene Sekundenzahl multipliziert wird. Das Produkt dieser Multiplikation ergibt eine Sekunden- oder Minutenzahl, die als eine Höhensonneneinheit bezeichnet wird. Diese Höhensonneneinheit beträgt für neu in Gebrauch genommene Quarzbrenner bei 50 cm Lampenabstand durchschnittlich 1—2 Minuten; bei längerem Gebrauch der Höhensonne kann sie bis auf 8 bis 10 Minuten steigen.

Die so ermittelte Höhensonneneinheit wird auch als Erythemdosis bezeichnet, d. h. als die Bestrahlungszeit, welche notwendig ist, um bei dem betreffenden Lampenabstande ein Hauterythem zu erzeugen. Diese Bezeichnung trifft hier auch insofern zu, als die durch das Kellersche Dosimeter ermittelte Erythemdosis in 100% der Fälle, also auch bei sehr lichtresistenter Haut, ein Erythem erzeugt. In Wirklichkeit liegt für die weitaus meisten Patienten die Erythemdosis niedriger, als mit dem Kellerschen Apparate ermittelt ist; aber jedenfalls gelingt es mit der beschriebenen Messung, sich ein objektives Bild von dem Gehalt der Lichtquelle an chemisch und biologisch wirksamen Ultraviolettstrahlen zu verschaffen und danach die Dosierung einzurichten.

Die Bestimmung der individuellen Erythemdosis der Haut, welche bei den einzelnen Patienten Verschiedenheiten aufweist, ist ebenfalls mit Hilfe einer am Kellerschen Apparat angebrachten Vorrichtung möglich. Sie geschieht derart, daß eine sonst gut abgedeckte, lichtungewohnte Hautstelle (z. B. Bauchhaut, Haut des Oberarmes) durch eine mit fünf Löchern versehenen Metallplatte in 50 cm Distanz bestrahlt wird. Sukzessive wird jedes dieser fünf Löcher in Zeitabständen von $1/2$ oder 1 Minute verschlossen, und nun nach 12 oder 24 Stunden nachgesehen, wieviel rote Flecken an der bestrahlten Hautstelle entstanden sind. Hat man z. B. nach je einer halben Minute eine Öffnung verschlossen und sind hinterher drei rote Flecke entstanden, welche den drei zuletzt verschlossenen Öffnungen entsprechen, so zeigt dies, daß bei dem betreffenden Individuum unter Verwendung des bestimmten Lampenabstandes die minimale Erythemdosis $1^{1}/_{2}$ Minuten beträgt. Diese Messung läßt sich übrigens auch ohne jeden Apparat improvisieren; man schneidet einfach in ein Blatt Papier vier oder fünf Löcher und bestrahlt durch diese, unter sorgfältiger Abdeckung der Umgebung, eine an Licht nicht gewöhnte Hautpartie, wobei dann die Löcher in bestimmten Zeitabständen sukzessive mit einem zweiten Blatt Papier bedeckt werden.

Es würde zu weit führen, auf die sonstigen, jetzt schon sehr zahlreichen lichtdosimetrischen Methoden einzugehen, welche teils auf photographischem, teils auf photoelektrischem Prinzip beruhen (Messung mit der Cadmiumzelle[1]). Wir haben uns hier mit der Beschreibung der einfachsten, wenn auch vielleicht nicht exaktesten Methoden begnügt, möchten aber besonders betonen, daß eine genaue Lichtbehandlung ohne Zuhilfenahme der Dosimetrie heutzutage nicht mehr angängig ist. Zur allgemeinen Einführung der Dosimetrie in die tägliche Praxis eignen sich aber nur solche Methoden, die, wie die Kellersche oder die Hautbestrahlungsmethode, ohne Schwierigkeiten von jedem Arzte ausführbar sind.

3. Physiologische Wirkungen des Lichtes.

Man unterscheidet zwischen örtlichen oder unmittelbaren (direkten) Wirkungen des Lichtes und allgemeinen Wirkungen, welche auf indirektem Wege, also mittelbar, zustande kommen. Wenn es hierbei auch gewisse Übergänge gibt, so ist eine solche Unterscheidung gerade auch für die Wirkung der therapeutisch am meisten interessierenden chemisch und biologisch aktiven Ultraviolettstrahlen empfehlenswert.

Die **direkte** Wirkung des Lichtes auf die Haut macht sich zunächst in der Erzeugung eines Erythems, sowie späterhin in der Erzeugung des Pigments bemerkbar. Das Lichterythem besteht, je nach der Intensität der verwandten Strahlen, in einer leichten Rötung der Haut oder in einer Entzündung, die mit Infiltration der Haut, bei stärkeren Graden der Belichtung sogar mit Blasenbildung und bei stärksten Anwendungen mit Nekrosen einhergehen kann. Schon bei geringer Erythembildung kann sekundär eine kleieförmige Abschuppung der Haut eintreten. Die Erythemerzeugung ist deshalb von besonderer Bedeutung, weil sie darauf hinweist, daß in dem Lichte biologisch wirksame Strahlen in hinreichendem Maße vorhanden sind. Gerade

---

[1] Die Messung mit der Cadmiumzelle beruht auf dem Prinzip, daß mit negativer Elektrizität geladene Metalle bei Bestrahlung mit Ultraviolettlicht ihre Elektrizität nach außen abgeben. Auf galvanometrischem Wege wird die abgegebene negative Elektrizität bestimmt und danach der Ultraviolettgehalt des Lichtes berechnet.

die am besten bekannte indirekte Lichtwirkung, nämlich die antirachitische Wirkung der Ultraviolettstrahlen, ist, wie jetzt allgemein anerkannt, an das Vorhandensein von erythemerzeugenden Strahlen gebunden. Diese erythemerzeugenden Strahlen liegen nach den Untersuchungen von Hausser und Vahle in einer Wellenlänge zwischen 310 und 297 $\mu\mu$, das genaue Optimum für die Erythemerzeugung bei 297 $\mu\mu$. Auch bei kürzerer Wellenlänge, etwa um 250 $\mu\mu$, steigt noch einmal die Fähigkeit der Ultraviolettstrahlen, Erythem zu erzeugen, an. Aber praktisch ist von Wichtigkeit, daß bei einer Wellenlänge von mehr als 310 $\mu\mu$ keine Erythemerzeugung mehr möglich ist, und daß nur ein Licht, das Ultraviolettstrahlen unter dieser Wellenlänge quantitativ in genügendem Maße enthält, spezifische antirachitische Wirkungen (Beeinflussung des Kalk- und Phosphatstoffwechsels, Umwandlung des Provitamins in das antirachitisch wirkende Vitamin D) ausüben kann.

Das Lichterythem ist als eine sekundäre Reaktion aufzufassen, die nach der Reizung der Zellen der Epidermis durch das Ultraviolett eintritt. Man muß dieses Erythem unterscheiden von der primären Hyperämie der Hautgefäße, die sich sofort nach Bestrahlung der Haut mit Lichtwärmestrahlen zeigt. Im Gegensatze dazu erfolgt die Bildung des eigentlichen Lichterythems erst mehrere Stunden nach der Bestrahlung. Wird die Ultraviolettbestrahlung öfter wiederholt, so entwickelt sich bekanntlich eine gewisse Immunität der Haut gegen die erythemerzeugenden Strahlen; es ist dann eine stärkere Strahlendosis zur Erzielung eines neuen Erythems notwendig. An diesem Schutz der Haut gegen die erythemerzeugenden Strahlen hat das Pigment, das sich nach Einwirkung dieser Strahlen in den Epithelzellen der Epidermis bildet, einen wesentlichen, aber keineswegs ausschließlichen Anteil. Immerhin ist die Pigmentbildung als ein Schutzmittel des Organismus gegen die Lichtwirkung aufzufassen; ob sie darüber hinaus auch die therapeutische Wirkung des Lichtes beeinflußt, ist strittig. Die Auffassung, daß das Pigment die Rolle eines Sensibilisators spielt, indem es die oberflächlich wirkenden Ultraviolettstrahlen durch Umänderung ihrer Energie befähigt, auch in tiefere Schichten einzudringen (Rollier, Meyer und Bering), ist nicht allgemein anerkannt. Ebenso neigt man heute nicht mehr der Auffassung zu, daß eine therapeutische Allgemeinwirkung des Lichtes nur dann möglich ist, wenn es sekundär zur Pigmentbildung kommt. Aber die Pigmentbildung kann jedenfalls als Zeichen dafür angesehen werden, daß der Organismus genügend Reaktionsfähigkeit gegen die Einwirkung des Lichtes besitzt. Im übrigen ist die Pigmentbildung nach Bestrahlung mit Lichtquellen, welche neben Ultraviolettstrahlen auch langwellige Lichtwärmestrahlen aussenden (Sonnenlicht, Kohlenbogenlicht), in der Regel intensiver und länger anhaltend, als nach ausschließlicher Anwendung der Ultraviolettstrahlen. In diesem Zusammenhang sei auch erwähnt, daß auch Strahlen von größerer Wellenlänge als 310 $\mu\mu$ imstande sind, Pigment zu erzeugen (Peemöller, Guthmann).

Außer der Erythem- und Pigmentbildung werden durch die lokale Einwirkung der Ultraviolettstrahlen auf die Zellen der Haut (oder sonstiger, direkt vom Licht betroffener Gewebe) eine Reihe von anderen Veränderungen anatomischer und physiologischer Natur hervorgerufen. Solche Veränderungen bestehen zunächst in einer mehr oder minder starken Schädigung der Zellen, die sekundär zu Reaktionserscheinungen führt, wie Leukocytenansammlung, seröse Durchtränkung der Gewebe und auch erhöhte Fermentbildung in der Haut. Nachgewiesen ist ferner eine Erhöhung der Permeabilität der Zellmembranen durch die Belichtung. Als praktisch wichtiger Endeffekt der Bestrahlung sei unter anderem die Anregung der Gewebe zu erhöhter Granulationsbildung genannt, wie sie sich bei der Bestrahlung von Wunden und sonstigen Substanzverlusten zeigt. Bei dieser Heilwirkung ist auch die erhöhte lokale Leukocytose sowie die seröse Durchtränkung der Gewebe (serotaktische Wirkung des Lichtes) von Bedeutung, namentlich bei begleitenden bakteriellen Infektionen.

Die direkte bactericide Wirkung des Lichtes spielt bei der therapeutischen Verwendung von Ultraviolettstrahlen, angesichts ihrer geringen Penetrationsfähigkeit, keine erhebliche Rolle. Nur oberflächlich auf der Haut oder Schleimhaut gelegene Bakterien können durch die Ultraviolettstrahlen abgetötet werden; tiefer gelegene Keime sind für diese kurzwelligen Strahlen nicht mehr erreichbar, da dieselben schon durch das Blut der Hautcapillaren absorbiert werden. Somit ist die bactericide Wirkung des Lichtes, auch soweit die lokale therapeutische Lichtwirkung in Frage kommt, wesentlich als eine indirekte aufzufassen. Sie beruht auf den vorhin genannten Faktoren (Leukocytose, seröse Durchtränkung der Gewebe, erhöhte Fermentbildung). In der Hygiene kann dagegen die bactericide Wirkung der Ultraviolettstrahlen zur Sterilisierung des Wassers benutzt werden, da das klare Wasser, im Gegensatze zu den meisten sonstigen Medien, die Ultraviolettstrahlen nicht absorbiert. Auch darf nicht vergessen werden, daß das natürliche Sonnenlicht durch seine abtötenden Eigenschaften auf in der Luft und oberflächlich auf dem Fußboden, Möbelstücken usw. befindliche Keime eine hygienische hoch bedeutsame Einwirkung entfaltet.

Außer örtlichen Veränderungen ruft nun die Bestrahlung, namentlich wenn der ganze Körper oder größere Teile der Körperoberfläche dem Lichte ausgesetzt werden, eine Reihe von **allgemeinen Wirkungen** auf den gesamten Organismus hervor. Die Frage, auf welchem Wege diese indirekten, allgemeinen Lichtwirkungen zustande kommen, wird noch später zu erörtern sein. Zunächst seien einige der wichtigsten Allgemeinwirkungen kurz geschildert.

Am meisten interessiert die Beeinflussung des Stoffwechsels durch die Belichtung. Eine Reihe von Änderungen werden hierdurch hervorgerufen. Der Eiweißstoffwechsel wird in dem Sinne beeinflußt, daß nach anfänglicher Steigerung sekundär eine Eiweißretention eintritt (Pincussen, Königsfeld, Yoshine, Liebesny u. a.). Nur bei übermäßig hohen Lichtdosen bleibt die anfängliche Erhöhung der Stickstoffausscheidung auch später bestehen. Auch der Purinstoffwechsel erleidet Veränderungen (Pincussen). Der Blutzuckergehalt wird durch Bestrahlung mit biologisch aktivem Lichte vermindert, und zwar ist dies sowohl bei äußerlicher Bestrahlung der Hautoberfläche der Fall (Frenkel-Tissot, Pincussen, Rothmann) als auch bei vaginaler Bestrahlung (A. Laqueur und Wiener).

Alle diese Veränderungen erfolgen sowohl bei Bestrahlung mit reinem Ultraviolettlicht als auch bei Anwendung von Lichtquellen, die gemischte Strahlenarten enthalten, selbst wenn in ihnen die erythemerzeugenden kurzwelligen Strahlen nur schwach vertreten sind. Hingegen ist das hinreichende Vorhandensein solcher kurzwelligen erythemerzeugenden Strahlen Vorbedingung für die praktisch sehr wichtige Einwirkung des Lichtes auf den Kalk- und Phosphorstoffwechsel. Nach Bestrahlung mit Ultraviolettlicht, das erythemerzeugende Strahlen in genügendem Maße enthält, erfolgt nämlich eine Kalk- und Phosphorretention im Blute (Rothmann, Lasch). Es ist dies namentlich bei rachitiskranken Kindern der Fall; aber auch bei Erwachsenen ist diese Wirkung nachgewiesen, wenn sie hier auch nicht regelmäßig eintritt. Bei Schwangeren kann durch die Ultraviolettbestrahlung der sonst eintretende Abfall des Blutkalkspiegels verhindert werden (Guthmann und Schol). Mit der Kalk- und Phosphorretention geht nun bei Rachitiskranken die Erhöhung des Vitamingehaltes des Organismus einher und zwar speziell eine verstärkte Bildung des Vitamins D, dessen Mangel die Rachitis verursacht. Genauer ausgedrückt ist die verstärkte Bildung dieses Vitamins D die Ursache für jene Veränderungen des Kalk- und Phosphorstoffwechsels.

Die antirachitische Wirkung der Ultraviolettbestrahlung ist in den letzten Jahren genauer geklärt worden. Nachdem zuerst Huldschinsky im Röntgenbilde zeigen konnte, wie unter der spezifischen Einwirkung der erythemerzeugenden Ultraviolettstrahlen bei rachitiskranken Kindern sich die Ossification der Knochenenden vollzieht, ist dann in zahlreichen Tierexperimenten diese Wirkung genauer studiert und bestätigt worden. Ein entscheidender Fortschritt für ihr Verständnis wurde dadurch gebracht, daß A. F. Heß und Steenbock zeigten, daß auch außerhalb des Organismus sich durch Bestrahlung mit Ultraviolettlicht solche antirachitischen Wirkungen erzeugen lassen. Wenn man nämlich ölhaltige Substanzen, Milch oder auch die tierische Haut den kurzwelligen Ultraviolettstrahlen aussetzt und diese Stoffe nachher verfüttert, so zeigt sich eine deutliche antirachitische Wirkung. Heß war der Auffassung, daß diese Vorgänge auf einer Veränderung des Cholesterins beruhen, denn nur solche Nahrungsmittel, in denen Cholesterin vorhanden ist, erhalten durch die Ultraviolettbestrahlung antirachitische Eigenschaften. Später ist es nun Windaus in Göttingen zusammen mit seinem Mitarbeiter Pohl gelungen, das antirachitische „Provitamin" chemisch rein zu isolieren. Es handelt sich dabei nicht um das Cholesterin selbst, sondern um eine begleitende Verunreinigung des Cholesterins, das sog. Ergosterin. Das rein dargestellte Ergosterin erhält schon in großer Verdünnung durch Bestrahlen mit Ultraviolettlicht typische antirachitische Wirkungen. Bestrahltes Ergosterin ist seit einigen Jahren als Medikament gegen Rachitis unter dem Namen Vigantol, Radiostol, Präformin, in den Handel gekommen und hat sich auch therapeutisch bereits bewährt. Man muß sich also die antirachitische Wirkung des Lichtes am lebenden Organismus so vorstellen, daß das im Körper und speziell in der Haut enthaltene Provitamin (Ergosterin) durch die Ultraviolettstrahlen in das Vitamin D verwandelt wird und so die typischen Veränderungen des Stoffwechsels bewirkt. Auch durch die Ultraviolettbestrahlung von Kühen (Völtz) sowie von stillenden Müttern erhält die Milch antirachitische Eigenschaften (A. F. Heß, Weinstock und E. Sherman).

Was die Beeinflussung der Blutelemente durch das Licht betrifft, so wird beim Normalen die Zahl der roten Blutkörperchen und auch der Hämoglobingehalt durch Ultraviolettbestrahlung nicht verändert[1]. Wohl aber findet eine Zunahme dieser Faktoren dann statt, wenn es sich um sekundäre Anämie, auch um experimentell erzeugte (Kestner und seine Mitarbeiter), handelt. Diese Wirkung entspricht auch den

---
[1] Die thermische Wirkung der Lichtwärmestrahlen auf das Blut, die sich besonders bei Hervorrufung der Schweißerzeugung äußert, bleibt hier außer Betracht.

therapeutischen Erfahrungen, die bei sekundärer Anämie mit der Ultraviolettbestrahlung gemacht worden sind. Im Gegensatz zu den roten Blutkörperchen erfahren die weißen Blutkörperchen auch schon beim Normalen durch allgemeine Ultraviolettbestrahlung eine Veränderung. Dieselbe ist quantitativer und qualitativer Natur. Die Zahl der Leukocyten nimmt etwa $1/2$ Stunde nach beendigter Bestrahlung deutlich zu, um nach etwa 2 Stunden wieder auf den Ursprungswert zurückzukehren. Länger andauernd ist dagegen die qualitative Veränderung, die sich vor allem in der relativen Zunahme der Lymphocyten äußert. Dieser Einfluß der Bestrahlung ist bei der Behandlung infektiöser Prozesse, speziell auch der Tuberkulose, von erheblicher Bedeutung. Die Veränderungen des Leukocytenbildes sind am stärksten bei Bestrahlung mit dem Sonnenlicht sowie mit dem reinen Ultraviolettlicht der Quarzlampe. Schwächer sind sie bei Bestrahlung mit Kohlenbogenlicht und sie fehlen ganz bei der Bestrahlung mit Glühlampen. Übrigens wird nicht nur durch Bestrahlung der äußeren Haut, sondern auch durch Bestrahlung der Schleimhäute des Mundes oder der Vagina das Leukocytenbild im genannten Sinne beeinflußt (A. Laqueur und H. Wiener).

Weniger geklärt als die Beeinflussung der Blutzusammensetzung ist die Beeinflussung der immunisierenden Kräfte des Organismus durch die Belichtung. Daß dadurch die Widerstandsfähigkeit des Organismus gegen Infektionen erhöht wird, zeigt die tägliche klinische Erfahrung. Zweifellos ist daran auch die durch die Ultraviolettstrahlen bewirkte, lang anhaltende Lymphocytose beteiligt. Nach der Auffassung von Erich Hoffmann spielt ferner bei dieser Wirkung auch die Anregung der Hautfunktion eine Rolle, speziell die Verstärkung der Fähigkeit der Haut, Immunstoffe zu bilden (Esophylaxie). Im übrigen ist im Tierexperiment verschiedentlich die Erhöhung der Resistenz gegen Infektionen, z. B. Zunahme der agglutinierenden Kraft des Blutes nach der Ultraviolettbestrahlung, gezeigt worden. Auch die bei Tuberkulösen im Anfange der Kur zuweilen beobachteten spezifischen Herdreaktionen können als Beleg für die immunitätssteigernde Wirkung des Ultraviolettlichtes mit herangezogen werden. Praktisch ist von Wichtigkeit, daß nicht nur die reine Ultraviolettbestrahlung, sondern auch die Bestrahlung mit gemischtem Licht die Immunität des Körpers erhöhen kann. Nach den Untersuchungen von Sonne kommt dabei den Lichtwärmestrahlen (z. B. des Kohlenbogenlichtes) eine besondere Bedeutung zu, weil diese die Bluttemperatur in den Gefäßen der Haut bis zu 47—48° steigern können und solche Temperaturen imstande sind, gewisse Toxine, beispielsweise das Diphtherietoxin, in erheblichem Maße zu schädigen. Die Rolle der Lichtwärmestrahlen bei dieser Einwirkung zeigt sich auch darin, daß nach übereinstimmenden Beobachtungen der Lichttherapeuten bei den chirurgischen Tuberkulosen die Heilerfolge der Bestrahlung mit natürlichem Sonnenlicht oder mit Kohlenbogenlicht besser sind, als die der reinen Ultraviolettbestrahlung mit der Quarzlampe.

Von klinischer Bedeutung ist ferner die Eigenschaft der Lichtbestrahlung, blutdrucksenkend zu wirken. Diese Wirkung macht sich bei Patienten mit normalem Blutdruck in geringerem Maße geltend, als bei Patienten mit pathologischer Blutdrucksteigerung. Daß sie lediglich durch die Hyperämie der Hautgefäße bedingt ist, erscheint zweifelhaft, weil sich eine Blutdrucksenkung auch nach Bestrahlungen, die kein deutliches Lichterythem erzeugen, beobachten läßt. Wahrscheinlicher ist die Erklärung, die Kimmerle und Burchardi für diese Wirkung geben: sie beziehen die Blutdrucksenkung lediglich auf die Inhalation der durch das Licht ionisierten Luft. Nach Peemöllers Untersuchungen entsteht bei der Zersetzung der Luft durch das Licht u. a. Stickoxydul (N_2O), und dieses Gas wirkt, ähnlich wie die Nitritverbindungen, drucksenkend bei der Einatmung. Die drucksenkende Wirkung der Ultraviolettbestrahlung ist auch für den Gynäkologen deshalb von Bedeutung, weil Hochenbichler neuerdings sie bei der Behandlung der Eklampsie mit künstlicher Höhensonnenbestrahlung in deutlichem Maße feststellen konnte.

Der Einfluß der Bestrahlung, und speziell der Ultraviolettbestrahlung, auf das Nervensystem zeigt sich in einer allgemein anregenden und unter Umständen erregenden Wirkung. Die anregende Wirkung ist zum Teil wohl als Begleiterscheinung der allgemeinen Roborierung durch die Stoffwechselerhöhung anzusehen, die der Körper während einer Belichtungskur erfährt. Immerhin muß auch eine speziell erregende Wirkung auf das Nervensystem angenommen werden. Sie zeigt sich bei übererregbaren Neurasthenikern nicht selten in störenden Erregungszuständen, die besonders im Anfange der Kur eintreten können. Für die Allgemeinwirkung der Ultraviolettlichtbestrahlung ist von besonderer Bedeutung, daß der Tonus des Sympathicus dadurch herabgesetzt wird (Rothmann). Rothmann ist zu dieser Auffassung gelangt, weil eine Reihe von Allgemeinwirkungen der Ultraviolettbestrahlung, wie die Verminderung des Kalkgehaltes des Blutes und des Blutzuckergehaltes sowie die Blutdrucksenkung, einer Hypotonie des Sympathicussystems entsprechen. Ausgelöst werden diese Wirkungen durch entsprechende Beeinflussung der sympathischen Hautnervenendigungen durch das Licht.

Wir kommen damit zu der Frage, auf welche Weise überhaupt die beschriebenen Allgemeinwirkungen der Ultraviolettbestrahlung der Körperoberfläche zustande kommen. Da ja die Ultraviolettstrahlen nur eine sehr geringe Penetrationsfähigkeit besitzen, so kann notwendigerweise diese Allgemeinwirkung nur von der Haut her ausgelöst sein. Die Auffassung, daß die Sympathicushypotonie, welche die Ultraviolettstrahlen durch Reizung der Sympathicusenden in der Haut bewirken, dabei eine Rolle spielt, wurde eben schon erwähnt. Es werden aber auch eine Reihe von sonstigen Veränderungen in der Haut selbst durch die Belichtung hervorgerufen, welche dann einen Einfluß auf die Lebensvorgänge im Gesamtorganismus ausüben. Vor allen Dingen ist hier der Umwandlung des in der Haut befindlichen Provitamins in das Vitamin D zu gedenken, die für die spezifische antirachitische Wirkung der Ultraviolettbestrahlung von entscheidender Bedeutung ist. Auch sonstige in der Haut befindliche Fermente werden durch das Licht quantitativ teils im Sinne einer Zunahme, teils im Sinne einer Abnahme beeinflußt (Sugihara). Weiter ist auch schon der Auffassung gedacht worden, daß durch die Ultraviolettbestrahlung die besondere physiologische Funktion der Haut, Schutz- und Heilstoffe zu produzieren (Esophylaxie), angeregt wird. Auf jeden Fall muß daran festgehalten werden, daß die Allgemeinwirkung der Ultraviolettstrahlen auf einer Anregung der vielen, bisher nur zum Teil bekannten Funktionen der Haut zu erhöhter Tätigkeit beruht.

Ein zweiter Faktor für die Entstehung der Allgemeinwirkung der äußerlichen Ultraviolettbestrahlung besteht nun in der Resorption der Ultraviolettstrahlen durch das Blut der Blutcapillaren. Schon in den Anfängen der Lichttherapie war eine solche Erklärung durch Schläpfer gegeben worden, der eine Resorption der Lichtenergie durch das Blut der Hautcapillaren und ihren Transport in das Körperinnere als den wirksamen Faktor bei der Allgemeinbestrahlung annahm. Da aber diese Theorie durch nicht beweisende Versuche gestützt war, geriet sie später fast in Vergessenheit. Nun hat neuerdings v. Schubert zeigen können, daß das Blut eine hohe Absorptionskraft für Ultraviolettlichtstrahlen, und zwar vorzugsweise für die chemisch und biologisch wirksamste Strahlenart zwischen 302 und 297 $\mu\mu$ Wellenlänge, besitzt. Untersuchungen der Reflexion des Lichtes durch die lebende Haut ergaben, daß die gut durchblutete Haut einen großen Teil der Ultraviolettstrahlen absorbiert, während nach künstlicher Blutleere eine solche Absorption nicht stattfindet. Die Befunde v. Schuberts wurden bald darauf bestätigt und erweitert durch Untersuchungen von Suhrmann und Collath, welche zeigten, daß das Ultraviolettlicht hauptsächlich durch die roten Blutkörperchen absorbiert wird, und zwar schon in den oberen Capillaren der Haut. Die Träger dieser Absorption sind vorzugsweise die Lipoide im Blute. Wie für die Erythemerzeugung, so gibt es auch für die Resorption des Lichtes im Blute gewisse Optima im Bereiche des Spektrums. Für das Blauviolett liegt das Optimum bei 410 $\mu\mu$ Wellenlänge, für das kurzwellige Ultraviolett beginnt die Resorption bei etwa 313 $\mu\mu$, ihr Maximum liegt bei 280 $\mu\mu$, also auch hier wieder ganz nahe dem von Hausser und Vahle gefundenen Optimum für die erythemerzeugende Strahlenwirkung. Zu ähnlichen Schlußfolgerungen ist auch H. Guthmann in sehr eingehenden Untersuchungen über die Lichtabsorption durch die Haut und durch verschiedene wichtige Einzelkomponenten des Organismus (Blut, Serum, Fett, Eiweiß) gelangt.

Es kommen also die Allgemeinwirkungen der Ultraviolettbestrahlung teils durch Anregung der Hautfunktion, teils durch Resorption der Ultraviolettenergie in das Blut und somit durch deren Transport in den allgemeinen Kreislauf zustande. Das Wesen der Allgemeinwirkung der Ultraviolettbestrahlung kann man als eine Anregung der verschiedenen Körperfunktionen zu erhöhter Tätigkeit charakterisieren. Diese Wirkungen sind zum größten Teil unspezifischer Art; aber auch eine bestimmte spezifische Wirkung auf den Stoffwechsel, nämlich die antirachitische Wirkung, ist jetzt genauer bekannt.

4. Methodik der Lichtbehandlung nebst deren Indikationen in der Frauenheilkunde.

Wir wollen im Folgenden hauptsächlich diejenigen Methoden erwähnen, bei welchen Lichtquellen zur Verwendung kommen, die entweder vorzugsweise nur Ultraviolettstrahlen aussenden, oder in deren Licht die wirksamen Ultraviolettstrahlen neben anderen Strahlen in erheblichem Maße vertreten sind. Die therapeutische Verwendung der Lichtwärmestrahlen ist bereits im Kapitel „Thermotherapie" besprochen worden.

a) Die Quecksilberquarzlampe.

Die Quecksilberquarzlampe erzeugt ihr Licht durch Verdampfung des durch den elektrischen Strom zur Zündung gebrachten Quecksilbers. Die bekannteste und verbreitetste Form der Quecksilberdampflampe ist die sog. künstliche Höhensonne in dem von H. Bach angegebenen Modell (Abb. 62). Sie wird sowohl zur Allgemeinbestrahlung wie zur Lokalbestrahlung verwandt. Seltener und ausschließlich zur lokalen Bestrahlung wird die Kromayersche Quarzlampe angewandt (Abb. 63).

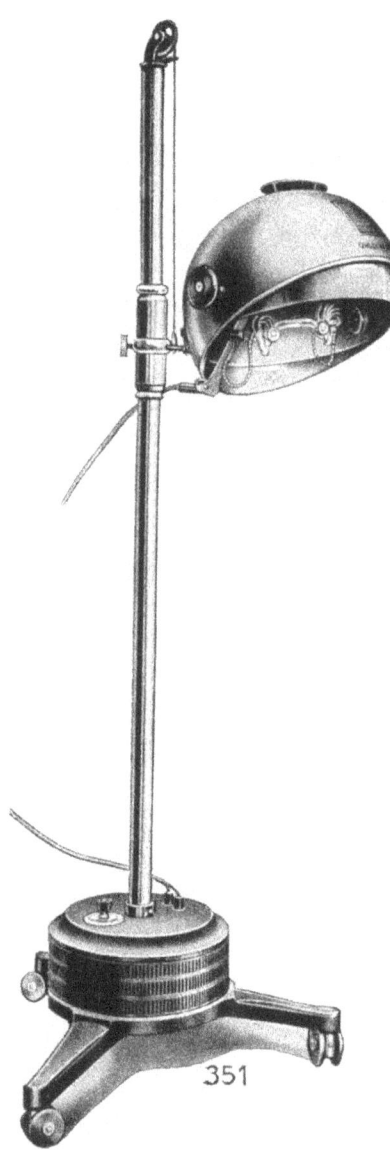

Abb. 62. Künstliche Höhensonne. (Quarzlampengesellschaft Hanau.)

Dieselbe unterscheidet sich von der „künstlichen Höhensonne" prinzipiell dadurch, daß der Quarzbrenner mit einer Wasserkühlung versehen ist (er befindet sich in einem Gehäuse, in welchem kaltes Wasser zirkuliert). Diese Kühlung ist deshalb notwendig, weil, im Gegensatz zu der künstlichen Höhensonne, die Bestrahlung mit der Kromayerlampe nur in ganz kurzen Distanzen und selbst mit direktem Aufsetzen der Lampe auf die Haut erfolgt. Wegen der Wasserkühlung wird in der englisch-amerikanischen Literatur die Kromayerlampe auch als „water-cooled lamp" bezeichnet, während man dort unter „air-cooled lamp" die künstliche Höhensonne versteht. Die Jesionek-Lampe (Abb. 64) ist ebenfalls eine Quecksilberquarzlampe. Sie dient, wie die künstliche Höhensonne, der Fernbestrahlung und eignet sich besonders zur Bestrahlung des sitzenden oder stehenden Patienten.

Neuerdings werden zur Allgemeinbestrahlung auch andere Modelle von Quarzlampen als die der Hanauer Gesellschaft verwendet: die Jenaer Quarzlampe und die Jaenickesche Quarzlampe. In beiden Fällen handelt es sich auch um Quecksilberquarzlampen mit Quarzrohr; ihr Licht ist mit demjenigen der künstlichen Höhensonne identisch. Die Jaenickesche Lampe unterscheidet sich von der „Höhensonne" vor allem durch die Art der Zündung; sie braucht dazu nicht gekippt zu werden und brennt nach der Zündung gleich mit voller Lichtstärke.

Das Licht der Quecksilberquarzlampe enthält neben den sichtbaren blauen und violetten Strahlen vorzugsweise Ultraviolettstrahlen bis zu einer Wellenlänge von 200 $\mu\mu$ herunter; denn das Quarzglas ist auch für kurzwellige Ultraviolettstrahlen durchlässig. Wegen dieser Beschaffenheit hat das Licht der Quarzlampe fast gar keine erwärmende Wirkung; es ist ferner auch quantitativ reich an den kurzwelligen erythemerzeugenden Ultraviolettstrahlen. Die Bezeichnung „künstliche Höhensonne" für die Quecksilberquarzlampe ist aber eigentlich unzutreffend; denn das Spektrum der natürlichen Höhensonne enthält ja neben den ultravioletten und den sichtbaren blauen und violetten Strahlen auch reichlich Licht-Wärmestrahlen. Der Ausdruck „künstliche Höhensonne" hat sich aber in der Praxis so allgemein eingeführt, daß er trotz dieser anerkannten Unkorrektheit beibehalten worden ist.

In der Methodik der Quarzlichtbestrahlung unterscheidet man eine Allgemeinbestrahlung und eine örtliche Bestrahlung. Bei der Allgemeinbestrahlung wird entweder der ganze entkleidete Körper oder nur der Oberkörper bis zur Hüftgegend herab von der Vorder- und Rückseite her dem Lichte ausgesetzt. Geschieht die Belichtung im Sitzen oder Stehen und hat man zwei Lampen zur Verfügung, so kann die Bestrahlung der Vorder- und Rückseite gleichzeitig erfolgen. Für diese Form der Bestrahlung

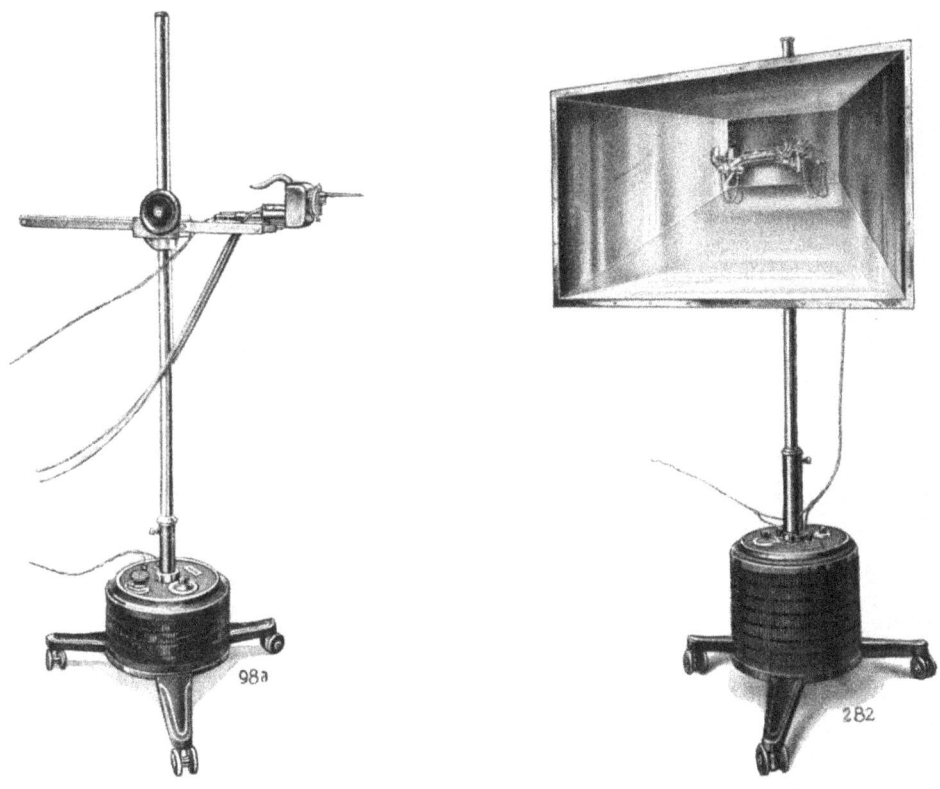

Abb. 63. Kromayer-Quarzlampe.   Abb. 64. Jesionek-Lampe.
(Quarzlampengesellschaft Hanau.)

eignen sich vor allem die Jesionek-Lampen. Beim liegenden Patienten, oder überhaupt, wenn nur eine Höhensonne vorhanden ist, wird erst die Vorder- und dann die Rückseite bei gleicher Dauer und gleichem Lampenabstande bestrahlt. Erlaubt es der Zustand des Patienten nicht, ihn auch in Bauchlage zu bestrahlen, so muß man sich mit Bestrahlung der Vorderseite des Körpers bei entsprechend verlängerter Bestrahlungszeit begnügen. Die Hauptsache bleibt bei der Allgemeinbestrahlung, daß größere Teile der Hautoberfläche genügenden Dosen des Ultraviolettlichtes ausgesetzt werden.

Die Dosierung der Allgemeinbestrahlung erfolgt nun in ansteigendem Maße, um die Haut an die Strahlenwirkung zu gewöhnen und störende Hautverbrennungen durch das Licht zu vermeiden. Je nach der Stärke des Brenners, die von Zeit zu Zeit durch Messung mit dem Erythemdosimeter oder mit der direkten Bestimmung der

Hauterythemdosis nach der auf S. 121 beschriebenen Methode festgestellt werden muß, beginnt man mit einer Bestrahlung jeder Körperseite in einer Distanz von 1 m bis 90 cm und in einer Dauer von 1—3 Minuten. Sukzessive wird dann in den nächsten Sitzungen die Distanz verkürzt und die Bestrahlungsdauer verlängert, bis man auf etwa 70 cm Lampendistanz und 10—15 Minuten Bestrahlungsdauer für jede Körperseite (also 20—30 Minuten Gesamtdauer) angelangt ist[1]. Bei der Dosierung ist zu beachten, daß die Verkürzung des Lampenabstandes von erheblicher Bedeutung für die Erhöhung der Lichtdosis ist, als die Verlängerung der Bestrahlungsdauer. Denn die Intensität der Lichtwirkung steigt im Quadrat der Verkürzung des Lampenabstandes an, während sie der Bestrahlungszeit direkt proportional ist. Auf eine kürzere Distanz als 60 cm bei der Allgemeinbestrahlung herunterzugehen, ist schon deshalb nicht empfehlenswert, weil bei so kurzen Distanzen der Lichtkreis nicht mehr die ganze Körperoberfläche trifft.

Im allgemeinen wird die Ganzbestrahlung mit der künstlichen Höhensonne nur jeden zweiten Tag vorgenommen, um eventuellen leichten Erythemen Zeit zum Abklingen zu lassen und auch um die Kur nicht zu angreifend zu gestalten. Von speziellen Ausnahmen von dieser Regel wird noch später die Rede sein. Die Zahl der Einzelbehandlungen während einer ganzen Kur schwankt zwischen 12 und 20 Bestrahlungen. Über diese Zahl hinauszugehen, ist nur bei bestimmten Indikationen, z. B. bei der chirurgischen Tuberkulose, manchmal am Platze. Im allgemeinen halte man aber daran fest, daß die Quarzlichtbestrahlung einen Reiz auf den ganzen Organismus bedeutet, der sich mit der Zeit, besonders bei eingetretener Pigmentierung, erschöpfen kann, der aber andererseits bei zu großer Häufung infolge der zu intensiv erfolgenden Stoffwechselsteigerung auch schädlich (im Sinne einer Überanstrengung) wirken kann.

Die Frage, ob bei der Allgemeinbestrahlung die Erzeugung eines Hauterythems notwendig ist, wird verschieden beantwortet. Nach der Ansicht von Rost und anderen Lichttherapeuten, denen auch wir uns anschließen, lassen sich mit der Ultraviolettbestrahlung auch günstige allgemeine Heilwirkungen erzielen, wenn es nicht zu einer Erythem- und Pigmentbildung kommt. Nur wenn bestimmte Allgemeinwirkungen, insbesondere eine Blutdrucksenkung, erzielt werden sollen, kann die Erzeugung eines deutlichen Hauterythems notwendig sein. Anders liegen die Verhältnisse bei der lokalen Ultraviolettbestrahlung, wo bei gewissen Indikationen, namentlich bei Hauterkrankungen (Ekzemen, Psoriasis, Furunculose) das Lichterythem einen wesentlichen Faktor für die Heilwirkung der Ultraviolettstrahlen bildet.

Die gleichzeitige Verwendung von Lichtwärmestrahlen in Form einer Glühlampenbestrahlung mit der Solluxlampe oder dem Hagemannschen Glühlampenring scheint bei der Allgemeinbestrahlung mit der künstlichen Höhensonne deren therapeutische Wirkung bei tuberkulösen und sonstigen infektiösen Erkrankungen zu steigern. Für andere Indikationen ist aber diese Kombination entbehrlich, falls man nicht bei Bestrahlung des nackten Körpers in mangelhaft geheizten Räumen die erwärmende Wirkung der Glühlichtstrahlen mit heranziehen will.

---

[1] Wesentlich für die Dosierung ist auch die Spannung und Stromart des die Lampe speisenden Stromes. Bei Wechselstrom sowie bei 220 Volt Spannung sind viel schwächere Dosen zu wählen als bei Gleichstrom und 110 Volt Spannung.

Bei der lokalen Bestrahlung beginnt man, je nach Brennerstärke, in einer Distanz von 70—60 cm und verkürzt dann im Laufe der Kur die Entfernung auf 40 und selbst 30 cm [1]. Die Dauer der lokalen Bestrahlung beträgt im Anfange 5 Minuten, später 10 bis 15 Minuten. Meistens wird bei der lokalen Bestrahlung in der Dosierung mehr auf die Lampendistanz als auf die Bestrahlungsdauer Wert gelegt. Tritt keine starke Erythemreaktion ein, so kann die lokale Bestrahlung täglich (wegen der fehlenden Allgemeinwirkung) erfolgen. Stärkere Erytheme, die hierbei manchmal erwünscht sein können, lasse man aber abklingen, ehe die nächste Bestrahlung erfolgt. Über die Zahl der Behandlungen lassen sich für die lokale Ultraviolettbestrahlung allgemeine Regeln nicht aufstellen. Die Behandlung muß so lange fortgesetzt werden, bis der gewünschte Heileffekt erzielt ist. Die Umgebung des bestrahlten Gebietes muß bei der Lokalbehandlung durch Tücher, Kleidungsstücke oder Papierbogen abgedeckt werden. (Alle diese Medien absorbieren, wenn sie nicht porös sind, die erythemerzeugenden Ultraviolettstrahlen.) Doch beziehe man beispielsweise bei der Bestrahlung von schlecht heilenden Operationswunden oder von Furunculose auch die weitere Umgebung des Erkrankungsherdes mit in die Bestrahlung ein.

a) Indikationen der Quarzlichtbestrahlung in der Gynäkologie.

Für die **Allgemeinbestrahlung** mit der künstlichen Höhensonne kommen vor allem solche Affektionen in Betracht, bei denen eine allgemeine Roborierung sowie eine Anregung der Stoffwechselvorgänge angezeigt erscheint. Das ist beispielsweise der Fall bei Erschöpfungszuständen, sofern sie nicht von starker nervöser Übererregbarkeit begleitet sind, oder in der Rekonvaleszenz nach schweren akuten Erkrankungen oder nach Operationen. Besonders wirksam ist die Allgemeinbestrahlung auch bei sekundärer Anämie nach Blutverlusten infolge von Abort, Metrorrhagien oder von Operationen. Auch bei primärer essentieller Anämie (nicht aber bei perniziöser Anämie oder Leukämie) hat sich die Allgemeinbestrahlung mit der Quarzlampe bewährt. Insbesondere wird hierbei die günstige Beeinflussung von dysmenorrhoischen Beschwerden gerühmt (Thedering, Bach). Thedering sah bei der Bestrahlung von Frauen und jungen Mädchen, die an Blutarmut und deren Folgezuständen litten, daß sich im Anschluß an die ersten Behandlungen die Menses früher einstellten als sonst. Diese Wirkung ist offenbar auf die Beeinflussung der allgemeinen Stoffwechselvorgänge durch die Quarzlichtbehandlung zurückzuführen, vor allem auf deren Einwirkung auf innersekretorische Vorgänge, an denen auch die Funktion der Ovarien mitbeteiligt ist. Die Haut steht ja in innigem Zusammenhang mit den Funktionen des vegetativen Nervensystems. Wir haben bereits bei Besprechung der hydro-, thermo- und balneotherapeutischen Einwirkungen darauf hingewiesen, daß sich durch Hautreize mannigfaltigster Art der Tonus des vegetativen Nervensystems und damit auch die Funktion der endokrinen Drüsen beeinflussen und verändern läßt.

Eine wichtige Indikation der Allgemeinbestrahlung bildet ferner die sog. chirurgische Tuberkulose. Von den uns hier interessierenden Formen der chirurgischen Tuberkulose sei insbesondere die Peritonitis tuberculosa genannt, bei welcher die Wirkung der

---

[1] Bei mit 220 Volt brennenden Lampen ist es meist nicht notwendig, unter 50 cm Distanz herunterzugehen.

Bestrahlung mit Ultraviolettlicht allgemein anerkannt ist. Es wird hierbei die Vorderseite des Körpers, beginnend mit etwa 90 cm Distanz und 2 Minuten Dauer, allmählich bis auf 60—70 cm und 20—30 Minuten Dauer ansteigend, bestrahlt. Bei fieberfreien Fällen kann man zur Beschleunigung der Heilwirkung täglich bestrahlen; so lange Temperatursteigerung vorhanden ist, möchten wir aber zu einer Behandlung nur an jedem zweiten Tage raten, da die im Beginne der Kur sich hier häufig zeigenden reaktiven Temperatursteigerungen Zeit zum Abklingen haben müssen.

Was nun speziell die Tuberkulose der weiblichen Genitalien anbetrifft, so wird diese Affektion durch die Quarzlichtbestrahlung nur insoweit günstig beeinflußt, als eine Tuberkulose des peritonealen Überzugs der Genitalorgane vorliegt (H. W. Freund). Die Tuberkulose der Adnexe selbst reagiert dagegen nach den Beobachtungen von Freund und auch nach unseren eigenen Erfahrungen nicht wesentlich auf das Quarzlicht. Überhaupt verhält sich die eigentliche Urogenitaltuberkulose im Gegensatze zu den sonstigen Formen der chirurgischen Tuberkulose der Höhensonnenbehandlung gegenüber häufig refraktär. Am ehesten kann man noch bei der Blasentuberkulose, wenn operative Eingriffe nicht in Frage kommen, durch Quarzlampenbestrahlung die Beschwerden (Schmerzen, Tenesmen) lindern. Günstiger liegen die Verhältnisse für die Beeinflussung der Urogenitaltuberkulose, wenn man in der Lage ist, statt der Quarzlampenbestrahlung Kuren mit natürlicher Sonnenbestrahlung im Hochgebirge oder an der See anzuwenden, wobei dann neben der eigentlichen Lichtwirkung auch der mächtige Einfluß der klimatischen Faktoren eine wichtige therapeutische Rolle spielt.

Die Höhensonnenbestrahlung empfiehlt sich weiterhin in solchen Fällen, in denen wegen Tuberkulose der Adnexe oder des Bauchfells eine Laparotomie ausgeführt worden ist, zur Nachbehandlung. Namentlich wenn die Laparotomiewunde schlecht heilt und es zur Fistelbildung gekommen ist, kann mit der Ultraviolettlichtbestrahlung die Zuheilung wesentlich gefördert und zugleich auch — bei Bauchfelltuberkulose — das Grundleiden günstig beeinflußt werden. Nur muß auch in diesen Fällen auf die Temperaturkurve sorgfältig geachtet werden; wegen der erstrebten Allgemeinwirkung bestrahle man auch hier einen möglichst großen Teil der Vorderseite des Körpers.

Auch zur Behandlung von sonstigen eiternden Operationswunden und überhaupt von schlecht heilenden Wunden nach Laparotomie möchten wir die Quarzlichtbestrahlung dringend empfehlen. Es wurde bereits früher erwähnt, daß man bei dieser Art der Lokalbestrahlung auch die weitere Umgebung der Wunde zwecks Anregung der Vitalität des umgebenden Gewebes mit in den Kreis der Bestrahlung ziehen soll. So hält sich die Technik dabei zwischen der Allgemeinbestrahlung und einer lokalen Bestrahlung: Anfangend mit 90—80 cm Distanz und 4—5 Minuten Dauer wird die Distanz allmählich auf 70—60 cm (bei alten Brennern evtl. auch bis 50 cm) verkürzt und die Dauer auf 10—15 Minuten gesteigert. Falls kein fieberhafter tuberkulöser Prozeß vorliegt, kann täglich bestrahlt werden.

Von sonstigen Anwendungen der Quarzlichtbestrahlung in der Gynäkologie sei noch die von Fromme empfohlene Behandlung von chronischen Adnexentzündungen genannt. Es handelt sich hierbei ebenfalls nicht mehr um eine reine Allgemeinbestrahlung, sondern um eine örtliche Bestrahlung der Unterbauchgegend. Die

Bestrahlung wurde unter Bedeckung der übrigen Körperteile anfangs in 75 cm Entfernung und während 1 Minute vorgenommen; allmählich wurde die Distanz bis auf 40 cm verkürzt und die Dauer bis auf 20 Minuten verlängert. Unter 23 derart behandelten Fällen, die meistens große Pyosalpingen aufwiesen, wurden 9 nach durchschnittlich 15 Behandlungen subjektiv und objektiv geheilt, ohne daß anderweitige therapeutische Maßnahmen erfolgten. Die Frommesche Methode hat nur wenig Nachahmer gefunden; man zieht bei derartigen Fällen jetzt meistens die Anwendung der Lichtwärmestrahlen von der Bauchhaut oder von der Vagina aus vor. Doch empfiehlt es sich häufig, bei der Nachbehandlung von Adnexentzündungen oder parametritischen Exsudaten mit der örtlichen Wärmetherapie abwechselnd eine Allgemeinbestrahlung mit Quarzlicht zur Hebung des Allgemeinbefindens zu kombinieren.

Was nun die rein **örtlichen** Anwendungen der Quarzlichtbestrahlung betrifft, so sind sie bei furunculösen Erkrankungen, bei pustulösen Entzündungen der Vulva und ihrer Umgebung, sowie bei manchen ekzematösen Erkrankungen der Schamlippen indiziert. Hingegen sind die Erfolge der Quarzlichtbestrahlung beim Pruritus vulvae strittig. Während Heynemann, van de Velde, Fromme, E. Lang und Rotschuh hierbei günstige Erfolge gesehen haben, erklärt O. Schlein die Höhensonnenbestrahlung beim Pruritus vulvae als meist wirkungslos. Wir selbst haben uns bei dieser Affektion von der Wirksamkeit der Quarzlichtbestrahlung nicht überzeugen können; allerdings verwandten wir hierbei bisher keine erythemerzeugenden Lichtdosen, die wohl nach neueren Erfahrungen zur Erzielung einer Heilwirkung beim nervösen Pruritus notwendig sind.

Die vaginale Anwendung des Lichtes der Quarzlampe und sonstiger Lichtarten wird weiter unten in einem besonderen Kapitel besprochen werden.

β) Die Anwendung des Quarzlichtes in der Geburtshilfe.

Die Bestrahlung schwangerer Frauen zur Linderung der Schwangerschaftsbeschwerden, insbesondere zur Verhütung der Kalk- und Phosphorverarmung und ihrer Folgen (Zahnverlust, statische Beschwerden, Neigung zu Krämpfen usw.) ist zuerst von amerikanischen Autoren empfohlen worden (A. F. Heß, Weinstock, F. Sherman, Donnely). Ebenso wird als Wirkung der Allgemeinbestrahlung in der Lactationsperiode von diesen Autoren der Schutz vor Schädigung der Knochen und Zähne der Mutter sowie der Schutz des Säuglings vor der Rachitis gerühmt. Nach unserer Kenntnis spielt diese prophylaktische Bestrahlung in der Lactationsperiode vorerst eine größere Rolle in den Anzeigen der Quarzlampengesellschaft als in der ärztlichen Praxis. Hingegen verdient die Anwendung der Ultraviolettbestrahlung zu prophylaktischen Zwecken in der Schwangerschaft doch eine ernsthafte Beachtung, namentlich im Hinblick auf die Eklampsieverhütung.

Guthmann und Schol haben die Einwirkung der Höhensonnenbestrahlung bei Schwangeren genauer studiert. Es gelingt dadurch, den sonst während der Gravidität eintretenden Abfall des Blut-Kalkspiegels hintanzuhalten oder manchmal sogar den Ca-Gehalt des Blutes zu erhöhen, letzteres besonders in Fällen von pathologischem Kalkmangel. Die Wirkung der Bestrahlungen zeigt sich auch darin, daß die sonst bei Schwangeren oft beobachtete Erhöhung der galvanischen Erregbarkeit ausbleibt, oder daß diese Erregbarkeit sogar eine Erniedrigung erfahren kann. Auch diese

Wirkung ist von der Erhöhung des Ca-Spiegels im Blute abhängig. Guthmann und Schol weisen im Anschluß an ihre Befunde auf deren Bedeutung für die Prophylaxe der Eklampsie hin; sie führen auch die gleich zu erwähnenden Erfolge Hochenbichlers bei der Eklampsieverhütung und -Bekämpfung auf die Regulierung des Blut-Kalkgehaltes durch die Ultraviolettbestrahlung zurück. Zur Erzielung der obigen Veränderungen halten Guthmann und Schol durchschnittlich fünf Allgemeinbestrahlungen für ausreichend.

Früher als diese Autoren hat nun Hochenbichler die systematische Anwendung der Höhensonnenbestrahlung zur **Prophylaxe der Eklampsie** bei präklamptischen Zuständen anzuwenden empfohlen. Unter diesem „Eklampsismus" versteht Hochenbichler eine Trias von Symptomen: erhöhter Blutdruck, Ödeme und Albuminurie, wozu dann oft noch der chronische Kopfschmerz hinzukommt. Die therapeutische Einwirkung der Höhensonnenbestrahlung bei diesen Zuständen wird dadurch erklärt, daß durch die Bestrahlung der Blutdruck herabgesetzt und die Diurese gefördert wird, weil sich dabei die Nierencapillaren ebenso wie die Capillaren der Haut erweitern. Ferner wird insbesondere auch der Stoffwechsel durch die Ultraviolettbestrahlung in dem Sinne beeinflußt, daß die Acidose des Blutes sich vermindert, der Sauerstoffgehalt des Blutes zunimmt und eine Kalkretention erfolgt, während gleichzeitig die Kochsalzausscheidung erhöht wird. Die Bestrahlung wirkt also einer Reihe von Begleiterscheinungen der Eklampsie (Blutdruckerhöhung, Acidose, Kalk- und Sauerstoffarmut des Blutes, Kochsalzretention) entgegen. Auf die weiteren theoretischen Ausführungen, mit denen Hochenbichler seine Behandlungsmethode begründet, kann hier nicht näher eingegangen werden. Es sei nur erwähnt, daß er von der statistischen Beobachtung ausgeht, daß die Eklampsie in sonnenarmen Jahreszeiten, also bei uns im Frühjahr und im Herbst, häufiger ist als zu Zeiten von reichlicher Sonnenscheindauer, und daß in den Tropen die Eklampsie nur selten beobachtet wird. Im übrigen legt Hochenbichler den größten Wert auf die blutdrucksenkende Wirkung der Höhensonnenbestrahlung, die um so intensiver ist, je höher der Blutdruck anfänglich über die Norm gesteigert ist. Bemerkenswert ist, daß bei Verwendung von alten Quarzbrennern, deren Licht nur wenig erythemerzeugende Strahlen mehr aussendet, die blutdrucksenkende Wirkung bei der Eklampsie fehlen kann.

Die von Hochenbichler bei der Behandlung im präklamptischen Zustande angewandte Technik besteht in einer etappenweisen Bestrahlung der ganzen Körperoberfläche bei einem gleichbleibendem Lampenabstande von $1/2$ m. In vier Abschnitten wird der Körper je 5 Minuten lang im Anfange bestrahlt, also im ganzen 20 Minuten lang. Die Bestrahlungsdauer wird täglich um je 5 Minuten gesteigert, bis zu je 20 Minuten für jeden Körperabschnitt. Dieses Vorgehen wird so lange fortgesetzt, bis die Patientin eine deutliche Pigmentation zeigt. Hierauf wird die Bestrahlung nur dreimal in der Woche weiter fortgesetzt, um die erreichte Blutdrucksenkung auf ihrem niedrigen Stand zu halten.

In der geschilderten Weise hat Hochenbichler bis jetzt 100 von Eklampsie bedrohte Frauen prophylaktisch behandelt; bei keiner von ihnen trat während oder nach der Entbindung Eklampsie auf. Im eklamptischen Anfalle selbst wurde ebenfalls die Höhensonne angewandt, wobei sich verschiedentlich eine Besserung der Diurese und eine Verminderung der Eiweißausscheidung im Urin ergab.

In zwei näher mitgeteilten Fällen wirkte die im eklamptischen Anfalle selbst vorgenommene Höhensonnenbestrahlung heilend. Bei der einen Patientin, bei der sich die Anfälle durch mehrere Tage hinzogen, wurde zweimal täglich je $^1/_2$ Stunde lang bestrahlt; bei einem zweiten Falle, wo die sonstigen therapeutischen Maßnahmen versagt hatten und die Patientin bereits das Bild einer Moribunden bot, wurde zunächst eine 40 Minuten dauernde Allgemeinbestrahlung vorgenommen und die Bestrahlung in größerer Lampendistanz nach mehreren Stunden 20 Minuten lang wiederholt. Hier wirkte der Eingriff direkt lebensrettend. Hochenbichler erklärt diese Wirkung mit der Entlastung von Lunge und Herz infolge der durch das Licht hervorgerufenen Hautgefäßerweiterung.

Trotzdem die erste Mitteilung Hochenbichlers bereits aus dem Jahre 1923 datiert, hat seine Methode unseres Wissens nur durch A. Mayer eine nähere Nachprüfung gefunden. A. Mayer bestrahlte 25 Fälle, die einen präeklamptischen Zustand aufwiesen; teilweise war derselbe nicht voll ausgebildet. In jeder Sitzung wurde je eine Körperhälfte in zwei Abschnitten bis zur leichten Erythembildung bestrahlt und diese Behandlung bis zur Entbindung durchgeführt. Bei 24 derartig behandelten Patientinnen blieb die Eklampsie völlig aus. Die letzte Patientin hatte im 6. Monat einen Anfall, der aber nicht zur Unterbrechung der Schwangerschaft führte. Sie wurde im 8. Monat wegen Ödemen und Kopfschmerzen eingeliefert; nach vier Bestrahlungen gingen die Beschwerden zurück und es kam dann zur Spontangeburt.

A. Mayer sah als regelmäßigste objektive Wirkung der Quarzlichtbestrahlung die Blutdrucksenkung eintreten; die Beeinflussung der Eiweißausscheidung war nur in sehr ausgeprägten Fällen von Albuminurie deutlich erkennbar, die Ödeme blieben dagegen unbeeinflußt. Die Erklärung seiner Erfolge sucht A. Mayer in der Stoffwechselwirkung der Ultraviolettstrahlen, vor allem in der Verminderung des Kohlensäuregehaltes der Gewebe.

Im **Puerperium,** resp. in der Stillperiode kommt die therapeutische Quarzlichtbestrahlung bei Funktionsstörungen und Erkrankungen der Brustdrüse in Betracht.

Bei der Hypogalaktie haben K. Stolte und C. Wiener durch Höhensonnenbestrahlung der Brüste die mangelhafte Stillfähigkeit in einer Reihe von Fällen beseitigen können. Es wurde hierbei zu Anfang täglich bestrahlt, beginnend mit 80 cm Distanz und 5—7 Minuten Dauer; die Dauer wurde dann allmählich bis auf 40—45 Minuten gesteigert. Wenn keine Hautschädigungen eintraten, wurde der Lampenabstand allmählich auf 70—60 cm verkürzt[1]. Sobald eine genügende Milchsekretion erfolgte, was nach 1—2 Wochen der Fall war, wurde seltener bestrahlt; doch empfiehlt es sich, mindestens zwei Sitzungen pro Woche noch längere Zeit beizubehalten. Bei 20 derartig behandelten Fällen hatten die Verfasser keinen einzigen Versager. Während die Beobachtungen von Stolte und Wiener sich auf das Material der Breslauer Kinderklinik beziehen, hat E. Vogt auch in der Tübinger Frauenklinik bei 30 Wöchnerinnen in den ersten beiden Wochen nach der Entbindung fast stets eine Besserung der mangelhaften Milchsekretion durch Höhensonnenbestrahlung erzielen können. Diese Beobachtung hält aber Drossel nicht für beweisend, da ja in den ersten beiden Wochen auch spontan die Milchmenge meist zu steigen pflegt. Auch die Mitteilungen von Stolte und Wiener, die aus einer späteren Stillperiode stammen, sind von anderer Seite nicht bestätigt worden. Walther Freund

---

[1] Bei diesen Bestrahlungen, die eine leichte Erythemerzeugung mit sich bringen, ist es notwendig, die Mamillen selbst durch Einfetten oder auch durch ein kleines, mit Vaseline angeklebtes Stück Seidenpapier vor der Lichtreizung zu schützen.

sah bei echter Hypogalaktie keine Erfolge von der Quarzlichtbestrahlung, sondern nur bei der sog. „Pseudohypogalaktie", die sich auch auf suggestivem Wege beeinflussen läßt. Flesch und Karmiss (Budapest) haben unter 20 Fällen nur dreimal positive Resultate erzielt. Sie führen diese Verschiedenheit auf das von der Breslauer Klinik verschiedene Krankenmaterial zurück.

Wir selbst hatten bisher nur in einem Falle Gelegenheit, die Methode zu erproben. Es handelte sich um eine Frau, die bald nach dem Wochenbett an einer Pneumonie erkrankt war und danach ihre Stillfähigkeit zum größten Teil eingebüßt hatte; das Resultat war ein gutes. Wir führen diese Einzelbeobachtung deshalb an, weil sie im Widerstreit der Meinungen einen Hinweis darauf gibt, daß die Quarzlichtbestrahlung wohl in erster Linie in solchen Fällen wirksam sein dürfte, in denen die Stillfähigkeit infolge einer schwächenden Allgemeinerkrankung mangelhaft geworden ist.

Schließlich sei erwähnt, daß auch zur Behandlung der Mastitis puerperalis die lokale Quarzlichtbestrahlung empfohlen worden ist (Tauber). Es wird hierbei, unter Abdeckung der normalen Haut, in 30 cm Abstand von 5 auf 15 Minuten steigend die erkrankte Brust bestrahlt. Tauber hat bei beginnender Mastitis durch dieses Vorgehen Heilung ohne Abscedierung erzielen können. Wir möchten im übrigen auch für Fälle, bei denen schon Absceßbildung erfolgt und die Incision vorgenommen worden ist, zur Beförderung der Heilung der Operationswunde und zur Verhütung von Rezidiven die örtliche Bestrahlung der Brust, allerdings in etwas geringeren Dosen (70—60 cm Distanz, 3—10 Minuten Dauer) empfehlen.

b) Sonstige künstliche Lichtquellen zur äußerlichen Bestrahlung mit ultraviolethaltigem Licht.

Es wurde schon früher erwähnt, daß die künstliche Höhensonne ihren Namen eigentlich nicht zu Recht führt, weil ihr Spektrum, in dem ja die längerwelligen wärmenden Lichtstrahlen nicht enthalten sind, dem Sonnenlichte nicht entspricht. Von jeher hat man daher versucht, künstliche Lichtquellen zu schaffen, deren Spektrum dem Sonnenlicht ähnlicher ist. Verschiedene Arten von Bogenlampen sowie mit hoher Stromstärke brennende Glühlampen senden zwar ein Licht aus, das diesem Erfordernis bis zu einem gewissen Grade entspricht. Die Schwierigkeit liegt nur darin, daß der Gehalt des Lichtes dieser Lampen an erythemerzeugenden, biologisch aktiven Ultraviolettstrahlen (sog. Dornostrahlen) meistens quantitativ erheblich hinter dem des Lichtes der Quecksilberquarzlampe und auch hinter dem natürlichen Hochgebirgssonnenlichte zurücksteht. Andererseits gibt es aber in der Lichttherapie wichtige Indikationen, bei denen die Einwirkung kurzwelliger Ultraviolettstrahlen nicht erforderlich ist, oder wo ein gemischtes Licht, das nicht so viele Dornostrahlen, dafür aber mehr Licht-Wärmestrahlen enthält, günstigere therapeutische Resultate ergibt. Das ist nach vielen übereinstimmenden Beobachtungen bei manchen Formen der chirurgischen Tuberkulose, dann vor allem bei der Kehlkopftuberkulose der Fall. Weiterhin ist das Fehlen von stark erythemerzeugenden Strahlen direkt erwünscht bei Bestrahlung der Schleimhäute, also auch bei der vaginalen Anwendung der Bestrahlung.

Am meisten entspricht dem Erfordernis, ein gemischtes sonnenähnliches Licht auszusenden, das auch reichlich Ultraviolettstrahlen enthält, die Finsensche Bogenlampe.

Diese Bogenlampe brennt mit 75 Ampere Bogenstärke, oder es werden an ihrer Stelle auch gleichzeitig drei kleinere Bogenlampen zu je 20 Ampere (bei 55 Volt Spannung) zur Allgemeinbestrahlung benutzt. Eine solche Einrichtung ist aber in der Anschaffung sowie im Betrieb recht kostspielig. Um dem Lichte von Bogenlampen, die mit geringerer Stromstärke brennen (5—10 Ampere), den erforderlichen Gehalt an wirksamem Ultraviolet zu verleihen, ist es notwendig, die Kohlenstifte mit Metallen zu imprägnieren (Eisensalze, Cadmium- und Aluminiumverbindungen, dann vor allem Wolfram-Salze). Neben älteren derartigen Modellen sei eine nach Peemöller von Siemens hergestellte Bogenlampe mit Aluminiumdochtkohle erwähnt, sowie die aus der Filmindustrie bekannte Jupiterlampe, welche, wenn sie mit den sog. „Ultraviolettkohlen" brennt, bei 50 cm Entfernung in etwa 5—10 Minuten ein Hauterythem zu erzeugen vermag. Auch das Licht der später noch zu besprechenden Landekerschen Ultrasonne enthält erythemerzeugende Ultraviolettstrahlen, aber nur in schwachem Maße. Das Erythem kommt hierbei erst nach $1^1/_2$—2 Stunden bei 50 cm Distanz zustande.

Diese Bogenlampen haben nun den Nachteil, daß durch die Verbrennungsgase und die Metalldämpfe, die bei ihrem Betriebe entstehen, die Zimmerluft mehr oder minder verschlechtert wird. Dieser Nachteil erscheint beseitigt bei der ganz neuerdings von Körting und Mathiesen in Leipzig hergestellten sog. Kandemlampe, bei welcher der Lichtbogen zum größten Teil eingeschlossen ist und die Dämpfe sich an der Innenwand der Umhüllung niederschlagen. Das Licht dieser Lampe ist verhältnismäßig arm an Wärmestrahlen und enthält reichlich biologisch aktive Ultraviolettstrahlen. Die Kandemlampe ist bisher nur zur Allgemeinbestrahlung bei Kehlkopftuberkulose erprobt worden (Osterwald).

Neuerdings hat man sich ferner bemüht, auch Glühlampen, die mit hoher Stromstärke brennen, zur Erzeugung eines gemischten Lichtes zu benutzen, das auch erythemerzeugende Strahlen enthält. Die bekannteste derartige Lampe ist die Osram-Vitaluxlampe, deren Glocke aus ultraviolett-durchlässigem Glas besteht, und die bei reichlicher Wärmeentwicklung in etwa 50 Minuten bei 1 m Distanz ein Erythem erzeugen kann. Die Vitaluxlampe wird außer zu Zwecken der reinen Lichtwärmebestrahlung auch in solchen Fällen angewendet, in denen ein reichlicher Gehalt des Lichtes an erythemerzeugenden Strahlen nicht erforderlich ist. Nach den Untersuchungen von Huldschinsky eignet sie sich auch zur Prophylaxe der Rachitis, sowie zur Behandlung leichter Rachitisfälle.

Für spezielle gynäkologische Zwecke kommen die geschilderten Lampen nur insofern in Betracht, als sie zur vaginalen Applikation dienen. Zum Zwecke der allgemeinen Roborierung und der Stoffwechselbeeinflussung bei äußerlicher Anwendung erscheint uns nach wie vor, vielleicht mit Ausnahme der Fälle von genitaler Tuberkulose, einstweilen noch immer das Quarzlicht die geeignetste Lichtquelle zu sein.

c) Die vaginalen Bestrahlungsmethoden.

Die verschiedenen Methoden der Anwendung der Wärme von der Vagina aus sind bereits im Kapitel „Thermotherapie" besprochen worden. Es handelte sich dabei um in die Vagina eingeführte Apparate, welche entweder durch heißes Wasser oder durch elektrische Heizkörper resp. Glühlampen erwärmt werden, in welch letzterem Falle neben der geleiteten Wärme auch die strahlende Wärme zur Einwirkung kommt. An dieser Stelle sollen nun ergänzend diejenigen Methoden Besprechung finden, bei welchen das Licht von einer außerhalb des Körpers befindlichen Lampe durch entsprechende Specula in die Vagina gestrahlt wird. Es können hierbei sowohl reine Lichtwärmestrahlen wie auch gemischtes Licht und schließlich auch vorwiegend ultraviolette Bestrahlungen verwandt werden.

Um eine hauptsächliche Einwirkung der Lichtwärmestrahlen auf die Scheidenschleimhaut handelt es sich bei der von Engelhorn angegebenen Methode, bei welcher das Licht einer hochkerzigen Metallfadenlampe (Nitratherapielampe) in ein in die Vagina eingeführtes Speculum geworfen wird. Um das Licht in das Speculum besser konzentrieren zu können, ist die Engelhornsche Lampe mit Linsen versehen. Mit dieser Methode hat Engelhorn bei Portioerosionen, Fluor albus, Decubitusgeschwüren der Vagina und sonstigen Erkrankungen der Scheidenschleimhaut gute Erfolge erzielt.

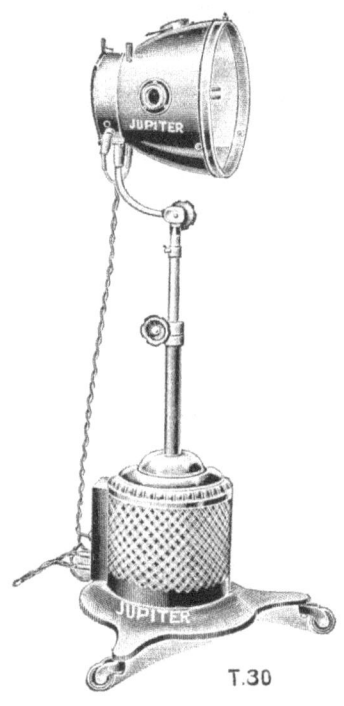

Abb. 65. Jupiterlampe (offen) (Jupiterlicht A.-G. Berlin W 9.)

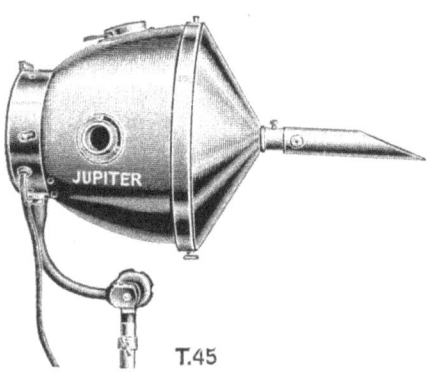

Abb. 66. Jupiterlampe mit abgeschrägtem Vaginalspeculum nach Vallentin.

Unter den Kohlenbogenlampen wird neben der Landekerschen Ultrasonne auch die Jupiterlampe (Abb. 65) neuerdings zur vaginalen Bestrahlung empfohlen (Malten, E. Vallentin), und zwar sowohl bei hartnäckigem Fluor albus und bei Portioerosionen wie auch bei entzündlichen Erkrankungen der Unterleibsorgane. Die Jupiterlampe strahlt, wenn sie mit besonders präparierten Kohlenstiften versehen ist, ein Licht aus, das neben reichlichen Lichtwärmestrahlen auch einen deutlichen Gehalt an Ultraviolettstrahlen aufweist. Zur vaginalen Bestrahlung verwendet man die „Infra"- oder „Weißbrand"-Kohlen, damit eine Lichtentzündung der Vagina vermieden wird. Um eine zu große Erhitzung des Speculums zu verhüten, wird bei dieser Bestrahlung eines der von Vallentin angegebenen Specula (Abb. 66 u. 67) mit Doppelwänden verwandt, zwischen denen kaltes Wasser zirkuliert. Will man eine stärkere Wärmewirkung erreichen, so kann die Durchspülung des Speculums mit Wasser von 40—45° Temperatur erfolgen. Die Wirkung dieser Bestrahlung besteht einmal in einer energischen Hyperämisierung der Portio, des Collum uteri und der tiefer gelegenen Gewebe (Adnexe, Parametrium) durch die penetrierenden Lichtwärmestrahlen, andererseits in der Reizwirkung der Ultraviolettstrahlung auf die Schleimhaut der Portio bzw. der Vagina, falls man die Weißbrandkohlen verwendet. Die Dauer der Bestrahlung mit der Jupiterlampe beträgt 15—30 Minuten.

In unserem Institute sind die Versuche mit der vaginalen Jupiterlichtbestrahlung erst vor kurzem begonnen worden; etwas Abschließendes läßt sich darüber noch nicht sagen, doch haben wir bereits eine Anzahl guter subjektiver und vor allem auch objektiver Einwirkungen bei entzündlichen Tumoren der Adnexe und des Parametriums beobachten können. Einen gewissen Nachteil gegenüber der Landekerschen Methode bietet die größere Umständlichkeit des Verfahrens (permanente Wasserkühlung des Speculums) und die starke Erhitzung der Lampenglocke während des Gebrauchs. Doch lassen sich bei einiger Vorsicht Schädigungen mit Sicherheit vermeiden. Demgegenüber scheint die Jupiterbestrahlung gegenüber dem Landekerschen Verfahren den Vorzug einer größeren und schnelleren objektiven Wirksamkeit bei entzündlichen Tumoren zu besitzen.

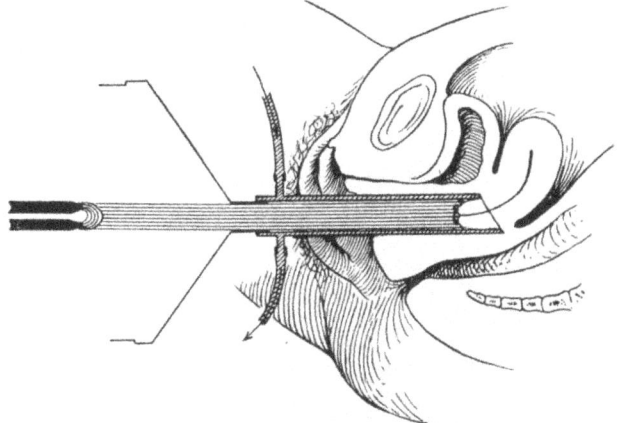

Abb. 67. Tubusförmiges Vaginalspeculum nach Vallentin in situ.

Die reine Ultraviolettbestrahlung vermittels einer **Quarzlampe** (künstliche Höhensonne oder Kromayerlampe) ist ebenfalls zur Behandlung von Erkrankungen der Scheidenschleimhaut empfohlen worden. Es ist hierbei aber besondere Vorsicht notwendig, um eine Lichtentzündung der Schleimhaut zu vermeiden. Deshalb ist hier nur eine kurze Bestrahlungszeit, von 1—8 Minuten ansteigend, zulässig; nur bei Bestrahlung der Portio allein, deren Schleimhaut gegen Ultraviolettstrahlen weniger empfindlich ist,

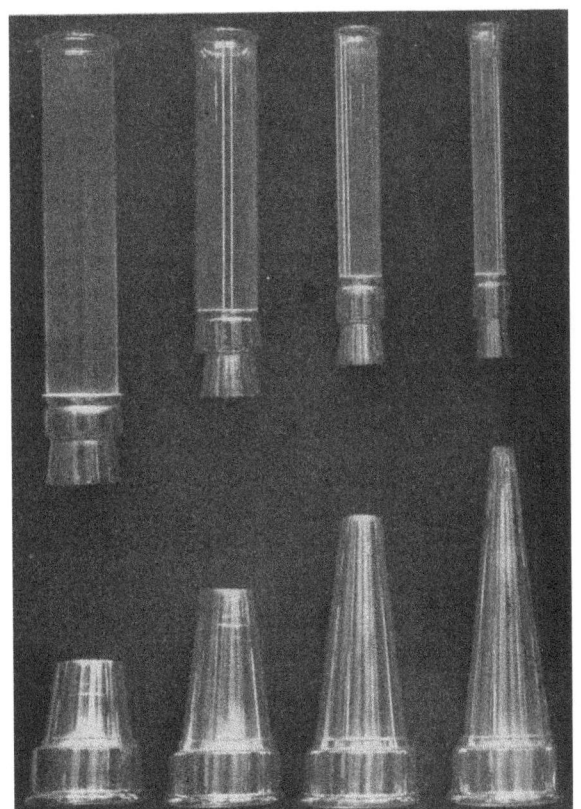

Abb. 68. Vaginalspecula nach Wintz für die Höhensonne. (Nach Hausmann-Volk, Lichttherapie.)

kann die Bestrahlung auf 10—15 Minuten ausgedehnt werden. Für die Bestrahlung mit der künstlichen Höhensonne sind von

Wintz besondere Vaginalspecula angegeben worden, welche an die Metallhülle des Apparates angeschlossen werden (Abb. 68). Bach empfiehlt, die erkrankten Partien nicht durch Metallspecula, sondern durch Holz-, Glas- oder Porzellanspecula der Quarzlichtbestrahlung zugänglich zu machen. Bedient man sich der Kromayerschen Lampe, so erfolgt die Bestrahlung mittels besonderer Quarzstäbe, die an die Lampe angeschlossen und in die Scheide eingeführt werden. Als Indikationen der vaginalen Quarzlichtbestrahlung werden Erosionen der Portio, Scheidenkatarrhe, Cervixkatarrhe, hartnäckiger Fluor genannt; auch bei Tuberkulose der Portio wurden damit Erfolge erzielt (van de Velde).

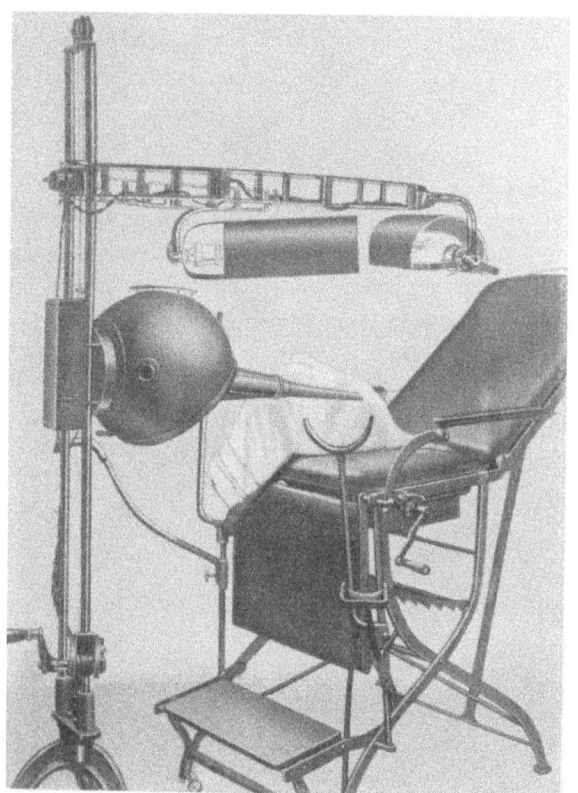

Abb. 69. Ultrasonne nach Landeker.

Unter den Methoden der vaginalen Lichtbestrahlung hat in den letzten Jahren die meiste Verbreitung die Bestrahlung mit der **Landekerschen Ultrasonne** (Abb. 69) gefunden. Die Lichtquelle der Ultrasonne bildet eine Kohlenbogenlampe, deren Kohlenstifte mit Metall imprägniert sind, wodurch der Gehalt des vom Kohlenbogen ausgehenden Lichtes an Ultraviolettstrahlen erhöht wird[1]. Der Kohlenbogen brennt in einer Metallkuppel, welche das Licht nach einem trichterartigen Verbindungsstück reflektiert. An dieses Verbindungsstück wird ein Metallspeculum von passender Größe angeschlossen, nachdem es vorher, je nach dem Sitze der Erkrankung, in einen der vier Quadranten des Scheidengewölbes eingeführt worden ist.

Das Licht der Landeker-Lampe unterscheidet sich von dem Lichte anderer Bogenlampen dadurch, daß es verhältnismäßig wenig Lichtwärmestrahlen enthält. Eine stärkere Erwärmung der Scheidenschleimhaut findet bei der Ultrasonnenbestrahlung nicht statt, besonders wenn man die Vorsicht gebraucht, den aus der Vagina ragenden Teil des Speculums durch eine kalte Kompresse zu kühlen, um so eine Fortleitung der Wärme von der erhitzten Metallkuppel her zu verhindern. Da außerdem das Licht der Ultrasonne nur in sehr geringem Maße erythemerzeugende kurzwellige Ultraviolettstrahlen enthält, (daher auch der Name „verbrennungsfreie" Ultrasonne), so kann man ohne Gefahr der Schädigung die vaginale Bestrahlung längere Zeit hindurch (15—30 Minuten lang) ausführen. Die Behandlung erfolgt in der Regel jeden zweiten Tag; in reizlosen Fällen haben wir sie aber des öfteren auch täglich vorgenommen.

---

[1] Die für den Betrieb der Landekerlampe erforderliche Stromstärke beträgt nur etwa 6 Ampere.

Einige ältere Modelle der Landekerlampe sind auch mit einem Paar hochkerziger Glühlampen versehen, welche zur gleichzeitigen Bestrahlung des Abdomens dienen sollen (Abb. 69). Es handelt sich hierbei um eine reine Einwirkung der Lichtwärmestrahlen. Will man sich aber ein Bild über die spezielle Wirkung der Ultrasonne machen, so darf man sich dieser gleichzeitigen äußerlichen Wärmebestrahlung nicht bedienen. Deshalb ist in unseren nachstehend geschilderten Versuchen die äußerliche Bestrahlung prinzipiell unterlassen worden.

Das Spektrum der Landekerschen Lampe enthält sichtbare Strahlen und ferner in seinem ultravioletten Anteil Strahlen zwischen einer Wellenlänge von 400—290 $\mu\mu$, also im Bereich des sog. Ultraviolett I. Es sei aber bemerkt, daß der biologisch wirksamste Teil der Ultraviolettbestrahlung zwischen 313 und 297 $\mu\mu$ Wellenlänge im Lichte der Ultrasonne nur sehr schwach vertreten ist. Verwendet man zur Messung der Ultraviolettenergie das Kellersche Erythemdosimeter, so findet sich, daß zur Erreichung einer Erythemdosis mit der Ultrasonne mindestens die zwanzigfache Zeit erforderlich ist als bei Verwendung der Quecksilberquarzlampe. Dieser Mangel an kurzwelligen erythemerzeugenden Strahlen ist auch der Grund dafür, daß sich zur äußerlichen Bestrahlung die Landekerlampe nur wenig eingeführt hat.

Zur Erklärung der Wirkung der Bestrahlung mit der Ultrasonne hat v. Schubert die Tiefenwirkung der Strahlen dieser Lampe bei vaginaler Bestrahlung im Tierversuche untersucht. Es fand sich dabei, daß der gelbrote Anteil der Strahlen von der Vagina aus bis in das kleine Becken eindringt; eine direkte Tiefenwirkung der Ultraviolettstrahlen fehlte dagegen. Da aber eine solche Wirkung auf tiefer gelegene Organe und auch auf den ganzen Organismus offenbar vorhanden ist (wie sich z. B. aus den von Wiener und mir gefundenen Veränderungen des Leukocytenbildes und der Verminderung des Blutzuckergehaltes nach Vaginalbestrahlungen ergibt), so muß diese Wirkung auf indirektem Wege durch Resorption der Ultraviolettenergie durch die Blutgefäße der Scheidenschleimhaut zustande kommen. Daß eine solche Resorption der Ultraviolettstrahlen durch das Blut tatsächlich erfolgt, ist, wie schon früher erwähnt, durch v. Schubert und später durch Suhrmann und Collath nachgewiesen worden.

Die Angaben Landekers über die therapeutische Wirksamkeit seiner Bestrahlungsmethode bei den verschiedenartigsten Affektionen der weiblichen Genitalorgane sind nun im Laufe der letzten Jahre von einer Reihe von Untersuchern nachgeprüft worden. Ohne Anspruch auf Vollständigkeit seien hierunter Frühauf, Casati, Bramesfeld, Mozetti, Jonas, Kleemann, Neufeld, Netzer, Haselhorst und Peemöller, sowie Stieböck genannt [1]. Es würde zu weit führen, auf eine nähere Schilderung der einzelnen Ergebnisse all dieser Publikationen einzugehen. Die mit der Landekerlampe von den genannten Autoren behandelten Krankheitszustände betreffen einmal entzündliche Affektionen des Genitales, sowohl Erkrankungen der Scheiden- und Portioschleimhaut, die mit Fluor verbunden sind, wie Kolpitis, Portioerosionen und Cervicitis, als auch entzündliche Affektionen des Uterus, seiner Adnexe, des Beckenbindegewebes und Beckenperitoneums. Dann hat Landeker selbst auch seine Methode zur Behandlung von Dysfunktionen und Afunktionen des Ovariums sowie zur Behandlung von Metror-

---

[1] Genaue Literatur in den Arbeiten von K. H. Kiefer und Bramesfeld.

rhagien empfohlen. Am meisten stimmen die Autoren in der günstigen Beeinflussung des Scheidenkatarrhs, der Portioerosionen und der Cervicitis überein. Doch liegen auch Berichte über gute Erfolge bei entzündlichen Erkrankungen der Adnexe und des Beckenbindegewebes vor. Ebenso haben verschiedene Autoren (Jonas, Netzer, Bramesfeld) bei Periodenstörungen infolge von Hypoplasie Besserungen gesehen, denen allerdings auch Mißerfolge, speziell bei Dystrophia adiposo-genitalis, gegenüberstehen. Bei klimakterischen Blutungen hat Neufeld die Methode erfolgreich angewandt. Schließlich wurden auch bei Pruritus vulvae verschiedentlich Erfolge erzielt (Sjameni, Netzer, Neufeld, Stieböck).

Wir möchten nun im Anschluß an diese Literaturberichte kurz die Resultate erwähnen, die bei 224 genügend lange beobachteten Patientinnen der gynäkologischen Abteilung des Rudolf Virchow-Krankenhauses (Prof. Stickel) erzielt worden sind, welche in unserem Institut mit der Ultrasonne behandelt wurden. Die Bearbeitung dieses bisher größten Materials über die Ultrasonnenbehandlung ist durch Herrn Dr. K. H. Kiefer, damaligen Assistenzarzt der gynäkologischen Abteilung, erfolgt. Die Resultate dieser Arbeit sind am klarsten aus der nachfolgenden, aus der Kieferschen Publikation stammenden Tabelle ersichtlich, sowie aus der schematischen Aufzeichnung der Resultate (Abb. 70). Es geht daraus hervor, daß der Gesamtprozentsatz der erzielten Heilungen oder wesentlichen Besserungen 62% beträgt. Am günstigsten waren die Erfolge bei entzündlichen Adnextumoren (nicht aber bei Pyosalpinx), bei älteren Douglasinfiltraten sowie bei den Schmerzen und Beschwerden infolge von Retroflexio fixata bzw. bei Parametritis posterior. Im ganzen überwiegt die Linderung der subjektiven Beschwerden den objektiven Erfolg, doch ist derselbe, z. B. bei entzündlichen Adnextumoren, auch oft eklatant. Es sei aber bemerkt, daß sehr große Tumoren (von Faustgröße und darüber) für die Landekerbestrahlung nicht in Betracht kommen, soweit eine objektive Rückbildung beabsichtigt ist. In dieser Beziehung dürfte etwa Mandarinengröße des Tumors die Grenze bilden. Ebenso sind sehr harte Tumoren und Infiltrate des Beckenbindegewebes objektiv nicht wesentlich beeinflußbar. Günstig reagierten ferner Fälle von Myometritis, wobei der pathologische Befund sowie auch die Beschwerden gebessert wurden, ohne daß es zu Blutungen kam. Überhaupt bildet Neigung zu Blutungen keine Kontraindikation für die Ultrasonnenbestrahlung; ebenso läßt sich dieselbe auch bei leichten Temperatursteigerungen ohne Schaden ausführen. Angesichts des vorwiegend klinischen Materials, um das es sich hier handelt, können wir über die Beeinflussung der katarrhalischen Erkrankungen der Vagina nur wenig aussagen. Hingegen wurde die Behandlung in 3 Fällen von Amenorrhöe post partum bzw.

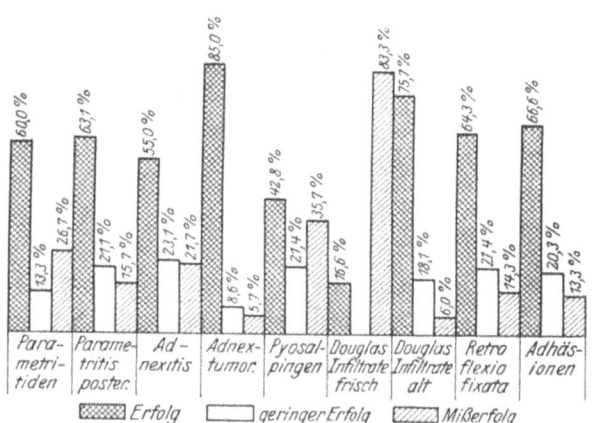

Abb. 70. Schema der Resultate bei Bestrahlungen mit der Landekerschen Ultrasonne im R. Virchow-Krankenhause. (Nach K. H. Kiefer.)

Ergebnisse der Bestrahlung mit der Landeker-Lampe nach K. H. Kiefer.

Nr.		Gesamtzahl	1 objektiv und subjektiv geheilt		2 teilweise geheilt		3 objektiv und subjektiv bedeutend gebessert		4 1–3 zusammen: Erfolge		5 teilweise gebessert		6 unbeeinflußt		7 verschlimmert		8 6–7 zusammen: Mißerfolge	
			Zahl	%	Zahl	%	Zahl	%	Zahl	%	Zahl	%	Zahl	%	Zahl	%	Zahl	%
I a	Parametritis	10	1	10,0	4	40,0	3	30,0	8	80,0	—	—	1	10,0	1	10,0	2	20,0
b	Parametritis mit Beteiligung der Adnexe	5	—	—	—	—	1	20,0	1	20,0	2	40,0	2	40,0	—	—	2	40,0
c	Parametritis posterior	19	1	5,3	2	10,5	9	47,4	12	63,1	4	21,1	3	15,7	—	—	3	15,7
I	Parametrane Affektionen	34	2	5,8	6	17,6	13	38,2	21	61,7	6	17,6	6	17,6	1	2,9	7	20,5
II a	Adnexitiden	69	7	10,1	10	14,4	21	30,4	38	55,0	16	23,1	13	18,1	2	2,8	15	21,7
b	Adnextumoren	35	8	27,8	12	34,3	10	28,5	30	85,7	3	8,6	1	2,8	1	2,8	2	5,7
c	Pyosalpingen usw.	14	—	—	3	21,4	3	21,4	6	42,8	3	21,4	5	35,7	—	—	5	35,7
II	Adnexaffektionen	118	15	12,7	25	21,1	34	28,8	74	62,8	22	18,6	19	16,1	3	2,5	22	18,6
III	Douglasinfiltrate, frisch	6	—	—	—	—	1	16,6	1	16,6	—	—	2	33,3	5	50,0	3	83,3
IV a	Douglasinfiltrate, alt	9	3	33,3	4	44,4	1	11,1	8	88,8	—	—	1	11,1	—	—	1	11,1
b	Douglasinfiltrate, alt, mit Beteiligung d. Parametr.	12	1	8,3	3	25,0	4	33,3	8	66,6	3	25,0	—	—	1	8,3	1	8,3
c	Douglasinfiltrate, alt, mit Beteiligung d. Adnexe	12	—	—	4	33,3	5	41,6	9	75,0	3	25,0	—	—	—	—	—	—
IV	Douglasinfiltrate, alt	33	4	12,1	11	33,3	10	30,0	25	75,7	6	18,1	1	3,0	1	3,0	2	6,0
V a	Retroflexio fixata	2	1	50,0	—	—	1	50,0	2	100,0	—	—	—	—	—	—	—	—
b	Retroflexio fixata mit Beteiligung der Adnexe	8	—	—	1	12,5	4	50,0	5	62,5	2	25,0	—	—	1	12,5	1	12,5
c	Retroflexio fixata mit Beteiligung d. Parametrien	4	—	—	—	—	2	50,0	2	50,0	1	25,0	1	25,0	—	—	1	25,0
V	Retroflexio fixata	14	1	7,1	1	7,1	7	50,0	9	64,3	3	31,4	1	7,1	1	7,1	2	14,3
VI	Adhäsionen	15	3	20,0	5	33,3	2	13,3	10	66,6	3	20,0	2	13,3	—	—	2	13,3
VII	Myometritis	3	—	—	2	—	—	—	2	—	—	—	1	—	—	—	1	—
		224	25 = 11,1%		50 = 22,3%		67 = 29,9%		142 = 63,3%		40 = 17,8%		31 = 13,8%		10 = 4,5%		41 = 18,3%	

Zeitschrift f. d. gesamte physikalische Therapie. Bd. 34, H. 5, S. 184 (1928).

von Periodenstörungen infolge von Hypoplasie mit dem Erfolge angewandt, daß die Menstruation wieder regelmäßig wurde.

Als strikte Kontraindikation ist nach der Kieferschen Mitteilung die frische Pelveoperitonitis zu nennen, da hier die Bestrahlung resp. die Einführung des Speculums verschlimmernd wirken kann. Bemerkenswert ist ferner, daß sich einige Male eine bestehende Cystitis nach der Bestrahlung verschlimmert hat, was sich wohl auf die Abkühlung des Unterkörpers beim längeren Liegen während der Behandlung beziehen läßt.

Kiefer kommt auf Grund seiner Arbeit zu dem Resultat, daß die Bedeutung der Landekerschen Bestrahlung bei Erkrankungen der weiblichen Genitalorgane weniger auf dem Prozentsatz der erzielten Heilerfolge beruht, die prozentual den mit anderen konservativen Methoden erreichten Erfolg keineswegs übertreffen, als auf der Eigenart der Behandlung. Diese Eigenarten des Verfahrens sind folgende:

1. Starke Allgemeinwirkung auf den ganzen Körper (Besserung des Allgemeinbefindens) bei gefahrloser Applikation.

2. Milde Wirkungsweise, und deshalb auch Verwendbarkeit bei körperlich geschwächten Patienten.

3. Neigung zu Blutungen, kurz vorhergegangene Menstruation sowie Temperatursteigerung bilden keine Gegenindikation.

Der Wert der Landekerbestrahlung bei entzündlichen Erkrankungen der Adnexe, des Beckenbindegewebes und -peritoneums besteht gerade darin, daß die Bestrahlung auch bei solchen Erkrankungsformen und -stadien anwendbar ist, wo die Anwendung von objektiv stärker wirksamen Methoden, wie z. B. Diathermie oder Fangopackungen, wegen des noch nicht abgeklungenen Reizstadiums oder wegen Neigung zu Blutungen kontraindiziert ist.

Anhang.
Die Verwendung der Hochfrequenzentladungen zur Erzeugung der ultravioletten und sonstigen Lichtbestrahlung in der Gynäkologie.

Neben der Quecksilberdampflampe und den sonstigen besonders konstruierten Bogen- und Glühlampen können auch die beim Betriebe eines Apparates zur Erzeugung von hochgespannten Hochfrequenzströmen (d'Arsonvalisation) entstehenden Funkenentladungen als Quelle für Ultraviolettstrahlen dienen. Das Prinzip und die Konstruktion der Hochfrequenzapparate werden wir am Schlusse des Abschnitts „Elektrotherapie" noch kurz schildern.

Die stärkste Ultraviolettstrahlung sendet der Hochfrequenzfunken aus, der sich im primären Schwingungskreise eines solchen Instrumentariums in der Funkenstrecke selbst bildet. Diese Hochfrequenzfunken werden in Laboratoriumsversuchen vielfach als Quelle der Ultraviolettstrahlung benutzt. Ferner finden sie Verwendung bei der Wassersterilisierung durch Ultraviolettstrahlen. Die Anwendung des Funkenübergangs zwischen zwei Metallelektroden zu Behandlungszwecken beschränkt sich bisher auf Versuche zur Schleimhautbestrahlung mit Ultraviolettstrahlen. Zu diesem Zwecke hat Saidman ein kleines Instrument angegeben, das aus einer Quarzglasröhre besteht, in deren Innern ein Hochfrequenzfunke zwischen den Enden zweier Magnesiumdrähte, die in die

Röhre eingeschmolzen sind, überspringt. Der Apparat kann an die beiden Polklemmen eines Diathermieapparates angeschlossen werden. Vor dem Gebrauche versucht man die Einstellung, bei welcher der maximale Funkenübergang erfolgt. Die Dauer jeder Behandlung beträgt 1—5 Minuten.

Während es sich bei dem Saidmanschen Instrumentarium um einen auf andere Weise erzeugten Hochfrequenzfunken handelt, wird die Hochfrequenzfunkenstrecke selbst als Strahlenquelle bei einem Instrument benutzt, das von Westmann kürzlich angegeben wurde. Die Hochfrequenzerzeugung erfolgt hierbei durch eine besondere kleine Apparatur; die Funkenstrecke befindet sich in einer Quarzröhre. Der Apparat soll sich zur Anwendung der Ultraviolettbestrahlung in der Vagina, in der Blase und in anderen Körperhöhlen eignen. Klinische Erfahrungen liegen darüber bisher nicht vor. Saidman hat mit seinem Apparat bei Ulcerationen des Collum uteri sehr gute Erfolge erzielt. Auch in der Stomatologie, bei Alveolarpyorrhöe und bei Ulcerationen der Mandeln, fand der Saidmansche Apparat Verwendung, ebenso bei Analfissuren.

Weiterhin hat man auch versucht, die Hochfrequenzentladungen, die sich in einer evakuierten oder gasgefüllten Glaselektrode bilden, welche an die Sekundärspule eines Hochfrequenzinstrumentariums angeschlossen ist [1], als Quelle für die therapeutische Ultraviolettbestrahlung zu verwenden. Die ersten derartigen Versuche stammen von Gauß, der eine von Christen konstruierte Glasröhre, die an dem bekannten Hochfrequenzapparat „Inviktus" (Siemens-Reiniger-Veifa) angeschlossen war, zur Behandlung der Gonorrhöe der Urethra und der Cervix benutzte. Gauß erzielte damit bei der weiblichen Gonorrhöe sehr gute Resultate. Es frägt sich jedoch, ob man dieselben lediglich auf die bactericide Wirkung der Ultraviolettstrahlen beziehen darf. Denn die Ultraviolettstrahlung einer derartigen Röhre ist keine sehr erhebliche, und man muß annehmen, daß bei den Gaußschen Resultaten auch die Wärmewirkung, vielleicht auch die sonstige Wirkung der Hochfrequenzentladungen, eine Rolle spielt. Beim Kontakt einer derartigen Röhre mit dem Körper entstehen nämlich Funken, die an sich durch den sensiblen Reiz und durch die Hyperämie, die sie auf der Haut oder Schleimhaut erzeugen, eine therapeutische Wirkung entfalten können. Bei Ulcerationen oder sonstigen oberflächlichen Substanzverlusten können ferner die Hochfrequenzfunken auch eine leicht verschorfende Wirkung ausüben und dadurch zur Heilung beitragen.

Um nun die lokale Hochfrequenzfunkenwirkung mit einer mehr wirksamen Ultraviolettnahbestrahlung zu kombinieren, wurde nach Galloisschem System eine besondere Hochfrequenzelektrode konstruiert (Bernhard Schädel, Leipzig), die aus Quarzglas besteht, und die im Inneren neben einer Gasfüllung auch kleine Mengen von Quecksilber enthält, das sich beim Betriebe der Röhre entzündet und Ultraviolettstrahlen aussendet. Auch diese Elektrode ist vorzugsweise zur Anwendung in Körperhöhlen empfohlen worden. Die Galloissche Elektrode wurde von Dangschat bei Fluor mit Portioerosionen, bei Adnexentzündungen sowie bei Pruritus vulvae mit Erfolg angewendet. Nach demselben Prinzip hat ferner O. Heller eine Quarzelektrode mit Quecksilberfüllung konstruieren lassen, die er Kontaktlampe nennt [2], und die eine kombinierte Einwirkung von Ultraviolettstrahlen und Hochfrequenzfunken ermöglicht. Diese Quarzkontaktlampe wurde bei

---

[1] Vgl. Abschnitt Elektrotherapie S. 161.
[2] Elektrothermschmelze G. m. b. H. Dresden.

entzündlichen oder katarrhalischen Erkrankungen der Vagina auf gonorrhoischer oder sonstiger Basis, ferner bei Adnexerkrankungen und Exsudaten mit Erfolg angewendet. Auch die Urethralgonorrhöe wurde damit behandelt, doch konnte eine eindeutige gonokokkentötende Wirkung der Kontaktlampe nicht festgestellt werden.

Bei äußerlicher Anwendung der Kontaktlampe sah O. Heller gute Erfolge bei Pruritus vulvae, bei Ekzemen und bei Analjucken. Die Dauer einer jeden äußerlichen

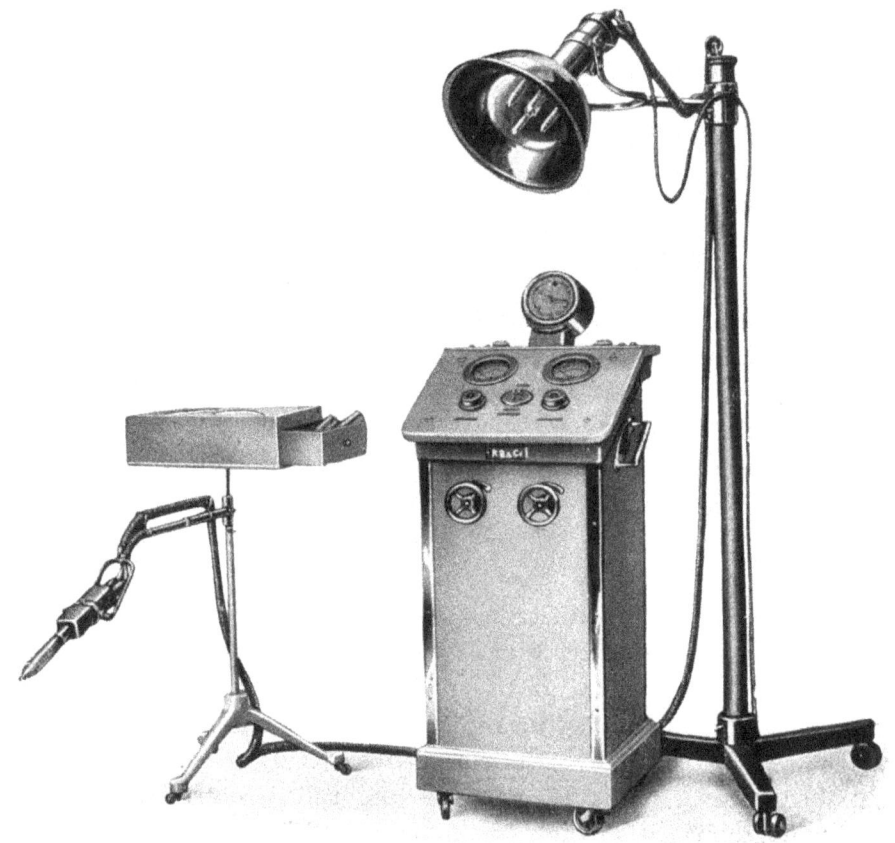

Abb. 71. Frigisolar-Bestrahlungsapparat. (R. Burger u. Co. Berlin-Pankow.)

Anwendung betrug 10—12 Minuten. Bei vaginaler Applikation war die Dauer anfangs eine kürzere und wurde erst allmählich bis maximal 10 Minuten ausgedehnt. Dangschat appliziert die Galloissche Elektrode bei Bestrahlung der Urethra nur $^3/_4$ Minuten lang, bei vaginaler Anwendung nur 1 Minute lang, vom Beginn der Verdampfung des Quecksilbers an gerechnet.

Rotlichtbestrahlung durch Hochfrequenzströme.

Wenn an die Sekundärspule eines Hochfrequenzapparates eine Glasröhre angeschlossen ist, die mit Neongas gefüllt ist, so leuchtet die Röhre in intensiv roter Farbe auf. Ein solches Aufleuchten tritt auch ein, und zwar mit noch größerer Intensität der Rot- und auch der Ultrarotstrahlung, wenn eine neongasgefüllte Röhre an ein Induktorium, z. B. ein kleineres Röntgeninduktorium, an Stelle der Röntgenröhre angeschlossen wird. Das rote Licht einer derartigen Röhre unterscheidet sich von der entsprechenden Strahlung einer Glüh- oder Bogenlampe dadurch, daß es kalt ist. Auf diese Weise ist es möglich, ohne Verbrennungsgefahr die rote stark penetrierende Strahlung einer solchen Lampe in nächster Nähe auf die Schleimhäute einwirken zu lassen.

Die therapeutische Schleimhautbestrahlung mit kalten Rotstrahlen, welche eine erhebliche Tiefenwirkung besitzen, wurde zu gynäkologischen Zwecken zuerst durch v. Bardeleben ausgeführt, der sich eines nach dem obigen Prinzip konstruierten Apparats, der Frigisolar[1] genannt wird (Abb. 71), bediente. An diesen Apparat ist eine sondenförmige Röhre angeschlossen, welche zur Einführung in die Vagina dient (Abb. 72). Außerdem ist damit auch ein zweiter lampenförmiger Bestrahler (auf der Abbildung rechts) zur äußerlichen Bestrahlung verbunden, der so konstruiert ist, daß er auch warme Ultrarotstrahlen neben dem kalten Rotlicht aussendet. v. Bardeleben hat die Frigisolarbestrahlung teils nur von der Vagina aus, teils in Kombination mit der Bauchdeckenbestrahlung bei Vaginalerkrankungen, ferner bei chronisch-entzündlichen Prozessen der Adnexe und des Uterus mit Erfolg angewendet. Auch bei der Cervixgonorrhöe wird die Wirkung als „überraschend" geschildert. Jede Behandlung dauert ungefähr 25—30 Minuten; bei den genannten Erkrankungen sind aber im ganzen 25 bis 30 Bestrahlungen notwendig.

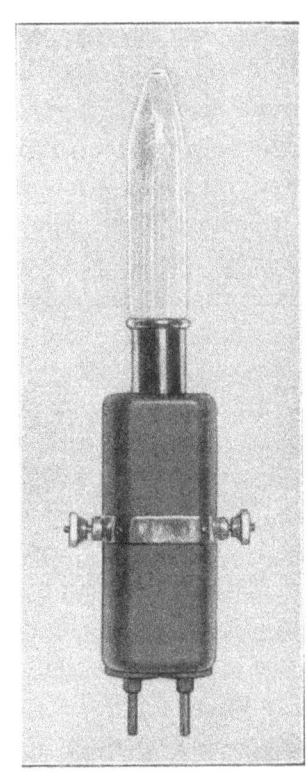

Abb. 72. Ansatz des Frigisolar-Apparates zur Vaginalbestrahlung.

Die Bestrahlung mit dem „Frigisolar" wurde ferner bei den verschiedenartigsten entzündlich-adhäsiven Prozessen von Cramer und Fechner angewandt. Bei Adnexentzündungen, namentlich bei postgonorrhoischen Adnexitiden, wurde durch 20—30 kombinierte Bestrahlungen fast immer Ausheilung erzielt.

E. Elektrotherapie.

Die in der Gynäkologie am häufigsten angewandte und am besten bewährte elektrotherapeutische Methode ist die Diathermie. Wir haben dieses Verfahren bereits in dem Abschnitt „Thermotherapie" besprochen, weil die Diathermie zwar ihrer Apparatur nach zweifellos zu den elektrotherapeutischen Verfahren gehört, ihre Wirkung aber hauptsächlich auf der durch den elektrischen Strom erzeugten Widerstandswärme beruht und neben dieser Wärmewirkung sonstige spezifische elektrische Vorgänge dabei nicht genauer bekannt sind. Es bleibt also an dieser Stelle nur übrig, die sonstigen Anwendungen des elektrischen Stromes zu besprechen, die hauptsächlich in der Applikation von Strömen von niedriger Spannung und Frequenz, also des galvanischen und des faradischen Stromes bestehen. Der Gebrauch der elektrotherapeutischen Methoden in der

---

[1] R. Burger & Co. Berlin-Pankow.

Gynäkologie und Geburtshilfe ist bei uns in Deutschland verhältnismäßig wenig verbreitet. Im Auslande, besonders in Frankreich, sind diese Verfahren viel mehr studiert und auch angewandt worden.

I. Galvanisation und Faradisation.
1. Physiologische Wirkungen.

Die physiologische Wirkung des galvanischen Stromes oder Gleichstromes sowie der Wechselströme von niedrigerer Frequenz und Spannung, die am besten in Form der Faradisation angewandt werden, beruht in erster Linie auf den Veränderungen der elektrochemischen Gewebskonstitution, die beim Durchpassieren solcher Ströme durch den Körper vor sich gehen (Theorie von Nernst). Diese Änderungen sind bedingt durch den Vorgang der Ionenwanderung, dessen wir bereits bei der Einleitung zum Kapitel „Diathermie" gedacht haben. Das Wesen der Ionenwanderung besteht darin, daß beim Durchleiten eines Gleichstromes durch einen sog. Halbleiter, als welcher auch der menschliche Körper anzusehen ist, die positiv geladenen Bestandteile der Salze, Säuren und Basen, die in der Gewebs- und Zellflüssigkeit, dem Blute und der Lymphe gelöst sind, in der Richtung nach dem negativen Pole hin wandern, während die negativ geladenen Ionen eine Wanderung nach dem positiven Pole zu antreten. Hierdurch wird die elektrochemische Konstitution des Gewebes geändert; namentlich erfolgt diese Änderung an den Zellmembranen und an sonstigen Stellen, wo Gewebe von verschiedener Zusammensetzung der Gewebsflüssigkeit aneinander grenzen. Durch diese Konzentrationsänderung wird nun ein Reiz auf die Gewebe ausgeübt. Derselbe äußert sich vor allem in einer Reizung der motorischen und sensiblen Nerven, dann auch der Vasomotoren. Bei höherer Stärke und längerer Einwirkung des Stromes zeigt sich dieser Reiz in Form einer Verätzung, welche durch die elektrolytischen Vorgänge bedingt ist, die namentlich auch in der Umgebung der Zu- und Ableitungsstellen des Stromes (der Elektroden) erfolgen.

Auch wenn der Strom seine Richtung regelmäßig ändert, wie das bei dem Wechselstrom und beim faradischen Strome der Fall ist, treten noch solche Reizerscheinungen auf, solange die Zahl der Richtungsänderungen in der Sekunde keine allzuhäufige ist. Sie beträgt bei dem faradischen Strom sowie beim niedrigfrequenten Wechselstrom in der Regel zwischen 60 und 120 Richtungsänderungen in der Sekunde. Je mehr die Frequenz ansteigt, also je häufiger die Ionenwanderung ihre Richtung ändern muß, um so mehr nimmt die Reizwirkung ab. Bei den hochfrequenten Strömen, wo die Frequenz bis zu 1 Million in der Sekunde steigen kann, hört die elektrische Reizwirkung dann ganz auf, wie wir das bei der Besprechung der Diathermie schon gesehen haben. Es ist aber auch für die Anwendung von niedrigen Frequenzen, z. B. bei der Faradisation, von praktischer Bedeutung, daß innerhalb der hier üblichen Frequenzzahl die Reizwirkung, sowohl die sensible wie die motorische, mit der Erhöhung der Frequenz sinkt.

Neben der Ionenwanderung spielt bei der therapeutischen Wirkung des elektrischen Stromes, namentlich auch des galvanischen Stromes, auch eine andere Erscheinung eine gewisse Rolle, die ebenfalls die physikalisch-chemische Konstitution der Gewebe verändert; nämlich die Kataphorese, oder, wie man sie neuerdings auch bezeichnet, die Elektroosmose. Man versteht darunter die Bewegung von Flüssigkeit, gleichviel welcher chemischer Konstitution, die beim Durchleiten eines Gleichstromes durch den Körper stets in der Stromrichtung vom positiven zum negativen Pole hin erfolgt. Dadurch unterscheidet sich die Elektroosmose bzw. Kataphorese von der Ionenwanderung, deren Richtung ja, je nach der positiven oder negativen Ladung der Salzbestandteile, unabhängig von der Flüssigkeitsbewegung nach zwei verschiedenen Seiten vor sich geht. Bei der Kataphorese erfolgt nun nicht nur eine Bewegung der Flüssigkeitsteilchen selbst in der Stromrichtung, sondern es werden auch in der Flüssigkeit enthaltene kolloide Substanzen in der Stromrichtung transportiert. Man versteht unter diesen kolloidalen Substanzen solche Moleküle, die sich elektrochemisch indifferent verhalten und nicht, wie die in der Gewebsflüssigkeit gelösten Salze, Säuren und Basen, durch den elektrischen Strom zerlegt werden. Auch die Elektroosmose ruft eine Veränderung in der Gewebskonstitution hervor, denn es ändert sich dabei der Flüssigkeitsgehalt und somit die osmotische Konzentration der Gewebe. Für manche therapeutische Wirkung des Gleichstroms, z. B. für seine Anwendung in der Neuralgie- und Myalgiebehandlung, ist auch diese Veränderung von Bedeutung. Ebenso spielt sie bei der Iontophorese (s. weiter unten) eine wichtige Rolle.

Aus dem Gesagten geht hervor, daß im Hinblick auf die durch den Strom bedingten elektrochemischen Veränderungen der Gewebe, die wir hier nur in groben Umrissen geschildert haben, die Wirkungsweise elektrotherapeutischer Prozeduren, soweit es sich um die Anwendung von Strömen niedriger Frequenz und Spannung handelt, keineswegs mehr ganz unerklärlich ist, und daß diese Wirkung etwas durchaus Charakteristisches und Spezifisches bedeutet, das sich in dieser Form bei anderen physikalischen Methoden nicht wiederholt.

Die Wirkungen des galvanischen und faradischen Stromes beziehen sich in erster Linie auf motorische und sensible Vorgänge, d. h. Erregbarkeitsveränderungen in der Muskulatur und im Nervensystem. Nicht nur die quergestreifte Muskulatur, auch die glatte Muskulatur, z. B. des Uterus und der Gefäße, wird durch den elektrischen Strom beeinflußt. Zur Gefäßwirkung trägt ferner auch die Reizung der Vasomotoren mit bei, die ebenso wie die motorischen und sensiblen Nerven dem elektrischen Reize besonders zugänglich sind. Als dritte hauptsächliche Wirkung tritt dann zu der sensiblen und motorischen, resp. vasomotorischen die elektrolytische Wirkung hinzu, allerdings nur beim galvanischen Strom.

Bei der Galvanisation zeigen sich am reinsten die Wirkungen, die durch die Änderungen der elektro-chemischen Gewebskonstitution bedingt sind. Dieselben äußern sich in Veränderungen der Ernährungsverhältnisse des von dem Strom durchflossenen Gebietes, wozu auch die Beeinflussung der Vasomotoren durch den Strom mit beiträgt, da derselbe ja auch hyperämisierend wirkt. Dieser nutritive Reiz des elektrischen Stromes spielt bei der elektrotherapeutischen Behandlung von gelähmten und atrophischen Muskeln eine erhebliche Rolle. Die sensiblen und motorischen Reizwirkungen des galvanischen Stromes treten weniger bei gleichmäßiger Durchströmung als bei Stromschwankungen und Unterbrechungen hervor; die gleichmäßige Durchströmung wirkt im allgemeinen beruhigend und erregbarkeitsherabsetzend auf die sensiblen Nerven ein. Im übrigen besteht nach dem Pflügerschen Gesetz vom Elektrotonus ein Unterschied in der Beeinflussung der Nervenerregbarkeit, je nachdem der Gleichstrom in der Umgebung eines Poles einwirkt. Am negativen Pol verursacht der Gleichstrom eine Erregbarkeitssteigerung, am positiven Pol eine Herabsetzung der Erregbarkeit. Allerdings sind die Veränderungen der Erregbarkeit nach Aufhören der Stromeinwirkung umgekehrte; aber es ist doch für die praktische Anwendung der Elektrotherapie wichtig, sich diese Unterschiede gegenwärtig zu halten. Sie beziehen sich sowohl auf die sensiblen Reizwirkungen während des Durchströmens als auch auf motorische Wirkungen, die bei Stromunterbrechungen erfolgen, und die nach dem Pflügerschen Zuckungsgesetz so vor sich gehen, daß der Stromschluß an der Kathode alle anderen Formen von Stromunterbrechungen an Reizwirkung erheblich überwiegt.

Der durch den elektromagnetischen Hammer unterbrochene Strom, d. h. der faradische Strom, ist in seinen Wirkungen dadurch charakterisiert, daß infolge der rasch sich folgenden Stromrichtungsänderungen bzw. Unterbrechungen die motorischen und sensiblen Reizerscheinungen in den Vordergrund treten. Die nutritiven Wirkungen, wie wir sie beim galvanischen Strom infolge der gleichmäßig in einem Sinne erfolgenden Konzentrationsänderungen der Gewebe auftreten sehen, kommen bei der Faradisation vorwiegend nur auf indirektem Wege zustande, indem die durch den faradischen Strom erzeugten Muskelzuckungen naturgemäß auch die Ernährung und den Blutzufluß zum Muskel beeinflussen. Auch die vasomotorischen Wirkungen, äußerlich sichtbar in einer Hautrötung, sind beim faradischen Strome weniger ausgesprochen wie beim galvanischen. Dagegen übt der sensible Reiz des faradischen Stromes reflektorische Wirkungen auf das gesamte Zirkulationssystem aus, besonders wenn der Strom auf größere Teile der Körperoberfläche oder auf den ganzen Körper einwirkt, wie das z. B. bei Anwendung der hydroelektrischen Bäder (Vierzellenbäder, resp. elektrische Vollbäder) der Fall ist.

Die motorischen Wirkungen des faradischen Stromes treten wegen der eigentümlichen Unterbrechungsart schon bei sehr niedriger Stromstärke und Spannung ein. Sowohl durch Reizung der motorischen Nerven wie auch der Muskeln selbst können damit Muskelkontraktionen ausgelöst werden; in der Elektrotherapie kommt aber vorwiegend die direkte Muskelreizung in Betracht. Bei sekundärer Atrophie, bei Atonie, motorischer Schwäche, auch bei psychogenen Lähmungen bildet die Faradisation ein vorzügliches Mittel zur Bekämpfung solcher Funktionsstörungen. Auch die glatte Muskulatur des Uterus läßt sich sowohl durch äußerliche Applikation des faradischen Stromes von der Bauchdecke aus wie namentlich durch direkte Faradisation des Organes zur Kontraktion bringen. Zwecklos ist dagegen die Faradisation der Skelettmuskulatur, wenn infolge von Erkrankung des peripherischen motorischen Neurons Entartungsreaktion besteht; denn in solchen Fällen ist die faradische Erregbarkeit entweder stark herabgesetzt oder völlig erloschen (z. B. nach Nervenverletzungen, bei schwerer Neuritis, bei spinalen Kinderlähmungen und dergl.). Hier lassen sich Muskelzuckungen nur durch den unterbrochenen galvanischen Strom erzielen.

Die Technik der Faradisation zum Zwecke der Elektrogymnastik, wie man die Hervorrufung von Muskelzuckungen auch nennt, ist in neuerer Zeit namentlich für solche Anwendungsformen verbessert worden, bei denen größere Muskelgruppen gleichzeitig zur Kontraktion gebracht werden sollen. Man bedient sich hierbei besonderer Apparate, bei welchen rhythmisch unterbrochene faradische Ströme oder auch regelmäßig an- und abschwellende Ströme zur Einwirkung gelangen. Unter diesen Apparaten sei der Tonisator von Ebel und ein nach ähnlichem Prinzip konstruierter, als Myoroborator bezeichneter Apparat von Heuner genannt. Auch der bekannte Bergoniésche Entfettungsstuhl ist nach dem Prinzip konstruiert, durch eine automatische Vorrichtung rhythmisch unterbrochene faradische Ströme auf den größten Teil der Körpermuskulatur gleichzeitig einwirken zu lassen.

Die sensible Reizwirkung, welche der faradische Strom auf die Hautnervenendigungen ausübt, dient in der Therapie vor allen Dingen als Ableitungsmittel, indem der äußere Hautreiz schmerzhafte Sensationen tiefer gelegener Nerven übertönt („revulsive" Wirkung). Weiterhin hat sich die sensible Reizwirkung der Faradisation auch zur Beeinflussung von Parästhesien, Taubheitsgefühl usw., die in den Hautnerven selbst empfunden werden, bewährt. Ferner spielt der sensible Reiz naturgemäß bei der Anwendung des faradischen Stromes zu suggestiven Zwecken eine große Rolle.

Wirkungen der vaginalen und intrauterinen Anwendung des elektrischen Stroms.

Zu den gewöhnlichen Wirkungen des galvanischen und faradischen Stromes bei Applikationen von der äußeren Haut aus treten noch spezielle Wirkungen bei Anwendung von der Vagina oder von der Uterusschleimhaut aus[1]. Die Technik dieser Applikationen wird noch später zu beschreiben sein. Ihre Wirkungen schildern wir nachstehend nach der Beschreibung, wie sie Laquerrière gibt.

Bei der **Galvanisation** tritt zu den motorischen, vasomotorischen und sensiblen Einflüssen bei Verwendung höherer Stromstärken auch noch die elektrolytische (ätzende oder verschorfende) Wirkung des galvanischen Stromes hinzu.

Die Wirkung der Galvanisation ist hierbei verschieden, je nachdem die Kathode oder Anode als Vaginal- resp. Uteruselektrode benutzt wird.

Die Anwendung der Kathode in der Vagina wirkt blutansammelnd und im Gegensatze zu der Anode weniger schmerzstillend. Bei intrauteriner Applikation wirkt die Kathode ebenfalls blutansammelnd und außerdem ätzend (wegen der Entwicklung von Wasserstoff und freien Alkalien).

Die Anode wirkt bei vaginaler Applikation schmerzstillend, blutableitend sowie bewegungsreizend auf die Uterusmuskelfasern. Ebenso ist die Wirkung der intrauterin angewendeten Anode; außerdem wirkt die Anode bei der Elektrolyse verschorfend mit deutlich blutstillendem und antiseptischem Effekt. (Die verschorfende Wirkung beruht auf der an der Anode entstehenden Sauerstoffentwicklung.) Nach Hugo Schmidt, der mit der vaginalen Anodengalvanisation bei entzündlichen Beckentumoren gute Erfolge erzielte, beruht die Wirkung der Behandlung einmal auf der Kataphorese, durch welche das entzündliche Ödem mechanisch beseitigt wird, dann auf der Zerstörung eines großen Teils der Leukocyten und schließlich auf einer Nekrotisierung und Resorption des jungen neugebildeten Bindegewebes.

---

[1] Nach den Untersuchungen von Bumm ist zur Anregung der Muskeltätigkeit des Uterus die Applikation einer intrauterinen Elektrode notwendig, da bei Applikation des Stromes per vaginam der elektrische Reiz an der Portio angesichts der flächenhaften Ausbreitung der Uterusmuskulatur nicht genügend Angriffspunkte findet.

Bei der **Faradisation** hängt die Wirkung auf die Genitalorgane davon ab, ob der faradische Strom mit hoher oder niedriger Unterbrechungsfrequenz appliziert wird, und ob er von der Primärspule des Induktionsapparates, die verhältnismäßig wenig Windungen enthält, oder von der mit zahlreichen Windungen enthaltenden Sekundärspule entnommen wird. Die Faradisation mit der Primärspule und relativ geringer Unterbrechungsfrequenz (60—100 pro Sekunde) erzeugt Verkürzung der Uterusmuskulatur und intensive Gefäßverengerung. Dadurch bildet sie ein sehr kräftiges Blutstillungsmittel, auch bei kurzdauernder Applikation von etwa 3 Minuten. Es ist daher möglich, diese Behandlung mehrmals am Tag anzuwenden. Bei höherer Unterbrechungsfrequenz wirkt der faradische Strom nur wenig blutstillend, aber anregend auf die Blutbewegungen im Uterusgebiet; er dient in dieser Form speziell der Resorption von Ödemen und Exsudaten; auch ist seine schmerzstillende Wirkung bemerkenswert. Die Faradisation aus feindrähtiger Sekundärspule bei hoher Unterbrechungszahl und langer Sitzungsdauer wirkt als Emenagogon. Außerdem wirkt sie stark auf die sensiblen Nerven ein und ist besonders bei Funktionsstörungen der sensiblen Nerven der Genitalorgane indiziert.

2. Apparatur zur Erzeugung des galvanischen und faradischen Stromes.

Zur Erzeugung des galvanischen und faradischen Stromes werden jetzt meistens an die elektrische Straßenleitung anschließbare Apparate verwandt. Am gebräuchlichsten und zweckmäßigsten sind die unter dem Namen Pantostat (Abb. 73), resp. Multostat bekannten erdschlußfreien Anschlußapparate, die sowohl galvanischen wie faradischen Strom liefern, vielfach auch mit Anschlußvorrichtungen für Endoskopie und Kaustik versehen sind[1]. Man achte aber bei Anschaffung eines solchen Apparates darauf, daß er auch echten faradischen Strom liefert, d. h. mit einer Vorrichtung zur Erzeugung des faradischen Stromes mittels des Wagner-Neefschen elektromagnetischen Hammers versehen ist. (Ältere Apparate lieferten nämlich neben dem galvanischen Strom als zweite Stromart nur den sinusoidalen Wechselstrom, von dessen Verwendung man aber bei uns ganz abgekommen ist, weil er zur Erzeugung von Muskelzuckungen wenig geeignet und außerdem in der Anwendung nicht ungefährlich ist.) Bei Gleichstromanschluß der Straßenleitung können auch Apparate ohne Motortransformator sowohl zur Erzeugung galvanischer wie faradischer Ströme benützt werden; doch entsprechen solche einfachen Anschlußapparate wegen der allerdings nicht erheblichen Erdschlußgefahr (die nur für die Galvanisation in Betracht kommt) nicht mehr den

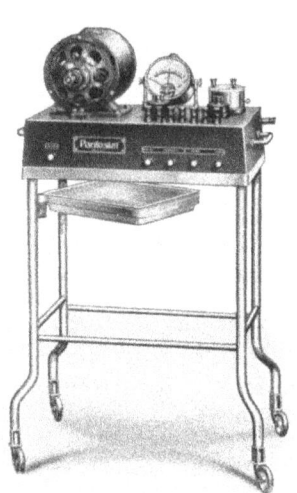

Abb. 73. Pantostat.
(Siemens-Reiniger-Veifa.)

---

[1] Die Erdschlußfreiheit wird bei diesen Apparaten dadurch garantiert, daß der aus der Straßenleitung entnommene Strom durch einen Motortransformator nochmals transformiert wird.

Anforderungen der modernen Elektrotechnik. Unbedenklich ist dagegen die Verwendung eines ausschließlich der Faradisation dienenden direkten Anschlußapparates (Abb. 74), wenn dabei nur der Sekundärstrom benützt wird, weil nämlich zwischen der Sekundärspule und der Primärspule, in welcher der vom Straßenstrom stammende unterbrochene Gleichstrom kreist, keine leitende Verbindung besteht.

Außer den Anschlußapparaten können auch Batterieapparate, namentlich für die Faradisation, verwendet werden. Die kleinen transportablen faradischen Apparate mit Trockenelementen lassen sich für alle Indikationen der faradischen Behandlung benützen. Weniger praktisch ist dagegen die Verwendung von Batterieapparaten für die Galvanisation (Abb. 75), weil man hierbei feuchte Elemente, und zwar in größerer Zahl (Tauchbatterien) benutzen muß, und solche Apparate auch nicht immer zuverlässig funktionieren. Neuerdings bringt die Firma Siemens-Reiniger-Veifa einen Batterieapparat zur Galvanisation und Faradisation in den Handel, bei welchem die aus der Radiotechnik bekannten Anodenbatterien als Stromerzeuger dienen. Der von diesem Apparat gelieferte Gleichstrom (galvanische Strom) ist wegen seiner absoluten Gleichmäßigkeit in größeren Dosen erträglich und anwendbar als der galvanische Strom der Anschlußapparate; auch der faradische Strom ist hier auf sehr exakte Weise regulierbar.

Einen absolut reinen Gleichstrom liefern auch Anschlußapparate, bei denen die übliche Transformation durch eine Ionenröhre ersetzt ist. Solche Apparate werden von den Firmen Schulmeister in Wien und Medizinisches Warenhaus in Frankfurt a. M. hergestellt.

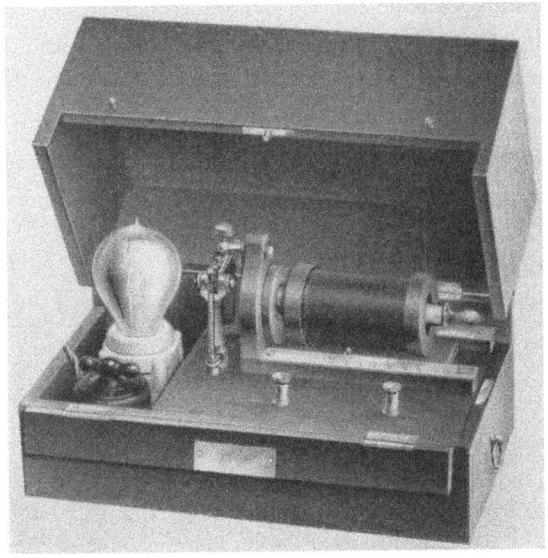

Abb. 74. Anschlußapparat zur Faradisation.

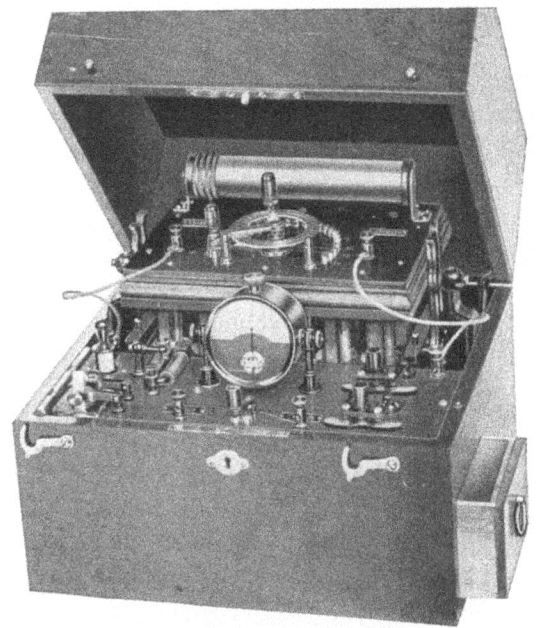

Abb. 75. Transportable Tauchbatterie.
(Aus Kowarschik, J.: Elektrotherapie.)

3. Die äußerliche Anwendung der Galvanisation und Faradisation.

Die äußerliche Anwendung des galvanischen und faradischen Stromes auf den Körper geschieht mittels an die beiden Pole angeschlossener Elektroden, die aus stoffüberzogenen Metallplatten von verschiedener Größe und Form bestehen (Abb. 76 u. 77). Für die labile Behandlung mit dem faradischen und galvanischen Strom werden ferner auch rollenförmige Elektroden (Abb. 78) verwandt, die ebenfalls mit Stoff oder dünnem Wildleder überzogen sind. Vor der Anwendung werden diese Elektroden mit warmem Wasser oder

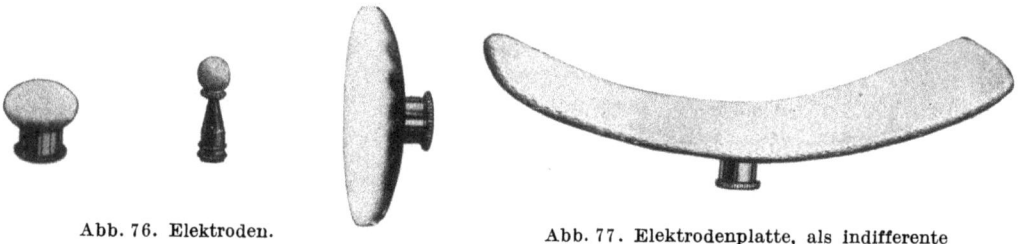

Abb. 76. Elektroden.   Abb. 77. Elektrodenplatte, als indifferente Elektrode geeignet.

(Siemens-Reiniger-Veifa.)

warmer Kochsalzlösung gut angefeuchtet. Bei der Wahl der Größe der Elektroden ist zu bedenken, daß die Stromdichte um so größer ist, je kleiner die Oberfläche der Elektrode ist. Man wird daher, wenn man mit ungleich großen Elektroden arbeitet und mit dem einen Pole eine lokale Wirkung erzielen will, an dieser Stelle die

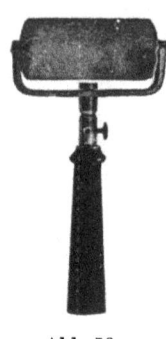

Abb. 78. Rollenförmige Elektrode.

kleinere Elektrode anwenden, die auch aktive oder differente Elektrode genannt wird. Als indifferente (inaktive) Elektrode dient dann eine Platte von größerer Oberfläche (Abb. 77), welche bei den gynäkologischen Anwendungsformen der Elektrotherapie gewöhnlich auf die Kreuzbeingegend, auf das Abdomen oder auch auf die Vorseite eines Oberschenkels aufgelegt wird. Die Stromstärke ist nur bei der Galvanisation genau durch Ablesen des Amperemeters meßbar. Sie beträgt hier für gewöhnlich zwischen 3 und maximal 20 Milliampere. Die Stromstärke des faradischen Stromes ist objektiv schwer meßbar. Will man damit sensible Reizwirkungen erzielen, so muß sie mindestens so hoch sein, daß die Patientin ein deutliches Stromgefühl empfindet. Wird der faradische Strom zur Kräftigung der Motilität von Muskeln angewandt, so muß dessen Intensität so weit gesteigert werden, daß deutliche Muskelkontraktionen sichtbar sind. Die Regulierung der Stromstärke geschieht beim faradischen Strom durch Verschiebung der Sekundärspule des Induktoriums gegenüber der Primärspule, beim galvanischen Strom durch Verschiebung des Rheostaten. Die Dauer einer Behandlung mit dem galvanischen und faradischen Strom schwankt bei äußerlicher Anwendung dieser Ströme zwischen 5 und 15 Minuten.

Die Indikationen der äußerlichen Faradisation und Galvanisation in der Gynäkologie betreffen vor allem funktionelle Störungen. Bei Neuralgien in der Unterbauchgegend, bei Ovarialgien und ähnlichen Reizzuständen wird hier vorzugsweise die Galvanisation angewandt und zwar unter Benutzung der Anode als Behandlungselektrode. Bei vielen derartigen, mit Reizzuständen verbundenen Unterleibserkrankungen finden sich nun in der Unterbauchgegend oder in der Kreuzbeingegend hyperästhetische Hautstellen, an denen Albrecht eine Herabsetzung des Leitungswiderstandes gegenüber dem galvanischen Strom nachgewiesen hat. Diese Stellen entsprechen im allgemeinen den bekannten Corneliusschen Nervenpunkten sowie den Headschen überempfindlichen Zonen. Wird nun durch diese Stellen der galvanische Strom von der Anode aus in geringen Stärken durchgeleitet (3—6 Milliampere), so kann man nach einer Serie von solchen Sitzungen, von denen jede 5—10 Minuten dauert, eine allmähliche Zunahme des elektrischen Leitungswiderstandes sowie auch ein allmähliches Sinken der subjektiven Empfindlichkeit beobachten. Diese auch in theoretischer Hinsicht interessante Beobachtung ist neuerdings durch Untersuchungen von M. Kaufmann und H. Weiß bestätigt worden. worden. Albrecht empfiehlt, die genannte Behandlung bei leichten Kreuzschmerzen nervöser Art, bei Vaginismus, bei nervösen Blasenstörungen und bei Neuralgien des Ischiadicus und Obturatorius anzuwenden.

Soll die Galvanisation nicht beruhigend und reizmildernd, sondern erregbarkeitssteigernd wirken, so benutzt man als differente Behandlungselektrode nicht die Anode, sondern die Kathode. Ein solches Verfahren ist bei Lähmungen des Blasensphincters empfohlen worden (Kathode auf das Orificium urethrae, Anode auf die Symphyse), ferner bei Subinvolution des Uterus und bei Obstipation. Hier wird eine rollenförmige Elektrode als Kathode verwandt und labil während der Sitzung über die Bauchdecke geführt. Wir möchten aber empfehlen, bei Atonie der Bauchdecken statt dessen die labile Faradisation, ebenfalls mittels einer rollenförmigen Elektrode, anzuwenden[1]. Auch bei Blasenschwäche hat sich uns die Faradisation in der Form bewährt, daß eine kleine differente Elektrode (etwa 3—5 qcm Oberfläche) oberhalb der Symphyse aufgesetzt wird, während eine größere Platte in die Kreuzbeingegend zu liegen kommt. Die Stromstärke muß dabei so gewählt werden, daß die Patientin nicht nur ein Stromgefühl empfindet, sondern daß bei der Prüfung der Stromstärke am Musculus rectus abdominis eine deutliche Muskelkontraktion zustande kommt. Die Dauer dieser Behandlung beträgt jeweils 5—10 Minuten.

Auch bei der Subinvolution des Uterus wird die Faradisation mittels äußerlicher Anwendung des Stromes in der Unterbauchgegend empfohlen. Wirksamer sind aber hierbei die intrauterinen Methoden (E. Bumm). Die Anwendung der äußerlichen Galvanisation oder Faradisation bei Dysmenorrhöe ist heute wenig gebräuchlich.

4. Vaginale und intrauterine Applikationsmethoden.

Bei diesen Methoden wird die Behandlungselektrode entweder in die Vagina oder auch in den Uterus eingeführt. Als Vaginalelektrode dient dabei eine gut vernickelte Metallelektrode von Oliven- oder Kugelform (Abb. 79), die am Ende eines Metallstabes befestigt ist, der mit isolierender Umhüllung versehen ist, damit die Vulva vom Strome nicht getroffen wird. Als intrauterine Elektrode wird meistens das von Apostoli angegebene Modell (Abb. 80) benutzt. Es sind dies sondenförmige Instrumente aus Platin, Aluminium oder Kohle, deren äußere Teile gleichfalls von isolierendem Material

---
[1] Sehr gut eignen sich zur faradischen Behandlung der atonischen Obstipation die auf S. 151 erwähnten Apparate (Tonisator nach Ebel, Bergoniéscher Entfettungsstuhl).

umgeben sind. Die Stärke der Sonde richtet sich dabei nach den örtlichen Verhältnissen. Außerdem wird zum Schutze der Vagina bei der intrauterinen Anwendung ein Speculum aus nicht leitendem Material eingeführt. Soll die intrauterine oder vaginale Elektrode zum Zwecke der Iontophorese dienen, so besteht ihr Metallteil nicht aus schwer angreifbarem Material, wie Kohle, Platin, Nickel oder Aluminium, sondern aus einem leichter zersetzbarem Material, wie Silber, Kupfer, Eisen, Zink.

Bei der intrauterinen oder intravaginalen Behandlung dient als indifferente Elektrode eine große Platte, welche auf das Abdomen oder die Kreuzbeingegend aufgelegt wird. Werden bei der Galvanisation größere Stromstärken angewandt, so ist hierbei dafür zu sorgen, daß die äußere Elektrode gut anliegt und genügend unterpolstert ist, um Verätzungen der Haut zu vermeiden. Die intravaginale und vor allem die intrauterine Faradisation kann auch bipolar erfolgen, wobei beide Elektroden durch zwei voneinander isolierte

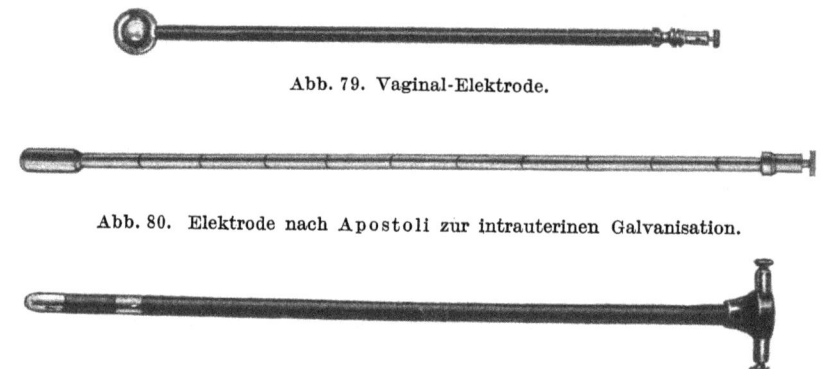

Abb. 79. Vaginal-Elektrode.

Abb. 80. Elektrode nach Apostoli zur intrauterinen Galvanisation.

Abb. 81. Bipolare Elektrode zur intrauterinen Faradisation. (Aus Kowarschik, J.: Elektrotherapie.)

Metallringe gebildet werden, die gemeinsam an einem sondenförmigen Instrument vereinigt sind (Abb. 81), das zwei voneinander isolierte Zuleitungen enthält und in den Uterus eingeführt wird.

Bei der intrauterinen Behandlung muß naturgemäß streng aseptisch verfahren werden. Das Instrument wird entweder unmittelbar vor der Einführung mit Benzin, Seifenspiritus oder Alkohol sorgfältig gereinigt, oder es wird wie ein Cystoskop in einem Glasgefäß aufbewahrt, in dem sich dauernd Formaldehyddämpfe entwickeln. Eine Desinfektion durch Auskochen ist bei diesen Instrumenten meistens nicht möglich, weil darunter die isolierende Umhüllung leidet.

Die endovaginale **Galvanisation** wird von Hugo Schmidt als Mittel zur Behandlung von Neuralgien der Beckenorgane (Ovarium, Parametrien, Uterus) sowie von entzündlichen (subakuten und chronischen) Beckentumoren empfohlen. Es wird hierbei die Vaginalelektrode (etwa 12 cm lange stielförmige Metallelektrode mit olivenförmigem Ansatz) als Anode verwandt; die plattenförmige Kathode wird auf den Unterleib, evtl. auch auf die Kreuzbeingegend, aufgelegt. Bei 20—30 Milliampere Stärke läßt man den Strom 3—5 Minuten lang einwirken. Diese Behandlung wirkt nicht nur schmerzstillend, sondern es wurden auch objektive Besserungen (Kleinerwerden der Tumoren) beobachtet, die bei Wiederholung der Behandlung auch anhielten. Die Erklärung, die H. Schmidt für die Wirksamkeit dieser Therapie bei entzündlichen Beckenerkrankungen gibt, ist bereits weiter oben (S. 151) angeführt worden. Auch bei Erosionen der Portio hat H. Schmidt von diesem Verfahren gute Resultate gesehen.

Unter den Indikationen der intrauterinen elektrischen Behandlung nahm früher die Behandlung von Uterusmyomen mittels starker galvanischer Ströme den wichtigsten Platz ein. Die Röntgenbehandlung hat aber dieses Verfahren fast ganz verdrängt, so daß es sich erübrigt, auf dessen Technik hier näher einzugehen. Weitere Indikationen bilden Menstruationsstörungen und Blutungen. Bei Amenorrhöe empfiehlt Laquerrière bei Frauen länger dauernde vaginale Faradisation, bei Virgines äußerliche Faradisation der suprapubischen und Sakralgegend. Auch intrauterine Kathodenapplikation des galvanischen Stromes wird hierbei empfohlen. Die Stromstärke soll dabei 20—30 Milliampere, die Behandlungsdauer jedesmal höchstens 5 Minuten betragen. Bei Dysmenorrhöe wendet Laquerrière zunächst bei gesteigerter prämenstrueller Kongestion in den ersten Tagen zwecks Ableitung die vaginale Anodenapplikation des konstanten Stromes oder kurze Faradisation an. An den darauffolgenden Tagen werden dann die bei der Amenorrhöe erwähnten Methoden angewandt. Beruht die Menstruationsstörung auf einer Stenose des Orificium internum, so verwendet man den galvanischen Strom, wobei als Behandlungselektrode nach Laquerrière die Kathode dient, während Schauta eine Anodenbehandlung hierbei empfiehlt.

Es wird bei der Schautaschen Methode eine an den positiven Pol angeschlossene Aluminiumsonde intrauterin eingeführt; man läßt dann eine Stromstärke von etwa 25—30 Milliampere 1—1^1/$_2$ Minuten lang einwirken. Die Behandlung findet einmal wöchentlich statt. Im ganzen sind 2—6 Sitzungen zur Heilung von Dysmenorrhöen, die auf Stenose des Orificium internum beruhen, notwendig.

In Fällen von Sterilität, die auf Infantilismus beruht, hat Bumm bei geringeren Graden von Entwicklungsstörungen mit der endouterinen Galvanisation als einzigem wirksamem Mittel verschiedentlich gute Erfolge erzielt. Es wird hierbei als positive Elektrode eine große Salzwasserkompresse auf die Bauchdecke gelegt, die negative Elektrode wird durch eine in das Cavum uteri eingeführte Kohlensonde gebildet. Man läßt den Strom in einer Stärke bis zu 50 Milliampere etwa 5 Minuten lang einwirken, am Schluß erfolgen wiederholte Stromwendungen. Die Galvanisation wird 1—2mal wöchentlich vorgenommen, anschließend daran werden Uterus und Adnexe noch einer leichten Druckmassage unterworfen. Die Behandlung muß mindestens ^{1}/$_4$ Jahr lang fortgesetzt werden.

Die Wirkung des Verfahrens zeigte sich zunächst in einem verstärkten Einsetzen der Menstruation, die nach einiger Zeit in kürzeren Intervallen wiederkehrte; zweimal konnten durch die Galvanisation die bis dahin völlig fehlenden Menses in Gang gebracht werden. Die vermehrte menstruelle Kongestion führte dann ihrerseits zu einem stärkeren Anschwellen des Uterus; damit verbunden nahmen die dysmenorrhoischen Beschwerden ab. Unter 12 innerhalb von 5 Jahren derart behandelten Fällen wurde 5mal ein zweifelloser Erfolg erzielt. 2 von diesen Frauen waren nicht verheiratet, wurden aber von der Dysmenorrhöe geheilt, 3 Verheiratete konzipierten. 7 mal wurde zwar Besserung der Menstruationsverhältnisse, aber keine Konzeption erreicht, und die Länge der Uterushöhle blieb unverändert (bei erfolgreichen Fällen konnte die Länge der Uterushöhle innerhalb eines Vierteljahres bis um 1^1/$_2$ cm zunehmen).

Eine zweite hauptsächliche Indikation der intrauterinen Galvanisation bildet die chronische Metritis und Endometritis. (Bei akuten infektiösen Endometritiden ist die Elektrotherapie ebenso wie überhaupt bei akuten Entzündungsprozessen kontraindiziert.) Sofern die Endometritis nicht hämorrhagisch ist, verwendet man dabei die Kathode als Uteruselektrode, sonst, besonders bei Blutungen, wird als Uteruselektrode die Anode wegen der blutstillenden Eigenschaften der am positiven Pol stattfindenden Elektrolyse empfohlen. Die Stromstärke ist bei dieser Anodenbehandlung eine hohe; sie beträgt 50—100 Milliampere, die Dauer der Stromeinwirkung etwa 5 Minuten.

Es kann nun bei dieser Behandlung der Endometritiden noch eine zweite Eigenschaft resp. Wirkung des galvanischen Stromes hinzukommen, die man als **Iontophorese** bezeichnet. Man versteht unter der Iontophorese die Einführung von chemischen Substanzen, die sich als Elektrolyte verhalten, in das Gewebe durch den galvanischen Strom. Je nachdem das betreffende Ion eine positive oder negative Ladung hat, wird es von der Anode oder von der Kathode aus in die Gewebe eingeführt. Handelt es sich um gelöste Körper, so wird die Elektrode mit der Lösung des betreffenden Medikaments getränkt oder sonstwie mit einer Lösung in leitende Verbindung gebracht. Soll ein Metall in die Gewebe durch die Iontophorese eingeführt werden, so kann das auch in der Weise geschehen, daß die Behandlungselektrode aus dem betreffenden Metall selbst besteht und dann als aktive Elektrode benutzt wird. Dieses Verfahren ist speziell bei der endouterinen und auch endovaginalen Iontophorese üblich, wobei die aktive Elektrode stets als Anode benutzt wird; denn die Metalle gehören in elektrochemischer Hinsicht zu den Kationen, d. h. sie wandern bei Einwirkung des Gleichstroms in der Richtung von der Anode zur Kathode hin.

Als sonstige Kationen seien die Alkaloide (Cocain, Morphin, Chinin), sowie das Calcium und Lithium genannt. Dagegen verhalten sich als Anionen die Säureradikale, z. B. die Salicylsäure, sowie die Halogene (Jod, Brom, Chlor). Diese Substanzen müssen daher, wenn sie durch den galvanischen Strom den Geweben einverleibt werden sollen, von der Kathode aus appliziert werden. Die Menge der einverleibten Elektrolyte hängt bei der Iontophorese lediglich von der Stromstärke und von der Dauer der Stromeinwirkung ab. Sie ist dagegen unabhängig von der Konzentration einer Lösung, wenn eine solche (z. B. Jodkalilösung) zur Tränkung der aktiven Elektrode verwandt wird.

Eine Einführung durch den galvanischen Strom ist, soweit es sich um Iontophorese handelt, nur bei solchen chemischen Substanzen möglich, die sich als **Elektrolyte** verhalten, d. h. eine positive oder negative Ladung aufweisen. Die Einverleibung von Kolloiden durch den galvanischen Strom galt bis vor kurzem für unmöglich; doch ist es neuerdings H. Rein gelungen, von der Anode aus auch wasserunlösliche Substanzen einzuverleiben, die bei der hierbei erfolgenden Elektroosmose (s. S. 149) mit dem Flüssigkeitsstrom mitgerissen werden.

Von den Metallionen, die zur elektrolytischen Einführung in die Uterusschleimhaut dienen, werden am häufigsten Kupferionen, Silberionen und Zinkionen benützt. Hierbei besteht dann die Uteruselektrode aus dem betreffenden Material. So wird z. B. von Zimmern und Richelot die Elektrolyse mit Silberelektroden zur Behandlung von chronischen und blenorrhoischen Endometritiden empfohlen. Die Silberionen sollen dabei eine besondere antiseptische Wirkung entwickeln, ebenso sollen die Kupferionen bactericid wirken, während den Zinkionen hämostatische Eigenschaften zugeschrieben werden. Bei entzündlichen Erkrankungen der Beckenorgane im subakuten Stadium mit Bildung von Verwachsungen hat J. Panjutin von der Jodiontophorese gute Resultate gesehen [1].

Neuerdings haben Seitz und Wintz die Iontophorese von Kupfer in die Genitalorgane, die sog. Verkupferung, zu dem Zwecke empfohlen, um bei der Röntgenbehandlung von Carcinomen die Wirkung der Röntgenstrahlen zu erhöhen. Sie gingen dabei

---

[1] Das Jod ist ein Anion und muß daher zu iontophoretischen Zwecken von der Kathode aus eingeführt werden. Bei äußerlich angewandter Jodiontophorese geschieht das in der Weise, daß eine mit Jodkaliumlösung (1—2%) getränkte dicke Mullkompresse mit dem negativen Pole des Apparates verbunden wird (durch ein dazwischen gelegtes Stück Stanniol).

von dem Gedanken aus, daß durch Einbringen von Schwermetallen in die Gewebe die Absorption der Röntgenstrahlen gesteigert wird. Bei diesem Verfahren wird in die Vagina eine Kupferelektrode eingeführt, welche eine röhrenförmige Gestalt hat; durch das Innere der Röhre läßt man eine 1%ige Kupferselenlösung während der ganzen Behandlung zulaufen, so daß die Elektrode stets feucht bleibt. Diese Elektrode wird mit dem positiven Pole des Galvanisationsapparates verbunden; als indifferente Elektrode dient eine auf dem Rücken oder Leib aufgelegte Platte. Die Stromstärke soll 40—60 Milliampere betragen. Im ganzen wird so oft behandelt, daß 600—700 Milliamperestunden herauskommen. Auch bei Mammacarcinom ist dieses Verkupferungsverfahren angewandt worden. Hierbei wird als aktive Elektrode (Anode) eine stoffüberzogene Kupferplatte benutzt, welche mit Kupfersalzlösung befeuchtet ist.

Als besondere Anwendung der intrauterinen Galvanisation sei schließlich noch die Methode angeführt, die Ludwig Kraul zur Behandlung von atonischen Blutungen nach der Geburt empfiehlt. Das Verfahren besteht in einer Kombination der Galvanisation mit heißen Spülungen und intrauteriner Massage. Es wird in den Uterus ein mit dem positiven Pol (Anode) verbundenes Instrument eingeführt, das an seinem distalen Ende eine ovalförmige Elektrode von 5 cm Durchmesser trägt. In der Elektrode befinden sich einige Öffnungen, durch welche die Spülflüssigkeit (von 45—50° Temperatur), die durch zwei Röhren in die Elektrode zu- bzw. abgeleitet wird, aus- und eintritt. Den Stiel der Elektrode bildet ein Katheter, das die beiden Röhrchen enthält und durch Gummidrain in seiner ganzen Länge isoliert ist. Die zweite Elektrode (Kathode) wird der Bauchhaut aufgelegt. Es wird nun, während gleichzeitig gespült wird, ein galvanischer Strom von 10—30 Milliampere Stärke durch den Uterus geleitet. Zwischendurch wird die ovalförmige Elektrode auch als Instrument zur Massage benutzt. Kraul konnte aber nachweisen, daß auch ohne gleichzeitige Massage und Spülung durch den galvanischen Strom allein Uteruskontraktionen auf diese Weise erzielt werden können. Im allgemeinen spricht ein ganz schlaffer Uterus besser auf den galvanischen Reiz an als ein teilweise kontrahierter; ohne Ergotin kommt die Galvanisation stärker zur Wirkung als bei gleichzeitiger Ergotininjektion.

Die intrauterine **Faradisation** ist von R. Hofstätter in Form der bipolaren Behandlung mittels des früher geschilderten Instrumentes (S. 81) besonders empfohlen worden, und zwar einerseits zur Behandlung der Amenorrhöe (namentlich bei Kriegsamenorrhöen hat sich das Verfahren bewährt), andererseits wurden auch bei funktionellen und ovariellen Blutungen Erfolge erzielt. Am besten reagierten dabei blutende hypoplastische Uteri bei jungen Mädchen und Frauen. Die Stromstärke wurde so gewählt, daß sie bei äußerlicher Prüfung vor der Behandlung zwischen leichtem Kribbelgefühl bis zur Hervorrufung von Muskelkontraktionen an den Handmuskeln und Erzeugung eines intensiven Stromgefühls variierte. Die Dauer der Faradisation betrug im Anfang 5 Minuten bei schwachem Strom, allmählich wurde sie, besonders bei älteren Amenorrhöen, bis zu 1½ Stunden bei starkem Strom gesteigert. Die Wirkungsweise des faradischen Stroms erklärt sich Hofstätter damit, daß derselbe eine viel lebhaftere Durchblutung des Uterus und dadurch auch der Ovarien hervorruft, und daß ferner ein direkter Reiz auf die Muskulatur und die Schleimhaut des Uterus durch den faradischen Strom ausgeübt wird. In diesem kräftigen Reiz auf die Uterusmuskulatur ist in erster Linie auch die Wirkungsweise der Faradisation bei Bekämpfung von Blutungen zu suchen.

Die Anwendung der inneren Faradisation zur Einleitung der Frühgeburt, wie sie von Hennig empfohlen wurde, ist heute kaum mehr gebräuchlich, da die Erfolge zweifelhaft waren. Ebenso dürfte die von Schreiber sowie von Wygodsky zu demselben Zwecke angegebene Methode der Galvanisation (positiver Pol am Muttermund, negativer in der Lumbalgegend) wenig Nachahmer gefunden haben.

Als **Kontraindikationen** der Elektrotherapie sind vor allen Dingen entzündliche Prozesse der Adnexe zu nennen, sowie überhaupt akute infektiöse Entzündungen an den Genitalorganen. Es kann hier durch den Reiz eine Verschlimmerung solcher entzündlicher Erkrankungen bewirkt werden.

II. Hochgespannte Ströme (d'Arsonvalisation).

Die hochgespannten Ströme werden zu therapeutischen Zwecken in zweierlei Form verwendet: Als hochgespannte Hochfrequenzströme und als Entladungen der statischen Influenzmaschine (Franklinisation). Da die Franklinisation in der gynäkologischen Praxis keine Rolle spielt, so wollen wir uns im folgenden nur mit der Anwendung der hochgespannten Hochfrequenzströme beschäftigen.

Es handelt sich bei diesen Strömen um die sog. Teslaströme; ihre therapeutische Verwendung wird nach dem französischen Physiologen d'Arsonval auch als d'Arsonvalisation bezeichnet. Zur Erzeugung dieser Ströme bedient man sich wie bei der Diathermie eines Hochfrequenzschwingungskreises, dessen Prinzip wir im Kapitel Diathermie (S. 62) geschildert haben. Der Unterschied zwischen den beiden Instrumentarien besteht darin, daß:

1. die Aufladung der Kondensatoren des Schwingungskreises nicht durch einen einfachen Wechselstromtransformator erfolgt, sondern durch einen Induktor, der Ströme von viel höherer Spannung (10000—20000 Volt bei den großen Apparaten) erzeugt;

2. die Kondensatoren nicht, wie bei der Diathermie, aus einer Schicht von durch Paraffin getrennten Metallplättchen, sondern aus ein oder zwei Leydener Flaschen bestehen;

3. die beiden Metallteile der Funkenstrecke sich nicht in minimaler Entfernung gegenüberstehen, sondern daß sie aus zwei Konduktorkugeln bestehen, deren Distanz, die verschiebbar ist, mehrere Zentimeter beträgt. Der in dieser Funkenstrecke überspringende Funken erzeugt aus den auf S. 63 auseinandergesetzten Gründen stark gedämpfte Schwingungen: sie folgen nur in langen Pausen aufeinander. Infolgedessen ist die Intensität der Hochfrequenzschwingungen des Teslainstrumentariums eine viel geringere als bei der Diathermie; sie beträgt höchstens mehrere Zehntel Ampere, und der Hochfrequenzstrom ist deshalb nicht imstande, eine nennenswerte Widerstandswärme im Körper zu erzeugen.

Die infolge der Art der Aufladung des Schwingungskreises an sich schon hohe Spannung der in der Funkenstrecke erzeugten Hochfrequenzschwingungen wird weiterhin durch die Wirkung der im Schwingungskreise selbst befindlichen Selbstinduktionsspule noch erhöht. Diese Spule, auch Solenoid genannt, kann nun zu Behandlungszwecken in der Weise angewendet werden, daß sie in Form eines großen Käfigs konstruiert ist, in dessen Inneres der Patient sich setzt. Der Patient ist bei dieser Behandlungsart

Hochgespannte Ströme (d'Arsonvalisation).

der Einwirkung von sog. Wirbelströmen unterworfen; es wird diese Form der d'Arsonvalisation, die Autokonduktion genannt wird, als sedative Therapie namentlich bei Blutdruckerhöhungen verwendet.

Die zweite, häufigere Form der Anwendung der d'Arsonvalisation besteht darin, daß die Schwingungen aus der Primärspule in eine sekundäre Spule durch Resonanz induziert werden. Die Sekundärspule bildet in der Regel die Fortsetzung der Primärspule [Oudinscher Resonator (Abb. 82 u. 83)]. Durch diesen Resonanzvorgang wird nun die Spannung der im Schwingungskreise erzeugten Hochfrequenzströme noch weiter erhöht, so daß sie schließlich bis über 100 000 Volt betragen kann. Daß solche Spannungen vom Körper ohne Gefahr vertragen werden können, beruht auf der hohen Frequenz der elektrischen Schwingungen, bei welcher es, wie früher auseinandergesetzt, zu elektrochemischen Reizwirkungen nicht kommen kann.

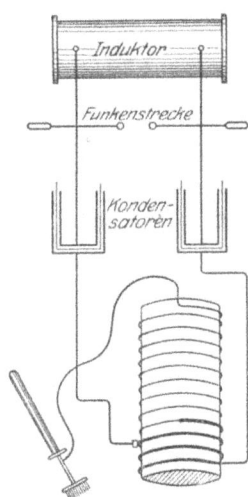

Abb. 82. Schaltbild für lokale Arsonvalisation. (Nach Kowarschik, Elektrotherapie.)

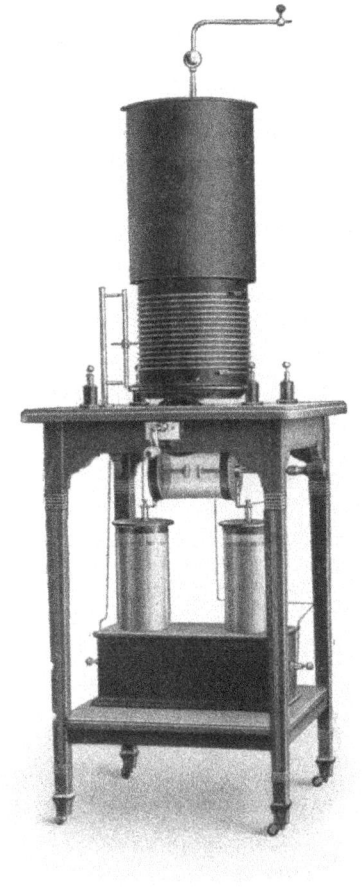

Abb. 83. Hochfrequenzapparat mit Oudinschem Resonator. (Siemens-Reiniger-Veifa.)

Zur Applikation auf den Körper werden nun die Hochfrequenzströme mittels einer Elektrode, die durch ein Kabel mit dem Ende der Resonanzspule verbunden ist, dem Körper zugeführt. Die Behandlung erfolgt dabei entweder in Form einer Bestrahlung mittels einer Elektrode, die die Form einer Metallstacheldusche hat (vgl. das Schema Abb. 82, unten links); aus den Stacheln der Elektrode strömen bei Annäherung an den Körper dunkle elektrische Entladungen (Effluvien) aus, bei größerer Annäherung erfolgt daneben auch ein Übergang von kräftigen Funken. Diese Anwendungsform ist in letzter Zeit durch die Zeileissche Behandlung besonders bekannt geworden. Die zweite Applikationsform der von der Sekundärspule abgeleiteten Hochfrequenzschwingungen erfolgt mittels einer sog. Kondensatorelektrode. Es sind dies entweder Metallstäbe mit Glasüberzug, oder evakuierte oder auch mit Neongas gefüllte kolbenförmige

Glasröhren (Abb. 84). Es ist hierbei also zwischen der Stromzuleitung und dem Körper ein Dielektrikum (Glas) eingeschaltet. Wenn nun die Kondensatorelektrode dem Körper genähert oder auf ihn aufgesetzt wird, so bilden sich im Innern der Röhre Lichterscheinungen, und es gehen von der Elektrode auf den Körper kleinere oder größere Funken über, die aber viel milder einwirken als die direkten Funken der Stacheldusche.

Die Wirkung der Funkenbehandlung mit der Kondensatorelektrode besteht erstens in der Erzeugung einer Hyperämie auf der Haut oder Schleimhaut; zweitens in einem sensiblen Reiz, der bei nahem Kontakt und schwacher Funkenentladung beruhigend und sedativ wirkt, wozu auch die beim Kontakt entstehende Wärmeentwicklung mit beiträgt. Stärkere Funken erzeugen einen lebhafteren Hautreiz und können dadurch auch, wie andere starke Reize, ableitend wirken, besonders bei Neuralgien, aber auch bei Hautjucken und sonstigen Sensationen. Schließlich kommt der Funkenentladung auch eine gewisse verschorfende Wirkung bei kleineren Defekten der Haut oder Schleimhaut (Fissuren, Erosionen) zu.

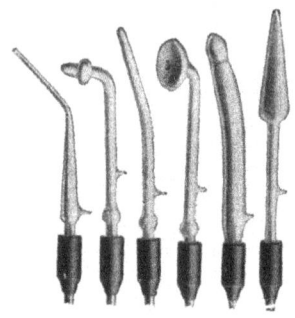

Abb. 84. Elektroden zur lokalen Hochfrequenzbehandlung. (Siemens-Reiniger-Veifa.)

Zu gynäkologischen Zwecken kommt die lokale Hochfrequenzbehandlung in Betracht in Fällen von Pruritus vulvae, von juckenden Ekzemen an den äußeren Genitalien, bei Pruritus und Fissura ani. Außerdem erfolgt die Hochfrequenzbehandlung mittels besonderer dazu konstruierter Elektroden zur Behandlung der Schleimhäute der Vagina, der Urethra und der Cervix. Bei dieser Applikationsform bedient man sich aber heute vorzugsweise solcher Elektroden, die zugleich auch Ultraviolettstrahlen aussenden. Wir haben diese kombinierte Anwendung von Hochfrequenzstrom und Ultraviolettlichtbestrahlung in ihrer Technik und in ihren Indikationen am Schlusse des Abschnittes „Lichtbehandlung" näher geschildert und können daher darauf verweisen.

Als Instrumentarium zur lokalen Hochfrequenzbehandlung können sowohl die großen, auch zur Autokonduktion und Effluvienbehandlung verwendbaren Apparate der verschiedenen Firmen dienen, als auch die kleinen bekannten Geräte, die unter dem Namen Radiolux, Medicotherm, Mediofor usw. ja ungemein verbreitet sind. Durch eine sinnreiche Konstruktion sind in diesen kompendiösen Apparaten alle wesentlichen Bestandteile, die zur Erzeugung hochgespannter Hochfrequenzströme dienen, vereinigt. Nur sei bemerkt, daß die Reizwirkung der Funken dieser kleinen Apparate bei Entfernung der Elektrode von der Hautoberfläche eine verhältnismäßig starke und schmerzhaftere ist als bei Verwendung von Apparaten größeren Typs (Invictus-Siemens, Fulgur-Sanitas). Auch zwingt die stärkere Wärmeentwicklung, z. B. bei Behandlung von Fissura ani, bei Verwendung der kleinen und mittleren Apparate öfter als bei der großen Apparatur zur Abschwächung des Stromes während der Behandlung. Ob die kleine Apparatur zur kombinierten Hochfrequenz-Ultraviolettbestrahlung ausreicht, darüber fehlt uns die eigene Erfahrung. Nach Dangschat soll dies jedoch der Fall sein.

F. Massage und Mechanotherapie.

I. Massage.

Die Massage, d. h. die manuelle Bearbeitung des Körpers zu Heilzwecken, erfolgt in der Regel ohne instrumentelle Hilfe. Nur bei bestimmten Formen der Massage, wie beispielsweise bei der Vibrationsmassage und bei der endouterinen Massage durch eine Sonde, wird die Hand des Masseurs durch ein Instrument ersetzt. Auch bei der Selbstmassage, deren therapeutischer Wert aber umstritten ist, werden Behelfe benutzt, wie Massagekugeln, Punktroller u. dgl.

1. Technik der Massage.

Die Massage wird in der Regel auf dem entkleideten Körper vorgenommen. Eine Ausnahme bildet nur die maschinelle Vibrationsmassage, die auch über Kleidungsstücken, z. B. dem Hemd, ausgeführt werden kann. Die Hand des Massierenden muß selbstverständlich gut gereinigt sein, die Nägel kurz geschnitten, um Verletzungen zu vermeiden. Um die Bearbeitung der Haut zu erleichtern, empfiehlt sich die Benutzung eines Gleitmittels; am besten verwendet man dazu Talkumpuder. Die Verwendung von Fett (Lanolin) beschränke man auf solche Fälle, in denen die Haut nicht intakt ist, z. B. bei der Massage von äußeren Narben. Von großer Wichtigkeit ist es, daß die Massage

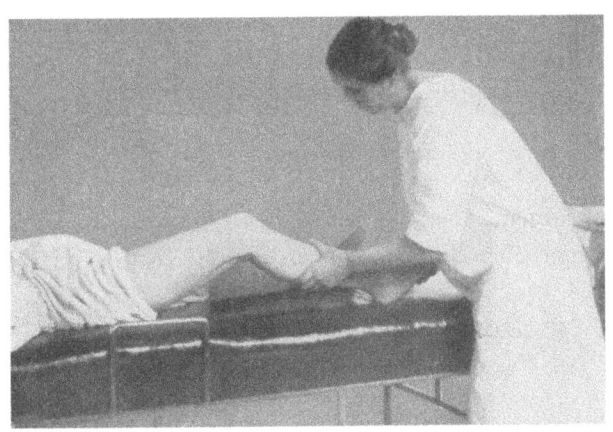

Abb. 85. Streichung.

am möglichst entspannten Körper ausgeführt wird; deshalb führe man sie, soweit es sich nicht um Massage des Kopfes, des Halses oder der oberen Extremitäten handelt, stets am liegenden Patienten aus; durch passende Lagerung, z. B. leichte Beugung des Beines bei der Massage der unteren Extremität, Anziehen der Knie bei der Leibmassage, sorge man dann noch für weitere Entspannung. Außerdem wird durch bestimmte Handgriffe, mit denen man die Massage einleitet, wie leichte Streichungen oder Reibungen, eine möglichste Herabsetzung des Muskeltonus erstrebt. Die Lagerung des Patienten erfolgt am besten auf einer 73—75 cm hohen Massagebank; man kann hier, besonders bei Massage des Leibes und der Rückengegend, die erforderlichen Handgriffe bequemer und wirksamer ausführen, als wenn der Patient auf einem niedrigen Bett liegt. Die gynäkologische Massage wird teils auf einem Ruhebett (Thure-Brandtsche Massage), teils auf einem Untersuchungsstuhl ausgeführt.

Wir unterscheiden bei der Massage fünf hauptsächliche Handgriffe: die Streichung (Effleurage), die Reibung (Friction), die Knetung (Petrissage), Klopfung (Tapotement) und Erschütterung (Vibration). In einer dem Zweck der Behandlung und der Anatomie des zu behandelnden Körperteiles angepaßten Kombination dieser hauptsächlichen Handgriffe besteht die sachgemäße Ausführung der Massage.

Die Streichung wird in der Weise vorgenommen, daß an den Extremitäten, immer von der Peripherie nach dem Zentrum hin, mit der aufgelegten Hand, die sich dem Umfang der Extremität anschmiegt (Abb. 85), unter mehr oder minder starkem Druck in längeren Zügen gestrichen wird. Stets beginne man aber mit einem schwachen Druck, der dann bei den späteren Wiederholungen mehr oder minder verstärkt werden kann. Bei diesen Streichungen ist besonders auf Bearbeitung der großen Muskelgruppen, sowie der Gegend der hauptsächlichsten großen Gefäß- und Lymphbahnen zu achten. Bei der Streichung am Rücken sowie an der Brust kann man nach verschiedenen Seiten hin die Streichung vornehmen, da die abführenden Venen und Lymphbahnen am Rumpfe ja nach verschiedenen Richtungen verlaufen.

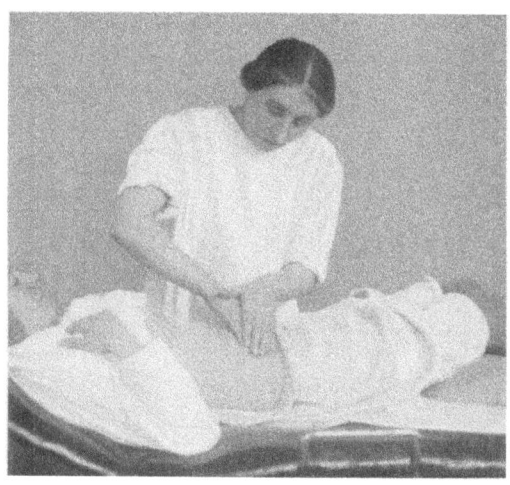

Abb. 86. Reibung.

Dasselbe ist bei Streichungen am Abdomen der Fall; doch spielt bei der eigentlichen Leibmassage die Streichung im engeren Sinne keine wesentliche Rolle.

Die Reibung besteht in zirkelförmigen Bewegungen der aufgelegten Hand, bzw. der Volarfläche der Finger (Abb. 86) oder auch nur der Fingerbeeren. Sie wird entweder in der Weise vorgenommen, daß sich dabei die Hand resp. die Finger auf der Haut verschieben, wobei die Druckwirkung in die Tiefe eine verhältnismäßig geringe ist, oder aber die Haut wird mit den Fingern verschoben, wobei ein stärkerer Druck nach der Tiefe hin erfolgt. Die erstgenannte Methode der Reibung wird speziell bei der Einleitungsmassage zur Beruhigung der peripheren Nervenendigungen und zur Erzielung einer Muskelentspannung benutzt.

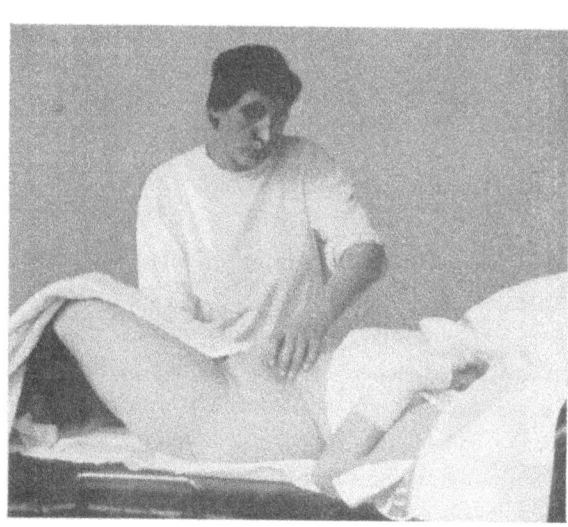

Abb. 87. Knetung.

Die Knetung bezweckt, zwischen den Fingern gefaßte Muskeln oder sonstige Körperteile, z. B. die Bauchdecken mit den darunter gelegenen Gewebspartien, von außen her durch Drückungen zu bearbeiten (Abb. 87). Es ist dabei zu beachten, daß einerseits eine möglichste Entspannung des zu behandelnden Körperteils eintritt, andererseits die betreffende Partie (Muskel, Fettgewebe, Bauchinhalt) wirklich zwischen die knetenden

Finger zu liegen kommt, und nicht etwa nur die Kneifung einer Hautfalte erfolgt. Ob zur Drückung die ganze Hand oder nur die Finger verwandt werden, hängt von der anatomischen Beschaffenheit des Körperteils ab.

Die Klopfung bezweckt, durch den mechanischen Reiz eine erhöhte lokale Blutzufuhr herbeizuführen, zugleich die Erregbarkeit der peripheren Nervenendigungen herabzusetzen und schließlich die Muskulatur zu erhöhter Kontraktion anzuregen. In der Regel wird die Klopfung mit beiden Händen ausgeführt, nur an kleineren Körperteilen, speziell an den meisten Gelenken, mit einer Hand. Die beideshändige Klopfung geschieht meist mit der Kleinfingerseite der vertikal gehaltenen Hände bei möglichst gelockerter Fingerhaltung (Abb. 88). Werden die Finger zusammengeschlossen und steif gehalten, so spricht man von einer Hackung. Unter Klatschung versteht man die Bearbeitung des Körpers

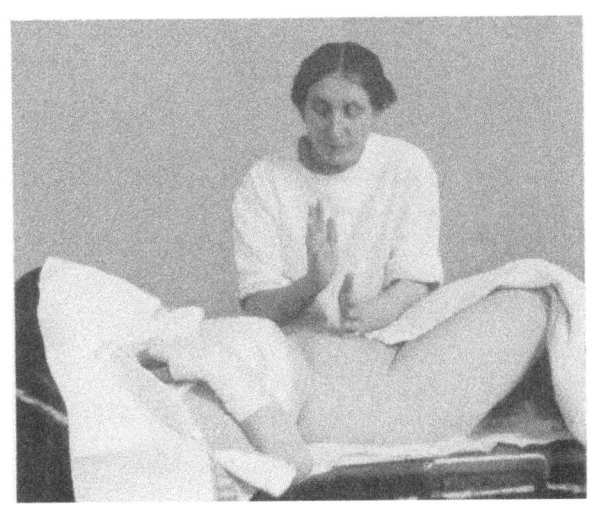

Abb. 88. Klopfung.

mit der Volarfläche der Hand bei möglichst locker gehaltenem Handgelenk. Auch mit halb geschlossener Faust kann die Klatschung, z. B. am Rücken, ausgeführt werden. Die Wirkung der Klatschung ist eine oberflächlichere als die der Klopfung.

Die Erschütterung besteht in vibrierenden Bewegungen einer oder mehrerer aufgesetzter Fingerspitzen oder auch der flach aufgelegten Hand (Abb. 89); der Druck kann hier, wie bei den anderen Massagehandgriffen, beliebig variiert werden. Oft wird eine Erschütterung mit einer Zirkelreibung verbunden, wobei von der Reibung in die Erschütterung allmählich übergegangen wird.

Die Erschütterung ist, sofern sie längere Zeit hindurch erfolgt, eine für den Massierenden recht ermüdende Prozedur, die besonderes technisches Geschick erfordert. Sie kann daher in manchen Fällen zweckmäßig durch die Vibrationsmassage ersetzt werden. Dieselbe wird mittels einer an einen Elektromotor[1] angeschlossenen biegsamen Welle, die an ihrem Ende eine Metallkugel trägt, ausgeführt. Diese Kugel (Abb. 91) kann

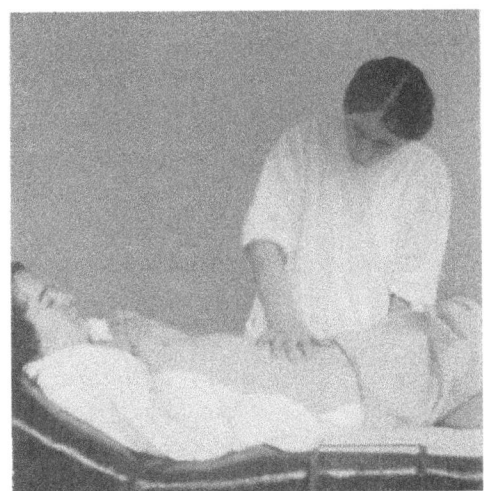

Abb. 89. Erschütterung.

---

[1] Auch an die Achse des Motors eines Pantostaten oder Multostaten läßt sich eine solche Welle anschließen (Abb. 90).

entweder direkt zur Ausführung der Vibrationen benutzt werden, oder es werden an sie noch besondere Ansatzstücke angebracht, die an ihrem äußeren Teil mit einem halbkugelförmigen Gummiansatz versehen sind (Abb. 92). Für endovaginale Behandlungen

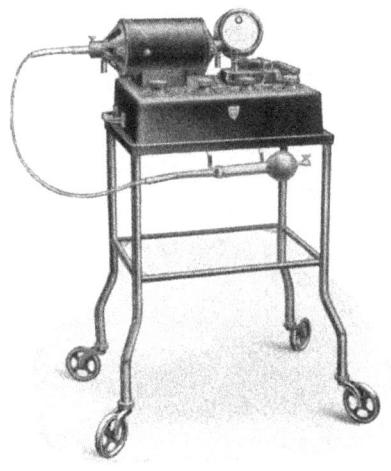

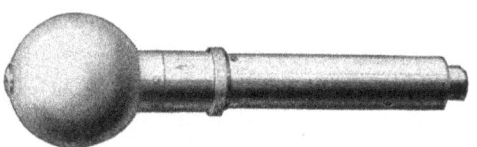

Abb. 91. Zentrifugalvibrator.

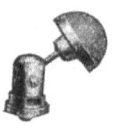

Abb. 90. Pantostat mit biegsamer Welle zur Vibrationsmassage. (Siemens-Reiniger-Veifa.)

Abb. 92. Halbkugelförmiger Ansatz aus Hartgummi.

sind besondere Ansatzstücke konstruiert worden (Abb. 93 u. 94). Unter mehr oder minder starkem Druck wird dann der Ansatz, resp. die Kugel auf den Körper aufgelegt und dort hin- und hergeführt. Bei dieser Technik wirkt die Vibrationsmassage zugleich auch im Sinne einer Klopfung, besonders wenn die Regulierungsvorrichtung an der Metallkugel auf grobe Erschütterungen eingestellt wird. Die maschinelle Vibration wird angenehmer empfunden und wirkt speziell mehr nervenberuhigend, wenn der Elektromotor auf eine möglichst hohe Tourenzahl eingestellt ist. Besonders bei der Leibmassage kann die Vibrationsmassage die manuelle Massage bis zu einem gewissen Grad ersetzen.

Auf der Methodik der geschilderten Handgriffe bauen sich die verschiedenen Massagemethoden auf, die im wesentlichen von den Schweden, ferner von Mezger, Mosengeil, Hoffa, Bum, Zabludowski ausgearbeitet worden sind. Daneben gibt es nun noch eine Reihe von Modifikationen, die von dem einen oder anderen Autor zu besonderen Zwecken empfohlen werden. Eine solche besondere Methode stellt z. B. die Corneliussche Nervenpunktmassage dar, die im Aufsuchen schmerzhafter Stellen an der Körperoberfläche und ihrer Bearbeitung mit halb reibenden, halb vibrierenden Bewegungen der Fingerbeere eines oder zweier Finger besteht. Weiterhin seien die von Zabludowski und in ähnlicher Weise auch von Cederschiöld angegebenen intermittierenden Drückungen (Cederschiöld nennt sie rhythmische Druckmassage) erwähnt. Die Technik dieser Drückungen ergibt sich aus ihrer Bezeichnung; ihre Besonderheit besteht in der Verbindung von Knetung und Saugungswirkung, wodurch insbesondere

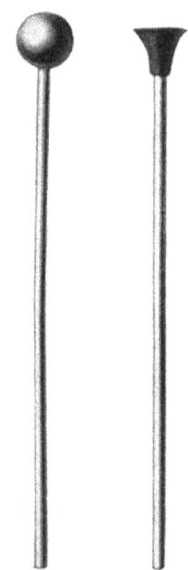

Abb. 93. Abb. 94.
Massieransätze für den Uterus.

das Zirkulationssystem beeinflußt wird. F. Kirchberg empfiehlt diese intermittierenden Drückungen unter anderem für die Behandlung von Schwangerschaftsödemen. Mehr für die speziellen Zwecke der Behandlung des Muskelrheumatismus eignen sich die Ruhmannsche Tastmassage und die Massage des sog. Hartspanns nach Müller-München-Gladbach.

Die Technik der Leibmassage, sowie der Massage der weiblichen Unterleibsorgane wird später noch besonders besprochen werden.

2. Wirkungen der Massage.

Die Massage beeinflußt zunächst die Haut selbst. Durch die verschiedenen Handgriffe erfolgt eine Hyperämisierung des Hautorganes, woraus eine bessere Ernährung der Haut sowie auch eine Erhöhung des Hauttonus resultiert. Auf diesen Wirkungen beruht beispielsweise der Erfolg der kosmetischen Massage sowie der Massage des Haarbodens bei Haarausfall. Außer der Zirkulation wird auch das Nervensystem der Haut durch die Massage beeinflußt; leichte Streichungen und Reibungen üben eine beruhigende Wirkung auf die sensiblen Nervenendigungen aus und setzen den Muskeltonus herab; auch manche stärkere Reize, wie Klopfungen und Erschütterungen, können schmerzstillend und erregbarkeitsherabsetzend wirken. Namentlich ist dies bei der Vibrationsmassage der Fall wegen ihrer regelmäßigen und gleichmäßigen Einwirkung. Diese und andere Handgriffe können bei stärkerer Dosierung durch den Hautreiz eine reflektorische Beeinflussung anderer Organsysteme bewirken, wie des Zentralnervensystems, der tiefer gelegenen peripheren Nerven, des Zirkulationssystems und der Muskulatur. Diese Wirkung ist dann im wesentlichen eine tonisierende.

Von großer Bedeutung ist die Einwirkung der Massage auf die Blut- und Lymphzirkulation. Durch die zentralwärts ausgeführten Streichungen erfolgt eine mechanische Entleerung der Venen- und Lymphgefäßstämme bzw. eine Beschleunigung des Rückflusses in diesen Gefäßen. Indirekt wird dadurch bewirkt, daß auch die in diese Stämme seitlich einmündenden kleineren Gefäße sich rascher in die größeren Stämme entleeren, es findet also eine Art Saugwirkung dabei statt. Die Folge dieser Wirkung ist eine Beschleunigung der Resorptionsvorgänge, die auch dadurch gefördert werden, daß durch kräftige Reibungen, Streichungen und Klopfungen in den bearbeiteten Körperpartien selbst eine Hyperämie bewirkt wird, welche ihrerseits mit einer Steigerung der resorbierenden Gewebstätigkeit verbunden ist. Die resorptive Wirkung der Massage besteht also sowohl in Beförderung der örtlichen Resorptionstätigkeit der Gewebe als auch in Erleichterung der Fortschaffung der Resorptionsprodukte. Eine direkte Zerdrückung fester Exsudate durch die Massage ist praktisch kaum anzunehmen. Vielmehr erfolgt die Beeinflussung solcher fester Exsudate auch nur auf dem beschriebenen indirekten Wege. Ebenso darf man sich nicht vorstellen, daß Fettanhäufungen durch die Massage direkt zerdrückt werden können, sondern auch hier kommt die erhöhte Fettresorption auf indirektem Wege durch die vermehrte Durchblutung und durch Anregung der örtlichen Stoffwechselvorgänge zustande. Auch der allgemeine Stoffwechsel kann durch die Massage angeregt werden, insbesondere ist von verschiedenen Autoren eine Erhöhung der Stickstoffausscheidung nach allgemeiner Körpermassage nachgewiesen worden.

Mit der lokalen Hyperämisierung, welche die Massage hervorruft, ist auch eine vermehrte seröse Durchtränkung der Gewebe verbunden, die zusammen mit der Hyperämie zu einer Erweichung führt. Darauf beruht insbesondere die günstige Beeinflussung von Narben und Adhäsionen durch Massagehandgriffe, unter denen hier die Reibungen den hauptsächlichsten Platz einnehmen.

Eine weitere wichtige Wirkung der Massage erstreckt sich auf die Beeinflussung der Muskulatur. Unter den verschiedenen Handgriffen üben hier die Knetungen und die Klopfungen den stärksten Einfluß aus. Durch diese Eingriffe wird der Muskel zu verstärkter Kontraktion angeregt, und zwar sowohl die quergestreifte wie auch die glatte Muskulatur, z. B. die der Darmwand und des Uterus[1]. Weiterhin werden die Zirkulations- und Ernährungsverhältnisse im Muskel namentlich durch die Knetungen erheblich verändert. Der vermehrte Blutzufluß bewirkt eine bessere Ernährung des Muskels, was bei Atrophie der Muskulatur von großer therapeutischer Bedeutung ist. Durch die Beschleunigung der Zirkulation werden weiterhin die Stoffwechselprodukte, die sich im tätigen Muskel vorzugsweise in Form der Milchsäure und der Kohlensäure anhäufen, rascher in die allgemeine Zirkulation gebracht und auf diese Weise wird die Erholungszeit des Muskels erheblich abgekürzt. Darauf beruht die Wirkung der sog. Sportmassage. Auch die durch die Ermüdung gesunkene elektrische Erregbarkeit eines Muskels kann durch die Massage rascher wieder erhöht werden, als durch bloßes Ausruhen (Rosenthal). Im übrigen werden nicht nur die normalen Stoffwechselprodukte rascher aus den Geweben entfernt, sondern auch krankhafte Veränderungen, wie z. B. die durch Zirkulationsverlangsamung bedingten kolloidalen Veränderungen im Muskel, durch die Massage rascher zur Rückbildung gebracht, worauf der manchmal augenblicklich eintretende therapeutische Effekt der Massage bei Myalgien beruht.

Die Einwirkungen der Massage erstrecken sich nun nicht nur auf die örtlichen Zirkulationsverhältnisse, auch die allgemeine Zirkulation wird dadurch beeinflußt. Die schon besprochene Beschleunigung des venösen Rückflusses bewirkt eine Erleichterung der Herzarbeit; die Aktion des Herzens wird weiterhin durch die von der Peripherie einwirkenden mechanischen Reize auch reflektorisch angeregt. Unter diesen Reizen spielen insbesondere die Erschütterungen sowie die Klopfungen eine wichtige Rolle, besonders dann, wenn sie von der Thoraxwand oder von der oberen Rückenpartie her einwirken. Diese Einwirkung tut sich in einer Verlangsamung der Herzaktion und in einem Kräftigerwerden des Pulses kund. Der Blutdruck wird durch die meisten Handgriffe erhöht, das Maß der Blutdruckerhöhung hängt von der Intensität und der Art des Eingriffes ab. Die Massage wirkt ferner bei Zirkulationsstörungen dadurch günstig ein, daß sie die schlechte Blutversorgung der Muskeln und deren schädliche Folgen bekämpft (Eppinger und Hinsberg). Eine besondere Wirkung auf das Zirkulationssystem kommt der Bauchmassage zu, da hierbei die Blutfüllung in den großen Abdominalgefäßen in erheblichem Grade verändert wird. Wenn bei der Leibmassage druckerhöhende Klopfungen vermieden werden, so tritt in der Regel eine leichte Senkung des Blutdruckes infolge Zunahme der Füllung der Abdominalgefäße ein. Besonders drucksenkend wirkt die von Kirchberg angegebene Druck- und Saugbehandlung des Abdomens, wobei eine große Glasglocke über den Leib gestülpt wird, in deren Inneren eine abwechselnde

---

[1] Die Massage des Uterus geschieht bekanntlich hauptsächlich durch Reibungen.

Erhöhung und Verdünnung des Luftdrucks erfolgt. Diese Behandlung hat sich bei Patienten mit erhöhtem Blutdruck vielfach gut bewährt.

Auch eine Reihe von anderen Organfunktionen kann durch die Massage gesteigert, resp. angeregt werden. Das ist z. B. bei der Leberfunktion, bzw. bei der Gallensekretion der Fall. Auch die Diurese wird durch die Massage gesteigert, wahrscheinlich deshalb, weil zur Ausscheidung der durch die Massage in die Zirkulation gebrachten Zerfalls- und Ermüdungsprodukte eine größere Urinmenge benötigt wird.

Im ganzen kann man die Gesamtwirkung der Massage nach Bum mit den Worten „Resorption, Muskel- und Nervenreiz" charakterisieren. Daraus ergeben sich auch die ungemein vielseitigen Indikationen der Massage. Auf die speziellen Indikationen der Massage bei Frauenleiden werden wir noch zurückzukommen haben.

Allgemeine Kontraindikationen der Massage sind durch alle eitrigen, infektiösen und frischen entzündlichen Prozesse gegeben, da hier die Gefahr einer Verschleppung der Keime in die Blutbahn oder doch einer Exacerbation der Entzündung durch den mechanischen Eingriff besteht. Ebenso ist naturgemäß bei Venenentzündungen und bei Thrombosen die Massage so lange kontraindiziert, als nicht die Organisation eines Thrombus mit absoluter Sicherheit angenommen werden kann. Die Kontraindikation bei bösartigen Tumoren, bei cystischen Tumoren und bei Aneurysmen bedarf keiner weiteren Begründung. Bei schwereren Herzkranken sind größere Massageeingriffe, namentlich am Abdomen, wegen der dadurch bedingten Alteration des Blutdruckes gleichfalls kontraindiziert. Schließlich sei erwähnt, daß auch Erkrankungen der Haut, selbst wenn sie nicht, wie z. B. Furunkel, infektiöser Natur sind, die Massage unmöglich machen können.

3. Die Bauchmassage.

Die Bauchmassage bildet eines der wirksamsten Mittel zur Bekämpfung der chronischen Obstipation, soweit sie auf Atonie der Bauchdecken und der Darmmuskulatur beruht; sie dient ferner zur Behandlung von Enteroptosen und sonstigen Zuständen, die durch Erschlaffung der Bauchmuskulatur und der peritonealen Aufhängevorrichtung der Abdominalorgane bedingt sind, sowie auch — als Teil der allgemeinen Massage — zur Behandlung der Fettsucht. Da die Technik der Bauchmassage gegenüber der sonstigen Massagetechnik mancherlei Abweichungen zeigt, so sei sie im folgenden kurz geschildert.

Die Patientin liegt auf einer Massagebank, die von beiden Seiten zugänglich sein soll, mit leicht erhöhtem Oberkörper und in den Knien leicht gebogenen und etwas nach auswärts gespreizten Beinen (Abb. 86—89). Die Knie können dabei durch ein untergeschobenes Kissen oder eine Rolle gestützt werden (Abb. 86). Jedenfalls ist für möglichste Entspannung der Bauchdecken schon bei der Lagerung zu sorgen.

Eine weitere Entspannung wird bei der Massage selbst durch die sog. Einleitungsmassage erstrebt, die in sanften zirkulären Reibungen der Bauchdecke mit der flach aufgelegten Hand oder auch in leichten oberflächlichen Streichungen mit beiden Händen besteht. Ist dann die Entspannung erreicht, so geht man zu der Knetung über, die zunächst eine allgemeine des ganzen Leibes sein soll und in einem Hin- und Herwälzen des Abdomens in der in Abb. 95 gekennzeichneten Weise besteht. Auf diese allgemeine Knetung folgt dann eine sukzessive Durchknetung der einzelnen Bauchpartien; dieselbe wird in der Weise vorgenommen, daß man zwischen Daumen und den übrigen Fingern der Hand eine Partie des Abdomens so zu fassen bekommt, daß nicht nur die Bauchdecken, sondern auch Bauchinhalt zwischen die knetenden Finger gefaßt wird (Abb. 87). Es werden dann wiederholte drückende und knetende Bewegungen ausgeführt. Neben diesen Knetungen des Bauchinhaltes vergesse man aber nicht auch die Knetung der Bauchdecken selbst, namentlich bei stärkerer Adipositas des Leibes; diese Knetungen werden in der sonst üblichen Weise mit beiden Händen unter ständigem Ortswechsel vorgenommen.

Ein weiterer wichtiger Handgriff besteht dann in Reibungen, bzw. Drückungen; dabei wird an verschiedenen Stellen des Abdomens unter Bevorzugung des Verlaufes des Dickdarmes und insbesondere der Gegend des S romanum mit den aufeinander gelegten Händen (Abb. 86) unter Mitverschiebung der Haut eine Reihe von zirkulären Reibungen ausgeführt, die allmählich immer mehr in die Tiefe gehen und in einem in die Tiefe gehenden Druck endigen. Dieser selbe Handgriff wird dann speziell noch einmal längs des Verlaufs des Dickdarmes von der Ileocöcalgegend ausgehend so vorgenommen, daß, nachdem die Finger der reibenden Hand in die Tiefe gelangt sind, eine schiebende Bewegung in der Verlaufsrichtung des Dickdarmes ausgeführt wird. Da man bei diesem Schieben nur kurze Zeit in der Tiefe bleibt, so wird nach Emporgleiten der Finger nach der Oberfläche hin an einer weiter unterhalb gelegenen Stelle des Dickdarmes dieser „Schiebung" genannte Handgriff wiederholt. Es ist zwar nicht anzunehmen, daß dabei eine mechanische Beförderung des Darminhaltes nach dem Rectum zu erfolgt; aber auf jeden Fall wird durch diese Manipulation eine intensive mechanische Beeinflussung der Dickdarmwand bewirkt. Insbesondere wird auch hier wieder die linke Unterbauchgegend berücksichtigt. Die Massage in dieser Gegend kann etwas schmerzhaft sein, falls die Wand des S romanum durch stagnierende Kotmassen gereizt ist; dann muß die Kraft der Handgriffe an dieser Stelle gemildert werden. Im übrigen ist aber die Regel zu beachten, daß Schmerzen durch die Bauchmassage nicht ausgelöst werden dürfen. Zwischen diesen einzelnen tiefgehenden Eingriffen kann man oberflächliche Reibungen oder Streichungen einschieben, um immer wieder eine Entspannung des Leibes und auch eine Beruhigung der gereizten Nerven zu erzielen.

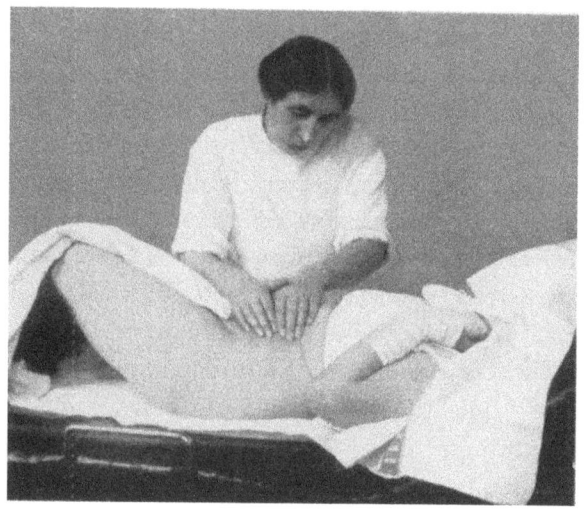

Abb. 95. Wälzung.

Auf Knetung, Reibung und Schiebung folgen dann die Klopfungen, welche eine Anregung der Kontraktilität der Muskulatur der Bauchwand und insbesondere auch des Darmes selbst bewirken sollen. Zu letzterem Zwecke läßt man zunächst den Bauch dadurch etwas anspannen, daß die Knie gestreckt werden, und führt dann einige Male, nicht öfter als 5—6mal, mit einem Finger einige Klopfungen an verschiedenen Stellen des Abdomens aus, deren erschütternde Wirkung sich bei dieser Lage des Patienten auf die übrigen Teile des Bauches fortpflanzen. Dann läßt man wieder die Knie beugen und nimmt mit gelockerten Fingern Klopfungen des Leibes mit ganz leichten Schlägen vor (Abb. 88). Schließlich werden dann noch Erschütterungen des Leibes in der Weise ausgeführt, daß die flach aufgelegte Hand von der Mitte des Leibes aus (Abb. 89) in zitternde Bewegungen versetzt wird, oder auch beide Hände, die von seitlich und unten her den Leib umfassen, eine Erschütterung des Leibes bewirken.

Auf die eigentliche Leibmassage sollen dann, wenn irgend angängig, einige gymnastische Übungen zur Kräftigung der Muskulatur der Bauchdecken und des Beckenbodens folgen. Zunächst läßt man den Patienten sich etwa dreimal aus der Rückenlage ohne Unterstützung der Arme erheben (Übung der Mm. recti); dann werden zur Kräftigung der Muskeln des Beckenbodens Beugungen und Streckungen im Hüftgelenk, sowie Adduction und Abduction der im Kniegelenk leicht gebeugten Beine aktiv ausgeführt, wobei dann die Hand des Masseurs auch einen abgestuften Widerstand leistet. Erlaubt es der Allgemeinzustand der Patientin, so läßt man hierauf noch einige Freiübungen im Stehen folgen, wie Rumpfbeugen, Rumpfdrehen, Kniebeugen, Heben und Senken des Beines im Hüftgelenk usw. Auch hierbei kann ein dosierter Widerstand bei kräftigen Patientinnen geleistet werden.

Die Leibmassage muß, wenn sie bei den oben geschilderten chronischen Zuständen, vor allem bei der chronischen Obstipation, einen nachhaltigen Erfolg haben soll, mehrere Wochen hindurch möglichst täglich vorgenommen werden. Sie wird entweder in nüchternem Zustande oder mindestens 2 Stunden nach dem ersten Frühstück ausgeführt. Die Dauer der jedesmaligen Sitzung soll sich auf 15—20 Minuten erstrecken.

Kontraindikationen der Leibmassage bilden alle entzündlichen Affektionen der Abdominalorgane, solange noch irgendwelche Reizung, wozu auch Druckschmerzhaftigkeit gehört, vorhanden ist; auch bei schmerzhaften Adhäsionen ist die Massage nur mit großer Vorsicht und mit Beschränkung auf leichte oberflächliche Handgriffe erlaubt. Weiterhin ist sie kontraindiziert bei Magen- und Duodenalgeschwüren oder Verdacht auf solche Leiden, bei Kolitis, Pylorusstenosen und naturgemäß auch bei allen bösartigen oder cystischen Tumoren.

Im allgemeinen wird die Gravidität ebenfalls als Kontraindikation für die Leibmassage betrachtet [1]. Einzelne Autoren jedoch, wie Kirchberg und Tagesson Möller, empfehlen bei Obstipation auch in der Schwangerschaft die Ausführung der Leibmassage. Kirchberg geht dabei so vor, das er bei gut entspanntem Abdomen zunächst parallele Knetungen der vom graviden Uterus freigelassenen Abdominalpartien ausführt; darauf folgen dann intermittierende Drückungen an diesen Stellen, sowie vorsichtige „Schleuderungen" des Abdomens, welche den Zweck haben sollen, festsitzende Kotmassen beweglich zu machen. Schließlich werden noch Knetungen der Bauchdecken selbst ausgeführt. Im Anschluß an die Massage folgen auch hier gymnastische Übungen, vor allem als Widerstandsbewegungen ausgeführtes Adduzieren und Abduzieren der im Kniegelenk

---

[1] Nach Sieber soll sich die Massage bei Schwangeren auf Beine, Arme, Gesicht, Hals und Nacken beschränken. Am Abdomen ist nur ein Kneten, Streichen und Dehnen der in Falten hochgehobenen Haut zur Verhütung des Auftretens von Schwangerschaftsstreifen statthaft.

gebeugten Beine. In späteren Stadien der Schwangerschaft werden diese Bewegungen nur rein passiv vorgenommen. Auch auf Atmungsübungen legt Kirchberg bei der Schwangerschaftsmassage großen Wert, um das Zwerchfell und die Thoraxmuskulatur auf die veränderten Atembedingungen zu trainieren und zugleich auch die Bauchpresse zu kräftigen. Wir werden auf die Einzelheiten der Schwangerschaftsgymnastik noch später zurückzukommen haben.

Auch zur Behandlung der Hyperemis gravidarum wird eine vorsichtige Massagebehandlung als wirksam empfohlen (Koblanck, Kirchberg). Kirchberg wendet hier zunächst eine allgemeine Massage und passive Gymnastik zur Bekämpfung des Kräfteverfalls an; außerdem versucht er auch eine manuelle Bauchmassage, die nur dann fortgelassen wird, wenn sie den Brechreiz steigern sollte.

4. Die gynäkologische Massage.

Die bei weitem wichtigste und gebräuchlichste Form der Massage der Unterleibsorgane, nämlich ihre Anwendung zur Anregung der Wehentätigkeit und der Uteruskontraktion in der Nachgeburtsperiode bedarf an dieser Stelle wohl keiner besonderen Besprechung.

Die spezielle Massage bei Erkrankungen der weiblichen Unterleibsorgane ist zuerst von dem Schweden Thure Brandt ausgearbeitet und empfohlen worden. Später hat dann besonders Ziegenspeck die Thure Brandtsche Methode studiert und verschiedentlich modifiziert. Eine allgemeine Einführung in die Gynäkologie hat das Verfahren aber auf die Dauer nicht gefunden; am meisten wendet man noch die dazugehörigen gymnastischen Übungen und gewisse äußerliche Massagehandgriffe, wie die Kreuzbeinklopfung, an.

Die hauptsächlichsten Indikationen der Thure Brandtschen Massage bestehen einerseits in nicht fixierten Lageveränderungen des Uterus, in Senkungen und Prolaps der Genitalorgane, andererseits in chronisch-entzündlichen Erkrankungen der Adnexe und des Parametriums. Bei den Lageveränderungen wird hauptsächlich bezweckt, durch Aufrichtung und Hebung des Uterus die Halte- und Stützapparate zu stärken und die Muskulatur des Uterus und der Ligamente des Beckengewebes zur Kontraktion und Hypertonie anzuregen. Bei den chronisch-entzündlichen Erkrankungen bildet neben den hyperämisierenden Wirkungen der Massage auch die Erweichung und Lösung von Verwachsungen das Ziel der Behandlung. Namentlich die chronische Parametritis eignet sich nach Ziegenspeck für diese Therapie. Im übrigen sind die Indikationen hier besonders streng zu stellen; alle frischen entzündlichen und alle eitrigen Prozesse, sowie auch bösartige oder cystische Tumoren bilden eine strenge Kontraindikation. Die Wahl des richtigen Zeitpunktes für die gynäkologische Massage erfordert daher eine besonders große Übung und Erfahrung. Bei ihrer Ausführung gilt als Hauptregel, daß keine Gewalt angewandt und kein Schmerz verursacht werden darf.

Nach der Vorschrift von Thure Brandt wird die Massage an der mit etwas erhöhtem Rücken und Becken bei ziemlich stark flektierten und etwas abduzierten Knien auf einem festen Diwan ruhenden Patientin ausgeführt. Der an der linken Seite der Patientin sitzende Arzt geht mit dem Zeigefinger der linken Hand in die Vagina ein (bei Virgines in das Rectum), während die äußere massierende rechte Hand gegen den Zeigefinger, der das zu behandelnde Organ der rechten Hand entgegendrückt, und der deshalb als „Stützfinger" bezeichnet wird, hin arbeitet. Zu diesem Zwecke werden kleine kreisförmige Reibungen unter allmählich wachsendem Druck in der Richtung nach dem stützenden linken Zeigefinger ausgeführt. Bei beweglichem retroflektiertem Uterus muß jedesmal dem Beginn der Massage die Reposition vorausgehen. Bestehen para- oder perimetritische Adhäsionen, so müssen diese durch vorsichtige Massage erst gelöst werden, ehe man die Reposition vornehmen kann. Dazu hat Thure Brandt besondere Handgriffe angegeben. Nach gelungener Reposition wird die Massage des Uterus systematisch so vorgenommen, daß der Reihe nach Fundus, Corpus, Cervix, Seitenränder und Ligamenta lata durchgearbeitet werden. Zu diesen Handgriffen kommen noch eine Reihe anderer Manipulationen, wie Dehnungen und Streichungen der einzelnen Teile, auf die hier nicht genauer eingegangen werden kann. Ein besonderer Handgriff der Thure Brandtschen Massage besteht weiterhin in Hebebewegungen des Uterus. Thure Brandt hat dafür eine Technik angegeben, die nur mit Hilfe eines Assistenten ausführbar ist; derselbe umfaßt den von dem massierenden Arzt nach unten ins Becken gedrückten Uterus in der Regio pubica von unten her mit beiden Händen und hebt ihn dann unter leichten Vibrationsbewegungen nach oben und vorne. Andere Autoren führen aber diese Hebungen auch ohne Assistenz aus.

Die gymnastischen Bewegungen, die mit der Thure Brandtschen Massage verbunden sind, dienen teils zur Kräftigung der Muskulatur des Beckenbodens, teils zur Beförderung der Blutzu- und abfuhr zu den Genitalorganen. Sie bestehen einmal in der sog. Knieteilung, wobei die Patientin mit etwas angehobenem Kreuz sich auf die Ellenbogen stützt, die Knie geschlossen hält, und nunmehr versucht, gegen den Widerstand des Arztes die Knie voneinander zu entfernen. In derselben Weise werden dann, ebenfalls unter Widerstand, die Knie wieder zusammen geführt. Auch bei aufliegendem Rücken und Gesäß werden dann diese Bewegungen unter Widerstand in gleicher Weise vorgenommen. Thure Brandt nennt diese Übung Knieschließung; sie ist der in Abb. 101 u. 102 dargestellten ähnlich, nur daß dort die Patientin mit ihren eigenen Händen den Widerstand leistet.

Eine weitere aktive Bewegungsübung der Thure Brandtschen Massage besteht in den sog. Kneifungen, einer willkürlichen Zusammenziehung des Levator ani und der Glutäalmuskulatur; es ist dies die Bewegung, die ausgeführt wird, um den Stuhlgang zurückzuhalten. Schließlich legt Thure Brandt noch besonderen Wert auf die die Massage beendigenden Kreuzbeinklopfungen, die mit halb geschlossener Faust ausgeführt werden und reflektorisch blutzuführend zu den Unterleibsorganen wirken sollen. Von der kräftigenden Wirkung der Adductionsbewegungen und der Kneifungen kann man übrigens auch, wie Verfasser aus eigener Erfahrung bestätigen kann, bei Rectumprolaps mit Erfolg Gebrauch machen.

Von anderen Autoren wird die gynäkologische Massage mit vereinfachter Technik bei chronischen parametritischen Exsudaten und bei chronisch-entzündlichen Erkrankungen der Adnexe ausgeführt. Sie besteht im wesentlichen in anfänglich sehr sanften, allmählich unter gesteigertem Druck vorgenommenen bimanuellen Reibungen der erkrankten Partie. Auch zur Behandlung von Verwachsungen wird diese Methode von Guthmann empfohlen. Die Dauer einer solchen

Massagesitzung beträgt jedesmal 5—15 Minuten; es ist aber eine lange Dauer der ganzen Kur notwendig, wenn wirkliche Erfolge erzielt werden sollen. Nach Guthmann beträgt hier die Behandlungsdauer 1—3 Monate, bei 3—4 mal wöchentlich angewandter Massage. Eventuell muß nach einer mehrwöchentlichen Pause die Kur von neuem wiederholt werden.

Auch v. Herff hält die meisten komplizierten Handgriffe der Thure-Brandtschen Massage für entbehrlich und beschränkt sich bei der manuellen gynäkologischen Massage im wesentlichen auf Zirkel- und Kreisreibungen, Klopfungen, Zitterdrückungen und vor allem auf Dehnungs-und Lösungsbewegungen. Im übrigen kann nach v. Herff die manuelle Massage bei vielen Indikationen durch die Vibrationsmassage ersetzt werden, die teils nur äußerlich auf die Bauchdecken, teils auch mittels besonderer Ansatzstücke von der Scheide aus appliziert wird. Hierbei wird das Instrument (Abb. 93 u. 94) gegen die erkrankten Gebilde angedrückt. Die Dauer der einzelnen Sitzung schwankt zwischen 1 und 5 Minuten bei täglicher oder zweitägiger Wiederholung. Als die hauptsächlichsten Indikationen der Vibrationsmassage nennt v. Herff Dehnung von Narben und Lösung von Verwachsungssträngen, vielleicht auch die Aufsaugung alter harter Schwarten und Schwielen. Auch zur Stärkung eines geschwächten Beckenbodens oder der Blasenschließmuskeln und vor allem zur Milderung und Beseitigung von Schmerzen aller Art eignet sich die Vibrationsmassage, die hier aber wohl hauptsächlich suggestiv wirkt.

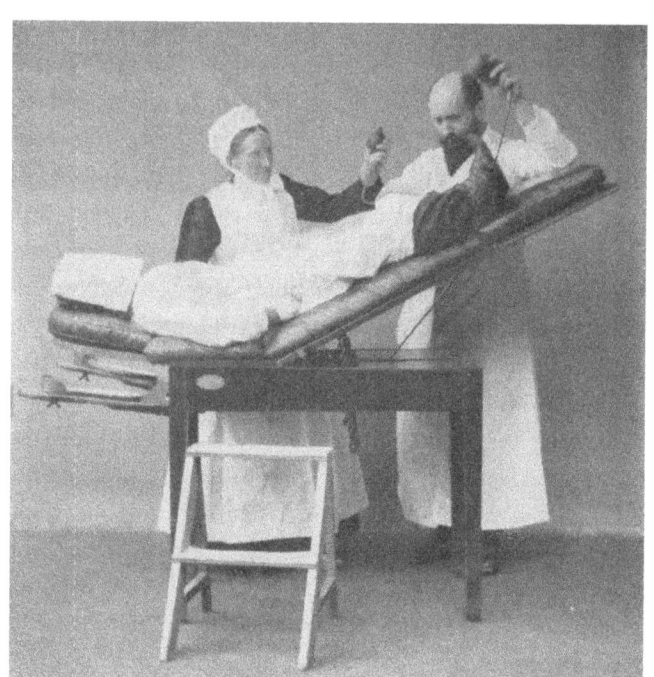

Abb. 96. Graduelle Belastung in Hochlagerung (Quecksilberluftkolpeurynter). (Aus Pincus, Belastungslagerung.)

Schließlich möchten wir noch erwähnen, daß Koblanck, der von der speziellen gynäkologischen Massage ganz abgekommen ist, bei Lageveränderungen, besonders bei Senkungen, eine allgemeine Massage des ganzen Körpers empfiehlt und daneben auf die oben geschilderten Widerstandsbewegungen sowie auf allgemeine gymnastische Übungen, wie Kriechen, Rumpfbeugen usw. bei diesen Zuständen besonderen Wert legt.

Anhang.

Die Belastungsbehandlung.

Die von W. A. Freund zuerst publizierte, bald darauf und unabhängig von ihm von Pincus angegebene Methode der Belastung ist ebenfalls zu den mechano-therapeutischen

Verfahren zu rechnen. Die Besonderheit der Methode besteht darin, daß hier nicht, wie bei der Massage, ein intermittierender, sondern ein dauernder gleichmäßiger Druck auf die inneren Unterleibsorgane ausgeübt wird. Der Druck erfolgt gleichzeitig von außen von der Bauchwand her, auf die oberhalb der Symphyse ein mit Schrot gefüllter Sack gelegt wird, und innerlich von der Vagina aus, in die ein Kolpeurynter eingeführt wird, das mit Quecksilber gefüllt wird. (Die von Freund ursprünglich angegebene Schrotfüllung eines Gummicondoms, über das ein Röhrenspeculum gezogen wird, ist später auf Empfehlung von Schauta-Halban durch das Quecksilber ersetzt worden.)

Die Patientin liegt auf einem Untersuchungsstuhl oder sonstigem Lager, dessen Fußenden erhöht sein müssen, damit das eingefüllte Quecksilber bis hinauf ins Scheidengewölbe gelangen kann. L. Pincus hat zu dem Zwecke der „Belastungslagerung" den Hegarschen Untersuchungstisch in einer Weise modifiziert, die aus Abb. 96 ersichtlich ist. Nach Auflegung des äußeren Schrotsackes und Reinigung der Vagina wird der leere Kolpeurynter in das hintere Scheidengewölbe gebracht, worauf durch einen Schlauch, der mit einem Glastrichter versehen ist, langsam Quecksilber in den Kolpeurynter eingegossen wird. Durch Heben und Senken des Trichters läßt sich der Druck des einfließenden Quecksilbers beliebig regulieren. Nach beendeter Einfüllung und Entfernung des Glastrichters wird das abgeklemmte Ende des Schlauches auf das Abdomen gelegt. Zur genaueren Lokalisierung des Druckes kann man evtl. dann noch die Patientin sich nach der rechten oder linken Seite hin legen lassen.

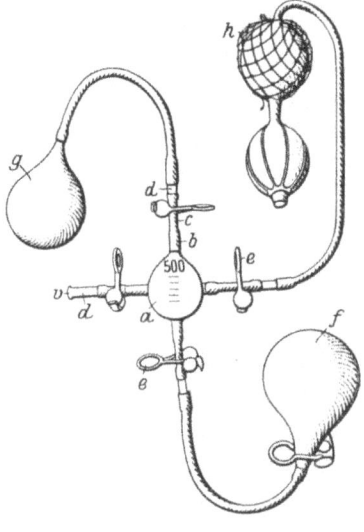

Abb. 97. Belastungskolpeurynter (Quecksilberluftkolpeurynter) nach Pincus. (Aus Pincus, Belastungslagerung.) a Hohlkugel aus Glas (nach gr Quecksilber graduiert), b Hohler Fortsatz (in die Graduierung einbegriffen). c Gummirohr. d Glasröhrchen zum Anschluß an das Rohr des Kolpeurynters g; d links Glasröhrchen als Mündung des Ventils v. e Federnde feststellbare Klemmen. f Kolpeurynter, der als Reservoir für das Quecksilber dient. g Behandlungskolpeurynter, in den aus der Hohlkugel a langsam das Quecksilber eingelassen wird. h Luftgebläse. v Luftventil.

Man beginnt die Belastung am besten mit $1/4$—$1/2$ kg (35—40 ccm) Quecksilber und steigt dann, wenn die Behandlung gut vertragen wird, bis zu 1—$1^{1}/_{2}$ kg (70 bis 100 ccm) an. Ebenso wird das Gewicht des äußeren Schrotbeutels allmählich von 1 auf 2 kg und darüber gesteigert. Die Dauer der ersten Sitzung beträgt $1/4$ Stunde, sie wird dann allmählich auf 1—4 Stunden ausgedehnt. Am Ende der Sitzung läßt man das Quecksilber aus dem Kolpeurynter langsam ausfließen und entfernt den Schrotbeutel. Pincus benutzt, um bei der Entleerung des Kolpeurynters eine zu plötzlich auftretende Hyperämie der Beckenorgane zu vermeiden, als Belastungskolpeurynter den sog. Quecksilber-Luftkolpeurynter (Abb. 97); damit wird am Ende der Sitzung das ausfließende Quecksilber schubweise durch Luft verdrängt, die mittels eines Gebläses und eines Dreiwegehahnes dem Kolpeurynter zugeführt wird; diese Luft wird dann allmählich durch Lüftung der Klemmen ganz langsam und schubweise aus dem Kolpeurynter entfernt. Nach Guthmann kommt man aber auch ohne diese Modifikation aus, wenn man die Vorsicht gebraucht, durch langsames

Auslassen des Quecksilbers jede plötzliche Druckentlastung der Beckenorgane zu vermeiden.

Die Wirkung der Belastung besteht, wie bei der Massage, in einem Ausdrücken und einer Hyperämisierung der Organe, wodurch speziell die Resorptionsvorgänge gefördert werden. Außerdem ist man durch die hierbei einwirkende allmähliche Druckwirkung im Stande, bei Lageveränderungen des Uterus eine Reposition mit weniger Gewaltanwendung vorzunehmen, als dies bei der manuellen Reposition der Fall ist.

Die hauptsächlichste Indikation der Belastung bilden ausgesprochen chronische para- und perimetritische Exsudate und Adhäsionen sowie chronische Adnextumoren. Die besten Erfolge wurden auch hier wieder bei der chronischen Parametritis erzielt und zwar in solchen Fällen, in denen mehr ein hartes indurtives Ödem als eine celluläre Infiltration vorhanden ist. Nach Guthmann eignen sich für die Belastungstherapie vorzugsweise solche Affektionen, die sich hauptsächlich am Beckenboden abspielen, während bei Prozessen, die weiter oben gegen den Fundus zu liegen, die Massage vorzuziehen ist. Im übrigen muß bei der Belastungsbehandlung chronischentzündlicher Prozesse die Indikation ebenso wie bei der Massage sehr sorgfältig gestellt werden, um eine unerwünschte Exacerbation durch den mechanischen Druck zu vermeiden. Einen guten Maßstab dafür gibt eine genaue Beobachtung der Temperatur während der Menstruation (Herzl). Nur wenn während der Periode weder Temperatursteigerungen noch Schmerzen aufgetreten sind, darf mit der Belastung begonnen werden. Treten trotzdem im Laufe der Behandlung Schmerzen oder Temperatursteigerungen ein, so darf die Belastung nur unter großer Vorsicht in bezug auf Dauer und Stärke fortgesetzt werden. Das gleichzeitige Auftreten von Schmerzen und Temperaturerhöhung bildet nach Herzl aber eine strikte Kontraindikation zur Fortsetzung der Kur.

Eine weitere Indikation der Belastung bilden mobile Retroflexionen des Uterus. Durch den auf das hintere Scheidengewölbe ausgeübten Druck kann hier eine allmähliche Aufrichtung des Uterus bewirkt werden. Sind Verwachsungen vorhanden, so werden auch diese durch die dehnende Wirkung des Druckes günstig beeinflußt. Auch zur schonenden Reponierung des incarcerierten graviden Uterus wird die Belastung angewandt. Es genügt hierbei oft, statt des Quecksilbers Wasser zur Füllung des Kolpeurynters zu verwenden (Guthmann).

II. Gymnastik.

Bereits bei Besprechung der Bauchmassage sowie der gynäkologischen Massage wurde erwähnt, daß diese Eingriffe fast stets mit nachfolgenden gymnastischen Übungen verbunden werden. Auch sonst wird die Massage, mag sie nun bei Erkrankungen der Bewegungsorgane, bei Zirkulationsstörungen oder bei allgemeinen konstitutionellen Krankheiten angewandt werden, fast immer mit entsprechender Gymnastik kombiniert. Darüber hinaus nimmt aber die Gymnastik auch für sich allein einen wichtigen Platz in der physikalischen Therapie ein, mag es sich nun um allgemeine Erkrankungen handeln oder um Störungen einzelner Organfunktionen, die gerade bei Frauenkrankheiten nicht nur durch örtliche Übungen der benachbarten Muskulatur, sondern oft mehr noch durch eine allgemeine Gymnastik resp. Sportbetätigung in weitgehendem Maße beeinflußt werden können.

1. Wirkungen der Gymnastik.

Die Wirkungen der Gymnastik erstrecken sich auf die mannigfachsten Organsysteme. Im Vordergrunde stehen aber die Einwirkungen auf die Muskulatur (sowie auf die sonstigen Bewegungsorgane), auf die Zirkulation und auf die Atmung.

Die Einwirkungen der Gymnastik auf die Muskulatur ist ohne weiteres verständlich. Der Muskel wird durch die Arbeit besser durchblutet, in seiner Ernährung gefördert und durch systematische Übung und Wiederholung der Bewegung wird auch seine Innervation erleichtert. Diese „bahnende" Wirkung auf die motorischen Nerven hat zur Folge, daß die betreffenden Bewegungen nach Einübung („Trainierung") mit geringerer Innervationsanstrengung als ursprünglich ausgeführt werden können, und daß die Herzkraft, an die bei willkürlicher Innervation immer gewisse Ansprüche gestellt wird, schon aus diesem Grunde durch ein solches trainiertes Arbeiten weniger als beim untrainierten Patienten beansprucht wird.

Die Einwirkung der Gymnastik auf die Zirkulation ist zunächst durch den vermehrten Blutzu- und abfluß in den arbeitenden Muskeln bedingt. Der Muskel übt dabei eine Saug- und Druckwirkung auf die Venen und Lymphbahnen aus; daraus resultiert eine Verbesserung des Rückflusses zum Herzen hin und weiterhin eine Entlastung des Herzens. Diese Entlastung ist um so größer, je mehr die Innervationsanstrengung für das Herz ausgeschaltet ist. Insbesondere können isolierte gymnastische Übungen, wenn sie ohne Innervationsanstrengung geschehen, was namentlich bei gewissen mediko-mechanischen Bewegungen der Fall ist, sowie isolierte passive Bewegungen den gesamten Blutumlauf befördern und dadurch die Herzarbeit erleichtern, ohne daß direkt an die Herzaktion größere Ansprüche gestellt werden. Ausgedehntere Bewegungen sowie auch isolierte Widerstandsbewegungen stellen naturgemäß einen gewissen Anspruch an die Herzarbeit, nicht nur durch die Innervationsanstrengung, sondern auch deshalb, weil das Herz zu den arbeitenden Muskeln mehr Blut als in der Ruhe zuführen muß. Es tritt daher eine gewisse Pulsbeschleunigung sowie auch eine Erhöhung des Blutdruckes bei solchen Übungen ein. Die Kunst der Krankengymnastik besteht darin, durch vorsichtige Dosierung der Bewegungen und Beobachtung des Patienten diese Inanspruchnahme des Herzens in mäßigen Grenzen zu halten. Umgekehrt bildet aber gerade die Trainierung der Herzarbeit durch richtig dosierte gymnastische Übungen einen wichtigen therapeutischen Faktor bei Erkrankungen des Herzens, in denen der Herzmuskel noch über eine gewisse Reservekraft und das Gefäßsystem noch über eine genügende Anpassungsfähigkeit verfügt. Auf einer methodischen Einübung des Herzens zu allmählich verstärkter Arbeitsleistung bei gleichzeitiger Erleichterung der peripherischen Zirkulation durch Atemübungen und isolierte Bewegungsübungen an den Extremitäten beruht die Methode der Heilgymnastik bei Herz- und Gefäßkrankheiten, wie sie von den Schweden und bei uns besonders von Th. Schott und von Groedel ausgearbeitet worden ist.

Den einfachsten Maßstab dafür, daß das Herz bei einer bestimmten Übung nicht über seine Kraft beansprucht wird, bildet die Zählung des Pulses, dessen Frequenz nicht über etwa 20—30 Schläge in der Minute über den Ursprungswert am Ende der Übung gesteigert werden darf, und vor allen Dingen, wenn keine Überanstrengung erfolgt, rasch innerhalb weniger Minuten zur Normalzahl zurückkehren muß. Während der Übung selbst gibt auch der Charakter der Atmung ein gutes Kriterium dafür ab, ob dem Patienten nicht zu viel zugemutet ist. Jedes Zeichen von Dyspnoe gibt einen Hinweis dafür, daß die Grenze des Unschädlichen erreicht ist. Man gewinnt für die Verträglichkeit der Gymnastik auch dadurch einen guten Anhaltspunkt, daß bei nicht überdosierten Übungen der Patient in der Lage ist, während der Übung ohne Anstrengung zu sprechen (Th. Schott). Alles dies bezieht sich naturgemäß in erster Linie auf die Gymnastikbehandlung bei Zirkulationsstörungen. Doch ist auch bei Herzgesunden auf die genannten Kriterien zu achten.

Die örtlichen Einwirkungen der Gymnastik auf die Zirkulation sind namentlich da von Bedeutung, wo es sich um Stauungen und erschwerten Rückfluß in einzelnen Körperteilen, speziell in den unteren Extremitäten, handelt. Mit der Gymnastik wird in solchen Fällen in der Regel eine zweckentsprechende Massage zu verbinden sein, die namentlich in Streichungen und intermittierenden Drückungen besteht.

Die dritte hauptsächliche Einwirkung der Gymnastik bezieht sich auf die Funktion der Atmung. Jede Muskelarbeit vermehrt und vertieft die Atmung, speziell ist das bei den eigentlichen Atmungsübungen der Fall. Durch die tiefe Inspiration und den dadurch bedingten negativen Druck im Thorax wird der Rückfluß des venösen Blutes in das rechte Herz gefördert und dadurch die gesamte Zirkulation im peripheren Kreislauf wie auch im kleinen Kreislauf erleichtert. Die vergrößerten Bewegungen des Zwerchfells beschleunigen insbesondere die Zirkulation im Pfortadergebiet und in den großen Gefäßen der Bauchhöhle; sie wirken auch auf die Darmperistaltik anregend ein. Die Übungen der Thoraxmuskulatur haben eine Kräftigung der Atemmuskeln zur Folge und fördern die Erweiterungsfähigkeit des knöchernen Thorax; dadurch wird die Lungenkapazität erhöht und die Aufnahme von Sauerstoff sowie die Abgabe von Kohlensäure gesteigert.

Der Einwirkung auf das Nervensystem wurde bereits gedacht, soweit sie in einer bahnenden Übung der motorischen Nerven besteht. Außerdem aber wird auch das gesamte Nervensystem bekanntlich durch gymnastische Betätigung im Sinne einer Roborierung beeinflußt. Das zeigt sich in der günstigen Wirkung auf den Schlaf, den Appetit, in einer gesteigerten körperlichen und geistigen Leistungsfähigkeit und in einer heilsamen Wirkung bei nervösen Erregungs- und Erschöpfungszuständen, bei geistiger Überarbeitung und sonstigen funktionellen Störungen. Speziell auch bei Störungen auf dem Gebiet der sexuellen Sphäre wirkt die Gymnastik in diesem Sinne günstig ein.

Schließlich übt die Gymnastik auch auf den Stoffwechsel einen erheblichen Einfluß aus. Jede Muskelarbeit erhöht den Umsatz; in erster Linie bezieht sich diese Stoffwechselerhöhung auf den Gasstoffwechsel, aber auch der Eiweißumsatz wird durch intensive körperliche Arbeit gesteigert. Aus diesem Grunde bildet auch die Gymnastik bzw. Sportbetätigung das einzig wirklich wirksame physikalische Entfettungsmittel, über das wir verfügen.

2. Methodik der Gymnastik.

Man unterscheidet in der Gymnastik aktive und passive Bewegungen. Die aktiven Bewegungen zerfallen wieder in einfache, unbelastete Bewegungen und in Widerstandsbewegungen oder belastete Bewegungen. Bei den letzteren hat der Muskel einen Widerstand zu überwinden, der entweder manuell durch die Hand einer zweiten Person ausgeübt wird oder durch Belastung des übenden Armes durch eine Hantel od. dgl. erfolgt; in der maschinellen Gymnastik wird der Widerstand durch Hebung eines Gewichtes oder Überwindung einer Reibung, Dehnung eines elastischen Bandes u. dgl. geleistet. Die Hebung eines Gewichtes ist aber als das einzige zweckmäßige Mittel zur

Leistung eines maschinellen Widerstandes zu betrachten, weil nur hiermit sich der Widerstand hinreichend exakt dosieren läßt.

Zwischen den aktiven und passiven Bewegungen stehen als dritte Bewegungsart noch die sog. Förderungsbewegungen. Man bedient sich ihrer vorzugsweise in der maschinellen Gymnastik, wobei die Förderung durch Schwingung eines Pendels oder durch die Umdrehung eines Schwungrades bewirkt wird. Die Eigentümlichkeit der Förderungsbewegungen besteht darin, daß nach einer anfänglichen verhältnismäßig geringen aktiven Anstrengung, dem „Antrieb" die weitere Fortsetzung der Bewegung passiv quasi automatisch erfolgt, was bei der maschinellen Gymnastik durch die Schwingung des Pendels oder Drehung des Rades bewirkt wird (z. B. beim Radfahren). In der Freigymnastik bildet die bekannteste Förderungsbewegung das Gehen, wobei das jeweils vorgesetzte Bein gleichsam als Pendel dient. Auch das systematische rasche Hin- und Herschwingen der beiden gestreckten Arme kann als Förderungsbewegung betrachtet werden.

Auf der zweckmäßigen Verbindung der aktiven und passiven Bewegungen beruhen nun die verschiedenen Systeme der Gymnastik. Die sog. deutsche Gymnastik besteht, soweit sie nicht Turnübungen am Geräte umfaßt, vor allem in aktiven Übungen. Unter den verschiedenen hierfür angeführten Methoden möchten wir die Schreberschen Übungen besonders empfehlen, weil sie sehr exakt und vorsichtig dosiert sind und sich namentlich für die häusliche tägliche Gymnastik gut eignen; wenn keine speziellen Indikationen bestehen, genügt es hier, den Patienten die Ausführung einer bestimmten Übungsgruppe nach den Angaben des kleinen Schreberschen Buches zu verordnen.

Am genauesten durchgearbeitet ist von den eigentlichen Heilgymnastikmethoden die schwedische Gymnastik, die neben den aktiven Freiübungen besonders auch die Widerstandsbewegungen, fernerhin die passiven Bewegungen und ihre Verbindung mit der Massage berücksichtigt. Aus Schweden stammt auch die von G. Zander eingeführte Apparatgymnastik, die dann später in Deutschland verschiedentliche Modifikationen gefunden hat (Systeme von Herz, Krukenberg u. a.). Bei diesen Methoden werden aktive Bewegungen entweder als Pendel- bzw. Förderungsbewegungen oder an Widerstandsapparaten ausgeführt, wobei der Widerstand durch ein an einem Hebel verstellbares Gewicht geleistet wird. Die passiven Bewegungen erfolgen hier entweder durch Senkung eines mit verstellbarem Gewicht versehenen Hebels, oder auch, auf weniger zweckmäßige Weise, durch elektrisch betriebene Apparate. Dazu treten dann noch Apparate für Klopf- und Vibrationsmassage, Erschütterungsbewegungen, Reitbewegungen usw., die ebenfalls elektrisch angetrieben werden. Die Zandergymnastik ist in den letzten Jahrzehnten zur Behandlung von Allgemeinleiden vielfach außer Gebrauch gekommen. Unentbehrlich ist sie aber heute noch bei der Behandlung von Gelenkversteifungen, weil hier die Mobilisation wesentlich dadurch erleichtert wird, daß bei den Apparatübungen, insbesondere beim Pendeln, die aktive Innervationsanstrengung zum großen Teil ausgeschaltet ist.

Zu den genannten Gymnastikmethoden sind nun neuerdings eine Reihe von sonstigen Methoden der Freigymnastik getreten, die speziell auch in der Frauengymnastik eine große Bedeutung gewonnen haben (Systeme Mensendiek, Dora Menzler, Oldenbarneveld, Dalcroze u. v. a.). Das Wesen dieser Methoden ist in diesem Werk an anderer Stelle bei Besprechung der Hygiene und Diätetik der Frau von Sellheim ausführlich geschildert worden, so daß es sich erübrigt, hier nochmals darauf einzugehen. Es sei nur betont, daß neben den mannigfaltigen aktiven Übungen bei den meisten dieser Verfahren auch die sog. Entspannungsübungen eine bedeutsame Rolle spielen.

3. Indikationen der Gymnastik.

(Gymnastik und Massage in der Schwangerschaft und im Wochenbett.)

Die wichtigsten Indikationen der allgemeinen Gymnastik beziehen sich auf die allgemeine Kräftigung des Körpers und insbesondere auch auf die Kräftigung der für die spezielle Funktion der Frau in Betracht kommenden Organsysteme. Auch diese Dinge sind im zweiten Bande dieses Handbuches von Sellheim ausführlich geschildert worden. Die speziellen gymnastischen Übungen, welche bei organischen gynäkologischen Erkrankungen zur Kräftigung der Muskulatur der Bauchdecken und des Beckenbodens sowie zur Beförderung der Zirkulation in den Unterleibsorganen angewandt werden, sind bei Besprechung der Bauchmassage und der gynäkologischen Massage bereits erwähnt worden: es bleibt somit an dieser Stelle nur noch übrig, auf die Anwendung der Gymnastik während der Schwangerschaft sowie im Wochenbett etwas näher einzugehen. Wir folgen dabei im wesentlichen den Darstellungen, die Koblanck, F. Kirchberg, Tagesson-Möller sowie, in einer besonders lesenswerten kleinen Schrift, H. Sieber über diesen Gegenstand gegeben haben. Bei dem innigen Zusammenhang, der bei der mechano-therapeutischen Behandlung auch solcher Zustände zwischen Massage und Gymnastik besteht, werden hierbei neben den Übungen auch noch einige Massagehandgriffe zu erwähnen sein.

In der **Schwangerschaft** hat die Mechanotherapie bei normalem Verlauf wesentlich prophylaktische Bedeutung. Sie soll den Körper einerseits für die bevorstehenden Aufgaben vorbereiten und kräftigen, andererseits Schädigungen verhüten, die aus den weitgehenden Veränderungen, die die Funktionen des Organismus in diesem Zustande erleiden, entstehen können. Es hängt naturgemäß von den individuellen Verhältnissen und dem Allgemeinzustand der Schwangeren ab, ob und inwieweit man ihr gymnastische Übungen und Massagehandgriffe überhaupt zumuten will und kann. Namentlich in den ersten vier Monaten ist ja große Vorsicht am Platze; insbesondere muß jede Massage oder sonstige intensive mechanische Beeinflussung der Unterleibsgegend hierbei wegen der Gefahr der Provokation eines Aborts vermieden werden. Später kann aber nach den vorher genannten Autoren eine von sachkundiger Hand geleitete Gymnastik meist unbedenklich ausgeführt werden. Bei der überwiegenden Mehrzahl der normalen Schwangeren, soweit sie nicht schon vorher an Gymnastik gewöhnt sind, wird man sich allerdings schon aus rein äußeren Gründen mit der stets angebrachten Empfehlung von regelmäßigem Spazierengehen und einfachen Atemübungen begnügen müssen.

Nach H. Sieber verfolgt die Gymnastik in der Schwangerschaft die nachstehenden Zwecke:

Eine möglichst reichliche Zufuhr von Sauerstoff zum mütterlichen Körper sowie eine Weitung des Brustkorbs und des mütterlichen Herzens.

Eine mäßige Übung der Körpermuskeln, um den Stoffwechsel anzuregen und die sich ablagernden Fettmassen in mäßigen Grenzen zu halten.

Eine Erhöhung der Dehnbarkeit der Muskulatur, besonders im Bereiche des Bauches und des Beckenbodens, da diese Teile in der Schwangerschaft und Geburt besonderen Anforderungen genügen müssen.

Eine Lockerung und Entspannung der Körperteile, um sowohl die in der Schwangerschaft erhöhte Muskelerregbarkeit herabzusetzen als auch das gesamte Nervensystem, das sich in einem dauernd labilen Zustande befindet, zu beruhigen.

Eine Ertüchtigung der Rückenmuskulatur, die bei der Frau oft sehr schlecht entwickelt ist, und an die in der Schwangerschaft besondere Anforderungen gestellt werden.

Eine besondere Übung der Beinmuskulatur, um den Rückfluß des Blutes von den unteren Extremitäten zu erleichtern und Stauungen und Krampfaderbildung zu vermeiden.

Eine Kräftigung der Fußmuskeln und -bänder, um die Füße fähig zu machen, das erhöhte Körpergewicht zu tragen, ohne Schaden zu erleiden.

Über die zeitlichen Indikationen der verschiedenen Übungen während der Schwangerschaft bemerkt H. Sieber, daß von Anfang bis zu Ende der Schwangerschaft

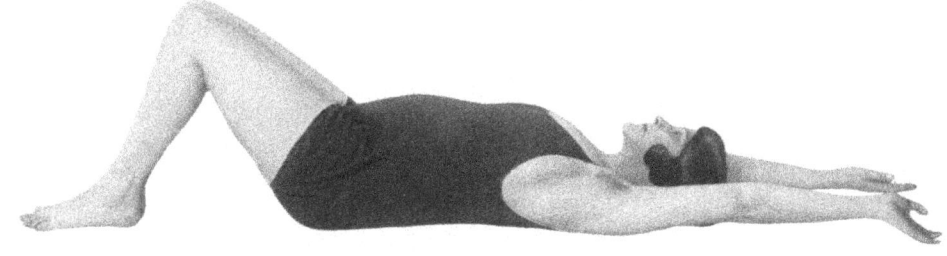

Abb. 98. Atemübung im Liegen.
(Aus „Sieber, Ist Gymnastik in der Schwangerschaft angezeigt?" Verlag Dieck & Co., Stuttgart.)

die Atemübungen ausgeführt werden können. In den ersten 14 Wochen (von der letzten Menstruation aus gerechnet) bilden diese Atemübungen die einzig zulässige Form der Gymnastik. Von da ab bis zur 34. Woche können bei gesund befundenen Schwangeren die übrigen, nachfolgend geschilderten Übungen ausgeführt werden, aber je nach Leistungsfähigkeit und Vorübung in verschiedenem Ausmaße und in verschieden schneller Steigerung. Von der 34. Woche ab wieder kommen in der Hauptsache nur Atemübungen in Betracht, daneben leichte Beinübungen und nur die allereinfachsten Rumpfübungen (Beckenheben).

Wenn sich irgendwelche Störung des Befindens zeigt, müssen alle Übungen mit Ausnahme der Atemübungen im Liegen abgesetzt werden, bis der Arzt neue Anordnungen gegeben hat.

Die Technik der Schwangerschaftsgymnastik erstreckt sich zunächst auf Übungen der Atmungsmuskulatur; sie hat dabei den Zweck, die Thoraxmuskulatur an die verstärkte Inanspruchnahme zu gewöhnen, da ja in den letzten Monaten die Zwerchfellatmung mehr und mehr aufhört. Andererseits soll in früheren Stadien der Schwangerschaft so lange wie möglich auch die Zwerchfellatmung geübt werden, um das Zwerchfell für die Arbeit der Bauchpresse bei der immer schwerer werdenden Defäkation und auch für den Geburtsakt zu üben. Durch die Übungen der Thoraxmuskeln wird außerdem die Entwicklung der Brustdrüse befördert.

Als spezielle Atmungsübungen in der Schwangerschaft empfiehlt Sieber folgende Bewegungen, die je nach dem Zustande der Schwangeren im Liegen, Sitzen oder Stehen auszuführen sind: im Liegen (Rückenlage) bei angezogenen Knien: langsames Nachhintenführen der Arme beim Einatmen (Abb. 98), Nachvorneführen bei der Ausatmung. Im Kniestand: die nach vorne gestreckten Arme werden langsam unter Einatmung zur Seite geführt (Abb. 99), unter Ausatmung wieder vorgeführt. Im Stehen: aus Grundstellung werden die Arme bis zur Horizontalen bei der Einatmung gehoben (Abb. 100), bei der Ausatmung wieder gesenkt. Bei den Atemübungen, die Kirchberg zur Kräftigung der Zwerchfellfunktion und auch zur gleichzeitigen Übung der Bauchpresse angibt, wird besonders darauf Wert gelegt, daß die Dauer der Ausatmung die der Einatmung übertrifft. Hierbei umfaßt der Arzt zunächst den Thorax mit beiden Händen von hinten und läßt die Frau mit geöffnetem Mund kurz und energisch einatmen. Während dieser Zeit werden die Hände unter leichtem Anheben des Thorax nach vorn geführt; dann läßt man nach einer immer länger werdenden Pause die Patientin langsam ausatmen, wobei die Frau während der ganzen Ausatmungsphase ein lautes tiefes A ertönen läßt. Während dieser Ausatmung gleiten die Hände des Arztes etwas nach unten und vorn, um am Schlusse der Ausatmung von dem unteren Rippenbogen und der oberen Abdominalpartie her die Bauchwand nach innen und somit das Zwerchfell nach oben zu pressen. Es folgen dann einige aktive Atmungsübungen, wobei die Arme bei der Einatmung von vorne nach den Seiten auseinander oder von unten nach oben, bei der Ausatmung in umgekehrter Richtung geführt werden. Diese Übungen kann die Frau auch außerhalb der Massagesitzung für sich allein noch einige Male am Tage je 5—10 Minuten lang ausführen.

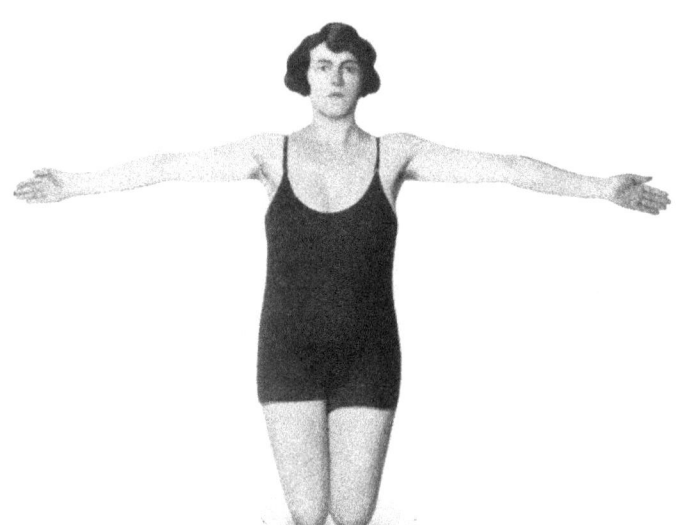

Abb. 99. Atemübung im Knien. (Aus „Sieber, Ist Gymnastik in der Schwangerschaft angezeigt?" Verlag Dieck & Co., Stuttgart.)

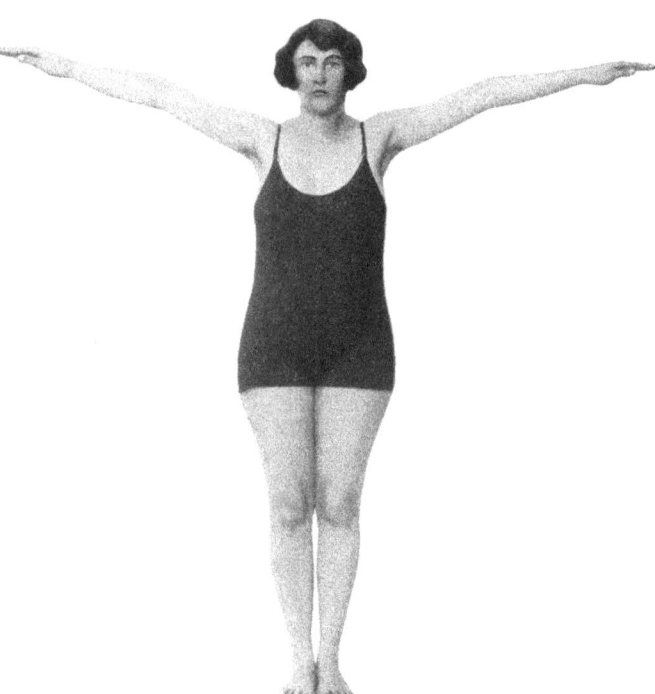

Abb. 100. Atemübung im Stehen. (Aus „Sieber, Ist Gymnastik in der Schwangerschaft angezeigt?" Verlag Dieck & Co., Stuttgart.)

Die zweite Aufgabe der Schwangerschaftsgymnastik besteht in einer Förderung der Zirkulation. Durch eine Ganzmassage, welche sich vorwiegend auf die Extremitäten und auf die oberen Rumpfpartien beschränkt, kann der Blutumlauf, insbesondere der Rückfluß des Blutes, begünstigt werden. Bestehen Ödeme an den unteren Extremitäten, so wirken hier nach Kirchberg neben einfachen Streichungen die intermittierenden Drückungen günstig ein, wie bereits früher erwähnt wurde. Sie werden hierbei, wie in der Schwangerengymnastik überhaupt, mit leichten, in der Hauptsache passiven Bewegungen verbunden, wie Fußrollen in halbliegender Stellung, halbliegende Oberschenkelrollungen, Kniebeugungen und Streckungen, Fußbeugungen und Streckungen. Nach Beendigung dieser Behandlung folgt eine Bandagierung der Füße und Unterschenkel bis über das Knie hinauf. Auch bei Varizenbildung werden diese Übungen empfohlen, sofern es noch nicht zu Entzündung oder Thrombenbildung gekommen ist. Kirchberg läßt diese Übungen aber erst nach erfolgter Bandagierung der Beine ausführen, und zwar in liegender Stellung mit etwas erhöhten Beinen.

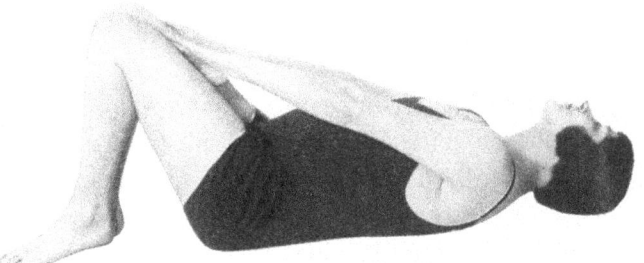

Abb. 101. Zusammenführen der Beine mit Widerstand. (Aus „Sieber, Ist Gymnastik in der Schwangerschaft angezeigt?" Verlag Dieck & Co., Stuttgart.)

Als Beinübungen, welche teils die Beförderung des Rückflusses des Blutes aus den unteren Extremitäten, teils die Kräftigung der Bein- und Beckenmuskulatur und die Lockerung der Beckenfugen bezwecken, empfiehlt H. Sieber die folgenden Bewegungen, wobei die Schwangere, wenn sie auf einem Bein steht, stets einen Stuhl oder eine sonstige passende Stütze zu Hilfe nehmen soll:

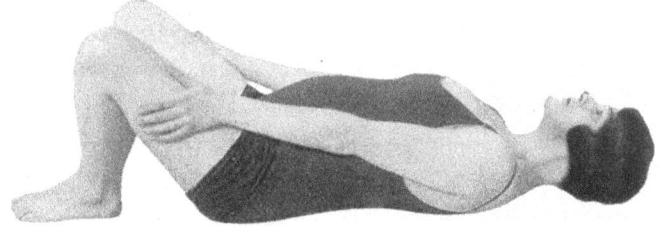

Abb. 102. Auswärtsführen der Beine mit Widerstand. (Aus „Sieber, Ist Gymnastik in der Schwangerschaft angezeigt?" Verlag Dieck & Co., Stuttgart.)

Beugen und Strecken der Beine im Sitzen auf dem Fußboden oder im Stehen, seitliches Abspreizen des Beines im Stehen, lockeres Beinschwingen nach vorne und hinten. Ferner Adduktion und Abduktion der Beine gegen den mit den eigenen Händen geleisteten Widerstand (Abb. 101 u. 102).

Zur Kräftigung der in der späteren Zeit der Schwangerschaft besonders belasteten Fußmuskulatur dienen Fußbeugungen und Streckungen, wechselweise beiderseits in sitzender Stellung ausgeführt, und Fersenheben und -senken im Stehen, wobei beim Heben eingeatmet, beim Senken ausgeatmet wird.

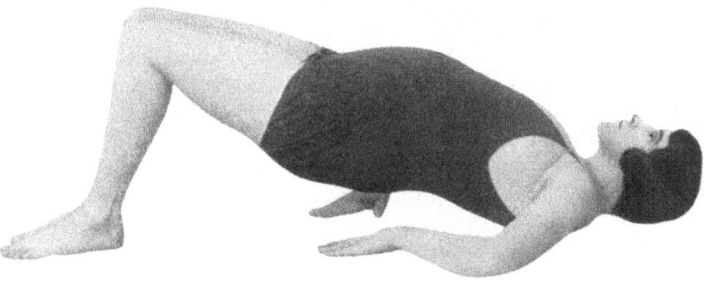

Abb. 103. Beckenheben. (Aus „Sieber, Ist Gymnastik in der Schwangerschaft angezeigt?" Verlag Dieck & Co., Stuttgart.)

Die Stärkung der Bauch- und Beckenmuskulatur bildet ein weiteres wichtiges Ziel der Schwangerschaftsgymnastik. Dazu dienen nach Koblanck: Aufrichten aus der Rückenlage ohne Hilfe der oberen Extremitäten, Kreuzhebungen (Abb. 103), Hochziehung und Senkung des Levator ani (wie beim Zurückhalten des Stuhls), die schon erwähnte Kniespreizung und -zusammendrückung unter Widerstand mit den eigenen Händen im

Liegen. Auch Beugungen und Drehungen des Rumpfes können hierbei ausgeführt werden; doch vermeide man bei den Rumpfübungen alle Bewegungen, durch die der Druck im Unterleib eine erhebliche Zunahme erfährt. Deshalb müssen unter anderem sämtliche Rückwärtsbeugungen des Rumpfes wegfallen (H. Sieber). Zur Unterstützung dieser Übungen empfiehlt Tagesson-Möller dann noch Friktionen der Intercostalgegend, welche eine reflektorische Einwirkung auf die Bauchmuskeln ausüben sollen.

Die Mechanotherapie bei Obstipation in der Schwangerschaft ist bereits im Abschnitte über Massage erwähnt worden. Auch hier kommen zur Massage heilgymnastische Übungen hinzu, die teils in den obigen Übungen zur Kräftigung der Bauch- und Beckenmuskulatur, teils auch in Atemübungen, insbesondere Übungen der Zwerchfellatmung, bestehen.

Unter den Komplikationen der Schwangerschaft eignen sich für die mechanotherapeutische Behandlung neben Ödemen und Stauungen vor allem die Erkrankungen des Herzens. Kirchberg und Tagesson-Möller vertreten die Ansicht, daß manche derartige Fälle durch rechtzeitige mechano-therapeutische Behandlung vor einer frühzeitigen Unterbrechung der Gravidität bewahrt werden können. Das Ziel der Mechanotherapie besteht bei solchen Zuständen einmal in Verringerung der Blutstauung im Venengebiet und im kleinen Kreislauf, andererseits in Herabsetzung der peripheren Widerstände im großen Kreislauf. Dazu kommt auch eine reflektorische Anregung der Herzkraft selbst durch die Bewegungen. Der hauptsächlichste Handgriff bei dieser Massage ist die Streichmassage; andere Handgriffe, wie Erschütterung der Herzgegend und Rückenklopfung, die sonst zu diesem Zwecke verwandt zu werden pflegen, werden von Kirchberg für schwangere Herzkranke abgelehnt, weil er sich einerseits von ihrer objektiven Wirksamkeit nicht überzeugen konnte, andererseits dadurch eine schädliche nervöse Beunruhigung der Patientin verursacht werden kann[1].

Die Technik der Massage herzkranker Schwangerer beschreibt Kirchberg folgendermaßen: Die Patientin sitzt auf einem niedrigen Sessel ohne Lehne (z. B. Klaviersessel), legt ihre Arme auf die Lehne eines vor ihr stehenden Stuhles; der Arzt sitzt hinter ihr auf einem etwas höheren Stuhle und beginnt mit der Rückenmassage (lange Reibungen und Streichungen des Rückens), dann dreht sich die Patientin um, legt ihre Hände auf die Schultern des Massierenden und führt einige Atemübungen aus. Darauf folgt die Bauchmassage, die Kirchberg ebenfalls, wenn angängig, im Sitzen vornimmt. Schließlich legt sich die Patientin auf ein Ruhebett, und es folgt die Massage der unteren Extremitäten, gefolgt von passiven Bewegungen in den einzelnen Gelenken. Bei bettlägerigen Herzkranken muß man sich anfangs auf die Ausführung der Massage und passiven Gymnastik der Extremitäten im Bett beschränken. Weiterhin wird empfohlen, die Rückenmassage bei der im Bette sitzenden Patientin vorzunehmen. Die Bauchlage ist jedenfalls aus naheliegenden Gründen zu vermeiden.

Soll die geschilderte Massage bei herzkranken Schwangeren Erfolg haben, so ist jedenfalls möglichst frühzeitig damit zu beginnen, ehe noch erhebliche Störungen entstanden sind.

Als weitere, für die Massage geeignete Komplikation der Schwangerschaft nennen Kirchberg und Tagesson-Möller die Blasenbeschwerden. Beide Autoren haben mit leichten Vibrationen und Erschütterungen der Blasengegend hier gute Resultate

---

[1] Die Bedeutung der Massage von Herzkranken besteht nach Eppinger und Hinsberg vor allem in der Verbesserung des Capillarkreislaufs in den Muskeln, wodurch der Arbeitsstoffwechsel in günstigem Sinne beeinflußt wird.

erzielt. Tagesson-Möller empfiehlt, diese Blasenerschütterungen auch bei Blasenschwäche im Wochenbett anzuwenden.

Daß auch zur Bekämpfung der Hyperemesis gravidarum die Massage empfohlen worden ist, wurde bereits im Kapitel über Massage erwähnt. Tagesson-Möller hat hier auch eine vorsichtige Heilgymnastik erfolgreich versucht, wobei er dahingestellt läßt, ob dabei lediglich das suggestive Moment wirksam war. v. Herff hat in zwei schweren Fällen von Hyperemesis mit Vibrationsmassage der Magengegend Heilung erzielt; er bezieht dieselbe aber lediglich auf Suggestion.

Während die Massage und Gymnastik in der Schwangerschaft sich bei normalem Verlauf in der Praxis aus äußeren Gründen nur auf einen kleinen Bruchteil der Fälle beschränken kann, spielen die mechano-therapeutischen Methoden im **Wochenbett** eine viel größere Rolle. Die hier in Betracht kommenden Maßnahmen sind im wesentlichen leicht und einfach auszuführen und ihre Indikationen sind, soweit sie prophylaktischer Natur sind, eigentlich in allen Fällen gegeben, wofern kein Fieber oder sonstige Schonungsbedürftigkeit (frische Nähte, Thrombosen u. dgl.) bestehen. Das Ziel der Prophylaxe bildet die vor allem die Kräftigung der durch die Schwangerschaft und den Geburtsakt erschlafften Bauchdecken- und Beckenbodenmuskulatur, ferner die Bekämpfung der Obstipation sowie die Verhütung des Auftretens von Zirkulationsstörungen. Die umstrittene Frage nach dem frühzeitigen ersten Aufstehen tritt, wie Koblanck bemerkt, bei Anwendung der Übungstherapie im Wochenbett an Bedeutung zurück; denn es kommt hier nicht so sehr auf Änderung der körperlichen Haltung, als auf planmäßige Durcharbeitung des ganzen Körpers an.

Zu den mechano-therapeutischen Methoden sind, streng genommen, schon die Maßnahmen zu rechnen, welche der Schädigung durch die rasche Änderung des Abdominaldruckes nach der Entbindung entgegenwirken sollen. Diese Maßnahmen, Auflegen eines Sandsackes auf den Leib und Bandagieren des Leibes, sind ja allgemein bekannt. Um sofort nach Austritt des Kindes das Zwerchfell nach unten zu pressen und damit das Blut in die obere Körperhälfte zu saugen, empfiehlt Koblanck die alsbaldige Vornahme von Atemübungen. Er bedient sich dabei des Kunstgriffes, die Patientin den heißen Dampf eines gewöhnlichen Inhalationsapparates einatmen zu lassen, wobei ohne besondere Belehrung tiefe Atemzüge erfolgen.

Die Kräftigung der Bauchdecken- und Beckenmuskulatur geschieht durch im Liegen vorgenommene Übungen, wie wir sie bei der Thure-Brandtschen Massage und bei den Übungen in der Schwangerschaft schon kennen gelernt haben. Solche Übungen bestehen nach Krönig im wesentlichen in methodischem Heben und Senken des Oberkörpers in der Hüfte, in den Thure-Brandtschen Kneifübungen, welche die Glutäalmuskulatur und den Levator ani üben sollen, sowie in Adductionen der Oberschenkel. Koblanck gibt für die Kräftigungsübungen folgendes Rezept an: Langsame Aufrichtung und Niederlegung des Oberkörpers, möglichst ohne Unterstützung der Hände, zur Bekämpfung der Diastase der Musculi recti, allmähliches Heben und Senken des Beckens mit gleichzeitiger Anspannung des Levator ani in Rückenlage, Spreizen und Zusammendrücken der gespreizten Knie unter Widerstand, Bewegungen des Schultergürtels und des Thorax, die auch auf die Funktion der Brustdrüse günstig einwirken.

Die Zirkulationsvorgänge werden schon durch die genannten Übungen, besonders auch durch die Thoraxübungen, gefördert. Daneben ist es aber wichtig, auch die Massage zur Anregung der Zirkulation anzuwenden. Zunächst, schon am ersten Tage, sollen nach Koblanck leichte Streichungen der unteren Extremitäten mit besonderer Berücksichtigung der großen Venen an den Innenflächen der Oberschenkel ausgeführt werden. Vom zweiten Wochenbettage an ist eine allgemeine sanfte Massage des ganzen Körpers, am besten mit nachfolgender Abreibung mit einer spirituösen Flüssigkeit, zu verabfolgen. Auch die Rückenmuskulatur kann dabei bei seitlicher Lage der Wöchnerin durchgearbeitet werden. Schließlich empfiehlt auch Koblanck systematische Entspannungsübungen der Beckenmuskulatur zur Vermeidung von Krampfzuständen der Sphincteren der Blase, der Scheide, der Gebärmutter und des Mastdarmes.

Es hängt natürlich von dem Zustande der Wöchnerin ab, in welchem Maße und zu welchem Zeitpunkt die genannten Übungen ausgeführt werden können. Temperatursteigerungen, vorhandene Nahtwunden und beginnende Thrombosenbildung können hier die Vornahme von Bewegungen und auch von Massage der Unterextremitäten kontraindizieren. Kirchberg hat versucht, die Daten für den Beginn der einzelnen Bewegungsübungen genauer zu fixieren. Nach ihm kann bei normaler Temperatur am 4. Tage mit leichten passiven Bewegungen der Arme und Beine begonnen werden, evtl. auch mit einer leichten Massage der Arme und — bei fehlender Thrombose — auch der Beine. (Die Übungen der Bauch- und Beckenmuskeln im Liegen können nach Kaboth am 2.—4. Tage beginnen.) Die Atemgymnastik kann nach Kirchberg schon am 2. Tage 2—3 mal durchgeführt werden. Die Massage des ganzen Körpers frühestens am 10. Tage, die Bauchmassage, und zwar zunächst nur in Form einer Bauchdeckenmassage, nicht vor dem 14. Tage. Außerdem empfiehlt Kirchberg zur Beförderung der Lactation im Wochenbett bei Nachlassen der Milchsekretion ein von ihm ausgearbeitetes Verfahren der Druck- und Saugbehandlung der Mammae, die vermittels einer über die Brüste gestülpten großen Saugglocke erfolgt, in der durch eine angesetzte Pumpe die Luft abwechselnd verdünnt und auf einen Überdruck gebracht wird.

Die Anwendung der Massage und Gymnastik bei Erkrankungen im Wochenbett ist zunächst bei beginnenden Senkungen angezeigt, wo die schon öfter erwähnten Übungen zum Anspannen und Nachlassen der Beckenmuskeln kräftigend wirken können. Daß bei Harnverhaltungen leichte Erschütterungen der Blasengegend heilsam wirken können, wurde bereits gesagt. Häufig beseitigt auch schon vorsichtiges Aufsetzen oder Aufstehen diese Störung (Koblanck). Bei Thrombosenbildung ist naturgemäß jede Massage der Extremitäten wegen der Emboliegefahr streng verboten. Beim Puerperalfieber empfiehlt Koblanck durch Atemgymnastik in Form der Dampfinhalation der Gefahr einer Lungenbeteiligung vorzubeugen sowie durch vorsichtige Massage des Rückens und der Fersen das Auftreten eines Decubitus zu verhüten. Nach Überwindung des Puerperalfiebers wird vorsichtige Ganzmassage als Mittel zur allgemeinen Kräftigung empfohlen, wobei auch die Massage der Bauchmuskeln zur Wiederherstellung der gestörten Funktion des Verdauungssystems angebracht sein kann.

Anhangsweise sei erwähnt, daß die entsprechenden Maßnahmen zur Verhütung von Stauungen und von Lungenkomplikationen, sowie zur Kräftigung der erschlafften Muskulatur, mit dem Falle angepaßten Modifikationen auch bei Laparotomierten angezeigt sind. Vor allem wird hier von Koblanck die Atemgymnastik empfohlen, um Lungenkomplikationen, Stauungen und Thrombosen vorzubeugen. Auch eine Kräftigung des Herzens wird durch diese Übungen bewirkt. Bei den geschwächten Patientinnen, um die es sich hier handelt, kommt als Methode der Atemgymnastik vorwiegend die Inhalation von heißen Dämpfen eines Inhalierapparates in Betracht. Um damit eine chemische Anregung der Zirkulation der Lungen und der Nieren zu verbinden, läßt Koblanck in die 20 ccm Wasser des Inhalierglächens 10 Tropfen eines Nebennierenpräparates und ebensoviele Tropfen einer 5%igen Cocainlösung beimischen. Diese Zerstäubungen werden zur Anregung der Atmungsbewegungen sofort nach jeder Operation, während noch die Patientin betäubt ist, begonnen.

Die Massage muß bei Laparotomierten natürlich nur sehr vorsichtig gehandhabt werden und sich zunächst auf leichte Streichungen der Extremitäten beschränken. Später können dazu, wenn es der Zustand der Patientin erlaubt, energischere Handgriffe treten, wie Knetungen und Klopfungen mit besonderer Berücksichtigung des Rückens und der Kreuzbeingegend, um die Zirkulation im Becken zu steigern. Die Kräftigung in der Rekonvaleszenz läßt sich auch hier wieder durch allgemeine Massage unterstützen.

Literaturverzeichnis.

Allgemeines.

a) Zusammenfassende Monographien.

Foges, A. und *O. Fellner,* Physikalische Therapie der Erkrankungen der weiblichen Sexualorgane. Physikalische Therapie in Einzeldarstellungen *(Marcuse* und *Strasser),* H. 22. Stuttgart: Ferdinand Enke 1906. — *Frankenhäuser, F.,* Physikalische Heilkunde. Leipzig: W. Klinkhardt 1911. — *Frankl, O.,* Die physikalischen Heilmethoden in der Gynäkologie. Berlin: Urban und Schwarzenberg 1906. *Goldscheider, A.,* Die physiologischen Grundlagen der physikalischen Therapie. Z. physik. u. diät. Ther. **10**, 645 (1907). — *Goldscheider, A.* und *P. Jacob,* Handbuch der physikalischen Therapie. Leipzig: Georg Thieme. 1901. — *Guthmann, H.,* Physikalische Heilmethoden. Halban-Seitz' Handbuch der Biologie und Pathologie des Weibes, Bd. 2, S. 465. Berlin u. Wien: Urban u. Schwarzenberg 1924. — *Herzl, L.,* Die Verwendung physikalischer Heilmethoden in der Gynäkologie und Geburtshilfe. Buxbaums Kompendium der physikalischen Therapie. Leipzig: Georg Thieme 1906. — *Königer,* Die Umstimmung als Behandlungsweg. — *Laqueur, A.,* Praxis der physikalischen Therapie, 3. Aufl. Berlin: Julius Springer 1926. — *Derselbe,* Die Grundlagen der physikalischen Therapie. Von den Velden und P. Wolffs Handbuch der praktischen Therapie als Ergebnis experimenteller Forschung. Leipzig: Johann Ambrosius Barth 1926. — *Sampson, C. N.,* Physio therapy Technic. St. Louis: C. V. Mosby Company 1923.

b) In der Einleitung zitierte Einzelabhandlungen.

Diener, J. und *K. Witsch,* Handelt es sich bei der Bäderwirkung um eine Reizkörpertherapie? Z. physik. Ther. **33**, 149 (1927). — *Freund, H.* und *R. Gottlieb,* Über die Bedeutung der Zerfallsprodukte für den Ablauf pharmakologischer Reaktionen. Münch. med. Wschr. **1921**, Nr 13. — *Géronne, A.,* Zur Proteinkörpertherapie der Gelenkerkrankungen. Allg. med. Z.ztg **1921**, Nr 32/33. — *Groenow,* Proteinkörpertherapie. Esophylaxie und Wildbader Thermalbäder. Z. physik. u. diät. Ther. **26**, 189 (1922). — *Derselbe,* Weitere Untersuchungsergebnisse zur Frage der Reizkörperentstehung und Reizkörperwirkung bei den Wildbader Thermalbädern. Z. physik. Ther. **28**, 101 (1924). — *Klug, A.,* Beitrag zur Heilwirkung der Akratothermen im Lichte der modernen Reiztherapie. Med. Klin. **1924**, Nr 28. — *Krebs, W.,* Die Beziehungen der Esophylaxie zur physikalischen Therapie. Dtsch. med. Wschr. **1920**, Nr 31. — *Schober, A.,* Über Neuorientierung im balneotherapeutischen Denken. Z. physik. u. diät. Ther. **26**, 247 (1922); Allg. med. Z.ztg **1921**, Nr 41. — *Derselbe,* Über einheitliche Gesichtspunkte für physikalische und Balneotherapie. Z. physik. u. diät. Ther. **26**, 408 (1922). — *Stahl, R.* und *P. Schmegg,* Untersuchungen über die Beeinflussung der Hautreaktionen durch die Bädertherapie. Z. physik. Ther. **27**, 50 (1923). — *Weisz, E.,* Erfolge der Bäder beim Rheumatismus als Vaccinetherapie. Ther. Halbmh. **1921**, Nr 8.

I. und II. Hydro- und Thermotherapie
(ausschließlich der Diathermie).

a) Monographien.

Bier, A., Hyperämie als Heilmittel. Leipzig: F. C. W. Vogel 1905. — *Brieger-Krebs*, Grundriß der Hydrotherapie (bearbeitet von W. Krebs). Bonn: A. Marcus und E. Weber 1923. — *Buxbaum, B.*, Lehrbuch der Hydrotherapie. Leipzig: Georg Thieme 1900. — *Davidsohn, H.*, Technik der Hydrotherapie. Berlin: August Hirschwald 1906. — *Gaspero, H. di*, Die Grundlagen der Hydro- und Thermotherapie. Graz: Deutsche Vereinsdruckerei und Verlagsgesellschaft 1920—1922. — *Laqueur, A.*, Bäder und Wasserbehandlung in der Gynäkologie. Halban-Seitz, Biologie und Pathologie des Weibes, Bd. 2, S. 659. Berlin und Wien: Urban & Schwarzenberg 1924. — *Matthes, M.*, Lehrbuch der klinischen Hydrotherapie. Jena: Gustav Fischer 1900. — *Pick, C.*, Kurzgefaßte praktische Hydrotherapie, 2. Aufl. Wien und Leipzig: Wilhelm Braumüller 1905. — *Strasser, A.*, Klinische Hydrotherapie. Strasser-Kisch-Sommers Handbuch der klinischen Hydro-, Balneo- und Klimatotherapie. Berlin und Wien: Urban & Schwarzenberg 1920. — *Skutsch, F.*, Die Anwendung der Hydrotherapie in der Gynäkologie und Geburtshilfe. Matthes Lehrbuch, vgl. dies. — *Strasburger, J.*, Einführung in die Hydrotherapie und Thermotherapie. Jena: Gustav Fischer 1909. — *Winternitz, W.*, Die Hydrotherapie auf physiologischer und klinischer Grundlage. Ziemssens Handbuch der allgemeinen Therapie, Bd. 2, 3. Teil. Leipzig 1882. (Faksimile Abdruck dieser — vergriffenen — Ausgabe im Verlage Hugo Heller & Co. Wien und Leipzig 1912 erschienen.) — *Derselbe*, Physiologische Grundlagen der Hydro- und Thermotherapie. Marcuse-Strassers Physikalische Therapie in Einzeldarstellungen. Stuttgart: Ferdinand Enke 1906.

b) Einzelabhandlungen.

Baumann, R., Die konservative Behandlung der entzündlichen Adnexerkrankungen. Diss. Erlangen 1919. — *Bittorf* und *Steiner*, Beeinflussung der Resorptionsvorgänge in der Pleurahöhle. Arch. f. exper. Path. 59, 379 (1915). — *Blumberg, H.*, Wasserstoffionenkonzentration und Gesamtacidität des Urins nach warmen und heißen physikalischen Prozeduren. Z. Bäderkde **1928**, H. 2. — *Breus*, Zur Therapie der puerperalen Eklampsie. Arch. Gynäk. 19, 219 (1882). — *Derselbe*, Zur diaphoretischen Behandlung der puerperalen Eklampsie mit heißen Bädern. Arch. Gynäk. 21, 142. — *Bruns, O.*, Über den Einfluß der Sitzbäder auf die Blutverteilung im menschlichen Körper. Z. klin. Med. 64, H. 3/4. — *Frankenhäuser, F.*, Die strahlende Wärme und ihre Wirkung auf den menschlichen Körper. Z. physik. u. diät. Ther. 7, 364 (1904). — *Freund, H.*, Allgemeine therapeutische Technik (Gynäkologie). Dtsch. med. Wschr. **1922**, Nr 19. — *Gaspero di*, Die biologische Organfunktion der Hautdecke in ihren Beziehungen zur physikalischen Medizin. Z. ärztl. Fortbildg **1927**, Nr 5. — *Glaser, A.*, Haut- und vegetatives Nervensystem. Z. ärztl. Fortbildg **1925**, Nr 2. — *Gordon, G.*, Über den Einfluß höherer Temperaturen auf die Zusammensetzung des Blutes. Berl. klin. Wschr. **1920**, Nr 39. — *Guthmann, H.*, Die Lichtbehandlung in der Frauenheilkunde. Strahlenther. 28 (1928). — *Hansen*, Hypnotische Beeinflussung der Wärmeregulation. Verh. Kongr. inn. Med. Wiesbaden **1927**. — *Hauffe, G.*, Physiologische Grundlagen der Hydrotherapie. Berlin: H. Kornfeld 1924. — *Hausmann, W.* und *R. Volk*, Handbuch der Lichttherapie. Wien: Julius Springer 1927. (Dortselbst Beschreibung der Apparate für Lichtwärmestrahlen.) — *Klapp*, Über Bauchfellresorption. Mitt. Grenzgeb. Med. u. Chir. 10, 254 (1902). — *Kranz, H. W.*, Biologische Wirkungen der verschiedenen Strahlenarten des Lichtes. Med. Welt **1929**, Nr 35. — *Kraus, F.*, Diathermie und Glühlichtbad. Z. physik. Ther. 33, 113 (1927). — *Kuttner, L.* und *A. Laqueur*, Über die Behandlung pleuritischer Exsudate mit Rotlichtbestrahlung. Ther. Mh. **1912**, Nr 1. — *Laqueur, A.*, Über den Einfluß physikalischer Maßnahmen auf die natürlichen Abwehrkräfte des Blutes. Z. Baln. 5, 500 (1912—1913). — *Derselbe*, Zur Anwendung der physikalischen Therapie bei gynäkologischen Erkrankungen. Z. Geburtsh. 74, 211 (1913). — *Liljestrand* und *Magnus*, Die Wirkung der Kohlensäurebäder beim Gesunden. Pflügers Arch. 193, 527 (1922). — *Matthes, M.*, Das Wasser bei äußerer Anwendung. Dietrich-Kaminers Handbuch der Balneologie, Bd. 2. Leipzig: Georg Thieme 1922. — *Michael, M.* und *H. Festenberg*, Untersuchungen über die Hitzewirkung auf die Haut. Arch. f. Dermat. 158, 556 (1929). — *Müller, E. F.* und *Hölscher*, Wirkung der äußeren Anwendung von Wärme und Kälte auf die Sekretionstätigkeit der Verdauungsdrüsen. Dtsch. med. Wschr. **1929**, Nr 24. — *Müller, Otfr.*, Beiträge zur Kreislaufphysiologie des Menschen. Slg klin. Vortr., N. F. Nr 606/608 (Innere Medizin Nr 194/196). Leipzig 1910. — *Novak, J.*, Die Behandlung von chronischen Zirkulationsstörungen des Genitale mit wechselwarmen Duschen. Z. physik. u. diät. Ther. 24, 401 (1920). — *Plate, E.*, Mit welchen äußeren Mitteln können wir die Aufsaugung aus der Pleurahöhle beeinflussen. Z. physik. u. diät. Ther. 12, 517 (1906). — *Polano*, Eine neue Methode zur Behandlung chronischer Beckenexsudate. Zbl. Gynäk. **1901**, Nr 30. — *Ruhmann, W.*, Die Reflexerregbarkeit von Bauchorganen durch lokale Wärme und Kälteapplikation. Münch. med. Wschr. **1926**, Nr 10. — *Ruhmann, W.* und *E. Freude*, Über viscerale Reflexe auf lokale thermische Hautreize. Z. exper. Med. **52**, 338 (1926). — *Schäffer, J.*, Der Einfluß unserer therapeutischen Maßnahmen auf die Entzündung. Stuttgart: Ferdinand Enke 1907. — *Schazillo, B. A.*, Zur Lehre vom Mechanismus der allgemeinen Badereaktion. Z. physik. Ther. **32**, 173. — *Schott, E.*, Die hydrostatische Druckwirkung auf das venöse System als additioneller Faktor bei der Wirkung von Bädern. Dtsch. Arch. klin. Med. **140**, 358 (1922). — *Stahl, R.* und *K. Bahn*, Physikalisch-chemische Veränderungen der Blutflüssigkeit nach warmen und kalten Bädern. Z. physik. Ther. **29**, 57 (1925). — *Stoeckel*, Lehrbuch der Gynäkologie, 2. Aufl. Leipzig: S. Hirzel 1928. — *Strasser, A.*, Hydro- und Thermotherapie. J. Schwalbe, Irrtümer der allgemeinen Diagnostik und Therapie, H. 2. Leipzig: Georg Thieme 1923. — *Derselbe*, Die Wärmeregulation und ihre Bewertung. Wien. Arch. inn. Med. **6** (1923). — *Derselbe*, Hydrotherapie der Schlaflosigkeit. Kurse ärztl. Fortbildg **1929**, H. 5. — *Strasser, A.* und *Blumenkranz*, Zur Therapie der Nephritis. Berl. klin. Wschr. **1906**. Nr 14. — *Strauss, H.*, Über die molekulare Konzentration des Schweißes. Fortschr. Med. **1901**, Nr 21. — *Stückgold*, Hydro- und thermotherapeutische Beeinflussung des Blutes. Med. Klin. **1922**, Nr 46. — *Tachau*, Untersuchungen über den Stickstoff- und Kochsalzgehalt des Blutes von Nierenkranken. Dtsch. Arch. klin. Med. **107**, 305 (1912). — *Tobias, E.*, Bedeutung der Hydro- und Thermotherapie für die Physiologie und Pathologie des weiblichen Sexualapparates. Med. Klin. **1922**, Nr 6. — *Velden, R. von den*, Zur Wirkung lokaler Prozeduren auf das Blut. Arch. f. exper. Path. **70**, 55 (1912). — *Vollmer, H.*, Z. exper. Med. **40** (1924). — *Winternitz, H.*, Über die Wirkung verschiedener Bäder, insbesondere auf den Gaswechsel. Dtsch. Arch. klin. Med. **72**, 258 (1902). — *Zondek, B.*, Tiefenthermometrie. 5. Mitt. Münch. med. Wschr. **1920**, Nr 36. — *Zweifel*, Zur Behandlung der Eklampsie. Zbl. Gynäk. **1895**, 1203.

c) Besondere hydro- und thermotherapeutische Methoden.

1. Das subaquale Darmbad.

Brandess, Th., Neue Anwendungsmöglichkeiten des subaqualen Darmbades. Z. Bäderkde **2**, H. 3 (1927). — *Brosch* und *v. Aufschneider*, Das subaquale Innenbad, 2. Aufl. Leipzig und Wien: Franz Deuticke 1912. — *Gaenssle, H.*, Über das subaquale Darmbad in der Gynäkologie. Münch. med. Wschr. **1925**, Nr 21, 852. — *Gottheil, C.*, Über Erfahrungen mit dem Gymnakolon-Darmbad. Med. Klin. **1929**, Nr 41. — *Huppenbauer, C. B.*, Über einen Fall von 17 Jahre alter Amoebenruhr. Arch. Schiffs- u. Tropenhyg. **1924**, 54. — *Kortzeborn, A.*, Die Austreibung von Nieren- und Uretersteinen mit Hilfe des subaqualen Darmbades. Münch. med. Wschr. **1928**, Nr 23. — *Kortzeborn, A.* und *Payr*, Über das subaquale Darmbad in der Chirurgie. Fortschr. Ther. **1929**, H. 9, 273. — *Müller, Otfr.*, Über das subaquale Innenbad. Münch. med. Wschr. **1925**, Nr 16. *Vogt, E.*, Fortschritte der gynäkologischen konservativen Therapie. Prakt. Arzt **1930**, Nr 4. — *Zimmer, A.*, Über Enterocleaner Therapie. Z. Baln. **5**, 513 (1912—1913).

2. Vaginale und intrauterine Wärmeapplikationen.

Fieser, H., Zur Heißluftbehandlung der weiblichen Gonorrhöe. Münch. med. Wschr. **1927**, Nr 3. — *Flatau*, Eine neue Methode der Thermotherapie bei gynäkologischen Erkrankungen. Zbl. Gynäk. **35**, Nr 5 (1911). — *Derselbe*, Bilanz der Vaporisation. Slg klin. Vortr., N. F. Nr 588, Gynäk. Nr 209. — *Fraenkel, E.*, Atmokausis. Eulenburgs Realenzyklopädie der gesamten Heilkunde, 4. Aufl. Bd. 2. Berlin und Wien: Urban & Schwarzenberg 1907. — *Guttmann, Eugen*, Über die Heizsondenbehandlung der weiblichen Gonorrhöe. Mschr. Geburtsh. **48** (1918). — *Krzonkalla*, Eine neue Behandlungsmethode der Gonorrhöe des Weibes. Münch. med. Wschr. **1926**, Nr 43, 1822. — *Liepmann, W.*, Neue Methode der Wärme- und Belastungstherapie in der Gynäkologie. Med. Welt **1928**, Nr 51. — *Pincus*, Atmokausis und Zestokausis, 2. Aufl. Wiesbaden: J. F. Bergmann 1906. — *Prochownik, L.*, Zur Pelvithermie. Zbl. Gynäk. **36**, Nr 20 (1912). — *Rudolph*, Biersche Stauung in der gynäkologischen Praxis. Zbl. Gynäk. **29**, Nr 39 (1905). — *Salomon, R.*, Über eine neue Thermotherapie bei Genitalerkrankungen. Allg. med. Z.ztg **1927**, Nr 16/17. — *Salomon, R.* und *Herm. Schäfer*, Eine neue Applikationsmethode der vaginalen Thermotherapie. Klin. Wschr. **1923**, Nr 52. — *Schäfer, Hermann*, Vaginale Thermotherapie bei Frauenkrankheiten. Inaug.-Diss. Gießen 1923. — *Schücking*, Verh. Berl. Ges. Geburtsh. u. Gynäk. Z. Geburtsh. **60**, 323 (1907). — *Seitz, L.*, Über eine thermische Uterussonde. Zbl. Gynäk. **1910**, Nr 50. — *Theilhaber, A.*, Zur Therapie der Carcinome. Zbl. Gynäk. **1911**, Nr 9. — *Westphalen, F.*, Über Wärmebehandlung gynäkologischer Erkrankungen mit der neuen Heißwasserblase „Gynotherm". Münch. med. Wschr. **1928**, Nr 27.

3. Paraffinpackungen.

Barthe de Sandfort, Bull. Acad. Méd., 14. April **1914**. — *Fürstenberg, A.*, Was hat man von Schaumbäder- und Paraffinbehandlung zu halten? Z. ärztl. Fortbildg **1929**, Nr 15 — *Fürstenberg, A.* und *E. Hoffstädt*, Über die Beeinflussung des Organismus durch intensive Hitzewirkung (Paraffin). Dtsch. med. Wschr. **1929**, Nr 24. — *Laqueur, A.*, Die verschiedenen rheumatischen Leiden und ihre physikalische Therapie. Fortschr. Ther. **1928**, H. 24. — *Sachse, Fritz*, Das Anwendungsgebiet und die Erfolge der Paraffinbehandlung. Eigenverlag d. Verf. Admiralsgartenbad. Berlin NW 7. — *Tobias, E.*, Paraffinverbände, Indikationen und Technik. Z. ärztl. Fortbildg **1930**. — *Vontz, O.*, Zur Paraffintherapie der rheumatischen Erkrankungen. Münch. med. Wschr. **1928**, Nr 11. — *Zimmer*, Thermotherapie mit heißem Paraffin. Med. Klin. **1926**, Nr 50.

Diathermie.

a) Monographien.

Büben, J. van, Die klinische Anwendung der Diathermie. Leipzig: Johann Ambrosius Barth. 1926. Daselbst vollständige Literaturangabe. — *Bucky, G.*, Anleitung zur Diathermiebehandlung, 3. Aufl. Berlin und Wien: Urban & Schwarzenberg 1929. — *Cumberbatch, E. P.*, Diathermy its productions and uses in medicine and surgery. London: W. Heinemann 1921. — *Henseler*, Die chirurgische Diathermie in der allgemeinen und spezialistischen Praxis. Berlin: Radionta-Verlag 1930. — *Kowarschik, J.*, Die Diathermie. 6. Aufl. Wien und Berlin: Julius Springer 1928. Daselbst vollständige Literaturangabe. — *Laqueur, A.*, Leitfaden der Diathermiebehandlung, 2. Aufl. Berlin: S. Karger 1929. — *Nagelschmidt, F.*, Lehrbuch der Diathermie, 3. Aufl. Berlin: Julius Springer 1926. — *Schnée, A.*, Kompendium der Hochfrequenz einschließlich der Diathermie. Leipzig: Otto Nemnich 1920. — *Stieböck, H. L.*, Praktikum der Hochfrequenztherapie (Diathermie). Wien: Julius Springer 1926.

b) Einzelabhandlungen.

Bergell, P. und *R. Baumstark*, Zur Pathogenese und Therapie der Nierensklerose. Z. physik. u. diät. Ther. **26**, 426 (1922). — *Bronner* und *Schüller*, Zur Diathermie der Niere. Münch. med. Wschr. **1927**, Nr 43. — *Brühl, N. W.*, Die Thermopenetration in der Gynäkologie. Russki Wratsch **1910**, Nr 52. — *Büben, J. van*, Die Bedeutung der Diathermie in der Therapie der weiblichen Gonorrhöe. Zbl. Gynäk. **1921**, Nr 41 u. Dtsch. med. Wschr. **1921**, Nr 47. — *Derselbe*, Thermopenetration in der Therapie der weiblichen Blasenerkrankungen. Zbl. Gynäk. **1922**, Nr 26 u. Dtsch. med. Wschr. **1922**, Nr 49. — *Derselbe*, Die Bedeutung der Resorptionswirkung der Diathermie bei gynäkologischen Erkrankungen. Zbl. Gynäk. **1924**, Nr 36. — *Contenciu, J.*, Temperaturänderungen im Laufe der Diathermiebehandlung. C. r. Soc. Biol. Paris **109**, 358 (1929). Ref. Z. physik. Ther. **37**, 67 (1929). — *Cumberbatch, E. P.*, Discussion on electrotherapeutics and diathermy. Brit. J. Radiol. **31**, 14 (1926). Ref. Z. physik. Ther. **32**, 21 (1926/27). — *Czerny, V.*, Über Operationen mit dem elektrischen Lichtbogen und Diathermie. Dtsch. med. Wschr. **1910**, Nr 11. — *Döderlein, G.*, Schneiden mit dem elektrischen Funken. Dtsch. med. Wschr. **1926**, Nr 2. — *Döderlein, G.* und *Voltz*, Kauterisation und Lichtbogenoperation. Mschr. Geburtsh. **66**, 247 (1924). — *Dyroff*, Die Operation mit schneidender Elektrizität. Münch. med. Wschr. **1929**, Nr 45. — *Friedmann, M. H.*, Einfluß der lokalen Diathermie auf die Nierensekretion. Ref. Z. physik. Ther. **38**, 4 (1929). — *Grünbaum, R.*, Zur Technik der Diathermie der Hypophysengegend. Wien. klin. Wschr. **1925**, Nr 35. — *Derselbe*, Behebung von reflektorischer Anurie durch Diathermiebehandlung. Wien. klin. Wschr. **1923**, Nr 43. — *Guthmann, H.*, Ein neues Diathermiegerät. Zbl. Gynäk. **1929**, 1703. — *Henkel*, Thermopenetration bei Missed labour und Wehenschwäche. Münch. med. Wschr. **1912**, 839. — *Heymann, E.*, Chirurgische Eingriffe mit Hochfrequenzströmen. Med. Klin. **1930**, Nr 15. — *Jaeggy*, Traitement de la blénnorrhagie de la femme et de ses complications par la diathermie. Praxis **17**, No 31 (1923). Ref. Z. physik. Ther. **29**, 359 (1925). — *Kalker, E.*, Über Diathermiebehandlung von Herz-, Lungen- und Nierenkrankheiten. Berl. klin. Wschr. **1912**, Nr 36. — *Kolischer, G.*, Diathermy in medical kidney disease. Arch. physic. Ther. **8**, Nr 8, 391 (1927) u. **7**, Nr 10, 601 (1926). Ref. Z. physik. Ther. **33**, 109 (1927) u. **35**, 211 (1928). — *Kolmer, W.*, und *P. Liebesny*, Experimentelle Untersuchungen über Diathermie. Wien. klin. Wschr. **1920**, Nr 43. — *Korowitzky, L.* und *L. Jassinowsky*, Die Einwirkung der Diathermie auf die Emigration der Leukocyten in der Mundhöhle. Z. physik. Ther. **31**, 18 (1926). — *Kowarschik, J.*, Diathermie oder Galvanisation? Wien. klin. Wschr. **1927**, Nr 26. — *Kowarschik, J.* und *H. Keitler*, Diathermie bei gynäkologischen Erkrankungen. Wien. klin. Wschr. **1914**, Nr 41. — *Kyaw*, Thermopenetration bei weiblicher Gonorrhöe. Dtsch. med. Wschr. **1922**, Nr 27. — *Laqueur, A.*, Beiträge zur Wirkung der Thermopenetration. Z.

physik. u. diät. Ther. 13, 277 (1910). — *Letica, L.*, Diathermie als Haemostypticum. Prakt. lékar. **1926**, Nr. 5. Ref. Z. physik. Ther. 34, 62 (1927). — *Liebesny, P.*, Physikalische Therapie hypophysärer Erkrankungen. Z. physik. Ther. 34, 133 (1927). — *Lindemann, W.*, Diathermiebehandlung gynäkologischer Erkrankungen. Erg. Geburtsh. **1916**, H. 1. — *Derselbe,* Weitere Erfahrungen mit der Diathermie gynäkologischer Erkrankungen. Münch. med. Wschr. **1917**, Nr. 21. — *Derselbe,* Über die Einschränkung der manuellen gynäkologischen Massage durch Diathermie und Diathermiewechseldusche. Zbl. Gynäk. **1923**, Nr 12. — *Derselbe,* Über rationelle Anwendung der gynäkologischen Diathermie und ihre spezielle Verwendung bei Cervixgonorrhöe. Mschr. Geburtsh. 64 (1923). — *Pensa,* Zur Diathermiebehandlung der Hypogalaktie. Riv. ital. Ginec. 8, 113 (1928). Ref. Z. physik. Ther. 36, 172 (1929). — *Rautenberg,* Die künstliche Durchwärmung innerer Organe. Verh. 22. Kongr. inn. Med. Wiesbaden **1911**, 463. — *Recasens,* Die Diathermie als Behandlungsmittel bei adnexialen Entzündungen. Mschr. Geburtsh. 41, H. 2 (1915). — *Roucayrol, E.*, La diathermie endo-urétrale et endovaginale. Arch. Électr. méd. 32, 134 (1924). Ref. Z. physik. Ther. 29, 409 (1925). — *Derselbe,* Comment agit la diathermie? J. d'Urol. 21, 234 (1926). Ref. Z. physik. Ther. 32, 58 u. 197. — *Schulz, K.*, Über Erfolge der Behandlung gynäkologischer Erkrankungen mit Diathermie. Diss. Breslau 1920. — *Seitz, L.* und *Vey,* Die Diathermiebehandlung der weiblichen Brust. Zbl. Gynäk. **1921**, Nr 48, 1748. — *Sellheim, H.*, Die elektrische Durchwärmung des Beckens als Heilmittel. Mschr. Geburtsh. **1910**, Nr 5. — *Stoeckel,* Diathermie. Im Lehrbuch der Gynäkologie, 2. Aufl. 1928. S. 632. — *Szenes, A.*, Die Diathermiebehandlung der Hypophysengegend bei ovariellen Ausfallserscheinungen. Wien. klin. Wschr. **1925**, Nr 12. — *Theilhaber, A.*, Der Einfluß der Diathermiebehandlung auf das Carcinomgewebe. Münch. med. Wschr. **1919**, Nr 44. — *Derselbe,* Die Erzeugung akuter Entzündung in den Unterleibsorganen. Münch. med. Wschr. **1918**, Nr 32. — *Derselbe,* Die akute Entzündung als Heilmittel. Wien. klin. Wschr. **1919**, Nr 29. — *Derselbe,* Der Einfluß der cellulären Immunität auf die Heilung der Carcinome. Arch. Gynäk. **1923**, 237. — *Vey, E.*, Die Diathermiebehandlung der weiblichen Brust. Zbl. Gynäk. **1923**, Nr 12. — *Weinstein* und *Klein,* Einfluß der Diathermie auf die renale Stickstoff- und Chloridausscheidung. Illinois med. J. 51, 385 (1927). Ref. Z. physik. Ther. 34, 196 (1928). — *Weitz, H.*, Behandlung der Wehenschwäche mit Diathermie. Dtsch. med. Wschr. **1928**, Nr 22. — *Zeynek, R.v., E.v. Bernd* und *R. v. Preyss,* Über Thermopenetration. Wien. klin. Wschr. **1908**, Nr 15.

III. Balneotherapie

(vgl. auch „Allgemeines" und „Hydro- und Thermotherapie").

a) Monographien.

Deutsches Bäderbuch. — *Dietrich-Kaminer,* Handbuch der Balneologie, medizinischen Klimatologie und Balneographie, 5 Bände. Leipzig: Georg Thieme 1916—1926. — *Glax, J.*, Lehrbuch der Balneotherapie, 2 Bände. Stuttgart 1897. — *Derselbe,* Balneotherapie. Stuttgart: Ferdinand Enke 1906. Marcuse-Strasser, Physikalische Therapie in Einzeldarstellungen. — *Kisch, F.*, Klinische Balneotherapie. Strasser-Kisch-Marcuses Handbuch der klinischen Hydro-, Balneo- und Klimatotherapie. Berlin und Wien: Urban & Schwarzenberg 1920. — *Koblanck, A.*, Spezielle Balneo- und Klimatotherapie der Frauenkrankheiten und der Schwangerschaft, Bd. 5 des Dietrich-Kaminerschen Handbuches (s. Nr 1). — Österreichisches Bäderbuch. Berlin und Wien: Urban & Schwarzenberg 1914. — *Schütz, J.*, Grundzüge der Heilquellenlehre. Wien: Moritz Perles 1919. — *Weskott, H.*, Bäder und Kurorte in ihrer Bedeutung für die praktische Medizin. München: J. F. Lehmann 1926.

b) Einzelabhandlungen
(nebst einigen Monographien über radioaktive Wässer).

Aschoff, K., Die Radioaktivität der deutschen Heilquellen. München: Otto Gmelin 1925. — *Baudisch, O.* und *L. Welo,* Über das Geheimnis der therapeutischen Wirkung frischer Mineralquellen. Arch. f. Balneol. 1, 76 (1925). — *Bichel, A.*, Zur Pharmakologie des Eisens und der Stahlquellen. Med. Welt **1927**, Nr 44/45. — *Buchstab* und *Sridner,* Über den Einfluß der Kohlensäurebäder auf den Blutzuckerspiegel. Z. klin. Med. 105, 669 (1927). — *Cobet, R.* und *H. Kionka,* Über die Wirkungen von Salzsalben auf die Haut. Z. physik. Ther. 36, 160 (1929). — *Cramer, H.*, Saugmassage im Moorbade. Med. Klin. **1926**, Nr 9. — *Cukor, N.*, Die Behandlung der Sterilität durch Gasbäder. Z. Bäderkde 2, 145 (1927). — *Engelmann, W.*, Über radioaktive Bäder. Kreuznacher radiolog. Mitteilungen. — *Falta, W.*, Behandlung innerer Krankheiten mit radioaktiven Substanzen. Berlin: Julius Springer 1918. — *Freund, W. A.*, Meine Erfahrungen über die Behandlung der Parametritis in Bädern. Z. Balneol. 1, H. 1 (1908 u. 1909). — *Fritz,* Gibt es einen tatsächlichen Nachweis der Thermalbäderwirkung? Z. physik. Ther.

30, 234 (1925). — *Gaspero, H. di*, Über Kondenswasserbäder. Z. physik. Ther. 37, 237 (1929). — *Gries, K.*, Beitrag zur Radiumtherapie. Zbl. Gynäk. **1929**, Nr 13. — *Groedel, F. M.* und *R. Wachter*, Dringt im CO_2-Bade die Kohlensäure durch die Haut in den Körper ein? Med. Welt **1928**, Nr 21. — *Gudzent, F.*, Grundriß zum Studium der Radiumtherapie. Berlin und Wien: Urban & Schwarzenberg 1914. — *Derselbe*, Die Radiumtherapie, Methoden und Ansichten. Medizin-Praxis, Bd. 5. Dresden und Leipzig: Theodor Steinkopf 1929. — *Guthmann, H.*, Gynäkologische Moorbehandlung, vegetatives Nervensystem und Serumstruktur. Arch. Gynäk. 137, 1036 (1929). — *Harpuder, K.*, Die theoretischen Grundlagen der Balneotherapie. Dtsch. med. Wschr. **1930**, Nr 17/18. — *Hediger*, Die Resorption der Kohlensäure durch die Haut. Klin. Wschr. **1928**, Nr 33. — *Heubner, O.*, Badekuren im Kindesalter. Berl. klin. Wschr. **1904**, Nr 17/18. — *Heubner, W.*, Über Baudischs Befunde an der Franzensbader Glauberquelle und ihre Bedeutung. Med. Klin. **1927**, Nr 47. — *Derselbe*, Chemie und Pharmakologie des Schwefels. Z. Bäderkde 1, 5 (1926/27). — *Lachmann, S.*, Die Einwirkung der in den Landecker Quellen enthaltenen Radiumemanation auf entzündliche Krankheiten der weiblichen Sexualorgane. Veröff. d. Z.stelle Baln. 2, H. 9 (1914). — *Derselbe*, Ziele und Methoden der modernen Moorforschung. Z. Bäderkde 2, 17 (1927/28). — *Langstein, L.* und *Rietschel*, Ein Stoffwechselversuch bei Solekur. Zbl. Physiol. u. Path. Stoffwechs. **1908**. — *Laqueur, A.*, Die Bedeutung neuerer Forschungen für die klinische Balneologie. Z. Bäderkde 4, 685 (1930). — *Laqueur, A.* und *C. Gottheil*, Über das Verhalten des Gasstoffwechsels im Kohlensäurebade. Z. physik. Ther. 33, 207 (1927). — *Ley, R.*, Der Einfluß von Solbädern auf den Wasserhaushalt. Z. physik. Ther. 35, 47 (1928). — *Lilienstein*, Elektrische Erscheinungen an der Oberfläche des menschlichen Körpers. Veröff. Baln. Ges. (36. Verslg) 133. Berlin: O. Coblentz 1921. — *Mache, H.* und *St. Meyer*, Physikalische Beiträge zur Radiumemanationstherapie. Abh. Hyg. H. 5. Leipzig und Wien: Franz Deuticke 1929. — *Maliwa, E.*, Ist eine Schwefelresorption durch die Haut direkt nachweisbar? Med. Klin. **1926**, Nr 22. — *Derselbe*, Über percutane Sulfidreaktion. Med. Klin. **1926**, Nr 46. — *Derselbe*, Über die Wirkungen der Schwefelbäder. Arch. of Med. Hydrol. 8, Nr 1 (1930). — *Messerle, N.*, Das Verhalten des Blutzuckers nach Sol- und Süßwasserbädern. Z. physik. Ther. 35, 57 (1928). — *Michaelis, R.*, Die Kreuznacher Badekur für Frauenleiden. Ärztl. Rdsch. **1926**, Nr 18. — *Müller, Franz*, Allgemeine Balneotherapie. Dtsch. med. Wschr. **1923**, Nr 11. — *Müller, Otfr.* und *E. Veiel*, Die gashaltigen Bäder. Slg klin. Vortr., N. F. Nr 630/632 (Innere Med. 199/201). Leipzig: Johann Ambrosius Barth 1911. — *Porges, M.*, Zur Behandlung der pluriglandulären Fettsucht. Dtsch. med. Wschr. **1924**, Nr 25. — *Preiss, E.*, Frauenleiden, Kreislaufstörungen und Balneotherapie. Z. Bäderkde 3, 202 (1928). — *Schade, H.* und *Haagen*, Weitere Untersuchungen zur Frage der Moorbadewirkungen. Veröff. Z.stelle Baln., N. F. **1929**, H. 12. — *Schkanin* und *Kufajeff*, Beiträge zur Frage über die Wirkung von Solbädern auf den kindlichen Organismus. Z. Kinderheilk. 7, 413. — *Schütze, C.*, Einfluß der Kösener Sole auf die Zirkulation. Veröff. Baln. Ges. **1914**, 31. Berlin: Urban & Schwarzenberg. — *Sellheim, H.*, Beziehungen zwischen Gynäkologie und Balneologie. Z. Bäderkde. 4, 235 (1929). — *Senator, H.* und *E. Schnütgen*, Über Luftperlbäder. Dtsch. med. Wschr. **1909**, Nr 35. — *Sommer, E.*, Über Emanation und Emanationstherapie, 2. Aufl. München: O. Gmelin 1913. — *Steinsberg*, Klimakterium und Balneotherapie. Allg. med. Z.ztg **1922**, Nr 18. — *Strasburger, J.*, Neuere klinische Erfahrungen bei der Anwendung der Radiumemanation in größeren Dosen. Allg. med. Z.ztg **1921**, Nr 49. — *Vaternahm, Th.*, Vergleichende Untersuchungen über den Emanationsgehalt der Ausatmungsluft nach Trinken von emanationshaltigem Wasser und Öl. Z. physik. u. diät. Ther. 26, 361 (1922). — *Vogt, H.*, Bäderwirkung und Hautfunktion. Z. Bäderkde 4, 692 (1930). — *Derselbe*, Indikationen und Bedeutung der Solbäder. Dtsch. med. Wschr. **1930**, Nr 17/18. — *Vollmer, H.*, Zur Biologie der Haut. Z. exper. Med. 40, 461 (1924). — *Wehmeyer, A.*, Klinische Erfahrungen mit dem Starkwasser der Saalfelder Heilquellen. Med. Klin. **1927**, Nr 46. — *Winckler, A.*, Über Indikationen der Schwefelwässer. Fortschr. Ther. **1926**, Nr 6.

IV. Lichtbehandlung.

a) Zusammenfassendes.

Bach, H., Anleitung und Indikationen für Bestrahlungen mit der Quarzlampe: Künstliche Höhensonne, 16. bis 17. Aufl. Leipzig: Curt Kabitzsch 1927. — *Guthmann, H.*, Physikalische Grundlagen der Lichttherapie. Sonderband 10 der Strahlentherapie. Berlin und Wien: Urban & Schwarzenberg 1927. — *Hausmann, W.*, Grundzüge der Lichtbiologie und Lichtpathologie. Sonderband 8 der Strahlentherapie. Berlin und Wien: Urban & Schwarzenberg 1923. — *Hausmann, W.* und *R. Volk*, Handbuch der Lichttherapie. Wien: Julius Springer 1927, darin E. Lang, Die Lichttherapie in der Gynäkologie. — *Malten, H.*, Die Lichttherapie. München: J. F. Bergmann 1926. — *Russel, E. H.* und *W. Kerr*, Ultra-Violet Radiation and Actinotherapy. Edinburgh: E. und S. Livingstone 1928. — *Saidman, J.*, Les rayons ultraviolets en thérapeutique. Paris: Gaston Doin & Cie. 1928. — *Schmidt, H. E.*, Kompendium der Lichtbehandlung, 3. Aufl. Herausgegeben von O. Strauß. Leipzig: Georg Thieme 1921. — *Thedering, F.*, Das Quarzlicht und seine Anwendung in der Medizin, 7. Aufl. Oldenburg-Berlin: G. Stelling 1930. — *Wagner, K.*, Die künstliche Höhensonne (Quarzlampe) in der Medizin. Graz: Deutsche Vereinsdruckerei und Verlagsanstalt 1917. — Die Kapitel über Lichtbiologie und Lichtbehandlung in Hans Meyer, Lehrbuch der Strahlentherapie, Bd. 1—3. Berlin und Wien: Urban & Schwarzenberg 1925/26.

b) Einzelabhandlungen.
[Die Gesamtliteratur über die Landekersche Ultrasonne findet sich in der Arbeit von K. H. Kiefer aufgezählt.]

Bardeleben, H. von, Strahlentherapie in der Gynäkologie. Med. Welt **1928**, Nr 46. — *Bering, F.* und *H. Meyer*, Methoden zur Messung der Wirksamkeit violetter und ultravioletter Strahlenquellen. Strahlenther. **1** (1912). — *Dieselben*, Experimentelle Studien über die Wirkung des Lichtes. Strahlenther. **1** (1912). — *Bramesfeld*, Die Lichtbehandlung in der Gynäkologie. Strahlenther. **22** (1926). — *Burchardi*, Blutbefunde bei Kohlenbogenlicht-Bestrahlungen. Strahlenther. **12** (1921). — *Cramer, H.*, Unspezifische Behandlung der Gonorrhöe. Med. Welt **1930**, Nr 13. — *Cramer, H.* und *G. Fechner*, Klinische Erfahrungen mit roten Intensivbestrahlungen an Hand des Hämogramms. Strahlenther. **33** (1929). — *Daugschat, E.*, Lokalbehandlung mit Ultraviolettstrahlen und Hochfrequenzströmen. Med. Welt **1928**, Nr 29. — *Donnely*, Die Wirkung der Strahlenbehandlung bei werdenden und stillenden Müttern. Amer. J. physic. Ther. 11, Nr 8 (1925) (zit. nach einem Prospekt der Hanauer Quarzlampenges.). — *Drossel*, Unsere Erfahrungen über den Einfluß von Höhensonnenbestrahlungen auf die Milchmengen stillender Mütter. Dtsch. med. Wschr. **1929**, Nr 2. — *Engelhorn*, Über eine neue Bestrahlungsmethode in der Gynäkologie. Münch. med. Wschr. **1917**, Nr 46. — *Flesch* und *Karmiss*, Die Quarzlichtbehandlung in der Gynäkologie. Dtsch. med. Wschr. **1929**, Nr 6. — *Frenkel-Tissot*, Das Verhalten des Blutzuckers im Hochgebirge. Dtsch. Arch. klin. Med. **133** (1920). — *Freund, H. W.*, Die Diagnose und Behandlung der weiblichen Unterleibs- und Genitaltuberkulose. Veröff. 37. Verslg Baln. Ges. Wiesbaden. Berlin: O. Coblentz 1922. — *Freund, Walter*, Zur Frage des Bestrahlungseinflusses auf die Milchbildung stillender Mütter. Z. Kinderheilk. **46**, H. 3 (1928). — *Fromme, F.*, Über die Behandlung chronischer Entzündungen des Genitalapparates mit ultravioletten Strahlen. Z. Geburtsh. **77** (1915). — *Gauss*, Eine neue Behandlungsmethode der weiblichen Gonorrhöe. Zbl. Gynäk. **1917**, Nr 43. — *Guthmann, H.*, Die Lichtbehandlung in der Frauenheilkunde. Strahlenther. **28** (1928). — *Guthmann, H.* und *Schol*, Calcium, Schwangerschaft und Licht. Strahlenther. **33** (1929). — *Hausser* und *Vahle*, Die Abhängigkeit des Lichterythems von der Schwingungszahl der Strahlung. Strahlenther. **13** (1921). — *Heß, A. F.*, Aktivierung von Cholesterin und Nahrungsmitteln mit Hilfe von Ultraviolettstrahlen. Dtsch. med. Wschr. **1926**, Nr 14. — *Heß, A. F.*, *Weinstock* und *E. Sherman*, Heilung experimenteller Rattenrachitis und Versuche mit Milch einer bestrahlten Frau. J. amer. med. Assoc. **1927**, Nr 1. Ref. Münch. med. Wschr. **1927**, Nr 4 u. Fortschr. Med. **1927**, Nr 8. — *Heller, O.*, Lokale Ultraviolett- und Hochfrequenztherapie bei Haut- und Schleimhauterkrankungen. Med. Welt **1929**, Nr 31. — *Hochenbichler, A.*, Über die prophylaktische Behandlung der Eklampsie mit künstlicher Höhensonne. Mschr. Geburtsh. **62**, 269 (1923). — *Derselbe*, Zur Ätiologie und Prophylaxe der Eklampsie. Mschr. Geburtsh. **69**, 206 (1925). — *Derselbe*, Das Verhalten des Blutdruckes bei Eklampsie nach Quarzlichtbestrahlungen. Zbl. Gynäk. **1927**, Nr 26. — *Hoffmann, E.*, Über eine nach innen gerichtete Schutzfunktion der Haut (Esophylaxie). Dtsch. med. Wschr. **1919**, Nr 45. — *Holtz*, Die Rachitis und ihre Beziehungen zum Ergosterin. Dtsch. med. Wschr. **1927**, Nr 17. — *Huldschinsky, K.*, Heilung von Rachitis durch künstliche Höhensonne. Dtsch. med. Wschr. **1919**, Nr 26 u. Strahlenther. **11** (1920). — *Derselbe*, Die Osram-Vitaluxlampe. Dtsch. med. Wschr. **1929**, Nr 47. — *Keller, Ph.*, Über die Wirkung des ultravioletten Lichtes auf die Haut unter besonderer Berücksichtigung der Dosierung. Strahlenther. **16** (1923/24) u. **17** (1924). — *Kestner, O.*, Der wirksame Anteil des Höhenklimas. Z. Biol. **73**, 1 (1921). — *Kiefer, Karl H.*, Über die Verwendung der verbrennungsfreien „Ultrasonne" (Landeker-Steinberg) in der Gynäkologie. Z. physik. Ther. **34**, 173 (1928). — *Kimmerle, A.*, Verhalten des Blutdrucks nach Bogenlichtbestrahlungen. Münch. med. Wschr. **1921**, Nr 42. — *Derselbe*, Die Einwirkung verschiedener Lichtarten auf den Blutdruck. Strahlenther. **13**, H. 2 (1922). — *Königsfeld*, Stoffwechsel- und Blutuntersuchungen bei Bestrahlung mit künstlicher Höhensonne. Z. klin. Med. **91**, H. 3—6 (1921). — *Landeker, A.*, Erfolge der Strahlentherapie in der Behandlung entzündlicher Frauenkrankheiten. Strahlenther. **15** (1923). — *Derselbe*, Die vaginale Heliotherapie nach Landeker bei gynäkologischen Erkrankungen. Internat. Radiotherapie 3, 1053 (1927/28). — *Laqueur, A.* und *H. Wiener*, Allgemeinwirkungen von Schleimhautbestrahlungen mit ultraviolettem Licht. Med. Klin. **1925**, Nr 7. — *Lasch, W.*, Über die Wirkung der künstlichen Höhensonne auf den Stoffwechsel.

Dtsch. med. Wschr. **1921**, Nr 36. — *Liebesny, P.*, Über den Einfluß des Lichtes auf den intermediären Eiweißstoffwechsel. Z. physik. u. diät. Ther. **24**, 182 (1920). — *Malten, H.*, Lokale Lichttherapie in der Praxis. Münch. med. Wschr. **1927**, Nr 46. — *Mayer, A.*, Zur Bestrahlung des präeklamptischen Zustandes mit künstlicher Höhensonne. Wien. klin. Wschr. **1926**, Nr 52. — *Osterwald*, Verh. Berl. laryng. Ges. **1930** (noch nicht erschienen). — *Peemöller, F.*, Neuere Untersuchungen über die blutdrucksenkende Wirkung von künstlichen elektrischen Lichtquellen. Klin. Wschr. **1923**, Nr 21. — *Derselbe*, Biologische Lichtwirkungen beim gesunden und kranken Menschen unter besonderer Berücksichtigung der Rachitis. Strahlenther. **20** (1925). — *Peemüller, F.* und *Dannmeyer*, Der therapeutische Wert unserer künstlichen Lichtquellen und Lichtfilter. Med. Klin. **1927**, Nr 29. — *Pincussen, L.*, Über die Einwirkung des Lichtes auf den Stoffwechsel. Berl. klin. Wschr. **1913**, Nr 22 u. Strahlenther. **2** (1913). — *Derselbe*, Über die Beeinflussung des Stoffwechsels der Kohlenhydrate durch Strahlung. Z. exper. Med. **26**, 127 (1922). — *Rollier, A.*, Die Heliotherapie der Tuberkulose. Berlin. Julius Springer 1913. — *Rothmann, St.* und *Callenberg*, Untersuchungen über die Physiologie der Lichtwirkungen. Klin. Wschr. **1923**, 1751, Nr 37/38. — *Rothschuh*, Zit. nach Bach (s. Zusammenfassendes Nr. 1). — *Schall, L.*, Rachitis und Ultraviolettlicht. Strahlenther. **25**, H. 1 (1927). — *Schlaepfer*, Photoaktive Eigenschaften des Kaninchenblutes. Pflügers Arch. **108** (1905). — *Schlein*, Über Röntgenbehandlung des Pruritus vulvae. Zbl. Gynäk. **1921**, Nr 44. — *Schubert, v.*, Über die Wirkung der ultravioletten Strahlen. Z. Geburtsh. **90**, 458 (1926). — *Derselbe*, Das Blut als Angriffsfläche der Ultraviolettstrahlen. Dtsch. med. Wschr. **1926**, Nr 22. — *Sonne, C.*, The mode of action of the universal light bath. Acta med. scand. (Stockh.) **54** (1921) u. (Wirkungsweise des universellen Kohlenbogenlichtbades) Strahlenther. **16** (1923). — *Stolte, K.* und *C. Wiener*, Hebung der Milchmengen bei stillenden Müttern durch die Lichtbehandlung. Dtsch. med. Wschr. **1928**, Nr 7. — *Sugihara, N.*, Vergleichende Untersuchungen über den Fermentgehalt frischer Haut von Menschen und Tieren und über den Einfluß verschiedener Lichtarten auf die Haut. Biochem. Z. **163**, 260 (1925). — *Suhrmann, R.* und *W. Collath*, Über die quantitative Absorption des ultravioletten Lichtes durch Blut, Plasma und Lipoide. Med. Klin. **1927**, Nr 23. — *Tauber, J.*, Behandlung der Mastitis suppurativa mit künstlicher Höhensonne. Med. Klin. **1924**, Nr 18. — *Vallentin, E.*, Neuartiges intravaginales Bestrahlungsverfahren. Med. Welt **1928**, Nr 29. — *Velde, van de*, Strahlenbehandlung in der Gynäkologie. Zbl. Gynäk. **1915**, Nr 19. — *Westmann, St.*, Die Bestrahlung von Körperhöhleu durch in ihnen selbst erzeugtes ultraviolettes Licht. Med. Klin. 1930, Nr. 31. — *Windaus* und *Holtz*, Nachr. d. Gesellsch. d. Wissensch. z. Göttingen 1927, s. a. bei Holtz u. Schall. — *Yoshine, S.*, Über den Einfluß des ultravioletten Lichtes auf den Eiweißstoffwechsel. Strahlenther. **18** (1924).

V. Elektrotherapie.

a) Zusammenfassendes.

Cohn, Toby, Elektrodiagnostik und Elektrotherapie, 7. Aufl. Berlin: S. Karger 1924. — *Frankenhäuser, F.*, Die physiologischen Grundlagen und die Technik der Elektrotherapie. Marcuse-Strasser, Physikalische Therapie in Einzeldarstellungen. Stuttgart: Ferdinand Enke 1905. — *Kahane, M.*, Elektrodiagnostik und Elektrotherapie. Berlin und Wien: Urban & Schwarzenberg 1922. — *Kowarschik, J.*, Elektrotherapie, 2. Aufl. Berlin: Julius Springer 1923. — *Laquerrière, A.*, Elektrotherapie der Frauenkrankheiten. Boruttau u. Manns Handbuch der gesamten medizinischen Anwendungen der Elektrizität, 2. Bd., 2. Hälfte. Leipzig: W. Klinkhardt 1911. — *Laqueur, A.*, Methodik der diagnostischen und therapeutischen Anwendung der Elektrizität. Abderhaldens Handbuch der biologischen Arbeitsmethoden, Abt. II, 1928. — *Laqueur, A.* und *O. Müller*, Leitfaden der Elektromedizin, 2. Aufl. Halle: C. Marhold 1928. — *Mann, L.*, Elektrodiagnostik und Elektrotherapie. J. Schwalbes Irrtümer der allgemeinen Diagnostik und Therapie, H. 2. Leipzig: Georg Thieme 1923. — *Mann, L.* und *F. Kramer*, Neuere Erfahrungen auf dem Gebiete der medizinischen Elektrizitätslehre. Leipzig: Georg Thieme 1928. — *Zanietowski, J.*, Kompendium der modernen Elektromedizin. Leipzig und Wien: Franz Deuticke 1909.

b) Zitierte Einzelabhandlungen.

Albrecht, Die umschriebene Herabsetzung des Gleichstromwiderstandes der menschlichen Haut. Leipzig: F. C. W. Vogel 1921. — *Apostoli*, Travaux d'Electrothérapie gynécologique. Paris 1894. — *Bumm, E.*, Untersuchungen über die elektrische Reizbarkeit bei Schwangeren, Kreißenden und Wöchnerinnen. Arch. Gynäk. **24**, 38 (1884). — *Derselbe*, Über Behandlung und Heilungsaussichten der Sterilität bei der Frau. Dtsch. med. Wschr. **1904**, Nr 48. — *Hennig*, Zit. nach Herzl (s. Allgemeines S. 187). — *Hirsch, A. B.*, Elektrotherapie in der Gynäkologie. Ref. Zbl. Gynäk. **1915**, Nr 48, 858. — *Hofstätter, R.*, Über Erfahrungen mit der intrauterinen bipolaren Faradisation. Z. physik. u. diät. Ther. **24**, 58 (1920). —

Kaufmann, M. und *H. Weiß*, Beziehung des Gleichstromwiderstandes der Haut zu den Nervenpunkten und deren galvanische Behandlung. Dtsch. med. Wschr. **1927**, Nr 38. — *Kraul, L.*, Galvanisation des atonischen Uterus. Zbl. Gynäk. **1926**, Nr 31. — *Nürnberger*, Behandlung der weiblichen Sterilität. Dtsch. med. Wschr. **1923**, Nr 14. — *Panjutin*, Die Elektroionentherapie in der Gynäkologie (russ.). Ref. Z. physik. Ther. **31**, 306 (1926). — *Rein, H.*, Experimentelle und theoretische Grundlagen zu einer rationellen Gleichstromtherapie. Dermat. Z. **49**, 137 (1926). — *Schauta*, Zit. nach Herzl (s. Allgemeines S. 187). — *Schmidt, Hugo*, Über Heilung entzündlicher Beckentumoren mittels galvanischer Schwachströme. Ther. Gegenw. **1914**, H. 12. — *Seitz, L.* und *Wintz*, Das Verkupferungsverfahren. Tagg bayr. gynäk. Ges. **1920**. (Zit. nach H. Guthmann, vgl. Allgemeines.) — *Walke, F. H.*, Die Behandlung gynäkologischer Affektionen mit Schwachströmen. Arch. of physic. Ther. **10**, 342 (1929). Ref. Z. physik. Ther. **38**, 98 (1930). — *Wygodsky*, Der elektrische Strom als Mittel zur künstlichen Unterbrechung der Schwangerschaft. 1902. (Zit. nach Foges und Fellner, s. S. 187.) — *Zimmern* und *Richelot*, Zit. nach J. Zanietowski (s. Zusammenfassendes über Elektrotherapie).

VI. Massage und Mechanotherapie.

(Über Belastung s. auch die Monographien von Guthmann und Herzl unter „Allgemeines".)

Böhm, M., Leitfaden der Massage. Stuttgart: Ferdinand Enke 1911. — *Bum, A.*, Handbuch der Massage und Heilgymnastik. Berlin und Wien: Urban & Schwarzenberg 1902. — *Derselbe*, Technik der ärztlichen Massage. Berlin und Wien: Urban & Schwarzenberg 1913. — *Eiger, J.*, Zabludowskis Technik der Massage. Leipzig: Georg Thieme 1911. — *Eppinger, H.* und *K. Hinsberg*, Über die Möglichkeit einer peripheren Behandlung von Herzkranken. Klin. Wschr. **1928**, Nr 48. — *Herff, O. von*, Über gynäkologische Massage, insbesondere über die Erschütterungsmassage. Dtsch. med. Wschr. **1907**, Nr 38. — *Hoffa, A.*, Technik der Massage, 5. Aufl. Stuttgart: Ferdinand Enke 1907. — *Kaboth*, Die Bedeutung der Gymnastik für die gesunde und die kranke Frau. Dtsch. med. Wschr. **1926**, Nr 13. — *Kirchberg, F.*, Handbuch der Massage. Leipzig: Georg Thieme 1926. — *Derselbe*, Massage und Gymnastik in Schwangerschaft und Wochenbett. Mschr. Geburtsh. **33**, 433 (1911). — *Koblanck, A.*, Die Bedeutung der Massage und Gymnastik für das weibliche Geschlecht. Bd. 2 des Kirchbergschen Handbuches. — *Derselbe*, Taschenbuch der Frauenheilkunde. Berlin und Wien: Urban & Schwarzenberg 1916. — *Krönig, B.*, Übung und Schonung in Geburtshilfe und Gynäkologie. Dtsch. med. Wschr. **1907**, Nr 38. — *Landeker, A.*, Fortschritte und Erfolge der manuellen gynäkologischen Massage nach Thure Brandt-Ziegenspeck. Z. physik. u. diät. Ther. **18**, 91 (1914). — *Lubinus, J. H.*, Lehrbuch der Massage. Gemeinverständlich dargestellt, 3. Aufl. München: J. F. Bergmann 1926. — *Pincus, L.*, Belastungslagerung: Grundzüge einer nichtoperativen Behandlung chronisch-entzündlicher Frauenkrankheiten und ihrer Folgezustände. Wiesbaden: J. F. Bergmann 1905. (Dortselbst Literatur über Belastung.) — *Rosenthal, C.*, Die Massage und ihre wissenschaftliche Begründung. Berlin: August Hirschwald 1910. — *Scholtz, F.*, Grundriß der Mechanotherapie. Jena: Gustav Fischer 1910. — *Schott, Th.*, Physikalische Behandlung der chronischen Herzkrankheiten. Berlin: Julius Springer 1916. — *Sieber, H.*, Ist Gymnastik in der Schwangerschaft angezeigt? Stuttgart: Dieck & Co. 1928. (Daselbst genaue illustrierte Anweisungen für Widerstandsgymnastik). — *Tagesson-Möller, A.*, Heilgymnastik während der Schwangerschaft. Z. physik. u. diät. Ther. **11**, 463 (1908). — *Thure Brandt, A.*, Behandlung weiblicher Geschlechtskrankheiten. Berlin: Kronfeld 1891. — *Ziegenspeck*, Über Thure Brandts Behandlung von Frauenkrankheiten. Slg klin. Vortr. Nr. 353/354.

Gynäkologische Röntgentherapie.

Erster Teil.

Die physikalischen und technischen Grundlagen.

Von

Hermann Wintz, Erlangen und **Walther Rump**, Erlangen.

Mit 169 Abbildungen.

Vorwort.

Kein anderes Gebiet der Medizin verlangt eine so weitgehende Kenntnis der Apparatur und so viel Verständnis für die physikalischen Bedingungen wie die richtige Ausführung der Röntgentherapie. Das hat seinen Grund zunächst darin, daß der Erfolg von der richtigen Applikation der Dosis abhängig ist. Nun ist aber schon die Funktion des Röntgenapparates trotz dem staunenswerten Aufschwung, den die Röntgentechnik in den letzten 15 Jahren genommen hat, keineswegs eine vollkommen automatische. Mit Störungen ist jederzeit zu rechnen. Es würde nicht viel technisches Verständnis dazu gehören, wenn es sich nur um ein vollständiges Versagen der Apparatur handeln würde. Die Schwierigkeit besteht aber darin, daß es Störungen gibt, die nur zum Teil die Funktion beeinträchtigen. Der Röntgenapparat „läuft weiter", aber die produzierte Strahlung kann qualitativ und quantitativ eine gänzlich andere sein, als wie sie für die Röntgentherapie Voraussetzung und Notwendigkeit wäre. Die Folge davon ist, daß entweder die Dosis zu gering ausfällt, der Erfolg der Behandlung also enttäuscht, oder, was gerade so schlimm ist, es wird eine zu große Strahlenmenge verabfolgt und an der Oberfläche und evtl. auch in der Tiefe eine schwere Verbrennung gesetzt. Nicht umsonst fürchten Arzt und Patient solche Schädigungen, aber sicherlich ist die Unterdosierung, die dem Patienten nur eine Behandlung vortäuscht, ebenso schlimm zu bewerten, wenn auch nach außen hin der Mißerfolg kein solches Aufsehen erregt wie die Verbrennung.

Um nun eine solche mangelhafte Funktion des Apparates wirklich feststellen zu können, muß man über gute Kenntnisse der physikalischen und technischen Grundlagen verfügen. Es kann deshalb kein Lehrbuch der Röntgentherapie geschrieben werden, ohne gerade der Röntgentechnik und der Röntgenphysik besonderen Raum zu widmen.

Mit der einfachen Kenntnis der technischen Vorbedingungen ist es aber für den Arzt, der Röntgentherapie ausübt, im allgemeinen nicht getan. Er muß die einzelnen Apparate auch meistern und das im vollen Sinne des Wortes. Eine besondere Erfahrung gehört zur Messung der Dosis. Daher habe ich mit meinem langjährigen Mitarbeiter

Privatdozent Dr. W. Rump gerade das Kapitel über Dosismessung und Dosierung möglichst breit ausgeführt, um bis ins einzelne zu lehren, wie die richtige Dosis in möglichst einfacher Weise und zugleich mit ausreichender Genauigkeit an den Ort der Wirkung zu bringen ist. Dabei ist besonders auf die energetischen Beziehungen der Dosis Rücksicht genommen in der Voraussicht, daß die Kenntnis der absorbierten Strahlenenergiemengen für die Erforschung des Wirkungsmechanismus der Strahlen von größter Bedeutung ist.

Die kurze Übersicht über die wichtigsten Gesetze der Elektrizitätslehre haben wir auf die allgemeinen Kenntnisse des Mediziners eingestellt. Wir haben dabei unsere Erfahrungen verwendet, die wir bei den Vorlesungen über Röntgenphysik und Röntgentechnik in den letzten 10 Jahren gesammelt haben. Die physikalischen Kapitel hätten vielleicht ausführlicher gebracht werden können, aber es scheint mir doch, daß das Interesse an der Strahlenphysik bei der jetzt heranwachsenden Ärztegeneration immer mehr zunimmt, so daß man in den Lehrbüchern heute schon wesentlich mehr voraussetzen darf. Bei der ungeheuren Bedeutung aber, die die Strahlentherapie in der wirksamen Behandlung des Carcinoms schon heute hat und immer mehr erringen wird, möchte ich nur dem Wunsche Ausdruck geben, daß im Lehrplan der Universitäten die Grundlagen der Röntgenphysik und Röntgentechnik für die Röntgenologen allgemein noch weitere Beachtung erfahren möchten.

Erlangen, den 15. April 1930.

Wintz.

I. Elektrizitätslehre.

Röntgenstrahlen entstehen, wenn Elektronen mit großer Geschwindigkeit auf Materie auftreffen. Da Elektronen elektrische Ladungen tragen, und da sie auf elektrischem Wege die nötige Geschwindigkeit erhalten, ist es zum Verständnis der Vorgänge erforderlich, eine gewisse Grundlage aus dem Gebiet der Elektrizitätslehre zu besitzen. Es seien deshalb zunächst einige wichtige Kapitel aus dieser ins Gedächtnis zurückgerufen.

A. Die elektrische Natur der Materie.

Nach unserem heutigen Wissen ist alle Materie letzten Endes elektrischer Natur. Selbst die Atome der chemischen Elemente, die man noch vor wenigen Jahrzehnten als letzte, unteilbare Bausteine der Substanz ansah, sind äußerst kompliziert zusammengesetzte Gebilde.

Besonders durch die Arbeiten von Bohr ist ein Atommodell entwickelt worden, das sich bei allen theoretischen und praktischen Untersuchungen so gut bewährt hat, daß an der Richtigkeit des Aufbaues kaum noch zu zweifeln ist. Bohr selbst sagt in seinem Nobelvortrag:

„Nach unseren jetzigen Vorstellungen ist ein Atom eines Elementes aufgebaut aus einem Kern, der eine positive elektrische Ladung hat, und der der Sitz von weitaus dem größten Teil der Masse des Atoms ist, sowie aus einer Anzahl von Elektronen, die alle dieselbe negative Ladung und dieselbe Masse haben, und die sich in Abständen vom Kern bewegen, die außerordentlich groß sind im Vergleich mit den eigenen Dimensionen des Kerns und der Elektronen. Dieses Bild weist beim ersten Anblick eine außerordentliche Ähnlichkeit auf mit einem Planetensystem, so wie wir es von unserem Sonnensystem kennen."

In einem späteren Kapitel wird die moderne Atomtheorie noch etwas eingehender behandelt werden müssen, hier wollen wir uns mit der Feststellung begnügen, daß die Atome aus positiven und negativen elektrischen Ladungen zusammengesetzt sind. Die Atome können sich zu den verschiedenartigsten Molekülen vereinigen, die Moleküle werden durch Kohäsionskräfte zu makroskopisch sichtbaren Körpern zusammengeschlossen.

So besteht also die gesamte Materie aus elektrischen Ladungen, die innerhalb der Atome durch elektrische Kräfte gebunden sind. Wenn man von dieser Auffassung ausgeht, ist es nicht weiter verwunderlich, daß man unter geeigneten Bedingungen aus Materie Elektrizität freimachen kann: bei inniger Berührung verschiedenartiger Substanzen können die elektrischen Bindungen gestört und Elektronen aus dem Atomverband losgelöst werden. Eine innige Berührung kann bei festen Körpern am einfachsten durch Reiben, z. B. von Hartgummi mit Pelzwerk erreicht werden; es entsteht die altbekannte Reibungselektrizität.

Die in der historischen Entwicklung begründete Unterscheidung zwischen Reibungselektrizität, galvanischer Elektrizität, dynamischer Elektrizität u. dgl. ist heute nicht mehr gerechtfertigt; die Art und Weise, wie ein elektrischer Zustand hergestellt wird, ist für das Resultat belanglos. Ob wir Elektrizität durch Reiben eines Hartgummistabes oder durch chemische Umsetzungen in einer galvanischen Kette oder durch Dynamomaschinen erzeugen, ist gleichgültig; die Unterschiede der entstehenden Elektrizität sind nur äußerer Natur und durch die Verschiedenheit in bezug auf Menge und Spannung bedingt.

Die neuere Forschung hat ergeben, daß Elektrizität nur in bestimmten kleinsten unteilbaren Mengen existiert, die man als Atome der Elektrizität bezeichnen kann. Diese Elektrizitätsatome sind entweder negativer oder positiver Natur, man bezeichnet sie als Elektronen und Protonen. Das Proton ist mit dem Kern des leichtesten bekannten Elementes, des Wasserstoffs, identisch, das Elektron ist noch beinahe 2000mal leichter. Jedes Proton trägt eine Elementarladung positiver, jedes Elektron eine Elementarladung negativer Elektrizität. Die Elektrizitätsatome sind in der Natur stets paarweise vorhanden, so daß sich die Ladungen gegenseitig neutralisieren. So besitzen auch die Planetensysteme der Atome ebensoviele umlaufende Elektronen, wie der Kern freie positive Ladungen hat; ein Atom in normalem Zustand ist daher nach außen unelektrisch, neutral.

Die Entstehung freier Elektrizität beim Reiben eines Hartgummistabes muß man sich so denken, daß Elektronen aus der Planetenhülle der Atome bzw. Moleküle losgerissen werden und eine freie negative Ladung bilden; bei den Molekülresten, die ja Elektronen, also negative Elektrizität verloren haben, überwiegt dann die positive Ladung des Kerns, sie sind nach außen positiv elektrisch. Der Hartgummistab wird negativ, das Reibzeug positiv elektrisch. Dieser Elektronenloslösung, der sog. Ionisation, werden wir noch häufig begegnen.

Dieser Versuch ist besonders einfach anzustellen, wenn die benutzten Substanzen Isolatoren, d. h. Nichtleiter der Elektrizität sind, da bei diesen die Elektrizitätsatome mehr oder weniger fest an den Ort ihrer Entstehung gebunden sind, während sie in den Leitern der Elektrizität (den Metallen) mehr oder weniger frei beweglich sind. Daher sind auch die elektrischen Erscheinungen zuerst an einem geriebenen Isolator, dem Bernstein, beobachtet worden. Der Versuch gelingt auch mit Metallen, doch müssen dann besondere Vorsichtsmaßregeln getroffen werden, damit die freigemachten Elektrizitätsatome nicht abfließen können.

Man kann die Elektrizitätsatome auf andere Körper, z. B. auf eine isoliert aufgestellte Metallkugel übertragen, indem man sie einfach von dem geriebenen Stab am Metall abstreift. Das isolierte Metall wird dadurch geladen, d. h. es erhält einen Überschuß an Elektrizitätsatomen positiver oder negativer Art. Bei einem ungeladenen Körper sind dagegen beide Arten in gleicher Anzahl vorhanden, der Körper ist unelektrisch.

B. Das elektrische Feld.

Ein geladener Körper vermag Wirkungen auszuüben, durch die wir eben seine Ladung, seinen elektrischen Zustand erkennen. Der Körper übt Kräfte auf seine Umgebung aus, er ist mit einem elektrischen Feld umgeben. Gleichnamige Elektrizitäten stoßen einander ab, ungleichnamige ziehen einander an. Die Abstoßungs- bzw. Anziehungskraft ist abhängig von der Größe der Ladungen, d. h. der Anzahl der freien Elektrizitätsatome auf den geladenen Körpern und vom Abstand der letzteren. Die Kraft K ist um so größer, je größer die Ladungen Q sind und je kleiner der Abstand r ist, oder:

$$K = \frac{Q \cdot Q'}{r^2} \quad \ldots \ldots \ldots \ldots \ldots \quad (1)$$

Dieses Coulombsche Gesetz gilt auch für die Anziehung zwischen den Elektronen und dem Kern innerhalb der Atome und wird damit zu einem der wichtigsten Naturgesetze. Wenn hier auch die Ladungen sehr klein sind (1 Elementarladung = $1{,}59 \cdot 10^{-19}$ Amperesekunden), müssen doch die Kräfte ganz außerordentlich groß sein, weil die Abstände sehr gering sind (Größenordnung: 10^{-8} cm, d. i. 1 hundertmillionstel Zentimeter) und die Kräfte mit dem umgekehrten Quadrat des Abstandes wachsen.

Eine praktische Anwendung der Abstoßung zwischen zwei gleichnamig geladenen Körpern macht man im Elektroskop, dem bekannten Spannungsmesser, der in der Dosimetrie der Röntgenstrahlen eine sehr wichtige Rolle spielt. Man verwendet es entweder in der einfachen Form des Goldblattelektroskops (z. B. im Veifa-Elektroskop von Dessauer) oder als Saitenelektrometer (z. B. im Wulfschen Elektrometer und im Eichstandgerät von Küstner), bei dem ein oder zwei ganz dünne Fäden aus Quarz oder Metall abgelenkt werden, oder als Quadrantenelektrometer (z. B. im Iontoquantimeter von Reiniger, Gebbert & Schall), bei dem eine leichte Aluminiumnadel in ein quadrantförmiges Metallgehäuse hineingezogen wird.

Der Sitz der elektrischen Ladung, z. B. bei einer Metallkugel, ist stets nur die Oberfläche. Das folgt schon daraus, daß die Elektrizitätsatome im Innern eines Leiters frei beweglich sind. Da sie gleichsinnig geladen sind, stoßen sie einander ab und verteilen sich gleichmäßig auf die Oberfläche. Die Innenfläche einer elektrisch geladenen Hohlkugel ist daher unelektrisch, der Innenraum feldfrei, wie man mit Hilfe eines Elektroskops leicht nachweisen kann. Man benutzt diese Tatsache dazu, elektrostatische Meßinstrumente, wie z. B. die Ionisationsinstrumente, die in der Röntgendosimetrie verwendet werden, vor Störungen durch äußere elektrische Felder zu schützen: Man umgibt sie allseitig mit metallenen Hüllen oder Drahtnetzen, die meist mit der Erde leitend verbunden sind, mit einem sog. Faradayschen Käfig.

Die Elektrizitätsatome an der Oberfläche eines geladenen Körpers stoßen einander ab, es entsteht eine Spannung; eine Seifenblase wird größer, wenn man sie elektrisch auflädt. Je mehr Elektrizitätsatome man auf einen Körper aufbringt, um so größer wird die Spannung, oder man muß umgekehrt eine hohe elektrische Spannung anwenden, um viele Elektrizitätsatome auf einen Körper zu bringen. In ähnlicher Weise muß man einen hohen Druck aufwenden, wenn man viele Gasatome in einen Hohlraum hineinbringen will. Das Verhältnis der Elektrizitätsmenge Q und der Spannung V nennt man die Kapazität C, die Aufnahmefähigkeit des Körpers:

$$C = Q/V \qquad (2)$$

Bringt man einen ungeladenen Körper in ein elektrisches Feld, indem man ihn einem geladenen Körper nähert, so werden die Elektrizitätsatome des ungeladenen Körpers durch sog. Influenz voneinander gesondert, die ungleichnamig elektrischen werden angezogen, die gleichnamig elektrischen abgestoßen.

Wenn man zwei ungleichnamig geladene Körper, z. B. zwei Metallplatten, isoliert einander nahe gegenüberstellt, ziehen die Elektrizitätsatome, die sich auf den Platten befinden, einander an, die Feldlinien, das sind Linien, durch die man ungleichnamige Elektrizitätsatome verbunden denkt, verlaufen dichter als vorher, das elektrische Feld ist fast vollständig auf den Raum zwischen den Platten beschränkt. Die Ladungen sind auf den Innenflächen gebunden, man kann sie nicht mehr durch Berührung von der Rückseite her auf einen anderen Körper übertragen. Man nennt eine solche Vorrichtung einen Kondensator, da sie geeignet ist, große Mengen von Elektrizität aufzuspeichern. Die Kapazität ist abhängig von den Dimensionen, dem Abstand der Platten und der Art des Mediums, das sich zwischen ihnen befindet. Es kann das Luft sein, wie z. B. bei den Ionisationskammern der Röntgendosismesser, oder eine feste oder flüssige isolierende Substanz. Das elektrische Feld existiert auch im Vakuum, es ist nicht an das Vorhandensein eines materiellen Zwischenmediums gebunden. In Luft ist die Kapazität ungefähr die gleiche wie im Vakuum; bei festen und flüssigen Isolatoren ist sie größer, und zwar bezeichnet man das Verhältnis zu der Kapazität bei Luft als die Dielektrizitätskonstante. Diese beträgt für Papier etwa 2, für Hartgummi etwa 3, für Glas 5—10, für Paraffinöl 5 usw. Feste und flüssige Isolatoren bieten auch den Vorteil, daß nicht so leicht wie in Luft ein Ausgleich der Elektrizitäten durch einen Funken stattfindet; man kann deshalb den Plattenabstand klein machen. Dies ist, ebenso wie die Vergrößerung der Oberfläche ein Mittel, um die Kapazität weiter zu erhöhen. Für niedere Spannungen verwendet man daher lange Stanniolblätter mit Zwischenlagen aus paraffiniertem Papier, die aufgewickelt werden (z. B. im Primärkreis der Induktoren); für hohe Spannungen dagegen Glas (bei den Leidener Flaschen) oder Pertinax (Hartpapier), die isolierende Schicht muß dann entsprechend stark sein (0,5—3 cm), und die Dimensionen werden sehr groß (Verwendung bei Gleichspannungsapparaten).

C. Der elektrische Strom.

Werden zwei gleich hoch, aber entgegengesetzt geladene Körper, z. B. die Platten oder Belegungen eines Kondensators, durch einen Leiter, einen Metalldraht, miteinander verbunden, so gleichen sich die Ladungen durch den Draht hindurch aus, die Elektrizitätsatome neutralisieren sich gegenseitig, das elektrische Feld verschwindet. In dem Draht fließt zugleich ein elektrischer Strom. Während wir bisher nur ruhende Elektrizitätsatome (statische Elektrizität) und deren Bewegungen auf der Oberfläche von isoliert aufgestellten Leitern betrachtet hatten, kommen wir hier zum Begriff der strömenden Elektrizität.

Der Mechanismus der Elektrizitätsleitung, des Fließens eines elektrischen Stromes, in Metallen ist noch nicht vollständig geklärt; aber so viel steht fest, daß die Leitung nur durch Elektronen geschieht, während die positiven Elektrizitätsatome nicht merklich daran beteiligt sind. Man nimmt entweder das Vorhandensein von freien Elektronen im Metall an, die wie ein Gas durch das Raumgitter des atomaren Gefüges hindurchströmen, oder man nimmt an, daß Elektronen der Atome selbst von Atom zu Atom springen. Auf jeden Fall erfolgt der Stromtransport in einzelnen Elementarladungen, doch ist die Zahl der verfügbaren Elektronen so riesig groß, daß selbst bei sehr großen Stromstärken die Geschwindigkeit der einzelnen Leitungselektronen nur ganz gering ist; die Fortpflanzungsgeschwindigkeit des elektrischen Stromes ist dagegen sehr groß, im Grenzfall gleich der Lichtgeschwindigkeit (300 000 km pro Sekunde). Die Elektronen können bei gewöhnlicher Temperatur durch die Oberfläche des Leitungsdrahtes nicht heraustreten, da hierzu eine gewisse Austrittsarbeit geleistet werden muß, die Elektronen strömen also durch einen Draht, wie Wasser durch ein Leitungsrohr. Später werden wir sehen, daß bei sehr hohen Temperaturen des Leiters dieser Widerstand überwunden wird und die Elektronen frei nach außen treten können (Glühkathode).

Der Strom, der bei der Entladung eines Kondensators fließt, hält nur sehr kurze Zeit an, da die Elektrizitäten sich sehr schnell ausgleichen. Um einen kontinuierlichen Stromfluß zu erhalten, muß man die Anordnung so treffen, daß die Ladungen ständig auf der gleichen Höhe gehalten werden. Unser bisheriges primitives Hilfsmittel, der geriebene Hartgummistab, reicht dazu nicht aus. Man hat deshalb Elektrisiermaschinen konstruiert, die entweder auf dem gleichen Prinzip (Isolator und Reibzeug) beruhen, oder aber Influenz und Kondensatorwirkung benutzen und mit Hilfe eines Multiplikationsverfahrens recht erhebliche Elektrizitätsmengen zu erzeugen gestatten, die sog. Influenzmaschinen. Man hat sie in der ersten Zeit der Röntgenkunde mit gutem Erfolg benutzt; heute sind sie durch bessere Einrichtungen verdrängt. Die erstere Form der Elektrisiermaschine in kleiner Ausführung wird noch vielfach zum Aufladen des Elektrometersystems bei Ionisationsinstrumenten verwendet.

Es bedeutete einen großen Fortschritt in unserer Kenntnis von der Elektrizität, als man im Laufe der weiteren Entwicklung fand, daß auch bei der Berührung von Metallen und Flüssigkeiten Elektrizität frei werden kann. Als Metalle kommen solche in Betracht, die leicht chemische Verbindungen eingehen, als Flüssigkeiten die sog. Elektrolyte, das sind wäßrige Lösungen von Säuren, Salzen oder Basen. Hier ist die Berührung an sich schon eine sehr innige; in der Grenzschicht bilden sich elektrische Felder, die aus den Molekülen freie Elektrizitätsatome abspalten. Es entsteht eine elektrische Spannung zwischen dem

Metall und dem Elektrolyten. Wenn man zwei Metallplatten (Elektroden) in einen Elektrolyten taucht, so ist an diesen die Differenz der Spannungen wirksam, die je zwischen einem der beiden Metalle und dem Elektrolyten herrschen. Verbindet man die Elektroden durch einen Metalldraht, so fließt in diesem ein elektrischer Strom, und zwar ein kontinuierlicher Strom, wenn durch chemische Umsetzungen zwischen den Metallen und dem Elektrolyten die Spannung aufrecht erhalten wird. Es entsteht ein in sich geschlossener Stromkreis, da auch im Elektrolyten ein Elektrizitätstransport stattfindet.

Der Mechanismus der Elektrizitätsleitung in Elektrolyten ist von dem in Metallen sehr verschieden. Während in letzteren der Elektrizitätstransport nur durch Elektronen besorgt wird, sind hieran in Elektrolyten nur Ionen, sowohl positiver als negativer Natur, beteiligt. Nach der Theorie der elektrolytischen Dissoziation von Arrhenius sind die Moleküle von Säuren, Salzen u. dgl. bereits durch die Auflösung in Wasser weitgehend in positive und negative Ionen gespalten. Z. B. sind die Moleküle des Kochsalzes (NaCl) in wäßriger Lösung in positive Natrium-Ionen (Na^+) und negative Chlor-Ionen (Cl^-) zerlegt. Die Ionen sind, wie schon erwähnt, Atome, die durch Verlust von Elektronen oder durch Aufnahme von Elektronen ihren elektrisch neutralen Charakter verloren haben.

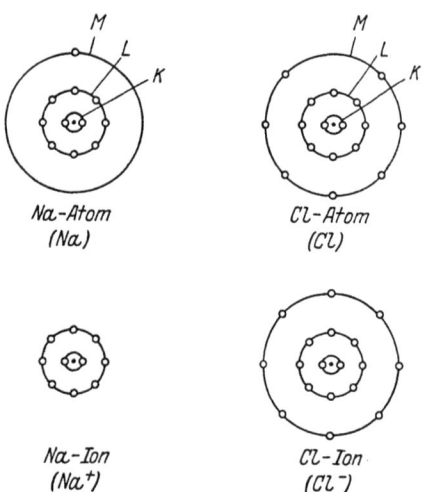

Abb. 1. Schematische Darstellung des Na- und Cl-Atoms und des Na- und Cl-Ions.

Es sei dies an dem Beispiel des NaCl-Moleküls etwas näher erläutert. Das Na-Atom hat im periodischen System der chemischen Elemente (vgl. die Tabelle S. 294) die Ordnungsnummer 11, d. h. es besitzt eine Kernladung von 11 positiven Einheiten und 11 um den Kern kreisende Elektronen. Diese letzteren sind in drei räumlichen Schalen angeordnet (K-, L-, M-Schale). Die innerste (K-) Schale besitzt zwei Elektronen und ist damit vollständig besetzt, die zweite (L-) Schale besitzt acht Elektronen und ist damit ebenfalls vollständig besetzt, die dritte (M-) Schale besitzt dagegen nur 1 Elektron. (In Abb. 1 ist dies schematisch so dargestellt, als ob alle Elektronen in der gleichen Ebene liefen, während sie gleichmäßig im Raum um den Kern verteilt zu denken sind.) Dieses einzelne Elektron ist nur verhältnismäßig locker an den Kern gebunden und kann leicht abgetrennt werden, es entsteht dann das Na-Ion (Na^+), das positiv elektrisch wirkt, da ja den 11 positiven Kernladungen nur 10 Elektronen gegenüberstehen. Beim Chlor-Atom ist das Umgekehrte der Fall: es hat die Ordnungszahl 17, also 17 positive Kernladungen und 17 umlaufende Elektronen. Diese sind ähnlich wie beim Na-Atom angeordnet, nur enthält die M-Schale 7 Elektronen. Hier besteht die Neigung, ein Elektron aufzunehmen, und es entsteht so das Cl-Ion (Cl^-), das nach außen hin negativ elektrisch wirkt.

Die Stromleitung in Elektrolyten beruht nun darauf, daß die Ionen, entsprechend ihrer Polarität, im elektrischen Felde nach den Elektroden hinwandern, Na^+ zur negativen Elektrode (Kathode), Cl^- zur positiven Elektrode (Anode). Jedes Ion transportiert dabei, je nach der chemischen Wertigkeit des betreffenden Elements, eine oder mehrere Elementarladungen positiver oder negativer Elektrizität.

Man kann den Elektroden auch von außen Spannung zuführen; auch dann tritt eine Wanderung der Ionen ein. Sie scheiden sich, wenn keine sekundäre chemische Umsetzung stattfindet, an den Elektroden ab, und zwar das Metall oder der Wasserstoff stets an der Kathode. Diese Elektrolyse wird in der Technik vielfach angewendet (Galvanoplastik, galvanische Versilberung u. dgl.). Wanderungsgeschwindigkeit und Ionenladung sind bei diesem Vorgang so konstant, daß man hierauf die Einheit der Stromstärke, das Ampere, basiert hat (1 Ampere scheidet aus einer Silberlösung in 1 Sekunde 1,118 mg Silber ab).

Den Vorgang der Elektrizitätserzeugung mit Hilfe chemischer Umsetzungen benutzt man in den galvanischen Elementen und Batterien. Durch geeignete Wahl der Elektroden und Elektrolyten (in vielen Elementen werden zwei Elektrolyte verwendet, die durch eine poröse Zwischenwand getrennt sind) kann man erreichen, daß die Spannung an den Elektroden eine ganz bestimmte ist, und daß in einer leitenden Verbindung der Elektroden lange Zeit ein konstanter Strom fließt. Solche galvanische Elemente sind in großer Zahl angegeben worden; hier seien nur genannt: das Daniellelement (Zink in Zinksulfatlösung, Kupfer in Kupfersulfatlösung), das Braunsteinelement (Braunstein und Zink in Salmiaklösung), das z. B. in Taschenlampenbatterien verwendet wird, das Tauchelement (Kohle und Zink in verdünnter Chromsäure), das vielfach noch für Galvanokaustik u. dgl. benutzt wird. Bei richtiger Zusammensetzung der Elemente und großer Reinheit der Chemikalien entsteht eine ganz genau bestimmte Spannung; deshalb ist die Einheit der elektrischen Spannung, das Volt, durch die Spannung eines Normalelements definiert. (Das Westonsche Normalelement besitzt eine Spannung von 1,0187 Volt.)

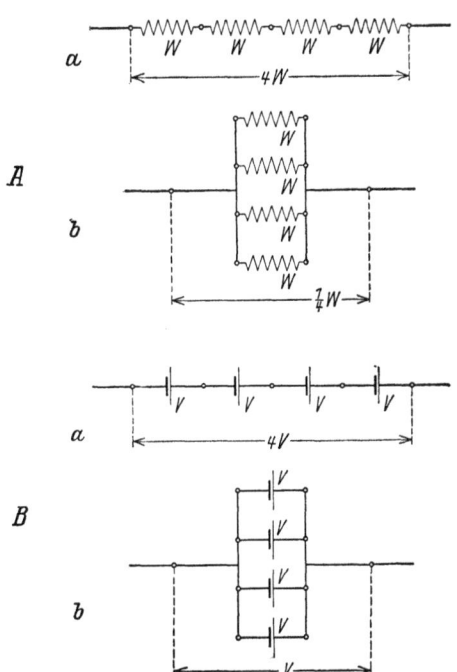

Abb. 2. Hintereinander- (Serien-) Schaltung und Nebeneinander- (Parallel-) Schaltung: A von Widerständen, B von Stromquellen. Bei Hintereinander-Schaltung wird der Widerstand bzw. die Spannung erhöht, bei Parallel-Schaltung wird der Widerstand verringert bzw. die Stromstärke erhöht.

Bei Stromentnahme treten an den Elektroden und Elektrolyten chemische Veränderungen ein, durch die die Energie geliefert wird, die notwendig ist, um die Spannung aufrechtzuerhalten. Man hat auch Elemente konstruiert, bei denen diese chemischen Veränderungen dadurch wieder rückgängig gemacht werden, daß man einen elektrischen Strom in umgekehrter Richtung hindurchschickt; es sind das die Sekundärelemente, in denen man auf diese Weise elektrische Energie aufspeichern kann, die Akkumulatoren oder Sammler. Am wichtigsten ist der Bleiakkumulator, bestehend aus besonders formierten Bleielektroden in verdünnter Schwefelsäure. Wenn man den Elektroden Strom zuführt, ist der Endeffekt der, daß an der Kathode metallisches Blei, an der Anode Bleisuperoxyd entstehen. Die Beendigung des Ladevorgangs erkennt man an einer starken Gasbildung an den Elektroden. Bei Stromentnahme aus dem Akkumulator tritt das

Umgekehrte ein, das Bleisuperoxyd wird reduziert. Die Verwendungsmöglichkeit der Akkumulatoren ist eine sehr vielseitige. In der Röntgenologie dienen sie z. B. zur Heizung der Glühkathode in Röntgenröhren, zur Speisung des Vergleichslämpchens im Röntgenphotometer u. dgl. Man könnte Akkumulatoren auch zum Betrieb von Röntgenröhren benutzen, doch beträgt die Spannung einer Akkumulatorzelle nur 2 Volt, während man für Therapiezwecke Spannungen von 10 000—200 000 Volt benötigt. Man müßte also 5000—100 000 Zellen hintereinander schalten (vgl. Abb. 2 B a). Die Isolation und die Wartung einer solchen Batterie würden aber so große Schwierigkeiten machen, daß der Betrieb für die Praxis nicht brauchbar ist.

Im Gegensatz zu den Influenzelektrisiermaschinen erzielt man mit galvanischen Batterien große Stromstärke, aber geringe Spannung.

Eine kontinuierliche Gleichspannung hat die Eigenschaft, daß sie in jedem Zeitmoment nach Richtung und Stärke konstant ist. Wenn man dies graphisch darstellt

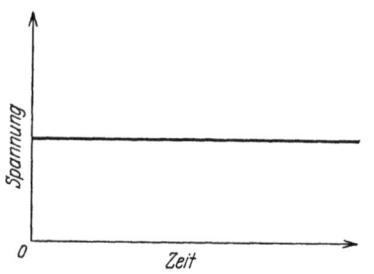 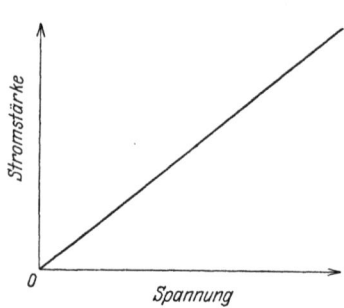

Abb. 3. Graphische Darstellung einer kontinuierlichen Gleichspannung (eines kontinuierlichen Gleichstroms).

Abb. 4. Graphische Darstellung des Ohmschen Gesetzes. Strom und Spannung sind einander proportional: $I = V/W$.

(Abb. 3), indem man in Koordinatenpapier (Millimeterpapier) auf der horizontalen (Abszissen-) Achse die Zeit, auf der vertikalen (Ordinaten-) Achse die Spannung einträgt, erhält man eine gerade Linie, die im Abstand des Zahlenwertes der Spannung parallel zur Abszissenachse verläuft. In einem metallischen oder elektrolytischen Leiter ruft eine solche Spannung einen kontinuierlichen Gleichstrom hervor, dessen Stärke von dem elektrischen Widerstand des Leiters abhängt. Diesen Widerstand kann man als eine Reibung der Elektrizitätsträger (Elektronen bzw. Ionen) in der Substanz des Leiters auffassen. Bei Elektrolyten läßt sich dies nachweisen, da hier die Reibung ein Mitwandern der Flüssigkeitsteilchen zur Folge hat; wenn man in einem Gefäß eine poröse Scheidewand anbringt, steigt die Flüssigkeit beim Stromdurchgang auf einer Seite, meist auf der Kathodenseite. Auf dieser Erscheinung beruhen die Kataphorese und die Elektrosmose; sie zeigen sich besonders bei Suspensionen kolloidaler Teilchen, wie sie z. B. im organischen Gewebe vorhanden sind. Man kann auf diese Weise Heilmittel durch die menschliche Haut in den Körper einführen. In der Röntgenologie benutzt man sie bei der sog. Verkupferung und anderen Methoden zur Sensibilisierung des Körpergewebes.

Der elektrische Widerstand eines Leiters ist zunächst abhängig von den Dimensionen des letzteren, er ist um so größer, je größer die Länge und je kleiner der Querschnitt des Leiters ist. Außerdem ist der Widerstand je nach der Art des Leiters verschieden; bei Elektrolyten ist er größenordnungsmäßig etwa 1 Million mal größer als bei Metallen. Von letzteren leiten Silber, Kupfer, Aluminium am besten. Nickellegierungen (Neusilber,

Manganin, Konstantan usw.) haben verhältnismäßig hohen Widerstand; sie werden zur Stromregulierung verwendet und haben den Vorteil, daß ihr Widerstand nur wenig von der Temperatur abhängig ist, während der Widerstand von reinen Metallen mit zunehmender Temperatur steigt, der von Elektrolyten mit zunehmender Temperatur sinkt. Die Einheit des Widerstandes ist das Ohm; es entspricht etwa dem Widerstand einer Quecksilbersäule von 1 m Länge und 1 qmm Querschnitt; ein Kupferdraht müßte bei dem gleichen Querschnitt eine Länge von 57 m, ein Konstantandraht eine solche von 2 m haben, damit der Widerstand 1 Ohm beträgt.

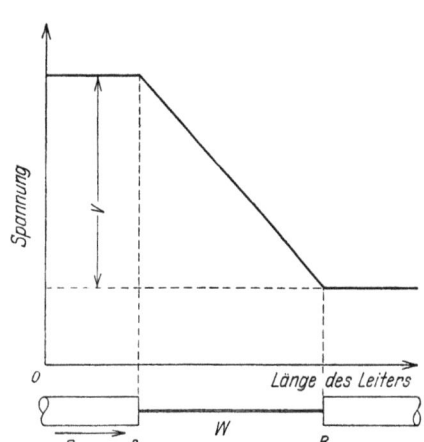

Die Stromstärke I in einem Leiter vom Widerstand W steigt, wenn die Spannung V an seinen Enden erhöht wird, und zwar proportional der Spannung, d. h. wenn man die Spannung verdoppelt, verdoppelt sich die Stromstärke usw. Es gilt das Ohmsche Gesetz:

$$I = V/W. \quad \ldots \ldots \quad (3)$$

Abb. 5. Darstellung des Spannungsabfalls V in einem Leiterstück A—B vom Widerstand W, in dem ein Strom I fließt: V = I . W. Der Spannungsabfall in den starken Leiterstücken ist praktisch unmerklich.

Graphisch dargestellt ergibt dies eine gerade Linie, die durch den Nullpunkt geht, wenn man horizontal die Spannungen, vertikal die zugehörigen Stromstärken aufträgt (Abb. 4).

Einen elektrischen Stromkreis kann man mit einer Druckwasserleitung vergleichen: die Spannung entspricht dem Wasserdruck, der Widerstand entspricht der Reibung in

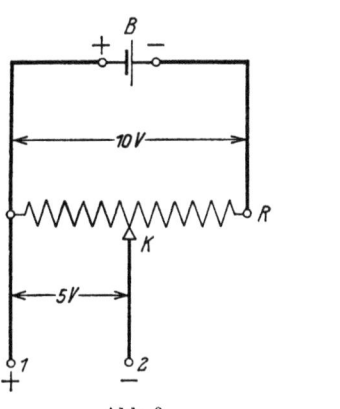 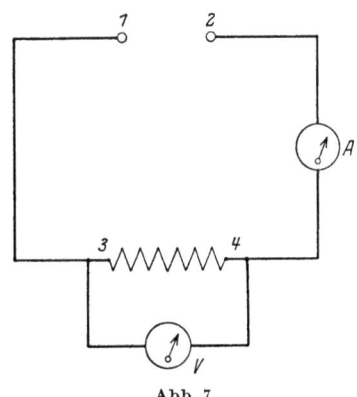

Abb. 6. Abb. 7.
Abb. 6. Spannungsteiler (Potentiometer). B Spannungsquelle, R Regulierwiderstand, K Gleitkontakt, 1 und 2 Abnahmestellen für die verminderte Spannung.
Abb. 7. Schaltungsschema für Strom- und Spannungsmessung, 1—2 Spannungsquelle, A Strommesser (Amperemeter), V Spannungsmesser (Voltmeter). Zur Messung der Stromstärke und der Spannung im Leiterstück 3—4 wird ein Amperemeter A in Serie in den Stromkreis eingeschaltet und ein Voltmeter V im Nebenschluß an die Punkte 3 und 4 angelegt.

dem Rohrsystem, die Stromstärke der in der Sekunde durch den Rohrquerschnitt fließenden Wassermenge. Ebenso wie diese Wassermenge bei einer unverzweigten Rohrleitung überall gleich sein muß, ist auch die Stromstärke in einem unverzweigten Stromkreis überall gleich; es ist also einerlei, an welchem Punkte der Leitung man einen Strommesser einschaltet. Teilt sich dagegen der Strom auf mehrere Wege, so ist die Summe der Teilströme gleich dem Gesamtstrom; die Teilströme verhalten sich umgekehrt wie die Widerstände der einzelnen Zweige.

Das Ohmsche Gesetz $I = V/W$ gilt nicht nur für die Spannungsquelle und den Gesamtstromkreis, sondern auch für beliebige Teile des letzteren. Es bedeutet dann V die Spannung zwischen den Endpunkten des Leiterstücks vom Widerstand W, d. i. der sog. Spannungsverlust des Stromes I in dem Widerstand W: $V = I.W$. Hat z. B. ein bestimmter Teil des Stromkreises einen Widerstand von 10 Ohm und fließt im Stromkreis ein Strom von 2 Ampere Stärke, so ist der Spannungsverlust oder Spannungsabfall in dem Teil des Stromkreises 20 Volt (Abb. 5). Wenn es sich um einen Leiter von gleichförmigem Querschnitt handelt, so beträgt der Spannungsabfall bis zur Mitte des Leiters die Hälfte, also in obigem Beispiel 10 Volt, usw. Hierauf beruht eine bequeme Methode, bestimmte Spannungen herzustellen, die niedriger als die zur Verfügung stehende Spannung sind. Ein solcher Spannungsteiler (Potentiometer, Abb. 6) besteht aus einem Regulierwiderstand (z. B. einer Drahtspule aus Konstantandraht mit Anschlüssen an den beiden Enden und einem verschiebbaren Kontakt), dessen Enden an die Spannungsquelle gelegt werden; zwischen einem Ende und dem Schiebekontakt kann man dann beliebige Spannungen bis herunter zu 0 Volt abgreifen. Ein Spannungsmesser wird an die Punkte angeschlossen, zwischen denen man die Spannung messen will; er liegt also stets in einer Zweigleitung, im Nebenschluß (Abb. 7).

Die Reibung der Elektrizitätsträger im Leiter, der Widerstand, bedeutet einen Verlust an elektrischer Energie, die dabei in Wärme umgewandelt wird. Bekannt ist ja die bis zur Weißglut gehende Erwärmung des dünnen Metalldrahts in einer elektrischen Glühlampe. Diese Wärme wird als Stromwärme oder Joulesche Wärme bezeichnet. Die elektrische Leistung, die Energiemenge pro Sekunde, wird durch das Produkt aus Stromstärke und Spannungsverlust $I.V$ ausgedrückt oder, da nach dem Ohmschen Gesetz $V = I.W$ ist, durch $I^2.W$. Das ist also die Energiemenge, die in Wärme umgewandelt wird, wenn ein Leiter mit dem Widerstand W von einem Strom der Stärke I durchflossen wird. Auf der Stromwärme beruht ein viel benutzter Strommesser, das Hitzdrahtamperemeter (vgl. S. 220).

D. Die Magnetinduktion.

Die bisher betrachteten Elektrizitätsquellen geben nur geringe Leistung (= Produkt aus Spannung und Stromstärke, Einheit: das Watt). Die riesigen Leistungen der modernen Elektrotechnik wurden erst ermöglicht, als man eine weitere Eigenschaft stromdurchflossener Leiter erkannte, ihr magnetisches Feld. Bekannt ist das magnetische Feld eines Stahlmagnets, das man gewöhnlich durch Eisenfeilicht oder durch die Ablenkung einer Magnetnadel zur Anschauung bringt. Ebenso kann man bei einem stromführenden Draht verfahren. Man erkennt dann, daß magnetische Feldlinien den Leiter ringförmig umgeben (Abb. 8). Infolgedessen wird ein stromdurchflossener Leiter von einem Magnet beeinflußt, angezogen oder abgestoßen. Man kann die Wirkung verstärken, wenn man den Draht zu einer Schleife biegt und in mehreren Windungen verlaufen läßt. Die Wirkung ist um so größer, je größer die Stärke des die Drahtwindungen durchfließenden Stromes und je größer die Anzahl der Windungen ist. Man mißt die magnetische Feldstärke durch das Produkt aus Stromstärke und Windungszahl pro Zentimeter Spulenlänge, die Amperewindungszahl. Eine langgestreckte Drahtspule, die vom elektrischen Strom durchflossen ist, gleicht in ihrem magnetischen Verhalten vollkommen einem Stabmagnet. Man kann die Wirkung weiter verstärken, wenn man in die Spule einen Eisenkern einführt; dies wirkt ebenso, als wenn man die Stromstärke oder die Windungszahl vergrößern würde. Um dieses Verhalten zu erklären, nimmt man an, daß die einzelnen Teilchen im Innern des Eisens von sog. Molekularströmen umkreist werden. Die Teilchen liegen für gewöhnlich regellos durcheinander, so daß sich die Molekularströme gegenseitig kompensieren; durch das äußere Feld werden sie gerichtet und verstärken dieses dann. In der stromdurchflossenen Spule mit Eisenkern haben wir die einfachste Form des Elektromagnets, der in allen Arten von elektrischen Maschinen einen der wichtigsten Bestandteile bildet.

Die Verkettung zwischen elektrischen und magnetischen Feldern ist eine außerordentlich innige. Bisher haben wir folgendes gesehen: Zwischen entgegengesetzt geladenen Leitern besteht ein elektrisches Feld; wenn man die beiden Leiter durch einen Draht od. dgl. verbindet, verschwindet das elektrische Feld, gleichzeitig entsteht ein Leitungsstrom, der

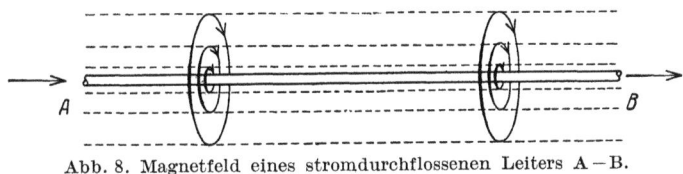

Abb. 8. Magnetfeld eines stromdurchflossenen Leiters A—B.

mit magnetischen Feldlinien umgeben ist; wenn das elektrische Feld durch Nachschub von Energie aufrecht erhalten wird, bleiben auch der elektrische Strom und das magnetische Feld erhalten.

Die Verkettung geht aber noch weiter. Der Versuch zeigt, daß auch ein Magnetfeld unter Umständen von ringförmig geschlossenen elektrischen Feldlinien umgeben ist, nämlich dann, wenn das Magnetfeld irgendeine Änderung erfährt; also auch hier die Störung von Kraftfeldern als Ursache der Entstehung von Elektrizität. Früher hatten wir nur ein elektrisches Feld zwischen zwei unter Spannung stehenden Leitern kennengelernt; die Feldlinien endeten an den Elektrizitätsatomen entgegengesetzten Vorzeichens. Hier handelt es sich dagegen um in sich geschlossene, ringförmige Feldlinien; man bezeichnet solche elektrischen Felder als elektrodynamische Felder.

Die Entstehung elektrischer Feldlinien bei der Änderung eines magnetischen Feldes nennt man Induktion. Das Induktionsgesetz ist für die moderne Elektrotechnik von höchster Bedeutung. Durch den Induktionsvorgang gelingt es, elektrische Ströme fast beliebiger Spannung und Stärke zu erzeugen, und auf ihm beruhen auch die Apparate, die zur Erzeugung der Hochspannung, wie sie zur Hervorbringung von Röntgenstrahlen erforderlich ist, dienen.

Die einfachste Anordnung zur Erregung von Induktion besteht darin, daß man eine Drahtschleife durch ein geeignetes Meßinstrument schließt und einen Stahlmagnet nähert oder entfernt (Abb. 9). Dadurch ändert sich die Stärke des Magnetfeldes in bezug auf den Drahtring, und in dem Leiterkreis entsteht ein Stromstoß. Stärkere Wirkung bekommt man wieder, wenn man den Stahlmagnet durch einen Elektromagnet, die Drahtschleife durch eine Spule von zahlreichen Windungen ersetzt (Abb. 10). Die Änderung des magnetischen Feldes kann man durch Nähern oder Entfernen der Induktionsspule, oder auch durch Verstärken oder Schwächen, durch Schließen oder Öffnen des Stromes im Elektromagnet bewirken. Bei Benutzung eines geeigneten Meßinstruments (Drehspulinstrument, s. w. u.) erkennt man an der Ausschlagsrichtung des Zeigers, daß die entstehenden Stromstöße nur so lange andauern, wie die Änderung des Magnetfeldes dauert, und einander entgegengesetzt sind, je nachdem die Spule genähert oder entfernt wird, je nachdem der Strom des Elektromagnets verstärkt oder geschwächt, geschlossen oder geöffnet wird. Man bezeichnet den Stromkreis des Elektromagnets als den Primärkreis, den Stromkreis der Induktionsspule als Sekundärkreis.

Der in der Sekundärspule entstehende Induktionsstrom ist stets so gerichtet, daß er auf die Bewegung, die ihn verursacht, hemmend einwirkt (Lenzsches Gesetz), oder mit

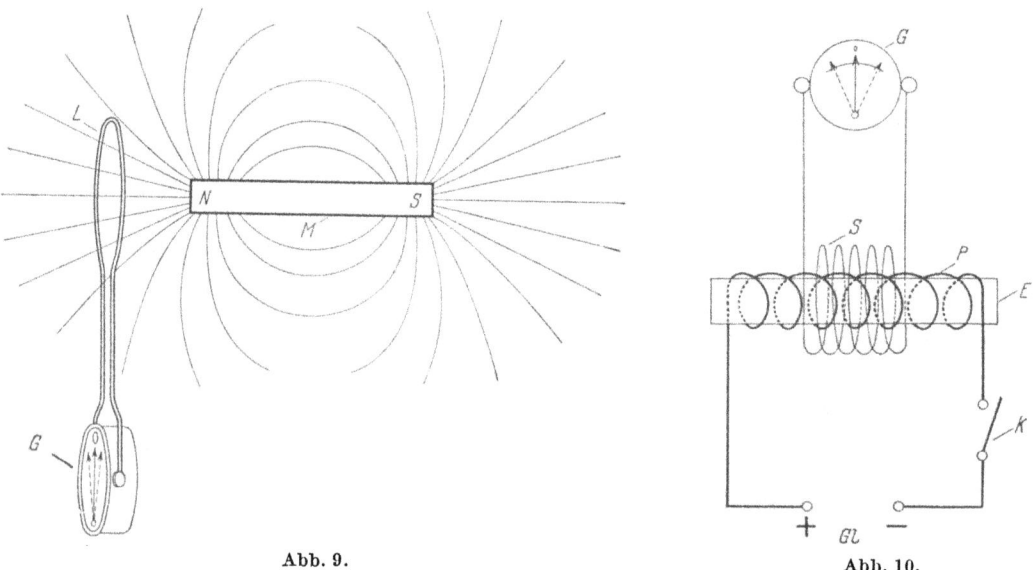

Abb. 9.   Abb. 10.
Abb. 9. Grundversuch für den Nachweis der Magnetinduktion. L Leiterschleife, M Stabmagnet mit Feldlinien, G Galvanometer. Wenn der Abstand zwischen Magnet und Schleife vergrößert oder verkleinert wird, ändert sich die Anzahl der von der Schleife umfaßten Feldlinien, es entsteht ein Induktionsstrom und das Galvanometer schlägt nach rechts bzw. nach links aus.
Abb. 10. Nachweis der Magnetinduktion. E Eisenkern, P Primärspule, S Sekundärspule, K Stromschlüssel, G Galvanometer, Gl Gleichstromquelle. Beim Schließen und Öffnen von K entsteht und verschwindet ein Magnetfeld, das in S einen Induktionsstrom wechselnder Richtung erzeugt, so daß G beim Schließen von K nach der einen, beim Öffnen nach der anderen Seite ausschlägt.

anderen Worten: zur Erzeugung des Induktionsstromes ist mechanische Arbeit erforderlich. Dies ist einfach eine Forderung des Energieprinzips, denn wenn an Stelle der Hemmung eine Unterstützung des Primärvorgangs eintreten würde, so würde dies eine Verstärkung des Sekundärstromes bedeuten, diese würde wieder auf den Primärvorgang rückwirken und so fort; es wäre dann möglich, Arbeit aus nichts zu gewinnen.

Umgekehrt entsteht bei der Arbeitsleistung, die notwendig ist, um den Leiter, die Induktionsspule, durch das magnetische Feld hindurchzuführen, elektrische Spannung und, wenn die Spulenenden leitend verbunden werden, ein elektrischer Strom. Auf diese Weise wird mechanische Energie in elektrische Energie umgewandelt. Auf diesem Prinzip beruhen die elektrischen Kraftmaschinen, die Dynamomaschinen sowohl wie die Motoren.

Die einfachste Form einer elektrischen Stromerzeugungsmaschine besteht aus einem Hufeisenmagnet, zwischen dessen Polen eine Drahtspule rotiert (Abb. 11). Die Enden der Spule sind zu Schleifringen geführt, die gestatten, den bei der Rotation entstehenden Strom abzunehmen. Zur Verstärkung der Wirkung gibt man der Spule wieder einen Eisenkern; es entsteht der sog. Anker. Wir haben so die einfachste Form der magnet-

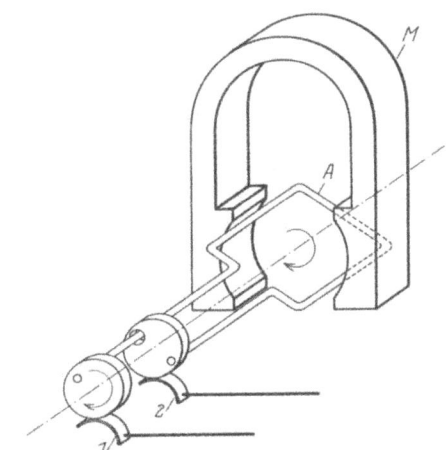 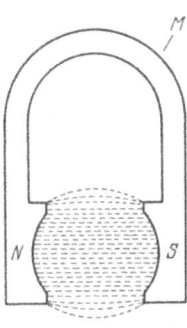

Abb. 11. Schematische Darstellung einer magnetelektrischen Maschine. Wenn die Leiterschleife A im Felde (vgl. Abb. rechts) des Hufeisenmagnets M gedreht wird, entsteht in ihr eine Wechselspannung, die an den Kontaktfedern 1 und 2 abgenommen werden kann.

elektrischen Maschine, wie sie heute noch als Magnetinduktor bei den Klingeln der Telephone, zum Zünden bei Gasmotoren u. dgl. verwendet werden.

Bei größeren Maschinen besteht der Anker nicht aus einer einfachen Spule, sondern aus zahlreichen Spulen, die nach Art eines Garnknäuels um den Eisenkern gewickelt sind (Trommelanker). Häufig sind die Drähte der Spulen in Längsnuten des Ankereisens eingelassen; man erreicht damit guten magnetischen Schluß mit den Eisenkernen der Feldmagnete, die entsprechende Rundung besitzen.

Der Strom, der in einem solchen Anker bei der Rotation entsteht, ist ein sog. Wechselstrom. Man bezeichnet damit einen Strom, der sich nach Stärke und Richtung periodisch ändert. Die graphische Darstellung mit den Zeiten als Abszissen, den Stromstärken als Ordinaten zeigt eine Wellenlinie, die unter Umständen eine mathematisch bestimmte Form, die einer Sinuslinie, hat (Abb. 12 A). Zur Zeit Null sei auch die Stromstärke gleich Null; es beginnt dann ein positiver Strom

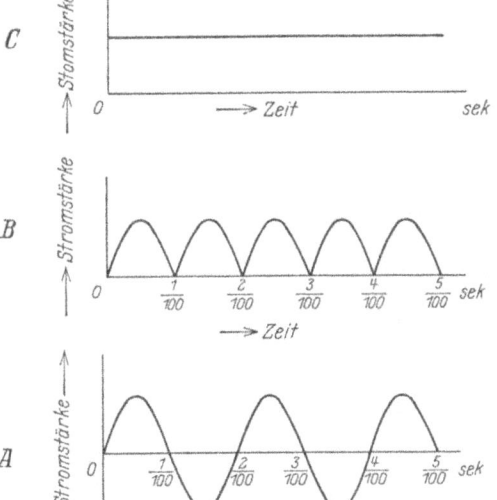

Abb. 12. Graphische Darstellung von A 50periodigem Wechselstrom, B pulsierendem Gleichstrom (gleichgerichtetem Wechselstrom), C kontinuierlichem Gleichstrom.

zu fließen, der z. B. nach $1/200$ Sekunde sein Maximum erreicht und bei $1/100$ Sekunde wieder Null wird; hier kehrt er seine Richtung um, wird also negativ, erreicht ein negatives Maximum, durchschreitet bei $1/50$ Sekunde wieder die Nullinie und so fort. In diesem Beispiel wechselt der Strom also 50 mal in der Sekunde seine Richtung, man spricht von einem fünfzigperiodigen Wechselstrom. Die zugehörige Spannungskurve hat einen ähnlichen Verlauf, ist aber häufig gegen die Stromkurve zeitlich verschoben (Phasenverschiebung).

Durch einen einfachen Umschalter, den Kollektor, der auf der Achse des Ankers sitzt, kann man den Wechselstrom in Gleichstrom verwandeln. Der Kollektor besteht aus einem walzenförmigen Zylinder mit zahlreichen, gegeneinander isolierten Kupferlamellen, die je mit einem Ende einer Ankerspule verbunden sind. Dadurch wird eine Stromwendung bewirkt, die negativen Halbwellen des Stromes werden zu positiven (Abb. 12 B), und durch die gegenseitige Überlagerung der Ströme der einzelnen Spulen entsteht ein kontinuierlicher konstanter Gleichstrom (vgl. Abb. 12 C). Die Stromabnahme erfolgt durch Kohlebürsten, die auf den Kollektorsegmenten schleifen.

Die Leistung der magnetelektrischen Maschinen ist durch die Feldstärke des Stahlmagnets begrenzt. Man kann höhere Leistung erzielen, wenn man den Stahlmagnet durch einen Elektromagnet ersetzt, den man durch eine besondere Stromquelle erregt, z. B. durch den Strom einer galvanischen Batterie, einer magnetelektrischen Maschine od. dgl. Meist benutzt man bei Gleichstrommaschinen, nach dem Vorschlag von W. v. Siemens, den im Anker bei der Drehung entstehenden Strom direkt zur Erregung der Feldmagnete. Dies ist möglich, weil im Eisen stets etwas Magnetismus zurückbleibt, welcher genügt, um einen geringen Strom zu erzeugen; dieser verstärkt den remanenten Magnetismus der Feldmagnete und so fort, bis die Maschine nach kurzer Zeit ihre Höchstleistung erreicht hat (Dynamomaschine). Wechselstrommaschinen bedürfen dagegen einer Fremderregung der Feldmagnete durch Gleichstrom.

Ebenso wie man durch Drehen des Ankers einer Dynamomaschine mechanische Arbeit in elektrische umwandeln kann, kann man auch umgekehrt elektrische Arbeit in mechanische umwandeln, indem man von außen Strom in die Maschine hineinschickt. Der Anker erhält durch die entstehenden magnetischen Felder ein Drehmoment und wird zur Leistung mechanischer Arbeit befähigt. Der Gleichstrommotor ist eine direkte Umkehrung des Gleichstromgenerators, beim Wechselstrom erhält man auf die gleiche Weise den sog. Synchronmotor. Dieser ist nur bei einer ganz bestimmten Umdrehungszahl zur Arbeitsleistung befähigt, er muß deshalb erst durch besondere Vorrichtungen auf die nötige Tourenzahl gebracht werden, er behält diese aber unverändert bei, wenn er nicht überlastet wird. Der Synchronmotor wird daher mit Vorteil da verwendet, wo es auf Konstanz der Tourenzahl ankommt, wie bei Unterbrechern und Gleichrichtern der Röntgenapparate.

Durch Verkettung mehrerer Wechselströme erzeugt man mehrphasige Wechselströme; die bekannteste Art ist der Drehstrom (Abb. 54, S. 256), bei dem das Magnetfeld selbst rotiert. Man kann dann den Anker der Motoren ohne Stromzuführung von außen als sog. Kurzschlußanker ausführen. Die Wirksamkeit beruht auf der Entstehung von Wirbelströmen (s. u.).

Auf dem Prinzip des Gleichstrommotors basiert das wichtigste Meßinstrument für Gleichstrom, das Drehspul-Amperemeter (s. w. u.).

Häufig ist es erwünscht, Gleichstrom in Wechselstrom umzuwandeln, z. B. wenn man Transformator-Röntgenapparate verwenden will und vom Elektrizitätswerk nur

Gleichstrom geliefert wird. Es geschieht das mittels eines rotierenden Umformers; ein solcher besteht aus einem Gleichstrommotor, auf dessen Achse Schleifringe aufgesetzt sind, die mit geeigneten Punkten der Ankerwicklung verbunden sind. Wenn man dem Kollektor des Motors Gleichstrom zuführt, kann man an den Schleifringen Wechselstrom abnehmen.

Ebenso wie in einer geschlossenen Drahtspule elektrische Ströme entstehen, wenn man sie durch ein magnetisches Feld bewegt, entstehen auch Ströme in massiven Leitern, wenn man sie im magnetischen Feld bewegt. Die Ströme können in diesem Fall sehr stark werden, da ein massiver Leiter wie eine Drahtspule mit einer einzigen Windung von sehr geringem elektrischen Widerstand wirkt. Man nennt diese Ströme Wirbelströme. Sie sind im allgemeinen höchst unerwünscht, da sie unnütz Energie verzehren und nur dazu dienen, den Metallkörper zu erwärmen. So erhitzt sich z. B. der Eisenkern eines von Wechselstrom durchflossenen Elektromagnets, wenn der Kern massiv ist. Man pflegt deshalb bei allen elektromagnetischen Apparaten und Maschinen den Eisenkern zu unterteilen, so daß die Stromwirbel sich nicht ausbilden können. So wird z. B. der Eisenkern des Ankers bei Dynamomaschinen aus dünnen runden Blechscheiben zusammengesetzt, die mit Zwischenschichten von Papier oder Lack als Isolationsmittel zusammengepreßt werden.

Andererseits kann man aus der Entstehung von Wirbelströmen auch Nutzen ziehen. Da die Feldlinien auch im Vakuum existieren, ist es möglich, innerhalb einer luftleeren Röhre Metalle durch Wirbelströme zu erhitzen. Ferner verwendet man vielfach die durch die Entstehung der Wirbelströme nach dem Lenzschen Gesetz (s. o.) hervorgerufene Bremswirkung zur reibungslosen Hemmung (Dämpfung) von Zeigern an Meßinstrumenten u. dgl., indem man auf die Achse eine Aluminiumscheibe setzt, die sich zwischen den Polen kräftiger Hufeisenmagnete dreht. Schließlich ist schon der Kurzschlußanker im Drehfeld erwähnt worden.

E. Die Selbstinduktion.

Wir haben gesehen, daß die Änderung eines Magnetfeldes in einem benachbarten Leiter einen Induktions-Spannungsstoß, und wenn der Leiter in sich geschlossen ist, einen Induktions-Stromstoß erzeugt. Wenn man einen Elektromagnet betrachtet, so ist seine Wicklung auch ein Leiter in seinem eigenen Magnetfeld. Es muß deshalb auch in der Wicklung selbst, z. B. beim Schließen und Unterbrechen des Stromes ein Induktionsstrom entstehen. Das ist tatsächlich der Fall. Man bezeichnet diese Erscheinung als Selbstinduktion; sie ist von höchster Bedeutung für die moderne Elektrotechnik. Nach dem Lenzschen Gesetz muß der Selbstinduktionsstrom (Extrastrom) bzw. die Selbstinduktionsspannung dem Primärvorgang entgegenwirken. Das hat zur Folge, daß der Strom und damit das Magnetfeld beim Schließen nicht momentan seinen höchsten Wert erreicht, sondern erst nach einer gewissen Zeit. Umgekehrt ist es beim Öffnen des Stromes: die Selbstinduktion sucht den Strom und damit auch das Magnetfeld noch weiter aufrechtzuerhalten, so daß er eine gewisse Zeit braucht, um auf Null abzufallen. Auf der Wirkung der Selbstinduktion beruht es auch, daß beim Öffnen eines Stromkreises eine Überspannung entsteht, die sich in einem Funken äußert und unter Umständen die Isolation gefährden kann.

Die Selbstinduktion ist eine Erscheinung, wie man sie ganz analog als Trägheit bei in Bewegung befindlichen schweren Massen kennt. Die Trägheit sucht den Bewegungszustand aufrechtzuerhalten. Wenn eine Masse in Ruhe ist, setzt die Trägheit dem Inbewegungsetzen einen Widerstand entgegen; umgekehrt sucht sie die Bewegung aufrechtzuerhalten, wenn die Masse gehemmt wird. Diese Verhältnisse sind z. B. beim Schwungrad bekannt. Man kann auch die bereits oben benutzte Analogie der Druckwasserleitung heranziehen: wenn das Wasser am Ausströmen ist und die Ausflußöffnung plötzlich verschlossen wird, entsteht ein starker Überdruck in der Leitung, der die Rohrwandung gefährden kann; man benutzt deshalb Schraubhähne, die den Wasserstrom allmählich verringern. Andererseits wird der Überdruck, der beim plötzlichen Hemmen des strömenden Wassers entsteht, im hydraulischen Widder ausgenutzt. Dieser Überdruck entspricht der Überspannung, die entsteht, wenn ein Stromkreis mit hoher Selbstinduktion plötzlich unterbrochen wird. Eine Ausnutzung der Öffnungsspannung werden wir beim Funkeninduktor kennen lernen.

Der Wechselstrom zeigt manche Abweichungen gegenüber den beim Gleichstrom gültigen Gesetzen. Hier sollen nur der Verschiebungsstrom und der Wechselstromwiderstand betrachtet werden.

Wenn man eine Gleichspannungsquelle an die Belegungen eines Kondensators (zwei Metallplatten mit einem dünnen Nichtleiter zwischen sich) anlegt, so fließt kein Strom; der Gleichstrom kann den Nichtleiter, das Dielektrikum, nicht überbrücken. Anders, wenn man eine Wechselspannung an einen Kondensator legt: ein eingeschaltetes Meßinstrument zeigt einen Strom, eine eingeschaltete Glühlampe brennt. Der Nichtleiter scheint also für einen Wechselstrom leitend zu sein. Das ist natürlich nicht der Fall, sondern in Wirklichkeit ist es nichts weiter als ein periodisches Aufladen und Entladen des Kondensators. Schon früher (vgl. S. 201) haben wir gesehen, daß bei der Verbindung der beiden Belegungen des Kondensators durch einen Leiter das elektrische Feld verschwindet, daß die Spannung sich ausgleicht und ein Leitungsstrom entsteht. Wenn sich durch die angelegte Wechselspannung der Vorgang des Ladens und Entladens periodisch sehr schnell wiederholt, entsteht im Leiterkreis ein dauernder Wechselstrom, der den Nichtleiter zu durchsetzen scheint. Man nennt diesen scheinbaren Strom im Nichtleiter nach Maxwell einen Verschiebungsstrom. Man kann sich das Zustandekommen dieses Stromes so vorstellen, daß in einem Nichtleiter die Elektrizitätsatome nicht beweglich, sondern elastisch an eine Ruhelage gebunden sind, um die sie hin und her pendeln können.

Bei Gleichstrom gibt für metallische Leitung das Ohmsche Gesetz die Beziehung zwischen Stromstärke I, Spannung V und Widerstand W an: $I = V/W$. Bei Wechselstrom gilt es dagegen nur dann, wenn der Stromkreis frei von Selbstinduktion ist. Im anderen Fall ergibt sich ein Widerstand, der unter Umständen vielfach höher sein kann als der Ohmsche Widerstand. Seine Größe hängt von der Größe der Selbstinduktion und der Frequenz, d. h. der Anzahl der Wechsel in der Sekunde ab. Die Zunahme des Widerstandes ist eine Folge der durch die Selbstinduktion hervorgerufenen Trägheitserscheinungen: der Strom braucht eine endliche Zeit, bis er seine maximale Stärke erreicht; bei hoher Frequenz erreicht der Strom seine volle Höhe nicht, es entsteht ein scheinbarer Widerstand, die sog. Impedanz. Der Ohmsche Widerstand W wächst auf $\sqrt{W^2 + (2\pi n L)^2}$ an, und es gilt für Wechselstrom:

$$I = \frac{V}{\sqrt{W^2 + (2\pi nL)^2}} \qquad \ldots \ldots \ldots \ldots (4)$$

wenn n die Frequenz des Wechselstromes und L den Selbstinduktionskoeffizienten bedeuten.

Die Größe der Selbstinduktion ist von der Stärke des magnetischen Kraftflusses abhängig. Man erhält daher hohe Selbstinduktion, und großen Wechselstromwiderstand, wenn man den magnetischen Schluß gut macht. Nach diesem Prinzip hergestellte sog. Drosselspulen bestehen aus einem Eisenrahmen, der zur Vermeidung von Wirbelströmen aus dünnen Blechen aufgebaut ist, und einer darauf gewickelten Drahtspule. Auf diese Weise wird mit geringem Aufwand an Material hoher Wechselstromwiderstand erzielt.

F. Die Apparate zur Erzeugung von Hochspannung.

Mit Dynamomaschinen kann man Elektrizität sehr hoher Stromstärke erzeugen; die Höhe der erzielten Spannungen ist aber dadurch begrenzt, daß von etwa 2000 Volt ab die Isolation der Drahtwicklung immer schwieriger wird. Man muß also andere Wege einschlagen, um Spannungen zu bekommen, wie sie bei den modernen Fernübertragungen elektrischer Energie und auch bei den Röntgenapparaten notwendig sind. Das Mittel dazu bietet sich in der Ausnutzung von Induktion und Selbstinduktion.

1. Der Funkeninduktor.

Ein schon frühzeitig im Laboratorium ausgebildeter Apparat dieser Art ist der Funkeninduktor (Ruhmkorff). Er besteht aus einer langgestreckten Drahtspule (Abb. 13), die zur Erhöhung des magnetischen Kraftflusses mit einem aus Drähten oder Blechstreifen zusammengesetzten Eisenkern versehen ist. Auf die erste Spule wird konzentrisch eine zweite gewickelt, so daß beide von der gleichen Anzahl magnetischer Feldlinien durchsetzt werden, wenn ein Gleichstrom durch die erste Spule, die Primärwicklung, fließt.

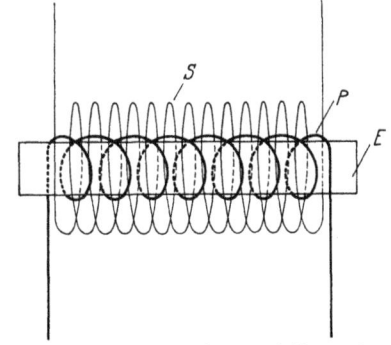

Abb. 13. Schematische Darstellung eines Induktors. E unterteilter Eisenkern, P Primärspule, S Sekundärspule.

Induktion entsteht bekanntlich nur bei Änderung des magnetischen Kraftflusses; das wirksamste Mittel, diese Änderung hervorzurufen, ist das periodische Schließen und Unterbrechen des Primärstromes durch einen mechanischen Unterbrecher. Bei kleinen Apparaten, z. B. bei den Schlitteninduktorien, wie sie für die faradische Reizung von Nerven und Muskeln verwendet werden, genügt der Wagnersche Hammer, eine Vorrichtung, die auf magnetischem Wege, ähnlich wie bei den elektrischen Klingeln, den Strom schnell schließt und unterbricht. Für größere Leistungen benutzt man elektrolytische Unterbrecher oder Quecksilberturbinen; sie sollen bei der Besprechung der Röntgenapparate beschrieben werden (S. 243).

Die induzierte Spannung ist um so höher, je größer die Windungszahl ist. Wenn die Primär- und die Sekundärspule beide von demselben magnetischen Kraftfluß durchsetzt werden, wie es beim Induktor der Fall ist, verhalten sich die Spannungen annähernd wie die Windungszahlen. Man erhält also eine um so höhere Sekundärspannung, je größer das Verhältnis der Windungszahl der Sekundärspule zu der der Primärspule ist. Man verwendet deshalb wenige Windungen primär, sehr viele sekundär. Andererseits ist eine starke Magnetisierung notwendig, damit die Leistung groß wird; man muß also bei den wenigen Windungen der Primärspule die Stromstärke groß wählen, da der magnetische Kraftfluß der Anzahl der Amperewindungen proportional ist; dazu ist starker Draht notwendig.

Sekundär ist es umgekehrt: Um hohe Spannung zu bekommen, muß man eine hohe Windungszahl verwenden, kann aber sehr dünnen Draht benutzen aus folgendem Grunde: die Leistung entspricht dem Produkt aus Spannung und Stromstärke; sie kann natürlich im Sekundärkreis nicht größer sein als im Primärkreis. Man erhält daher bei hoher Spannung entsprechend geringe Stromstärke. Bei einem Übersetzungsverhältnis von 1:1000 entsprechen z. B., wenn man von Verlusten absieht, 5 Ampere und 200 Volt primär: $^5/_{1000}$ Ampere ($= 5$ mA) und 200 000 Volt ($= 200$ kV) sekundär.

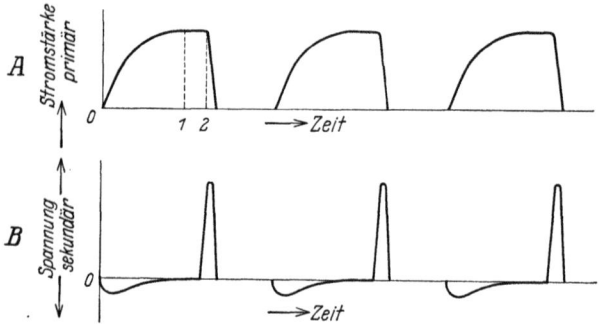

Abb. 14. Schematisierte graphische Darstellung des zeitlichen Verlaufs: A des Stroms im Primärkreis eines Induktors: 0—1 allmählicher Anstieg, 1—2 Konstanz, bei 2 steiler Abfall der Stromstärke; B der gleichzeitig entstehenden Induktionsspannungen im Sekundärkreis.

Außer von dem Windungsverhältnis ist die Spannung im Sekundärkreis abhängig von der Schnelligkeit, mit der sich der magnetische Kraftfluß ändert. In dieser Beziehung ist wieder die Selbstinduktion von ausschlaggebender Bedeutung. Wir haben die Selbstinduktion als Trägheit des Stromes kennengelernt; sie wächst mit der Anzahl der Windungen, muß also beim Induktor sehr beträchtlich sein. Infolgedessen steigt beim Schließen des Primärkreises die Stromstärke nur langsam an, der Strom braucht eine endliche Zeit, um seine volle Stärke zu erreichen; die Schließungsspannung ist daher nur gering.

Beim Unterbrechen des Primärstromes dagegen sucht die Selbstinduktion den Strom noch weiter aufrechtzuerhalten; es entsteht ein Funke. Da dessen Bahn den Strom leitet, ist die Unterbrechung erst dann vollendet, wenn der Funke abreißt. Um möglichst hohe Öffnungsspannung zu bekommen, muß man also dafür sorgen, daß der Unterbrechungsfunke klein ist.

Schon frühzeitig hat man ein Mittel, dies zu erreichen, darin gefunden, daß man einen großflächigen Kondensator zur Unterbrechungsstelle parallel schaltet. Bei richtiger Größenwahl wird die Funkenbildung dadurch fast ganz unterdrückt. Man hat die Wirksamkeit dieser Anordnung früher damit zu erklären gesucht, daß man sagte: bei der Unterbrechung des Stromes hat die Elektrizität Gelegenheit, sich auf den großen Flächen des Kondensators auszubreiten; es entsteht deshalb an der Unterbrechungsstelle keine Stauung und damit auch keine Erhöhung der Spannung. Tatsächlich beruht die Wirksamkeit des Kondensators aber darauf, daß der Primärkreis, da er Selbstinduktion und Kapazität besitzt, einen sog. Schwingungskreis bildet. Bei der Unterbrechung eines solchen Stromkreises entstehen Schwingungen, die daher rühren, daß infolge der Trägheit des magnetischen Feldes, infolge der Selbstinduktion, der Strom an der Unterbrechungsstelle weiterzufließen sucht; ähnlich wie die Unruhe einer Taschenuhr weiterschwingt, wenn die Antriebskraft aufhört zu wirken. Da der Funke einen leitenden Weg für den Strom bildet, pendelt die Elektrizität als Wechselstrom durch die Unterbrechungsstelle hindurch in dem Leiterkreise hin und her, bis der Abstand der unterbrechenden Teile so groß geworden ist, daß die Spannung ihn nicht mehr zu überbrücken vermag. Dieser Wechselstrom überlagert sich dem Primärstrom, und sobald beide entgegengesetzt gleich sind, erlischt der Funke, der Strom ist unterbrochen. Bei richtiger Abstimmung tritt dies sehr schnell ein.

Wenn man das Gesagte zusammenfaßt, erhält man folgendes Bild von der Wirkungsweise des Induktors: in Abb. 14A sind wieder horizontal die Zeiten, vertikal die Stromstärken aufgetragen. Zur Zeit Null wird der Primärstrom geschlossen, er steigt langsam an, erreicht bei 1 seine volle Stärke, wird zur Zeit 2 unterbrochen und fällt schnell auf Null ab. Nach einer Pause wiederholt sich das Spiel. In B sind die gleichzeitig im Sekundärkreis entstehenden Induktionsspannungen dargestellt. Während des langsamen Stromanstiegs im Primärkreis entsteht sekundär eine verhältnismäßig geringe Spannung, die der primären entgegengesetzt gerichtet ist. Beim schnellen Öffnen des Primärkreises dagegen entsteht eine hohe Sekundärspannung, die der primären gleichgerichtet ist; es resultiert also ein stark unsymmetrischer Wechselstrom.

Der Induktor ist mehr ein Laboratoriumsapparat geblieben, weil der offene Eisenkern eine erhebliche Streuung der Magnetfeldlinien verursacht und der Induktor zu sehr hohen Leistungen, wie sie in der Technik gefordert werden, nicht befähigt ist; auch benötigt der Unterbrecher eine wenn auch geringe Wartung. Die Verwendung eines offenen Eisenkerns ist deshalb nicht zu umgehen, weil andernfalls beim Öffnen des Primärstromkreises das Magnetfeld zu langsam verschwinden und die Induktionsspannung deshalb niedrig bleiben würde.

2. Der Wechselstromtransformator.

Die Technik hat zur Erzeugung hoher Spannungen andere Apparate ausgebildet, die Transformatoren. Diese werden mit Wechselspannung betrieben, d. h. einer Spannung, die gleichmäßig an- und abschwillt, positiv und negativ wird, meist 50 mal in der Sekunde (vgl. Abb. 12, S. 209). Wenn man einen solchen Wechselstrom durch eine Magnetspule leitet, folgt der Magnetfluß dem An- und Abschwellen des Stromes; die Vorbedingungen zur Entstehung von Induktionsspannungen sind also erfüllt, wenn man eine Sekundärspule über die Magnetspule wickelt. Beim Transformator wird der Eisenkern zweckmäßig ringförmig geschlossen, um eine Streuung der magnetischen Feldlinien möglichst zu vermeiden (Abb. 15). Zur Verhinderung des Entstehens von Wirbelströmen muß der Eisenkern wieder aus einzelnen Blechstreifen zusammengesetzt sein. Wenn die Streuung gering ist, ist für das Spannungsverhältnis sehr genau das Windungsverhältnis maßgebend.

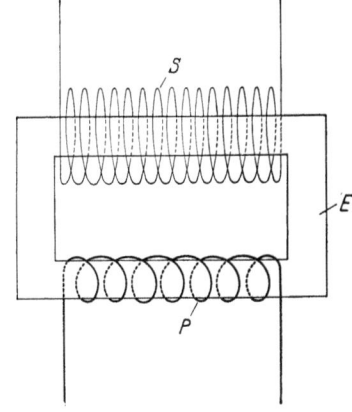

Abb. 15. Schematische Darstellung eines Transformators. E unterteilter Eisenkern, P Primärspule, S Sekundärspule.

Man hat also in den Transformatoren ruhende Apparate ohne bewegte Teile, die Wechselspannung von fast beliebiger Höhe herzustellen gestatten. Auf diese Weise gelingt es, Energie in wirtschaftlicher Weise auf weite Entfernungen zu übertragen. Die elektrische Energie wird an Orten erzeugt, wo billige Kraft (Kohle, Wasser) zur Verfügung steht. Mit Dynamomaschinen kann man nur Spannungen beschränkter Höhe (bis etwa 5000 Volt) herstellen, da sonst die Isolation zu schwierig wird; man verwendet daher Maschinen, die geringe Spannung, aber hohe Stromstärke liefern. Diese Energie wird Hochspannungstransformatoren zugeführt, durch die die Spannung auf beispielsweise 50 000 Volt hinauftransformiert wird; die Stromstärke wird dann entsprechend geringer. In dieser Form wird die Energie über Land geleitet und am Verbrauchsort wieder heruntertransformiert (z. B. auf 220 Volt) und den Abnehmern zugeführt. Der große Vorteil dieser Methode besteht darin, daß für die Fernübertragung schwächere Drähte verwendet werden können, die nur den verringerten Strom fortzuleiten haben; durch diese Materialersparnis kann der Betrieb wirtschaftlich gestaltet werden.

Der Transformator liefert, im Gegensatz zum Induktor, symmetrischen Wechselstrom, d. h. positive und negative Welle sind in bezug auf die Höhe der Spannung oder die Stärke des Stromes gleichwertig.

G. Die elektrischen Meßinstrumente.

Elektrizität kann man nur unter besonderen Umständen unmittelbar wahrnehmen, z. B. sieht man bei hoher Spannung Funken und andere Lichterscheinungen auftreten, oder man spürt die Einwirkung auf das Nervensystem. Wenn man Spannung oder Menge der Elektrizität messen will, muß man solche Wirkungen benutzen, die einen sichtbaren Vorgang hervorrufen können. Meist besteht dieser in dem Ausschlag eines Zeigers auf einer Skala.

1. Elektrometer.

Das älteste Meßinstrument ist das Elektroskop, das darauf beruht, daß zwei gleichnamig elektrisch geladene Körper einander abstoßen. In seiner einfachsten Form besteht es aus einem Streifen von Blattgold, der mit einem Ende an einem isoliert befestigten Metallstab angeheftet ist. Wenn man das System auflädt, wird das Blättchen abgestoßen (Abb. 16). Ein solches Blättchen zeigt häufig Störungen durch Knickerscheinungen (Kri-Kri), man hat es deshalb mit Erfolg durch einen Kohlenfaden ersetzt, der an einem horizontal gespannten dünnen Draht befestigt ist (z. B. beim Veifa-Elektroskop, vgl. S. 365). In mancher Hinsicht sind die Fadenelektrometer (Abb. 17) bequemer, bei denen das Blättchen durch einen leicht gespannten Quarz- oder Platinfaden von einigen μ (= 1 Mikron = $^1/_{1000}$ mm) Dicke ersetzt ist (Wulfelektrometer). Eine Erhöhung der Empfindlichkeit erreicht man durch die Anbringung von zwei Metallschneiden, die parallel zum Faden verlaufen, und die auf Spannung gebracht oder geerdet werden können. Die Ablesung geschieht entweder mittels Mikroskops und Okularmikrometers (z. B. beim Küstnerschen Eichstandgerät, vgl. S. 365) oder durch Projektion des Fadenbildes auf eine Skala (z. B. beim Veifa-Elektroskop, vgl. S. 365). Für physikalische Messungen wird das Quadrantenelektrometer viel benutzt, bei dem sich eine biskuitförmige Aluminiumnadel innerhalb eines in Quadranten geteilten Gehäuses bewegt; in vereinfachter Form tritt es bei dem Iontoquantimeter von Reiniger, Gebbert & Schall (vgl. S. 366) als Zeigerinstrument auf.

Das geeignetste Isolationsmaterial für Elektrometer ist der Bernstein. Das Elektrometer ist zu Messungen von Spannungen sowohl, wie von Elektrizitätsmengen bzw. Stromstärken geeignet. Es bietet dabei gegenüber den weiter unten zu besprechenden Instrumenten den Vorteil, daß es keinen Strom verbraucht. Andererseits hat es den Nachteil, daß es für Störungen durch elektrische Felder sehr empfindlich ist und durch metallene Hüllen allseitig geschützt werden muß (vgl. S. 200).

Wenn man dem isolierten System des Elektrometers eine gewisse Elektrizitätsmenge, eine Anzahl von Elektrizitätsatomen zuführt, erhält es eine Ladung. Dabei ist es gleichgültig, ob man die Elektrizitätsatome der Lichtleitung oder einem geriebenen Hartgummistab oder einer galvanischen Batterie entnimmt; man muß nur die nötige Anzahl zuführen, so daß man einen geeigneten Ausschlag erhält. Das Elektrometer hat dann eine bestimmte Spannung, und es besteht die Beziehung: Elektrizitätsmenge = Spannung × Kapazität ($Q = V \cdot C$, vgl. S. 200). Die Kapazität hängt nur von der Größe der einzelnen Teile des Instruments und ihrer Lage zueinander ab, ist also bei ein und demselben Instrument konstant. Infolgedessen sind Spannung und Elektrizitätsmenge einander proportional; das Elektrometer ist also zu direkten Spannungsmessungen geeignet und kann unmittelbar in Volt geeicht werden.

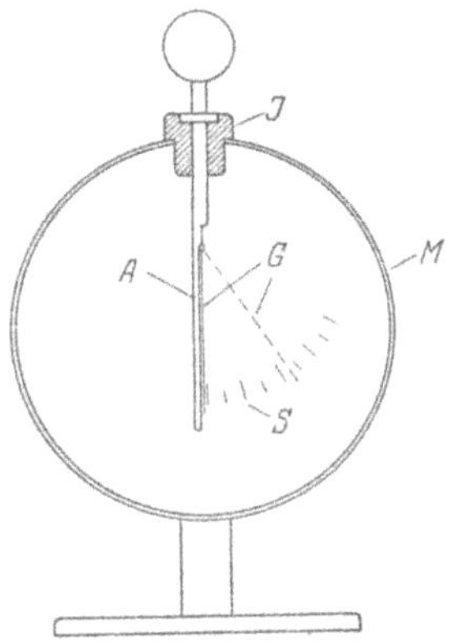

Abb. 16. 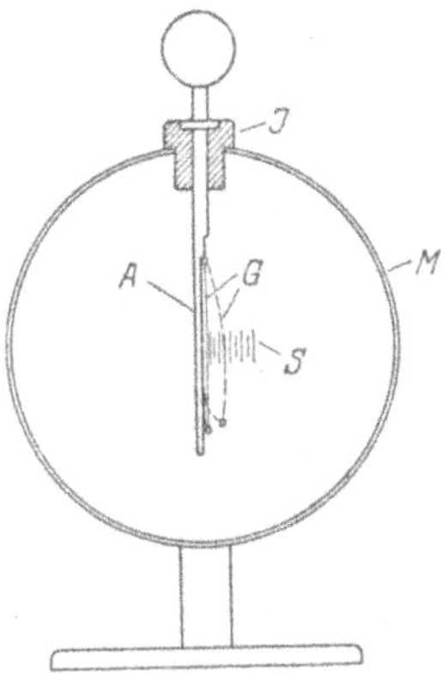 Abb. 17.
Abb. 16. Goldblatt-Elektroskop. G Goldblättchen, A aufzuladender Träger, M Metallgehäuse, J Isolator, S Skala.
Abb. 17. Einfaden-Elektroskop. G Metallfaden, A aufzuladender Träger, M Metallgehäuse, J Isolator, S Skala für mikroskopische Ablesung.

Man kann mit dem Elektroskop aber auch Stromstärken messen, und zwar vor allem Ströme sehr geringer Stärke, wo andere Instrumente versagen. Es ist daher das gegebene Instrument zur Messung von Ionisationsströmen bei der Röntgendosimetrie. Unter der Stromstärke I versteht man die Elektrizitätsmenge Q, die in der Einheit der Zeit t durch den Querschnitt des Leiters fließt:

$$I = Q/t \quad \ldots \ldots \ldots \ldots \ldots \ldots \ldots (5)$$

Man verfährt dementsprechend gewöhnlich so, daß man das Elektrometer mit der einen Elektrode einer Ionisationskammer (vgl. S. 360) verbindet, während die andere geerdet ist; man bringt dann das Elektrometer auf eine gewisse Spannung, und mißt mit Hilfe der Stoppuhr die Zeit, in der es sich unter dem Einfluß der ionisierenden Strahlung über einen bestimmten Skalenbereich entlädt. Wenn man der Messung stets den gleichen Skalenbereich zugrunde legt, ist die Elektrizitätsmenge, die bei der Entladung abfließt, immer die gleiche, es wird also I = const./t. Man hat dann in dem umgekehrten Wert der Ablaufszeit des Elektrometers ein Maß für die Ionisationsstromstärke. In gleicher Weise kann man auch die Aufladung des Elektrometers benutzen, wenn man dieses mitsamt der einen Elektrode der Ionisationskammer auf die Spannung Null bringt und die zweite Elektrode mit einer Spannungsquelle verbindet; durch den Ionisationsstrom wird dann das Elektrometer aufgeladen.

Auf diese Weise kann man sehr geringe Stromstärken bis herab zu 10^{-15} Ampere messen, doch ist die Messung mittels Elektrometers stets mit gewissen Schwierigkeiten verbunden, da die Instrumente sorgfältige Behandlung erfordern und gegen äußere Einflüsse, wie Luftfeuchtigkeit u. dgl. sehr empfindlich sind. Wenn möglich, bedient man sich deshalb anderer Methoden.

2. Drehspulinstrumente.

Die magnetische Wirkung des elektrischen Stromes bietet da ein bequemes und vielseitig anwendbares Mittel. Wie oben dargelegt wurde, besitzt jeder vom elektrischen Strom durchflossene Leiter ein Magnetfeld, und eine Drahtspule kann daher eine Magnetnadel ablenken. Hierauf beruhen die älteren Nadelgalvanometer und Multiplikatoren, bei denen eine Magnetnadel im Innern einer Spule von zahlreichen Windungen drehbar befestigt ist. Sie gestatten sehr geringe Ströme zu messen, haben aber den Nachteil, daß sie von äußeren magnetischen Feldern (elektrische Straßenbahn u. dgl.) beeinflußt werden und nur durch starke Eisenpanzer dagegen geschützt werden können. Man verwendet deshalb jetzt allgemein die Umkehrung der vorigen Anordnung: die drehbare Stromspule im feststehenden Magnetfeld, das Drehspulinstrument.

Das Drehspulinstrument beruht auf dem gleichen Prinzip wie der Gleichstrommotor. Es besteht aus einem Stahlmagnet in Hufeisenform, zwischen dessen Schenkeln eine leichte Drahtspule, die in Form eines rechteckigen Rähmchens gewickelt ist, drehbar befestigt ist (Abb. 18). Bei den Spiegelgalvanometern ist die Spule an einem feinen Metallband aufgehängt, das gleichzeitig als die eine Stromzuführung für die Spule dient, während die andere meist aus einer locker gewickelten Spirale aus dem gleichen Material besteht, die der Drehung nur sehr wenig Widerstand bietet. Bei technischen Instrumenten ist die Spule an einer Achse befestigt, die in Spitzen gelagert ist. Die Stromzuführung geschieht dann durch zwei spiralig gewickelte Bronzefedern, ähnlich der Feder an der Unruhe einer Uhr. Das Aufhängungsband im ersten Fall, die Federn im zweiten Fall geben der Spule eine bestimmte Lage im Feld des permanenten Magnets; diese wird so gewählt, daß die Windungsfläche parallel zu den Feldlinien des Magnets steht oder um 45° dagegen gedreht ist. Wenn Strom durch die Spule fließt, entsteht in ihr ein magnetisches Feld; die Drehspule entspricht dann also einer kleinen Magnetnadel, die senkrecht zur Windungsfläche der Spule steht. Die Spule muß sich daher entsprechend der magnetischen Polarität drehen (Abb. 18, unten). Bei den Galvanometern mit Bandaufhängung ist an der Spule ein kleiner Spiegel befestigt; man beobachtet die Drehung an der Ablenkung, die das Spiegelbild einer fadenförmigen Lichtquelle auf einer Skala anzeigt. Bei den technischen Instrumenten ist an der Drehspule ein leichter Zeiger angebracht, der über einer Skala schwingt.

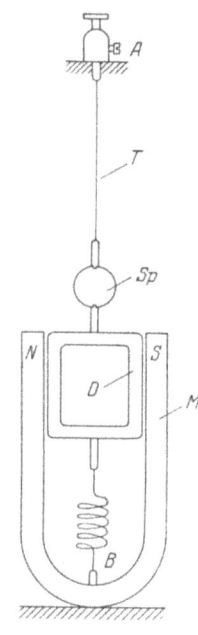
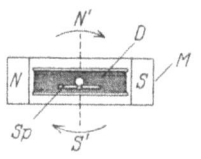

Abb. 18. Drehspulgalvanometer. A, B Stromanschlüsse, T Metallband, Sp Spiegel, D Drehspule, M Magnet. Unten: Draufsicht: N', S' Magnetpole der Spule bei Stromdurchgang.

Da das Feld des permanenten Magnets sehr stark ist, tritt bei diesen Instrumenten eine Beeinflussung durch äußere Felder nicht ein. Ein weiterer Vorteil besteht darin, daß die Ablenkung der Spule in weiten Grenzen der Stromstärke proportional ist, die Skalenteilung ist daher gleichmäßig, und es können kleine Stromstärken ebenso genau gemessen werden wie große. Schließlich kann man bei diesen Instrumenten in einfacher Weise eine sehr vollkommene Dämpfung erzielen. Es geschieht dies auf elektrodynamischem Wege und beruht darauf, daß nach dem Lenzschen Gesetz (vgl. S. 208) durch die Bewegung der Spule selbst eine Rückwirkung eintritt, die die Spule hemmt. Durch passende Wahl der Widerstandsverhältnisse kann man erreichen, daß der Zeiger aperiodisch, d. h. ohne Hin- und Herschwingen, aus einer Ruhelage in die andere übergeht.

Die Instrumente können für die Messung von Strömen von etwa 10^{-11} Ampere bis zu vielen Ampere hergestellt werden. Da die Drehspule sehr leicht, also aus dünnem Draht gefertigt sein muß, bringt man zur Messung von hohen Stromstärken einen Nebenschluß (shunt) von geringerem Widerstand an; die Ströme verteilen sich dann auf die beiden Zweige im umgekehrten Verhältnis der Widerstände (vgl. S. 206). Das ist ein häufig angewandtes Mittel zur Herabsetzung der Empfindlichkeit eines Strommessers.

In der Röntgenologie kann das Drehspulinstrument in der Form des Spiegelgalvanometers zur direkten Messung des Ionisationsstroms in geeigneten Kammern dienen, ferner ist es als Milliamperemeter das wichtigste Meßgerät zur Bestimmung der Stromstärke in der Röntgenröhre.

3. Weicheiseninstrumente.

Die Ausschlagsrichtung hängt bei den Drehspulinstrumenten von der Stromrichtung ab, sie sind deshalb nur für Gleichstrommessungen geeignet. Für Wechselstrommessungen kann man dagegen die Anziehung von weichem Eisen durch eine stromdurchflossene Spule anwenden, da weiches Eisen stets vom Magnet angezogen wird, einerlei, ob es einem Nord- oder einem Südpol gegenübersteht. Solche Instrumente bestehen entweder aus einem Eisenkern in einer Drahtspule, in die er beim Stromdurchgang mehr oder weniger tief hineingezogen wird, oder häufiger aus einem exzentrisch in einer flachen Spule drehbar gelagerten Eisenplättchen, das an die Wandung hingezogen wird (Abb. 19). Zur Beruhigung des Zeigers dient gewöhnlich Luftdämpfung, die dadurch erzielt wird, daß ein leichter Flügel sich in einem möglichst engen Gehäuse bewegt. Die Skala ist bei diesen Instrumenten nicht gleichförmig, da die Stärke der Anziehung von der gegenseitigen Lage von Spule und Eisenkern abhängt; kleine Stromstärken können daher nicht so genau gemessen werden wie größere. Solche Instrumente sind natürlich auch für Gleichstrom brauchbar. Bei den Röntgenapparaten dienen sie vor allem als Spannungsmesser (s. w. u.) im Primärkreis.

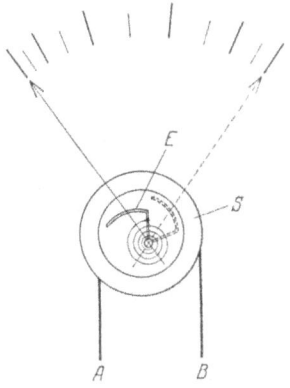

Abb. 19. Weicheiseninstrument. S Drahtspule, A und B Stromanschlüsse, E Weicheisenblättchen.

4. Hitzdrahtinstrumente.

Eine andere Wirkung des elektrischen Stromes, die unabhängig von der Stromrichtung ist, ist die Erwärmung eines Leiters. Auf der Stromwärme (vgl. S. 206) beruhen die Hitzdrahtinstrumente. Bei diesen wird ein dünner Draht vom Strom durchflossen; seine Erwärmung bringt eine Längenausdehnung hervor, die durch Übertragung auf eine Rolle einen Zeigerausschlag bewirkt (Abb. 20). Wie früher gezeigt, geht die Erwärmung und damit auch die Verlängerung des Drahtes mit dem Quadrat der Stromstärke; die Skalenteilung ist deshalb auch bei diesen Instrumenten nicht gleichförmig, und geringe Stromstärken sind weniger genau zu messen als hohe. Ein Vorteil liegt in der Unabhängigkeit von äußeren elektrischen und magnetischen Feldern. Als Dämpfung wird gewöhnlich die Erzeugung von Wirbelströmen in einer auf der Zeigerachse befestigten Aluminiumscheibe benutzt (vgl. S. 211).

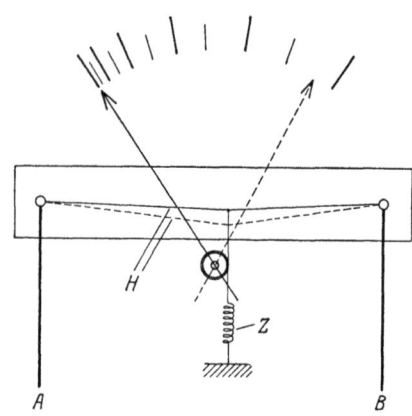

Abb. 20. Hitzdrahtinstrument. H Hitzdraht, Z Zugfeder, A und B Stromanschlüsse.

5. Spannungsmessung mit Hilfe von Strommessern.

Die zuletzt betrachteten Instrumente (Drehspul-, Weicheisen- und Hitzdrahtinstrumente) sind eigentlich Strommesser, im Gegensatz zu den Elektrometern, die zunächst Spannungsmesser sind; man kann aber auch jene zur Spannungsmessung geeignet machen: In metallischen Leitern sind nach dem Ohmschen Gesetz (I = V/W) Stromstärke I und Spannung V einander proportional (vgl. S. 205); der Widerstand W ist für ein und dasselbe Instrument konstant. Man kann daher die Skala eines Strommessers auch in Spannungseinheiten (Volt) eichen. Es ist aber notwendig, daß durch das Einschalten des Instruments die Strom- und Spannungsverhältnisse, wie sie in dem Stromkreis herrschen, nicht beeinflußt werden. Wenn man nämlich eine Spannung, z. B. den Spannungsabfall an den Enden einer Drahtspule, messen will, muß man diese Enden durch Leitungsdrähte mit dem Meßinstrument verbinden. Dadurch tritt aber eine Stromverzweigung ein, der Strom teilt sich an den Anschlußpunkten und fließt zum Teil durch die Spule, zum Teil durch das Instrument; die Verhältnisse werden also geändert, die Spannungsmessung wird falsch. Man kann dies aber einfach dadurch vermeiden, daß man dem Instrument einen sehr hohen Widerstand gibt, so daß der Stromverbrauch sehr gering und die Stromverteilung durch Anschalten des Instruments nicht merklich geändert wird. Man verwendet daher sehr empfindliche Strommesser, die sehr hohen Widerstand haben und in Volt geeicht sind, als Spannungsmesser. Eine Erweiterung des Meßbereichs erzielt man hier durch Vorschalten eines hohen Widerstandes, nicht wie bei den Strommessern durch einen Nebenschluß.

6. Die Messung hoher Spannungen.

Solche stromverbrauchende Spannungsmesser sind bis etwa 2000 Volt verwendbar. Für höhere Spannungen muß man wieder auf die elektrostatischen Spannungsmesser, die Elektrometer, zurückgreifen, aber auch mit diesen kommt man nicht viel weiter als bis zu 10 000 Volt (vgl. aber S. 352), während in der Röntgentechnik bis zu 200 000 Volt und mehr zu messen sind. Hier benutzt man meist Funkenstrecken, d. h. man bestimmt den Abstand, den zwei isolierte Elektroden haben müssen, damit die Spannung sich durch einen Funken ausgleicht. (Über den Mechanismus der Funkenbildung s. S. 224.)

Die Funkenschlagweite ist von der Form der Elektroden abhängig; zwischen spitzen Elektroden und auch zwischen einer Spitze und einer Platte überbrückt der Funke bei gleicher Spannung einen größeren Abstand als bei Kugelelektroden; bei diesen wieder

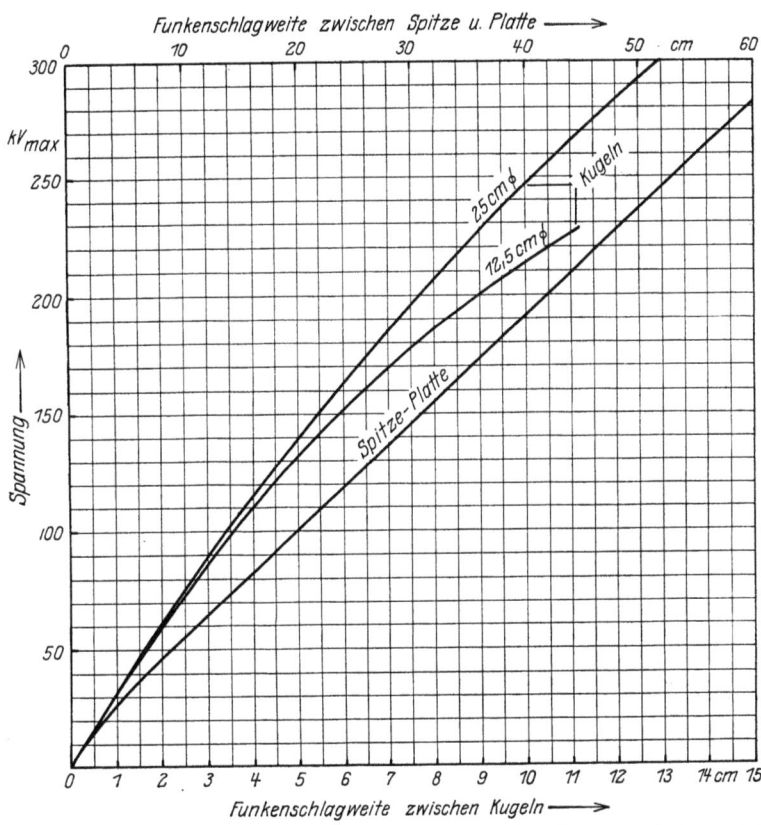

Abb. 21. Abhängigkeit der Funkenschlagweite vom Scheitelwert der Spannung bei verschieden geformten Elektroden, wenn beide Elektroden gegen Erde isoliert sind, für 20° C und 760 mm Hg.

ist der Abstand um so kleiner, je größer die Kugeln sind. Im allgemeinen sind die mit Kugelfunkenstrecken erhaltenen Resultate sicherer. Um einwandfreie Messungen zu erzielen, müssen aber gewisse Umstände beachtet werden: die Kugeln müssen gut poliert und fettfrei sein. Weiter müssen, um allzu heftige Entladungen, Lichtbogenbildung usw. zu vermeiden, den Elektroden hochohmige Widerstände, z. B. Wasserwiderstände, vorgeschaltet werden. Da in gewöhnlicher Luft eine Verzögerung des Funkenübergangs auftreten kann, die eine zu niedrige Spannung vortäuschen würde, muß man für genügende Ionisierung der Luft sorgen, z. B. durch Bestrahlung der Funkenstrecke mit ultraviolettem Licht oder mit Radium oder durch Anbringen einer Reihe von Gasflämmchen; in Räumen, wo eine Röntgenröhre in Betrieb ist, ist stets genügende Ionisierung vorhanden. Andererseits kann eine zu hohe Spannung dadurch vorgetäuscht werden, daß durch eine zufällig eintretende Überspannung ein Funke ausgelöst wird; der Elektrodenabstand ist nur dann richtig, wenn eine gleichmäßige Funkenfolge auftritt. Die Kugeln dürfen nicht zu klein sein; bei 200 kV (Kilovolt) werden Kugeln von 12,5 oder 25 cm Durchmesser verwendet. Wenn alle diese Vorsichtsmaßregeln beachtet werden, kann die Messung auf 1—2% genau sein. Abb. 21 gibt für verschiedene Elektrodenformen die Funkenschlagweite in Abhängigkeit von der Spannung, und zwar von dem Scheitelwert derselben (vgl. weiter unten). Die Werte gelten für den Fall, daß beide Elektroden an Spannung liegen; wenn eine Elektrode geerdet ist, sind die Schlagweiten etwas größer.

Da es sich bei der Funkenbildung um eine Ionisierung der Luftstrecke zwischen den beiden Elektroden handelt, ist die Schlagweite von der Luftdichte abhängig, und zwar wächst für eine bestimmte Spannung die Schlagweite mit abnehmender Luftdichte, bzw. die zu einer bestimmten Schlagweite gehörende Spannung wächst mit der Luftdichte. Die Kurven der Abb. 21 gelten für 20° C und 760 mm Barometerstand. Die Reduktion der aus der Schlagweite gefundenen Spannung kann mit Hilfe des Nomogramms der Abb. 147 (S. 372) erfolgen. Bei diesem ist die Luftdichte bei 20° C und 760 mm Druck gleich 1 gesetzt. Man erhält die korrigierte Spannung, wenn man den gefundenen Wert mit dem auf dem rechten Maßstab abzulesenden Faktor multipliziert. Zu einer Schlagweite von 8 cm zwischen Kugeln von 12,5 cm Durchmesser gehört z. B. normal eine Spannung von 185 kV; bei 18° C und 760 mm Druck (z. B. in Hamburg) ist 185 mit 1,007 zu multiplizieren, man erhält 186 kV; bei 25° C und 710 mm Druck (z. B. in München) ist 185 mit 0,907 zu multiplizieren, und man erhält 168 kV für 8 cm Schlagweite.

7. Die Mittelwerte von Strom und Spannung.

Nur bei der Messung von konstantem Gleichstrom ist die Bedeutung der an Strom- und Spannungsmessern abgelesenen Werte ohne weiteres klar: es ist eben der zeitlich gleichbleibende Wert von Strom oder Spannung, der sich bei graphischer Darstellung als gerade Linie, parallel zur Zeitachse darstellt (vgl. Abb. 12 C, S. 209). Anders ist es, wenn Strom und Spannung nicht konstant sind, wie es z. B. beim Wechselstrom der Fall ist, bei dem ja der Wert von Null bis zu einem Maximum ansteigt, auf Null abfällt, das Vorzeichen ändert, wieder ein Maximum erreicht usw. (vgl. Abb. 12 A, S. 209). Ein Meßinstrument, dessen Trägheit genügend klein ist (z. B. ein Saitengalvanometer, bei dem eine gespannte, sehr dünne Metallsaite zwischen den Polen eines Magnets liegt und abgelenkt wird, wenn Strom durch sie hindurchgeht), folgt den Schwingungen des Stromes, der Maximalausschlag nach beiden Seiten entspricht also den beiden Maxima der positiven und negativen Welle. Wenn aber die Trägheit größer ist, gibt ein Gleichstrominstrument überhaupt keinen Ausschlag, da es den schnellen Wechseln nicht zu folgen vermag. Ein Wechselstrominstrument, bei dem positive und negative Welle im gleichen Sinne wirken, gibt natürlich einen Ausschlag, aber nicht den Maximalwert oder Scheitelwert, es stellt sich vielmehr auf einen mittleren Wert ein, der zwischen dem Scheitelwert und Null liegt.

Man pflegt beim Wechselstrom den quadratischen Mittelwert (d. i. die Wurzel aus dem arithmetischen Mittel der Quadrate der Momentanwerte) als Effektivwert von Strom oder Spannung zu bezeichnen. Der Ausschlag eines Hitzdrahtinstruments ist dem Quadrat der Stromstärke proportional, es zeigt also, wenn es mit Gleichstrom geeicht ist, bei Wechselstrom den Effektivwert. Das Verhältnis des Effektivwerts I_{eff} bzw. des einfachen Mittelwerts I' (s. w. u.) zum Scheitelwert I_{max} des Stromes (das Gleiche gilt auch für die

Spannung) ist von dem zeitlichen Verlauf, von der Kurvenform abhängig. Bei sinusförmigem Verlauf besteht z. B. die Beziehung: $I_{max} = 1{,}41 \cdot I_{eff} = 1{,}56 \cdot I'$, bei Dreiecksform des Stromverlaufs: $I_{max} = 1{,}73 \cdot I_{eff} = 2 \cdot I'$.

Ähnlich ist es bei pulsierendem Gleichstrom, wie er z. B. bei der Rotation einer einfachen Spule im Magnetfeld unter Gleichrichtung des Stromes entsteht (vgl. S. 210), oder bei Strömen von den in Abb. 51 (S. 254) wiedergegebenen Formen, die sehr häufig bei Röntgenapparaten zu finden sind. Solche pulsierende Gleichströme können mit einem Drehspulinstrument gemessen werden; hierher gehört z. B. das Milliamperemeter zum Messen des Stromes in der Röntgenröhre. Diese Instrumente zeigen den einfachen Mittelwert I' an; dieser ist natürlich um so kleiner, je spitzer die Kurve ist und je größer die

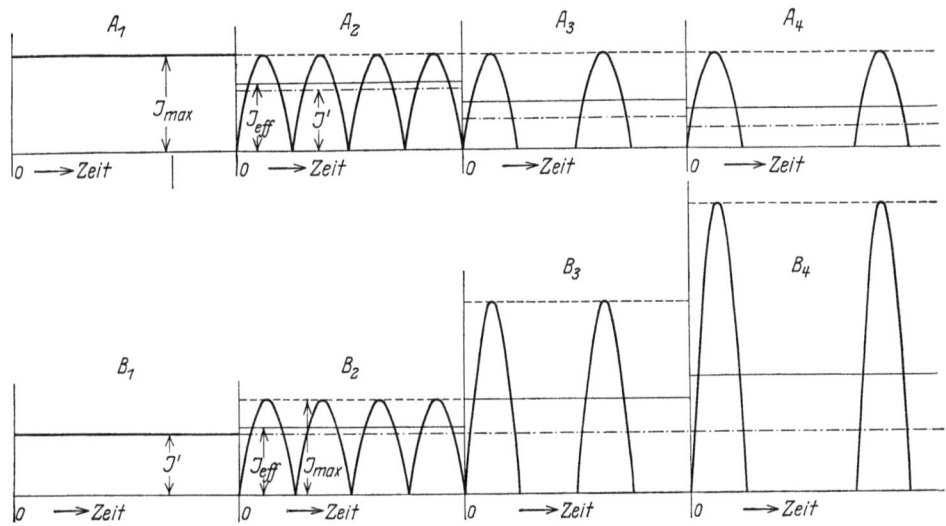

Abb. 22. Mittelwerte des Stroms (der Spannung) bei verschiedenen Formen des zeitlichen Verlaufs. I_{max} Scheitelwert, I_{eff} Effektivwert, I' gewöhnlicher Mittelwert. A. Gleicher Scheitelwert. B. Gleicher einfacher Mittelwert (Drehspulinstrument). A_1 und B_1 kontinuierlicher Gleichstrom, A_2 und B_2 pulsierender Gleichstrom, A_3 und B_3 pulsierender Gleichstrom, mit kleinen Pausen, A_4 und B_4 pulsierender Gleichstrom, mit doppelt so großen Pausen.

Zwischenräume sind. In Abb. 22 sind diese Mittelwerte für einige Kurvenformen angegeben; ein solcher Mittelwert entspricht der Höhe eines Rechtecks, das man erhält, wenn man die Flächen der Kurven einer Periode in ein Rechteck verwandelt, dessen Grundlinie gleich der Zeitdauer einer Periode ist. Es brauchen also die Scheitelwerte bei verschiedenen Apparaten durchaus nicht gleich zu sein, wenn die Meßinstrumente gleiche Werte zeigen. Aus dem Gesagten geht auch hervor, daß ein Hitzdrahtinstrument und ein Drehspulinstrument, die hintereinander in denselben Stromkreis eingeschaltet sind, durchaus nicht gleich zeigen werden, wenn darin ein zeitlich veränderlicher Strom fließt.

Im Gegensatz zu den trägen Zeigerinstrumenten gibt eine Funkenstrecke durch den Abstand, den ihre Elektroden beim Funkenübergang haben, den Scheitelwert der Spannung an; die Funkenstrecke spricht an, sobald die Spannung nur in einem Zeitmoment die Höhe erreicht, die notwendig ist, um einen Funken von dieser Länge zu erzeugen. Später wird auch von der Glimmlichtröhre als einem trägheitslosen Strommesser die Rede sein (vgl. S. 352).

II. Die Röntgenröhren.
A. Die Gasentladungsröhren.

Die Röntgenröhren haben sich aus den sog. Gasentladungsröhren entwickelt, an denen man die Erscheinungen studierte, die beim Durchgang der Elektrizität durch verdünnte Gase auftreten. Da die Kenntnis dieser Erscheinungen für das Verständnis der Entstehung der Röntgenstrahlen wichtig ist, sollen jene zunächst betrachtet werden.

1. Die Stoßionisation.

Die atmosphärische Luft ist unter normalen Verhältnissen ein vorzüglicher Isolator für Elektrizität. Bei hohen Spannungen kann aber ein Ausgleich ungleichnamiger Elektrizitäten durch die Luft hindurch erfolgen; es entsteht ein Funke. Dies wird begünstigt, wenn man das elektrische Feld stark inhomogen macht, indem man z. B. eine Spitze einer Platte gegenüberstellt.

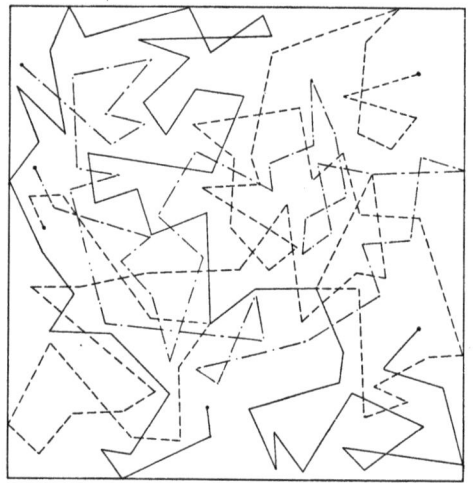

Abb. 23. Zickzackbahnen von 3 Luftmolekülen bei normalem Druck (nach Pohl). Vergrößerung 10⁶fach. Die freie Weglänge ist klein; häufige Zusammenstöße der Luftmoleküle untereinander.

Den Mechanismus dieses Vorgangs erklärt man aus der Stoßionisation. Die Luft besteht aus einer ungeheuer großen Anzahl von Gasmolekülen (unter normalen Verhältnissen etwa 10^{19} Moleküle pro Kubikzentimeter), die in lebhaftester Bewegung ständig durcheinander schwirren und wegen der großen Anzahl nach einer sehr kleinen Flugstrecke mit einem Nachbarmolekül zusammenstoßen; sie beschreiben daher Zickzackbahnen (Abb. 23). Eine Veränderung der Moleküle erfolgt durch diese Zusammenstöße nicht.

Wenn die Luft sich in einem elektrischen Feld befindet, also z. B. zwischen den Platten eines geladenen Kondensators, werden die Moleküle und ihre Wärmebewegung nicht beeinflußt, da die Moleküle elektrisch neutral sind; es befindet sich aber stets eine geringe Anzahl von Elektrizitätsträgern (Ionen) in der Luft, die ihre Entstehung der Einwirkung von ultraviolettem Licht, der Strahlung radioaktiver Substanzen oder der durchdringenden Strahlung, die aus dem Weltall zu kommen scheint, verdanken. Diese Ionen werden entsprechend ihrer Ladung von den Elektroden angezogen, bzw. abgestoßen und wandern in dem Felde mit einer Geschwindigkeit, die von der Feldstärke (Spannung pro Zentimeter) abhängt. Bei der großen Anzahl der vorhandenen Moleküle erfolgt aber sehr bald ein Zusammenstoß mit einem Gasmolekül, und das Ion kann, falls die Feldstärke hinreichend groß ist, beim Auftreffen auf das Molekül aus diesem ein Elektron losschlagen. Das Elektron lagert sich an ein neutrales Molekül an und bildet mit diesem ein negatives Ion, während der eines Elektrons beraubte Molekülrest zum positiven Ion wird. Bei großer Feldstärke entstehen daher durch die Zusammenstöße immer neue Ionen, die auf die Elektroden zuwandern oder sich durch Wiedervereinigung

(Rekombination) neutralisieren. Zugleich entsteht eine Lichterscheinung, die man bei genügender Häufigkeit der Einzelvorgänge unmittelbar beobachten kann.

Man sieht daher dort, wo die Feldlinien sehr dicht verlaufen, also an Spitzen, bei hinreichend hoher Spannung (einigen tausend Volt) ein Lichtpünktchen. Wenn die Spannung weiter erhöht wird, breitet sich das Pünktchen zu einem Büschel aus, das besonders stark verzweigt ist, wenn die Spitze den positiven Pol bildet. Bei weiterer Steigerung der Spannung kann die Anzahl der durch Stoß erzeugten Ionen lawinenartig anwachsen, und es entsteht eine leuchtende Strombahn, ein Funke.

Die Verschiedenheit der Büschel, je nachdem die Spitze positiv oder negativ ist, bildet ein bequemes Mittel zur Bestimmung der Polarität an Hochspannungsapparaten, besonders beim Induktor.

2. Die Elektrizitätsleitung in verdünnten Gasen.

Die Erscheinungen werden ganz anders, wenn die Luft zwischen den Elektroden verdünnt wird. Man schließt zu dem Zweck zwei plattenförmige Elektroden in ein Glasrohr ein, das durch einen Ansatz mit einer Luftpumpe verbunden ist (Abb. 24). Durch die Verdünnung der Luft wird die Anzahl der Luftmoleküle in dem Entladungsrohr verringert, so daß für die Moleküle die mittlere Weglänge bis zu einem Zusammenstoß größer wird. Wenn man den Elektroden entgegengesetzte

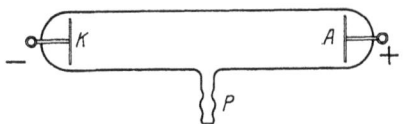

Abb. 24. Einfaches Gasentladungsrohr.
A Anode, K Kathode, P Pumpansatz.

Spannung gibt, werden wieder die wenigen vorhandenen Ionen eine Beschleunigung erfahren. Da in verdünntem Gas die freie Weglänge größer ist als bei Atmosphärendruck, erreichen die Ionen, die ja träge Masse (m) besitzen, eine größere Geschwindigkeit (v), ehe sie durch einen Zusammenstoß wieder gehemmt werden. Mit der Zunahme der Geschwindigkeit werden auch die Bewegungsenergie ($1/2\ mv^2$) und die Wucht des Aufpralls größer, so daß in verdünnten Gasen bereits bei geringeren Feldstärken, niedrigeren Spannungen als bei Atmosphärendruck Stoßionisation einsetzt. Beispielsweise tritt das Leuchten der zu Beleuchtungszwecken dienenden Glimmlichtlampen schon bei den Spannungen der Lichtleitungen, also bei etwa 100 Volt ein.

Wenn man aus einem Entladungsrohr, an das eine Spannung von einigen tausend Volt angelegt ist, allmählich die Luft auspumpt, geht bei etwa 20 mm Hg-Druck der Funke in ein rötliches, unruhiges Lichtband über, das die beiden Elektroden verbindet. Bei weiterer Verdünnung auf etwa 3 mm Hg-Druck geht von der Anode (+ Elektrode) ein rotes Glimmlicht, die positive Säule, aus, die den ganzen Querschnitt des Rohres füllt und bis in die Nähe der Kathode (— Elektrode) reicht. Gleichzeitig ist letztere mit einer Schicht violetten Glimmlichts bedeckt, während zwischen beiden Lichterscheinungen sich ein Dunkelraum befindet, der besonders nach dem negativen Glimmlicht hin scharf begrenzt ist (Abb. 25). Wenn man die Verdünnung noch weiter treibt, tritt zunächst eine transversale Schichtung der positiven Säule ein, dann werden die Lichterscheinungen allmählich schwächer, und es beginnt bei etwa 0,02 mm Hg-Druck ein Fluorescieren der Glaswand. Gleichzeitig geht von der Kathode ein blasses Lichtbündel aus, das den Weg der sog. Kathodenstrahlen bezeichnet. Bei noch weitergehender Erhöhung des Vakuums verschwindet das Lichtbündel, dann auch die Fluorescenz des Glases, und schließlich hört die Entladung vollständig auf, es geht kein elektrischer Strom mehr durch die Röhre; dies beginnt bei etwa 0,001 mm Hg-Druck.

Eine Glimmlichtröhre besonderer Art, die von Gehrke angegeben wurde, dient in der Röntgentechnik als bequemes Mittel zur Bestimmung der Polarität der Hochspannung und zur Analyse von Stromkurven (Glimmlichtoszillograph, vgl. S. 352).

Die auffallenden Lichterscheinungen, die beim Durchgang der Elektrizität durch verdünnte Gase auftreten, haben viele Forscher veranlaßt, sich mit diesen Vorgängen zu beschäftigen, doch ist auch heute noch keine volle Klärung gelungen. Das für die Erzeugung der Kathodenstrahlen (und damit auch der Röntgenstrahlen) wichtigste Ergebnis betrifft die Spannungsverteilung im Entladungsrohr. Durch luftdicht eingeführte Sonden kann man die Spannung in den einzelnen Abschnitten der Röhre bestimmen, und es zeigt sich, daß der Spannungsabfall von einem Ende zum anderen durchaus nicht gleichförmig ist, also nicht dem Spannungsabfall in einem metallischen Leiter von konstantem Querschnitt (vgl. Abb. 5, S. 205) entspricht. In Abb. 25 ist der Spannungsabfall in Abhängigkeit vom Abstand von der Anode dargestellt. Man sieht, daß die Spannung unmittelbar an der Anode ein wenig abfällt, dann folgt ein langsames gleichmäßiges Absinken in der

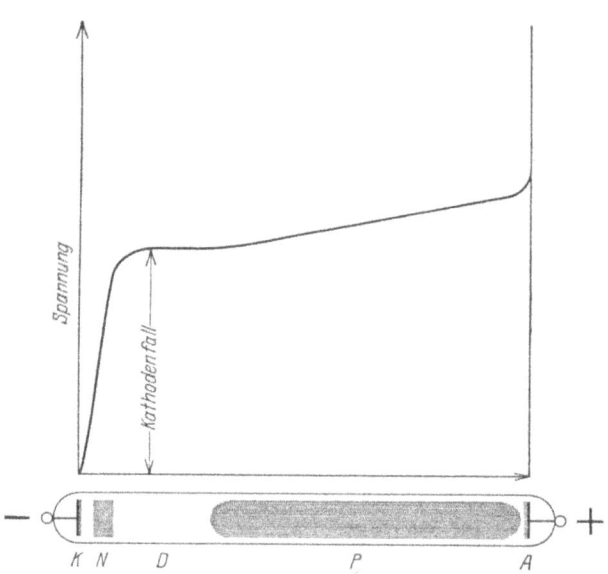

Abb. 25. Lichterscheinungen und Spannungsverlauf in einer Gasentladungsröhre bei mäßiger Evakuierung. K Kathode, A Anode, N negatives Glimmlicht, D Dunkelraum, P positive Säule. Der Spannungsabfall liegt fast ausschließlich an der Kathode.

positiven Lichtsäule, im Dunkelraum bleibt die Spannung beinahe konstant, während sie im negativen Glimmlicht bis zur Kathode sehr steil auf Null abfällt. Das ist der sog. Kathodenfall. Seine Größe ist von der Form der Elektroden und der Art des Füllgases abhängig nud kann durch mannigfache äußere Einflüsse verändert werden. Er wird durch Raumladungserscheinungen hervorgerufen, d. h. durch Anhäufung von Elektrizitätsträgern des gleichen Vorzeichens an bestimmten Stellen der Röhre.

3. Die Kathodenstrahlen.

Bei sehr niedrigem Gasdruck verschwinden, wie schon erwähnt, die prächtigen Leuchterscheinungen, und es entstehen die Kathodenstrahlen, die, solange noch eine hinreichende Anzahl von Gasmolekülen vorhanden ist, beim Zusammentreffen mit diesen ein schwaches Leuchten hervorrufen, das ihre Bahn anzeigt. Bei noch geringeren Drucken verschwindet auch dieses Leuchten, und man erkennt das Vorhandensein der Kathodenstrahlen nur daran, daß die Glaswand dort, wo sie auftreffen, lebhaft, meist grün fluoresciert.

Die Kathodenstrahlen wurden um die Mitte des vorigen Jahrhunderts von Plücker bzw. Hittorf entdeckt, aber es bedurfte zahlreicher Untersuchungen, bis man volle Klarheit über ihre Natur gewann. Heute wissen wir, daß die Kathodenstrahlen aus einem Strom beschleunigter Elektronen bestehen; sie sind also Strahlen bewegter negativer Elektrizitätsatome und gehören zu den sog. Corpuscularstrahlen.

Die Entstehung der Kathodenstrahlen ist folgendermaßen zu deuten: wenn in der Entladungsröhre der Gasdruck so niedrig, die Anzahl der verbleibenden Moleküle so gering geworden ist, daß die durch Stoßionisation entstehenden positiven Ionen, im Kathodenfall beschleunigt, ohne mit Molekülen zusammenzustoßen, auf die Kathode aufprallen, vermögen sie aus den Atomen der Substanz der letzteren Elektronen zu befreien. Diese werden, da sie ja negative Ladungen tragen, von der Kathode abgestoßen. Sie erhalten ihre Beschleunigung in dem starken Spannungsgefälle unmittelbar an der Kathode, dem Kathodenfall, während in den übrigen Teilen der Röhre die Feldstärke nicht ausreicht, um die Flugbahn der Elektronen noch wesentlich zu beeinflussen. Die Folge davon ist, daß die Richtung der Kathodenstrahlen von der Lage der Anode unabhängig ist; man pflegte

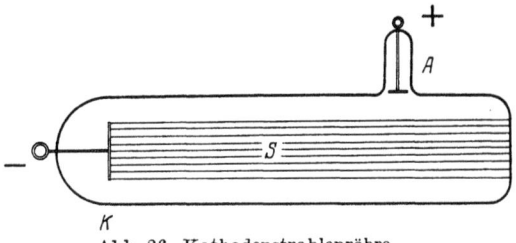

Abb. 26. Kathodenstrahlenröhre.
A Anode, K Kathode, S Kathodenstrahlenbündel.

diese daher in einem seitlichen Ansatz der Entladungsröhre unterzubringen, so daß die Kathodenstrahlen ungehindert auf die Glaswand der Röhre trafen (Abb. 26).

Eine weitere Folge der starken Beschleunigung der Elektronen im Kathodenfall besteht darin, daß die Form des Kathodenstrahlenbündels von der Form der Oberfläche der Kathode beeinflußt wird. Da die Kathode negativ geladen ist, muß die Flugrichtung der losgelösten Elektronen senkrecht zur Oberfläche der Kathode liegen. Daher erhält man bei einer ebenen Kathode parallele Kathodenstrahlen (Abb. 26); wenn man aber die Oberfläche hohlspiegelartig gestaltet, werden die Strahlen auf einen Punkt hin konzentriert, wie das Licht in einem optischen Hohlspiegel (Abb. 29, S. 232). Durch die gegenseitige Abstoßung der Elektronen wird allerdings der Schnittpunkt der Bahnen, der Fokus, etwas von der Kathode weg verlegt. Von dieser Konzentrierung der Kathodenstrahlen macht man bei den Röntgenröhren weitgehend Gebrauch.

4. Die Glühelektronen.

Die Stromstärke in einer gashaltigen Entladungsröhre ist von der Anzahl der entstehenden Elektrizitätsträger abhängig, und zwar der Ionen, die in der Hauptsache den Stromtransport besorgen. Die Menge der Träger nimmt mit der Anzahl der vorhandenen Gasmoleküle, also mit dem Druck zu; sie nimmt aber auch mit der Spannung zu, da mit ihr die Bewegungsenergie der Ionen und die Fähigkeit ionisierend zu wirken steigt. Strom und Spannung sind daher bei den gashaltigen Röhren voneinander abhängig, und zwar in nicht einfacher Weise. Das ist ein Nachteil, weil dadurch das Einhalten bestimmter Versuchsbedingungen erschwert ist.

Ein weiterer Nachteil besteht darin, daß sich der Gasgehalt durch den Betrieb ändert. Durch das Aufprallen von Ionen und Elektronen auf das Metall der Elektroden wird dies allmählich zerstäubt. Solche Metallstäubchen haben in hohem Maße die Eigenschaft, Gase zu adsorbieren, so daß die Röhre allmählich gasärmer wird. Bei Röntgenröhren muß man, um diesem Übelstand zu begegnen, Regeneriervorrichtungen anbringen, die gestatten, geringe Gasmengen während des Betriebs in das Vakuum einzuführen (vgl. S. 233).

Es war daher ein großer Fortschritt, als es gelang, die Elektronenerzeugung vom Gasgehalt und von der Spannung unabhängig zu machen. Man wußte schon lange, daß glühende Körper die umgebende Luft leitfähig machen können, und J. J. Thomson zeigte, daß dies auf der Aussendung von Elektronen durch glühende Metalle beruht. Wehnelt gab dann eine Kathodenstrahlröhre an, bei der ein mit dem Oxyd eines Erdalkalimetalls bedeckter Platinstreifen die Kathode bildete; er wurde von einem hindurchgeschickten elektrischen Strom in helle Glut versetzt und befand sich in einer hochevakuierten Röhre, die mit einer Anode versehen war. Wenn man an eine solche Röhre eine Spannung anlegt, sendet die Kathode reichlich Elektronen aus. Die Glühkathode wurde dann für die Zwecke der Röntgenstrahlenerzeugung (vgl. S. 238), für Verstärkerröhren u. dgl. in den verschiedensten Formen ausgebaut.

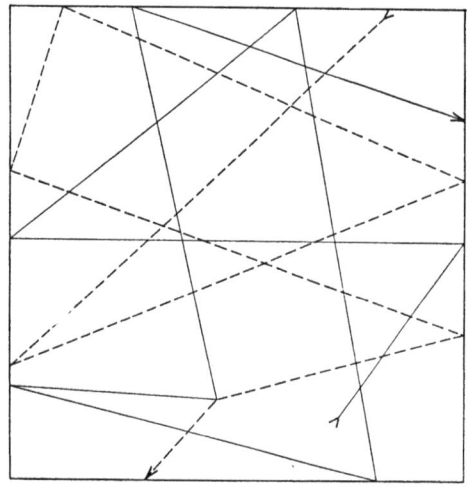

Abb. 27. Zickzackbahnen von 2 Luftmolekülen bei hoher Evakuierung (nach Pohl). Die freie Weglänge ist so groß, daß Zusammenstöße praktisch nur noch mit den Gefäßwänden stattfinden.

Das Vakuum in einer solchen Glühkathodenröhre wird so weit getrieben, wie es mit modernen Mitteln (Quecksilberdiffusionspumpen, starkes Erhitzen, Kühlung mit flüssiger Luft u. dgl.) überhaupt erreichbar ist. Man kann auf diese Weise den Druck auf etwa den 10^9ten Teil des normalen herabsetzen. Es verbleiben dann immer noch etwa 10^{10} Gasmoleküle im Kubikzentimeter, doch ist dann die freie Weglänge so groß, daß praktisch keine Zusammenstöße zwischen den Molekülen mehr stattfinden (Abb. 27). Damit fällt die Stoßionisation fort, und der Elektrizitätstransport findet nur noch durch die an der Glühkathode entstehenden Elektronen statt. Deren Anzahl ist von der Temperatur des Glühdrahts abhängig, der gewöhnlich aus dem sehr schwer schmelzbaren Wolfram besteht. Man kann daher bei diesen Röhren den Elektronenstrom und damit auch die Stromstärke durch mehr oder weniger starkes Heizen des Glühdrahts beliebig und in weiten Grenzen unabhängig von der Spannung, die an der Röhre liegt, regeln.

Den Vorgang der Elektronenemission kann man als einen Verdampfungsprozeß ansehen; es ist dabei eine kleine Austrittsarbeit zu leisten; im übrigen ist der Spannungsabfall in der Röhre, ähnlich wie bei der metallischen Leitung (Abb. 5, S. 205), gleichmäßig auf den Elektrodenabstand verteilt.

5. Die Eigenschaften der Kathodenstrahlen.

In der zweiten Hälfte des vorigen Jahrhunderts beschäftigte man sich eifrigst mit der Erforschung dieser eigenartigen Strahlen und konnte als wesentlichste Eigenschaften folgende feststellen: die Kathodenstrahlen breiten sich geradlinig aus; beim Auftreffen auf Materie erzeugen sie Wärme, z. B. kann ein in den Fokus der Strahlen gebrachtes Platinblech zum Glühen kommen; manche Substanzen, wie Willemit (Zinksilikat), Barium-platincyanür, Glas u. dgl., werden zum Leuchten angeregt; sie wirken auf die photographische Platte und bringen bei manchen Krystallen Verfärbungen hervor, so wird Steinsalz gelb gefärbt; in magnetischen und in elektrischen Feldern werden sie aus ihrer Richtung abgelenkt; sie vermögen Gase zu ionisieren und haben schließlich die für unser Thema wichtigste Eigenschaft: überall, wo Kathodenstrahlen auf Materie auftreffen, entstehen Röntgenstrahlen.

Besonders die Feststellung, daß Kathodenstrahlen in magnetischen und elektrischen Feldern eine Ablenkung erfahren, hat dazu beigetragen, die Natur der Kathodenstrahlen zu ergründen. Bereits Hittorf fand, daß „die Kathodenstrahlen sich im Magnetfeld verhalten wie elastische biegsame Stromleiter, die an der Kathode befestigt, im übrigen frei beweglich sind, und in denen der Strom auf die Kathode zu fließt". (Hier ist die Richtung des positiven Stromes als maßgebend angenommen, während man heute meist die umgekehrte Richtung wählt, da ja in metallischen Leitern der Stromtransport fast ausschließlich durch die negativen Elektrizitätsatome erfolgt.) Damit war erwiesen, daß die Kathodenstrahlen elektrischer Natur sind, doch entzog sich die Ablenkung im elektrischen Felde, die notwendigerweise ebenfalls eintreten mußte, lange Zeit der Beobachtung. Als um die Jahrhundertwende auch dieser Nachweis gelungen war, fand die Elektronentheorie der Kathodenstrahlen allgemein Anerkennung. Danach bestehen die Kathodenstrahlen, wie schon erwähnt, aus geladenen Teilchen, den Elektronen, die je eine Elementarladung negativer Elektrizität tragen und sich mit großer Geschwindigkeit fortbewegen. Aus der Größe der Ablenkung im magnetischen, bzw. elektrischen Felde kann man das Verhältnis e/m der Ladung (e) zur Masse (m) des Elektrons bestimmen und zeigen, daß die Masse des Elektrons etwa 2000 mal kleiner ist als die des leichtesten Ions, des Wasserstoffions.

Man hatte weiter gefunden, daß die Kathodenstrahlen dünne Schichten von Materie zu durchdringen vermögen, und es gelang Lenard, die Strahlen in die freie Atmosphäre austreten zu lassen, indem er in der Röhrenwand ein feines Loch anbrachte, das mit einer Aluminiumfolie von 0,003 mm Dicke verschlossen war. So konnte er die Strahlen bei beliebigem Druck und unabhängig von den Vorgängen in der Entladungsröhre untersuchen. Lenard fand z. B., daß die Absorption der Kathodenstrahlen bei konstanten Erzeugungsbedingungen proportional der Dichte des absorbierenden Körpers ist. Den Kathodenstrahlen gegenüber verschwinden also die physikalischen und chemischen Unterschiede der Materie, die Absorption findet so statt, als ob die Atome aus noch kleineren, gleichartigen Bausteinen zusammengesetzt wären und deren Anzahl für die Absorption maßgebend sei; eine Annahme, die von der modernen Atomtheorie bestätigt wurde.

In neuester Zeit ist es Coolidge gelungen, eine Kathodenstrahlenröhre zu konstruieren, die es erlaubt, mit sehr großen elektrischen Energiemengen (bis zu 350 kV bei mehreren Milliampere Röhrenstromstärke) Kathodenstrahlen zu erzeugen. Er benutzt eine Hochvakuumröhre mit einer Glühkathode, ähnlich der, wie sie in der nach ihm benannten Röntgenröhre verwendet wird, und ein Fenster aus Nickelfolie von $1/80$ mm Dicke, das gleichzeitig als Anode dient. Das Fenster hat 7,5 cm Durchmesser und wird durch ein wabenförmiges Gitter gestützt, damit die Folie den Luftdruck aushält. Auf diese Weise erzielt man eine sehr große Kathodenstrahlmenge mit Elektronengeschwindigkeiten, die bis zu 80 % der Lichtgeschwindigkeit gehen, also weit in das Gebiet der β-Strahlen radioaktiver Substanzen hineinreichen. Die Wirkungen sind dementsprechend groß.

Beim Betrieb der Röhre leuchtet z. B. die Luft vor dem Fenster in einem Umkreis von etwa 50 cm in einem purpurnen Glimmlicht, und viele Substanzen erstrahlen in hellem Fluorescenzlicht.

6. Die biologischen Wirkungen der Kathodenstrahlen.

Obgleich sie schon lange bekannt waren, sind die Kathodenstrahlen erst spät, viel später als die Röntgenstrahlen, auf ihre biologische Wirksamkeit untersucht worden. Als erster hat wohl Strebel (1914) Versuche mit einer modifizierten Lenardschen Röhre angestellt, später Pauli mit einer Röhre mit größerem Fenster, die bei etwa 70 kV Spannung bereits erhebliche Energiemengen an Kathodenstrahlen zur Wirkung brachte, und neuerdings Coolidge und Moore mit der erwähnten Hochleistungsröhre.

Am lebenden Gewebe verursachen die Kathodenstrahlen sehr heftige Reaktionen. Pauli fand, daß mehrere Tage alte Larven von Axolotl durch Bestrahlung so stark geschädigt wurden, daß sie bald darauf eingingen; die direkte Todesursache ließ sich nicht feststellen. Colibacillen und Staphylokokken wurden in Abständen bis zu 3 cm vom Fenster der Röhre in 5—20 Sekunden sicher abgetötet. Staphylokokkeneiter wurde in dünnen Schichten bis zu 0,025 mm Dicke steril, ebenso wurden Trypanosomen in dünnen Tropfen in 1,5 Sekunden abgetötet. Die sehr viel größeren Energiemengen der Röhre von Coolidge geben naturgemäß entsprechend größere Wirkungen.

Von Pauli und anderen wurden auch Versuche über die praktische Verwendbarkeit in therapeutischer Hinsicht gemacht, indem ein künstlich erzeugtes Ulcus serpens am Kaninchenauge bestrahlt wurde. Durch eine 10 Sekunden lange Bestrahlung in 1 cm Abstand konnte volle Heilung erzielt werden. Ferner hat man auch die Desinfektion von Wunden mittels Kathodenstrahlen versucht. Mit Streptokokken infizierte Wunden an Kaninchenohren wurden bestrahlt und heilten dann glatt, doch ist wegen der geringen Tiefenwirkung der Erfolg nur dann sicher, wenn die Bestrahlung unmittelbar nach der Infektion geschieht, ehe eine weitere Ausbreitung der Bakterien möglich ist. Für eine Anwendung am Patienten bildet vorläufig noch die Schwierigkeit einer zuverlässigen Dosierung ein Hindernis.

Die stark desinfizierende Wirkung der Kathodenstrahlen ließe sich vielleicht auch praktisch zur Sterilisierung von Verbandstoffen u. dgl. verwenden, doch wird der Erfolg wegen der geringen Eindringungstiefe der Strahlen unsicher bleiben.

Wenn man fragt, auf welche Weise die in mancher Hinsicht überraschend große Wirkung der Kathodenstrahlen auf das organische Gewebe zustande kommt, so kann man dafür entweder den mechanischen Insult durch die mit sehr großer Geschwindigkeit aufprallenden Elektronen oder den Einfluß der von diesen mitgeführten elektrischen Ladungen oder die bei der Absorption sekundär entstehenden Strahlen verantwortlich machen. Auch bei der Absorption von Röntgenstrahlen entstehen Elektronen, die von einem Teil der Röntgenologen als das eigentlich Wirksame bei der Röntgenbestrahlung angesehen wird; man kann daher die in dieser Richtung zielenden Theorien über den Wirkungsmechanismus der Röntgenstrahlen (vgl. S. 425) fast unverändert auch auf die Kathodenstrahlen übertragen. Dabei ist aber zu berücksichtigen, daß — im Gegensatz zu den Röntgenstrahlen — bei der geringen Durchdringungsfähigkeit der Kathodenstrahlen erhebliche Energiemengen in dünnen Gewebsschichten absorbiert werden.

7. Die Kanalstrahlen.

In den gashaltigen Entladungsröhren entstehen unter Umständen außer den Kathodenstrahlen auch Kanalstrahlen. Wenn diese auch mit den Röntgenstrahlen direkt nichts zu tun haben, mögen sie doch wegen der Wichtigkeit, die sie für die Atomforschung gewonnen haben, hier kurz erwähnt werden. Wenn man die Kathode einer Gasentladungsröhre mit Bohrungen, Kanälen versieht, die in der Richtung der elektrischen Feldlinien verlaufen, so fliegen die positiven Gasionen, die im Spannungsgefälle des Kathodenfalls auf die Kathode zu beschleunigt werden, zum Teil durch diese hindurch. So entsteht in der Röhre eine zweite Art von Corpuscularstrahlen, die mit den α-Strahlen der radioaktiven Substanzen verglichen werden können, wie die Kathodenstrahlen mit den β-Strahlen. Auch die Kanalstrahlen werden im magnetischen und im elektrischen Felde abgelenkt, da sie ja ebenfalls elektrische Ladung, in diesem Falle positive, tragen, und man kann, wie bei den Kathodenstrahlen, die Masse der Teilchen von Substanzen ermitteln, die man in Gasform in die Entladungsröhre gebracht hat. Daraus erhält man dann in einfacher Weise das Atomgewicht der Substanz. Der vollkommenste Apparat für Messungen dieser Art ist der Massenspektrograph von Aston. Diese Kanalstrahlenanalyse hat gezeigt, daß die Atomgewichte aller Elemente durch ganze Zahlen dargestellt werden und daß viele Elemente Gemische von mehreren Atomsorten, sog. Isotopen sind. So besteht z. B. das Element Chlor, dessen Atomgewicht nach den gewöhnlichen Methoden zu 35,46 bestimmt ist, aus zwei Isotopen vom Atomgewicht 35 und 37, denen ein und dieselbe Stelle im periodischen System (vgl. S. 294) zukommt.

8. Die Röntgenstrahlen.

Die weitaus wichtigste Eigenschaft der Kathodenstrahlen ist die, daß sie beim Auftreffen auf Materie ihre Energie teilweise in eine Lichtstrahlung, die Röntgenstrahlen, umwandeln. Alle die zahlreichen Forscher, die sich mit dem Studium der Kathodenstrahlen befaßten — wie Hittorf, E. Wiedemann, H. Hertz, Lenard — haben unbewußt ständig mit Röntgenstrahlen gearbeitet; nur der Umstand, daß die Energiemengen, die man damals zur Erzeugung der Kathodenstrahlen anwandte, sehr klein waren, und daß in einer gewöhnlichen Entladungsröhre die Ausbeute an Röntgenstrahlen sehr gering ist, verhinderte lange Zeit ihre Entdeckung.

Röntgen fand eines Tages bei der Entwicklung einer photographischen Platte auf dieser den Schattenriß eines eigenartig geformten flachen Schlüssels, den er als Buchzeichen zu verwenden pflegte. Er konnte feststellen, daß die Platte in ihrer Kassette unter einem Buch mit dem Schlüssel in der Nähe einer Kathodenstrahlenröhre gelegen hatte. Es mußte also irgendein Agens durch das Buch und die Holzwand der Kassette hindurch auf die Platte eingewirkt haben. Diese Entdeckung war eine rein zufällige, es ist aber das unbestreitbare, große Verdienst Röntgens, daß er mit klarem Blick erkannte, daß es sich hier um eine neue, unbekannte Strahlung handeln mußte. Er hat dann in kurzer Zeit mit beispielloser Gründlichkeit die Eigenschaften der neuen Strahlen, die er bescheidenerweise X-Strahlen nannte, untersucht und die Ergebnisse in drei kurzen Abhandlungen der Sitzungsberichte der Würzburger Physikalisch-Medizinischen Gesellschaft, von denen die erste im Dezember 1895 erschien, veröffentlicht. Seine Untersuchungen waren so erschöpfend, daß nur wenig zu ergänzen blieb. Nur über die eigentliche Natur der

Strahlen herrschten lange Zeit Meinungsverschiedenheiten; Röntgen selbst hielt sie anfangs für longitudinale Schwingungen im Äther, während wir heute wissen (vgl. S. 274), daß sie in transversalen elektromagnetischen Schwingungen bestehen, also wesensgleich mit dem sichtbaren Licht sind; man spricht daher mit Recht von Röntgenlicht.

B. Die gashaltigen Röntgenröhren.

Die ersten Röntgenröhren waren naturgemäß identisch mit Kathodenstrahlröhren. Sie hatten gewöhnlich die Form der Abb. 28 und bestanden aus einem evakuierten Glasbehälter von birnförmiger Gestalt und etwa 20 cm Länge mit einer schwach gehöhlten

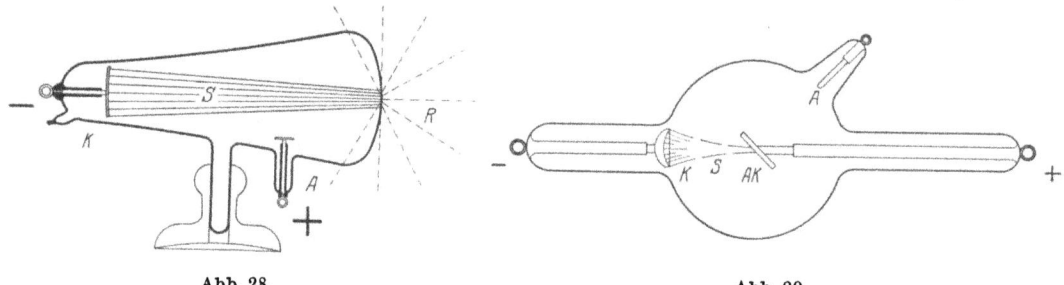

Abb. 28. Abb. 29.
Abb. 28. Älteste Form der Röntgenstrahlenröhre.
K leicht hohlspiegelartig gekrümmte Kathode, A Anode, S Kathodenstrahlenbündel, R Röntgenstrahlen.
Abb. 29. Gashaltige Röntgenröhre (Ionenröhre) einfachster Art.
K hohlspiegelartig gekrümmte Kathode, A Anode, AK Antikathode, S Kathodenstrahlenbündel.

Kathode und einer seitlich eingesetzten Anode. Die Kathodenstrahlen fallen auf die Glaswand und rufen dort Fluorescenz hervor. Von dieser Stelle gehen auch die Röntgenstrahlen aus, ohne daß das Fluorescenzlicht für ihre Entstehung wesentlich ist.

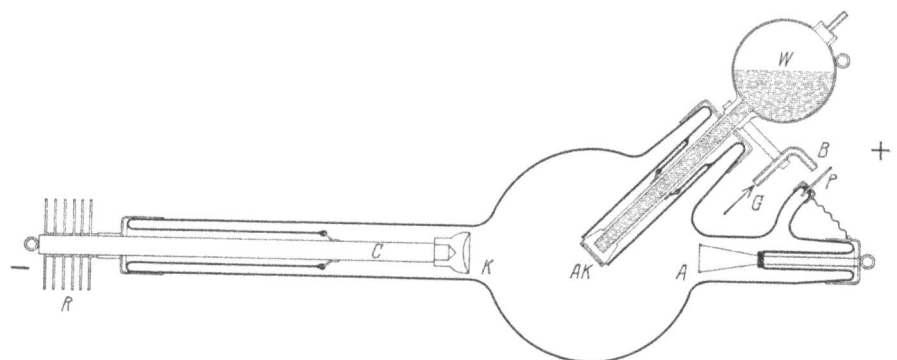

Abb. 30. Ionenröhre mit Siedekühlung und Osmoregenerierung (SHS-Röhre). K Kathode, C Kupferstab, R Rippenkühler, AK Antikathode, W Kühlwasser, A Anode, P Palladiumröhrchen, B Bunsenbrenner, G Gaszuführung.

Bei der Untersuchung der Frage, welche Substanzen fähig sind, Röntgenstrahlen auszusenden, fand Röntgen bald, daß Metalle, vor allem Platin, viel wirksamere Strahlung als Glas geben, wenn sie von Kathodenstrahlen getroffen werden. Platin war auch aus dem Grunde besonders geeignet, weil es einen hohen Schmelzpunkt hat und die starke Erwärmung durch die auffallenden Elektronen verträgt, ohne zerstört zu werden. Man brachte deshalb ein Platinblech in der Röhre an, das unter 45° gegen die Richtung der Kathodenstrahlen geneigt war und von einem Glasstab getragen wurde. Diese Anordnung erwies sich aber als unzweckmäßig, weil die durch die Kathodenstrahlen erfolgende Aufladung nicht abfließen kann und die auftreffenden Elektronen hemmt. Um dies zu vermeiden, führte man eine metallische Leitung von dem Platinblech nach außen, und es entstand so eine dritte Elektrode, die Antikathode. Diese Form (Abb. 29) hat die gashaltige Röhre oder Ionenröhre mit geringen Abänderungen bis heute beibehalten, nur ihre Größe ist mit den benutzten Spannungen stark gewachsen; so besitzt eine moderne gashaltige Therapieröhre eine Glaskugel von 20 cm Durchmesser und eine Gesamtlänge von etwa 70 cm (Abb. 30).

1. Die Regeneriervorrichtungen.

Es wurde bereits bei der Besprechung der Kathodenstrahlen erwähnt (S. 227), daß sich der Gasgehalt einer Entladungsröhre durch den Betrieb ändert, vor allem dadurch, daß die Metalle der Elektroden zerstäubt werden, und daß diese Stäubchen die Eigenschaft haben, Gase stark zu absorbieren. Die Röhre wird daher im allgemeinen durch den Betrieb gasärmer, sie wird, wie man sagt, härter, d. h. es ist eine immer höhere Spannung notwendig, um eine Entladung durch die Röhre hindurch herbeizuführen, bis sie schließlich unbrauchbar wird. Anfänglich machte man eine solche Röhre dadurch wieder betriebsfähig, daß man die Glaswand mit einem Bunsenbrenner erwärmte und auf diese Weise eine kleine Menge Gas frei machte.

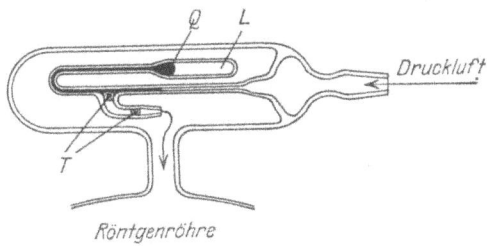

Abb. 31. Bauer-Ventil.
Q Quecksilber, L Luftpolster, T Tonpfropfen.

Diese primitive Methode reichte natürlich für die Praxis nicht aus, und es entstanden in der Folgezeit die verschiedensten Vorrichtungen, die es ermöglichten, geringe Gasmengen in das Vakuum einzuführen, die sog. Regeneriervorrichtungen. Von diesen haben sich nur die Glimmerregenerierung, das Bauerventil und die Osmoregenerierung bewährt; die beiden ersten werden vornehmlich bei Röhren für diagnostische Zwecke verwendet, während die Osmoregenerierung auch für Therapieröhren geeignet ist.

Bei der Glimmerregenerierung wird der Umstand benutzt, daß Glimmer stark gashaltig ist, so daß beim Erwärmen Gas frei wird. Demgemäß wird in einen seitlichen Ansatz der Röhre ein zusammengerolltes Glimmerblatt gebracht. Die Erwärmung geschieht dadurch, daß in das Ansatzrohr zwei kleine Elektroden eingeschmolzen sind, die man mit den Hochspannungspolen verbinden kann. Beim Stromdurchgang findet eine geringe Erwärmung statt, und es wird etwas Gas frei.

Das Bauerventil gestattet, geringe Luftmengen von außen in das Vakuum der Röhre hineinzubringen. Es ist ebenfalls in einem seitlichen Ansatz untergebracht (Abb. 31) und besteht aus einer Glascapillare, die luftdicht in die Glaswand eingeschmolzen ist und im Innern des Ansatzes in einer kleinen Erweiterung endet. Die Capillare enthält einen Quecksilberfaden, die Erweiterung enthält Luft; man kann daher mit Hilfe eines angesetzten Gummiballs durch Luftdruck den Quecksilberfaden verschieben, wobei die Luft in der Erweiterung komprimiert wird. An die Capillare ist seitlich ein kleines Röhrchen angesetzt, das in das Vakuum mündet, aber durch einen Tonpropf verschlossen ist. Der Ton ist porös, läßt also Luft durch, aber kein Quecksilber. Die Anordnung ist so getroffen, daß der

Tonpfropf gewöhnlich mit Quecksilber bedeckt ist; die Röntgenröhre ist also luftdicht abgeschlossen. Durch Verschieben des Quecksilberfadens kann man aber beliebig viel Luft in das Vakuum eintreten lassen. Diese Regenerierungsvorrichtung hat den Vorteil, daß sie während des Betriebs der Röhre betätigt werden kann.

In der Röntgentherapie hat sich nur die Osmoregenerierung bewährt. Sie beruht darauf, daß das Metall Palladium im Glühzustande für Gase, besonders für Wasserstoff durchlässig ist. Diese Eigenschaft wird in folgender Weise nutzbar gemacht: Ein dünnwandiges enges Palladiumröhrchen, das an einem Ende geschlossen ist, ist mit dem offenen Ende in die Glaswand der Röntgenröhre luftdicht eingeschmolzen. Mit Hilfe einer kleinen Flamme an einem isolierenden Handgrifff kann man das Röhrchen während des Betriebs zum Glühen bringen und auf diese Weise geringe Gasmengen in das Vakuum eintreten lassen. Von Wintz ist eine Vorrichtung angegeben worden, die die Regenerierung automatisch gestaltet. Er bringt vor dem Palladiumröhrchen einen Mikrobrenner an, dem automatisch so viel Leuchtgas zugeführt wird, daß der Gasgehalt in der Röntgenröhre konstant bleibt. Wenn die Spannung an der Röhre gleich bleibt, kann man an der Konstanz der Röhrenstromstärke erkennen, ob der Gasgehalt konstant bleibt. Bei dem Regenerierautomaten (Abb. 32) wird dementsprechend mit Hilfe eines Relais die Gaszufuhr zu dem kleinen Brenner durch ein Milliamperemeter gesteuert. Wenn die Stromstärke sinkt, wird die Gaszufuhr freigegeben, das Palladiumröhrchen wird glühend, und es gelangt etwas Gas in das Vakuum; infolgedessen steigt der Strom, und die Gaszufuhr wird wieder unterbrochen usf. Dadurch, daß man die Verbindungsleitung zwischen Anode und Antikathode auf eine kurze Strecke unterbricht, wird auch eine automatische Zündung des Flämmchens erreicht, indem ständig kleine Funken zwischen dem Brenner und dem Schutzkorb des Palladiumröhrchens überspringen.

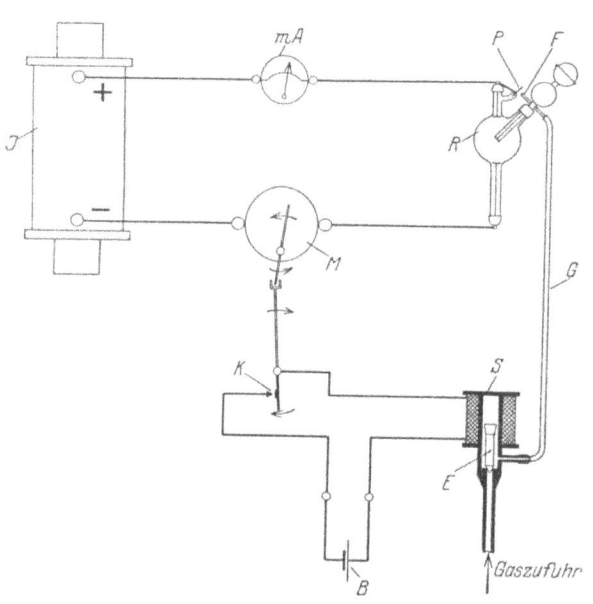

Abb. 32. Regenerierautomat. J Induktor, R Röntgenröhre mit Osmoregenerierung, mA Milliamperemeter, M Milliamperemeter zur Steuerung der Gaszufuhr, K Kontakt für den Stromkreis des Gasventils, B Stromquelle, S Magnetspule, E Eisenkern, zugleich Konus des Gasventils, G Gummischlauch, F Bunsenbrenner, P Palladiumröhrchen.
Es ist ein Augenblick dargestellt, in dem die Röhre härter wird: die Milliamperemeter fallen, M schließt den Kontakt K und das Gasventil wird geöffnet.

Erst durch diesen Regenerierautomaten in Verbindung mit der selbsthärtenden Siederöhre (SHS-Röhre) von C. H. F. Müller-Hamburg (Abb. 30) gelang es, einen stundenlangen gleichmäßigen Betrieb von Röntgenröhren, wie er für therapeutische Zwecke notwendig ist, aufrechtzuerhalten.

2. Das Härten von zu weichen Röhren.

Bei gashaltigen Röhren kann auch der Fall eintreten, daß sich während des Betriebs das Vakuum verschlechtert, daß also die Röhre nicht härter, sondern weicher wird. Dies tritt ein, wenn bei Überlastung der Röhre durch Erwärmung der Glaswand Gas frei wird. Man darf deshalb bei dem für die Therapie notwendigen Dauerbetrieb die Belastung nicht höher als 1,8—2 mA bei 180 kV Spannung wählen. Das Weicherwerden ist viel schwieriger zu beseitigen als das Härterwerden. Man hilft sich dadurch, daß man die Röhre längere Zeit bei niedriger Belastung betreibt, so daß die Glaswand nicht warm wird, bis durch Zerstäubung das Vakuum wieder genügend hoch ist. Im Notfall kann man auch die Röhre umgekehrt anschließen, so daß die Antikathode zur Kathode wird; es tritt dann eine starke Zerstäubung des Platin- (oder Wolfram-) Spiegels und eine entsprechende Gasabsorption ein, doch wird die Röhre hierdurch stark gefährdet. Die Zerstäubung ist durch das Aufprallen von positiven Gasionen bedingt und bei Substanzen von niederem Atomgewicht viel geringer als bei solchen von hohem Atomgewicht; die Kathode wird deshalb stets aus Aluminium hergestellt.

3. Weitere Eigenschaften der gashaltigen Röhren.

Die Verwendung von hohlspiegelartigen Kathoden gibt, wie schon erwähnt (vgl. S. 227), ein bequemes Mittel zur Konzentrierung der Kathodenstrahlen. Bei photographischen Röntgenaufnahmen ist es wichtig, daß der Fokus möglichst punktförmig ist, da die Schärfe der Konturen des Schattenbildes hiervon abhängt. Andererseits verträgt das Material des Antikathodenspiegels nur eine bestimmte Dichte der aufprallenden Kathodenstrahlen, ohne daß es schmilzt; man ist deshalb genötigt, bei sehr hohen Belastungen, z. B. mit 100 mA und mehr den Brennfleck entsprechend zu vergrößern. Die fokussierende Wirkung der Hohlspiegelkathode ist nicht immer die gleiche, sondern sie ändert sich mit der Spannung und dem Gasgehalt, so daß die Schärfe des Fokus vom Zustand der Röhre und von der Belastung abhängt. Bei den Röntgenröhren für therapeutische Zwecke ist es dagegen nicht notwendig, daß der Brennfleck sehr klein ist; man macht ihn gewöhnlich etwa 1 cm groß.

Der Antikathodenspiegel besteht heute meist aus einer Wolframplatte, die in Kupfer eingelassen ist. Wolfram hat für diesen Zweck wegen seiner größeren Wohlfeilheit das Platin fast ganz verdrängt, obgleich letzteres eine etwas höhere Ausbeute an Röntgenstrahlen gibt. Diese wächst nämlich proportional mit der Atomnummer des Antikathodenmaterials (vgl. S. 302), da aber Wolfram und Platin im periodischen System nahe beieinander stehen (Atomnummer 74 bzw. 78), so ist der Unterschied nicht bedeutend.

Die Verbindung der Wolframplatte oder des Platinbleches mit Kupfer ist zur Abführung der beim Aufprallen der Kathodenstrahlen entstehenden Wärme notwendig. Der Nutzeffekt der Röntgenstrahlenerzeugung ist nämlich nur sehr gering; nur ein Bruchteil der Energie der Kathodenstrahlen wird in Röntgenstrahlenenergie umgesetzt (vgl. S. 312), alles andere verwandelt sich in Wärme. Diese muß unschädlich gemacht werden, da bei den hohen Belastungen der modernen Röhren selbst Wolfram, das am schwersten schmelzbare Metall (Schmelzpunkt 3200° C), schmelzen würde. Man verwendet deshalb das die Wärme gut leitende Kupfer und läßt den Antikathodenspiegel in einen Kupferklotz ein; dieser geht bei der sog. Luftkühlung in einen massiven Kupferstab über, der außerhalb der Röhre in einem Rippenkühler endet (Abb. 33). Die luftdichte Durchführung des Kupferstabs durch den Röhrenhals geschieht durch einen angelöteten Platinring, da Platin sich leicht in Glas einschmelzen läßt; neuerdings ist es auch gelungen, Glas unmittelbar an Kupfer anzuschmelzen.

Eine solche Kühlung genügt für niedrige oder kurzzeitige Belastung, wie z. B. bei diagnostischen Aufnahmen, aber nicht für den Dauerbetrieb der Therapieröhren. Bei diesen besitzt die Antikathode ein Kupferrohr, das außen in einem Wasserbehälter endet (Abb. 30, S. 232). Durch die starke Erwärmung der Antikathode kommt das Wasser zum Sieden, und es tritt ein hoher Wärmeverbrauch ein, da die Verdampfungswärme des Wassers sehr groß ist. Bei dieser Siedekühlung muß natürlich darauf geachtet werden, daß die Antikathode tiefer steht als der Wasserbehälter. Schließlich kann man auch mit Hilfe einer isoliert angebrachten Pumpe Wasser in dem Antikathodenrohr zirkulieren lassen. Auch die Kathode erwärmt sich, und zwar durch den Aufprall der positiven Gasionen; sie wird deshalb häufig ebenfalls mit einer Kühlung versehen.

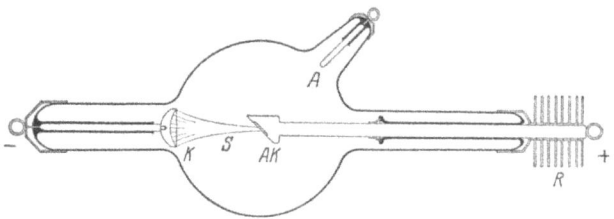

Abb. 33. Ionenröhre mit Luftkühlung. K Kathode, A Anode, AK Antikathode, R Rippenkühler, S Kathodenstrahlenbündel.

Die Anode hat für die Erzeugung der Röntgenstrahlen keine unmittelbare Bedeutung, sie spielt nur beim Evakuierungsprozeß eine Rolle. Um ein gutes Vakuum zu erreichen, ist es notwendig, daß alle Teile der Röhre nach Möglichkeit von okkludierten und adsorbierten Gasen befreit werden. Dies geschieht durch Erwärmen der ganzen Röhre in einem besonderen Ofen, dann aber auch dadurch, daß sie während des Auspumpens elektrisch hoch belastet wird. Um dabei alle Teile mit Elektronen bewerfen zu können, ist es zweckmäßig, wenn der Strom auch in umgekehrter Richtung durchgeschickt werden kann; die Anode besteht deshalb, wie die Kathode, aus dem wenig zerstäubenden Aluminium oder aus einem Draht, der wie bei der Glühkathode elektrisch geheizt wird und dann Elektronen aussenden kann.

Eine gut gepumpte Ionenröhre bietet beim Betrieb einen prächtigen Anblick, da die Glaskugel in hellem Fluorescenzlicht, meist grünlich leuchtet, und zwar besonders stark die Halbkugel, die der Antikathode gegenüberliegt und durch deren Ebene begrenzt wird, also die Halbkugel, die auch von den Röntgenstrahlen getroffen wird. Diese Fluorescenz wird aber nicht etwa durch die Röntgenstrahlen hervorgerufen, denn gewöhnliches Glas fluoresciert in diesen nicht merklich, sondern von Kathodenstrahlen. Es sind das Elektronen, die in der Antikathode nicht absorbiert worden sind und aus ihr nach rückwärts wieder herausdiffundierten, also gewissermaßen an der Antikathode reflektiert worden sind und dann auf die Glaswand aufprallen.

Dort, wo diese Elektronen auftreffen, entstehen natürlich außer dem Fluorescenzlicht auch Röntgenstrahlen. Sie bilden eine Nebenstrahlung, die gegenüber der fokalen Strahlung nicht besonders stark ist, da sie im Glas entsteht, das aus Substanzen niederen Atomgewichts zusammengesetzt ist, die aber doch bei photographischen Röntgenbildern eine Unschärfe der Konturen hervorrufen kann. Es ist deshalb notwendig, bei Aufnahmen den Strahlenkegel so weit einzuengen, wie es für die verlangte Bildgröße angängig ist.

4. Nachteile der Ionenröhre.

Eine typische Erscheinung beim Betrieb von gashaltigen Röntgenröhren mit hohen Spannungen (z. B. 180 kV) besteht darin, daß besonders am Kathodenhals stark verästelte Funken entstehen, die von der Abschlußkappe aus über das Glas hin nach der Röhrenkugel zu laufen. Es sind das sog. Gleitfunken, die sich immer leicht auf flächenförmigen Isolatoren ausbilden, die eine leitende Unterlage haben. Letztere ist hier durch den stark ionisierten Gasinhalt der Röhre gegeben. Diese Funken können unter Umständen das Glas der Röhre durchschlagen. Die Lebensdauer der gashaltigen Therapieröhren ist daher nicht besonders groß; man kann mit etwa 100, höchstens 200 Betriebsstunden rechnen.

Ein weiterer Übelstand, der bereits bei der Besprechung der Kathodenstrahlröhren erwähnt wurde (vgl. S. 227), besteht in der gegenseitigen Abhängigkeit von Spannung, Strom und Gasgehalt. Man muß deshalb, um bestimmte Betriebsbedingungen zu bekommen, diese Größen entsprechend abstimmen, ein Verfahren, das sehr viel praktische Übung erfordert. Ferner ist es bei neuen Therapieröhren notwendig, dieselben erst stundenlang „einlaufen zu lassen", d. h. durch allmähliche Spannungssteigerung bei ständiger Regenerierung die Röhre gewissermaßen an die höchste Spannung zu gewöhnen. Im ganzen erfordern die gashaltigen Röntgenröhren eine sehr sorgfältige, individuelle Behandlung. Man ist deshalb, trotz der mit ihnen bei der Diagnostik wie bei der Therapie erzielten vorzüglichen Ergebnisse, fast allgemein zur Benutzung der Glühkathoden- oder Elektronenröhren übergegangen, die einen einfacheren, mehr schematischen Betrieb zulassen.

C. Die Glühkathodenröhren.
1. Die Lilienfeldröhre.

Die erste praktisch brauchbare Glühkathodenröhre ist von Lilienfeld konstruiert worden. Sie besitzt (Abb. 34) drei Elektroden: eine Glühelektrode, eine sog. Lochkathode

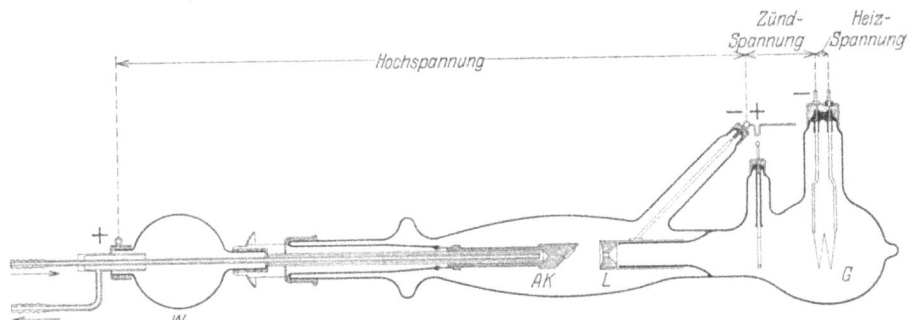

Abb. 34. Lilienfeld-Röhre. G Glühkathode, L Lochkathode, AK Antikathode, W Wasserbehälter.

und die Antikathode. Antikathode und Anode sind bei den Glühkathodenröhren wieder zu einer einzigen Elektrode vereinigt. Die Lilienfeldröhre hat zwei getrennte Räume, die nur durch die Bohrung der Lochkathode miteinander in Verbindung stehen. Der erste Raum enthält die Glühkathode, die aus einem starken Glühdraht besteht, der eine sehr große Anzahl von Elektronen abgibt. Diese werden durch eine Spannung von einigen tausend Volt, die Zündspannung, auf die Lochkathode hin beschleunigt und lösen in der Bohrung der letzteren beim Aufprallen auf die Wandung neue Elektronen aus, die von der eigentlichen Hochspannung, die zwischen der Lochkathode und der Antikathode liegt, auf die Antikathode befördert werden. Diese besteht aus einem Kupferrohr mit einem Platin-Iridiumspiegel und ist mit Zirkulationskühlung versehen. Ihrer Konstruktion entsprechend benötigt die Röhre drei Spannungskreise: einen Niederspannungskreis zur Heizung des Glühdrahts, den Zündspannungskreis und den Hochspannungskreis (bis 140 kV); sie bedarf daher einer besonderen Apparatur.

Man hatte seinerzeit große Hoffnungen auf diese Röhre gesetzt, da nach Lilienfelds Untersuchungen die Röntgenstrahlung bei Benutzung seiner Röhre und bei einer Stromfrequenz von 500 Perioden härter sein sollte, als man aus der Höhe der angelegten Spannung eigentlich erwarten konnte (vgl. S. 291). Diese Angaben erwiesen sich später als irrig. Unsere eigenen Versuche zeigten, daß wohl eine etwas härtere Strahlung erzielt wird, als der Spannung entspricht; diese Zunahme erklärt sich aber dadurch, daß die Glühelektronen teilweise, mit der durch die Zündspannung erhaltenen Beschleunigung, die Bohrung der Lochkathode passieren, so daß für diese Elektronen Zündspannung und eigentliche Hochspannung sich addieren.

Im übrigen zeichnet sich diese Röhre durch leichte Regulierbarkeit (die Regulierung des Röhrenstromes erfolgt durch Änderung der Zündspannung) und hohe Konstanz der Strahlung aus, auch ist der Brennfleck ziemlich klein und scharf begrenzt. Die Röhre ist daher besonders für Versuchszwecke sehr geeignet, doch ist sie wegen ihrer komplizierten Bauart und der dadurch bedingten geringen Lebensdauer fast vollständig von der neuen Glühkathodenröhre verdrängt worden. Auch eine abgeänderte Form der Lilienfeldröhre, bei der die Glühkathode in die Lochkathode hineinverlegt ist, hat sich nicht bewährt.

2. Die Coolidgeröhre.

Es ist das Verdienst von W. D. Coolidge, die praktisch brauchbare Form der Glühkathodenröhre, die häufig nach ihm benannt wird, geschaffen zu haben. Sie besteht (Abb. 35) aus einer hochevakuierten Glaskugel mit zwei Rohransätzen, die einerseits die Glühkathode, andererseits die Antikathode tragen. Die Glühkathode hat die Form einer eng gewundenen ebenen Spirale aus Wolframdraht mit zwei luftdicht in die Glaswand eingeschmolzenen Zuleitungen zum Anschluß des Heizstromes. Die Antikathode besteht aus massivem Wolfram und hat die Form eines dünnen Stiels mit einer kolbenförmigen Verstärkung, die an ihrem Ende eine unter 45° angeschliffene Fläche, den Antikathodenspiegel, trägt.

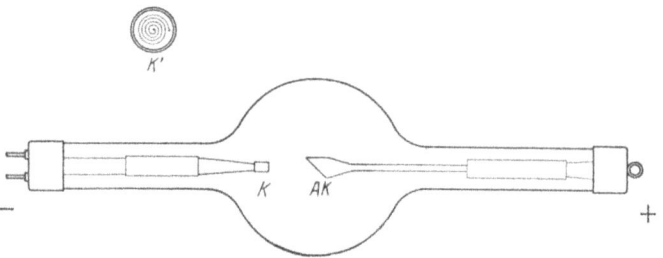

Abb. 35. Glühkathodenröhre mit Strahlungskühlung (Trockenröhre).
K Kathode, AK Antikathode, K' Kathode in der Draufsicht von rechts.

Wie schon bei der Besprechung der Glühelektronen (S. 228) erwähnt wurde, fehlt bei einer gasfreien Röhre der Kathodenfall, infolgedessen ist eine Konzentrierung der Elektronen durch hohlspiegelförmige Gestaltung der Kathodenoberfläche nicht oder nur wenig wirksam. Coolidge brachte deshalb die Heizspirale in einem kurzen Metallröhrchen unter, das mit der Spirale leitend verbunden ist, also sich wie diese auf negativer Spannung befindet. Die aus der Spirale austretenden Elektronen werden daher von dem Röhrchen abgestoßen und auf diese Weise zu einem Bündel zusammengefaßt. Die Einschnürung ist um so stärker, je tiefer die Spirale in das Röhrchen eingesenkt wird, und man kann auf diese Weise eine geeignete Größe des Brennflecks erzielen.

Die Antikathode besitzt bei der ursprünglichen und noch heute in der Therapie meist verwendeten Form der Röhre keine Kühlvorrichtung, das Wolfram kommt infolgedessen in helle Glut und gibt die Wärme lediglich durch Strahlung ab. Diese sog. Trockenröhren sind außerordentlich bequem, da sie in jede beliebige Lage gebracht werden können und die Kühlung keinerlei Wartung bedarf. Die Belastbarkeit einer solchen Röhre ist aber naturgemäß eine begrenzte; die Strahlungskühlung reicht bei 200 kV Spannung bis höchstens 8 mA Röhrenstromstärke aus, darüber hinaus würde selbst das hitzebeständige Wolfram schmelzen und verdampfen. Für höhere Leistungen muß man daher wieder zur Antikathode mit Wasserkühlung greifen. So baut die Phönix A.-G.-Rudolstadt die Multix-Hochleistungsröhre für Belastungen bis zu 20 mA bei 250 kV. Die Antikathode besteht hier wieder aus einem Kupferrohr mit einer eingelassenen Wolframplatte. Die Kühlung erfolgt durch eine isoliert aufgestellte Pumpe, die in der Minute 4—5 l Wasser durch das Antikathodenrohr treibt, außerdem wird das Wasser in einem Automobilkühler mit Luftventilator gekühlt. Diese Röhren haben sich in der therapeutischen Praxis bisher gut bewährt und bringen eine bei Fernbestrahlungen sehr erwünschte Abkürzung der Bestrahlungszeit. Von Coolidge ist eine ähnliche Röhre für Leistungen bis zu 50 mA bei 250 kV gebaut worden.

Der massive Wolframkolben hat den Nachteil, daß sich bei hohen Belastungen allmählich tiefe Schrunden im Brennfleck bilden können, die einen Teil der Strahlung verschlucken. Außerdem tritt bei der hohen Glut eine geringe Verdampfung von Wolfram ein; diese positiv geladenen Metalldämpfe werden von der Antikathode abgestoßen, zum Teil aber beim Zusammentreffen mit Elektronen umgeladen und setzen sich als moosiger Rasen wieder auf dem Brennfleck ab; auch hierdurch wird ein Teil der Strahlung absorbiert. Es ist deshalb zweckmäßig, die Antikathode als Wolframplatte auszubilden, da dann die Wärmeausstrahlung günstiger ist, so daß die erwähnten Veränderungen vermieden werden. So ist z. B. die Metroröhre (Müller-Hamburg) gebaut; die Antikathodenplatte wird hier von einem Molybdänrohr getragen, wodurch gleichzeitig die Intensität der Stielstrahlung (vgl. S. 241) vermindert wird. Bei diesen Röhren wird auch eine etwas andere Form der Glühkathode verwendet; der Glühdraht befindet sich, mehrmals hin und her geführt, in einem etwas größeren Metallgefäß bis etwa 2 cm Durchmesser, das nach der Antikathode zu mit einem feinen Metallnetz bedeckt ist. Dies trägt dazu bei, die Energie auf einen größeren Teil der Antikathodenfläche zu verteilen und die Belastungsfähigkeit zu erhöhen.

Für die Röntgendiagnostik sind besondere Formen der Glühkathodenröhren ausgebildet worden. Wegen der hier verwendeten geringeren Spannungen können die Abmessungen kleiner gehalten werden. Vor allem muß wieder, um scharfe Abbildungen zu erzielen, der Fokus möglichst punktförmig sein. Das Wolfram des Spiegels hält aber trotz der meist verwendeten Siedekühlung nur eine begrenzte Belastung aus, nach Thaller bis zu 200 Watt pro Quadratmillimeter, es bleibt daher nichts anderes übrig, als den Brennfleck für hohe Belastung zu vergrößern. Bei der Dofokröhre (Phönix) enthält deshalb die Kathode zwei Glühspiralen nebeneinander, die nach Wahl benutzt werden können und so angeordnet sind, daß mit der einen ein scharfer, mit der anderen ein größerer, stärker belastbarer Brennfleck erzielt wird. Die Autofokröhre (Müller) dagegen besitzt eine Einrichtung, vermöge der die Elektronen mit zunehmender Belastung stärker gestreut werden, so daß der Brennfleck automatisch mit der Belastung größer wird.

Die beste Lösung der Aufgabe, hohe Belastbarkeit mit möglichst punktförmigem Brennfleck zu verbinden, stammt von Goetze und ist in der Mediaröhre (Müller) verwertet. Hier besteht die Kathode aus einer dünnen langgestreckten Wolframspirale in einem entsprechend geformten Gehäuse, so daß ein linienförmiger Brennfleck, der Strichfokus, entsteht. Die Antikathode ist nur wenig abgeschrägt; in der Draufsicht erscheint daher die Projektion als Punkt. Die Abschrägung der Antikathode darf aber nicht allzu klein sein, da eine geringe Verdampfung des Wolframs bei hohen Belastungen unvermeidlich ist und die Wolframionen, die den Antikathodenspiegel in senkrechter Richtung verlassen, dann auf die Kathode treffen und diese zerstören können. Neuerdings werden nach diesem Prinzip Röhren hergestellt, die kurzzeitig (0,1 Sek.) bis zu 1000 mA bei 40 kV belastet werden können (Mammutmedia von Müller).

Die neuen Selbstschutzröhren und Metallröhren sollen später (S. 267) beschrieben werden.

3. Vorteile und Nachteile der Glühkathodenröhren.

Ein gewisser Nachteil der Glühkathodenröhren besteht darin, daß bei ihnen Spannungen jeder Höhe einen Strom und damit auch Röntgenstrahlung erzeugen. Wenn man eine solche Röhre mit pulsierender Spannung betreibt, bei der die Spannung periodisch von Null bis zu einem Maximum steigt (vgl. Abb. 12 B, S. 209), entstehen durch sämtliche Komponenten der Spannung Röntgenstrahlen, weiche und harte; die Gesamtstrahlung ist daher sehr inhomogen. Im Gegensatz dazu wird bei den gashaltigen Röhren durch den Kathodenfall (vgl. S. 226) eine gewisse Durchbruchsspannung hervorgerufen, welche die niedrigen Spannungswerte und damit die weichsten Röntgenstrahlen nicht zustande kommen läßt; bei diesen Röhren ist deshalb das Strahlengemisch homogener als bei den Glühkathodenröhren. Durch Verwendung von konstanter Gleichspannung, wie sie von Kondensatorapparaten (vgl. S. 257) geliefert wird, kann man diesen Nachteil der Glühkathodenröhren beseitigen.

Der größte Vorteil der Glühkathodenröhren liegt in der Unabhängigkeit von Strom und Spannung (vgl. S. 237). Wenn man von dem Abfallen der Spannung, das bei höheren Belastungen des Hochspannungsapparats eintreten kann, absieht, kann man durch Änderung der Heizung des Glühdrahts, also durch Änderung des Heizstromes, die Röhrenstromstärke willkürlich ändern, ohne daß die Spannung dadurch beeinflußt wird. Andererseits ändert sich normalerweise die Röhrenstromstärke nicht, wenn man die Heizung konstant läßt, aber die Spannung variiert. In diesem Normalfall arbeitet die Röhre mit Sättigungsstrom (vgl. S. 359), und alle Elektronen, die am Glühdraht frei werden, laufen zur Antikathode und nehmen am Stromtransport teil. Diese Unabhängigkeit von Strom und Spannung hat aber ihre Grenzen. Wenn man den Röhrenstrom durch Verstärken der Heizung immer weiter steigert, kommt man bald in ein Gebiet, wo die Zunahme des Röhrenstromes geringer wird, bis er ein Maximum erreicht, das auch bei stärkster Heizung nicht überschritten wird. Durch die erhöhte Heizung wird wohl die Anzahl der austretenden Elektronen vermehrt, aber die Spannung ist nun nicht mehr imstande, alle

Elektronen zur Antikathode zu befördern; es tritt eine Raumladung, eine Anhäufung von Elektronen im Raume vor der Kathode auf. Unter diesen Bedingungen gilt annähernd das Ohmsche Gesetz, d. h. wenn man jetzt die Spannung erhöht, steigt die Stromstärke wieder an. Wann diese Verhältnisse eintreten, hängt, wie Langmuir zeigte, von der Bauart der Röhre und von der Höhe des Spannungsgefälles ab. Infolgedessen kann man durch Annäherung der Elektroden aneinander die bei einer bestimmten Spannung mögliche Stromstärke erhöhen. Es ergibt sich also die praktische Folgerung, daß die Röhren je nach ihrer Verwendungsart verschieden gebaut sein müssen.

Bei den gashaltigen Röhren werden die in der Antikathode nicht absorbierten Elektronen von dieser gewissermaßen reflektiert, treffen auf die Glaswand und erzeugen dort Fluorescenz. Bei den Glühkathodenröhren wird ein Teil der Elektronen ebenfalls reflektiert, doch können sie hier nicht auf die Glaswand treffen, da diese sich sofort mit Elektronen belädt, welche das Auftreffen von weiteren Elektronen verhindern. (Bei den gashaltigen Röhren kann eine solche Ladung nicht auftreten, weil die Ionisierung des Gasinhalts und die damit verbundene Leitfähigkeit dies nicht zulassen.) Gut gepumpte Glühkathodenröhren zeigen

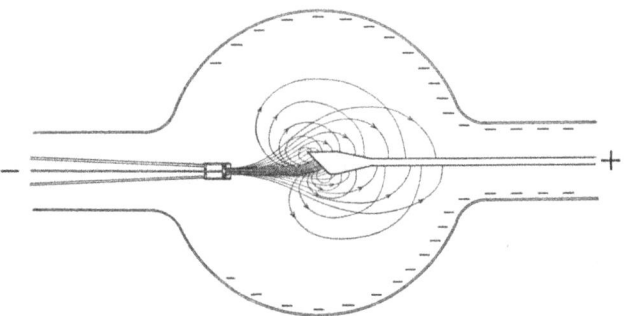

Abb. 36. Schematische Darstellung der Entstehung der Stielstrahlung bei einer Glühkathodenröhre. Gestreute Elektronen und solche, die aus der Antikathode nach rückwärts wieder austreten, laufen wegen der Ladung der Glaswand auf gekrümmten Bahnen zum Antikathodenstiel.

daher keine Fluorescenz des Glases. Die von der Antikathode reflektierten Elektronen müssen, da sie von der Glaswand abgestoßen werden, in einem Bogen wieder zur Antikathode zurückkehren, treffen auf dem rückwärtigen Teil der Antikathode auf und geben Veranlassung zur Entstehung der sog. Stielstrahlung (Abb. 36). Es ist dies eine Nebenstrahlung, die weicher ist als die vom Fokus kommende, da die Elektronen auf ihrem Wege innerhalb der Antikathodensubstanz einen Teil ihrer Energie verloren haben. Die Intensität der Stielstrahlung ist von dem Material des Antikathodenstiels abhängig und beträgt insgesamt etwa 20 % der fokalen Röntgenstrahlung. In der Therapie kann sie zu Dosierungsfehlern, in der Diagnostik zu einer Unschärfe des Bildes Anlaß geben; es muß daher bei der Abblendung besondere Rücksicht auf sie genommen werden.

Die Lebensdauer der Glühkathodenröhren ist im allgemeinen größer als bei den gashaltigen Röhren; sie hängt natürlich von der Höhe der Belastung ab. Bei normaler Beanspruchung der Therapieröhren (z. B. 200 kV und 3 mA) sind 1000 Betriebsstunden keine Seltenheit. Außer durch Durchschlag können die Röhren auch durch Bruch des Glühfadens enden.

Schlechtes Vakuum gibt sich durch Fluorescieren des Glases — je nach der Zusammensetzung desselben grün oder bläulich — unter Umständen auch durch das Auftreten von Gleitfunken zu erkennen. Zu großen Gasgehalt kann man dadurch feststellen, daß man die Röhre ohne Heizung der Kathode an die Hochspannung legt. Während normalerweise dann kein Strom durch die Röhre fließt, tritt bei Anwesenheit einer hinreichenden Menge

Gas Stoßionisation ein, und das Milliamperemeter zeigt einen Ausschlag, der mit Erhöhung der Spannung wächst. Eine solche Röhre ist natürlich unbrauchbar.

Therapieröhren, die eine längere Betriebszeit hinter sich haben, zeigen Verfärbungen des Glases, die je nach der Glassorte verschieden sind. Früher wurde meist ein Glas verwendet, das in Kathodenstrahlen grün fluoresciert und sich in Röntgenstrahlen allmählich violett färbt; letzteres deutet auf einen Gehalt an Mangan hin. Neuere Röhren fluorescieren dagegen bläulich und das Glas färbt sich gelb bis braun. Man erklärt diese Verfärbungen als eine Ausscheidung von Metallatomen; sie sind in bezug auf die Durchlässigkeit des Glases für Röntgenstrahlen ohne Bedeutung. Ferner zeigen alte Röhren auf der Innenfläche der Glaswand Niederschläge, die von zerstäubtem Wolfram herrühren. Diese Schichten sind so dünn, daß sie ebenfalls auf die Intensität der Röntgenstrahlung keinen Einfluß haben. Schließlich beobachtet man zuweilen ein ganz feines Pulver in den Röhren, das sich bei der Untersuchung als Glasstaub erweist, ein Zeichen dafür, wie hoch unter Umständen das Glas durch den Aufprall von Korpuskeln beansprucht wird.

4. Die Äonaröhre.

Eine dritte Methode, Elektronen zu erzeugen, ist von Lilienfeld gefunden worden; er hat sie als Autoelektronenemission oder Äonaeffekt bezeichnet. Bei den Hochvakuumröhren ist es im allgemeinen, selbst mit sehr hohen Spannungen, nicht möglich, einen Stromdurchgang zu erzielen, wenn die Kathode nicht glüht, Lilienfeld fand aber, daß auch bei kalten Elektroden ein Strom entsteht, wenn man die Kathode mit Spitzen versieht, die der Antikathode sehr nahe gegenüberstehen. Bei dieser Anordnung entstehen sehr hohe Feldstärken, und es ist möglich, daß dann Elektronen aus dem Metall der Spitzen losgerissen werden können. Dabei scheinen aber Nebenumstände, wie die Entgasung der Elektroden, Güte des Vakuums u. dgl., eine große Rolle zu spielen, und der Vorgang bedarf noch weiterer Klärung. Derartige Röhren haben noch keinen Eingang in die Praxis gefunden.

III. Die Röntgenapparate.

Das Prinzip der Erzeugung von hochgespannten Strömen unter Ausnutzung der magnetischen Induktion ist bereits bei der Elektrizitätslehre (S. 213 f.) dargelegt worden. Sowohl die Induktoren, bei denen ein periodisch unterbrochener Strom benutzt wird, als auch die Transformatoren, die mit Wechselstrom betrieben werden, sind für die speziellen Zwecke der Röntgenstrahlenerzeugung entsprechend modifiziert worden.

Diese Apparate liefern, wie schon erwähnt, hochgespannten Wechselstrom; die Röntgenröhren dürfen aber nur von Gleichstrom durchflossen werden, da im anderen Falle eine starke Metallzerstäubung eintritt und die Röhre in kürzester Zeit unbrauchbar wird. Die wichtigste Zusatzeinrichtung besteht daher in einer Vorrichtung, die den Wechselstrom in Gleichstrom umwandelt, in einem sog. Gleichrichter. Dieser ist stets notwendig, wenn nicht die Röhre selbst vermöge ihrer Konstruktion als Gleichrichter wirkt. Der durch die Röhre fließende Strom braucht nicht notwendig ein zeitlich gleichförmiger, kontinuierlicher Gleichstrom (vgl. Abb. 12 C, S. 209) zu sein, sondern er kann auch Formen, wie Abb. 51 (S. 254) haben, also in einzelnen Stromstößen bestehen, die periodisch aufeinanderfolgen, sog. pulsierender Gleichstrom.

A. Die Induktorapparate.

In der ersten Zeit nach der Entdeckung der Röntgenstrahlen war der Funkeninduktor das gegebene Laboratoriumsinstrument zum Betrieb von Röntgenröhren, die damals nur geringe Energiemengen aufzunehmen vermochten. Durch die immer mehr sich ausbreitende medizinische Anwendung der Strahlen wuchsen die Ansprüche an die Leistungsfähigkeit und damit auch die Röhren und die Induktoren.

1. Der Induktor.

Ein moderner Röntgeninduktor für Therapie leistet normal etwa 200 kV Spannung an der Röhre und 4—6 mA Röhrenstrom. Er besteht (Abb. 37) aus einem zylindrischen, zur Vermeidung von Wirbelströmen (vgl. S. 211) aus Blechstreifen aufgebauten Eisenkern, auf den unmittelbar die Primärwicklung aus wenigen hundert Windungen dicken Kupferdrahtes aufgebracht ist. Diese Primärspule liegt axial in einem weiten Pertinax- (od. dgl.) Rohr, das die Primärspule von der Sekundärspule isoliert. Letztere ist wegen der besseren Isolationsmöglichkeit aus zahlreichen scheibenförmigen Spulen aufgebaut, die mit Wachs vergossen sind

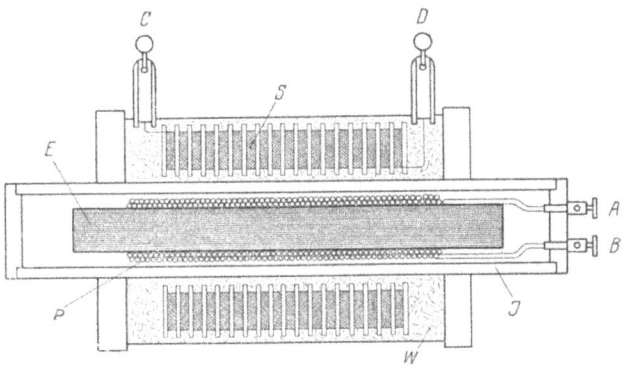

Abb. 37. Röntgeninduktor. E unterteilter Eisenkern, P Primärwicklung, A und B Anschlüsse für den periodisch unterbrochenen Gleichstrom, J isolierendes Rohr, S Sekundärwicklung, C und D Hochspannungsklemmen, W isolierende Vergußmasse.

oder auch wohl in Öl liegen. Die Sekundärspule besteht zur Herstellung des richtigen Übersetzungsverhältnisses (vgl. S. 214) aus einigen 100 000 Windungen dünnen Kupferdrahtes.

2. Der Unterbrecher.

Anfangs verwendete man zur Unterbrechung des Primärstromes elektromagnetische Vorrichtungen, ähnlich wie bei den elektrischen Klingeln, mit Platin- oder Quecksilberkontakten, die sog. Hammerunterbrecher; sie waren natürlich höheren Leistungen nicht gewachsen.

Einen wesentlichen Fortschritt brachten die elektrolytischen Unterbrecher, die in zwei verschiedenen Formen fast gleichzeitig von Wehnelt und von Simon angegeben wurden. Der Wehneltunterbrecher (Abb. 38) hat größere Verbreitung gefunden; er besteht aus einem großen Glastrog mit gut leitender verdünnter Schwefelsäure gefüllt, in die eine Platinspitze (für hohe Stromstärken deren mehrere) als Anode und eine Bleiplatte als Kathode eintauchen. Die Platinspitze ist dadurch gebildet, daß ein Platinstift aus einem engen Porzellanrohr hervorragt; ihre Länge kann eingestellt werden. Beim Stromdurchgang tritt an der Spitze durch Elektrolyse und durch die Stromwärme Gas- und Dampfbildung ein, wodurch die Flüssigkeit von der Spitze abgedrängt und der Strom unterbrochen wird. In diesem Augenblick entsteht ein Funke, das Gasgemisch explodiert, und der Funke wird dadurch sehr schnell gelöscht. Ein parallel geschalteter Kondensator (vgl. S. 214) ist daher unnötig und wirkt beim Flüssigkeitsunterbrecher nur ungünstig.

Die Anzahl der Unterbrechungen kann bis zu 1000 pro Sekunde betragen und läßt sich durch Einstellen der Stiftlänge variieren, doch ist sie auch noch von anderen Umständen abhängig, so daß sie nicht leicht konstant zu halten ist. Ein weiterer Übelstand besteht in dem großen Lärm, den dieser Unterbrecher macht.

Man ist deshalb fast allgemein zu den rotierenden Quecksilberunterbrechern übergegangen. Solche sind in großer Zahl konstruiert worden. Als ein Unterbrecher, der sich in der Praxis bewährt hat, soll hier nur der Konstantunterbrecher (Reiniger, Gebbert und Schall, Erlangen) betrachtet werden (Abb. 39). Er besteht aus einem gußeisernen Gefäß, das am Boden eine mit Quecksilber gefüllte Vertiefung besitzt. Da hinein taucht

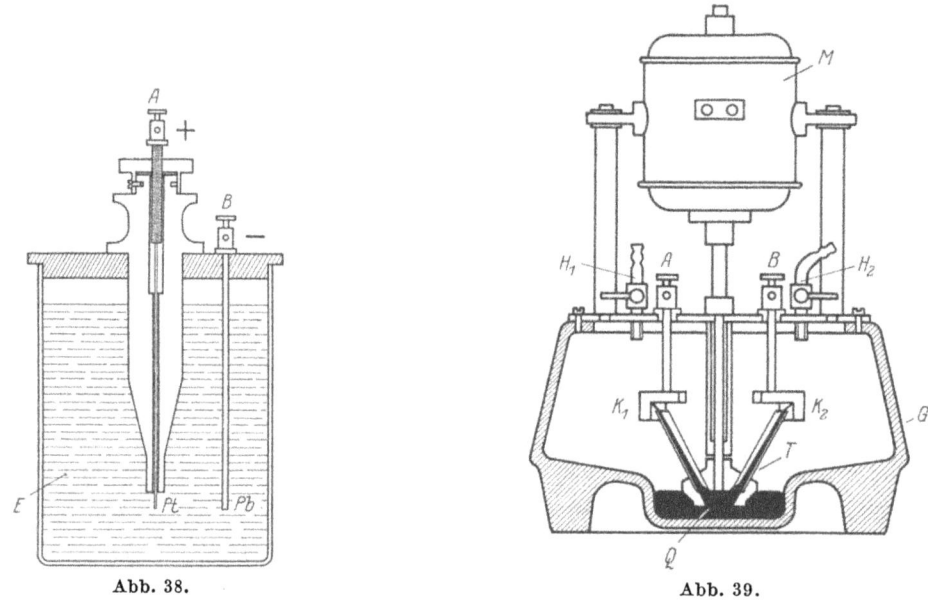

Abb. 38.   Abb. 39.

Abb. 38. Wehnelt-Unterbrecher. Pt Platinstift, Pb Bleiplatte, E Elektrolyt, A und B Anschlußklemmen für den Primärstrom.

Abb. 39. Gasunterbrecher. G gasgefülltes Eisengefäß, H_1 und H_2 Hähne für die Füllung mit Gas, Q Quecksilber, T Turbine, K_1 und K_2 Kontaktsegmente, A und B Anschlußklemmen für den primären Gleichstrom, M Motor.

ein nach unten offener kurzer Eisenkonus, der seitlich zwei schräg nach oben laufende Eisenrinnen trägt. Dieses System wird durch einen Elektromotor in schnelle Umdrehung versetzt, so daß das Quecksilber an den Rinnen entlang nach außen geschleudert wird. Am Deckel des Gefäßes sind zwei (oder vier) eiserne Kontaktsegmente zum Anschluß des Stromes isoliert angebracht, die bei der Rotation durch die Quecksilberstrahlen leitend miteinander verbunden werden. Um zu vermeiden, daß das Quecksilber und die Segmente bei der Funkenbildung oxydieren, wird der Unterbrecher mit Gas, am einfachsten mit Leuchtgas, gefüllt; daher der Name Gasunterbrecher. Zur Verringerung der Funkenbildung ist ein großflächiger Papierkondensator dem Unterbrecher parallel geschaltet (vgl. S. 214). Ein solcher Unterbrecher bedarf nur geringer Wartung und braucht nur selten gereinigt zu werden.

Die Anzahl der Unterbrechungen wird gewöhnlich zu 50 pro Sekunde gewählt. Es ist notwendig, daß sie konstant bleibt, da die Röntgenstrahlenmenge von Änderungen der Frequenz stark beeinflußt werden kann, und zwar je nach dem Aufbau der Apparatur im Sinne einer Zunahme oder einer Abnahme. Bei Gleichstromanschluß ist deshalb gewöhnlich eine Regulierung für die Tourenzahl des Motors vorgesehen, und die Konstanz derselben wird von einem Frequenzmesser angezeigt. Ein solcher besteht aus einem Elektromagnet mit einem langen flachen Magnetpol, vor dem sich eine Reihe von Stahlzungen befindet. Diese sind in ihrer Eigenschwingung in fortlaufender Folge so abgestimmt, daß bei jeder Frequenz nur eine bestimmte Zunge anspricht. Dem Elektromagnet wird ein Gleichstrom zugeführt, der mit Hilfe eines auf der Achse des Unterbrechermotors sitzenden Kontaktgebers im Rhythmus der Umdrehungen unterbrochen wird. Die Frequenz dieses pulsierenden Stromes gibt sich bei dem Instrument durch den Ausschlag einer Zunge zu erkennen. Bei Wechselstromanschluß verwendet man zum Antrieb des Unterbrechers einen Synchronmotor, der ohne weiteres eine konstante Tourenzahl innehält, da die Frequenz eines Wechselstromnetzes im allgemeinen sehr gleichmäßig bleibt.

3. Die Reguliervorrichtungen.

Der primäre Stromkreis wird vervollständigt durch die Reguliervorrichtung, die mit den nötigen Meßinstrumenten gewöhnlich in einem Schalttisch vereinigt ist.

Die Regulierung geschieht bei den Induktorapparaten durchweg durch Widerstandsänderung, und zwar entweder in der Form eines veränderlichen Vorschaltwiderstands, durch den ein Spannungsabfall gleich dem Produkt aus Stromstärke und Widerstand hervorgerufen wird (vgl. Abb. 5, S. 205), oder durch eine Potentiometerschaltung gemäß Abb. 6 (S. 205). Der Zweck der Regulierung ist zunächst der, die Spannung im Sekundärkreis allmählich auf ihren Höchstwert zu bringen, und dann die Spannung im Sekundärkreis konstant zu halten.

Da Instrumente zur direkten Messung der Hochspannung (vgl. S. 220) zur Zeit noch wenig in Gebrauch sind, wird die Regulierung gewöhnlich nach den Angaben eines Spannungsmessers im Primärstromkreis vorgenommen, indem ein Voltmeter, gewöhnlich ein Weicheiseninstrument, an den Endpunkten der Primärwicklung des Induktors liegt. Da die Härte der Röntgenstrahlen von der Spannung abhängt, wird dieses Voltmeter häufig als Spannungshärtemesser bezeichnet. Diese Methode der Spannungsmessung beruht auf dem Umstand, daß die Sekundärspannung durch das Übersetzungsverhältnis der beiden Induktorspulen mit der Primärspannung verknüpft ist. Außerdem wird die Sekundärspannung aber auch von der Belastung des Apparats, d. h. von der Höhe der Stromstärke in der Röntgenröhre beeinflußt; das Voltmeter im Primärkreis kann daher nicht als einwandfreies Meßinstrument für die Sekundärspannung gelten, sondern man kann nur sagen, daß bei einer bestimmten Belastung einem bestimmten Zeigerausschlag des Voltmeters auch eine bestimmte Sekundärspannung entspricht. Der Spannungshärtemesser ist also nur ein Kontrollinstrument, nach dessen Angaben man bestimmte Betriebsbedingungen jederzeit reproduzieren kann.

Als weitere Instrumente sind gewöhnlich ein Voltmeter zur Messung der Netzspannung und ein Amperemeter zur Messung der Stromstärke in der Primärspule vorhanden.

4. Der Nadelschalter.

Ein Induktor liefert, wie schon erwähnt, einen unsymmetrischen Wechselstrom mit einer hohen Öffnungsspannung und einer viel niedrigeren Schließungsspannung (vgl.

Abb. 14B, S. 214). Es ist daher das Gegebene, daß man nur den Öffnungsimpuls durch die Röhre hindurchschickt und den Schließungsimpuls unterdrückt. Dies geschieht in sehr vollkommener Weise dadurch, daß man in den Sekundärkreis einen sog. Nadelschalter einfügt. Dieser besteht (Abb. 40) aus einem rotierenden Metallstab (einem Kreuz, wenn der Unterbrecher vier Segmente enthält), dem diametral zwei Kontaktsegmente gegenüberstehen. An letzteren werden die Hochspannungsleitungen angeschlossen. Der Stromschluß erfolgt durch Funkenübergang zwischen den Nadelenden und den Segmenten. Die Nadel ist mittels eines isolierenden Zwischenstücks unmittelbar auf der Achse des Unterbrechermotors befestigt. Die Kontaktsegmente sind drehbar angeordnet und werden so eingestellt, daß der Sekundärstrom nur im Augenblick der Unterbrechung des Primärkreises geschlossen ist, während bei der Schließung des Primärkreises der Sekundärkreis offen ist.

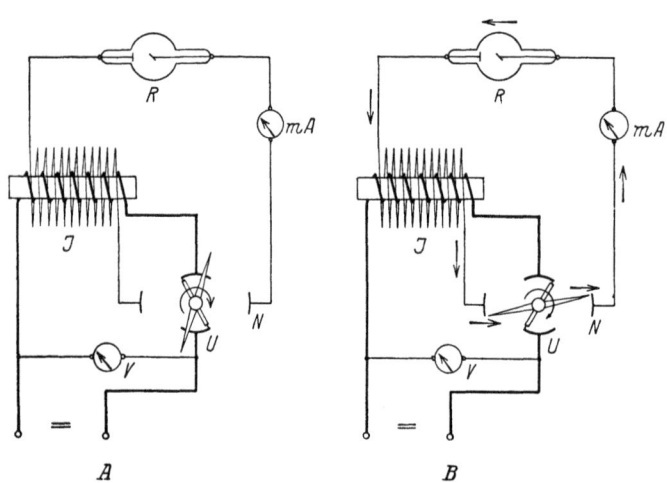

Abb. 40. Schaltungsschema eines Induktorapparats mit Nadelschalter. R Röntgenröhre, J Induktor, U Quecksilberunterbrecher, N rotierende Schaltnadel, mA Milliamperemeter, V Voltmeter (sog. Spannungshärtemesser). A. Der Unterbrecher schließt den Primärstromkreis, der Sekundärstromkreis ist offen. B. Der Unterbrecher öffnet den Primärstromkreis, der Sekundärstromkreis wird geschlossen.

Der Nadelschalter unterdrückt den Schließungsstrom in sehr wirksamer Weise, er hat aber den Nachteil, daß durch den Funkenübergang an den Kontaktstellen hochfrequente Schwingungen entstehen, also Wechselströme, die sich der eigentlichen Hochspannungswelle überlagern und in beiden Richtungen durch die Röhre hindurchgehen können. Man muß sie durch Vorschalten von hochohmigen Widerständen (Wasserwiderstände, Ozelit-, Silitstäbe) oder durch Drosselspulen mit hoher Selbstinduktion (vgl. S. 213) zu unterdrücken suchen.

5. Die Ventile.

Ein anderes Mittel zur Unterdrückung der Schließungswelle (des „Schließungslichts") hat man in den Ventilen; das sind Vorrichtungen, die den Strom nur in einer Richtung durchlassen, also Gleichrichterwirkung besitzen.

a) Die Gasfunkenstrecke.

Das einfachste Ventil besteht in einer Funkenstrecke mit unsymmetrischen Elektroden, mit einer Spitze und einer Platte. Wie bereits erwähnt (S. 225), geht der Funke bei größerem Elektrodenabstand über, wenn die Spitze den positiven Pol bildet. Da ferner beim Induktor Schließungs- und Öffnungsspannung sehr verschiedene Höhe haben, kann man als Ventil eine Funkenstrecke benutzen, bei der die Spitze positiv und der Abstand so gewählt ist, daß die Schließungsspannung den Zwischenraum nicht zu überbrücken vermag. Um die Luftverschlechterung, die bei solchen Funkenentladungen auftritt, zu vermeiden, schließt man die Funkenstrecke in eine Glaskugel ein (Abb. 41), die zur Vermeidung der Oxydation der Elektroden mit einem indifferenten Gas, z. B. mit Stickstoff gefüllt ist (Gasfunkenstrecke). Da durch die Metallzerstäubung auch hier eine allmähliche Abnahme des Gasdrucks eintritt, gibt man dem Füllgas von vornherein etwas Überdruck. Wenn nach längerem Gebrauch trotzdem der Druck im Innern zu gering wird, so daß keine regelrechten Funken mehr übergehen, sondern mehr eine Art von Büschelentladung entsteht, kann man ein solches Ventil vorübergehend dadurch brauchbar machen, daß man den Füllstutzen der Röhre abbricht und Luft hineinläßt. Von einer solchen Funkenstrecke gehen naturgemäß auch Hochfrequenzschwingungen aus, die

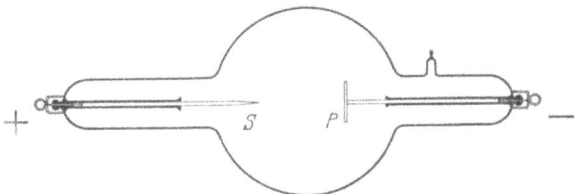

Abb. 41. Gasfunkenstrecke. S Spitze, P Platte. Der Abstand der Elektroden ist so bemessen, daß nur die Öffnungsspannung des Induktors den Zwischenraum durch Funkenbildung überbrücken kann.

unterdrückt werden müssen. In besonders wirksamer Weise ist dies beim Symmetrieapparat (s. w. u.) geschehen.

Die letztgenannten Störungen vermeidet man bei der Anwendung der gashaltigen Ventile und der Glühventile, die in ihrer Konstruktion den entsprechenden Arten der Röntgenröhren nachgebildet sind.

b) Die gashaltigen Ventile.

Bei den gashaltigen Ventilröhren wird der Kathodenfall (vgl. S. 226) ausgenutzt, der der Röhre eine gewisse Durchbruchsspannung verleiht. Der Kathodenfall wird dadurch noch künstlich erhöht, daß man die hohlspiegelförmige Kathode in den Röhrenhals zurückzieht und der Anode eine große Oberfläche gibt (Abb. 42). Auf diese Weise kann man erreichen, daß die Röhre nicht mehr anspricht, d. h. keinen Strom durchläßt; dagegen geht der Strom hindurch, wenn die Polarität vertauscht wird.

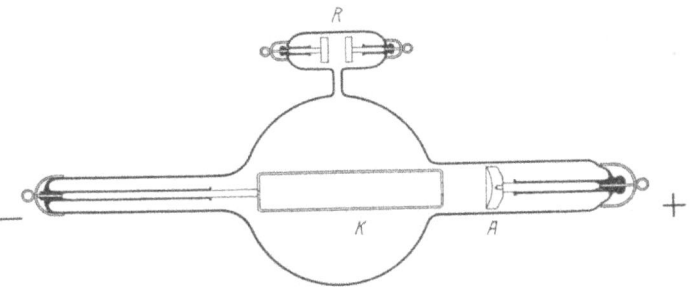

Abb. 42. Gashaltige Ventilröhre.
A Anode, K Kathode, R Regeneriervorrichtung.

Solche Ventile müssen also so geschaltet werden, daß die hohlspiegelförmige Elektrode zur Anode wird. Auch hier muß, wie bei den Röntgenröhren, eine Regeneriervorrichtung angebracht sein.

c) Die Glühventile.

Die beste Ventilwirkung wird bei den Glühventilen erzielt, die in der modernen Röntgentechnik in immer höherem Maße zur Anwendung kommen. Sie sind ganz ähnlich den Glühkathoden-Röntgenröhren gebaut und bestehen aus einem hochevakuierten, kugeligen Glasgefäß mit Rohransätzen, die eine Glühkathode und eine Anode enthalten (Abb. 43). Erstere ist, entsprechend der gewünschten Wirkung, nicht auf einen kleinen

Raum zusammengedrängt und nicht mit einem Konzentrierungsröhrchen umgeben, sondern sie besteht aus einigen freistehenden Schleifen von Wolframdraht mit den nötigen Stromzuführungen. Die Anode ist meist aus einer querstehenden Platte aus irgendeinem hitzebeständigen Metall, wie Wolfram, Kupfer od. dgl. gebildet. Eine solche Röhre arbeitet nicht, wie eine Glühkathoden-Röntgenröhre, mit Sättigungsstrom (vgl. S. 240), sondern die Kathode wird so stark geheizt, daß eine Überzahl von Elektronen frei wird. Da im Hochvakuum ein Stromtransport nur durch die Elektronen erfolgt, sperrt ein solches Ventil in der einen Richtung vollkommen. Es können auf diese Weise Spannungen bis zu 200 kV abgedrosselt werden, wenn die Anode negativ, die Kathode positiv ist; in der umgekehrten Richtung ist dagegen die Durchlässigkeit so groß, daß der Spannungsverlust nur 1—1,5 kV beträgt; dabei kann ein Strom bis zu 300 mA fließen. Natürlich entstehen in einem solchen Ventil beim Aufprall der Elektronen auf die Anode auch Röntgenstrahlen, doch sind diese, entsprechend dem geringen Spannungsabfall, so weich, daß sie die

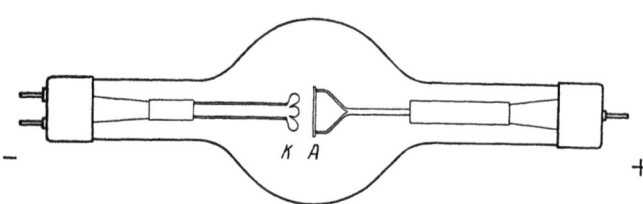

Abb. 43. Glühkathodenventil. A Anode, K Glühkathode.

Glaswand nicht zu durchdringen vermögen; der Energieumsatz ist so klein, daß die Anode nicht zum Glühen kommt. Eine zu schwache Heizung macht sich durch Fluorescenz des Glases im Anodenhals oder durch Glühendwerden der Anode bemerkbar; in diesem Fall ist der Spannungsabfall im Ventil erheblich größer, und es kommt zur Emission von härteren Röntgenstrahlen, die unter Umständen unerwünschte Wirkungen hervorbringen können.

Die Heizung der Glühkathoden der Ventile erfolgt in der gleichen Weise wie bei den Röntgenröhren (vgl. S. 258).

6. Das Milliamperemeter.

Der Hochspannungskreis des Induktors wird vervollständigt durch ein Meßinstrument für den Röhrenstrom, das Milliamperemeter. Sekundärwicklung, Nadelschalter oder Ventil, Milliamperemeter und Röntgenröhre sind hintereinander geschaltet, sie bilden also einen in sich geschlossenen Stromkreis. Da es sich um die Messung eines, wenn auch pulsierenden Gleichstromes handelt, verwendet man gewöhnlich ein Drehspuleninstrument. Es ist häufig mit verschiedenen Meßbereichen ausgestattet, die mittels einer Schaltvorrichtung gewählt werden können; zum Schutz gegen Durchschlag der Isolation der Drahtwindungen besitzt es meist einen parallel geschalteten Kondensator, über den sich etwa auftretende Hochfrequenzschwingungen ausgleichen können. Das Drehspuleninstrument zeigt einen Mittelwert des pulsierenden Stromes an, wie oben (S. 222) näher erläutert wurde; die Maximalwerte können beim Induktor ein Vielfaches der angezeigten Stromstärke sein (vgl. Abb. 22 B_4, S. 223).

7. Der Symmetrieapparat.

Von den Induktorapparaten für Röntgentherapie hat der Symmetrieapparat (Firma Reiniger, Gebbert & Schall) sehr große Verbreitung gefunden. Bei diesem (vgl. das Schaltungsschema Abb. 44) ist der Induktor in zwei symmetrische Hälften geteilt; die beiden Sekundärspulen sind mit einem Ventil und der Röntgenröhre so hintereinander geschaltet, daß das Ventil zwischen den beiden Sekundärspulen liegt und schädliche Hochfrequenzschwingungen durch die hohe Selbstinduktion der Spulen aufs wirksamste abgeschirmt werden. Das war zu einer Zeit, als das Glühventil noch nicht entwickelt war, von großer Bedeutung, da hier die einfache Gasfunkenstrecke zur Unterdrückung der Schließungsimpulse ohne Gefährdung der Röntgenröhre angewendet werden konnte. Heute benutzt man auch beim Symmetrieapparat meist das Glühventil, das durch bessere Ventilwirkung, geringere Verluste und größere Konstanz der Gasfunkenstrecke überlegen ist. Vor dem Ventil kann man ein Milliamperemeter einschalten und nahe an den Schalttisch heranführen, da die an dieser Stelle auftretende Spannung nur ganz gering und ungefährlich ist. Der Spannungshärtemesser liegt an den Enden von einer der beiden Primärspulen. Der Apparat ist mit einer Funkenstrecke mit Spitze (+) und Platte (—) ausgestattet, die parallel zur Röntgenröhre liegt und einerseits als Spannungsmesser (vgl. S. 221) dient, andererseits eine Art Sicherheitsventil gegen Überspannungen bildet, die sich über die entsprechend eingestellte Funkenstrecke entladen können und daher die Röntgenröhre nicht gefährden. Besonders wichtig ist dies beim Betrieb gashaltiger Röhren, da diese nicht bei jedem Spannungsstoß zünden. Zwischen Röntgenröhre und Fun-

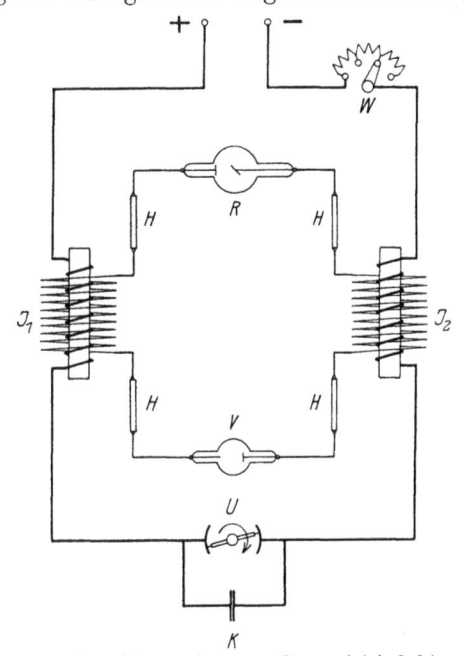

Abb. 44. Schaltungsschema des Symmetrieinduktorapparats. J_1 und J_2 Induktoren, W Regulierwiderstand, U Gasunterbrecher, K Kondensator, R Röntgenröhre, V Ventilröhre, H H Dämpfungswiderstände.

kenstrecke sind noch hochohmige Widerstände (Ozelitstäbe) eingebaut, um Schwingungen zu dämpfen.

Bei Verwendung von Glühkathoden-Röntgenröhren kann die Heizung derselben auch mit unterbrochenem Gleichstrom, also mit einem Induktor erfolgen. Da die Glühkathoden einen Spannungsbedarf von nur 10—15 Volt haben, muß das Übersetzungsverhältnis, ebenso wie bei den später (S. 259) zu besprechenden Heiztransformatoren, umgekehrt sein wie bei den Hochspannungsinduktoren, d. h. die Primärwicklung muß hier zahlreiche Windungen besitzen, die Sekundärwicklung dagegen nur wenige. Der Heizinduktor liegt mit seiner Primärspule parallel zu einer Primärspule des Hochspannungsinduktors; es wird also von dem unterbrochenen Primärstrom ein Teilstrom abgezweigt. Die Regulierung der Heizung erfolgt durch einen besonderen veränderlichen Vorschaltwiderstand im Primärkreis. Diese Schaltungsweise hat den Vorzug, daß dadurch ein gewisser Ausgleich von Schwankungen der Netzspannung erreicht wird. Das beruht darauf, daß die Spannung eines Induktors von der Belastung abhängt; wenn die Netzspannung steigt, steigt auch die Heizspannung und damit der Röhrenstrom; diese stärkere Belastung bringt einen Spannungsabfall im Induktor hervor und umgekehrt.

Der Symmetrieapparat liefert im Dauerbetrieb 200 kV Scheitelspannung bei 4—6 mA Röhrenstrom.

8. Die Induktoren mit Wechselstromanschluß.

Induktoren können auch mit Wechselstrom betrieben werden. In diesem Fall werden im Unterbrecher die Quecksilberstrahlen gegenüber den Kontaktsegmenten so eingestellt, daß die Unterbrechung stets in dem Augenblick erfolgt, wenn der Wechselstrom maximale Stärke hat. Solche Apparate stehen den mit Gleichstrom betriebenen an Leistungsfähigkeit nicht nach.

B. Die Transformatorapparate.

Die Induktoren waren lange Zeit die einzigen brauchbaren Apparate, da die gashaltigen Röntgenröhren, vor allem die Therapieröhren, bei den steilen Spannungsstößen der Induktoren am leichtesten ansprechen. Das änderte sich mit der Einführung der Glühkathodenröhren. Diese besitzen keinen Kathodenfall und sind für alle Spannungen durchlässig; sie laufen daher gleich gut an Induktor- wie an Transformatorapparaten. Den letzteren kommt zustatten, daß sie, besonders durch den Ausbau des Kraftübertragungswesens, als technische Hochspannungsapparate sehr gut durchgebildet worden sind, und daß sie in bezug auf Dimensionen, Leistungen usw. der Berechnung zugänglich sind, während der Induktorenbau mehr empirisch entwickelt werden muß und auf langjährigen Erfahrungen beruht. Zugunsten des Induktors spricht allerdings seine wohlfeilere Herstellungsmöglichkeit und seine Gefahrlosigkeit (vgl. S. 263), doch hat man sich in neuerer Zeit immer mehr den leistungsfähigeren Transformatorapparaten zugewandt.

1. Der Transformator.

Ein Röntgentransformator (Abb. 45) besteht aus einem rahmenförmig geschlossenen, aus Blechen aufgebauten Eisenkern mit einer Primärwicklung und, konzentrisch dazu in einem gewissen Abstand, einer Sekundärwicklung, erstere aus wenigen Windungen starken, letztere aus zahlreichen Windungen schwachen Drahts bestehend. Das Ganze liegt zwecks besserer Isolation gewöhnlich in einem Behälter mit Öl. Ein Transformator wird stets mit Wechselstrom betrieben; falls von der Zentrale nur Gleichstrom zur Verfügung steht, ist ein Umformer (vgl. S. 211) zur Herstellung des Wechselstromes notwendig.

Die am Wechselstrom liegende Primärspule kann gegenüber den in der Sekundärspule entstehenden hohen Spannungen stets als geerdet angesehen werden; die Isolation muß daher so bemessen sein, daß ein Funkenüberschlag von der Sekundärspule zur Primärspule unmöglich ist.

Wenn man die Sekundärspule an ihrem einen Ende (b in Abb. 46 I) erdet, ist die Spannungsverteilung so, daß die Spannung zum anderen Ende (a) hin gleichmäßig ansteigt; an dieser Stelle muß also die Isolation für die volle Röhrenspannung genügen. Eine solche Schaltungsweise bietet für den Betrieb manche Vorteile, sie ist aber mit Rücksicht auf die Röntgenröhre nur für niedrige Spannungen anwendbar.

Die normale Schaltung ist in Abb. 46 II dargestellt; die Sekundärspule ist isoliert, und die Spannung verteilt sich so, daß sie an den beiden Enden (a und b) im Rhythmus des Wechselstromes zwischen dem positiven und negativen Scheitelwert hin und her pendelt. Normalerweise bleibt dabei die Mitte der Sekundärspule spannungsfrei; hier

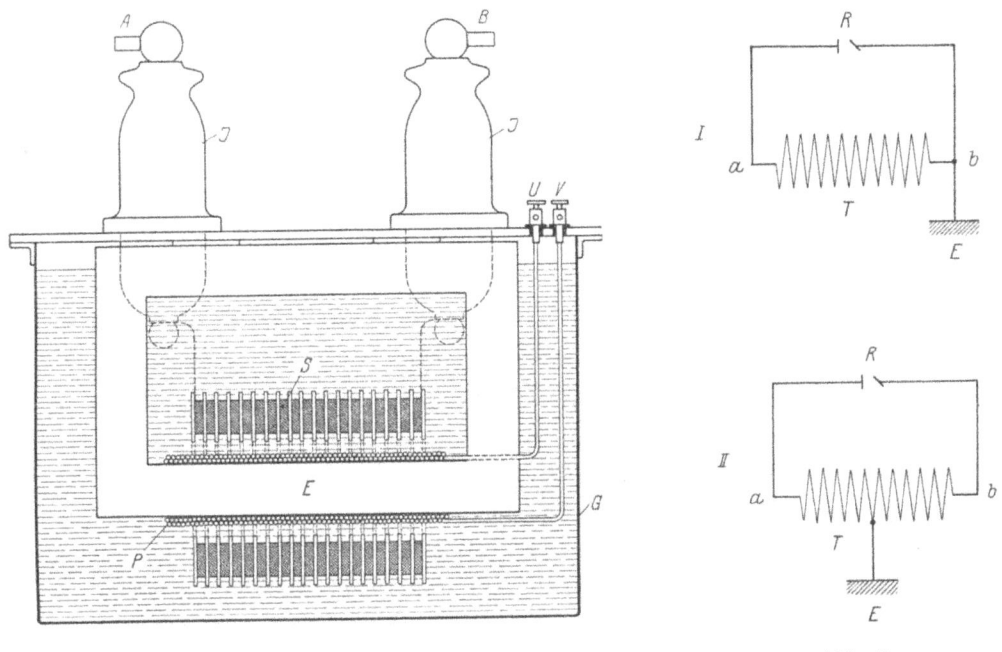

Abb. 45.   Abb. 46.

Abb. 45. Röntgentransformator. P Primärspule, U und V Wechselstromanschlüsse, E unterteilter Eisenkern, S Sekundärspule, A und B Hochspannungsanschlüsse, J J Isolatoren, G ölgefüllter Behälter.

Abb. 46. Erdung der Sekundärspule T eines Transformators: I an einem Ende b, II in der Mitte. R Röntgenröhre, E Erdung.

kann daher eine Erdung erfolgen. Dies ist insofern zweckmäßig, als dadurch unerwünschte Verschiebungen der Spannungsverteilung längs der Spule vermieden werden, doch wird die Gefahr bei einpoliger Berührung der Hochspannung erhöht (vgl. S. 263). Wenn die Röntgenröhre z. B. mit 200 kV betrieben wird, haben die beiden Enden der Sekundärspule je 100 kV entgegengesetzter Spannung, die Isolation muß also bei dieser Schaltung für die halbe Röhrenspannung genügen.

Für sehr hohe Spannungen wächst die notwendige Isolationsmasse und damit der Umfang des Transformators immer mehr an. Zur Verringerung dieser Schwierigkeit hat Dessauer eine besondere Schaltung angegeben (Abb. 47). Er teilt den Hochspannungstransformator in zwei symmetrische Hälften (T_1 und T_2), und legt deren Mitte an Erde. Die Besonderheit besteht nun darin, daß die Mitten der beiden Sekundärspulen (bei c und d)

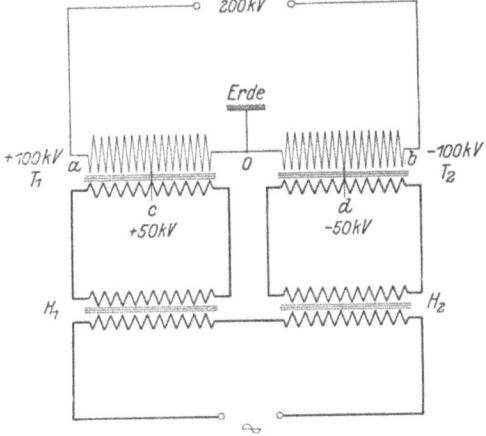

Abb. 47. Dessauer-Schaltung. T_1 und T_2 Hochspannungstransformatoren mit geerdeter Mitte der Sekundärspulen. Bei c und d leitende Verbindung zwischen den Mitten der Sekundärspulen und den Primärspulen. H_1 und H_2 Hilfstransformatoren zum Anschluß von T_1 und T_2 an das Wechselstromnetz.

mit den zugehörigen Primärspulen leitend verbunden werden. Damit dies möglich ist, ohne daß ein Ausgleich der Spannungen eintritt, müssen die beiden Primärspulen gegeneinander und gegen das Netz isoliert sein. Das geschieht durch zwei Hilfstransformatoren (H_1 und H_2), die primärseitig und sekundärseitig gleiche Windungszahl haben, also keine Spannungstransformation bewirken, sondern nur dazu dienen, den Primärspulen der Hochspannungstransformatoren (T_1 und T_2) Wechselstrom zuzuführen, der gegen das Netz isoliert ist. Wenn man die Röntgenröhre z. B. mit 200 kV betreibt, haben die beiden Enden (a und b) der Sekundärspulen je 100 kV, die Mitten (c und d) 50 kV entgegengesetzter Spannung. Durch die Verbindungen bei c und d werden die Primärspulen von T_1 und T_2 und damit auch die Sekundärspulen von H_1 und H_2 je auf 50 kV aufgeladen; die Beanspruchung der Isolation beträgt daher überall nur 50 kV oder ein Viertel der Röhrenspannung.

2. Die Regulierung.

Die Regulierung kann beim Transformatorapparat auf die gleiche Weise wie bei den Induktoren erfolgen, also durch Änderung eines Vorschaltwiderstandes. Bei dieser Methode wird ein Teil der Energie ungenutzt im Widerstand verbraucht; beim Wechselstrom hat man aber die Möglichkeit, eine Spannungsänderung, die ja durch die Regulierung bezweckt wird, auf ökonomischerem Wege zu erreichen, indem man einen geeigneten Vortransformator, einen Stufentransformator, benutzt. Ein solcher besteht aus einem geschlossenen Eisenkern, der eine Primärwicklung aus starkem Draht trägt und eine Sekundärwicklung, ebenfalls aus starkem Draht, die an geeigneten Stellen angezapft und mit Schleifkontakten verbunden ist, über welche eine Regulierkurbel gleitet. Man hat dadurch die Möglichkeit, das Windungsverhältnis des Stufentransformators zu ändern und damit die Spannung beliebig zu variieren. Ein solcher Stufentransformator kann auch als sog. Autotransformator gewickelt werden; bei diesem sind Primär- und Sekundärwicklung zu einer einzigen Wicklung vereinigt, so daß eine Drosselspule mit Anzapfstellen entsteht; diese Schaltung ähnelt der Potentiometerschaltung bei Gleichstrom (vgl. Abb. 6, S. 205).

Bei den Transformatoren ist der Spannungsabfall mit zunehmender Belastung viel geringer als bei Induktoren; infolgedessen kann hier die Sekundärspannung mit größerer Sicherheit aus dem Windungsverhältnis berechnet werden. Deshalb wird häufig ein Voltmeter, das im Primärkreis an den Enden der Transformatorwicklung liegt, direkt als Kilovoltmeter bezeichnet. Wie weit die Übereinstimmung zwischen der aus dem Übersetzungsverhältnis berechneten und der tatsächlich vorhandenen Hochspannung geht, hängt von der Höhe der Belastung, von der Größe des Transformators und von der magnetischen Streuung desselben ab. In jedem Falle ist es zweckmäßig, für verschiedene Belastungen (Röhrenstromstärken) die Sekundärspannungen gesondert zu bestimmen.

Der Schalttisch enthält außer der Reguliervorrichtung und dem erwähnten Kilovoltmeter noch einige Meßinstrumente, die wie beim Induktor meist aus einem Amperemeter zur Bestimmung des Primärstromes im Transformator und einem Voltmeter zum Messen der Netzspannung bestehen.

3. Der Gleichrichter.

Ein Transformator liefert sekundär einen symmetrischen Wechselstrom (vgl. Abb. 12 A, S. 209); durch die Röntgenröhre dürfen aber nur Ströme einer Richtung hindurchgehen.

Der Gleichrichter.

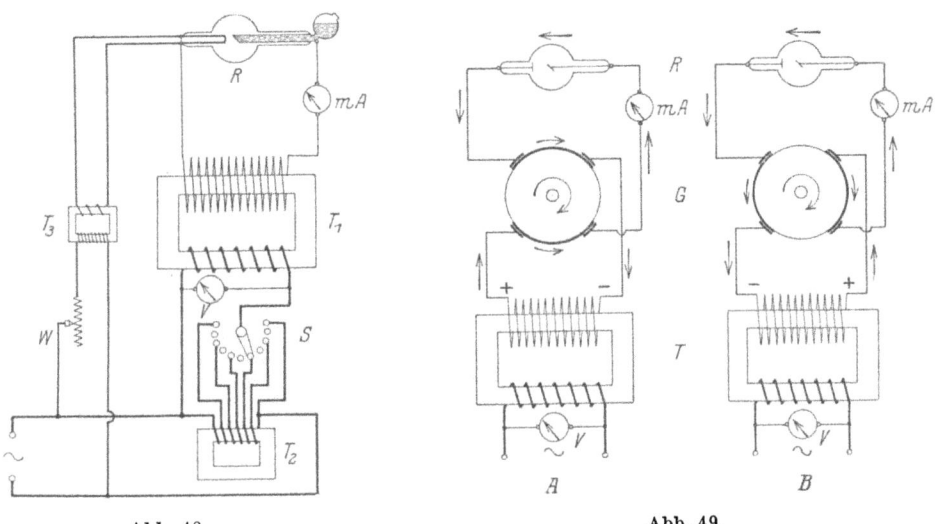

Abb. 48.   Abb. 49.

Abb. 48. Schaltungsschema eines Transformatorapparats mit unmittelbar angeschlossener, wassergekühlter Glühkathodenröhre. R Röntgenröhre, mA Milliamperemeter, T_1 Hochspannungstransformator, T_2 Stufentransformator zur Regulierung der Spannung, S Reguliervorrichtung, V Voltmeter, sog. Kilovoltmeter, T_3 Heiztransformator für die Glühkathode, W Widerstand zur Regulierung des Röhrenstroms.

Abb. 49. Schema eines Transformatorapparats mit rotierendem Gleichrichter. R Röntgenröhre, mA Milliamperemeter, G Gleichrichterscheibe, T Hochspannungstransformator, V Voltmeter. Die Bilder A und B zeigen die Stellungen der Gleichrichterscheibe bei verschiedener Polarität des Transformators. Die Pfeile geben den Verlauf des Stroms (positiver Richtung) an.

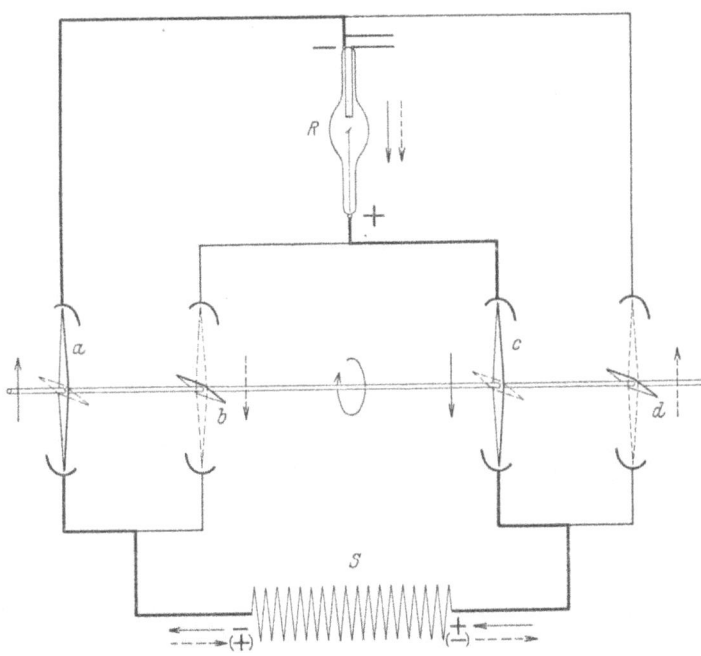

Abb. 50. Schema eines Transformatorapparats mit rotierendem Gleichrichter für hohe Spannungen. R Röntgenröhre, S Sekundärspule des Transformators, a, b, c und d Gleichrichternadeln; diese sind (ausgezogen bzw. gestrichelt) in ihren Stellungen bei der wechselnden Polarität des Transformators dargestellt. Die Pfeile zeigen den Verlauf des Stroms an.

Die einfachste Methode, dies zu erreichen, besteht darin, daß man nur die eine Halbwelle benutzt und die andere abdrosselt (Halbwellenapparat); es entsteht dann ein pulsierender Strom mit Zwischenpausen (vgl. Abb. 51 b). Eine Glühkathodenröntgenröhre hat unter Umständen selbst eine Gleichrichterwirkung, nämlich dann, wenn sie eine gekühlte Antikathode besitzt. Sie wirkt in diesem Falle ebenso wie ein Glühventil und kann unmittelbar an die Wechselspannung gelegt werden (Schaltschema Abb. 48). Bei höheren Spannungen pflegt man die Sperrwirkung dadurch zu unterstützen, daß man der Röntgenröhre ein Glühventil vorschaltet. Letzteres ist unbedingt notwendig, wenn die Röntgenröhre keine Kühlung besitzt und beim Betriebe in Glut kommt, da von einer hellglühenden Antikathode ebenfalls Elektronen ausgehen, wenn sie zur negativen Elektrode wird.

Da beim Wechselstrom die beiden Halbwellen gleichwertig sind, ist es unökonomisch, die eine zu unterdrücken. Man wendet deshalb meist ein Verfahren an, bei dem die eine Halbwelle gewissermaßen in die Richtung der anderen umgeklappt wird (vgl. Abb. 51c), es entsteht dann ein pulsierender Strom ohne Zwischenpausen. Es kann das auf mechanischem Wege oder mit Hilfe von Ventilröhren erreicht werden.

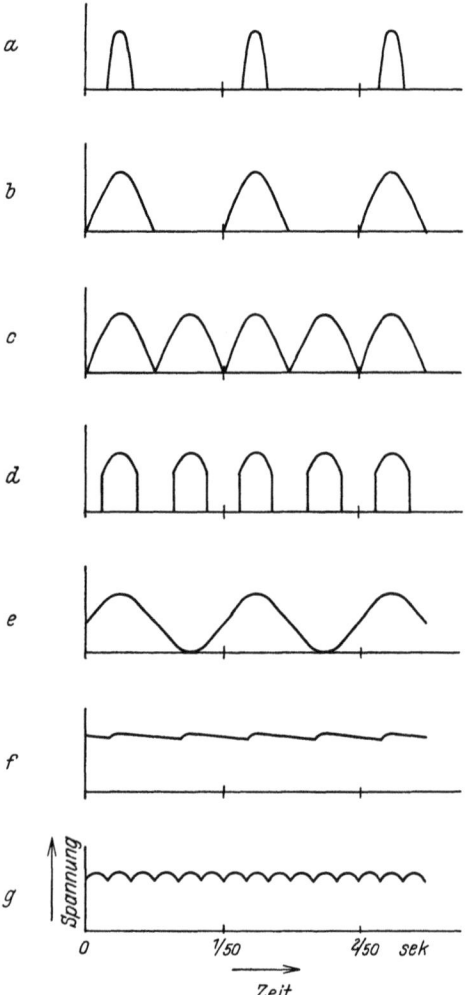

Abb. 51. Schematische Darstellung des zeitlichen Verlaufs der sekundären Spannung (des sekundären Stroms) bei Röntgenapparaten verschiedener Art. a) Induktor. b) Transformator mit wassergekühlter Röntgenröhre oder mit 1 Glühventil; Halbwellenapparat. c) Transformator mit rotierendem Gleichrichter oder mit 4 Glühventilen in Graetzscher Schaltung. d) Transformator mit rotierendem Gleichrichter bei gekürzten Segmenten. e) Villard-Schaltung. f) Greinacher-Schaltung. g) Drehstromtransformator mit 6 Glühventilen in Graetzscher Schaltung.

a) Der rotierende Gleichrichter.

Der mechanische Gleichrichter ähnelt dem Nadelschalter beim Induktor. Er besteht aus einer Scheibe (oder einem Kreuz) aus isolierendem Material, die vier Kontaktsegmente trägt; diesen stehen vier weitere Segmente gegenüber (Abb. 49). Die ersteren sind paarweise miteinander verbunden; zwischen zwei äußeren Segmenten, die sich diametral gegenüberstehen, ist die Röntgenröhre eingeschaltet, während die beiden anderen zu den Hochspannungsklemmen des Transformators führen. Die Scheibe wird durch einen Synchronmotor (oder bei Gleichstromanschluß durch Aufsetzen auf die Achse des Umformers) so in Drehung versetzt, daß jedesmal in dem Augenblick, wenn der Wechselstrom durch Null geht, der Strom gewendet wird. Es entsteht auf diese Weise ein pulsierender Gleichstrom ohne Pausen (vgl. Abb. 51 c). Der Stromschluß erfolgt durch Funkenübergang zwischen den aneinander vorbeilaufenden Segmenten, zuweilen werden auch Metallpinsel verwendet, die an den äußeren Segmenten entlang streifen. Bei sehr hohen Spannungen müßten die Dimensionen der Scheibe sehr groß werden; man verwendet dann an Stelle der Segmente Kugeln, da zwischen diesen die Überschlagsweite geringer ist, oder man zerlegt den Umschalter in vier einzelne Nadeln, die in entsprechenden Abständen auf einer isolierenden Achse befestigt sind (Abb. 50). Jeder Nadel stehen zwei Kontaktsegmente gegenüber. Die Länge der letzteren wird bei Therapieapparaten meist so bemessen, daß der Stromschluß erst dann erfolgt, wenn die Sekundärspannung bereits eine gewisse Höhe erreicht hat, so daß die niedrigen Spannungswerte, die sehr weiche Röntgenstrahlen erzeugen, nicht zur Wirkung kommen. Es entsteht dann ein Stromverlauf, wie ihn Abb. 51 d zeigt.

Die rotierenden Gleichrichter haben den Nachteil, daß sie starkes Geräusch verursachen, daß durch den Funkenübergang die Luft verschlechtert wird und daß Schwingungen und Überspannungen entstehen, die durch Drosselspulen u. dgl. von der Röntgenröhre ferngehalten werden müssen. In den Funkenübergängen geht auch ein beträchtlicher Teil der Spannung verloren; dazu kommt, daß die Kontakte allmählich abbrennen, so daß Spannungsverluste von 20% und mehr entstehen können.

b) Die Ventilgleichrichter.

Diese Nachteile sind beim Ventilgleichrichter vermieden. Bei diesem wird die sog. Graetzsche Schaltung (Abb. 52) verwendet, die mit vier Glühventilen arbeitet. Diese sind zu je zwei in der Weise parallel geschaltet, daß die Anode des einen Ventils mit der Kathode des anderen verbunden und gleichzeitig an den einen Pol des Hochspannungstransformators angeschlossen ist. Von den übrigbleibenden Elektroden der Ventile sind die beiden Anoden und die beiden Kathoden untereinander verbunden; an den Anoden liegt die Kathode der Röntgenröhre, an den Kathoden die

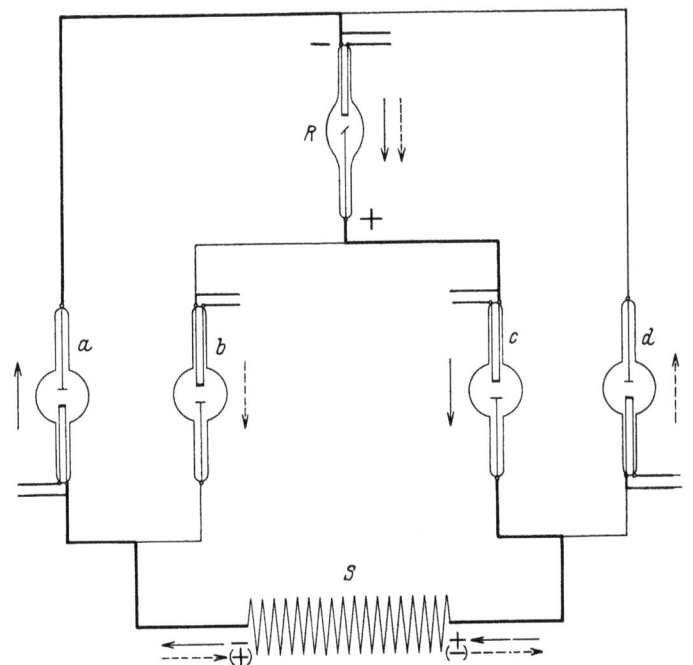

Abb. 52. Schema eines Transformatorapparats mit Gleichrichtung durch 4 Glühventile in Graetzscher Schaltung. R Röntgenröhre, S Sekundärspule des Transformators, a, b, c und d Glühventile. Die ausgezogenen bzw. gestrichelten Pfeile zeigen den Stromverlauf bei der wechselnden Polarität des Transformators.

Anode der Röntgenröhre. Das Ergebnis ist, daß jedem Spannungsimpuls, sei er positiv oder negativ, ein Weg über zwei Ventile und die Röntgenröhre offen steht, und daß die Röntgenröhre stets in der richtigen Richtung vom Strom durchflossen wird. Die Spannungs- bzw. Stromstöße erfolgen in direkt aufeinanderfolgenden Pulsationen ohne Pausen (vgl. Abb. 51 c). Bei dieser Anordnung ist es naturgemäß nicht möglich, die niederen Spannungswerte auszuschalten, wie es beim rotierenden Gleichrichter durch das Beschneiden der Segmente erreicht wird. Diese Schaltungsweise hat in neuerer Zeit für diagnostische Zwecke weite Verbreitung gefunden. Hier ist das Vorhandensein der niederen Spannungswerte sogar erwünscht, wenn man für Röntgenaufnahmen ein sehr inhomogenes Strahlengemisch für besonders günstig hält. Man kann diese Apparate für sehr hohe Leistungen (500 mA bei 60 kV Scheitelspannung) bauen, muß aber, um dies ausnutzen zu können, die Netzzuleitungen sehr stark wählen, da anderenfalls ein bedeutender Spannungsabfall eintritt.

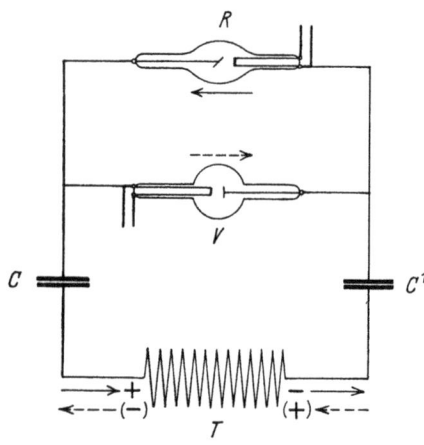

Abb. 53. Schema eines Transformatorapparats in Villard-Schaltung. R Röntgenröhre, V Glühventil, C und C¹ Hochspannungskondensatoren. T Sekundärspule des Transformators. Die ausgezogenen bzw. gestrichelten Pfeile zeigen den Stromverlauf bei der wechselnden Polarität des Transformators.

Neuerdings verwendet man für Tiefentherapie vielfach eine Schaltung, die schon frühzeitig von Villard angegeben wurde (Abb. 53). Die Sekundärspule des Transformators ist mit zwei Kondensatoren und einem dazwischenliegenden Glühventil hintereinander geschaltet. Da das Ventil den Strom nur in einer Richtung durchläßt, werden die Kondensatoren nur von der einen Halbwelle des Wechselstromes aufgeladen; während der Dauer der anderen Halbwelle addieren sich die Spannungen des Transformators und der Kondensatoren und entladen sich durch die Röntgenröhre, die der Ventilröhre umgekehrt parallel geschaltet ist. Es entsteht so eine pulsierende Spannung von nahezu dem doppelten Scheitelwert der Transformatorspannung (Abb. 51 e). Mit Hilfe einer solchen Schaltung ist es vor kurzem gelungen, Röntgenröhren mit Spannungen bis zu 400 kV zu betreiben.

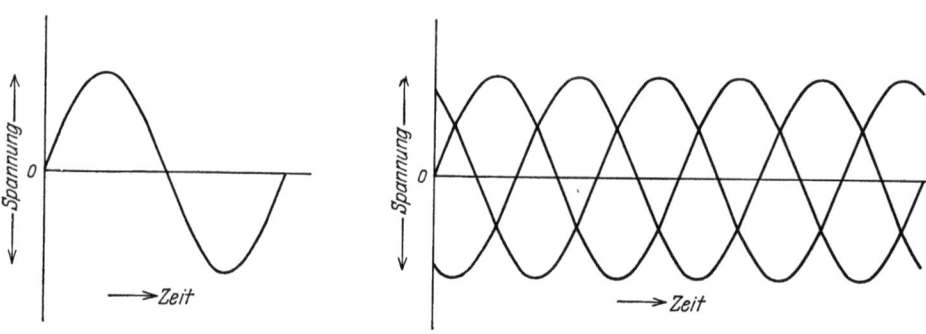

Abb. 54. Graphische Darstellung des zeitlichen Verlaufs der Spannung bei einphasigem Wechselstrom und bei Drehstrom.

Die Elektrizitätswerke gehen immer mehr dazu über, wegen der besseren Ausnutzungsmöglichkeiten, das Leitungsnetz mit mehrphasigem Wechselstrom, vor allem mit Drehstrom (vgl. S. 210) zu beliefern. Es ist dies eine Kombination von drei einphasigen Wechselströmen, die entsprechend der Abb. 54 so miteinander verkettet sind, daß die Impulse zeitlich gegeneinander verschoben sind. In neuester Zeit hat man nach dem Prinzip der Graetzschen Schaltung auch für Drehstrom Ventilgleichrichter gebaut; sie benötigen sechs Glühventile, haben aber den Vorteil, daß durch die gegenseitige Überlagerung der einzelnen Phasen eine nahezu konstante Gleichspannung im Sekundärkreis entsteht (Abb. 51g). Dadurch wird eine hohe Röntgenstrahlenausbeute und ein verhältnismäßig homogenes Strahlengemisch erzielt, so daß die Anordnung auch für Tiefentherapieapparate aussichtsreich erscheint; vorläufig wird sie nur für sehr hohe Leistungen (bis 2000 mA bei 40 kV Scheitelspannung) in der Röntgendiagnostik benutzt.

4. Die Gleichspannungsapparate.

Zur Gewinnung konstanten Gleichstromes bei sehr hohen Spannungen hat man andere Wege eingeschlagen. Die modernen Gleichspannungsapparate beruhen auf der Verwendung von Kondensatoren und Glühventilen. Ein Kondensator vermag, seiner Kapazität entsprechend, eine gewisse Elektrizitätsmenge aufzunehmen; wenn er dann durch einen hohen Widerstand entladen wird, also z. B. durch eine Röntgenröhre, dann fließt ein geringer Strom, und die Spannung nimmt nur langsam ab. Wenn man zur Aufladung einen hochgespannten Wechselstrom von 50 Perioden verwendet, wird der Kondensator 50 mal in der Sekunde geladen, und bei genügender Größe der Kapazität fällt die Spannung in der Zwischenzeit von einer Aufladung zur anderen bei der Entladung durch die Röntgenröhre nur wenig ab. Die Glühventile haben dabei die Aufgabe, ein Rückfließen der Ladung in den Transformator zu verhindern. Die Kondensatoren entsprechen gewissermaßen großen Wasserreservoiren zur Verhinderung von Druckschwankungen in einer Wasserleitung.

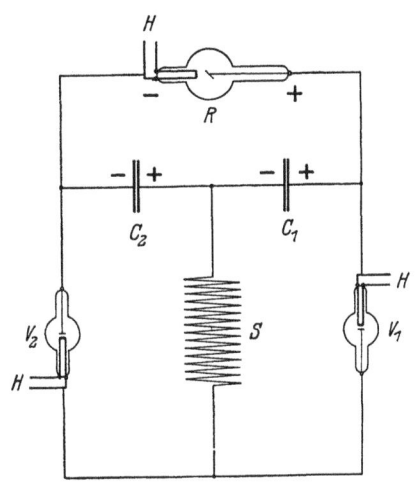

Abb. 55. Schema eines Transformatorapparats in Greinacher-Schaltung. R Röntgenröhre, C_1 und C_2 Hochspannungskondensatoren, V_1 und V_2 Glühventile, H H Anschlüsse für die Heiztransformatoren, S Sekundärspule des Transformators.

Die auf diesem Prinzip beruhende, zuerst von Greinacher für geringe Leistungen angewandte Schaltung ist in Abb. 55 schematisch dargestellt; ähnlich sind auch die Liebenow und die Delon-Schaltung. Der eine Pol eines Hochspannungstransformators ist mit der Anode eines Glühventils und zugleich mit der Kathode eines zweiten Glühventils verbunden, so daß die positive Halbwelle des Wechselstromes durch das erste, die negative Halbwelle durch das zweite Glühventil gehen kann; die freibleibenden Elektroden der beiden Ventile sind mit den einen Belegungen je eines Hochspannungskondensators verbunden, deren zweite Belegungen miteinander und mit dem anderen Pol des Transformators in Verbindung stehen. Die Röntgenröhre ist an den Stellen angeschlossen, wo Kondensatoren und Glühventile miteinander verbunden sind. Aus der Abb. 55 ist leicht zu ersehen, daß bei dieser Schaltungsweise die Kondensatoren stets gleichsinnig aufgeladen werden, und zwar erhält jeder Kondensator die volle Spannung des Transformators; beide zusammen entladen sich in Hintereinanderschaltung über die Röntgenröhre, so daß diese an der doppelten Spannung liegt; mit anderen Worten: der Transformator braucht nur die halbe Röhrenspannung zu liefern. In Wirklichkeit trifft dies allerdings nicht ganz zu, weil die Aufladungen der Kondensatoren in sehr kurzen Zeiten und daher bei verhältnismäßig hoher Stromentnahme aus dem Transformator erfolgen, so daß ein mehr oder weniger großer Spannungsabfall eintritt. In Abb. 56 ist der Spannungsverlauf an den Kondensatoren und der Spannungsverlauf an der Röntgenröhre dargestellt. Die Pulsationen können durch entsprechende Wahl der Kapazität der Kondensatoren und auch durch Erhöhung der Periodenzahl auf wenige Prozent der Spannung herabgedrückt werden, so daß in der Röhre ein praktisch kontinuierlicher konstanter Gleichstrom fließt (Abb. 51 f.).

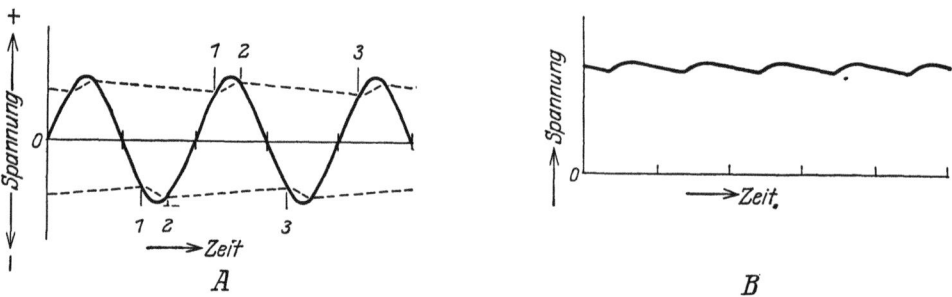

Abb. 56. Schematische Darstellung des zeitlichen Verlaufs der Spannung bei der Greinacher-Schaltung A an den Kondensatoren: von 1 bis 2 Aufladung, von 2 bis 3 allmähliche Entladung, B an der Röntgenröhre.

Auch der Induktor, z. B. der Symmetrieapparat, kann durch Zusatz von Kondensatoren und Glühventilen zu einem Gleichspannungsapparat umgestaltet werden. Man hat auch Transformatorapparate mit mechanischem Gleichrichter mit Kondensatoren versehen, ohne Ventile vorzuschalten; bei hinreichender Kürzung der Gleichrichtersegmente ist der Rückfluß der Ladung der Kondensatoren nur unbedeutend, so daß auch auf diese Weise ein Gleichstrom von guter Konstanz erzielt wird.

5. Nebenapparate.
a) Heizung der Glühkathoden.

Um in den Glühkathoden, sowohl der Röntgenröhren wie der Ventile, Elektronenemission zu bekommen, muß der Wolframdraht auf sehr hohe Temperatur gebracht werden. Der dazu notwendige Strom beträgt 3—8 Ampere, die Spannung 10—15 Volt. Da an der Glühkathode Hochspannung liegt, muß die Spannungsquelle gegen Erde entsprechend isoliert sein; man kann den Strom also nicht etwa der Lichtleitung entnehmen. Es kommen hierfür Akkumulatoren, Transformatoren oder Induktoren in Frage, die letzteren sind bereits oben erwähnt worden.

Akkumulatoren haben den Vorteil, daß sie eine sehr konstante Spannung liefern, sie bedürfen aber einer sorgfältigen Wartung und regelmäßiger Aufladung und haben nur eine beschränkte Lebensdauer; sie verteuern dadurch den Betrieb, sind aber, wenn es auf höchste Konstanz der Strahlung ankommt, nicht zu übertreffen. Man benötigt im allgemeinen 6 Zellen in Hintereinanderschaltung mit einer Kapazität von etwa 60 Amperestunden. Die Anzahl der erzeugten Elektronen und damit auch die Röhrenstromstärke steigt bei zunehmender Heizstromstärke sehr schnell an; es ist deshalb eine Vorrichtung zur genauen Regulierung des Heizstromes erforderlich. Sie besteht im allgemeinen aus einem starkdrähtigen Schiebewiderstand, der in den Heizkreis eingeschaltet ist. Seine Betätigung kann natürlich nur mit Hilfe einer isolierenden Handhabe erfolgen; zu dem Zweck besitzt der Widerstand gewöhnlich eine Schraubenspindel, bei deren Drehung der

Regulierschieber über die Windungen der Widerstandspule hingleitet. Die Schraubenspindel setzt sich in einen Pertinaxstab od. dgl. fort, der entweder von Hand oder durch einen kleinen Elektromotor gedreht wird. Letzterer wirkt dann auf ein Schneckengetriebe und kann durch einen Umschalter auf Vorwärts- oder Rückwärtslauf gesteuert werden.

Wegen der genannten Unannehmlichkeiten wird der Heizstrom meist durch Transformatoren erzeugt, die mit Wechselstrom betrieben werden, und deren Windungsverhältnis umgekehrt wie bei Hochspannungstransformatoren gewählt wird, also primär viele, sekundär wenige Windungen, da ja die Wechselspannung, die gewöhnlich 110 oder 220 Volt beträgt, auf 10—15 Volt heruntertransformiert werden muß. Die Reguliervorrichtung wird bei Transformatorheizung zweckmäßig in den Primärkreis verlegt und besteht aus einem Schiebe- oder Drehwiderstand, der im Schalttisch eingebaut ist. Die Verwendung von Heiztransformatoren bedeutet bei Gleichspannungsapparaten eigentlich eine Verletzung des Gleichstromprinzips, da ja bei Wechselstromheizung der Heizstrom zeitlich nicht konstant ist und daher die Temperatur des Glühdrahts und damit auch die Elektronenzahl periodisch schwanken; im allgemeinen ist aber die Stärke des Glühdrahts und damit seine Wärmekapazität so groß, daß die Schwankungen sich praktisch nicht bemerkbar machen.

Im Heizstromkreis kann zur Kontrolle der Stromstärke ein Amperemeter eingeschaltet sein; das ist besonders bei den Glühventilen zweckmäßig, während bei den Röntgenröhren die Einstellung des Heizstromes gewöhnlich nach den Angaben des Milliamperemeters erfolgt. In Amerika werden vielfach automatische Vorrichtungen, stabilizer, zur Konstanthaltung des Heizstroms verwendet, während bei uns die Regulierung meist von Hand erfolgt.

b) Die Spannungsregler.

Unter Umständen können die Schwankungen der Spannung, die vom Elektrizitätswerk geliefert wird, so groß sein, daß darunter die Konstanz der Röntgenstrahlung leidet. Solche Schwankungen treten besonders bei stark überlasteten Netzen kleiner Zentralen auf; ihr Einfluß ist vielfach überschätzt worden, doch ist selbstverständlich anzustreben, daß solche Störungen nach Möglichkeit vermieden werden. Dazu dienen Spannungsregler, die nach verschiedenen Prinzipien gebaut werden können.

Bei Gleichstromanschluß besteht die einfachste Methode darin, daß man durch einen Vorschaltwiderstand im Primärkreis einen Teil der Spannung vernichtet (der Spannungsabfall ist gleich Stromstärke mal Widerstand, vgl. S. 206) und stets mit einer Spannung arbeitet, die unter der niedrigsten, im Netz auftretenden Spannung bleibt. Durch Regulierung des Vorschaltwiderstandes läßt sich dann die Spannung an den Klemmen des Apparats leicht konstant halten. Diese Methode ist auch für automatische Regulierung ausgebaut worden (Thoma-Regler); sie ist sehr gut brauchbar zur Regelung von Gleichstrom-Wechselstrom-Umformern, nicht aber bei Induktorapparaten. Bei diesen ist die Höhe der Sekundärspannung nicht nur von der Klemmenspannung, sondern auch von dem Verhältnis zwischen dem Ohmschen und dem induktiven Widerstand abhängig; eine Änderung dieses Verhältnisses tritt aber durch einen derartigen Spannungsregler ein, und das führt zu Änderungen der sekundären Spannung, die sich am Spannungshärtemesser nicht bemerkbar machen. Bei Induktorapparaten ist es deshalb notwendig, die Betriebsspannung völlig von der Netzspannung zu trennen. Dies geschieht im Siemensregler dadurch, daß ein Motor mit Hilfe eines Spannungsrelais auf konstanter Tourenzahl gehalten wird, und daß dieser Motor mit einer Dynamomaschine direkt gekuppelt ist, die dann die Spannung für den Induktor liefert. Auf diese Weise ist eine einwandfreie Spannungsregelung gewährleistet.

Bei Wechselstromanschluß und Benutzung von Transformatoren treten ähnliche Störungen auf, wenn man die Spannung durch Vorschaltwiderstand zu regeln sucht. Hier besteht aber die Möglichkeit der einwandfreien Regulierung durch Benutzung eines Stufentransformators. Man kann den Betrieb auch hier automatisch gestalten (Veifa-Regler).

C. Vor- und Nachteile der verschiedenen Apparatetypen.

Ein Hauptvorzug der Glühkathodenröhre gegenüber der gashaltigen Röhre besteht, wie oben (S. 240) schon auseinandergesetzt wurde, darin, daß bei ersterer Strom und Spannung voneinander unabhängig sind und innerhalb gewisser Grenzen beliebig gewählt werden können. Dies gilt aber nur für die Röntgenröhre selbst und nur bedingt für die ganze Apparatur.

Die Röntgenapparate sind natürlich für den speziellen Zweck dimensioniert und haben eine begrenzte Leistungsfähigkeit. So kommt es, daß die Sekundärspannung je nach der Apparatetype mehr oder weniger von der Belastung (Röhrenstrom) beeinflußt wird.

Dies ist besonders beim Induktor der Fall: mit Erhöhung der sekundären Stromstärke fällt die Sekundärspannung ab, und die Angaben des Spannungshärtemessers, der an die Primärspule angeschlossen ist, können nur für eine ganz bestimmte Belastung (mA-Zahl) als Maß der Hochspannung dienen. Diese Abhängigkeit der Spannung von der Stromstärke rührt daher, daß der Induktor nur während der Zeit des Stromschlusses Energie in Form von Magnetismus des Eisenkerns aufnimmt; bei der Stromöffnung wird daher eine bestimmte Energiemenge frei, die in hoher Spannung bei niedriger Stromstärke oder in geringerer Spannung bei höherer Stromstärke zutage tritt.

Bei den reinen Transformatorapparaten ist die Abhängigkeit der Spannung vom Strom sehr viel geringer, besonders dann, wenn die sog. starre Schaltung verwendet wird, d. h. wenn die Regulierung nur mittels Stufentransformators erfolgt. Hier ist die Spannung nicht von der Schnelligkeit abhängig, mit der die Magnetisierung des Eisenkerns verschwindet, sondern letztere steigt und fällt genau im Rhythmus der Welle des Primärstromes; die Sekundärspannung hängt nur von dem Windungsverhältnis ab, und die Energieaufnahme des Transformators ist um so größer, je größer die Stromentnahme wird. Dies hat aber natürlich seine Grenzen, die durch die magnetische Streuung und die Dimensionierung des Transformators bedingt sind. Es tritt deshalb auch hier ein gewisser Spannungsabfall mit zunehmender Belastung auf (vgl. Abb. 57), so daß man gut tut, sich bei stark wechselnder Stromentnahme, z. B. beim Übergang vom Einröhren- zum Zweiröhrenbetrieb, nicht auf die Angaben des Kilovoltmeters zu verlassen. Der Spannungsabfall tritt in erhöhtem Maße auf, wenn die Regulierung durch Vorschaltwiderstand erfolgt, doch gibt man der letzteren vielfach den Vorzug, da in diesem Falle die Röhren längere Lebensdauer haben sollen.

Die Verhältnisse ändern sich stark, wenn ein Transformatorapparat mit Kondensatoren zwecks Herstellung von konstanter Gleichspannung versehen wird. Man gewinnt dadurch eine beträchtlich höhere Strahlenausbeute, da gewissermaßen die Lücken zwischen den einzelnen Stromstößen durch die Aufspeicherung in den Kondensatoren ausgefüllt werden; man begibt sich aber des Vorteils, der in der Unabhängigkeit von Strom und Spannung liegt. Bei höherer Stromentnahme sinkt nämlich die Spannung beträchtlich, und das kann so weit gehen, daß trotz enormer Stromaufnahme im Primärkreis die Spannung im Sekundärkreis vollkommen zusammenbricht (vgl. Abb. 57). Dies erklärt sich folgendermaßen: bei zu hoher Stromentnahme vermag der Transformator die Kondensatoren nicht mehr aufzuladen, und es entsteht praktisch ein Kurzschluß des Sekundärkreises. Gleichzeitig fällt natürlich die Wirksamkeit der Kondensatoren fort, und die Stromkurve nimmt wieder die Form an, wie sie bei Gleichrichterapparaten auftritt. Wann dies eintritt, hängt von den Dimensionen der Apparatur ab. Auf jeden Fall ist es notwendig, daß die Kilovoltmeter von Kondensatorapparaten für jede Belastung (mA-Zahl) besonders geeicht sind, wie es neuerdings von seiten der Firmen auch geschieht.

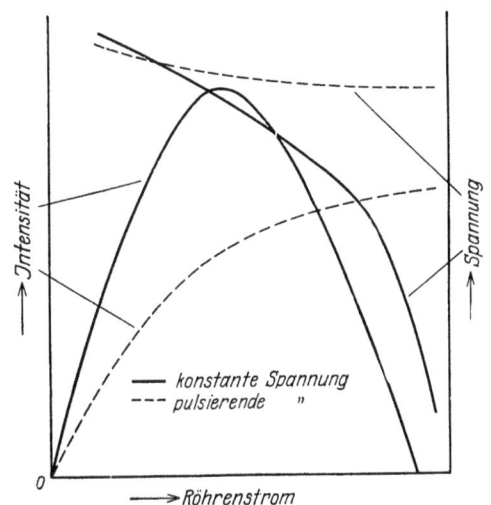

Abb. 57. Spannungsabfall bei Röntgenapparaten durch sehr hohe Stromentnahme. 1. Beim normalen Transformatorapparat (gestrichelte Kurven): geringer Spannungsabfall bei zunehmender Belastung, Zunahme der Strahlungsintensität mit zunehmendem Röhrenstrom, 2. beim Gleichspannungsapparat (ausgezogene Kurven): Zusammenbruch der Spannung bei hoher Belastung, Abfall der Strahlungsintensität auf Null.

Die Induktorapparate haben den Vorteil, daß an ihnen gashaltige und Glühkathodenröhren gleich gut „laufen". Weiter werden bei ersteren durch die ihnen eigentümliche Durchbruchsspannung die niederen Spannungswerte unterdrückt, so daß ein verhältnismäßig homogenes Röntgenstrahlengemisch entsteht (vgl. S. 240). Dieser Umstand wird beim Symmetrieapparat durch die Gasfunkenstrecke noch weiter im günstigen Sinne beeinflußt. Auch bei Glühkathodenröhren tritt eine im Endeffekt ähnliche Erscheinung auf; hier kommen die niederen Spannungswerte aus dem Grunde weniger zur Geltung, weil die Induktorspannung abfällt, sobald die Stromentnahme im Verhältnis zur Spannung groß ist.

Am Transformatorapparat mit Gleichrichter können beide Röhrenarten benutzt werden, doch ist es notwendig, bei gashaltigen Röhren die Spannungsregulierung durch Vorschaltwiderstand vorzunehmen, um den Betrieb elastischer zu gestalten. Bei diesen Röhren ist, wie oben (S. 227) näher ausgeführt wurde, die Stromstärke vom Gasgehalt abhängig. Wenn durch irgendeinen Umstand, z. B. durch Warmwerden der Glaswand, der Gasgehalt steigt, steigt auch die Stromstärke; da nun beim Transformator, besonders bei der Regulierung durch Stufentransformator, die Spannung trotz der Stromerhöhung erhalten bleibt, kann die gesamte Belastung der Röhre immer mehr wachsen und die Röhre gefährden. Demgegenüber tritt beim Induktor dadurch ein Ausgleich ein, daß bei hoher Stromentnahme die Spannung absinkt.

Bei den Glühkathodenröhren am Gleichrichterapparat ist dieser Übelstand nicht vorhanden, doch ist das entstehende Strahlengemisch weniger gut, weil auch die niederen Spannungswerte wirksam sind und sehr weiche Röntgenstrahlen erzeugen. Beim mechanischen Gleichrichter kann man dem durch Beschneiden der Kontaktsegmente bis zu einem gewissen Grade abhelfen.

Für den Anschluß an Kondensatorapparate kommen nur Glühkathodenröhren in Betracht. Wenn man versucht, gashaltige Röhren daran zu betreiben, findet man, daß sie ganz ungleichmäßig flackern, und daß schon bei verhältnismäßig niedrigen Spannungen gewöhnlich der Glasmantel, der im Innern der Röhre die Antikathode umgibt (vgl. Abb. 30, S. 232), durchschlagen wird. Auch Glühkathodenröhren scheinen bei dieser Spannungsform eine geringere Lebensdauer zu haben, besonders dann, wenn sie in modernen Schutzgeräten betrieben werden, die mit einem geerdeten Mantel umgeben sind (vgl. w. u.). Es bilden sich offenbar starke Aufladungen des Glases, die bei pulsierender Spannung in den Pausen zwischen den einzelnen Spannungsstößen Zeit haben sich auszugleichen, hier aber sich ansammeln und zum Durchbruch führen können. Andererseits bieten aber die Kondensatorapparate in bezug auf eine wohldefinierte Spannung, Stromstärke und Röntgenstrahlung so große Vorteile, daß sie, besonders für wissenschaftliche Untersuchungen, immer ihren Platz behaupten werden.

Ein gewisser Vorzug des konstanten Gleichstromes besteht auch darin, daß hier die Temperatur der Glühspirale niedriger ist als bei pulsierendem Strom. Bei letzterem muß die Anzahl der erzeugten Elektronen auch für die Entstehung des Spitzenwertes des Röhrenstromes ausreichen, während für die Röntgenstrahlenleistung ein Mittelwert dieses Stromes maßgebend ist, der, wie Abb. 22 (S. 223) zeigt, viel niedriger als der Scheitelwert ist. Bei konstantem Strom fließt dagegen dieser geringere Strom dauernd; die Glühkathode muß also bei pulsierendem Strom stärker geheizt werden als bei konstantem Gleichstrom. Man hat daraus eine Schonung der Röhren bei der Verwendung von Kondensatorapparaten gefolgert, doch enden die wenigsten Röhren durch Bruch des Heizdrahtes.

Ein Nachteil dieser Apparate liegt darin, daß bei höheren Spannungen sehr starke elektrische Ausstrahlungen entstehen können, die nur durch Verwendung von weiten Rohrleitungen und Vermeidung aller Spitzen zu beseitigen sind. Auch sind die außerordentlich scharf knallenden Funken von etwa auftretenden Kondensatorentladungen eine unangenehme Beigabe.

D. Schutzmaßnahmen gegen Schädigungen im Röntgenbetrieb.

Ein Röntgenbetrieb birgt mancherlei Gefahren, die einerseits durch die verwendeten hohen elektrischen Spannungen, andererseits durch die Röntgenstrahlen selbst bedingt sind.

1. Gefährdung durch Hochspannung.

Der menschliche Körper bildet wegen seines hohen Flüssigkeitsgehaltes einen verhältnismäßig guten Leiter der Elektrizität. Sein Widerstand ist von sehr vielen Faktoren abhängig; er kann aber unter normalen Verhältnissen zu etwa 1000 Ohm angenommen werden. Es können also schon bei recht niedrigen Spannungen starke Ströme durch den Körper hindurchgehen. Man nimmt an, daß ein Strom von 0,1 Ampere, wenn er das

Herz passiert, tödlich wirkt. Daher können unter besonderen Umständen schon die Spannungen der elektrischen Lichtleitungen gefährlich sein. So sind schon Todesfälle dadurch vorgekommen, daß eine in einer Badewanne befindliche, also gut geerdete Person einen defekten Lichtschalter berührte. Solche Zufälligkeiten sind in einem Röntgenraum kaum gegeben, doch sind die verwendeten Spannungen stets so hoch, daß bei Berührung der Leitungen ein Strom von 0,1 Ampere entstehen kann, falls die Leistungsfähigkeit des Apparats dazu ausreicht. Die Leistungsfähigkeit des Apparats ist also für die Beurteilung seiner Lebensgefährlichkeit ausschlaggebend.

In dieser Hinsicht sind die Induktorapparate ungefährlich; bei ihnen fällt, wie schon öfter hervorgehoben, die Spannung bei höherer Stromentnahme ab, und sie sind nicht befähigt, Stromstärken in der Größenordnung von 100 mA zu erzeugen. Man hat auch wohl niemals von einem Todesfall durch die Hochspannung eines Induktorapparats gehört.

Anders verhält es sich bei den Gleichrichterapparaten. Besonders gefährlich sind unter diesen die Apparate für mittlere Spannungen (30—60 kV) und hohe Belastungen (100—2000 mA), wie sie für Röntgendiagnostik und auch wohl für Oberflächentherapie dienen. Durch solche sind auch noch in jüngster Zeit verschiedentlich Todesfälle vorgekommen. Sie sind deswegen besonders gefährlich, weil sie nach außen einen harmlosen Eindruck machen und erst bei vollendeter Berührung wirken. Die hohen Spannungen der Tiefentherapieapparate dagegen machen sich schon auf größerem Abstand unliebsam bemerkbar, indem die Haare sich sträuben, die Kleider sich dicht an die Haut anlegen und schließlich ein Funkenüberschlag erfolgt, ehe eine Berührung zustande kommt. Ein solcher momentaner Durchgang der Elektrizität durch den Körper ist im allgemeinen ohne weitere Folgen; erst der Nachschub von Energie seitens des Transformators wirkt verhängnisvoll.

Bei den Kondensatorapparaten reicht normalerweise die Leistungsfähigkeit nicht aus, um einen Strom von 100 mA zu erzeugen, und die Spannung fällt, wie oben (S. 261) gezeigt, bei hoher Stromentnahme vollständig zusammen. Man kann daher annehmen, und Tierversuche scheinen es zu bestätigen, daß Gleichspannungsapparate nicht lebensgefährlich sind, doch kann ein Kondensatorfunke schon durch seinen peitschenden Knall bei nervösen Personen ernste Störungen hervorrufen. Jedenfalls ist die Berührung eines solchen Apparates sicher nicht ratsam.

Man muß natürlich bestrebt sein, diese Gefahren nach Möglichkeit auszuschalten. Die erste Maßnahme besteht darin, daß man den Hochspannungsapparat in einem besonderen Raum, oder wenn der verfügbare Platz es gestattet, in halber Zimmerhöhe unterbringt. Dann müssen die Hochspannungsleitungen so geführt werden, daß sie nicht ohne weiteres, vor allem nicht beide zugleich, berührt werden können. Zu dem Zweck muß auch die Röntgenröhre in einem hochspannungssicheren Behälter (Wintz-Gerät), oder in einem solchen, dessen metallene Hülle geerdet ist (SRV-Gerät), untergebracht sein. Bei letzterem ist der Hochspannungsschutz besonders gut, da der Bestrahlungsraum überhaupt hochspannungsfrei ist.

Die Gefahren sind besonders groß, wenn, wie es häufig der Fall ist, die Mitte des Transformators geerdet ist. Hier bildet sich schon bei Berührung eines einzigen Hochspannungsleiters ein geschlossener Stromkreis durch den Körper des Berührenden und den Fußboden hindurch. Es ist deshalb zweckmäßig, den Fußboden und auch die Wände der Bestrahlungsräume aus isolierendem Material, z. B. aus trockenem Holz in Asphalt verlegt od. dgl. herzustellen. Bei guter Isolation gegen Erde erfährt der Körper bei einpoliger Berührung nur eine ungefährliche Aufladung.

Zur Abwendung der bei Berührung von Hochspannungsleitungen entstehenden Gefahren sind mannigfache Schutzvorrichtungen angegeben worden. Die einfachste besteht in einem Maximalschalter, der den Strom unterbricht, wenn durch zu hohe Stromentnahme auf der Sekundärseite der primäre Strom ein bestimmtes Maximum überschreitet. Als Sicherung gegen Lebensgefahr kann ein solcher Schalter natürlich nur dann dienen, wenn dieser Maximalstrom unterhalb der lebensgefährlichen Höhe bleibt. Im allgemeinen dient der Maximalschalter mehr der Schonung des Apparates als der Verhütung von Unfällen.

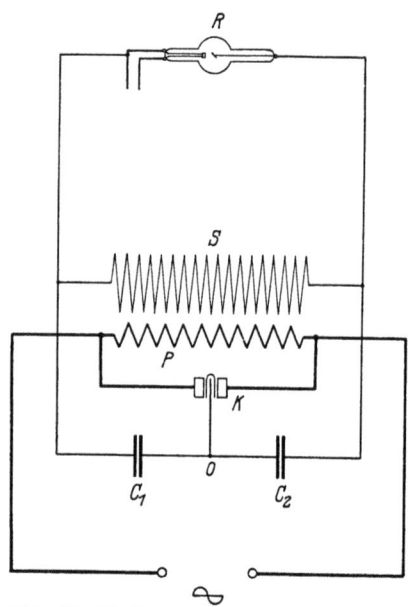

Abb. 58. Hochspannungsberührungsschutz. R Röntgenröhre, S Sekundär-, P Primärspule des Transformators, C_1 und C_2 Kondensatoren, K Kurzschlußpatrone.

Speziell für den vorliegenden Zweck wurde der „Securo" (Sanitas) konstruiert. Bei diesem werden durch die bei der Berührung entstehenden elektromagnetischen Wellen Schaltorgane betätigt, die eine automatische Unterbrechung des Primärstromes bewirken.

Eine andere Sicherung (Siemens-Reiniger-Veifa) beruht auf den Umstand, daß bei Berührung eines Hochspannungsleiters eine Potentialverschiebung entsteht. Dies wird in folgender Weise ausgenutzt: parallel zur Röntgenröhre sind zwei hintereinander geschaltete Kondensatoren gelegt (Abb. 58), deren Mitte normal auf Null-Potential ist. An dieser Stelle ist eine besondere Patrone eingeschaltet, die mit den Zuleitungen des Transformators auf der Primärseite verbunden ist und bei der geringsten Störung der normalen Spannungsverteilung durchschlagen wird; damit ist dann der Primärkreis kurzgeschlossen und der Sekundärkreis spannungslos.

2. Gefährdung durch Röntgenstrahlen.

Eine Gefährdung durch die Röntgenstrahlen kann einerseits die Patienten, andererseits die Personen betreffen, die sich in dem Bestrahlungsraum, bzw. seiner näheren Umgebung aufhalten, also Röntgenarzt und Bedienungspersonal.

Eine Schädigung kann sowohl durch direkte wie durch indirekte Röntgenstrahlung erfolgen. Die direkte Strahlung geht vom Fokus der Röhre gleichmäßig nach allen Seiten, soweit die Begrenzung durch die Antikathode selbst es zuläßt, also gewöhnlich innerhalb einer Halbkugel. Man schränkt diese direkte Strahlung so weit ein, wie es für den gewünschten Zweck angängig ist, indem man die Röhre in einen möglichst strahlenundurchlässigen Behälter bringt, der nach der Seite des Patienten einen auswechselbaren Ansatztubus trägt. Die Seitenwände des Tubus sind mit undurchlässigem Material angelegt, so daß Röntgenstrahlen nur durch seine Bodenfläche austreten können; diese ist meist mit einer dünnen, strahlendurchlässigen Platte aus Holz od. dgl. versehen. Bis vor kurzem bestanden die Röhrenbehälter gewöhnlich in einem Gefäß aus Bleiglas oder Bleigummi, das die Röhrenkugel ziemlich eng umschließt, an den Seiten Ausschnitte für die Röhrenhälse hat und wegen der notwendigen Kühlung der Röhre oben offen ist. Solche Behälter lassen natürlich eine Menge Strahlen in den Raum austreten, und es entstehen nicht nur an den Zimmerwänden, sondern auch in der durchstrahlten Luft Sekundärstrahlen, die sich diffus im Raum verbreiten. Für den Schutz des Patienten, der nicht berufsmäßig mit Röntgenstrahlen zu tun hat, genügt ein solcher offener Röhrenbehälter, besonders wenn der Körper in einem größeren Bereich um das Bestrahlungsfeld herum mit Bleigummiplatten abgedeckt wird. Für Röntgenarzt und Personal sind andere Maßnahmen notwendig.

Eine Schädigung durch direkte Röntgenstrahlen ist für den Röntgentherapeuten bei einiger Vorsicht ausgeschlossen; man darf eben, wenn die Röhre in Betrieb ist, nicht im Strahlenkegel hantieren, und das läßt sich in der Therapie sehr wohl vermeiden. Ein wirksamer Schutz gegen die diffusen Streustrahlen ist dagegen viel schwerer zu erreichen. Man hat zunächst das Bedienungspersonal in eine strahlensichere Kabine, ein Schutzhaus gesetzt, das die nötigen Schalt- und Reguliervorrichtungen enthält. Oder man hat eine Dreiteilung durchgeführt in der Weise, daß Apparat, Bestrahlungsgerät und Schaltvorrichtungen auf drei nebeneinander liegende Räume verteilt sind. Der Bestrahlungsraum hat strahlensicheren Belag von Wänden, Boden und Decke, oder seine Wände sind aus undurchlässigen Kunststeinen (Barytsteine, Kämpe-Lorey) aufgebaut. Zur Beobachtung des Patienten und der Hochspannungsinstrumente müssen Bleiglasfenster entsprechender Dicke vorgesehen sein.

Eine solche Anordnung erfordert natürlich sehr viel Schutzmaterial, und die Anlage wird entsprechend verteuert. Ein weiterer Nachteil besteht darin, daß der Patient sich ganz allein in dem geschlossenen Bestrahlungsraum befindet, was bei der ungewohnten Umgebung nachteilig auf seinen seelischen Zustand einwirken kann; eine Verständigung mit der Krankenschwester ist nur durch Klingelzeichen od. dgl. möglich. Um diese Übelstände zu vermeiden, ist man in neuerer Zeit dazu übergegangen, die Schutzvorrichtungen gegen ungewollte Strahlenwirkung an die Röhre selbst zu verlegen, indem man entweder den Röhrenbehälter strahlensicher macht oder die Röntgenröhre selbst so baut, daß Strahlen nur in einer bestimmten Richtung austreten können.

Besonders im Ausland hat man die Röhren in Behälter eingebaut, die mit einer Bleihülle versehen und mit Öl gefüllt sind. Durch letzteres erreicht man, daß der Behälter verhältnismäßig klein gehalten werden kann, ohne einen Funkenausgleich zwischen den Hochspannungspolen der Röhre und der geerdeten Metallwand befürchten zu müssen; aber trotzdem wird der Schutzkasten außerordentlich schwer und nur in sehr beschränktem Maße beweglich. Die Ölfüllung muß bei höheren Leistungen durch Wasser, das in einem Schlangenrohr hindurchgeleitet wird, gekühlt werden.

Von Siemens & Halske wurden dann Bestrahlungskasten konstruiert, die aus Blechblech bestehen und in der Wand zwischen Apparate- und Maschinenraum fest eingebaut sind. Sie sind nach dem letzteren hin offen, so daß der Bestrahlungsraum hochspannungsfrei ist. Sie bieten einen sehr guten Strahlenschutz, haben aber den Nachteil, daß die Röhre unbeweglich fixiert ist und der Strahlenkegel in seiner Richtung nur wenig verändert werden kann, so daß manche Einstellungen mit dieser Anordnung nicht möglich sind.

Außerdem haben die Röntgenröhren, die für diese Kasten nicht in der gewöhnlichen, langgestreckten Form verwendet werden können, sondern abgewinkelt sein müssen, nur geringe Lebensdauer.

a) Bestrahlungsgerät nach Wintz.

Bei dem Bestrahlungsgerät nach Wintz (Abb. 59) befindet sich die Röhre in einem Zylinder aus Pertinax, der allseitig mit Bleigummi ausgekleidet ist. Zur Kühlung wird von einem Exhaustor ständig Luft durch dies Gehäuse gesaugt; die Hochspannungszuleitungen sind so hoch angebracht, daß sie nicht ohne weiteres berührt werden können.

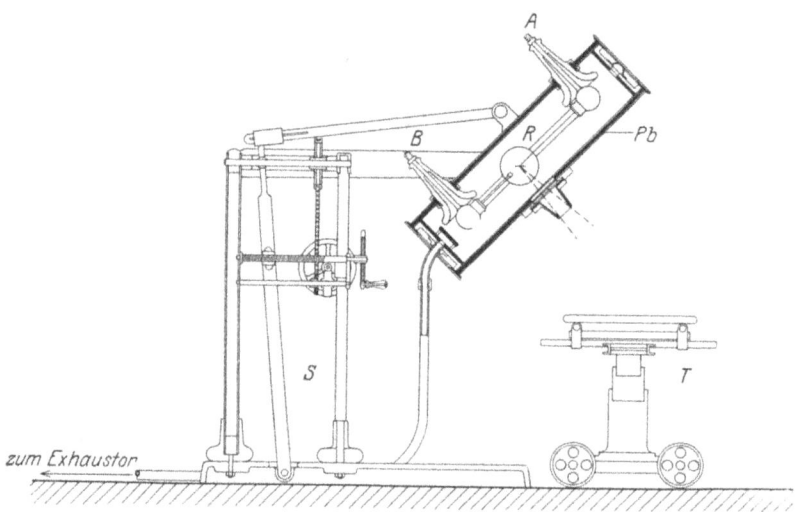

Abb. 59. Wintz-Gerät. R Röhrenbehälter, Pb Bleigummiauskleidung, A und B Hochspannungsanschlüsse, S Stativ, T verstellbarer Tisch.

Das Pertinaxrohr liegt in der Gabel eines Stativs und ist allseitig verstellbar, so daß die beliebige Einstellung des Strahlenkegels keine Schwierigkeit macht. Die Höhenlage der Röntgenröhre ist unveränderlich, aber der Patient ruht auf einem Tisch, der mit Hilfe einer Ölpumpe nach der Höhe verstellbar und außerdem drehbar und horizontal verschieblich ist. Die Röntgenröhre ist bei diesem Gerät nur von nichtleitendem Material umgeben; dies scheint einen günstigen Einfluß auf ihre Lebensdauer zu haben, so daß Betriebszeiten von 1000 Stunden bei 200 kV Spannung keine Seltenheit sind. Auch Röhren mit wassergekühlter Antikathode können im Wintz-Gerät betrieben werden; die Pumpleitungen werden dann durch den einen Hochspannungsisolator eingeführt.

b) SRV-Bestrahlungsgerät.

Etwas anders ist das SRV-Bestrahlungsgerät konstruiert. Es ist ein ortsfestes Gerät (Abb. 60), das in der Wand zwischen Bestrahlungs- und Maschinenraum in Schienen laufend durch elektrischen Antrieb auf und ab bewegt werden kann. Es besteht aus einem die Röntgenröhre umschließenden Pertinaxrohr, das mit einer 6 mm starken, geerdeten Bleihülle umgeben ist. Die Zuführung der Hochspannung erfolgt vom Maschinenraum aus innerhalb der Wandung des Pertinaxrohres. Außer der senkrechten Bewegung kann das Rohr um seine Achse gedreht werden, so daß eine vielseitige Einstellungsmöglichkeit des Strahlenkegels gegeben ist. Auch hier ist ein Ventilator zur Kühlung der Röntgenröhre notwendig. Der Hauptvorteil dieses Geräts beruht außer der Strahlensicherheit darin,

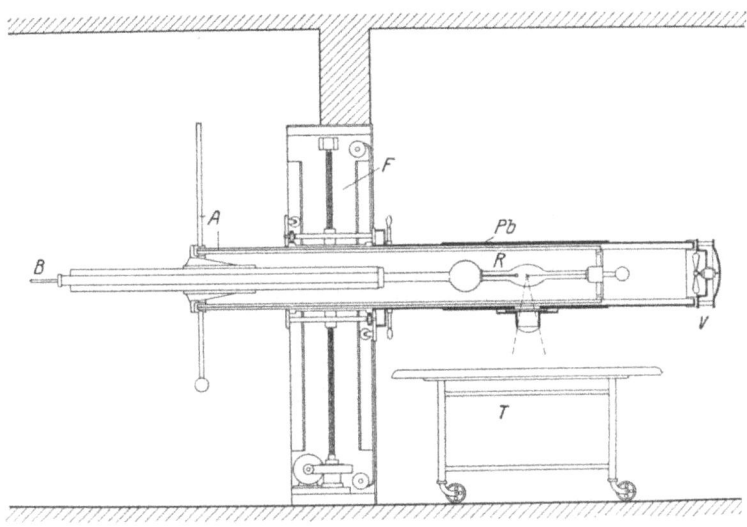

Abb. 60. SRV-Bestrahlungsgerät. R Röhrenbehälter, Pb geerdeter Bleiblechmantel, A und B Hochspannungsanschlüsse, V Ventilator, F Fahrschacht, T Tisch.

daß der Bestrahlungsraum vollständig hochspannungsfrei ist, doch scheinen bei höheren Spannungen leicht Funkenübergänge im Innern des Zylinders auftreten zu können.

c) Strahlenschutzröhren.

Die an sich einfachste Methode des Strahlenschutzes ist die, daß die Röntgenröhre selbst so gebaut wird, daß die Strahlen nur in der gewünschten Richtung austreten können. Es sind aber außerordentlich große technische Schwierigkeiten zu überwinden gewesen, bis es gelang, solche Röhren in brauchbarer Form herzustellen. Für diagnostische

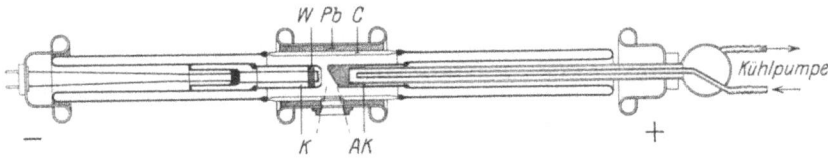

Abb. 61. Metallix-Strahlenschutzröhre. AK Antikathode, K Glühkathode, C Chromeisenzylinder, Pb Bleimantel, W Wolframschutzplatte.

Zwecke, also für mittelhohe Spannungen, sind sie schon seit mehreren Jahren mit Erfolg in Gebrauch, aber erst in neuester Zeit ist es den Bemühungen von Philips (Holland) und C. H. F. Müller (Hamburg) gelungen, auch für die hohen Spannungen der Tiefentherapie eine brauchbare Selbstschutzröhre (Abb. 61) herzustellen. Das Prinzip dieser „Metallix"-Röhren besteht darin, den eigentlichen Röhrenkörper aus Metall herzustellen und Glas nur insoweit zu verwenden, als die Isolation der Elektroden es erfordert. Die Kugelform des gewöhnlichen Röhrentypus ist verlassen, und die Metallix-Röhre ist durchweg zylindrisch. Der eigentliche Röhrenkörper besteht aus Chromeisen, das die Eigenschaft hat, sich mit Glas vakuumdicht verschmelzen zu lassen. Antikathode und

Glühkathode sind ähnlich wie bei den normalen Röhren gestaltet. Der Strahlenschutz besteht in einem 6 mm starken Bleimantel, der den Röhrenkörper umgibt; außerdem sind durch eine Wolframplatte die Strahlen abgeschirmt, die auf der Kathodenseite die Röhre verlassen würden. Die Röntgenstrahlen können nur durch ein rundes Fenster austreten, das sich der Antikathode gegenüber befindet und entweder durch Glas verschlossen ist oder durch Chromeisen, das an dieser Stelle auf 0,3 mm geschwächt ist und gleichzeitig als Strahlenfilter dient. Die Antikathode muß durch Wasser gekühlt werden, das man mit Hilfe einer isoliert aufgestellten Pumpe durch die Antikathode zirkulieren läßt, oder man verwendet Siedekühlung, bei der die Antikathode durch zwei Schläuche mit einem isoliert aufgehängten Vorratsgefäß verbunden ist, so daß die Dampfblasen in das Gefäß steigen können und entsprechend Wasser nachfließt. Die Metallix-Röhre wird für 200 kV und 8 mA gebaut. Die Röhre kann an sehr einfachen Stativen benutzt werden, doch sind Vorkehrungen gegen eine Berührungsmöglichkeit der Hochspannungszuleitungen zu treffen.

Bei der Verwendung der erwähnten Strahlenschutzgeräte oder von Selbstschutzröhren ist ausreichender Schutz gegen direkte Röntgenstrahlen gegeben.

d) Schutzstoffe.

Die Deutsche Röntgengesellschaft hat für die als genügend anzusehende Stärke des Schutzmaterials Richtlinien aufgestellt. Nach diesen soll bei Spannungen bis zu 125 kV die Schutzwirkung der von 2 mm metallischem Blei, bei Spannungen bis zu 190 kV der von 3 mm Blei, bis zu 220 kV der von 5 mm Blei entsprechen. Hierbei ist aber zu berücksichtigen, daß auch die Röhrenstromstärke in Betracht gezogen werden muß, denn es geht beispielsweise bei 20 mA Röhrenstrom fünfmal soviel Strahlung durch das Material als bei 4 mA.

Nach Glocker gilt für harte Therapiestrahlen folgende Tabelle für die Schutzwirkung der am meisten in Betracht kommenden Materialien:

4 mm Blei entsprechen etwa

1,2 cm Bleigummi,
3,6 cm Bleiglas,
6 cm Barytstein,
25 cm Beton,
50 cm Ziegelmauerwerk.

In neuerer Zeit ist die Forderung aufgestellt worden, daß die Röntgenstrahlenmenge an Orten, wo sich Personen aufhalten, die ständig mit Röntgenstrahlen zu tun haben, so gering sein soll, daß die HED (Hauteinheitsdosis), d. i. eine Dosis, die von der Haut ohne Schädigung vertragen wird, erst in 20 000 Stunden erreicht würde. Wenn diese Forderung vielleicht auch als reichlich hoch angesehen werden kann, so ist es doch sicher besser, einen zu starken Strahlenschutz anzuwenden als einen zu geringen.

e) Schutz gegen Streustrahlen.

Eine experimentelle Prüfung der Strahlensicherheit am Wintz-Gerät ergab, wenn die Bestrahlungsöffnung mit Blei verschlossen war, bei 200 kV und 3 mA, in 1 m Abstand und 1 m über dem Fußboden gemessen, 23 000—31 000 Stunden für die HED, so daß die obige Forderung sehr gut erfüllt ist. Die Sache ändert sich aber, sobald man während der normalen Bestrahlung eines Patienten mißt. Wenn der Bestrahlungstubus auf die Haut aufgesetzt ist, ist die Streustrahlung, die aus dem Körper des Patienten austritt, so stark, daß die HED bereits in 1000 Stunden und weniger erreicht werden kann. Bei Bestrahlungen aus größerem Abstand (Fernfeldern) kommt noch die Streustrahlung aus dem durchstrahlten Luftkegel hinzu; wenn letztere auch sehr gering ist — sie beträgt nur Bruchteile eines Prozents der direkten Strahlung — so kommt sie bei diesen geringen Intensitäten doch in Betracht.

Um sich gegen diese Streustrahlungen zu schützen, muß man den Bestrahlungstisch mit Blei unterlegen und den Patienten rings um das Bestrahlungsfeld herum mit Bleigummiplatten bedecken; oder man verwendet eine gürtelartig umgelegte Bleiplatte oder wegen des bequemeren Liegens zweckmäßiger eine dicke Bleigummiplatte, die um den Patienten zusammengeschnallt wird und nur das Bestrahlungsfeld frei läßt. Die Streustrahlung der Luft macht man dadurch unschädlich, daß man einen strahlensicheren Tubus verwendet, der von dem Schutzbehälter bis zur Haut des Patienten reicht. Auf diese Weise kommt man, in 1 m Abstand von der Achse des Strahlenkegels gemessen, wieder auf Zeiten von 16 000—22 000 Stunden für 1 HED. Da die Streustrahlung mit zunehmendem Abstand an Intensität verliert, ist es zweckmäßig, den Schalttisch in einiger Entfernung von der Röntgenröhre aufzustellen. Manchmal ist es praktisch nicht möglich, alle diese Schutzmaßnahmen zu treffen; man pflegt deshalb, um in jedem Fall den nötigen Schutz zu haben, vor dem Schalttisch noch eine einfache Schutzwand mit einem 2 mm starken Bleibelag und einem Bleiglasfenster aufzustellen. Bei Verwendung von strahlensicheren Geräten oder von Selbstschutzröhren kann man aber während der Bestrahlung unbedenklich für kurze Zeit an den Patienten herangehen, um die richtige Lage der Abdeckungen zu kontrollieren oder um Verhaltungsmaßregeln zu geben od. dgl.

Man kann sich mit Hilfe eines Leuchtschirms oder eines photographischen Films leicht davon überzeugen, ob hinreichender Strahlenschutz in einer Röntgenanlage vorhanden ist. Mit gut adaptiertem Auge sieht man einen gewöhnlichen Röntgenleuchtschirm (Astral, Sirius od. dgl.) soeben ganz schwach leuchten, wenn die HED in etwa 10 000 Stunden erreicht wird. Man bedient sich dazu zweckmäßig eines sog. Ableuchtrohres, das ist ein einseitig geschlossenes Pertinaxrohr, das meist teleskopartig ausziehbar ist und zur Bestimmung der Grenzen des Strahlenkegels bei Fernfeldern dient. Es enthält an dem geschlossenen Ende einen kleinen, unter 45° eingesetzten Leuchtschirm, während das andere Ende mit einer Okularmuschel versehen ist. Wenn bei guter Adaption keine Spur eines Aufleuchtens wahrzunehmen ist, kann man den Aufenthalt an der betreffenden Stelle als ungefährlich ansehen. Ein Röntgenfilm wird von einer Strahlung, mit der die HED in 20 000 Stunden erreicht wird, in etwa 15 Minuten so beeinflußt, daß eine gerade sichtbare Schwärzung entsteht. Bei der Ausführung des Versuchs muß ein Teil des Films beiderseits mit Bleiblech bedeckt sein, damit der Unterschied deutlich wird.

f) Die Filtersicherungen.

Ein besonderer Schutz des Patienten gegen direkte Strahlung, die den Röhrenbehälter durchdringt, oder gegen Streustrahlung ist, wie schon erwähnt, nicht notwendig, da er ja nur vorübergehend den Strahlen ausgesetzt ist; hier kann eine Gefährdung nur durch

Überdosierung oder durch Vergessen oder Verwechseln des Filters eintreten. Eine unbeabsichtigte Überdosierung muß bei dem heutigen Stande der Meßtechnik als Kunstfehler bezeichnet werden und darf nicht vorkommen. Das Vergessen oder Verwechseln des Filters ist ein Übel, dem nur schwer beizukommen ist, und das schon viele Opfer gefordert hat. Es sind fast unzählige Filtersicherungen angegeben worden, ohne daß eine als ideal bezeichnet werden könnte. Es würde zu weit führen, wenn man sie hier einzeln aufzählen wollte.

Eine sehr einfache Sicherung, die von verschiedenen Seiten angegeben worden ist, besteht darin, daß mit dem Filter durch ein Band ein Haken od. dgl. verbunden ist; das Ende der einen Hochspannungszuleitung ist dann so gestaltet, daß es nicht ohne weiteres mit dem entsprechenden Pol der Röntgenröhre verbunden werden kann, sondern nur durch Vermittlung des an dem Filter hängenden Hakens. Die Vorrichtung ist aber nur an den älteren, offenen Röhrenstativen anwendbar, da bei den neueren Geräten die Röntgenröhre von außen nicht mehr zugänglich ist; es ist bei dieser Methode auch keine Gewähr dafür gegeben, daß nicht ein falsches Filter verwendet wurde. Bei neueren Filtersicherungen wird ein Abdeckschieber verwendet, der strahlenundurchlässig ist und nur geöffnet werden kann, nachdem ein Filter eingelegt worden ist. Auch das schützt nicht vor einem Verwechseln der Filter. Um letzteres unmöglich zu machen, hat man an den Filtern Vorsprünge angebracht, die je nach ihrer Lage verschiedene Kontakte betätigen und dadurch auf elektrischem Wege am Schalttisch anzeigen, welches Filter eingelegt worden ist. Eine solche Vorrichtung muß natürlich sehr kompliziert sein und kann wie jede mechanische Anordnung unter Umständen versagen.

Unseres Erachtens ist es nicht zweckmäßig, den Betrieb allzusehr zu automatisieren, weil die Gefahr besteht, daß dadurch die Aufmerksamkeit eingeschläfert wird. Wir verwenden kleine Celluloidplättchen, die durch ein kurzes Band am Filter befestigt sind und außerhalb des Bestrahlungstubus herabhängen. Sie zeigen durch ihre Farbe (Al weiß, Zn schwarz, Cu rot) die Art des Filters und durch eine eingravierte Zahl die Stärke des Filters an. So kann man sich mit einem Blick im Vorübergehen oder vom Schalttisch aus überzeugen, ob das richtige Filter eingelegt ist. Die Kontrolle wird vereinfacht, wenn man sich auf die Anwendung von möglichst wenigen verschiedenen Filtern beschränkt.

g) Vorkehrungen gegen den Röntgenkater.

Eine andere, wenn auch vorübergehende Schädigung des Patienten und eine unter Umständen sehr unangenehme Begleiterscheinung der Bestrahlungen ist der Röntgenkater. Er scheint auf sehr mannigfaltigen Ursachen zu beruhen, da es bisher noch nicht gelungen ist, ihn völlig zu vermeiden. Als Ursachen können die Röntgenstrahlen, die Luftverschlechterung durch den Betrieb, oder schließlich die Einwirkung der Hochspannung in Frage kommen. Von diesen sind die beiden letzteren nach Möglichkeit auszuschalten.

Die Luft in den Bestrahlungsräumen wird durch die elektrischen Ausstrahlungen, die sog. stillen Entladungen, wie sie an Spitzen und Kanten der Hochspannungsleitungen und an den Röntgenröhren entstehen, verschlechtert, indem sich Ozon und nitrose Gase bilden. Die Bestrahlungsräume sollen deshalb hoch und luftig sein, die Luft soll durch künstliche Ventilation ständig erneuert werden, und zwar vor allem die Bodenluft, da die genannten Gase schwerer als Luft sind und zu Boden sinken; die Röhrenbehälter sollen vollständig geschlossen und durch Exhaustoren ventiliert sein, die die Luft nach außen befördern.

Der schädliche Einfluß einer solchen Luftverschlechterung, besonders auf einen geschwächten Organismus leuchtet ein; weniger leicht ist dagegen die Beeinflussung durch die elektrische Hochspannung zu erklären. Es kommen hier besonders die hochfrequenten Schwingungen in Betracht, die als Nebenerscheinung beim Betrieb von Röntgenapparaten entstehen. Man hat gefunden, daß in Feldern hochfrequenter elektrischer Schwingungen, wenn sie hinreichend stark sind, kleinere Tiere, wie z. B. Mäuse, Schädigungen erleiden können, die unter Umständen zum Tode führen; man führt sie gewöhnlich auf übermäßige Temperaturerhöhung im Körperinnern zurück. Andererseits kann auch der sog. umgekehrte piezoelektrische Effekt von Bedeutung sein. Dieser besteht darin, daß anisotrope Körper durch elektromagnetische Wellen in Schwingungen versetzt werden können, die unter Umständen zur Zerreißung des Gefüges führen. Dieser Effekt ist besonders deutlich an Quarzplatten u. dgl., doch ließe sich denken, daß auch im organischen Körper ähnliche Wirkungen auftreten können. Von solchen schwingenden Quarzplatten gehen außerdem hochfrequente akustische Schwingungen aus, die oberhalb der Hörgrenze liegen und überraschend große Wirkungen, besonders auch in biologischer Beziehung, auslösen können; so werden Frösche und kleine Fische, die in das Schwingungsfeld gebracht werden, getötet, rote Blutkörperchen zerstört u. dgl. Man könnte also auch an eine derartige sekundäre Wirkung denken.

Früher hat man zur Vermeidung der elektrischen Aufladungen den Patienten manchmal durch Anlegung einer mit einer Ableitung versehenen Metallmanschette geerdet, doch hat man damit kaum Erfolge erzielt, und der geerdete Patient wäre bei einer Berührung der Hochspannung sehr stark gefährdet. Ein besseres Mittel besteht darin, daß man den Patienten gänzlich mit einem Faradayschen Käfig (vgl. S. 200) umgibt, indem man ihn z. B. auf einen Tisch mit Metallauflage legt und ihn mit einer Decke bedeckt, die mit einer Drahtnetzeinlage versehen ist und einen Ausschnitt für das Bestrahlungsfeld besitzt. Wenn Metallblech und Drahtnetz geerdet werden, befindet sich der Patient in einem feldfreien Raum und ist gegen Aufladungen durch die Hochspannung geschützt; die Wirkung entspricht aber kaum der aufgewandten Mühe. Eine elektrische Aufladung des Körpers durch die Einwirkung der Röntgenstrahlen auf Grund des sog. lichtelektrischen Effekts (vgl. S. 313) bleibt trotzdem bestehen.

Bei der Benutzung der modernen Bestrahlungsgeräte ist, vor allem wohl durch die damit verbundene gute Ventilation und durch die Vermeidung ungewollter Bestrahlung, die Häufigkeit des Auftretens von Röntgenkater außerordentlich zurückgegangen, so daß er sich jetzt auf Ausnahmefälle beschränkt.

IV. Die Physik der Röntgenstrahlen.
A. Die Eigenschaften der Röntgenstrahlen.

Röntgen hat nach der Entdeckung der neuen Strahlen deren hauptsächlichen Eigenschaften in kurzer Zeit durch außerordentlich sorgfältige Untersuchungen festgestellt. Er fand vor allem drei Wirkungen der Strahlen: die Beeinflussung der photographischen Platte, die ja zur Entdeckung der Strahlen geführt hatte, die Erregung von Luminescenzlicht bei manchen Substanzen, wie Barium-Platincyanür, und die Fähigkeit, die durchstrahlte Luft leitend zu machen. Mit Hilfe dieser Wirkungen, die später sämtlich für die Dosimetrie der Röntgenstrahlen nutzbar gemacht wurden, gelang die Feststellung weiterer Eigenschaften. Dahin gehört besonders die nähere Untersuchung des Durchdringungsvermögens der Röntgenstrahlen, das sie ja vor allen bis dahin bekannten Strahlenarten wesentlich auszeichnete. Röntgen fand, daß die Fähigkeit, Stoffe zu durchdringen, von deren Dichte und Dicke abhängt und von der Qualität der Strahlen, die er als weiche, wenig durchdringungsfähige und harte, von größerer Durchdringungsfähigkeit unterschied. Man hatte also in der Bestimmung der Durchdringungsfähigkeit einer bestimmten Substanz ein Mittel, die Strahlung zu charakterisieren. Weiter fand er, daß die Strahlen sich geradlinig ausbreiten, daß sie in magnetischen und in elektrischen Feldern nicht abgelenkt werden, also keine elektrische Ladung führen, und daß sie nicht wie Lichtstrahlen durch Prismen oder Linsen gebrochen oder konzentriert werden können; dagegen zeigte sich eine diffuse Zerstreuung der Strahlen dort, wo sie mit Materie zusammentreffen. Manche dieser Eigenschaften zeigen deutlich eine Analogie zu den Erscheinungen des sichtbaren Lichts, das bekanntlich auf elektromagnetischen Schwingungen beruht, aber es gelang nicht, die charakteristische Eigenschaft einer Wellenbewegung, die sich in den Erscheinungen der Beugung und Interferenz äußert, nachzuweisen.

In der Folgezeit beschäftigte man sich vor allem mit der Erforschung der Durchdringungsfähigkeit der Röntgenstrahlen, und man konnte ein Absorptionsgesetz aufstellen, auf das wir später (S. 318) zurückkommen werden. Die Strahlung, die aus der Röntgenröhre austritt, erwies sich als heterogen, d. h. als ein Gemisch von Strahlen verschiedener Durchdringungsfähigkeit, aber beim Durchgang durch Materie werden die weniger durchdringungsfähigen, weichen Anteile stärker geschwächt als die harten, es erfolgt bei einer solchen Filterung eine Homogenisierung und Härtung der Strahlen.

Einen weiteren Fortschritt brachten die Untersuchungen von Barkla u. a. Diese fanden, daß eine von Röntgenstrahlen getroffene Substanz selbst wieder Strahlen aussendet, die als Sekundärstrahlen bezeichnet werden und aus zerstreuten Röntgenstrahlen, Fluorescenzstrahlen und Elektronenstrahlen bestehen. Alle diese Sekundärstrahlungen sind für die Röntgentherapie, und zwar sowohl für die Dosimetrie wie für die Wirkung auf den Organismus von größter Bedeutung geworden und werden weiter unten eingehend zu besprechen sein.

Barkla fand weiter, daß die Röntgenstrahlung, die von der Röhre ausgeht, teilweise polarisiert ist. (Unter der Polarisation des Lichts versteht man die Eigenschaft, daß die Schwingungen, denen das Licht seine Entstehung verdankt, nur in einer Ebene erfolgen, während sie beim natürlichen, unpolarisierten Licht ungeordnet nach allen Seiten gehen. Die Polarisation des gewöhnlichen Lichts entsteht durch Reflexion oder Brechung an durchsichtigen Körpern.) Damit war ein weiteres Analogon zum sichtbaren Licht gefunden, und die Überzeugung, daß Röntgenstrahlen und Licht wesensgleich seien, verdichtete sich immer mehr, aber die schon von Röntgen vergeblich gesuchte Beugung und Interferenz der Röntgenstrahlen wollte nicht gelingen.

(Als Interferenz bezeichnet man das Zusammentreffen zweier Wellenzüge, die von verschiedenen Punkten ausgehen und sich durchkreuzen; es entstehen dann an Stellen, wo zwei Wellenberge zusammentreffen, Verstärkungen, während dort, wo Wellenberg und Wellental zusammentreffen, die Bewegung ausgelöscht wird. Es bilden sich sog. Interferenzstreifen, deren Auftreten als ein Beweis für das Vorhandensein einer periodischen Wellenbewegung gelten kann (Abb. 62). Um beim Licht, das ja auf Wellenbewegungen beruht, Interferenz hervorzurufen, ist es notwendig, daß die Lichtbündel, die sich durchkreuzen, kohärent sind, d. h. daß sie in Wellenlänge und Schwingungsart vollständig übereinstimmen; man muß deshalb die Bündel aus einer einzigen Lichtquelle entnehmen und in geeigneter Weise ablenken, so daß sie sich durchkreuzen. Dies geschieht durch die Beugung des Lichts, wie sie an Kanten und Spalten auftritt. Die Abbeugung ist um so stärker, je größer die Wellenlänge des Lichts ist; es entsteht daher gleichzeitig eine Zerlegung des weißen Lichts, das aus einem Gemisch von Strahlen verschiedener Wellenlänge besteht, in die Spektralfarben; man beobachtet farbige Ränder. Diese Beugungserscheinungen werden verstärkt, wenn man zahlreiche, nebeneinanderliegende Spalte benutzt, die sog. Gitter. Die Abstände der Spalte müssen von der Größenordnung der Länge der zu beugenden Wellen sein; man stellt sie gewöhnlich auf die Weise her, daß auf Metall- oder Glasplatten feine Linien in sehr kleinen Abständen eingeritzt werden, so daß bis zu 2000 Linien auf 1 mm entfallen. Die einzelnen abgebeugten Lichtbüschel interferieren miteinander und liefern beim gewöhnlichen Licht farbige Interferenzstreifen, die Beugungsspektren.)

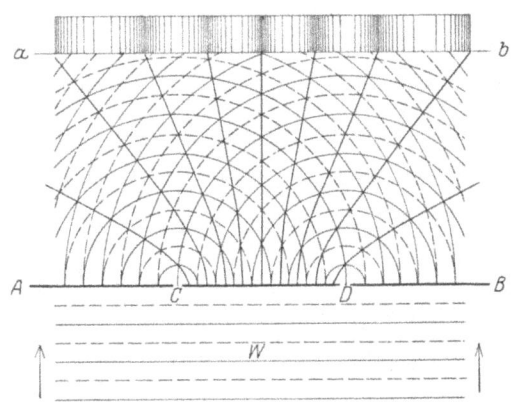

Abb. 62. Schematische Darstellung der Interferenz von Wellen. Eine ebene Welle W (——— Wellenberg, --- Wellental) trifft auf eine feste Wand AB mit den Öffnungen C und D. Dann gehen von C und D konzentrische Wellenzüge aus, die einander durchkreuzen. Durch Interferenz entsteht auf diese Weise verstärkte Wellenbewegung an den Orten, wo Wellenberg auf Wellenberg und Wellental auf Wellental trifft, Ruhe an den dazwischenliegenden Orten. Im Schnitt a—b besteht z. B. der im oberen Teil dargestellte Zustand.

Beugungsversuche an Röntgenstrahlen wurden besonders von Haga und Wind und später von Walter und Pohl angestellt. Sie benutzten enge Spalte, die sich bis zum vollständigen Schluß verjüngten, aber es ergaben sich keine klaren Beugungsbilder. Immerhin ließ sich daraus entnehmen, daß die Röntgenstrahlen, wenn sie lichtähnliche Vorgänge sind, eine sehr kleine Wellenlänge in der Größenordnung von 10^{-8} cm haben müßten. Gitter von einer Feinheit der Teilung, die zur Beugung so kurzer Wellen notwendig wäre, lassen sich technisch nicht herstellen, und es schien aussichtslos, auf diesem Wege eine Beugung der Röntgenstrahlen erzielen zu wollen.

1. Die Wellennatur der Röntgenstrahlen.

Im Jahre 1912 kam dann v. Laue auf den Gedanken, daß man in den natürlichen Krystallen Raumgitter besitzt, die nach der Ansicht der Mineralogen in ganz regelmäßiger Folge aus Molekülen aufgebaut sind, und zwar so, daß die Atomabstände gerade von der benötigten Größenordnung sind. Der von Friedrich und Knipping im gleichen Jahr in dieser Richtung angestellte Versuch ergab einen vollen Erfolg. Sie erhielten beim Durchgang eines eng ausgeblendeten Röntgenstrahlenbündels durch einen Krystall auf einer photographischen Platte regelmäßig angeordnete Beugungspunkte (Abb. 63 u. 64), deren Lage zueinander den Symmetrieeigenschaften des Krystalls entsprach. Bei einer Drehung des Krystalls um die Achse des Röntgenstrahlenbündels drehen sich die Schwärzungspunkte mit, ein Beweis dafür, daß das vordem nur hypothetisch angenommene Krystallraumgitter tatsächlich existiert.

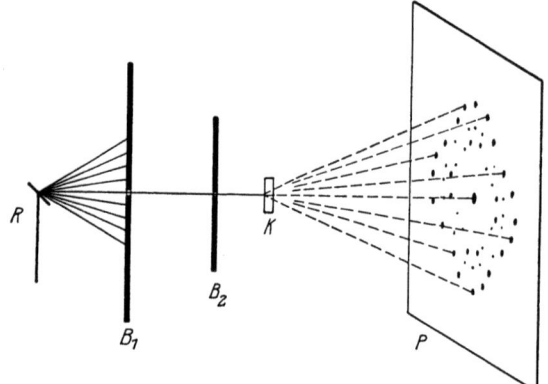

Abb. 63. Schematische Darstellung der Laueschen Anordnung zum Nachweis der Interferenzerscheinungen beim Durchgang von Röntgenstrahlen durch Krystalle. R Röntgenröhre, B₁ und B₂ Bleiblenden, K Krystall, P photographische Platte.

Damit war die Wellennatur der Röntgenstrahlen erwiesen. Diese Feststellung ist wohl als die größte Tat seit der Entdeckung der Röntgenstrahlen anzusehen. Der Lauesche Gedanke erwies sich in der Folgezeit als außerordentlich fruchtbar, indem dadurch zwei große Forschungsgebiete erschlossen wurden:

1. Die Röntgenspektroskopie (S. 285), die eine Analyse der Röntgenstrahlen ermöglicht und über den inneren Aufbau der Atome Auskunft gibt, und

2. die Erforschung der Struktur der Materie, sowohl der eigentlichen Krystalle wie auch der scheinbar amorphen Substanzen, die vor allem bei der Verformung durch Walzen oder Dehnen Röntgeninterferenzen ergeben; dies erstreckt sich auch auf organische

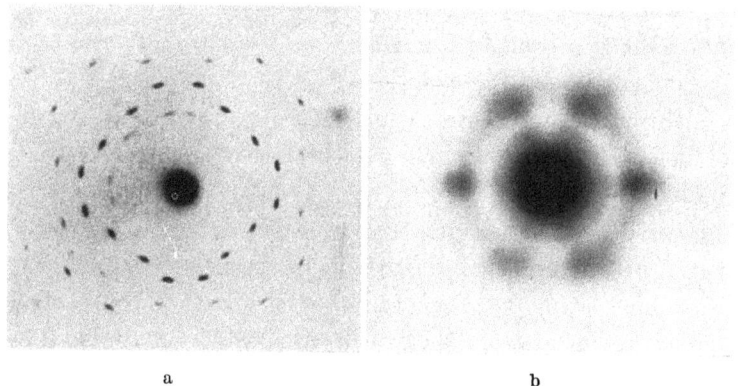

a b
Abb. 64. Laue-Diagramme. a) Zinkblende, b) gewalztes Silber.

Substanzen, wie Muskeln und Nerven, Kautschuk und Cellulose u. a. Auch bei Flüssigkeiten beobachtet man Beugungserscheinungen (Ringe), die mancherlei Schlüsse auf die Art der Anordnung der Atome in den Molekülen ermöglichen.

Die Entdeckung der Wellennatur der Röntgenstrahlen hat bewiesen, daß diese wesensgleich mit dem sichtbaren Licht sind; sie treten damit an das kurzwellige Ende der langen Skala der elektromagnetischen Wellen; nur die γ-Strahlen der radioaktiven Substanzen haben noch kürzere Wellen. Das gesamte Spektrum der elektromagnetischen Wellen (Abb. 65) umfaßt somit: die elektrischen Wellen, wie sie zum Teil in der drahtlosen Telegraphie und Telephonie verwendet werden, mit Wellenlängen von Kilometerlänge bis herab zum Bruchteil eines Millimeters; daran schließt sich das Ultrarot, in der Medizin wegen seiner tiefgehenden Wärmewirkung benutzt, dessen Wellen bis etwa 0,0008 mm oder 8000 AE (1 AE = 1 Ångström-Einheit = 10^{-8} cm = 0,0000001 mm) reichen; es folgt das sichtbare Licht bis etwa 4000 AE, das Ultraviolett, dessen vielseitige Heilwirkung bekannt ist, und dessen vitaminbildende Kraft kürzlich nachgewiesen wurde, bis etwa 50 AE, die Röntgenstrahlen bis etwa 0,05 AE und die γ-Strahlen bis etwa 0,004 AE. Um einen so ungeheuer großen Bereich übersichtlich darstellen zu können, ordnet man ihn am besten nach Oktaven, indem man, ähnlich wie es in der Akustik üblich ist, jedesmal dann eine Oktave als vollendet ansieht, wenn die Wellenlänge sich verdoppelt hat. So gemessen umfaßt das sichtbare Licht nur knapp eine Oktave, das Ultrarot etwa 9 Oktaven, die elektrischen Wellen mehr als 20 Oktaven; auf der

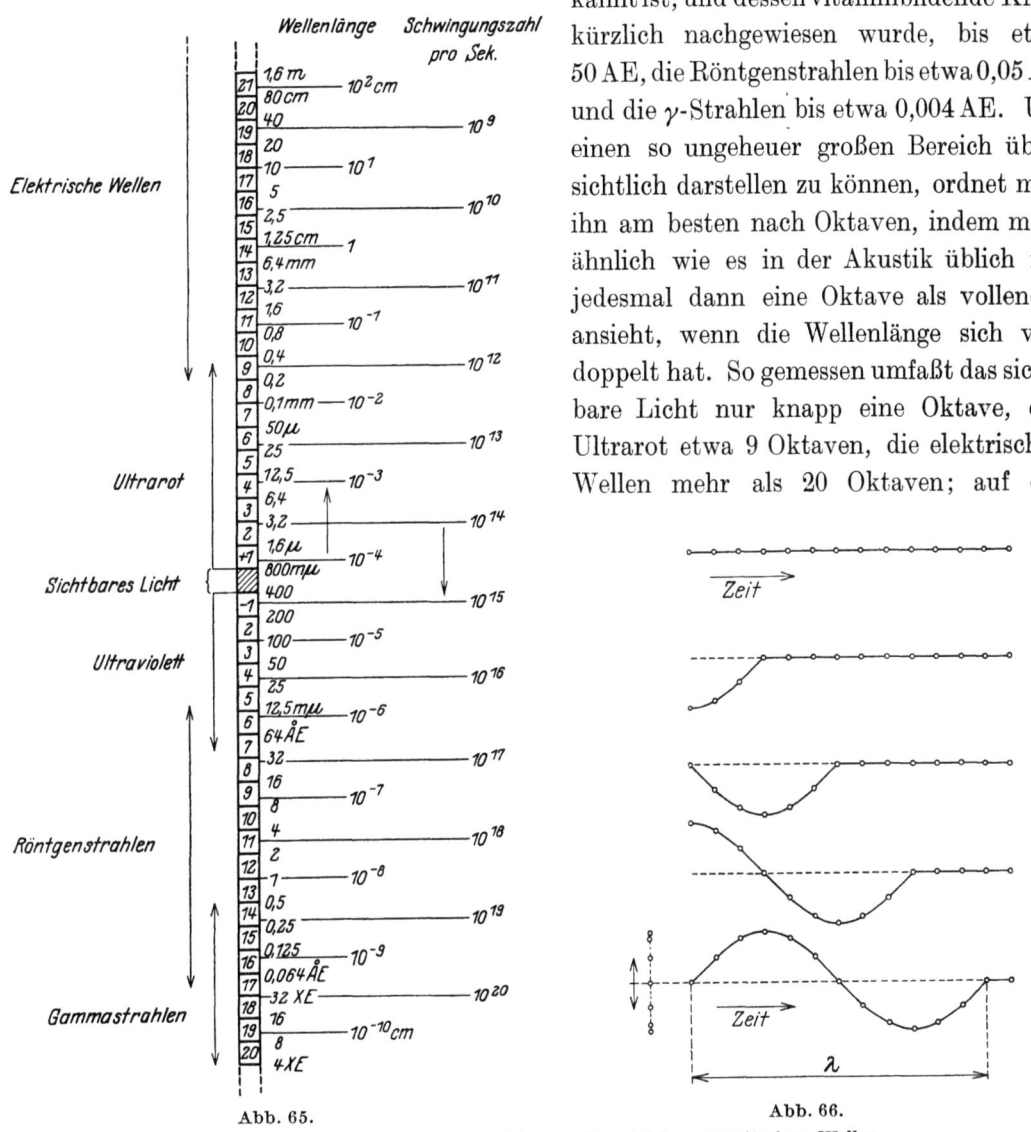

Abb. 65. Gesamtbereich des Spektrums der elektromagnetischen Wellen.
Abb. 66. Schematische Darstellung der Entstehung einer fortschreitenden Wellenbewegung auf- und abschwingender Teilchen. Die einzelnen Teilchen werden nacheinander von der Bewegung ergriffen. λ Länge einer Welle.

kurzwelligen Seite das Ultraviolett etwa 7 Oktaven, die Röntgenstrahlen etwa 11 Oktaven und die γ-Strahlen etwa 7 Oktaven. Eine genaue Einteilung ist nicht möglich, da die einzelnen Gebiete nicht scharf begrenzt sind, sondern kontinuierlich ineinander übergehen. Besonders ist es in den letzten Jahren gelungen, mit den optischen Untersuchungsmethoden die Grenze des Ultravioletts weit in das Gebiet der Röntgenstrahlen zu verschieben und ebenso mit den zur Analyse der Röntgenstrahlen üblichen Methoden weit ins Gebiet des

Ultravioletts vorzudringen. Auch die Gebiete der Röntgenstrahlen und der γ-Strahlen überdecken sich auf einer großen Strecke von Wellenlängen, und die kurzwellige Grenze des Röntgengebiets ist nur eine vorläufige, die durch die zur Zeit zur Verfügung stehende Spannung bzw. durch die Belastbarkeit der Röntgenröhren bedingt ist.

Allen elektromagnetischen Schwingungen gemeinsam sind die geradlinige Ausbreitung der Strahlen im Raum und die Fortpflanzungsgeschwindigkeit, die im luftleeren Raum gleich der Lichtgeschwindigkeit ($3 \cdot 10^{10}$ cm = 300 000 km in 1 Sek.) ist.

Außer durch ihre Wellenlänge kann man eine Strahlung auch durch ihre Frequenz, d. i. die Zahl der Schwingungen in der Sekunde, charakterisieren; sie ist das Reziproke der Wellenlänge und mit dieser durch die Gleichung verknüpft:

$$\nu \cdot \lambda = c \text{ oder } \nu = c/\lambda \text{ oder } \lambda = c/\nu \quad \ldots \ldots \ldots (6)$$

worin c die Lichtgeschwindigkeit, ν die Frequenz und λ die Wellenlänge bedeuten.

Man pflegt eine Wellenbewegung in ähnlicher Weise darzustellen, wie z. B. einen Wechselstrom, nämlich durch eine Wellenlinie (Abb. 66). Diese Linie gibt die Größe der Abweichung des schwingenden Teilchens von seiner Ruhelage in Abhängigkeit von der Zeit an; jedes Teilchen schwingt elastisch um seine Ruhelage, bleibt aber im übrigen an Ort und Stelle, nur die Wellenbewegung schreitet fort. Eine Welle ist vollendet, sobald, von einer beliebigen Stelle an gerechnet, ein Teilchen wieder die gleiche Lage in bezug auf die Zeitachse einnimmt und in der gleichen Richtung schwingt; die Bewegung hat dann einen Wellenberg und ein Wellental durchlaufen.

2. Das Energiequantum.

Die Frequenz wächst, wenn die Wellenlänge abnimmt; die Frequenz ist am größten im Gebiet der γ-Strahlen, wo sie etwa 100 Trillionen beträgt, sie ist am kleinsten im Gebiet der kilometerlangen elektrischen Wellen, wo sie aber immer noch etwa 10 000 beträgt. Die Kenntnis der Frequenz ist deshalb von besonderer Bedeutung, weil alle Strahlen, seien sie kurzwellig oder langwellig, Energie mit sich führen, deren kleinste unteilbare Einheit E, das Strahlungsquant (vgl. S. 283), durch das Produkt aus der Frequenz und einer universellen Konstante h, dem Planckschen Wirkungsquantum, gegeben ist, also:

$$E = h \cdot \nu \quad \ldots \ldots \ldots \ldots \ldots \ldots (7)$$

Die Plancksche Konstante entspricht einer Wirkung (= Energie × Zeit) und ist außerordentlich klein (h = $6,54 \cdot 10^{-27}$ Erg × Sek.). (1 Erg, die Einheit der Energie, ist gleich 10^{-7} Wattsekunden oder etwa gleich der Arbeit, die geleistet werden muß, um 1 mg um 1 cm zu heben.) Das Produkt $h \cdot \nu$, die Quantenenergie, kann trotz der Kleinheit von h wegen der hohen Frequenzzahlen im Gebiet der kurzwelligen Strahlen meßbare Werte annehmen, so daß unter Umständen auch die Wirkung von Einzelquanten beobachtet werden kann. Für eine sehr harte Röntgenstrahlung von 0,1 AE beträgt die Quantenenergie z. B. $2 \cdot 10^{-7}$ Erg.

B. Die Atomtheorie.

Zum Verständnis der inneratomaren Vorgänge bei der Entstehung der Röntgenstrahlen und bei ihrer Wirkung auf Materie ist es notwendig, wenigstens kurz auf die neuere Atomtheorie einzugehen.

1. Das Bohrsche Atommodell.

Es ist bereits (S. 197) erwähnt worden, daß nach der Rutherford-Bohrschen Theorie, die hauptsächlich auf Grund der Gesetzmäßigkeiten der Linienspektren entwickelt wurde, die Atome winzige Planetensysteme darstellen, die aus einer zentralen Sonne, dem Kern, und mehr oder weniger zahlreichen Planeten, der Elektronenhülle, bestehen. Der Kern ist positiv elektrisch geladen und ist der Träger der Masse des Atoms; die Elektronen, Elementarladungen negativer Elektrizität, bewegen sich mit großer Geschwindigkeit in ganz bestimmten Abständen auf kreisförmigen oder elliptischen Bahnen um den Kern; ihre Geschwindigkeit ist so bemessen, daß die Fliehkraft gerade der elektrostatischen Anziehungskraft das Gleichgewicht hält. Die Anzahl der wirksamen positiven Elementarladungen, der Protonen, des Kerns, ist im Normalzustand gleich der Anzahl der kreisenden Elektronen, so daß das Atom nach außen als ein neutrales, stabiles Gebilde erscheint. Der Durchmesser eines Atoms ist von der Größenordnung 10^{-8} cm, also außerordentlich klein. Um sich eine Vorstellung von seinem Aufbau machen zu können, muß man sich seine Dimensionen stark vergrößert denken, z. B. auf das Hundertmilliardenfache; das Atom wird dann zu einer Kugel von etwa 10 m Durchmesser, also so groß wie ein Freiballon mittleren Umfangs. Die Elektronen haben dann die Größe kleiner Staubkörnchen (etwa 0,1 mm), und der Kern ist nicht viel größer (etwa 1 mm Durchmesser). Die Anzahl der kreisenden Elektronen steigt mit zunehmendem Atomgewicht (oder richtiger mit zunehmender Ordnungszahl im periodischen System, vgl. S. 294) und beträgt beim Wasserstoff 1, beim Uran, dem Element mit dem größten Atomgewicht, 92. Man erkennt, daß bei der Kleinheit der Partikeln diese nur einen sehr kleinen Bruchteil des Atomraumes einnehmen; es herrscht, wie bei unserem Sonnensystem, eine große Leere des Raumes.

(Es ist hier und im folgenden die ursprüngliche Theorie, nach der die Elektronen räumlich begrenzte, fast punktförmige Gebilde sind, wegen der größeren Anschaulichkeit beibehalten. In jüngster Zeit ist man aber zu der Erkenntnis gekommen, daß die Theorie in dieser extremen Form nicht aufrecht erhalten werden kann; je stärker die Bahn des Elektrons gekrümmt ist, also z. B. im Bohrschen Atommodell, „desto mehr scheint", wie Planck sagt, „sich die Lage des Elektrons zu verwischen, sie wird unscharf und zerfließt sozusagen in den umgebenden Raum. Das Elektron verbreitet sich gewissermaßen in jedem Augenblick über seine ganze Bahn, und die Bewegungsvorgänge gleichen viel mehr den Schwingungen einer kontinuierlichen stehenden Welle als denen eines punktförmigen Pendels". Wir haben hier die Überleitung von der Quantentheorie zur Wellenmechanik, bei der die Materieteilchen als Energiezentren von Wellengruppen gedeutet werden.)

2. Die chemischen Elemente.

Der winzige Kern ist, wie erwähnt, der Träger der Masse des Atoms; er besteht vornehmlich aus positiven Elektrizitätsatomen, den Protonen, die wir bereits als ionisierte Wasserstoffatome, als Wasserstoffkerne, kennengelernt haben. Das Proton ist etwa 2000 mal schwerer als das Elektron, aber von etwa der gleichen Größe. (Die Anhänger der Äthertheorie erklären diese Schwierigkeit durch die Annahme, daß die Elektronen hohle Gebilde sind, wie Seifenblasen, während die Protonen aus demselben Stoff bestehen, aber massiv sind.) Da die Masse der Elektronen so sehr viel kleiner ist als die der Protonen, so ist das Atomgewicht nur durch die Anzahl der Protonen bedingt. Unter dem Atomgewicht versteht man das Gewicht der Atome im Verhältnis zu dem des Wasserstoffs (= 1). Z. B. ist das Atomgewicht des Silbers 108, d. h. 108mal größer als das des Wasserstoffs; das Silberatom muß also 108 Protonen besitzen; im periodischen System hat es aber die Ordnungsnummer 47, d. h. es besitzt 47 positive Elementarladungen des Kerns und 47 kreisende Elektronen. Die Differenz 108—47 = 61 Protonen des Kerns müssen also neutralisiert sein; man nimmt deshalb an, daß der Kern außer den 108 Protonen 61 Elektronen besitzt, die bei ebensovielen Protonen die elektrische Wirkung nach außen aufheben und gleichzeitig gewissermaßen als Kitt dienen, da ja die Protonen als gleichnamige elektrische Ladungen sich gegenseitig abstoßen müßten, so daß der Kern ohne die Anwesenheit der

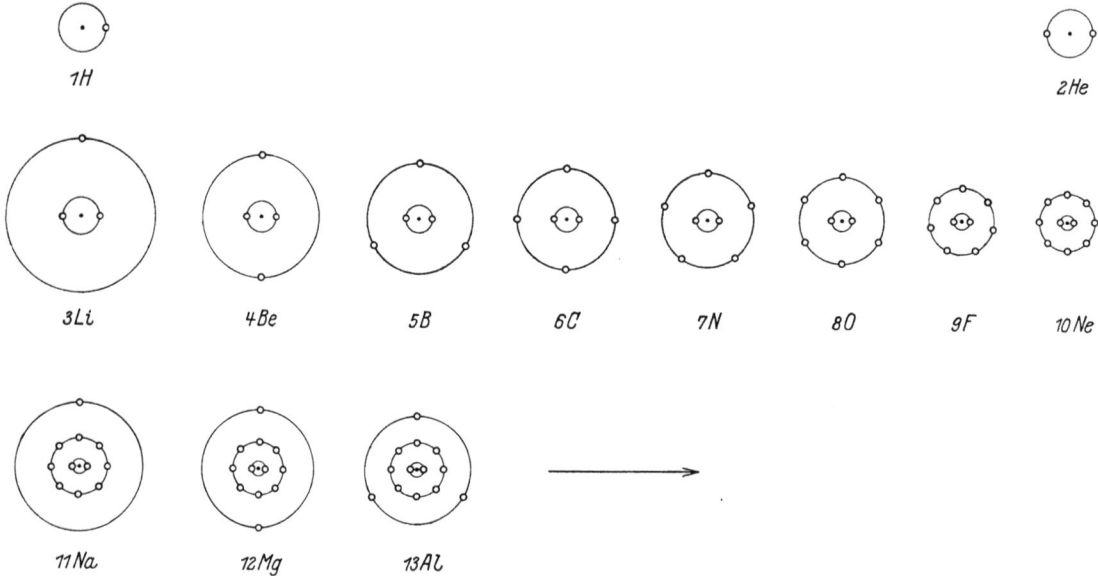

Abb. 67. Schematisierte Darstellung der Atommodelle der Elemente 1 bis 13 des periodischen Systems (Tabelle 3, S. 294).

Elektronen nicht stabil wäre. Auch die Partikeln des Kerns sind vermutlich in schneller Rotation begriffen.

Vom Wasserstoff ausgehend, der eine positive Elementarladung im Kern und ein um diesen kreisendes Elektron besitzt, kann man sich die Reihe der chemischen Elemente dadurch aufgebaut denken, daß von Element zu Element die Kernladung sich um eine Einheit vermehrt und ein Elektron in die äußere Hülle aufgenommen wird. In Abb. 67 ist dies für die ersten Elemente des periodischen Systems schematisch dargestellt; das setzt sich in ähnlicher Weise fort bis zum Uran mit 92 Kernladungen, dem Element mit dem höchsten Atomgewicht, das wir kennen. (Den Grund dafür, daß hier die Reihe der Elemente plötzlich abbricht, sieht man darin, daß die innerste Elektronenbahn, wie in Abb. 67 angedeutet, mit zunehmender Kernladung immer enger wird, so daß bei noch höherer Kernladungszahl die innersten Elektronen in den Kern hineinstürzen müßten. Eine andere Theorie nimmt an, daß die Elemente mit höherer Ordnungszahl als 92 bereits ausgestorben seien, da ja die letzten Elemente des periodischen Systems in ständigem radioaktivem Zerfall sind.)

Die Elektronen der Atomhülle sind gruppenweise in konzentrischen Schalen angeordnet, die man von innen nach außen mit den Buchstaben K, L, M usw. bezeichnet. Die Besetzung der Schalen mit Elektronen ist verschieden: die K-Schale ist mit zwei Elektronen bereits voll besetzt, sie kann weitere Elektronen nicht mehr aufnehmen; deshalb haben alle Elemente mit Ausnahme des Wasserstoffs zwei Elektronen in der K-Schale. Mit dem dritten Element des periodischen Systems, dem Lithium, beginnt die L-Schale; diese kann acht Elektronen aufnehmen, ist also beim zehnten Element, dem Neon, voll besetzt. Dann folgt die M-Schale mit bis zu 18 Elektronen, die N-Schale mit bis zu 32, die O-Schale ebenfalls mit 32, die P-Schale wieder mit 18 und die Q-Schale mit acht Elektronen. Diese letzten Schalen sind natürlich nur bei den Elementen mit den höchsten Ordnungszahlen vorhanden.

Alle auf diese Weise entstehenden Atome haben untereinander verschiedene Eigenschaften. Jedes Element ist durch seine Kernladungszahl bzw. durch die Ordnungszahl im periodischen System, nicht durch sein Atomgewicht charakterisiert. Das Atomgewicht kann verschieden sein, ohne daß die chemischen Eigenschaften sich ändern; das ist bei den Isotopen (vgl. S. 296) der Fall, die an der gleichen Stelle des periodischen Systems stehen, aber im Atomgewicht sich ein wenig unterscheiden; sie haben die gleiche Kernladungszahl, aber die Anzahl der durch Elektronen im Kern neutralisierten Protonen ist verschieden. Durch die Kernladungszahl wird die Anzahl der kreisenden Elektronen bestimmt, doch können auch Elektronen abgespalten oder überzählige aufgenommen werden; auf diese Weise entstehen die positiven bzw. negativen Ionen. Die chemischen Eigenschaften der Elemente haben ihren Sitz in den äußersten Elektronenschalen der Atome. Der stabilste Zustand, also die geringste chemische Reaktionsfähigkeit ist dann gegeben, wenn die äußerste Schale acht Elektronen enthält; dies ist bei den chemisch indifferenten Edelgasen, Helium, Neon, Argon usw. der Fall. Sehr leicht reagieren dagegen Elemente, die durch die Aufnahme oder Abgabe eines Elektrons in ihrem Elektronengebäude den Typus eines Edelgases herstellen können, wie dies an dem Beispiel des Kochsalzes (vgl. Abb. 1, S. 202) gezeigt wurde. Auch die physikalischen Eigenschaften sind hauptsächlich durch die Konfiguration der Atomperipherie bestimmt, so vor allem die Linienspektren des sichtbaren Gebiets; nur die Röntgenspektren entstehen im Atominnern, und die radioaktiven Eigenschaften haben ihren Sitz im Kern selbst.

3. Die Anregung der Atome.

Im Bohrschen Atommodell sind die Elektronen der innersten Schale durch die elektrostatischen Kräfte am festesten an den Kern gebunden, die der Peripherie am lockersten; daher können nur die mit hoher Quantenenergie begabten Röntgenstrahlen im Atominnern wirksam sein. Den einzelnen Schalen werden ganz bestimmte Energiewerte zugeordnet, sie werden geradezu als Energieniveaus bezeichnet. Ein Atom kann Energie aufnehmen, sei es, daß es von beschleunigten Korpuskeln, wie z. B. von den Elektronen der Kathodenstrahlen getroffen wird, sei es, daß Strahlungsquanten auffallen. Wenn die Bewegungsenergie des Kathodenstrahlelektrons bzw. die Quantenenergie des Lichtstrahls hinreichend groß ist, kann dadurch ein Elektron der Atomhülle aus seiner Bahn geschleudert werden. Das Atom wird durch den Stoß ionisiert und kann nach außen Kräfte ausüben, es ist energiereicher geworden, man sagt, es ist in einen angelegten, d. i. in einen strahlungsfähigen Zustand versetzt worden. Die entstandene Lücke kann nach der Theorie von Kossel dadurch wieder ausgefüllt werden, daß das Atom spontan ein Elektron von außen wieder aufnimmt, oder daß von der nächst äußeren Bahn ein Elektron zurückfällt, dieses wieder durch eines der nächsten Bahn ersetzt wird usf. Hierbei wird die bei dem Stoß aufgenommene Energie wieder frei, und zwar wird sie als Strahlung ausgesandt (Abb. 68). In dieser Hinsicht besteht also ein wesentlicher Unterschied gegenüber dem stellaren Planetensystem; es ist so, als ob z. B. Venus plötzlich aus dem Sonnensystem herausgeschleudert würde und die Erde aus ihrer Bahn in die der Venus fiele; ein solcher Vorgang wäre ohne Störung des Gesamtsystems nicht denkbar.

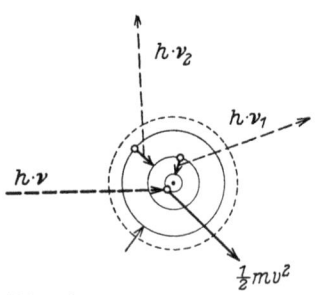

Abb. 68. Anregung eines Atoms durch Absorption eines Strahlungsquants h · ν, Ausstoßung eines Elektrons mit der Bewegungsenergie $^1/_2 mv^2$, Aussendung der sekundären Strahlungsquanten h · ν_1 und h · ν_2.

Die Vorgänge, welche die eben besprochene Überführung von Atomen in einen angeregten, strahlungsfähigen Zustand verursachen, bezeichnet man als Stöße erster Art; aus thermodynamischen Gründen ist es notwendig, daß auch das Umgekehrte eintreten kann, man redet dann von Stößen zweiter Art. Bei diesen geht das angeregte Atom bei erneutem Zusammenstoß mit einem Elektron oder einem anderen Atom strahlungslos in den Normalzustand zurück, während die wieder freiwerdende Energie an das Elektron oder das Atom in Form von kinetischer Energie (Erhöhung der Wärmebewegung) oder chemischer Arbeit oder Strahlungsanregung abgegeben wird.

4. Die Gesetzmäßigkeiten der Linienspektren.

Die in dem Bohrschen Modell verkörperte Anschauung von dem Aufbau der Atome gründet sich auf die Gesetzmäßigkeiten, die in den Spektren des Lichts zutage treten. Jedem Zurückfallen eines Elektrons von einer Planetenbahn des angeregten Atoms in eine andere entspricht ein ganz bestimmter Energiebetrag, nämlich die Differenz der Energiebeträge, die den beiden Bahnen zukommen. Diese Energie geht hinaus als ein Strahlungsquant, es ist also:

$$E_1 - E_2 = h \cdot \nu \quad \ldots \ldots \ldots \ldots \ldots \ldots (8)$$

wenn E_1 und E_2 die beiden Energieniveaus, h die Plancksche Konstante und ν die Frequenz der entstehenden Strahlung bedeuten. Es entsteht also eine Strahlung ganz bestimmter Frequenz oder auch, da ja Frequenz und Wellenlänge einander umgekehrt proportional sind (vgl. Gleichung 6), eine Strahlung ganz bestimmter Wellenlänge, die sich bei spektraler Zerlegung als eine Linie darstellt. Die Helligkeit dieser Linie hängt von der Anzahl der gleichartigen Einzelprozesse ab.

Bei dem am einfachsten gebauten Atom, dem Wasserstoffatom, umkreist ein einziges Elektron den Kern. Um den Radius dieser Elektronenbahn zu bestimmen, stellte Bohr das Postulat auf, daß der Drehimpuls (das Produkt aus der Masse, dem Bahnradius und der Geschwindigkeit des Elektrons) proportional dem Planckschen Wirkungsquantum ist. Zusammen mit der Bedingung, daß die elektrostatische Anziehungskraft zwischen Kern und Elektron und die durch die Rotation hervorgerufene Fliehkraft einander aufheben müssen, ergibt sich ein bestimmter Wert sowohl für den Bahnradius wie für die Geschwindigkeit des Elektrons. (Der Radius der Elektronenbahn beträgt danach $0,53 \cdot 10^{-8}$ cm, die Geschwindigkeit $2,19 \cdot 10^8$ cm pro Sekunde und die Zahl der Umläufe in 1 Sekunde $6,6 \cdot 10^{15}$.)

Das Wasserstoffspektrum, wie es etwa durch Stoßionisation in einem Gasentladungsrohr entsteht, besitzt zahlreiche Linien im sichtbaren und ultravioletten Gebiet. Um diese Linien erklären zu können, müssen verschiedene Bahnen für das eine Elektron möglich sein, die verschiedenen stationären Zuständen des Atoms entsprechen, so daß bei den Übergangsprozessen von der einen Bahn in die andere die Energiewerte frei werden, die in den Linien zutage treten. Aus dem einfachen Schema des Wasserstoffatoms (vgl. Abb. 67) wird das Schema der Abb. 69.

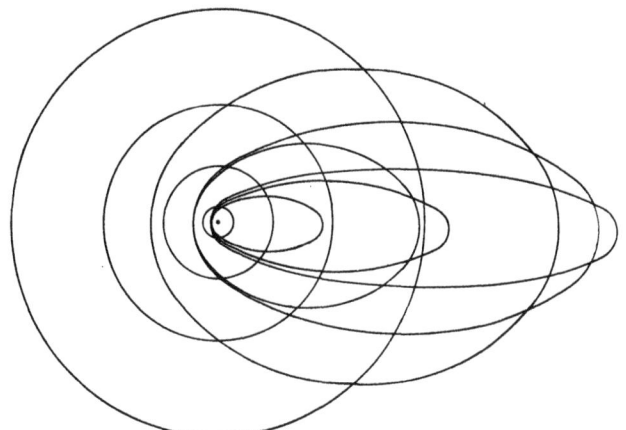

Abb. 69. Schematische Darstellung der möglichen stationären Bahnen des Elektrons im Wasserstoffatom.

Die Radien dieser Bahnen bestimmte Bohr unten der Annahme (Quantenbedingung), daß der Drehimpuls nicht nur der Planckscher Konstante selbst, sondern auch ganzen Vielfachen davon proportional sein kann. Die sog. Quantenzahl, die dies ausdrückt, kann die Reihe der ganzen Zahlen (1, 2, 3 usw.) durchlaufen; damit wachsen die Bahnradien entsprechend den Quadraten dieser Zahlen. Durch Sommerfeld wurde die Theorie weiter vertieft durch Einführung von Nebenquantenzahlen, wodurch auch der von der Relativitätstheorie geforderten Änderung der Masse des Elektrons mit der Geschwindigkeit Rechnung getragen wird.

Diese Theorie gestattet nicht nur, die Feinstruktur der Wasserstofflinien bis ins einzelne zu verfolgen, deren Gesetzmäßigkeiten schon lange vorher (1885) von Balmer auf empirischem Wege aufgedeckt waren, sondern auch die Rydbergsche Konstante, die in den optischen Linienspektren ganz allgemein verbreitet ist, auf universelle Konstanten (Masse und Ladung des Elektrons und Plancksches Wirkungsquantum) zurückzuführen. Wenn mehrere kreisende Elektronen im Atom vorhanden sind, ist es allerdings nicht möglich, die Bahnen der einzelnen Elektronen genau zu bestimmen, doch vermochte man mit Hilfe der Bohrschen Theorie den Aufbau der Elektronen im Atom, ihre Anordnung in Schalen, die Anzahl der kreisenden Elektronen und vieles andere festzulegen. Sogar im Gebiet der Röntgenspektren, wo die Wellenlängen vieltausendmal kleiner sind als im sichtbaren Gebiet, behält die Bohrsche Frequenzbedingung (Gleichung 8) ihre Gültigkeit.

5. Die Wellenmechanik.

Die glänzenden Erfolge der Bohrschen Atomtheorie hatten lange Zeit gewisse Mängel, die ihr anhaften, in den Hintergrund treten lassen. So z. B. lassen sich die Interferenz- und Beugungserscheinungen nach der Quantentheorie nicht deuten, während andererseits der photoelektrische Effekt (vgl. S. 313) und der Compton-Effekt (vgl.

S. 314) für die klassische Wellentheorie unüberwindliche Schwierigkeiten bieten, und es war ein mißlicher Zustand, je nach Bedarf die Quantentheorie oder die Wellentheorie zur Erklärung der Erscheinungen heranziehen zu müssen. Man sucht deshalb in den letzten Jahren beide Theorien auf eine gemeinsame Basis zu bringen, und diese Bemühungen, die sich vor allem an die Namen de Broglie, Heisenberg und Schrödinger knüpfen, haben schon heute große Erfolge zu verzeichnen.

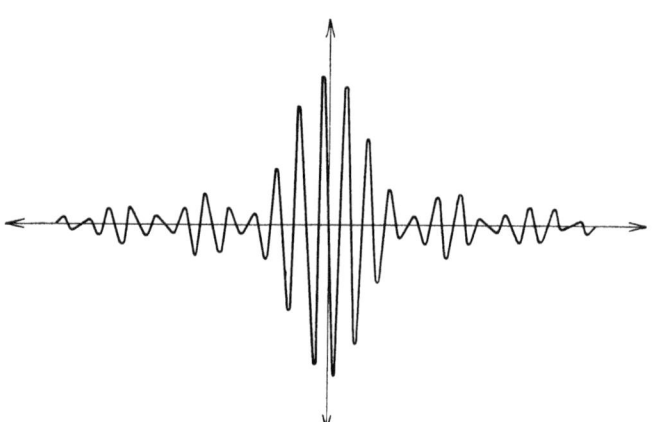

Abb. 70. Wellengruppe (nach Flamm).

Die neue Wellenmechanik faßt die Korpuskeln als Energiezentren von Wellenpaketen auf. Die Entstehung solcher Wellenpakete kann man sich folgendermaßen vorstellen: Während die klassische Wellentheorie ihren Betrachtungen einen unbegrenzten Zug von gleichförmigen Wellen zugrunde legt, findet man in der Natur stets nur Wellengruppen (Abb. 70). Eine solche Wellengruppe bildet sich z. B. bei einem fahrenden Schiff oder wenn ein Stein ins Wasser geworfen wird. Durch gegenseitige Überlagerung von zahlreichen Wellengruppen verschiedener Richtung entstehen dann Wellenpakete. Sie bilden sich also durch Interferenzerscheinungen, ähnlich denen, die z. B. im Laue-Diagramm sichtbar werden.

Man kann so den Elektronen bestimmte Wellenlängen λ zuordnen, entsprechend der Formel:

$$\lambda = \frac{h}{m \cdot v} \qquad \qquad (9)$$

Hierin bedeuten h wieder das Plancksche Wirkungsquantum, m die Masse und v die Geschwindigkeit des Elektrons. Die Wellenlänge ist also um so größer, je kleiner die Geschwindigkeit des Elektrons ist; so gehört zu einer Elektronengeschwindigkeit von $1/3$ Lichtgeschwindigkeit, wie sie in Kathodenstrahlen bei 25 kV Spannung auftritt, eine Wellenlänge von etwa 0,08 AE.

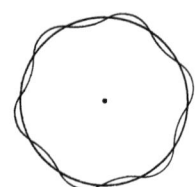

Abb. 71. Elektronenbahn im Atommodell als Wellenzug (nach Flamm).

Im Bohrschen Atommodell ist dann das kreisende Elektron nicht mehr als ein räumlich begrenzter Körper zu denken, sondern es breitet sich gewissermaßen ständig über seine ganze Bahn aus, es bildet ein Wellenpaket, dessen Wellen im Kreise herumlaufen. Aus dieser Vorstellung ergibt sich, daß nur bestimmte Kreisbahnen möglich sind, nämlich solche, deren Länge gleich einem ganzen Vielfachen der Wellenlänge des kreisenden Elektrons ist; nur wenn dies der Fall ist, schließt sich die Wellenbahn zu einem stetigen Wellenzug (Abb. 71). So ergibt sich aus der Vorstellung der Materiewellen als einfache Folgerung die Bohrsche Quantenbedingung (vgl. S. 281), die sich in der alten Theorie so außerordentlich bewährte, deren rein formale Aufstellung aber eine gewisse Willkür darstellte.

Bei allen Wellenvorgängen treten, wie bereits häufiger erwähnt wurde, Beugung und Interferenz als charakteristische Erscheinungen auf; man müßte dies also auch bei den Materiewellen erwarten, und zwar besonders bei langsamen Elektronen, da ja nach Gleichung (9) die zugehörige Wellenlänge wächst, wenn die Geschwindigkeit sinkt. In der Tat ist es in neuester Zeit gelungen, die Beugung von Elektronenstrahlen an Krystallen und an Metallfolien nachzuweisen; dabei entstehen Interferenzmaxima, deren Ausmessung Wellenlängen ergibt, wie sie nach Gleichung (9) vorhanden sein müssen. Damit ist also die Hypothese der Materiewellen auch experimentell gestützt.

Auch auf anderen Gebieten hat sich die neue Wellenmechanik bewährt, so daß die begründete Hoffnung besteht, daß auf diesem Wege die Quantentheorie und die Wellentheorie des Lichtes vollkommen in Einklang gebracht werden.

C. Die Entstehung der Röntgenstrahlen.
1. Die lichtelektrische Gleichung.

Auf Grund der Kenntnis der Atomtheorie bietet die Entstehung der Röntgenstrahlen dem Verständnis keine besonderen Schwierigkeiten. Die Röntgenstrahlen entstehen dadurch, daß die Bewegungsenergie der Elektronen, die in der Röntgenröhre als Kathodenstrahlen auf die Antikathode zu beschleunigt werden, beim Auftreffen auf diese in Lichtenergie umgewandelt wird. Dies geschieht quantitativ nach der Einsteinschen lichtelektrischen Gleichung, die in ihrer einfachsten Form lautet:

$$1/2 \cdot m \cdot v^2 = h \cdot \nu \quad \ldots \ldots \ldots \ldots \ldots (10)$$

Hierin bedeuten m die Masse des Elektrons, v seine Geschwindigkeit, h das Plancksche Wirkungsquantum und ν die Frequenz der entstehenden Strahlung. $1/2\, m \cdot v^2$ ist die kinetische Energie des beschleunigten Elektrons, $h \cdot \nu$ das Energiequant der Strahlung, für das auch wohl die Bezeichnung „Photon" benutzt wird.

Der Begriff des Energiequants, d. h. der atomistischen Struktur der Energie, war von Planck ursprünglich nur zur Erklärung der Gesetze der Temperaturstrahlung im Gebiet des sichtbaren Spektrums und seiner Umgebung geschaffen worden. Von Einstein wurde dann der Begriff des Energiequantums auf den lichtelektrischen Effekt übertragen. Dieser ist schon länger bekannt und besteht darin, daß manche Substanzen bei der Bestrahlung mit Licht Elektronen abgeben. Besonders deutlich tritt dieser Vorgang bei den Alkalimetallen zutage; es beruhen darauf die lichtelektrischen Zellen, die in der Lichtmessung eine hervorragende Rolle spielen. Der Effekt wird mit abnehmender Wellenlänge des Lichts immer deutlicher; im Ultraviolett wird z. B. bereits das Zink aktiv, und bei Bestrahlung mit Röntgenlicht senden alle Substanzen Elektronen aus. Beim lichtelektrischen Effekt wird also Lichtenergie in Elektronenenergie umgewandelt.

Das Umgekehrte geschieht bei der Entstehung der Röntgenstrahlen, hier wird die kinetische Energie der Elektronen in Lichtquanten der Röntgenstrahlung umgewandelt. Damit ist aber nicht gesagt, daß die gesamte Kathodenstrahlenenergie sich restlos in Röntgenstrahlenenergie umwandelt — es wird vielmehr nur ein geringer Bruchteil in Röntgenstrahlung umgesetzt, alles andere verwandelt sich in Wärme (vgl. S. 312) — aber jedesmal, wenn im Einzelprozeß die Energie eines Elektrons zu einem Strahlungsquant wird, ist das Einsteinsche Gesetz erfüllt. Wenn man Elektronen gleicher Geschwindigkeit auf die Antikathode aufprallen läßt, sollte man hiernach erwarten, daß Strahlen ein und derselben Frequenz entstehen, die Analyse mittels der Beugung am Krystall zeigt aber, daß dies durchaus nicht der Fall ist, sondern daß stets ein ausgedehntes Spektrum entsteht, das von Stellen sehr hoher Intensität, von Linien durchsetzt ist. Es ist deshalb notwendig, den Vorgang im einzelnen zu betrachten.

2. Der Entstehungsmechanismus der Röntgenstrahlen.

Man kann sich die Antikathode aus einzelnen Atomen bzw. Molekülen in dichter Packung aufgebaut denken. Nach der Atomtheorie ist auch dann, wenn es sich um eine Substanz von hoher Ordnungszahl handelt (das gewöhnlich verwendete Wolfram hat die Ordnungszahl 74, also 74 den Kern umkreisende Elektronen), die Erfüllung des Raumes mit Materie sehr gering. Ein auf die Antikathode zu fliegendes Elektron wird deshalb nur in den seltensten Fällen gleich in der ersten Atomlage auf ein Atomelektron oder gar auf einen der noch viel selteneren Atomkerne treffen. (Es sei hier der größeren Anschaulichkeit wegen die ältere Quantentheorie als gültig betrachtet.) Das Elektron wird vielmehr durch zahlreiche Atomlagen hindurchfliegen; in den Kraftfeldern der Atome, die es passiert, erleidet es Ablenkungen aus seiner Bahnrichtung und Geschwindigkeitsverluste; die dabei verlorene Energie wandelt sich in Wärme um. Die Ablenkungen können so groß werden, daß das Elektron entgegen seiner ursprünglichen Richtung die Antikathode wieder verläßt und schließlich anderswo, z. B. auf dem Antikathodenstiel landet (vgl. Abb. 36, S. 241).

Ein anderes Kathodenstrahlelektron möge mit einem der kreisenden Elektronen eines Atoms zusammenstoßen. Wenn die Energie des ersteren ausreicht, wirft es das Atomelektron aus seiner Bahn, anderenfalls prallt es ab und verliert dabei einen Teil seiner Bewegungsenergie, der sich wieder in Wärme umwandelt. Wenn das Atom eines Elektrons beraubt wurde, ist es dadurch in einen angeregten Zustand versetzt worden, wie das oben näher erläutert wurde; es kehrt dann spontan in seinen normalen Zustand zurück, indem es ein Elektron von außen aufnimmt und dabei einen Strahlungsblitz aussendet. Es entsteht so die Eigen- oder Fluorescenzstrahlung. Da hier nur ganz bestimmte Energiemengen frei werden können, entsteht eine Strahlung, die aus wenigen, ganz bestimmten Wellenlängen zusammengesetzt ist (vgl. weiter unten).

Ein weiteres Kathodenstrahlelektron gerät auf seinem Wege in die Nähe eines Atomkerns oder prallt unmittelbar mit ihm zusammen. Letzteres kann wegen der geringen Größe des Kerns nur in äußerst seltenen Fällen eintreten, doch ist es möglich, daß das Elektron, wenn es in den Wirkungsbereich eines Kerns gerät, von diesem angezogen wird und in ihn hineinstürzt. Wenn man die schnell bewegten Elektronen der Kathodenstrahlen als elektrischen Strom auffaßt, entspricht diese plötzliche Hemmung, Bremsung der Elektronen einer momentanen Stromunterbrechung, eine solche hat aber das Auftreten einer elektromagnetischen Schwingung zur Folge, die hier als Röntgenimpuls in den Raum ausstrahlt. Die Möglichkeit, daß ein Elektron in den Kern hineinstürzen kann, wird von manchen verneint. Man nimmt dann vielmehr an, daß das Elektron, das in den Wirkungsbereich eines Kerns gelangt, von diesem angezogen, in einer Hyperbelbahn um ihn herumgeschwungen wird, ähnlich wie ein Komet unter der Einwirkung der Sonnenmasse. Nach der Quantentheorie entsteht aber bei einer Bewegung keine Strahlung, sondern nur dann, wenn ein Elektron von einer Bahn in eine andere fällt. Man nimmt deshalb, ähnlich den stationären Bahnen im Atom, verschiedene mögliche Hyperbelbahnen an; die Bremsstrahlung entsteht dann, wenn das Elektron unter der Einwirkung des Atomkerns aus einer solchen Bahn in eine andere fällt. — Der Entstehung dieser sog. Bremsstrahlung liegt nicht, wie bei der Fluorescenzstrahlung, ein periodischer Vorgang zugrunde, der freiwerdende Energiebetrag kann vielmehr, von einem Höchstwert an gerechnet, alle möglichen Werte annehmen. Bei der Zerlegung findet man daher für die Bremsstrahlung ein kontinuierliches Spektrum.

D. Die Röntgenspektroskopie.

Seit der fundamentalen Entdeckung v. Laues, daß man mit Hilfe von Krystallen die Röntgenstrahlen zur Beugung und Interferenz bringen kann, hat die Röntgenspektroskopie sich weite Gebiete in Wissenschaft und Technik erobert. Auch für die medizinische Anwendung der Röntgenstrahlen ist sie zur Beurteilung der Strahlenqualität sowohl wie zur Feststellung der Röhrenspannung unentbehrlich geworden.

Für Strukturuntersuchungen wird auch heute noch das Laue-Diagramm (vgl. Abb. 64, S. 274) vielfach angewendet; für Qualitätsbestimmungen und Wellenlängenmessungen sind dagegen andere Verfahren ausgearbeitet worden, die sich vor allem an die Namen W. H. und W. L. Bragg, H. Seemann, M. Siegbahn u. a. knüpfen.

1. Die selektive Reflexion an Krystallen.

Die beiden Bragg kamen zu einer wesentlichen Vereinfachung der Theorie und zu einer sehr anschaulichen Deutung der Beugungserscheinungen an Krystallen. Sie ließen

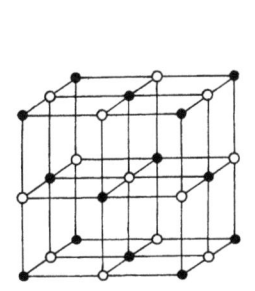

Abb. 72. Krystallgitter von Steinsalz (NaCl). ● Na-Ion, ○ Cl-Ion.

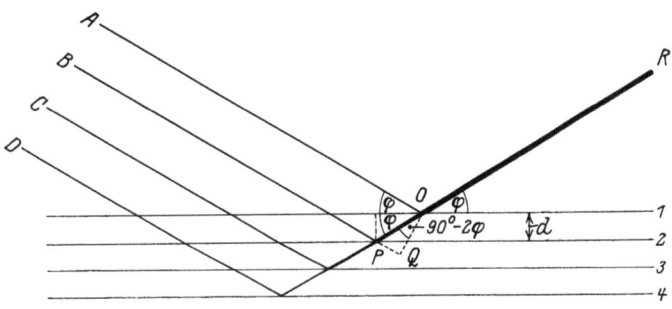

Abb. 73. Zur Ableitung der Braggschen Reflexionsbedingung.

das Röntgenstrahlenbündel nicht, wie v. Laue, durch den Krystall hindurchgehen, sondern sie ließen es streifend auf die Oberfläche eines Krystalls auffallen und fanden, daß die Abbeugung der Strahlen ähnlichen Gesetzen folgt wie die Reflexion des Lichts an spiegelnden Flächen. Sie faßten die Interferenzen als auf einer selektiven Reflexion der Röntgenstrahlen beruhend auf.

Bei einem ideal gebauten Krystall sind die Atome bzw. die Ionen ganz regelmäßig im gesamten Volumen verteilt. So liegen z. B. bei dem in Würfelform krystallisierenden Kochsalz (NaCl) die Na^+- und Cl^--Ionen abwechselnd an den Ecken der Elementarwürfel, so daß auf ein Na-Ion nach allen Seiten ein Cl-Ion folgt und umgekehrt (Abb. 72). Auf diese Weise entstehen Netzebenen mit Abständen, die man aus der Dichte der Substanz und der Anzahl der Moleküle im Grammolekül, der sog. Avogadroschen Zahl berechnen kann; beim Kochsalz betragen diese Abstände je $2,8 \cdot 10^{-8}$ cm.

Wenn man ein Bündel Röntgenstrahlen auf einen Krystall fallen läßt, so tritt an den Atomen der Substanz eine Zerstreuung der Strahlen ein. Diese gestreute Strahlung ist diffus und geht nach allen Seiten. Wenn nun Streustrahlen, die von den Atomen der verschiedenen Netzebenen ausgehen, an der gleichen Stelle des Krystalls wieder austreten, wenn sie die gleiche Richtung haben, von der gleichen Wellenlänge sind und keinen Gangunterschied besitzen, d. h. wenn sie kohärent sind, so verstärken sie einander durch Interferenz. Es seien (Abb. 73) 1, 2, 3, 4 Netzebenen eines Krystalls parallel zu einer Spaltfläche; der Abstand zwischen den Netzebenen sei d; A, B, C, D seien Röntgenstrahlen gleicher Wellenlänge, die unter dem Winkel φ auf die Krystalloberfläche auftreffen. Eine Verstärkung des in die Richtung OR abgelenkten Strahles AO kann nur dann eintreten, wenn der Unterschied in der Weglänge der verschiedenen Strahlen gleich einem ganzen Vielfachen der Wellenlänge λ ist. Die Bedingung [1] hierfür lautet:

$$n \cdot \lambda = 2 d \cdot \sin \varphi \quad \ldots \ldots \ldots \ldots \quad (11)$$

worin n die Reihe der ganzen Zahlen (1, 2, 3 usw.) bedeutet. Da der Winkel zwischen dem auftreffenden Strahl und der Krystalloberfläche gleich dem zwischen dem abgehenden Strahl und der Oberfläche ist, kann man von einer Reflexion der Strahlen sprechen, doch tritt diese nur dann ein, wenn die Bedingung (11) erfüllt ist, d. h. nur für ganz bestimmte Werte des Winkels φ, des sog. Glanzwinkels.

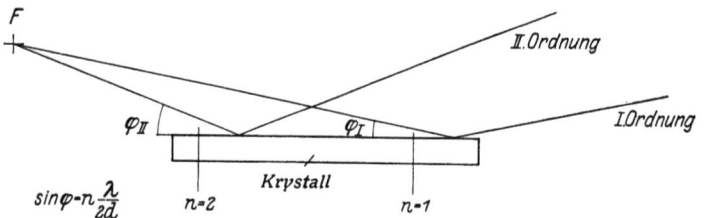

Abb. 74. Schematische Darstellung der Entstehung der Spektren I. und II. Ordnung nach der Braggschen Reflexionsbedingung. F Fokus der Röntgenröhre.

Diese Werte sind dadurch gegeben, daß $\sin \varphi$ gleich $1 \cdot \frac{\lambda}{2d}$, $2 \cdot \frac{\lambda}{2d}$, $3 \cdot \frac{\lambda}{2d}$ usw. sein kann, d. h. Strahlen ein und derselben Wellenlänge können unter verschiedenen, aber nur unter ganz bestimmten Winkeln reflektiert werden. Es entstehen so die Spektren I., II., III. usw. Ordnung (Abb. 74); die Intensitäten der Reflexionen nehmen aber mit zunehmender Ordnung schnell ab, es kommen daher meist nur die Spektren I. Ordnung in Betracht.

---

[1] Aus Abb. 73 geht hervor, daß der Gangunterschied zwischen den Strahlen AO und BPO gleich OP—PQ ist. Dabei ist:

$$OP = \frac{d}{\sin \varphi} \quad \text{und} \quad PQ = OP \cdot \sin(R - 2\varphi), \text{ also}$$

$$OP - PQ = \frac{d}{\sin \varphi} [1 - \sin(R - 2\varphi)]$$
$$= \frac{d}{\sin \varphi} (1 - \cos 2\varphi) = \frac{d}{\sin \varphi} 2 \sin^2 \varphi$$
$$= 2 d \cdot \sin \varphi.$$

Da der Gangunterschied ein ganzes Vielfaches n der Wellenlänge λ sein muß, so ist: $n \cdot \lambda = 2 d \cdot \sin \varphi$.

Aus der Formel geht weiter hervor, daß bei einem heterogenen Röntgenstrahlenbündel, d. h. einem solchen, das aus einem Gemisch von Strahlen verschiedener Wellenlängen besteht, die Strahlung durch Reflexion an einem Krystall in ihre einzelnen Komponenten zerlegt wird, ähnlich wie es bei sichtbarem Licht durch Strichgitter oder durch Prismen geschieht. Der Glanzwinkel ist um so kleiner, je kürzer die Wellenlänge ist; so wird z. B. am Kochsalzkrystall die $K\alpha_1$-Linie des Wolframs, deren Wellenlänge 0,21 AE beträgt, in I. Ordnung bei einem Glanzwinkel von 2° 7,4' reflektiert, die $K\alpha_1$-Linie des Kupfers, deren Wellenlänge 1,54 AE beträgt, bei 15° 51'.

a) Die Drehkrystallmethode.

Aus Abb. 75 ist ersichtlich, daß der Krystall sehr groß sein muß, wenn Strahlen sehr verschiedener Wellenlänge gleichzeitig zur Reflexion kommen sollen. Bragg hat

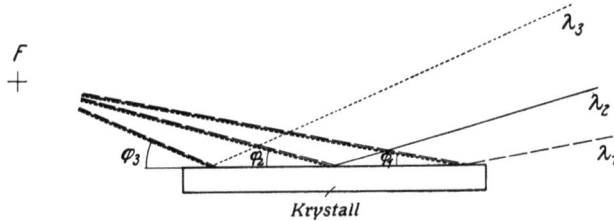

Abb. 75. Schematische Darstellung der Zerlegung eines aus Strahlen dreier Wellenlängen λ_1, λ_2, λ_3 zusammengesetzten Röntgenstrahlenbündels an einem langen Krystall nach der Braggschen Reflexionsbedingung. F Fokus der Röntgenröhre, φ Auftreffwinkel.

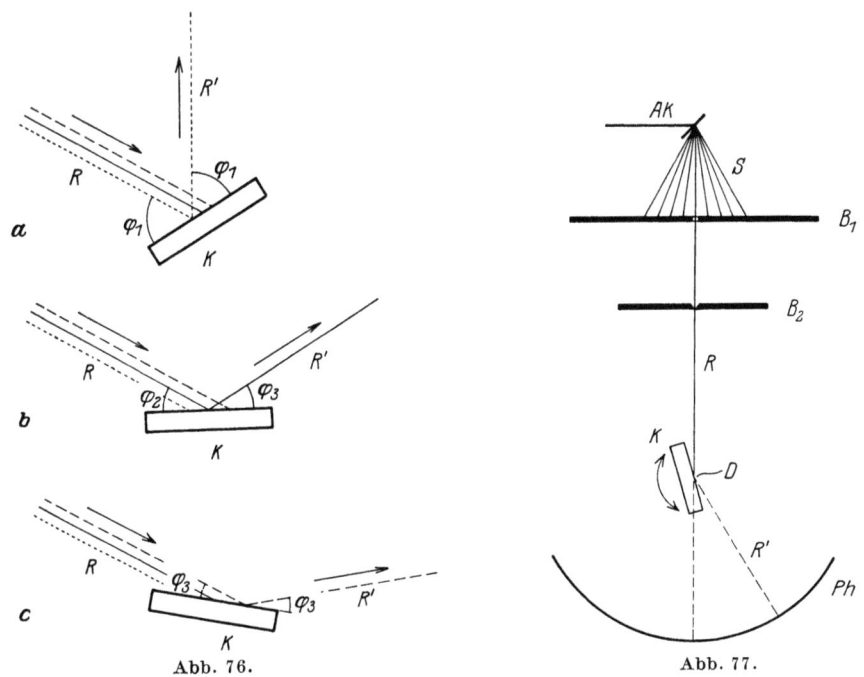

Abb. 76. Prinzip der Drehkrystallmethode. Ein Röntgenstrahlenbündel R, bestehend aus 3 Strahlen verschiedener Wellenlängen, fällt auf einen Krystall K. Da für jede Wellenlänge ein bestimmter Auftreffwinkel φ notwendig ist, damit Reflexion eintritt, wird bei den verschiedenen Stellungen a, b und c des Krystalls je nur 1 Strahl reflektiert. Bei Drehung des Krystalls wird daher die Strahlung spektral zerlegt.

Abb. 77. Schematische Darstellung eines Spektrographen nach der Drehkrystallmethode. AK Antikathode, S Röntgenstrahlung, R durch B_1 und B_2 ausgeblendetes Röntgenstrahlenbündel, K Krystall, R' reflektiertes Röntgenstrahlenbündel, Ph photographische Schicht. Bei der Schwenkung von K um den Drehpunkt D ändert sich der Auftreffwinkel fortlaufend, und die Strahlen verschiedener Wellenlängen werden nacheinander reflektiert. Die Abstände B_2-D und $D-Ph$ müssen gleich sein.

diese Schwierigkeit dadurch vermieden, daß er den Winkel φ durch Drehen des Krystalls um eine Achse, die in der spiegelnden Oberfläche liegt, verändert. Es entsteht so die Drehkrystallmethode (Abb. 76 u. 77): durch einen engen Spalt in einer Blende aus Blei, Wolfram od. dgl. fällt das Röntgenstrahlenbündel streifend auf die Krystalloberfläche; der Krystall wird durch ein Uhrwerk langsam hin- und hergeschwenkt, so daß der Auftreffwinkel sich kontinuierlich ändert und alle in dem Strahlenbündel vorhandenen Wellenlängen zur Reflexion kommen. Die reflektierte Strahlung wird entweder auf einer photographischen Platte oder einem Film aufgefangen, oder es wird eine Ionisationskammer schrittweise um die Drehachse geführt und auf diese Weise die Strahlungsintensität an den einzelnen Stellen des Spektrums gemessen. Die Drehkrystallmethode ist vor allem von Siegbahn zu hoher Vollkommenheit ausgebildet und zur Präzisionsmessung von Wellenlängen benutzt worden. Wenn die Wellenlängen größer als etwa 2 AE sind, muß die ganze Apparatur evakuiert werden, da in diesem Gebiet die Röntgenstrahlen bereits von der Luft stark absorbiert werden.

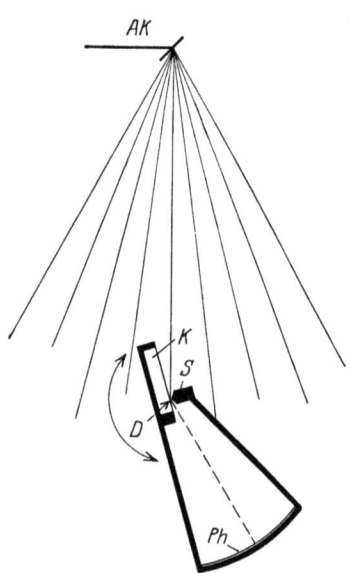

Abb. 78. Schematische Darstellung des Seemannschen Spektrographen. AK Antikathode, K Krystall, S Schneide, D Drehpunkt, Ph photographische Schicht. Bei der Schwenkung des ganzen Apparats um D ändert sich der Auftreffwinkel der Strahlen fortlaufend, und die Strahlen verschiedener Wellenlängen werden nacheinander reflektiert. Der Abstand D—Ph ist beliebig.

b) Die Lochkameramethode.

Ein etwas anderes Prinzip ist von H. Seemann ausgebaut worden; er verwendet die sog. Lochkameramethode. Da die Strahlen bis zu einer gewissen Tiefe in den Krystall einzudringen vermögen, so kann dadurch eine Unschärfe der Reflexionen eintreten. Seemann verlegt deshalb den Spalt in die reflektierte Strahlung; er läßt die Röntgenstrahlen auf einen wohlausgebildeten Krystall aus Kochsalz oder Kalkspat fallen, der am Ende ein Bleistück trägt (Abb. 78); gegen dieses Ende ist ein zweites keilförmiges Blei- oder Wolframstück gerichtet, das durch seine Schneide im Verein mit der Krystalloberfläche einen Spalt bildet. Die reflektierten Strahlen werden auf einem Film registriert. Um den notwendigen Winkelbereich zu erhalten, wird hier die gesamte Apparatur um den Spalt als Achse vor der Röntgenröhre hin- und hergeschwenkt. Das Instrument ist einerseits für präzise Wellenlängenmessungen, andererseits für die medizinische Anwendung der Röntgenstrahlen zur Bestimmung der Strahlenqualität und zur absoluten Spannungsmessung durchgebildet worden.

2. Die Beugung an Liniengittern.

Die Wellenlängenmessungen der Röntgenstrahlen nach der Methode der Krystallreflexion enthalten insofern eine gewisse Unsicherheit, als in der Formel (11) die Gitterkonstante, der Abstand der Netzebenen im Krystall vorkommt und diese mit Hilfe der Avogadroschen Zahl berechnet werden muß; letztere ist aber nicht so genau bekannt, wie es für Präzisionsmessungen im Spektrum wünschenswert wäre. Es bedeutet deshalb für die Wissenschaft einen großen Fortschritt, daß es in den letzten Jahren gelungen ist, auch bei den Röntgenstrahlen wahre Brechung und wahre Beugung experimentell festzustellen. Die Effekte sind sehr gering und konnten aus diesem Grunde früher der Beobachtung entgehen. Der Brechungsexponent ist, im Gegensatz zu dem im Gebiet des sichtbaren Lichts, bei Röntgenstrahlen etwas kleiner als Eins. Deshalb kann an Grenzflächen beim Übergang von einem dünneren Medium in ein dichteres Totalreflexion eintreten. (Beim sichtbaren Licht tritt umgekehrt beim Übergang von einem dichteren Medium in ein dünneres Totalreflexion auf, wie es bei Prismen oder beim Spiegelglanz von luftgefüllten Glasröhren, die in Wasser eintauchen, u. dgl. bekannt ist.) Der Winkel, bei dem Totalreflexion erfolgt, ist bei Röntgenstrahlen allerdings sehr klein und beträgt gewöhnlich nur etwa 10 Bogenminuten. Wenn man innerhalb dieses Winkelbereichs Röntgenstrahlen streifend auf ein optisches Liniengitter fallen läßt, das etwa 200 Linien pro Millimeter besitzt, bekommt man sehr scharfe Beugungsspektren von guter Intensität. Der Versuch hat sehr gute Übereinstimmung zwischen den durch Krystallreflexion und den mit Beugungsgitter erhaltenen Spektren ergeben, so daß damit die Hypothesen über die Struktur der Krystalle und den Wert der Avogadroschen Zahl aufs beste bestätigt worden sind.

3. Die Linienspektren.

Im folgenden sind einige typische Röntgenspektralaufnahmen wiedergegeben, die mit einem Seemannschen Spektrographen aufgenommen wurden. Das photographierte

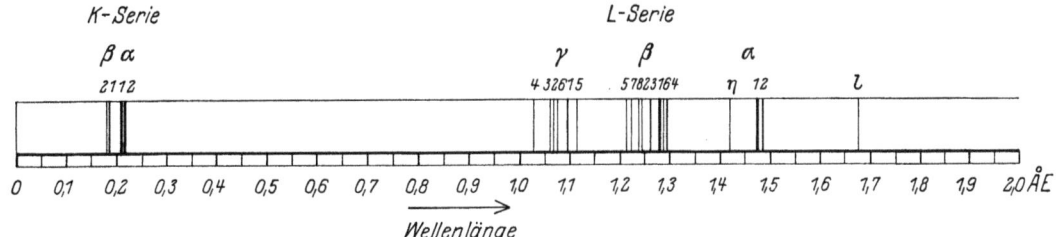

Abb. 79. Schematische Darstellung der Röntgenspektrallinien der K- und L-Serie des Wolframs in Abhängigkeit von der Wellenlänge.

Röntgenspektrum zeigt im allgemeinen einen kontinuierlich geschwärzten Untergrund, das Bremsspektrum, das von einzelnen Linien durchsetzt ist. Letztere rühren von der Fluorescenz- oder Eigenstrahlung des Antikathodenmaterials her. Die Röntgenspektrallinien entstehen nach der schon erwähnten Theorie von Kossel (vgl. S. 280) dadurch, daß das durch Elektronenstoß der Kathodenstrahlen angeregte Atom durch Wiederaufnahme eines Elektrons in seinen Normalzustand zurückkehrt. Je nachdem die Anregung in der K- oder L- oder M- usw. Schale erfolgt, erscheinen die Linien der K- oder L- oder M- usw. Serie. Die Linien einer Serie entstehen — wegen der großen Anzahl der in kürzester Zeit sich abspielenden Einzelprozesse — stets in ihrer Gesamtheit, und zwar sobald die Bewegungsenergie der Kathodenstrahlen ausreicht, um Elektronen aus der betreffenden Schale auszutreiben. Es gibt also für jede Serie eine oder auch mehrere Anregungsgrenzen; sobald die in ihnen zum Ausdruck kommende Energie nach oben überschritten wird, wird die betreffende Linienserie ausgelöst. Die Linienspektren im Röntgengebiet zeichnen sich gegenüber denen des sichtbaren Lichts durch die geringe Anzahl ihrer Linien aus. Während z. B. das Eisenspektrum viele tausend Linien im sichtbaren und ultravioletten

Gebiet enthält, besteht die K-Serie aus zwei Doppellinien (α_1, α_2 und β_1, β_2), die L-Serie aus etwa 18 Linien, die in drei Untergruppen zerfallen, deren jede für sich angeregt werden kann; bei den weiteren Serien werden die Linien immer zahlreicher (Abb. 79).

Die Wellenlängen der einzelnen Linien sind entsprechend ihrem Entstehungsmechanismus durch die Bohrsche Frequenzbedingung gegeben (vgl. S. 280). In Abb. 80 a, b, c sind die K-, L-, M- und N-Schale eines Atoms schematisch durch Kreise dargestellt. Die Elektronen jeder Schale sind mit einer bestimmten Kraft an den Kern gebunden, die der innersten Schale am stärksten, die der äußersten Schale am lockersten. Eine K-Anregung des Atoms geschieht durch Herausheben eines Elektrons der K-Schale aus dem Atom,

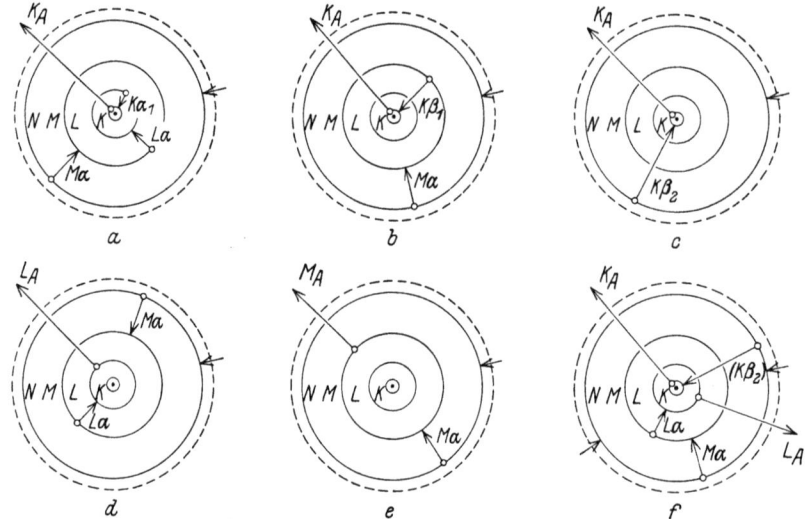

Abb. 80. Schematische Darstellung von Beispielen für die Entstehung von Photoelektronen und Eigenstrahlung bei der Anregung von Atomen. a, b und c: Anregung K_A in der K-Schale durch Ablösung eines K-Elektrons, das als Photoelektron das Atom verläßt; Rückkehr des Atoms in den normalen Zustand durch Zurückfallen von Elektronen unter Aussendung der Linienstrahlung $K\alpha_1$, $L\alpha$ und $M\alpha$ (a), bzw. $K\beta_1$ und $M\alpha$ (b), bzw. $K\beta_2$ (c). In die N-Schale wird ein Elektron von außen aufgenommen. d: Anregung L_A durch Ablösung eines L-Elektrons, Aussendung der Linienstrahlung $L\alpha$ und $M\alpha$. e: Anregung M_A durch Ablösung eines M-Elektrons, Aussendung der Linienstrahlung $M\alpha$. f: Anregung K_A in der K-Schale, Aussendung eines K-Photoelektrons; „innere Absorption" von $K\beta_2$ in der L-Schale mit Aussendung eines L-Photoelektrons „zweiter Art" und Aussendung der Linienstrahlungen $L\alpha$ und $M\alpha$. In die N-Schale werden 2 Elektronen von außen aufgenommen.

wie durch einen nach außen zeigenden Pfeil angedeutet ist. Für die Rückkehr des Atoms in seinen Normalzustand durch Aussendung von Strahlung sind nun verschiedene Möglichkeiten gegeben: es kann ein Elektron der L-Schale in die K-Schale zurückfallen, dann entsteht eine monochromatische Strahlung, die Linie $K\alpha_1$, oder es kann ein Elektron der M-Schale in die K-Schale fallen, dann entsteht $K\beta_1$, oder es kann ein Elektron der N-Schale in die K-Schale fallen, dann entsteht $K\beta_2$ ($K\beta_2$ wird häufig auch als $K\gamma$ bezeichnet). Da den einzelnen Schalen bestimmte Energiebeträge entsprechen, wird beim Zurückfallen eines Elektrons von einer weiter nach außen liegenden Bahn, z. B. von der N-Schale in die K-Schale eine höhere Quantenenergie frei als beim Zurückfallen von einer weiter innen liegenden Bahn, wie z. B. aus der L-Schale in die K-Schale; die Linie $K\beta_2$ ist deshalb energiereicher, ihr $h \cdot \nu$ ist größer als bei $K\alpha_1$, oder wenn man die Wellenlängen betrachtet, so ist $K\beta_2$ kürzerwellig als $K\alpha_1$ oder $K\beta_1$. Die Stärke der Linien hängt dagegen von der Anzahl der Einzelprozesse ab bzw. von der Wahrscheinlichkeit, mit der diese eintreten; daher ist $K\alpha_1$ am stärksten (α_1 hat noch eine starke Begleitlinie α_2, die aus dem zweiten L-Niveau stammt), dann folgt $K\beta_1$, während $K\beta_2$ ganz schwach ist. Ähnlich ist es bei einer Anregung in der L-Schale usw. In Abb. 80 d u. e ist noch die Entstehung einzelner Hauptlinien der L- und M-Serie angedeutet, während f einen teilweise strahlungslosen Übergang zeigt.

Aus der Abb. 80 a u. b läßt sich weiter unmittelbar ablesen, daß das Energiequant von z. B. $K\beta_1$ = dem Energiequant von $K\alpha_1$ + dem Energiequant von $L\alpha$ ist usw. Dieses „Kombinationsprinzip" gestattet, aus der Summe oder Differenz der Schwingungszahlen zweier Linien die Schwingungszahl, und damit auch die Wellenlänge, einer dritten abzuleiten und ist ein äußerst wertvolles Hilfsmittel zum Auffinden noch unbekannter Linien.

Weiter ist aus der Abb. 80 zu ersehen, daß die Energie, die notwendig ist, um ein Elektron ganz aus dem Atom herauszuheben, d. h. die Anregungsenergie, größer sein muß als die der härtesten Linie der angeregten Serie.

a) Das Planck-Einsteinsche Gesetz.

Man kann die kinetische Energie $1/2 \cdot m \cdot v^2$ der beschleunigten Elektronen auch in elektrischen Größen ausdrücken, und zwar ist:

$$1/2 \cdot m \cdot v^2 = e \cdot V \quad \ldots \ldots \ldots \ldots \ldots \ldots (12)$$

wenn e die elektrische Ladung des Elektrons, V die Spannung bedeutet, durch die das Elektron seine Beschleunigung erhält. Da m und e Konstanten sind, geht aus der Gleichung unmittelbar hervor, daß die Geschwindigkeit der Elektronen der Kathodenstrahlen um so größer ist, je höher die an die Röntgenröhre angelegte Spannung ist. Durch Verbindung mit der Planck-Einsteinschen Gleichung: $1/2 \cdot m \cdot v^2 = h \cdot \nu$ (vgl. S. 283) erhält man aus (12):

$$e \cdot V = h \cdot \nu \quad \ldots \ldots \ldots \ldots \ldots \ldots (13)$$

Oder wenn man an Stelle der Frequenz ν die Wellenlänge λ einführt (vgl. S. 276), ergibt sich:

$$e \cdot V = \frac{h \cdot c}{\lambda}$$

oder

$$\lambda = \frac{h \cdot c}{e \cdot V} = \text{const.} \cdot \frac{1}{V}.$$

Den Wert der Konstanten bekommt man durch Einsetzen der bekannten Werte für h, c und e; sie ist gleich 12,35, wenn die Wellenlänge λ in Ångström-Einheiten (1 AE = 10^{-8} cm) und die Spannung V in Kilovolt (1 kV = 1000 Volt) gemessen werden. Man erhält so die einfache und für die Praxis wichtige Form des Planck-Einsteinschen Gesetzes:

$$\lambda \cdot V = 12{,}35 \quad \ldots \ldots \ldots \ldots \ldots \ldots (14)$$

oder

$$\lambda = \frac{12{,}35}{V}; \quad V = \frac{12{,}35}{\lambda}.$$

Diese Gleichung sagt aus, daß zur Erzeugung einer Strahlung von bestimmter Wellenlänge eine bestimmte Spannung an der Röntgenröhre vorhanden sein muß. Ein Röntgenlinienspektrum kann nur dann entstehen, wenn an der Röhre mindestens die Spannung liegt, die nach obiger Gleichung der Wellenlänge der Anregungsgrenze der betreffenden Serie zugeordnet ist.

In der folgenden Tabelle sind für einige wichtigere Elemente die Wellenlängen (AE) der Anregungsgrenzen der K-, L-, M- und N-Serie und die zugehörigen Mindestspannungen (kV) angegeben; die Zahlen der ersten Spalte bedeuten die Ordnungszahlen der Elemente im periodischen System.

Tabelle 1. Wellenlängen der Anregungsgrenzen von Linienspektren und die zugehörigen Mindestspannungen.

Nr.	Zeichen des Elements	K-Serie		L-Serie		M-Serie		N-Serie	
		AE	kV	AE	kV	AE	kV	AE	kV
11	Na	11,6	1,06	—	—	—	—	—	—
13	Al	7,9	1,55	—	—	—	—	—	—
26	Fe	1,74	7,1	—	—	—	—	—	—
29	Cu	1,38	8,9	—	—	—	—	—	—
30	Zn	1,30	9,5	11,9	1,04	—	—	—	—
35	Br	0,92	13,5	8,1	1,5	—	—	—	—
42	Mo	0,62	20,0	4,7	2,6	—	—	—	—
47	Ag	0,48	25,5	3,3	3,8	—	—	—	—
50	Sn	0,42	29,1	2,8	4,4	—	—	—	—
53	J	0,37	33,1	2,4	5,2	—	—	—	—
56	Ba	0,33	37,3	2,1	6,0	—	—	—	—
74	W	0,178	69	1,04	11,8	4,4	2,8	—	—
78	Pt	0,158	78	0,89	13,8	3,7	3,3	—	—
79	Au	0,152	81	0,86	14,4	3,6	2,4	—	—
80	Hg	0,148	83	0,83	14,8	3,4	3,6	—	—
82	Pb	0,138	89	0,78	15,8	3,3	3,9	—	—
83	Bi	0,135	92	0,76	16,3	3,1	4,0	12,8	1,0
92	U	0,107	116	0,56	21,8	2,2	5,5	8,6	1,4

Experimentell kann man die Anregungsspannungen auf die Weise bestimmen, daß man die Spannung an der Röntgenröhre stufenweise steigert und jedesmal das Spektrum photographisch aufnimmt; bei einer bestimmten Spannung erscheinen dann plötzlich die Linien der betreffenden Serie. So erscheint z. B. beim Überschreiten von 69 kV die K-Serie des Wolframs. Eine bequemere Methode beruht auf der Anwendung der Absorptionsspektren, die später (S. 304) besprochen werden.

b) Die Verschiebung der Linien von Element zu Element.

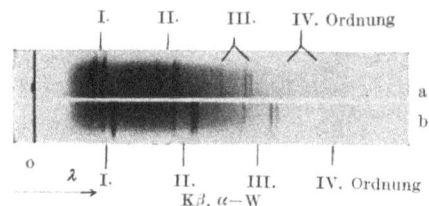

Abb. 81. Spektra zweier Röntgenröhren a) mit Platinantikathode, b) mit Wolframantikathode. λ Wellenlänge. α- und β-Linien der K-Serien in I. bis IV. Ordnung. Die Linien des Pt haben kürzere Wellenlänge als die Linien des W.

Abb. 81 zeigt das Spektrum einer Röntgenröhre mit Platin-Antikathode und zugleich dasjenige einer Röhre mit Wolfram-Antikathode im Wellenbereich bis etwa 1 AE. Man sieht nur die Linien der K-Serien; der Beginn der L-Serie des Platins (Anregungsgrenze bei 0,89 AE) ist noch vorhanden, aber auf der Reproduktion nicht mehr zu erkennen. Die K-Serie besteht aus den beiden Doppellinien α und β und ist in der I. bis IV. Ordnung erschienen; in den Spektren höherer Ordnung, wo das Auflösungsvermögen des Spektrographen größer ist, sind die Doppellinien getrennt.

Die Strahlung der Linien der L-Serien und in noch höherem Maße die der M- usw. Serien ist so weich, daß sie die Glaswand der technischen Röntgenröhre nicht zu durchdringen vermag. Um sie aufzunehmen, muß man besondere Röhren und Vakuumspektrographen benutzen. Abb. 79 zeigt schematisch die Lage der K- und L-Serie des Wolframs zueinander in Abhängigkeit von der Wellenlänge.

Sehr bemerkenswert in den Spektren der Abb. 81 ist der Umstand, daß die Linien des W gegen die des Pt verschoben sind, also andere Wellenlängen besitzen, und zwar haben die Linien des W größere Wellenlänge als die des Pt. Der erste, der systematische Untersuchungen über die Abhängigkeit der Wellenlängen der Röntgenspektrallinien von dem Antikathodenmaterial anstellte, war Moseley. Er brachte verschiedene chemische

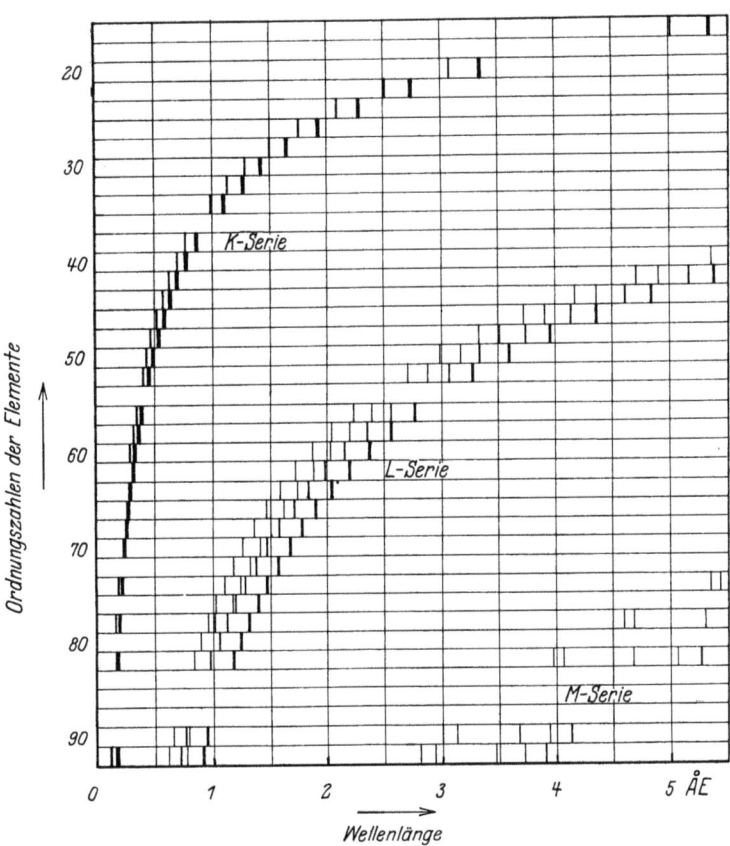

Abb. 82. Schematische Darstellung der Röntgenspektren jedes zweiten Elements des periodischen Systems vom 16. (Schwefel) bis zum 92. (Uran) in Abhängigkeit von der Wellenlänge.

Elemente auf die Antikathode einer Röntgenröhre und nahm deren Spektren auf. Es zeigte sich, daß sich z. B. die Kα-Linie in ganz regelmäßiger Weise von Element zu Element nach längeren Wellen verschiebt, wenn das Atomgewicht der verwendeten Substanzen abnimmt; ähnlich verhalten sich die Linien der L-, M- usw. Spektren.

In Abb. 82 sind die schematisierten Spektren (ähnlich wie Abb. 79 das Spektrum des Wolframs zeigt) jedes zweiten Elements vom 16. (Schwefel) bis zum 92. (Uran) so übereinander gesetzt, daß das Atomgewicht von oben nach unten zunimmt. Man sieht, wie z. B. die Linien der K-Serie sich immer weiter nach größeren Wellen verschieben, je geringer das Atomgewicht wird. Während die Kα-Linien des Urans (92) bei 0,15 AE liegen, sind sie beim Natrium (11) bereits bei 12 AE angelangt, und dies setzt sich so fort, so daß die

Tabelle 2. Periodisches

Periode	Anzahl der Elemente	Gruppe 1 a	Gruppe 1 b	Gruppe 2 a	Gruppe 2 b	Gruppe 3 a	Gruppe 3 b	Gruppe 4 a	Gruppe 4 b
I	2	1 H							
II	8	3 Li		4 Be		5 B		6 C	
III	8	11 Na		12 Mg		13 Al		14 Si	
IV	18	19 K		20 Ca		21 Sc		22 Ti	
			29 Cu		30 Zn		31 Ga		32 Ge
V	18	37 Rb		38 Sr		39 Y		40 Zr	
			47 Ag		48 Cd		49 In		50 Sn
VI	32	55 Cs		56 Ba		57–71 Seltene Erden		72 Hf	
			79 Au		80 Hg		81 Tl		82 Pb
VII	6	87 —		88 Ra		89 Ac		90 Th	

Seltene Erden: 57 La; 58 Ce; 59 Pr; 60 Nd; 61 Il; 62 Sa; 63 Eu; 64 Gd; 65 Tb; 66 Ty; 67 Ho;

K-Spektren vom Helium (2) und Wasserstoff (1) schon ins Ultraviolett und ins sichtbare Gebiet reichen. Dieser Befund wurde von besonderer Bedeutung für die Systematik der chemischen Elemente.

c) Das periodische System und das Moseleysche Gesetz.

Bereits 1869 hatten, unabhängig voneinander, Lothar Meyer und D. Mendelejeff festgestellt, daß die Elemente nach ihren chemischen und physikalischen Eigentümlichkeiten in ein Schema, das periodische System (vgl. Tabelle 2), eingeordnet werden können, das so gestaltet ist, daß in den Horizontalreihen das Atomgewicht von Element zu Element zunimmt, während in den Vertikalreihen Elemente untereinanderstehen, die in ihren chemischen Eigenschaften einander ähnlich sind. Zunächst waren in diesem Schema noch zahlreiche Lücken vorhanden, von denen man annahm, daß sie durch noch unbekannte Elemente ausgefüllt werden müßten. Da die Eigenschaften dieser Elemente aus der Stellung im System bis zu einem gewissen Grade vorausgesagt werden konnten, wurde dadurch die Entdeckung zahlreicher neuer Elemente angebahnt. Andererseits führten unerklärliche Unstimmigkeiten zu der Erkenntnis, daß nicht das Atomgewicht allein die Eigenschaften eines Elements bedingen kann, ohne daß es gelang, die wahre Gesetzmäßigkeit aufzudecken.

Durch die Röntgenspektroskopie ist diese Frage in ungeahnter Weise restlos geklärt worden. Bereits Moseley gelang es, das Gesetz aufzustellen, daß die Wurzel aus der Frequenz der Röntgenspektrallinien proportional mit der Ordnungszahl der Elemente ansteigt, d. h. mit der Zahl, die den einzelnen Elementen zukommt, wenn man sie in der im periodischen System gegebenen Reihenfolge laufend numeriert. Das Gesetz gilt vor allem für die Linien der K-Spektren, angenähert auch für die der übrigen Serien.

In Abb. 83 ist das Gesetz für die α_1- und β_1-Linien der K-Serien der Elemente mit den Ordnungszahlen 10—60 graphisch dargestellt. Der stetige lineare Anstieg ist, wie man sieht, nur dann gewahrt, wenn man an einzelnen Stellen Lücken läßt. Von den Edel-

System der Elemente.

| Gruppe 5 | | Gruppe 6 | | Gruppe 7 | | Gruppe 8 | Gruppe 0 |
a	b	a	b	a	b		
							2 He
	7 N		8 O		9 F		10 Ne
	15 P		16 S		17 Cl		18 Ar
23 V		24 Cr		25 Mn		26 Fe 27 Co 28 Ni	
	33 As		34 Se		35 Br		36 Kr
41 Nb		42 Mo		43 Ma		44 Ru 45 Rh 46 Pd	
	51 Sb		52 Te		53 J		54 X
73 Ta		74 W		75 Re		76 Os 77 Ir 78 Pt	
	83 Bi		84 Po		85 —		86 Em
91 Pa		92 U					

68 Er; 69 Tu; 70 Yb; 71 Lu.

gasen (Gruppe 0 des periodischen Systems) lassen sich natürlich Röntgenspektren nicht in der gewöhnlichen Weise aufnehmen; bei 10 (Neon), 18 (Argon), 36 (Krypton) und 54 (Xenon) muß deshalb je eine Stelle übersprungen werden, damit der geradlinige Verlauf der Kurve erhalten bleibt; dasselbe gilt für das sehr seltene Element 43, das erst kürzlich entdeckt wurde. In ähnlicher Weise gelang es festzustellen, daß die Reihe der chemischen Elemente vom Wasserstoff bis zum Uran 92 Elemente, nicht mehr und nicht weniger, enthalten muß. Als das Moseleysche Gesetz aufgestellt wurde (1914), waren noch sechs Lücken vorhanden. Durch systematische Untersuchungen gelang es bald darauf, das Element 72

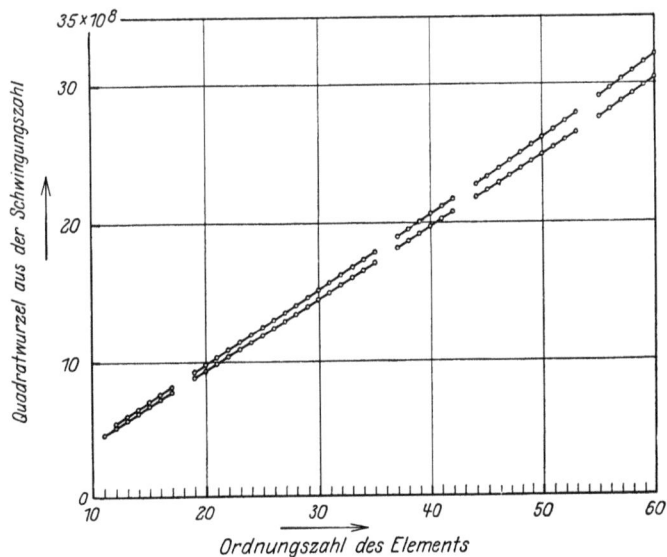

Abb. 83. Graphische Darstellung des Moseleyschen Gesetzes für die α_1- und β_1-Linien der K-Serien der Elemente 10 bis 60.

(Hafnium) zu entdecken, dann wurden auf röntgenspektrographischem Wege die Elemente 43 (Masurium) und 75 (Rhenium) gefunden, und neuerdings ist auf die gleiche Weise auch das Element 61 (Illinium), eine der seltenen Erden, sichergestellt worden. Es sind also nur noch die Stellen 85 und 87 zu besetzen, und es ist sicher, daß die hierher gehörenden Elemente nur durch ihre außerordentlich große Seltenheit sich bisher dem Nachweis entzogen haben.

Die folgende Tabelle 3 gibt eine Zusammenstellung sämtlicher Elemente mit ihren Dichten (spezifischen Gewichten) und Atomgewichten; die letzte Spalte enthält die Atom-

Tabelle 3. Die Dichten und die Atomgewichte der chemischen Elemente.

Ordnungszahl	Name des Elements	Chemisches Zeichen	Dichte	Atomgewicht des Elements	Atomgewicht der Isotopen	Ordnungszahl	Name des Elements	Chemisches Zeichen	Dichte	Atomgewicht des Elements	Atomgewicht der Isotopen
1	Wasserstoff	H	0,00009	1,008	1,008	48	Cadmium	Cd	8,64	112,4	110—116
2	Helium	He	0,00018	4,0	4	49	Indium	In	7,12	114,8	115
3	Lithium	Li	0,534	6,94	6 u. 7	50	Zinn	Sn	7,29	118,7	116—124
4	Beryllium	Be	1,93	9,02	9	51	Antimon	Sb	6,62	121,7	121 u. 123
5	Bor	B	2,5	10,82	10 u. 11	52	Tellur	Te	6,25	127,5	126, 128, 130
6	Kohlenstoff	C	2,3—3,5	12,0	12	53	Jod	J	4,95	126,92	127
7	Stickstoff	N	0,00125	14,008	14	54	Xenon	X	0,00585	130,2	128—136
8	Sauerstoff	O	0,00143	16,0	16, 17, 18	55	Cäsium	Cs	1,87	132,81	133
9	Fluor	F	0,0017	19,0	19	56	Barium	Ba	3,75	137,37	138
10	Neon	Ne	0,0009	20,2	20 u. 22	57	Lanthan	La	6,1	138,9	139
11	Natrium	Na	0,97	23,0	23	58	Cer	Ce	7,0	140,2	140 u. 142
12	Magnesium	Mg	1,74	24,32	24, 25, 26	59	Praseodym	Pr	6,48	140,9	141
13	Aluminium	Al	2,70	26,97	27	60	Neodym	Nd	7,0	144,3	142, 144, 146
14	Silicium	Si	2,5	28,06	28, 29, 30	61	Illinium	Il	—	—	—
15	Phosphor	P	1,8—2,2	31,04	31	62	Samarium	Sm	7,7	150,4	—
16	Schwefel	S	1,9—2,1	32,07	32, 33, 34	63	Europium	Eu	—	152,0	—
17	Chlor	Cl	0,0032	35,46	35 u. 37	64	Gadolinium	Gd	—	157,3	—
18	Argon	Ar	0,00178	39,94	36 u. 40	65	Terbium	Tb	—	159,2	—
19	Kalium	K	0,86	39,1	39 u. 41	66	Dysprosium	Dy	—	162,5	—
20	Calcium	Ca	1,55	40,07	40 u. 44	67	Holmium	Ho	—	163,5	—
21	Scandium	Sc	—	45,1	45	68	Erbium	Er	4,77	167,7	—
22	Titan	Ti	3,54	47,9	48	69	Thulium	Tu	—	169,4	—
23	Vanadium	V	5,5	51,0	51	70	Ytterbium	Yb	—	173,5	—
24	Chrom	Cr	6,5	52,01	52	71	Lutetium	Lu	—	175,0	—
25	Mangan	Mn	7,39	54,93	55	72	Hafnium	Hf	—	178,6	—
26	Eisen	Fe	7,86	55,84	54 u. 56	73	Tantal	Ta	16,6	181,5	—
27	Kobalt	Co	8,6	58,97	59	74	Wolfram	W	18,8	184,0	—
28	Nickel	Ni	8,9	58,68	58 u. 60	75	Rhenium	Re	21,4	188,7	—
29	Kupfer	Cu	8,93	63,57	63 u. 65	76	Osmium	Os	22,5	190,9	—
30	Zink	Zn	7,1	65,38	64—70	77	Iridium	Ir	22,41	193,1	—
31	Gallium	Ga	5,95	69,72	69 u. 71	78	Platin	Pt	21,5	195,2	—
32	Germanium	Ge	5,47	72,60	70, 72, 74	79	Gold	Au	19,32	197,2	—
33	Arsen	As	5,73	74,96	75	80	Quecksilber	Hg	13,56	200,6	198—204
34	Selen	Se	4,5—4,8	79,2	74—82	81	Thallium	Tl	11,9	204,0	204—210
35	Brom	Br	3,12	79,92	79 u. 81	82	Blei	Pb	11,37	207,2	206, 207, 208
36	Krypton	Kr	0,0037	82,9	78—86	83	Wismut	Bi	9,8	209,0	209
37	Rubidium	Rb	1,53	85,45	85 u. 87	84	Polonium	Po	—	210	210—218
38	Strontium	Sr	2,54	87,63	86 u. 88	85	—	—	—	—	—
39	Yttrium	Y	3,8	88,9	89	86	Ra-Emanation (Niton)	Em (Nt)	0,0097	222	218—222
40	Zirkon	Zr	6,4	91,2	90, 92, 94	87	—	—	—	—	—
41	Niobium	Nb	12,75	93,5	—	88	Radium	Ra	—	226,0	222—228
42	Molybdän	Mo	10,0	96,0	—	89	Actinium	Ac	—	—	226—228
43	Masurium	Ms	—	—	—	90	Thor	Th	11,3	232,1	226—234
44	Ruthenium	Ru	12,3	101,7	—	91	Protactinium	Pa	—	—	230—234
45	Rhodium	Rh	12,44	102,9	—	92	Uran	U	18,7	238,2	234—238
46	Palladium	Pd	11,4	106,7	—						
47	Silber	Ag	10,5	107,88	107 u. 109						

gewichte der Isotopen der einzelnen Elemente, d. h. ihrer chemisch nicht trennbaren Bestandteile (vgl. S. 231 u. 279). Man sieht, daß die wahren Atomgewichte durchweg ganzzahlig sind, wie es nach der Atomtheorie zu erwarten ist.

Die für jedes Element charakteristische Lage der Linien seiner Röntgenspektren gibt dem Chemiker ein verhältnismäßig einfaches Mittel zur schnellen Analyse einer gegebenen Substanz, wenn es nur möglich ist, diese auf die Antikathode einer Röntgenröhre zu bringen. Die Wellenlängen der Linien werden so gut wie gar nicht von dem chemischen Bindungszustand der Substanz beeinflußt, so daß beispielsweise ein Röntgenspektrum von Silberchlorid (AgCl) die Linien des Silbers neben denen des Chlors mit den für jede der beiden Substanzen charakteristischen Wellenlängen zeigt.

d) Die Intensität der Spektrallinien.

Die Intensität der Linien wächst mit der Spannung, die an der Röntgenröhre liegt, sobald sie die Anregungsspannung übersteigt, und zwar steigt die Intensität annähernd mit dem Quadrat der Spannungsdifferenz gegenüber der Anregungsspannung. Außerdem wächst die Intensität natürlich mit der Röhrenstromstärke, da hierdurch die Anzahl der auf die Antikathode auftreffenden Elektronen und damit die Anzahl der Einzelprozesse erhöht wird.

Gegenüber dem kontinuierlichen Untergrund, dem Bremsspektrum, ist die Intensität der Linien meist klein. Wenn sie bei der photographischen Aufnahme zuweilen sehr stark hervortreten, so ist ihre Breite doch so gering, daß sie gegenüber der Gesamtenergie nur wenig ins Gewicht fallen. Das ist besonders dann der Fall, wenn es sich, wie bei den Therapieröhren, um ein Antikathodenmaterial von hoher Ordnungszahl handelt, da die Intensität des kontinuierlichen Spektrums mit dieser steigt. Infolgedessen braucht bei der medizinischen Anwendung der Röntgenstrahlen auf das Vorhandensein der Eigenstrahlung — der ja die Linien im Spektrum ihre Entstehung verdanken — keine Rücksicht genommen zu werden.

4. Das kontinuierliche Spektrum.

Im kontinuierlichen oder Bremsspektrum tritt der für die Praxis wichtigere Teil der von der Antikathode ausgehenden Strahlung zutage.

Das kontinuierliche Spektrum stellt sich bei photographischer Registrierung als ein fortlaufend geschwärztes Band dar, das gewöhnlich von einem Linienspektrum überlagert ist. Man kann es rein, ohne Linien erhalten, wenn man z. B. bei einer Röhre mit Wolfram-Antikathode die Spannung etwas unter 69 kV, d. h. unter der Anregungsspannung der K-Eigenstrahlung des Wolframs hält; die L-Strahlung wird gewöhnlich schon durch die Glaswand der Röhre am Austritt gehindert. Das dann auf der photographischen Platte entstehende Band ist nach der Seite der kurzen Wellen mehr oder weniger scharf begrenzt, während es nach der langwelligen Seite in der Gegend von 1 AE allmählich im Plattenschleier verschwindet.

a) Die kurzwellige Grenze.

Wenn man die Intensität der Schwärzung längs des Bandes durch Ausphotometrieren mißt, erhält man eine Kurve (Abb. 84), die auf der kurzwelligen Seite steil zu einem Maximum ansteigt und dann allmählich zur Abszissenachse abfällt. Die Kurve hat Ähnlichkeit mit den Kurven der Intensitätsverteilung im Spektrum glühender Körper, unterscheidet sich aber von diesen dadurch, daß bei letzteren auch auf der kurzwelligen Seite ein allmählicher Anstieg vorhanden ist. Die zunächst überraschende Tatsache, daß das

Röntgenspektrum nach den kurzen Wellen hin scharf abbricht, findet ihre einfache Erklärung in dem Planck-Einsteinschen Gesetz: $\lambda \cdot V = 12{,}35$ (Gleichung 14, S. 291).

Wenn an einer Röntgenröhre eine pulsierende Spannung liegt, d. h. eine solche, die vom Werte Null zu einem Maximum steigt, wieder abfällt usf., sind in den verschiedenen Zeitmomenten fortlaufend verschiedene Spannungen wirksam, es entstehen also gemäß obiger Gleichung Strahlen von fortlaufend verschiedenen Wellenlängen. Beginnend mit Strahlen von sehr langen Wellen, steigt die Intensität nach kürzeren Wellen hin an, es können aber keine Strahlen entstehen, die kürzere Wellenlänge haben, als es dem Maximum der Spannung entspricht. Zu dem Spannungsmaximum V_{max}, dem Scheitelwert der Spannung, muß also eine kürzeste Wellenlänge, die Grenzwellenlänge λ_0, gehören; die Gleichung lautet also in diesem Falle: $\lambda_0 \cdot V_{max} = 12{,}35$.

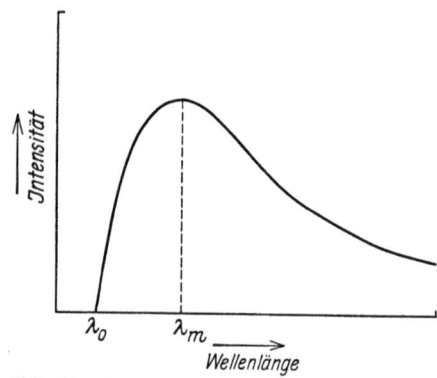

Abb. 84. Schematische Darstellung des Intensitätsverlaufs im kontinuierlichen Röntgenspektrum in Abhängigkeit von der Wellenlänge. λ_0 Grenzwellenlänge, λm Wellenlänge größter Intensität.

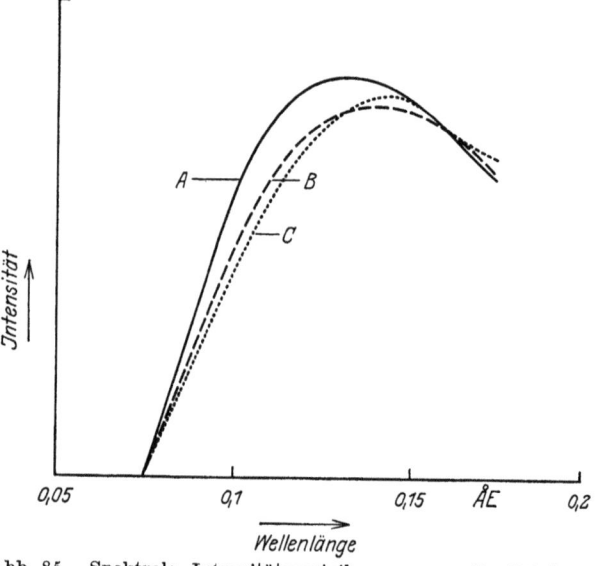

Abb. 85. Spektrale Intensitätsverteilung, wenn die Röntgenstrahlung A mit konstanter Gleichspannung, B mit Induktorspannung, C mit sinusförmiger Spannung erzeugt wird (nach Glocker und Kaupp).

Wenn man dagegen keine pulsierende Spannung, sondern kontinuierliche Gleichspannung verwendet, sollte man annehmen, daß — entsprechend unserer Gleichung — nur Strahlen von ein und derselben Wellenlänge entstehen müßten, also eine monochromatische Strahlung, eine Spektrallinie. Der Versuch zeigt aber, daß das durchaus nicht der Fall ist, es entsteht vielmehr ein Strahlengemisch, ähnlich dem bei pulsierender Spannung. Man kann wohl annehmen, daß bei der Benutzung von Gleichspannung die Elektronen in den Kathodenstrahlen alle gleiche Geschwindigkeit haben, doch ist das Schicksal der einzelnen Elektronen bei ihrem Wege im Antikathodenmetall bis zu ihrer Abbremsung so verschieden, daß die Wirkung beinahe die gleiche ist, als wenn die Röhrenspannung und damit auch die Elektronengeschwindigkeit nicht einheitlich wären. Wie schon erwähnt, wird nur in den seltensten Fällen ein Kathodenstrahlelektron sofort beim Auftreffen auf die Antikathode abgebremst, es wird vielmehr meist erst eine Reihe von Atomschichten durchlaufen, wobei es in den Kraftfeldern der Atome Energie einbüßt; das ist aber gleichbedeutend mit geringerer Geschwindigkeit bzw. mit niedrigerer Spannung. Man erhält daher auch hier bei der spektralen Zerlegung ein kontinuierlich geschwärztes Band, das nach den kurzen Wellen hin begrenzt ist. Der Unterschied gegenüber dem Spektrum bei pulsierender Spannung besteht darin, daß das Maximum etwas nach kürzeren Wellen hin verschoben ist (Abb. 85), und daß die Grenze schärfer hervortritt. Hier gilt die Gleichung: $\lambda_0 \cdot V_= = 12{,}35$, wenn λ_0 wieder die Grenzwellenlänge und $V_=$ den konstanten Wert der kontinuierlichen Gleichspannung bedeuten.

b) Spannungsmessung aus der Grenzwellenlänge.

Diese Beziehung zwischen der Grenzwellenlänge und der Spannung ist von Duane und Hunt, von Wagner u. a. eingehend geprüft und als exakt richtig befunden worden. Man kann daher die Röhrenspannung dadurch bestimmen, daß man ein Röntgenspektrum aufnimmt, die Grenzwellenlänge ausmißt und mit Hilfe der Gleichung $V = 12{,}35/\lambda$ die Spannung errechnet. Dies etwas umständliche Verfahren bietet den Vorteil einer absoluten Spannungsmessung, die auf einem anderen Wege kaum möglich ist; außerdem bekommt man auf diese Weise die Spannung, die wirklich in der Röntgenröhre zur Wirkung gelangt ist, nicht die Transformator- oder Induktorspannung, die unter Umständen eine wesentlich höhere sein kann. Bei pulsierender Spannung ergibt sich so der Scheitelwert, während

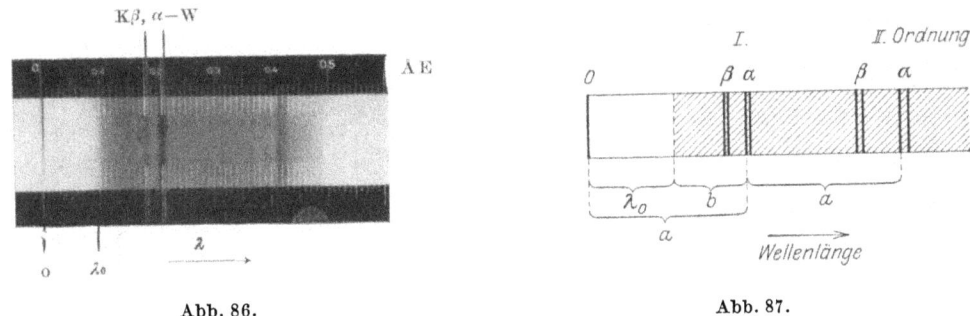

Abb. 86. Abb. 87.

Abb. 86. Messung der Grenzwellenlänge λ_0 im Spektrum mit Hilfe einer in Ångströmeinheiten geteilten Schablone.
Abb. 87. Auswertung eines Spektrogramms aus der I. und II. Ordnung der K-Linien des Wolframs, wenn die Apparatekonstanten des Spektrographen nicht bekannt sind. a im Spektrum gemessener Abstand der $K\alpha_1$-Linien der I. und II. Ordnung (= 0,21 AE), b Abstand der zu bestimmenden Grenzwellenlänge λ_0 von der $K\alpha_1$-Linie I. Ordnung. Es ergibt sich: $\lambda_0 = \frac{a-b}{a} \cdot 0{,}21$ AE.

bei kontinuierlicher Gleichspannung natürlich nur ein Wert in Frage kommt. Das Verfahren kann auch mit Vorteil zur Eichung von Spannungsmessern, Kugelfunkenstrecken u. dgl. dienen.

Wenn es sich nur um die Bestimmung der Grenzwellenlänge handelt, wird man zweckmäßig nur einen kleinen Spektralbereich aufnehmen, da dann die Belichtungsdauer kürzer ist. Man erreicht das dadurch, daß man den Spektrographen während der Aufnahme nur um einen kleinen Winkelbereich hin und her dreht (beim Seemannschen Apparat sind deshalb meist verschieden große Exzenterscheiben vorgesehen).

Die Ausmessung der Grenze geschieht gewöhnlich mit Hilfe von beigegebenen Schablonen mit einer Teilung, welche die Wellenlängen unmittelbar in AE abzulesen gestattet. Auf ihnen sind die Wolfram- bzw. Platinlinien markiert; diese werden mit den entsprechenden Linien auf dem Spektrogramm zur Deckung gebracht (Abb. 86). Die K-Linien des Wolframs bzw. des Platins entstehen, sobald die Spannung 69 bzw. 78 kV übersteigt; zur Ausmessung der Grenze bei niedrigeren Spannungen kann man sich eine Bezugslinie dadurch schaffen, daß man eine passend liegende Absorptions- oder Anregungsgrenze (vgl. S. 305) aufnimmt, z. B. die des Zinns, die bei Spannungen von mehr als 29 kV entsteht (vgl. Tab. 1, S. 292). Man erreicht das auf einfache Weise dadurch, daß man bei der Aufnahme ein Stanniolblatt in den Strahlengang zwischen Krystall und Aufnahmeplatte einfügt. — Andererseits ist es möglich, entsprechend der Braggschen Reflexionsbedingung (Gleichung [11], S. 286) die Grenzwellenlänge zu bestimmen. Da die Gitterkonstante bekannt ist, besteht die Aufgabe in der Feststellung des Glanzwinkels φ. Diesen erhält man aus dem Abstand Spektrographenspalt — photographische Platte und dem auf letzterer gemessenen Abstand der Grenze von der Nullinie des Spektrogramms, d. h. von dem Durchstoßungspunkt der unreflektiert durchgehenden Strahlen; meist ist diese Linie durch Überstrahlung stark verbreitert, man geht deshalb zweckmäßiger von einer bekannten Spektrallinie und dem ebenfalls bekannten Glanzwinkel für diese Linie aus. Letzterer beträgt z. B. für Steinsalz und die $K\alpha_1$-Linie des W $2°7,4'$, für die entsprechende Pt-Linie $1°53,2'$. — Schließlich ist ein einfacher Weg, wenn keine Schablone zur Verfügung steht, der folgende: Wie oben (S. 286) erwähnt, entstehen die Spektren in mehreren Ordnungen. Bei hinreichend großem Schwenkungswinkel des Spektrographen bilden sich daher die

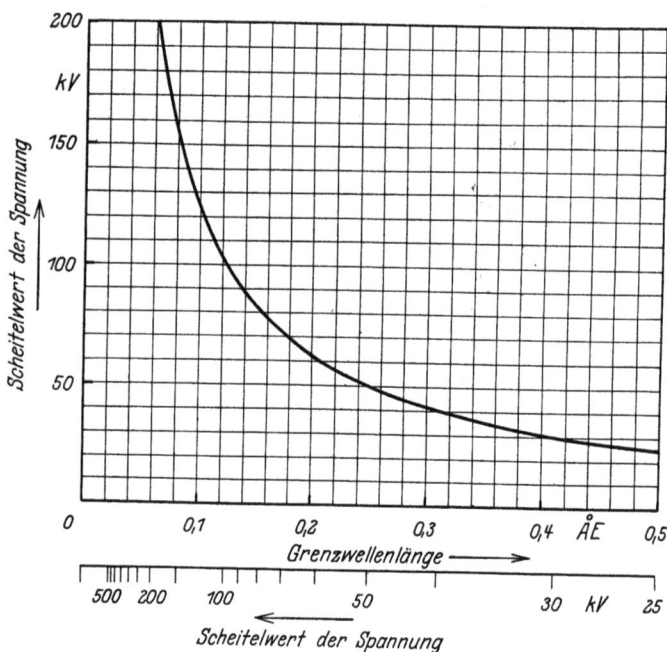

Abb. 88. Graphische Darstellung der Beziehung zwischen der Grenzwellenlänge λ_0 und dem Scheitelwert V_{max} der Spannung: $\lambda_0 \cdot V_{max} = 12{,}35$.

K-Linien mehrfach ab, und zwar bei der einfachen, doppelten, dreifachen Wellenlänge. Man findet also die Nullinie des Spektrogramms, wenn man z. B. den Abstand der $K\alpha_1$-Linien der I. und II. Ordnung von der $K\alpha_1$-Linie der I. Ordnung aus über das kurzwellige Ende des Spektrums hinaus abträgt. Da die diesem Abstande entsprechende Wellenlänge bekannt ist (beim W: 0,2089 AE), ist die Ausmessung der Grenzwellenlänge auf einfachste Weise möglich (vgl. Abb. 87). So kann man also ein Spektrogramm auch ohne Kenntnis der Apparatekonstanten mit einer für praktische Zwecke hinreichenden Genauigkeit auswerten.

Bei den gebräuchlichen Röhren kommen für die Auswertung nur die K-Linien von Wolfram oder Platin in Betracht. Ihre Wellenlängen sind in der Tabelle 4 zusammengestellt.

Die Genauigkeit, die man bei der spektrographischen Spannungsmessung erreichen kann, hängt zunächst von der Schärfe ab, mit der die Grenze hervortritt; man muß deshalb kontrastreiche Emulsion verwenden und durch hinreichend lange Belichtungsdauer eine gute Schwärzung erzeugen. Bei konstanter Gleichspannung erhält man eine deutlichere Abgrenzung als bei pulsierender Spannung. — Es liegt in der Art der Beziehung zwischen

Grenzwellenlänge und Spannung, daß mit zunehmender Spannung die Meßgenauigkeit abnimmt. In Abb. 88 ist diese Beziehung ($\lambda \cdot V = 12{,}35$) graphisch dargestellt. Als Ordinaten sind die Spannungen in kV, als Abszissen die Wellenlängen in AE aufgetragen. Außerdem sind auf dem Abszissenmaßstab neben den Wellenlängen die zugehörigen Spannungen markiert; man erkennt daraus ohne weiteres, wie die Verschiebung der Grenzwellenlänge mit zunehmender Spannung immer geringer wird. Damit nimmt auch die Meßgenauigkeit ab, da die im Spektrogramm auszumessenden Abstände den Wellenlängen proportional sind. Während z. B. bei einer Erhöhung der Spannung von 50 auf 60 kV eine Verschiebung der Grenze um 0,04 AE eintritt, beträgt die Verschiebung für die gleiche Spannungsdifferenz bei 200 kV nur noch 0,003 AE.

Tabelle 4. Wellenlängen der Linien der K-Serie von Wolfram und Platin.

Bezeichnung der Linie	Antikathodenmetall	
	Wolfram	Platin
β_2	0,1794 AE	0,1574 AE
β_1	0,1844 ,,	0,1634 ,,
α_1	0,2089 ,,	0,1850 ,,
α_2	0,2135 ,,	0,1898 ,,

Immerhin kann man auch in letzterem Falle die Spannung auf etwa 1% genau bestimmen, also mit einer für die Praxis bei weitem ausreichenden Exaktheit.

c) Die spektrale Intensitätsverteilung.

In Abb. 89 sind die Kurven der spektralen Intensitätsverteilung der Strahlung einer Röhre mit Wolfram-Antikathode für verschiedene Spannungen dargestellt: Mit steigender Spannung verschiebt sich die Grenzwellenlänge nach kurzen Wellen hin, und zwar in um so geringerem Maße, je höher die Spannung wird; zwischen 50 und 100 kV treten die K-Linien des Wolframs hinzu.

Neben der kurzwelligen Grenze beansprucht die Wellenlänge maximaler Intensität λ_{max} in den Kurven der spektralen Intensitätsverteilung unser Interesse. Sie verschiebt sich bei steigender Spannung zugleich mit der Grenzwellenlänge. Ihre Lage im Vergleich zu letzterer kann als ein Maß für die Härte und für die Homogenität der Strahlung gelten: je näher das Maximum an die Grenzwellenlänge heranrückt, desto größer ist der Anteil an kurzwelligen Komponenten im Strahlengemisch und desto homogener ist die Strahlung.

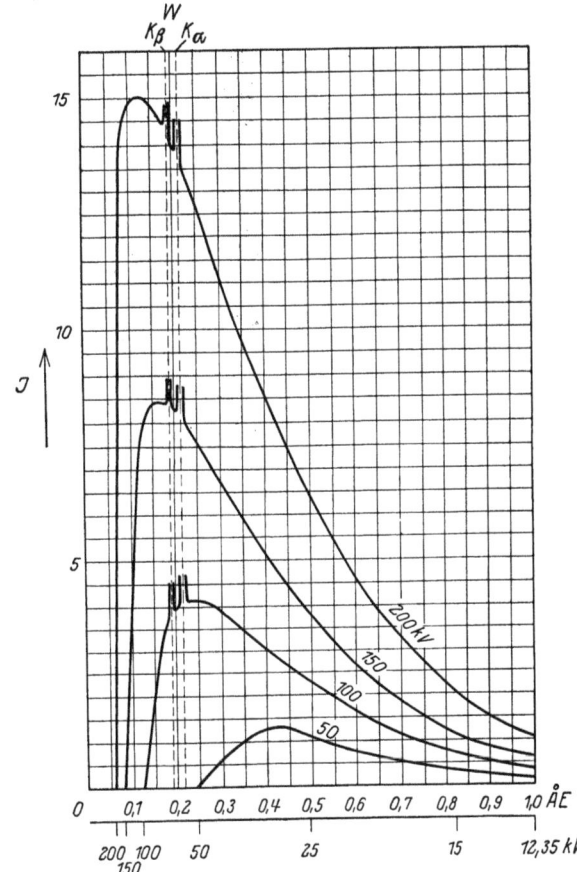

Abb. 89. Verschiebung der Kurven der spektralen Intensitätsverteilung mit der Röhrenspannung. J Intensität, W Linien der K-Serie des Wolframs.

Man hat versucht, das Verhältnis von $\lambda_{max} : \lambda_0$ zu bestimmen: so fand Dauvillier $\lambda_{max} = 1,3 \cdot \lambda_0$, Kulenkampff $\lambda_{max} = 1,5 \cdot \lambda_0$, während unsere eigenen Untersuchungen ergaben, daß bei hohen Spannungen, selbst wenn die Strahlung gefiltert ist, der Wert von λ_{max} gewöhnlich nicht unter $2 \cdot \lambda_0$ liegt. Die Lage von λ_{max} ist sehr veränderlich, sie ist nicht nur von der Spannungsform (vgl. Abb. 85) und der Spannungshöhe (vgl. Abb. 89), sondern in geringerem Maße auch vom Antikathodenmaterial abhängig, und sie wird sehr stark von der Filterung beeinflußt (vgl. Abb. 110, S. 327). Dem Intensitätsmaximum im Spektrum kommt also nicht die generelle Bedeutung zu wie der Grenzwellenlänge, die einzig und allein von der Spannung abhängt.

Das langwellige Ende des Spektrums zeigt bei ungefilterter Strahlung einen ganz allmählichen Übergang, während mit zunehmender Filterung auch hier immer deutlicher eine Grenze hervortritt, die sich nach der kurzwelligen Grenze zu verschiebt, so daß das Spektrum immer schmäler, die Strahlung also homogener wird.

An und für sich gibt die Kurve der spektralen Intensitätsverteilung ein vollständiges Bild der Strahlenqualität, d. h. der Homogenität und der Härte des Strahlengemisches, es ist aber schwierig, aus der Kurvenform einen zahlenmäßigen oder sonstwie eindeutigen Ausdruck für die Qualität abzuleiten. In der Praxis begnügt man sich daher mit anderen Methoden, die auf der verschiedenen Absorbierbarkeit von harten und weichen Strahlen beruhen. Nur bei der Verwendung von kontinuierlicher Gleichspannung ist die Kurvenform für ein und dasselbe Antikathodenmaterial konstant, bei dieser genügt daher als Qualitätsbezeichnung die Angabe der Grenzwellenlänge und der Filterung.

d) Die Intensität der Bremsstrahlung.

In den Kurven der spektralen Intensitätsverteilung (Abb. 84, 89) bedeuten die Ordinaten die Intensität, mit der die einzelnen Komponenten von verschiedener Wellenlänge im Strahlengemisch vorhanden sind. Die Summe der Ordinaten gibt die Intensität der Gesamtstrahlung, die also der von der Kurve und der Abszissenachse eingeschlossenen Fläche proportional ist. Die Gesamtintensität ist abhängig vom Antikathodenmaterial, von der Spannung und von der Röhrenstromstärke.

Bereits Röntgen hatte gefunden, daß die Strahlung intensiver wurde, wenn er das Kathodenstrahlenbündel nicht auf die Glaswand der Entladungsröhre auftreffen ließ, sondern ein Metallblech vorher in seinen Weg stellte; es entstand so die Antikathode. Untersuchungen aus neuerer Zeit, besonders die von Kaye, Kulenkampff u. a. angestellten, zeigen, daß die Röntgenstrahlenemission mit steigendem Atomgewicht oder richtiger mit steigender Ordnungszahl des Antikathodenmaterials zunimmt. Um letztere Frage zu entscheiden, haben Duane und Shimizu und in neuester Zeit Kulenkampff Messungen mit Antikathoden von Eisen, Kobalt, Nickel und Kupfer angestellt. Co (27) und Ni (28) zeigen nämlich insofern ein anomales Verhalten im periodischen System, als ihre Ordnungszahlen steigen, ihre Atomgewichte aber fallen (vgl. Tab. 3, S. 296). Es zeigte sich, daß der Ni-Antikathode die höhere Strahlenintensität zukommt; es ist also auch hier die Ordnungszahl maßgebend. Im ganzen ergibt sich das Resultat, daß unter gleichen Bedingungen die Röntgenstrahlenemission proportional mit der Ordnungszahl des Antikathodenmaterials steigt. Als Material kommen nur Substanzen in Betracht, die hohen Schmelzpunkt und gute Wärmeleitfähigkeit besitzen. Die folgende Tabelle 5 gibt hierüber eine Übersicht.

Tabelle 5. Röntgenstrahlenemission verschiedener Antikathodenmaterialien.

Ordnungszahl	Element	Intensität (W = 100)	Schmelzpunkt °C	Wärmeleitfähigkeit (Ag = 1)
92	Uran	124	1350	—
79	Gold	107	1060	0,7
78	Platin	105	1760	0,17
74	Wolfram	100	3200	0,35
73	Tantal	99	2900	0,12
47	Silber	64	960	1,0
42	Molybdän	57	2500	0,33
29	Kupfer	39	1084	0,92
26	Eisen	35	1530	0,15
13	Aluminium	18	658	0,48
6	Kohle	8	etwa 4000	0,01

Wegen dieses Ansteigens der Strahlungsintensität des kontinuierlichen Spektrums tritt die Intensität der Spektrallinien um so mehr zurück, je höher die Ordnungszahl des Antikathodenmaterials ist.

Bei gleichbleibender Spannung bleibt die spektrale Zusammensetzung der Strahlung die gleiche, wenn die Röhrenstromstärke geändert wird. Die Strahlungsintensität ist von der Zahl der auf die Antikathode auftreffenden Elektronen abhängig, und da durch die Zahl der Elektronen — vornehmlich bei der Glühkathodenröhre — auch die Röhrenstromstärke bedingt ist, steigt die Strahlungsintensität proportional mit der Röhrenstromstärke an. Diese kann natürlich nicht beliebig weit gesteigert werden, da bei allzu großer Elektronendichte im Brennfleck die Einzelprozesse sich gegenseitig stören würden, doch ist man von einer Grenze vorläufig noch weit entfernt. Eine Überschlagsrechnung von Dauvillier, der eine Brennfleckgröße von 1 qcm und eine Stromstärke von 10 mA zugrunde gelegt ist, hat ergeben, daß die Belegsdichte auf etwa das Millionenfache erhöht werden müßte, wenn eine merkliche Störung entstehen sollte. In neuester Zeit haben allerdings Untersuchungen von Nasledow und Scharawsky ergeben, daß die Proportionalität nicht vollständig gewahrt ist, doch wird dieser Befund — falls er sich bewahrheiten sollte — keinerlei Bedeutung für die Röntgentherapie haben, zumal die Unstimmigkeit bei höheren Spannungen sehr klein gefunden wurde. Alle anderen Untersuchungen bestätigen dagegen den proportionalen Anstieg der Strahlungsintensität mit der Röhrenstromstärke, wenn die Spannung die gleiche bleibt.

Wenn andererseits die Röhrenstromstärke konstant gehalten und die Spannung gesteigert wird, wächst die Strahlungsintensität des kontinuierlichen Spektrums stark an. In Abb. 89 (S. 301) äußert sich das dadurch, daß die von den Kurven eingeschlossenen Flächen mit wachsender Spannung erheblich größer werden. Intensitätsmessungen an spektral zerlegter Strahlung wurden von Dauvillier, Kulenkampff u. a. angestellt. Die Ergebnisse stimmen darin überein, daß die Intensität des kontinuierlichen Spektrums etwa mit der zweiten Potenz der Spannung zunimmt. Die Intensität des überlagerten Linienspektrums tritt gegenüber derjenigen des kontinuierlichen Spektrums um so mehr zurück, je höher die Ordnungszahl des Antikathodenmaterials ist; die Intensität des kontinuierlichen Spektrums wird daher bei den technischen Röntgenröhren nahe gleich der der Gesamtstrahlung der Röhre (vgl. S. 297).

5. Die Absorptionsspektren.

Wenn Röntgenstrahlen auf Materie, z. B. auf ein Metallblech auftreffen, gehen sie zum Teil unverändert hindurch, zum Teil werden sie absorbiert, zum Teil gestreut. Der Absorptionsvorgang entspricht dem lichtelektrischen Effekt (vgl. S. 283): wenn die Strahlen auf Elektronen der Moleküle treffen, können sie sie, falls ihre Quantenenergie ausreicht, aus dem Atomverband hinauswerfen; die Röntgenstrahlen verschwinden, ihre Energie wird zur Anregung der Atome und darüber hinaus zur Beschleunigung der getroffenen Elektronen verwendet. Die Absorption ist in hohem Maße von der Wellenlänge der Strahlung abhängig, und zwar so, daß weiche Strahlen sehr viel stärker absorbiert werden als harte, doch ist der Übergang ein vollkommen stetiger (vgl. die Kurven für C und Al in Abb. 106, S. 323). Hierauf beruht die Filterwirkung, die später (S. 327) eingehender zu betrachten sein wird. Diese sog. normale Absorption bringt im kontinuierlichen Spektrum eine Schwächung sämtlicher Komponenten hervor, am stärksten werden aber die weichen Anteile geschwächt, so daß das langwellige Ende des kontinuierlichen Spektrums und sein Maximum sich gegen die Grenzwellenlänge hin verschieben (Abb. 110, S. 327).

a) Die selektive Absorption.

Außer der normalen Absorption findet sich aber unter Umständen an manchen Stellen des Spektrums eine sprunghafte Änderung der Intensität, die selektive Absorption. Diese

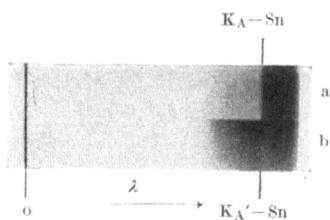

Abb. 90. Absorptionsspektrum des Zinns. a) Die Röntgenstrahlung ist mit Sn gefiltert, es tritt die Absorptionsgrenze K_A auf. b) Die Röntgenstrahlung regt die Eigenstrahlung des Sn an, es tritt die Anregungsgrenze K_A' auf.

tritt jedesmal dann auf, wenn bei zunehmender Spannung die Quantenenergie ($h \cdot \nu$) der Strahlung eine solche Höhe erreicht, daß aus einer weiter innen liegenden Elektronenschale der Atome der bestrahlten Substanz Elektronen ausgelöst werden können. Das ist z. B. bei der M-Schale des Wolframs der Fall, sobald die Spannung 2,8 kV überschreitet (vgl. Tab. 1, S. 292); bei der L-Schale sind dazu 11,8 kV, bei der K-Schale 69 kV notwendig. Bei jeder Überschreitung einer Anregungsgrenze ist plötzlich die Möglichkeit, daß Strahlung absorbiert wird, vermehrt, und es entsteht ein Absorptionssprung (vgl. die Kurven für Ag und Pt in Abb. 106, S. 323). Dies äußert sich im Spektrum dadurch, daß in dem kontinuierlichen Untergrund jedesmal eine scharfe Grenze, eine Absorptionsgrenze oder Absorptionsbandkante auftritt. Entsprechend den verschiedenen Elektronenschalen unterscheidet man K-, L-, M- usw. Grenzen. An einer solchen Grenze wird, im Gegensatz zur normalen Absorption, die härtere Strahlung stärker absorbiert als die weichere, und zwar steigt die Absorption an den Grenzen plötzlich auf den vier- bis siebenfachen Wert an. Im photographisch aufgenommenen Spektrogramm ist daher die Schwärzung auf der kurzwelligen Seite einer Absorptionsgrenze geringer. Abb. 90 zeigt in ihrer oberen Hälfte ein Spektrum, bei dem die Strahlung durch ein Zinnfilter gegangen ist; man sieht bei 0,424 AE die K-Absorptionsgrenze des Zinns, dazu gehört nach dem Einsteinschen Gesetz ($\lambda \cdot V = 12{,}35$) eine Spannung von 29,1 kV.

b) Absorptions- und Anregungsgrenzen.

Durch die Absorption von Strahlung und die damit verbundene Auslösung von Elektronen werden die von Strahlen getroffenen Atome genau ebenso in einen angeregten Zustand versetzt, wie die Atome der Antikathode durch die aufprallenden Elektronen in der Röntgenröhre. Auch in einer bestrahlten Substanz kehren die Atome durch Aufnahme von Elektronen spontan in ihren Normalzustand zurück und senden dabei die charakteristische Eigenstrahlung aus; die an den Absorptionsgrenzen in vermehrtem Maße absorbierte Energie tritt in der Eigenstrahlung der betreffenden Schale wieder zutage. Infolgedessen liegen die Anregungsgrenzen der Linienspektren und die Grenzen selektiver Absorption bei ein und derselben Wellenlänge des Spektrums. Das ist in Abb. 90 veranschaulicht: während in der oberen Hälfte des Spektrums die Strahlung durch Zinnfolie gefiltert ist und infolgedessen die K-Absorptionsgrenze des Zinns bei 0,42 AE zeigt, ist in der unteren Hälfte die Platte, die von der Glasseite her bestrahlt wurde, mit Zinnfolie hinterlegt. Die Folge ist, daß von 0,42 AE ab nach kurzen Wellen hin die K-Eigenstrahlung des Zinns unmittelbar auf die lichtempfindliche Schicht wirken kann; es entsteht daher bei 0,42 AE wieder eine Grenze, aber im umgekehrten Sinne im Vergleich zur Absorptionsgrenze, so daß nach kurzen Wellen hin die Schwärzung verstärkt wird. Hier zeigt sich die Eigenstrahlung natürlich nicht in Form von Spektrallinien, sondern als kontinuierliche Schwärzung, da sie ja

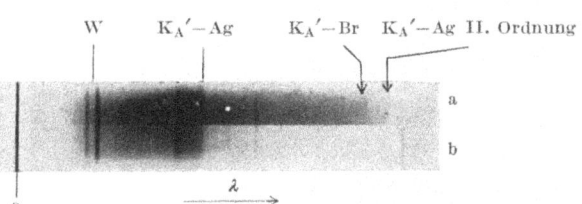

Abb. 91. Spektrum mit den Anregungsgrenzen des Silbers (K_A'—Ag in I. und II. Ordnung) und des Broms (K_A'—Br) der photographischen Emulsion. W Wolframlinien. a) Ungefilterte Strahlung, b) gefilterte Strahlung.

direkt auf die Platte wirkt, ohne selbst spektral zerlegt zu sein. Die Absorptionsgrenzen haben also dieselben Wellenlängen wie die entsprechenden Anregungsgrenzen der Linienspektren.

Ein ähnlicher Vorgang spielt sich in der photographischen Schicht selbst ab. Bei photographischen Spektralaufnahmen erhält man bei genügender Ausdehnung des Spektrums mehrere Grenzen (Abb. 91). Diese rühren daher, daß bei 0,485 AE das Silber, bei 0,92 AE das Brom selektiv absorbieren. Da die Wirkung der Röntgenstrahlen auf das Bromsilber der Emulsion durch die Absorption von Energie bedingt ist und die Absorption an den Grenzen sprunghaft verstärkt wird, tritt von diesen ab nach kurzen Wellen hin eine verstärkte Wirkung, erhöhte Schwärzung auf; gleichzeitig wird die K-Strahlung des Ag bzw. des Br angeregt. Bei 0,97 AE kann auch noch die Ag-Grenze II. Ordnung auftreten.

Während bei den Filtern, die in der Röntgentherapie benutzt werden, selektive Absorption unbedingt vermieden werden muß (vgl. S. 328), kann man diese mit Vorteil anwenden, wenn eine möglichst homogene Strahlung von einigermaßen großer Intensität benötigt wird. Man wählt zu dem Zweck ein Antikathodenmetall, dessen K- oder L α-Linien, als die stärksten Linien dieser Serien, eine passende Wellenlänge haben, und filtert mit einer Substanz, deren Absorptionsgrenze ein wenig härter ist als diese Linien. Dadurch wird dann die weichere Strahlung in normaler Weise, die harte dagegen durch die an der Grenze selektiv verstärkte Absorption geschwächt. Die Spannung wird so hoch genommen, daß die betreffenden Linien möglichst stark angeregt werden. So kann man z. B. die Kα-Linien des Platins fast rein bekommen, wenn man die Strahlung einer Röhre mit Pt-Antikathode durch ein Wolframfilter von passender Stärke gehen läßt, wie aus Tabelle 1 und 4 ersichtlich ist. An Stelle von Wolframmetall kann man nach dem oben Gesagten auch irgendeine chemische Verbindung des Wolframs als Filter benutzen. — Durch Ausblenden eines schmalen Spektralbereichs nach Zerlegung der Strahlung mittels der Reflexion an einem Krystall kann man eine sehr homogene Strahlung, aber nur von sehr geringer Intensität erhalten.

E. Die Strahlung der Röntgenröhre.

Im folgenden soll die unzerlegte Strahlung der Röntgenröhre, wie sie in der Praxis zur Verwendung kommt, näher betrachtet werden.

Die Strahlung einer Röntgenröhre geht in der Hauptsache vom Brennfleck aus, dem kleinen Bezirk auf der meist unter 45° gegen die Röhrenachse abgeschrägten Antikathodenfläche, auf den hin die Kathodenstrahlen konzentriert werden. Während der Brennfleck oder Fokus bei den für diagnostische Zwecke dienenden Röhren im Interesse einer scharfen Abbildung möglichst klein gehalten wird, gibt man ihm bei den Therapieröhren eine etwas größere Ausdehnung, bis etwa 1 qcm Größe; es wird dadurch eine geringere Beanspruchung des Antikathodenmaterials erreicht (vgl. S. 239). Durch die Streuung des Kathodenstrahlenbündels werden auch die übrige Fläche des Antikathodenspiegels und der Antikathodenstiel von Elektronen getroffen; in der Hauptsache sind es aber zurückdiffundierte Elektronen (vgl. S. 284 u. Abb. 36), die bei den Glühkathodenröhren auf dem Antikathodenstiel, bei den gashaltigen Röhren auf der Glaswand der Röhre abgebremst werden. Sie geben zur Entstehung von Nebenstrahlungen Anlaß, die sich vor allem bei Messungen unliebsam bemerkbar machen können. Ihre Intensität beträgt etwa 20% der Brennfleckstrahlung. Bei Messungen, die gewöhnlich nur nach einer Richtung gehende Strahlen umfassen, kann man rechnen, daß auf die Brennfleckstrahlung 90%, auf die Stielstrahlung 8% und auf die (Sekundär-) Strahlung eines evtl. eingeschalteten Filters etwa 2% der Gesamtstrahlung entfallen.

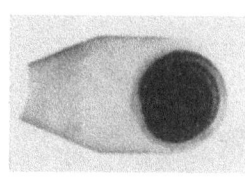

Abb. 92. Lochkameraaufnahme der Antikathode einer Glühkathodenröhre mit massivem Wolframkolben und spiralförmigem Glühdraht.

Die strahlenden Teile einer Röntgenröhre kann man sehr schön durch Lochkameraaufnahmen abbilden, wenn man im Strahlengang eine Bleiplatte von 2—4 mm Dicke mit einem Loch von etwa 0,5 mm Durchmesser aufstellt und dahinter, am besten im gleichen Abstand wie die Röhre, eine photographische Platte anbringt. Man erhält auf diese Weise ein Bild der Antikathode, des Brennflecks und des Stiels (Abb. 92). Solche Aufnahmen zeigen die Intensitätsverteilung aber nicht ganz richtig, da bei einer Zylinderblende, wie die enge Öffnung sie darstellt, die in der Blendenachse liegenden Partien gegenüber den außen liegenden bevorzugt sind. Eine naturgetreue Abbildung erhält man auf folgende Weise: man stellt, ähnlich wie bei der Bucky-Blende, einen Raster her, bestehend aus Bleistreifen von etwa 1 cm Breite, 0,5 mm Dicke, die auf der Längskante stehend so zusammengepreßt werden, daß zwischen den einzelnen Blechen Zwischenräume von etwa 0,2 mm bleiben. Zwei solche Raster werden, unter 90° gekreuzt, auf eine photographische Platte gelegt, und die Röhre wird in beliebigem Abstand in der Mitte darüber angebracht. Die Vorrichtung wirkt wie eine dicke Bleiplatte, die siebartig mit feinsten Löchern versehen ist. Hier bilden sich alle strahlenden Teile mit der ihnen zukommenden Intensität ab.

1. Das quadratische Gesetz.

Wie jede Strahlung, die von einem Punkt oder von einem eng begrenzten Bezirk ausgeht, nimmt die Strahlung der Röntgenröhre mit zunehmendem Abstand vom Fokus ab, und zwar ist die Strahlenintensität umgekehrt proportional dem Quadrat des Abstandes. Dies wichtige Gesetz, meist einfach als quadratisches Gesetz bezeichnet, ist die einfache Folge der räumlichen Ausbreitung der Strahlung (Abb. 93).

Wenn man der Wellentheorie des Lichtes folgt, breiten sich die Strahlen in Form von Kugelwellen allseitig im Raum aus. Die Gesamtenergie E der Strahlung nimmt dabei nicht ab (wenn eine Schwächung durch Absorption u. dgl. vermieden wird), sie verteilt sich aber auf immer größere Flächen, und zwar auf die Oberflächen von Kugeln, die um den Brennfleck der Antikathode als Mittelpunkt beschrieben werden können. Da diese Flächen (Inhalt $= 4 \cdot \pi \cdot r^2$) mit dem Quadrat des Radius der Kugel, also mit dem

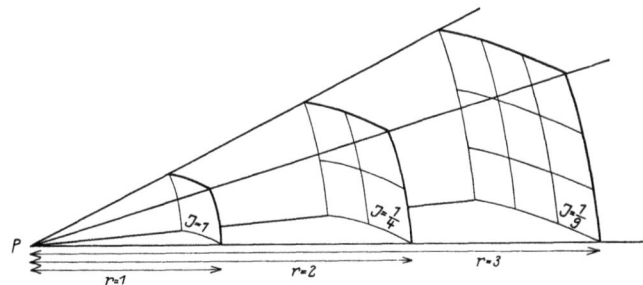

Abb. 93. Abnahme der Intensität J einer von einem Punkt P ausgehenden Strahlung mit dem Quadrat des zunehmenden Abstandes r. $J_1 : J_2 = r_2^2 : r_1^2$.

Abstand r vom Fokus wachsen, muß die Strahlungsintensität I (= Energie pro Quadratzentimeter) mit dem Quadrat des zunehmenden Abstandes abnehmen. Es ist:

$$E = 4 \cdot \pi \cdot r^2 \cdot I = 4 \cdot \pi \cdot r_1^2 \cdot I_1$$

oder

$$r^2 \cdot I = r_1^2 \cdot I_1,$$

also

$$I/I_1 = r_1^2/r^2 \quad \ldots \ldots \ldots \ldots \ldots \quad (15)$$

Auch wenn man die extreme Quantentheorie des Lichts, nach der die Strahlung gewissermaßen aus geradlinig fortschreitenden Korpuskeln, aus einzelnen Strahlungsquanten besteht, als gültig ansieht, bleibt das Gesetz erhalten, nur breitet sich hiernach nicht die Gesamtenergie kontinuierlich auf immer größer werdenden Flächen aus, sondern die Anzahl der Quanten, die auf die Flächeneinheit entfällt, wird mit zunehmendem Abstand vom Fokus immer kleiner, während das Quant ($h \cdot \nu$) selbst auch bei den größten Entfernungen bestehen bleibt. Wenn man bei einer Strahlung Einzelprozesse beobachten kann, wie z. B. das Szintillieren eines Leuchtschirms unter der Wirkung des Aufpralls von α-Teilchen, ist es dadurch möglich, zu entscheiden, ob der Strahlung Wellencharakter oder corpuscularer Charakter zukommt. Die Einzelimpulse der Röntgenstrahlung sind der direkten Beobachtung nicht zugänglich, da hier der Energieinhalt des einzelnen Quants zu klein ist; mit Hilfe verfeinerter Methoden (es sei der Geigersche Spitzenzähler erwähnt) ist es aber gelungen, auch bei harten Röntgenstrahlen die Wirkung von Einzelquanten nachzuweisen. Im allgemeinen ist jedoch eine große Anzahl von Einzelprozessen notwendig, um eine deutliche Wirkung hervorzubringen, so daß der Eindruck einer kontinuierlichen Ausbreitung der Energie, einer Lichtwelle, entsteht.

Die Gültigkeit des quadratischen Gesetzes für die Strahlung der Röntgenröhre ist der Gegenstand zahlreicher Untersuchungen gewesen. Sehr häufig ist die Gültigkeit angezweifelt worden, doch sind diese Mißerfolge stets auf die Unzulänglichkeit der Meßinstrumente oder auf eine unzweckmäßige Ausblendung der Strahlung zurückzuführen. Bei nicht allzugroßer Annäherung an die Röhre, etwa von 30 cm Fokusabstand an, ist das quadratische Gesetz trotz des Vorhandenseins der Nebenstrahlungen gültig, und es kann ohne Bedenken zur Prüfung der Brauchbarkeit von Dosismessern herangezogen werden. Vorbedingung ist hierbei, daß die Stielstrahlung nicht abgeblendet wird, da anderenfalls mit der Verringerung des Abstandes immer mehr strahlende Teile auf das Meßinstrument wirken (vgl. S. 374). Bei sehr weichen Röntgenstrahlen, z. B. bei den sog. Grenzstrahlen, ist das quadratische Gesetz nur im Vakuum gültig, da hier die Schwächung der Strahlung in der Luft mit zunehmendem Abstand immer größer wird, so daß die Intensität stärker abnimmt, als es dem quadratischen Gesetz entspricht (vgl. Abb. 160, S. 389).

2. Das Lambertsche Gesetz.

Außer dem quadratischen Gesetz gilt, ebenso wie in der Optik, auch für Röntgenstrahlen noch ein weiteres Gesetz, das lediglich durch geometrische Umstände bedingt ist: das Lambertsche Gesetz, das in der Röntgenologie bisher noch wenig Beachtung gefunden hat (Palmieri).

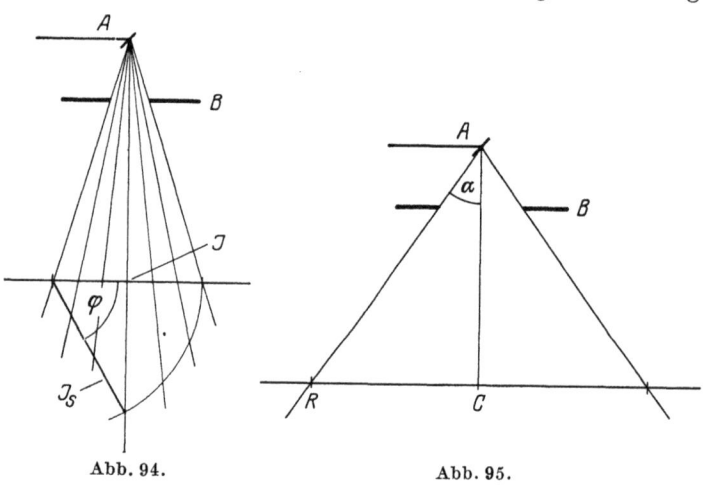

Abb. 94. Lambertsches Gesetz. A Antikathode, B Blende, J Strahlungsintensität bei senkrechtem Auftreffen der Strahlen, J_s bei schrägem Auftreffen unter dem Neigungswinkel φ. $J_s = J \cdot \cos \varphi$.

Abb. 95. Lambertsches Gesetz bei weitem Strahlenkegel. A Antikathode, B Blende, α halber Öffnungswinkel des Strahlenkegels, C Mitte und R Rand des Bestrahlungsfeldes. $J_R = J_C \cdot \cos \alpha$.

Das quadratische Gesetz gilt streng nur bei senkrechtem Auftreffen der Strahlen auf eine Fläche, also für Kugelschalen um den Fokus, oder wenn die betrachtete Fläche im Verhältnis zum Fokusabstand klein ist. Wenn dagegen die Fläche in schräger Richtung getroffen wird, dann ist die Strahlendichte pro Quadratzentimeter Fläche, die Intensität I_S, geringer als die Intensität I bei senkrechtem Einfall, und zwar ist:

$I_S = I \cdot \cos \varphi$, wenn φ den Neigungswinkel (vgl. Abb. 94) bedeutet. Bei einem Neigungswinkel von 60° ist daher die Intensität auf die Hälfte herabgesetzt. Dazu kommt noch die Wirkung des quadratischen Gesetzes, demzufolge die dem Fokus ferner liegenden Teile des Bestrahlungsfeldes geringere Intensität erhalten. In der Praxis tritt ein solcher Fall ziemlich häufig auf, z. B. bei Tangentialbestrahlungen der Mamma, bei größeren Feldern auf Gliedmaßen u. dgl.

Weiter macht sich das Lambertsche Gesetz geltend, wenn das Bestrahlungsfeld groß ist gegenüber dem Fokusabstand. In diesem Fall werden die Randpartien in schräger Richtung getroffen, so daß die Intensität I_R am Rande geringer ist als die Intensität I_C in der Mitte des Feldes, und zwar ist:

$I_R = I_C \cdot \cos a$, wenn a den halben Kegelwinkel (vgl. Abb. 95) bedeutet. Auch hier tritt gleichzeitig eine Intensitätsverminderung nach dem Rande zu gemäß dem quadratischen Gesetz ein. Die Intensität ist also auch dann, wenn die Strahlung senkrecht auf die Mitte des Feldes auftrifft, ungleichmäßig verteilt, so daß die Mitte stärker bestrahlt wird als die Ränder; diese Verteilung wird im gleichen Sinne durch die Einwirkung der Streustrahlung noch weiter verändert (vgl. S. 344).

3. Die Verteilung der Strahlung rings um den Fokus.

Die Ausbreitung der Strahlen der Röntgenröhre erfolgt vom Fokus aus nach allen Richtungen des Raums, doch ist sie durch die Form der Antikathode, die als strahlenundurchlässig angesehen werden kann, auf eine unter 45° gegen die Röhrenachse geneigte

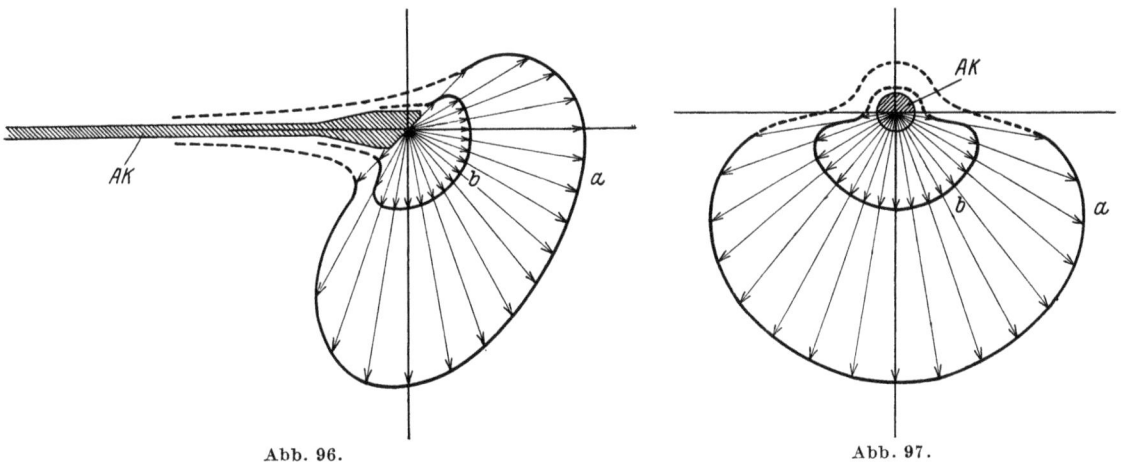

Abb. 96.   Abb. 97.

Abb. 96. Verteilung der Strahlungsintensität um den Brennfleck einer Röntgenröhre im Längsschnitt a) für eine ungefilterte Strahlung, b) für eine gefilterte Strahlung. Die Pfeile bedeuten die Intensitäten nach Richtung und Größe. AK Antikathode.

Abb. 97. Verteilung der Strahlungsintensität um den Brennfleck einer Röntgenröhre im Querschnitt a) für eine ungefilterte Strahlung, b) für eine gefilterte Strahlung. Die Pfeile bedeuten die Intensitäten nach Richtung und Größe. AK Antikathode.

Halbkugel beschränkt. Innerhalb dieser Halbkugel ist die Strahlenverteilung nicht ganz gleichmäßig. Die Abweichungen sind teils theoretisch begründet (Sommerfeld), teils durch die Absorption in der Antikathode hervorgerufen. Da nämlich die Elektronen der Kathodenstrahlen erst in einer gewissen Tiefe zur Ruhe kommen, müssen die entstehenden Röntgenstrahlen je nach der Austrittsrichtung mehr oder weniger Substanz durchdringen, so daß die streifend aus dem Antikathodenspiegel austretenden Strahlen am stärksten geschwächt werden. Die Absorption kann sehr erheblich werden, wenn sich in der Antikathodensubstanz nach langer Betriebsdauer tiefe Schrunden gebildet haben, in denen unter Umständen ein großer Teil der Strahlen verschluckt werden kann. In Abb. 96 und 97 ist die Strahlenverteilung bei einer Glühkathodenröhre nach experimentellen Ergebnissen von Coolidge und Kearsley dargestellt. Die Pfeile bedeuten die Strahlenintensitäten nach Richtung und Größe (nicht etwa die Reichweite). Man sieht aus Abb. 96, die die Strahlenverteilung bei einem Längsschnitt durch die Röhre zeigt, daß die Röntgenstrahlen in der Hauptsache senkrecht zur Kathodenstrahlenrichtung vom Brennfleck ausgehen, so daß sie um den sog. Zentralstrahl (vgl. S. 348), der in den beiden Abbildungen eingezeichnet ist, ziemlich gleichförmig verteilt sind. Abb. 97, die einem durch den Brennfleck gehenden Querschnitt der Röhre entspricht, zeigt, daß in dieser Richtung die Strahlung beiderseits des Zentralstrahls über einen weiten Bereich hin gleichförmig ist.

Auch die Härte der Strahlung ist nicht nach allen Richtungen vollständig gleich. Sie ist um so härter, je kleiner der mit den Kathodenstrahlen gebildete Winkel ist, so daß die Strahlen, die die Antikathode streifend verlassen, am härtesten sind. Für die Praxis kommen diese Unterschiede nicht in Betracht; auch kleine Abweichungen der Achse des Strahlenkegels vom Zentralstrahl sind für die Dosis belanglos.

4. Die Energie der Röntgenstrahlen.

Schon frühzeitig hat man versucht, die Energie der Röntgenstrahlen zu bestimmen; mit wechselndem Erfolg. Es zeigte sich, daß die Energiemenge, die von einer Röhre als Strahlung ausgesandt wird, nur sehr gering ist, und man maß etwa 0,1 bis 0,2% der aufgewendeten Kathodenstrahlenenergie. Ein so kleiner Prozentsatz konnte bei der geringen Leistungsfähigkeit der damaligen Röhren nur mit den feinsten physikalischen Meßmethoden erfaßt werden. Man benutzte Luftthermometer, Thermosäulen oder Bolometer; bei letzteren wird die Widerstandsänderung in einem flächenförmig auf einen Rahmen gewickelten Draht gemessen, wenn dieser sich durch die Absorption der auftreffenden Röntgen-

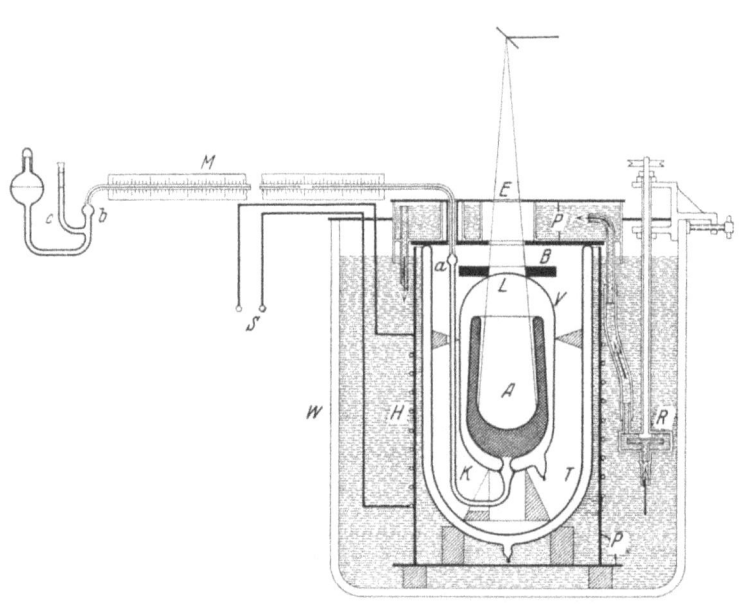

Abb. 98. Röntgencalorimeter (nach Rump). A Gefäß, dessen doppelte Wandung mit absorbierender Substanz und Ausdehnungsflüssigkeit gefüllt ist, K Meßcapillare, a und b Erweiterungen in der Capillare, die zusammen mit dem Ansatzröhrchen c eine beliebige Einstellung des Luftindex in der Capillare erlauben, M Skala, E Strahlen-Einfallsöffnung, B Blende, L Lindemann-Fenster, V Vakuummantel, T Thermosgefäß, W Thermostat mit Rührer R und elektrischer Heizung S—H, P P Bleischutzhüllen.

strahlen erwärmt. Die Aufgabe wird, abgesehen von der Schwierigkeit, so geringe Energiemengen überhaupt zu messen, dadurch kompliziert, daß alle von Röntgenstrahlen getroffenen Substanzen einen Teil der aufgenommenen Energie als Streustrahlung wieder abgeben, und daß wegen der großen Durchdringungsfähigkeit nur ein Teil der auftreffenden Strahlung absorbiert wird. Eine einwandfreie Energiemessung ist aber nur dann gegeben, wenn die gesamte Strahlung vollständig absorbiert wird. Dazu benötigt man bei harten

Röntgenstrahlen eine beträchtliche Wandstärke des Strahlenempfängers; bei allen früheren Messungen hat man aber nur sehr dünne Auffangekörper benutzt, indem man sich von der Erwägung leiten ließ, daß die Temperaturerhöhung um so kleiner wird, je größer die Masse der zu erwärmenden Substanz ist.

Um die den bisherigen Messungen anhaftenden Mängel zu vermeiden, haben wir in neuerer Zeit eine Methode ausgearbeitet, bei der nicht die Temperaturerhöhung, sondern die Wärmeausdehnung eines Körpers unter der Wirkung der Röntgenstrahlen benutzt wird. Die Größe der Ausdehnung durch eine bestimmte zugeführte Wärmemenge ist nämlich unabhängig von der Masse des erwärmten Körpers. (Das ist leicht einzusehen, wenn man bedenkt, daß bei einer größeren Masse zwar die Erwärmung im ganzen geringer wird, daß aber an der geringeren Erwärmung entsprechend mehr Masseteilchen teilnehmen.) Man kann aus diesem Grunde den Auffangekörper sehr dickwandig wählen. Damit auch die Sekundärstrahlung miterfaßt wird, benutzt man einen Empfänger nach dem umgekehrten Prinzip des schwarzen Hohlraumstrahlers, d. h. man läßt die Strahlung durch eine Öffnung in ein Gefäß eintreten, das die Strahlung absorbiert, und dessen Form so gewählt ist, daß die aus der Einstrahlungsöffnung nach rückwärts wieder entweichende Sekundärstrahlung nur einen zu vernachlässigenden Bruchteil der Gesamtstrahlung ausmacht. Abb. 98 zeigt

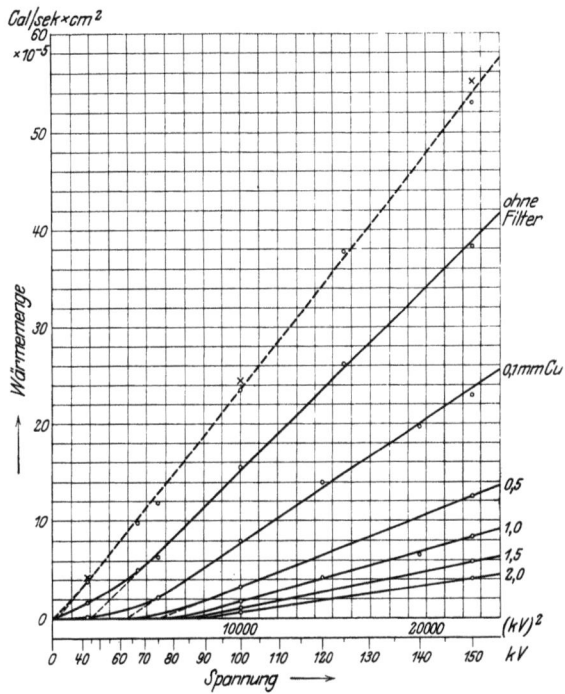

Abb. 99. Graphische Darstellung der Abhängigkeit der Röntgenstrahlenenergie vom Quadrat der Spannung bei Filterung mit 0 bis 2 mm Cu. Die gestrichelte Kurve zeigt den Anstieg der Gesamtenergie nach Anbringung von Korrekturen.

ein nach diesem Prinzip gebautes Calorimeter. A ist das becherförmige Auffangegefäß aus Glas, in das von oben ein entsprechend ausgeblendetes Röntgenstrahlenbündel eintritt. Das Gefäß A hat doppelte Wandung, und der zwischen den Wandungen befindliche Hohlraum geht nach unten in eine Capillare K über, die sich in die Meßcapillare M fortsetzt. Der Hohlraum zwischen den Wandungen ist mit kleinen Bleikügelchen gefüllt, die sich in einer Flüssigkeit von hohem Ausdehnungsvermögen, wie Äther oder Toluol, befinden. Das ganze Calorimeter ist zum Schutz gegen äußere Temperaturschwankungen mit zwei Vakuummänteln V und T umgeben und befindet sich in einem Kasten, der mit gleichmäßig temperiertem Wasser gefüllt ist. Die effektive Bleiwandstärke beträgt 16 mm, so daß selbst die härteste Röntgenstrahlung vollkommen absorbiert wird. Durch die einfallenden Röntgenstrahlen werden die Bleikügelchen erwärmt, die Erwärmung überträgt sich auf den Äther, dieser dehnt sich aus, und man kann an der Verschiebung eines Index in der Capillare M die absorbierte Wärmemenge ablesen.

Nach dieser Methode wurden Messungen der von einer Glühkathodenröhre mit

Wolfram-Antikathode bei Betrieb mit konstanter Gleichspannung gelieferten Energiemengen für verschiedene Filterungen gemacht. Abb. 99 zeigt die Resultate. Die Energie pro Sekunde und Quadratzentimeter bei 25 cm Fokusabstand ist in Calorien (1 cal = Wärmemenge, die 1 g Wasser um 1° erwärmt = 41,9 Millionen Erg = Arbeit, die bei der Hebung von 427 g um 1 m geleistet wird) gemessen und in Abhängigkeit von der Spannung dargestellt, und zwar sind auf der Abszissenachse die Quadrate der Spannungen aufgetragen. Man erkennt daraus, daß die Energie der Gesamtstrahlung nach der Anbringung von Korrekturen wegen der Absorption in der Glaswand der Röhre und in der Antikathode (die gestrichelte Linie in Abb. 99), mit dem Quadrat der Spannung ansteigt. Die Energie der gefilterten Strahlung steigt dagegen mit einer höheren Potenz an, z. B. bei 0,5 mm Cu-Filter etwa mit der 3. Potenz der Spannung.

5. Der Nutzeffekt der Röntgenstrahlenerzeugung.

Ferner wurde die Kathodenstrahlenenergie aus der Menge des verdampften Kühlwassers der Antikathode bestimmt. Das Verhältnis der Röntgenstrahlenenergie zur Kathodenstrahlenenergie gibt den Nutzeffekt der Röntgenstrahlenerzeugung an. Da die erstere dem Quadrat der Spannung, die letztere aber der Spannung selbst proportional ist, muß auch der Nutzeffekt η proportional der Spannung steigen; die Ausbeute an Röntgenstrahlen ist also um so größer, je höher die verwendete Spannung ist. Aus den Versuchen ergab sich:

$$\eta = 1{,}48 \cdot Z \cdot V \cdot 10^{-4} \, \% \text{ der Kathodenstrahlenenergie} \quad \ldots \ldots \quad (16)$$

wenn Z die Ordnungszahl des Antikathodenmaterials, der ja, wie oben erwähnt, die Röntgenstrahlenmenge proportional ist, und V die Spannung in kV bedeuten. Daraus folgt für eine Wolframantikathode bei 50 kV Gleichspannung ein Nutzeffekt von 0,55%, bei 200 kV ein solcher von 2,2% der Kathodenstrahlenenergie. Es werden also in letzterem Falle 97,8% der in die Röhre hineingeschickten Energie in Wärme und nur 2,2% in Röntgenstrahlung verwandelt.

Bei der praktischen Anwendung der Röntgenstrahlen ist der Nutzeffekt noch sehr viel schlechter: in einem Filter von 0,5 mm Zn oder Cu gehen etwa 80% einer mit 200 kV erzeugten Strahlung verloren, und von der gesamten, nach allen Seiten gehenden Strahlung wird nur ein beschränkter Ausschnitt benutzt. Z. B. kommt bei 30 cm Fokusabstand und 10 × 10 cm Feldgröße weniger als 1% der Gesamtstrahlung zur Geltung, so daß von der in die Röhre hineingeschickten Leistung, gemessen als das Produkt aus Spannung und Röhrenstrom, nur etwa 0,0038% oder der 26000ste Teil wirksam ist. Hieraus läßt sich die bei einer therapeutischen Bestrahlung aufgewendete Energiemenge berechnen: bei 200 kV konstanter Gleichspannung, 4 mA Röhrenstrom, 0,5 mm Cu-Filter, 10 × 10 cm Feldgröße und 30 cm Fokusabstand wird die zulässige Dosis erfahrungsgemäß in etwa 10 Minuten erreicht. Die in dieser Zeit aufgewendete Energie beträgt 200 000 × 0,004 × 10 = 8000 Wattminuten, hiervon wird $1/_{26000}$ bei der Bestrahlung ausgenutzt, also 8000 : 26 000 = 0,31 Wattminuten = 4,4 Calorien, entsprechend der Wärmemenge, die notwendig ist, um 4,4 g Wasser um 1° zu erwärmen. Wenn man noch bedenkt, daß hiervon nur ein Teil absorbiert wird, muß man staunen, daß die Röntgenstrahlen eine so starke Wirkung auf den Organismus ausüben können.

F. Röntgenstrahlen und Materie.

Es ist bereits erwähnt worden, daß die Röntgenstrahlen, wenn sie mit Materie in Berührung kommen, Veränderungen erleiden, indem die Strahlungsquanten mit den Atomen und Elektronen der Materie in verschiedenster Weise in Wechselwirkung treten: die Strahlung kann durch die Materie unverändert hindurchgehen, sie kann absorbiert werden und sie kann gestreut werden.

1. Die Absorption.

Wenn die Lichtquanten einer Röntgenstrahlung in Materie eindringen, können sie mit Elektronen der Atome bzw. der Moleküle der Substanz zusammentreffen. Die Elektronen sind in verschiedenen Schalen, Energieniveaus, angeordnet und mehr oder weniger fest im Atomverband gebunden. Wenn die Energie (h·ν) des auftreffenden Lichtquants hinreichend groß ist, wirft es das getroffene Elektron aus dem Atom hinaus und erteilt ihm eine Geschwindigkeit, die so groß ist, daß die Einsteinsche photoelektrische Gleichung (h·$\nu = \frac{1}{2}\cdot m\cdot v^2$) erfüllt ist. Die Strahlungsenergie des Röntgenlichtquants wandelt sich in Bewegungsenergie des Elektrons um; das Strahlenquant verschwindet hierbei restlos, der Röntgenstrahl wird absorbiert. Daraus folgt, daß die Absorption der Röntgenstrahlen mit der Emission von Elektronen verbunden ist. Man bezeichnet diese beschleunigten Elektronen, die bei harten Röntgenstrahlen sehr beträchtliche Geschwindigkeit haben können, als Photoelektronen in Anlehnung an den analogen Vorgang beim sichtbaren und ultravioletten Licht, den photoelektrischen Effekt. Die Bezeichnung rührt daher, daß von kurzwelligem Licht getroffene, isoliert aufgestellte Körper durch die Bestrahlung elektrisch werden, und zwar laden sie sich positiv auf, da sie mit der Elektronenemission negative Ladung abgeben.

Bei der bisherigen Betrachtung ist der Umstand vernachlässigt worden, daß das von einem Lichtquant getroffene Elektron durch Kräfte im Atom gebunden ist. Zur Überwindung dieser Kräfte ist eine gewisse Arbeit, die Ablösungsarbeit A, erforderlich; die Einsteinsche Gleichung muß also vollständiger lauten:

$$h\cdot \nu = \tfrac{1}{2}\cdot m\cdot v^2 + A \qquad\qquad (17)$$

Die kinetische Energie des Photoelektrons ist daher um den Betrag der Ablösungsarbeit geringer als die Energie des auslösenden Lichtquants.

Durch die Loslösung des Elektrons ist das getroffene Atom energiereicher geworden, eben um den Betrag der Ablösungsarbeit; es ist in einen angeregten, strahlungsfähigen Zustand versetzt worden. Diese Energie wird nach einer sehr kurzen Zeit von dem Atom als Strahlung wieder abgegeben, indem die entstandene Lücke durch die Aufnahme eines Elektrons von außerhalb oder durch Zurückfallen von Elektronen aus weiter außen liegenden Schalen des Atoms spontan wieder ausgefüllt wird. Es entsteht, wie das bereits näher besprochen wurde (vgl. S. 289), die entsprechende K-, L-, M- usw. Eigenstrahlung. In Analogie mit den Vorgängen bei längerwelligem Licht wird die Eigenstrahlung auch Fluorescenzstrahlung genannt; ebenso wie dort gilt auch für Röntgenstrahlen das Stokessche Gesetz, daß die anregende Strahlung kürzere Wellenlänge als die entstehende Fluorescenzstrahlung haben muß, d. h. in unserem Falle: zur Anregung eines Atoms muß die Quantenenergie der anregenden Röntgenstrahlung größer sein als die Ablösungsarbeit des betreffenden Elektrons, oder mit anderen Worten, die Anregungsgrenze im Röntgenspektrum hat eine kürzere Wellenlänge als das zugehörige Linienspektrum.

Das angeregte Atom kann aber auch auf andere Weise, ohne Aussendung von Strahlung, durch sog. Stöße zweiter Art in seinen normalen Zustand zurückkehren. Diese bilden gewissermaßen eine Umkehrung der Stöße erster Art, indem in dem angeregten Atom selbst die Fluorescenzstrahlung gleich wieder absorbiert und dafür ein lockerer gebundenes Elektron emittiert wird. Die Stöße zweiter Art können ferner darin bestehen, daß das Atom die aufgenommene Energie beim Zusammenstoß mit anderen Atomen oder Molekülen an diese als Bewegungsenergie abgibt, was sich als Temperaturerhöhung kundgibt; schließlich können auf diese Weise auch chemische Umsetzungen entstehen.

Die bei der Absorption der primären Strahlungsquanten ausgelösten Photoelektronen können wieder die verschiedensten Energietransformationen hervorrufen. Ihre Geschwindigkeit kann bei der Verwendung von harten Röntgenstrahlen sehr erheblich sein; im Grenzfall erreicht sie, wenn die Ablösungsarbeit klein ist, die Geschwindigkeit der Kathodenstrahlen, die in der Röntgenröhre die primäre Strahlung erzeugten; ihre Wirksamkeit kann dementsprechend groß sein. Ebenso wie in der Antikathode werden die Elektronen beim Durchqueren der atomaren Kraftfelder aus ihrer Flugrichtung abgelenkt, und sie erleiden dabei Energieverluste, die als Wärme zutage treten; sie können aus der Oberfläche des bestrahlten Körpers austreten und bilden dann die sekundäre Elektronenstrahlung (sekundäre β-Strahlung). Wenn ihre Energie ausreicht, können sie beim Zusammenstoß mit Atomelektronen Anregung mit ihren Folgeerscheinungen bewirken, und schließlich können sie, ähnlich wie in der Antikathode, eine sekundäre Bremsstrahlung erzeugen. Diese ist auch bei der Erregung von Eigenstrahlung stets vorhanden, so daß letztere niemals vollständig homogen ist; die sekundäre Bremsstrahlung tritt aber bei Substanzen mit niederer Ordnungszahl sehr zurück und hat z. B. im Gewebe des menschlichen Körpers kaum eine Bedeutung.

Alle diese Sekundärstrahlungen gehen diffus nach allen Seiten, da sie von zahlreichen Zentren ausgehen, während die Primärstrahlung, weil sie im engbegrenzten Fokus entsteht, eine bestimmte Richtung besitzt.

2. Die Streuung.

Außer der wahren Absorption, die in einer vollständigen Auslöschung der Lichtquanten unter Loslösung von Photoelektronen besteht, gibt es eine Ablenkung der Lichtquanten aus ihrer Fortpflanzungsrichtung, die Streuung. Sie ist der diffusen Zerstreuung des Lichts in trüben Medien ähnlich; während aber hier lediglich eine Ablenkung der Strahlen stattfindet, ohne daß das Licht seine Farbe (Wellenlänge) ändert, kann bei den Röntgenstrahlen mit der Streuung zugleich eine Wellenlängenänderung eintreten.

3. Der Compton-Effekt.

Schon frühzeitig hatte man gefunden, daß die gestreute Strahlung weicher als die Primärstrahlung ist, da man aber keine Erklärung für dieses Ergebnis hatte, wurde es nicht weiter beachtet, bis es in neuerer Zeit A. H. Compton und, unabhängig von diesem, P. Debye gelang, auf quantentheoretischer Grundlage eine Streutheorie aufzustellen, die diesem Verhalten Rechnung trägt und inzwischen experimentell voll bestätigt worden ist.

Nach dieser Theorie kann eine Streuung der Röntgenstrahlen auf zweierlei Weise erfolgen: zunächst dadurch, daß ein Röntgenstrahl, ein Strahlungsquant, auf ein Atom oder Molekül trifft und dadurch aus seiner Richtung abgelenkt wird. Wegen der großen Masse des Atoms bleibt dieses unbeeinflußt, und es tritt kein Energieverlust und keine Qualitätsänderung der Strahlung ein; das ist die sog. klassische Streuung. Wenn dagegen ein Strahlungsquant auf ein freies oder nur locker gebundenes Elektron trifft, wird das Strahlungsquant abgelenkt, und gleichzeitig wird dem streuenden Elektron ein Impuls erteilt; es wird nach einer anderen Richtung fortgestoßen, ein Vorgang, ähnlich dem beim Zusammenprallen zweier Billardbälle. Die Energie, die dazu notwendig ist, entstammt der Energie (h · v) des Lichtquants; die

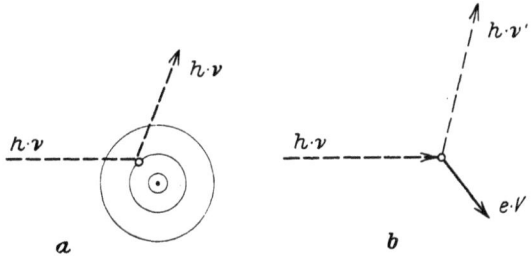

Abb. 100. Schematische Darstellung der Streuung eines Strahlungsquants (h · v). a) Klassische Streuung: Das Strahlungsquant wird beim Auftreffen auf ein Atom unverändert aus seiner Richtung abgelenkt, b) Comptonsche Streuung: Das Strahlungsquant (h · v) wird beim Zusammentreffen mit einem freien Elektron unter Energieverlust aus seiner Richtung abgelenkt (h · v'); das streuende Elektron erhält eine Beschleunigung (e · V).

Folge davon ist, daß nun der gestreute Röntgenstrahl eine kleinere Frequenz, eine größere Wellenlänge als der Primärstrahl hat; das ist der sog. Compton-Effekt (Abb. 100).

Die Größe der Wellenlängenänderung ist von der Art des Zusammentreffens von Lichtquant und Elektron abhängig und ändert sich mit dem Streuwinkel. Sie ist um so stärker, je größer die Ablenkung des gestreuten Strahls aus der Richtung des Primärstrahls ist und beträgt nach der Theorie im Maximum 0,0484 AE. Bei 0° Ablenkung ist der Zuwachs gleich Null, bei 90° gleich 0,0242, bei 180° gleich 0,0484 AE. Diese Vergrößerung der Wellenlänge ist unabhängig von der Härte der Primärstrahlung, daher muß der

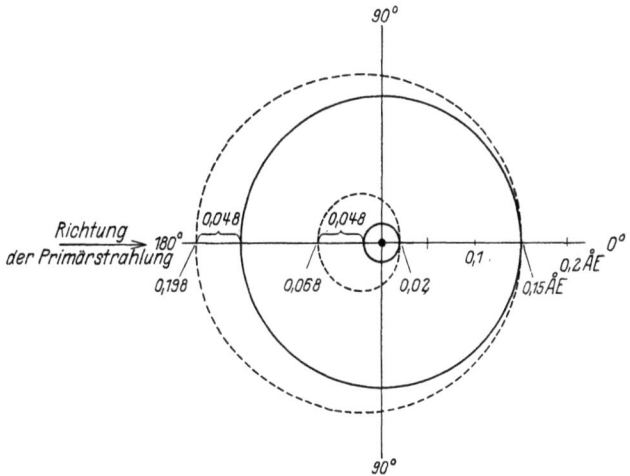

Abb. 101. Schematische Darstellung der Abhängigkeit der Größe der Wellenlängenänderung beim Compton-Effekt vom Streuwinkel für Strahlungen von 0,02 AE bzw. 0,15 AE.

Compton-Effekt um so mehr in Erscheinung treten, je kürzer die Wellenlänge der Primärstrahlung ist; z. B. wird die Wellenlänge bei einer Strahlung von 0,15 AE bei 90° auf 0,174 AE, also nur wenig erhöht, bei einer γ-Strahlung von 0,02 AE dagegen auf 0,044 AE, d. h. auf mehr als das Doppelte, wie das in Abb. 101 dargestellt ist. Aus diesem Grunde macht sich der Compton-Effekt um so mehr bemerkbar, je kürzer die Primärwellenlänge ist; bei weichen Strahlen überwiegt deshalb die klassische Streuung, während die Comptonsche Streuung um so mehr hervortritt, je härter die Primärstrahlung ist. Außerdem scheint die Comptonsche Streuung einen um so größeren Anteil an der Gesamtstreustrahlung zu haben, je kleiner die Ordnungszahl des streuenden Mediums ist.

Bei Messungen an harten Röntgenstrahlen und stark streuenden Körpern, wie Wasser, Paraffin u. dgl. findet man eine Wellenlängenvergrößerung, die noch weit stärker ist, als es die Theorie ergibt. Von Rajewsky wurde dies als mehrfacher Compton-Effekt gedeutet, der dann eintritt, wenn gestreute Strahlen nochmals gestreut werden und dadurch weitere Energieverluste erleiden. Auf diese Weise kann eine Wellenlängenvergrößerung bis zum vierfachen Betrag des theoretisch zu erwartenden entstehen.

Der in der Wellenverlängerung sich äußernde Energieverlust des Röntgenstrahls wandelt sich in Bewegungsenergie des getroffenen Elektrons, des Rückstoßelektrons um.

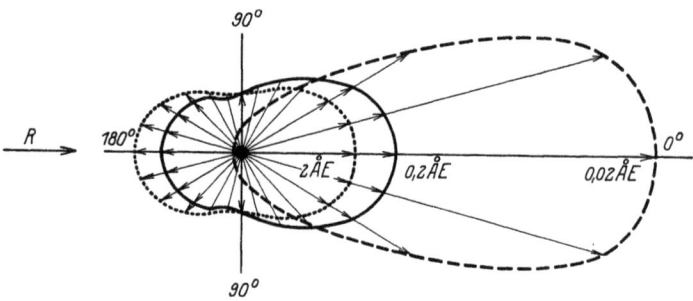

Abb. 102. Schematische Darstellung der Abhängigkeit der Intensität der Streustrahlung vom Streuwinkel für Strahlungen von 2 AE (überwiegend klassische Streuung), 0,2 AE und 0,02 AE (überwiegend Comptonsche Streuung). R Richtung der primären Röntgenstrahlung. Der Abbildung sind für alle 3 Primärstrahlungen gleiche Gesamtintensitäten der Streustrahlung zugrunde gelegt; die scheinbar größere Intensität (Fläche) bei 0,02 AE ist nur durch die Art der Darstellung bedingt.

Im Gegensatz zu dem gestreuten Strahl, der auch nach rückwärts geworfen werden kann, fliegen die Rückstoßelektronen nur nach vorwärts, und zwar im wesentlichen in der Richtung der Primärstrahlung. Ihre Geschwindigkeit ist von dem Winkel abhängig, den ihre Richtung gegen diejenige des Primärstrahls bildet, und zwar in der Weise, daß die Geschwindigkeit der Elektronen, die in der gleichen Richtung wie der Primärstrahl fliegen, am größten ist. Die Geschwindigkeit nimmt mit zunehmendem Streuwinkel stark ab und ist bei einer Ablenkung um 90° gleich Null. So kommt es, daß die Mehrzahl der Rückstoßelektronen nur geringe Geschwindigkeit, also auch geringe Energie besitzt.

Auch die Intensität der Streustrahlung, der klassischen wie der Compton-Strahlung, ist stark richtungsabhängig. Für die klassische Streuung gilt die von J. J. Thomson abgeleitete Richtungsverteilung; bei dieser sind die Streuintensitäten in Richtung der Primärstrahlen und entgegengesetzt dazu gleich, diejenigen senkrecht dazu aber geringer, etwa der Kurve für 2 AE in Abb. 102 entsprechend. Bei der Comptonschen Streuung dagegen geht die Strahlung vorwiegend in der Richtung der primären Strahlen, so daß im ganzen eine Richtungsverteilung entsteht, wie sie in Abb. 102 für 2 AE, 0,2 AE und 0,02 AE dargestellt ist. Die radialen Pfeile bedeuten die von einem kleinen Streukörper ausgehende Streustrahlung in bezug auf ihre Richtung und ihre Intensität. Man sieht, daß die Asymmetrie um so stärker wird, je härter die Strahlung ist.

4. Die Energietransformationen bei der Durchstrahlung von Substanz.

Das folgende Schema gibt eine Übersicht über die Energietransformationen, welche die Röntgenstrahlen in einer durchstrahlten Substanz erfahren: es entstehen sekundäre Röntgenstrahlen, Elektronenstrahlen und Wärme, unter Umständen auch photochemische Reaktionen. Wenn die Strahlungen absorbiert werden, ist das Endprodukt Wärme, also eine Temperaturerhöhung der bestrahlten Substanz; sie ist aber, wie oben gezeigt, so gering, daß sie im allgemeinen der Beobachtung entgeht.

Die Energietransformationen bei der Durchstrahlung von Substanz. 317

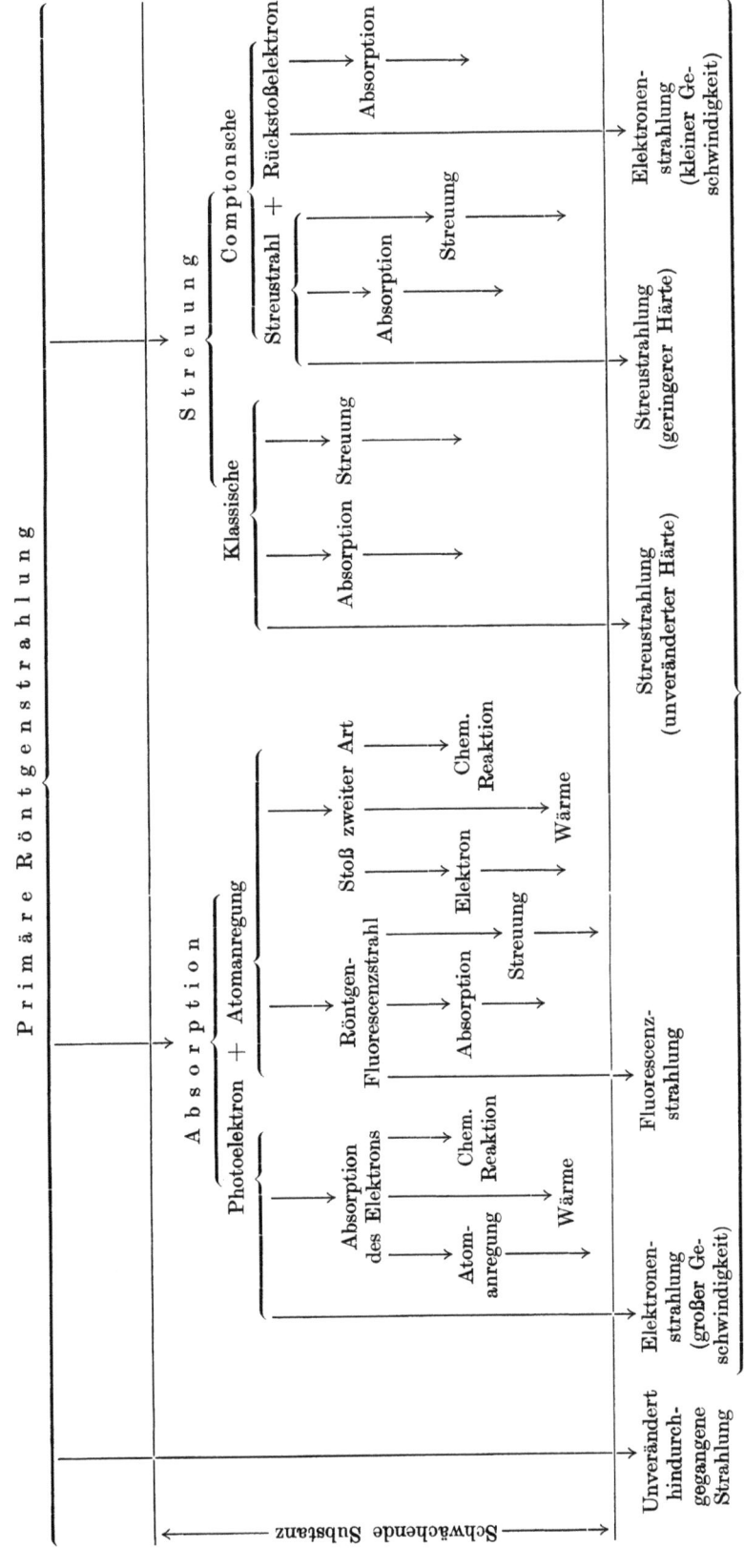

Schema der Energietransformationen der Röntgenstrahlen bei der Durchstrahlung von Substanz.

Die kurzen innerhalb der Substanz endigenden Pfeile deuten an, daß die Umsetzung in der gleichen Weise weitergeht, z. B. kann das bei einem Stoß 2. Art beschleunigte Elektron entweder aus der Substanz austreten oder absorbiert werden; in letzterem Fall kann wieder Atomanregung, Wärme oder chemische Reaktion folgen usw. Das Endprodukt aller in der Substanz verbleibenden Strahlung ist stets entweder Wärme oder chemische Umsetzung.

Die Sekundärstrahlungen auf der Rückseite einer durchstrahlten Substanz sind stets erheblich schwächer als die durchgehende Primärstrahlung, denn die Fluorescenzstrahlung ist weicher als jene und wird deshalb stärker absorbiert, und die Durchdringungsfähigkeit der Corpuscularstrahlung ist nur ganz minimal. Nur die Streustrahlung kann unter Umständen erhebliche Werte annehmen, wovon später noch die Rede sein wird (vgl. S. 336).

5. Die Schwächung der Röntgenstrahlen.

Absorption und Streuung bilden beide ein schwächendes Moment für die Röntgenstrahlen; durch erstere wird die Anzahl der in einem Röntgenstrahlenbündel enthaltenen Lichtquanten vermindert, durch letztere werden die Lichtquanten aus ihrer Richtung abgelenkt, so daß sie das Strahlenbündel seitlich verlassen können und für eine Wirkung innerhalb des Bündels verloren gehen (Abb. 103).

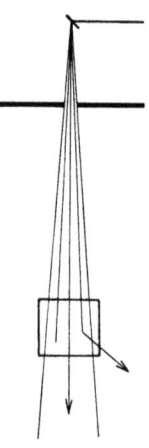

Abb. 103. Schematische Darstellung der Schwächung der Röntgenstrahlung in Materie. Die Strahlen gehen zum Teil unverändert hindurch, zum Teil werden sie absorbiert und zum Teil gestreut.

Die Schwächung der Röntgenstrahlen — unter dieser Bezeichnung faßt man die Wirkung von Absorption und Streuung zusammen — hängt von der Dicke der durchstrahlten Schicht, von der Natur der Substanz dieser Schicht und von der Härte, d. h. von der Wellenlänge der Strahlung ab. Zunächst sei nur homogenes Röntgenlicht, das also nur Strahlen einer Wellenlänge enthält, berücksichtigt. Die Schwächung erfolgt in diesem Fall nach einem Gesetz, wie es auch für das sichtbare Licht gilt:

$$I = I_0 \cdot e^{-\mu \cdot d} \qquad\qquad\qquad (18)$$

Hierin bedeuten: I die Intensität der durch das Medium hindurchgegangenen Strahlung, I_0 die Intensität der auffallenden Strahlung, μ den Schwächungskoeffizienten, d die Dicke der durchstrahlten Schicht und e die Zahl 2,718, die Basis des natürlichen Logarithmensystems; d wird gewöhnlich in Zentimetern angegeben.

Die Gleichung bedeutet, daß von der auffallenden Strahlung in einer Schicht von der Dicke d und dem Schwächungskoeffizienten μ immer der gleiche Prozentsatz zurückgehalten wird, wenn die Gesamtdicke den ein-, zwei-, dreifachen Wert von d annimmt. Wenn z. B. eine homogene Strahlung in einer Substanz von 1 cm Dicke um 10% geschwächt wird, so daß 90% hindurchgehen, dann tritt im zweiten Zentimeter wieder eine Schwächung um 10% ein, also wird die Intensität von 90% auf 81% herabgesetzt, im dritten Zentimeter auf 72,9% usw. Die Bedeutung des Schwächungskoeffizienten μ ist die, daß die auffallende Strahlung auf $1/e = 1/2,718$, d. h. auf etwa 37% herabgesetzt wird, wenn die Dicke d gleich dem umgekehrten Wert von μ gemacht wird. Wenn z. B. $\mu = 8$ ist (dieser Wert gilt für Cu bei 0,16 AE Wellenlänge), so wird die Strahlung auf 37% geschwächt, wenn sie durch eine Schichtdicke $d = 1/8$ cm hindurchgeht.

Zur bequemeren Berechnung der Strahlenschwächung, wenn der Schwächungskoeffizient μ und die Schichtdicke d (letztere in Zentimetern) gegeben sind, gibt die folgende Tabelle 6 zusammengehörige Werte von $\mu \cdot d$ und $e^{-\mu \cdot d}$ an.

Wenn $\mu \cdot d$ sehr klein ist, wie es häufig der Fall ist, wenn man die Schwächung der Röntgenstrahlen betrachtet, gilt die Näherungsformel: $e^{-\mu \cdot d} = 1 - \mu \cdot d$. Aus der

Die Schwächung der Röntgenstrahlen.

Tabelle 6. Werte von $e^{-\mu \cdot d}$, wenn $\mu \cdot d$ gegeben ist.

$\mu \cdot d$	$e^{-\mu \cdot d}$	$\mu \cdot d$	$e^{-\mu \cdot d}$	$\mu \cdot d$	$e^{-\mu \cdot d}$
0,00	1,0000	0,35	0,7047	1,5	0,2231
0,02	0,9802	0,40	0,6703	2,0	0,1353
0,04	0,9608	0,45	0,6376	2,5	0,0821
0,06	0,9418	0,50	0,6065	3,0	0,0498
0,08	0,9231	0,55	0,5769	4,0	0,0183
0,10	0,9048	0,60	0,5488	5,0	0,0067
0,15	0,8607	0,70	0,4966	6,0	0,0025
0,20	0,8187	0,80	0,4493	7,0	0,0009
0,25	0,7788	0,90	0,4066	8,0	0,0003
0,30	0,7408	1,00	0,3679	9,0	0,0001

Formel (18) oder aus der Tabelle 6 ergibt sich, daß eine Strahlung z. B. auf 1% ihres Wertes geschwächt wird ($I/I_0 = e^{-\mu \cdot d} = 0,01$), wenn $\mu \cdot d = 4,6$ ist, auf die Hälfte ($I/I_0 = e^{-\mu \cdot d} = 0,5$), wenn $\mu \cdot d = 0,693$ ist; man bezeichnet die Dicke d der schwächenden Substanz, die notwendig ist, um letzteres zu erreichen, als Halbwertschicht (HWS), sie ist als Qualitätsmaß für die Strahlung vielfach in Gebrauch.

Aus der Formel (18) findet man durch Logarithmieren den Wert des Schwächungskoeffizienten:

$$\mu = \frac{2,3}{d} \cdot \log(I_0/I) = \frac{2,3}{d} \cdot (\log I_0 - \log I) \quad \ldots \ldots \ldots (19)$$

μ ist experimentell verhältnismäßig einfach zu bestimmen, indem man die Strahlungsintensität I_0 mißt, dann die schwächende Substanz in einer bestimmten, gemessenen Schichtdicke d in den Strahlengang vor das Meßgerät bringt und nochmals eine Messung der Intensität macht, die nunmehr geringer ($= I$) gefunden wird. Aus Formel (19) läßt sich dann μ berechnen. Zur Vermeidung von Störungen durch Streustrahlen ist es notwendig, daß man ein eng ausgeblendetes Strahlenbündel verwendet, und daß man den Abstand der schwächenden Substanz vom Meßgerät nicht zu gering wählt.

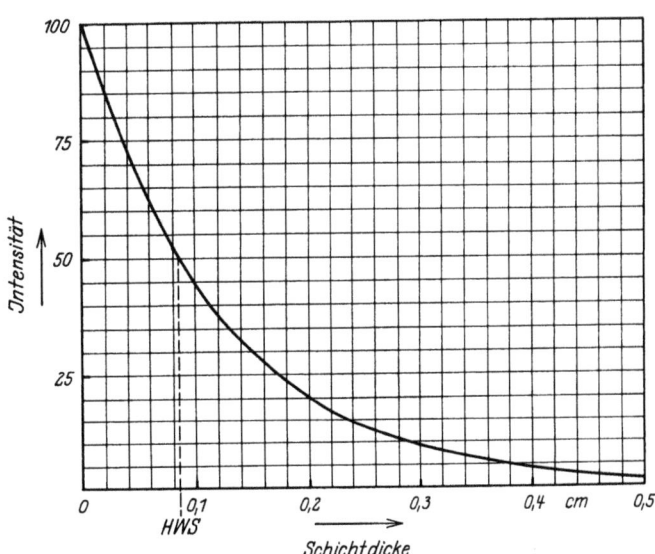

Abb. 104. Graphische Darstellung der Abnahme der Intensität einer homogenen Röntgenstrahlung von 0,16 AE Wellenlänge in Kupfer in Abhängigkeit von der Dicke der durchstrahlten Schicht. Halbwertschicht HWS = 0,086 cm.

Wenn man die Schichtdicke d stufenweise vergrößert, erhält man ständig abnehmende Werte der Intensität I. Graphisch aufgetragen ergibt sich daraus ein Bild wie in Abb. 104, wo die Abnahme einer homogenen Strahlung (von 0,16 AE) in Kupfer dargestellt ist; der Schwächungskoeffizient ist dann: $\mu = 8$. Die Anfangsintensität I_0 ist gleich 100 gesetzt. Die Kurve fällt erst steil ab, um bei größeren Schichtdicken sich allmählich der X-Achse zu nähern. Man gewinnt eine übersichtlichere Darstellung, wenn man für die Intensitäten I deren Logarithmen aufträgt; dann ergibt sich nämlich, als Folge einer Eigentümlichkeit der Exponentialfunktion ($e^{-\mu \cdot d}$), an Stelle der gekrümmten Kurve eine gerade Linie. Noch einfacher ist es, wenn man als Koordinatenpapier sog. Logarithmenpapier verwendet, und zwar solches, bei dem der Abszissenmaßstab in Millimeter, der Ordinatenmaßstab dagegen logarithmisch geteilt ist (z. B. Nr. 376$^1/_2$ von Schleicher & Schüll in Düren). Beim Eintragen der für die Intensitäten gefundenen Werte in den logarithmischen Maßstab kommen diese ohne weiteres an die Punkte, die den Logarithmen der Werte entsprechen. Abb. 105 zeigt die auf solche Weise dargestellte Beziehung zwischen

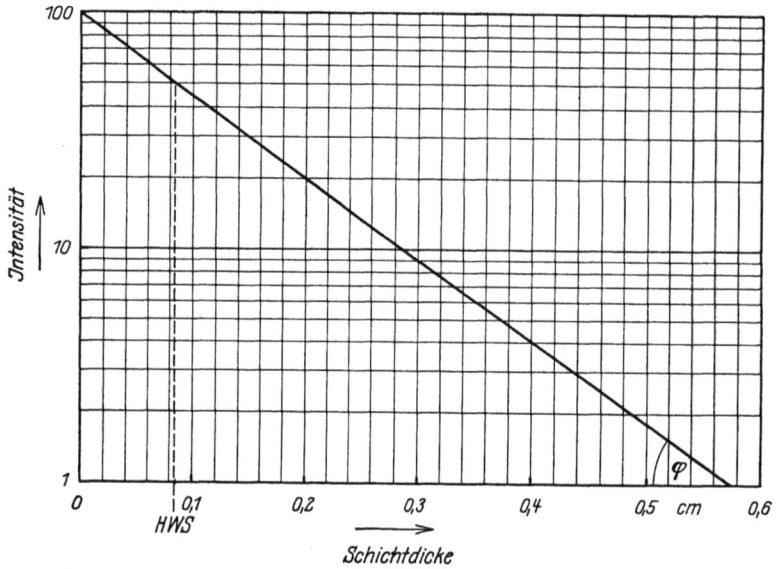

Abb. 105. Das gleiche wie in Abb. 104, doch sind die Intensitäten in logarithmischem Maßstab aufgetragen. Die Kurve der Abb. 104 ist zu einer geraden Linie gestreckt worden. Die Größe des Neigungswinkels φ ist ein Maß für den Schwächungskoeffizienten μ; tg $\varphi = 0{,}434 \cdot \mu$.

der Intensität und der Schichtdicke, und zwar für die gleichen Bedingungen wie in Abb. 104, nur ist jetzt die Kurve durch die Änderung des Maßstabes zu einer geraden Linie gestreckt. Dies bietet manche Vorteile; so kann man mit der Messung eines einzigen Punktes (homogene Strahlung vorausgesetzt) den Verlauf der Schwächung für alle Schichtdicken angeben. Gleichzeitig hat man in der Neigung der Linie gegen die X-Achse (Winkel φ) ein Maß für den Schwächungskoeffizienten, da nach Gleichung (19) $\mu = 2{,}3 \cdot \dfrac{\log I_0 - \log I}{d} = 2{,}3 \cdot \text{tg } \varphi$ ist. In Abb. 105 ist z. B. für I = 1: d = 0,575; durch Einsetzen dieser Werte ergibt sich:

$$\mu = 2{,}3 \cdot \frac{\log 100 - \log 1}{0{,}575}$$

oder

$$\mu = 2{,}3 \cdot \frac{2 - 0}{0{,}575} = 8.$$

Aus den Darstellungen der Abb. 104 oder 105 läßt sich auch die Halbwertschicht ohne weiteres ablesen; man findet, daß bei der Schichtdicke von 0,086 cm Kupfer die Strahlung von 100 auf 50 Einheiten geschwächt wird.

a) Der Schwächungskoeffizient.

Die Schwächung der Röntgenstrahlen wird, wie schon gesagt, durch die Absorption und die Streuung verursacht, die als Einzelvorgänge unabhängig voneinander verlaufen. Man kann daher den Schwächungskoeffizienten μ in einen Absorptionskoeffizienten a und einen Streukoeffizienten σ zerlegen, so daß gilt:

$$\mu = a + \sigma \quad \ldots \ldots \ldots \ldots \ldots \ldots (20)$$

Da die Absorptionsvorgänge und bis zu einem gewissen Grade auch die Streuvorgänge nur von der Art des Atoms, nicht von dem Aggregatzustand der Substanz und ähnlichem abhängig sind, kommt man zu übersichtlicheren Resultaten, wenn man die Koeffizienten durch die Dichte ϱ der Substanz dividiert; man erhält dann den Massenschwächungskoeffizienten $\frac{\mu}{\varrho}$, den Massenabsorptionskoeffizienten $\frac{a}{\varrho}$ und den Massenstreukoeffizienten $\frac{\sigma}{\varrho}$, welche die Schwächung usw. pro Masseneinheit angeben. Gleichung (20) kann dann auch geschrieben werden:

$$\frac{\mu}{\varrho} = \frac{a}{\varrho} + \frac{\sigma}{\varrho} \quad \ldots \ldots \ldots \ldots \ldots \ldots (21)$$

Zuweilen werden auch die atomaren Koeffizienten benutzt; diese entstehen durch Multiplikation der Massenkoeffizienten mit dem absoluten Gewicht des Atoms.

Schwächungsmessungen sind in großer Zahl ausgeführt worden, in neuerer Zeit vor allem von S. J. M. Allen. Dieser verwendete homogene Strahlungen, die durch spektrale Zerlegung nach der Drehkristallmethode gewonnen wurden; er hat auf diese Weise über einen Wellenlängenbereich von 0,08—4 AE für zahlreiche Substanzen die Werte von $\frac{\mu}{\varrho}$ bestimmt. Einige davon sind in der folgenden Tabelle 7 zusammengestellt.

Tabelle 7. Massenschwächungskoeffizienten μ/ϱ.

λ AE	C	Paraffin	Al	Fe	Cu	Zn	Ag	Sn	W	Pt	Pb
	K-			L-					M-Serie		
3,93	—	—	760	—	—	—	540	680	—	—	—
2,6	21,5	17,0	225	176	230	276	870	980	—	—	—
1,933	9,2	8,0	94	71	99	115	410	490	—	365	420
1,432	4,3	3,5	40,3	290	42	50,5	192	235	130	171	202
1,00	1,50	1,25	14,2	102	133	152	73	87	—	165	77
0,71	0,68	—	5,35	—	53,7	60,0	28,5	—	—	119	140
0,56	0,4	0,36	2,65	—	26,5	30,8	15,0	16,5	—	—	—
0,40	0,245	0,245	1,11	7,25	8,8	11,6	38,2	—	19,8	24,5	31,8
0,32	0,20	0,22	0,63	3,95	5,25	6,20	21,1	22,0	10,1	13,5	16,2
0,209	0,166	0,196	0,295	1,26	1,71	2,01	6,50	6,95	3,9	4,7	5,35
0,160	—	0,185	0,212	0,66	0,90	1,02	—	3,60	8,9	—	2,7
0,102	0,150	0,171	0,169	0,23	0,34	0,39	1,17	1,2	3,5	3,8	3,9
0,081	0,143	0,156	0,145	0,24	0,27	0,31	0,74	0,8	2,4	2,5	2,5

Die Abgrenzungen in der Tabelle zeigen an, ob die Wellenlänge der Strahlung im Anregungsgebiet der K-, L- oder M-Serie der Substanz liegt. Dort, wo die Abgrenzungen horizontal verlaufen, ist eine Unstetigkeit in der kontinuierlichen Reihe der Werte, ein Absorptionssprung.

Aus der Tabelle 7 sieht man, daß der Massenabsorptionskoeffizient mit der Wellenlänge der Strahlung und mit dem Atomgewicht der Substanz, abgesehen von den Absorptionssprüngen, stetig abnimmt. Man hat vielfach versucht, diese Beziehungen in Formeln zu fassen, doch scheint keine einfache Gesetzmäßigkeit zu bestehen. Allen hat aus seinen umfassenden Messungen folgende empirischen Formeln abgeleitet, welche die experimentellen Befunde im allgemeinen gut wiedergeben:

1. $\mu/\varrho = 0{,}0132 \cdot \lambda^{2,92} \cdot Z^4/A + \sigma/\varrho$ für $\lambda < K_A$ . . . . (22)
2. $\mu/\varrho = 0{,}00181 \cdot \lambda^{2,92} \cdot Z^4/A + \sigma/\varrho$ für $K_A < \lambda < L_A$ . . . . . . (23)

Die erste Formel gilt, wenn die Wellenlänge der Strahlung kleiner als die der K-Absorptionsgrenze K_A der Substanz ist, die zweite, wenn die Wellenlänge größer als K_A, aber kleiner als die der L-Absorptionsgrenze L_A ist. Z bedeutet die Ordnungszahl, A das Atomgewicht der Substanz.

Das Schwächungsvermögen eines Atoms ist unabhängig von seiner chemischen Bindung; infolgedessen erhält man den Schwächungskoeffizienten einer Verbindung oder eines Gemisches, wenn man die atomaren Schwächungskoeffizienten der einzelnen Atome addiert. Nach Fricke und Glasser kann man bei nichteinheitlichen Substanzen in den Gleichungen (22) und (23) auch eine effektive Ordnungszahl

$$Z_{\text{eff}} = \sqrt[3]{\frac{a_1 \cdot Z_1{}^4 + a_2 \cdot Z_2{}^4 + \ldots}{a_1 \cdot Z_1 + a_2 \cdot Z_2 + \ldots}} \quad \ldots \ldots \ldots \ldots (24)$$

einsetzen, worin $Z_1, Z_2 \ldots$ die Ordnungszahlen der einzelnen Bestandteile, $a_1, a_2 \ldots$ die Verhältniszahlen der Mengen, mit denen sie in der Substanz vertreten sind, bedeuten. So erhält man für Wasser (H_2O) die effektive Ordnungszahl 7,42, für atmosphärische Luft 7,69.

Wenn man nicht die Massenschwächung, sondern die Schwächung selbst betrachtet, hat naturgemäß die Dichte der Substanz einen großen Einfluß, so daß z. B. Wasser etwa 800 mal so stark schwächt wie Luft.

b) Der Absorptionskoeffizient.

Ein Vergleich der Gleichungen (22) und (23) mit (21) zeigt, daß der erste Ausdruck der rechten Seite dem Massenabsorptionskoeffizienten entspricht. Es ist also:

$$a/\varrho = \text{const.} \cdot \lambda^{2,92} \cdot Z^4/A \quad \ldots \ldots \ldots \ldots \ldots (25)$$

Der Absorptionskoeffizient steigt demnach außerordentlich stark sowohl mit der Wellenlänge der Strahlung wie mit der Ordnungszahl der Substanz an, und zwar in beiden Fällen etwa mit der 3. Potenz; Z^4/A kann nämlich annähernd proportional Z^3 gesetzt werden, da das Atomgewicht meist wenig mehr als das Doppelte der Ordnungszahl beträgt.

Die Abnahme der Absorption mit der Wellenlänge der Strahlung kann man sich grobbildlich so vorstellen, daß der Röntgenstrahl um so durchdringungsfähiger wird, je schneller seine feinen Vibrationen aufeinander folgen. Das Ansteigen der Absorption mit der Ordnungszahl der absorbierenden Substanz ist verständlich, wenn man bedenkt, daß mit der Ordnungszahl die Anzahl der Elektronen im Atom steigt und damit die Wahrscheinlichkeit, daß ein Röntgenstrahl auf ein Elektron trifft und absorbiert wird, zunimmt.

Abb. 106 zeigt die Beziehung zwischen a/ϱ und der Wellenlänge im Bereich bis 1,5 AE, wenn Platin, Silber, Kupfer, Aluminium oder Kohle als Absorbens dient. Während die Kurven für Cu, Al und C einen stetigen Verlauf haben, treten bei Pt und Ag Unstetigkeiten an den K-Absorptionsgrenzen hervor, die selektive Absorption, deren Entstehung bereits bei der Röntgenspektroskopie (S. 304) besprochen wurde. Beim Al liegt die K-Grenze erst bei 7,9 AE (vgl. Tab. 1, S. 292), beim C noch viel weiter nach dem Gebiet der ultravioletten Strahlen zu. An den Grenzen springt die Absorption, wenn man von langen zu kurzen Wellen schreitet, plötzlich auf den mehrfachen Wert, und zwar nach Allen bei Elementen hoher Ordnungszahl etwa auf den fünffachen Betrag, mit abnehmender Ordnungszahl ansteigend bis zum zehnfachen Betrag beim Eisen.

Die Kurven der normalen Absorption, wie die für Al und C in Abb. 106, zeigen, in wie hohem Maße die Absorption der Röntgenstrahlen bei abnehmender Wellenlänge abnimmt, ihre Durchdringungsfähigkeit ansteigt. Von der Eigenschaft der normal absorbierenden Substanzen, weiche Strahlen stärker zurückzuhalten als harte, wird in der Bestrahlungspraxis weit-

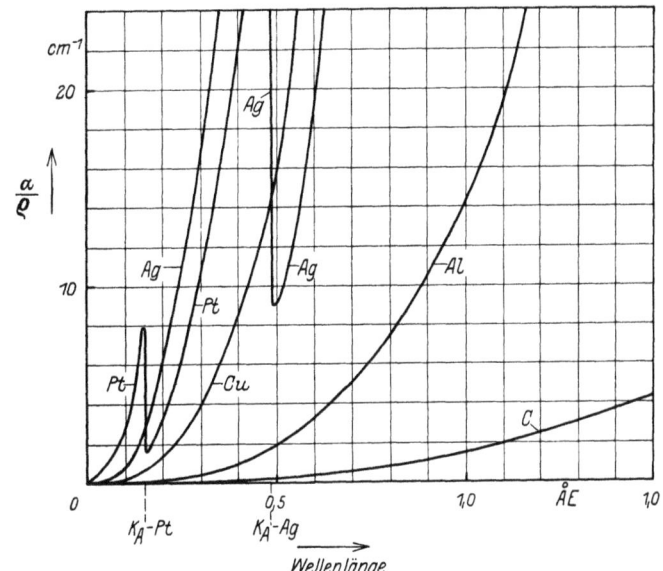

Abb. 106. Abhängigkeit der Massenabsorptionskoeffizienten α/ϱ für Platin, Silber, Kupfer, Aluminium und Kohle von der Wellenlänge. K_A—Pt = K-Absorptionsgrenze des Platins. K_A—Ag = K-Absorptionsgrenze des Silbers.

gehend Gebrauch gemacht, indem man durch Einschalten von Filtern in den Strahlengang die komplexe Strahlung homogenisiert (vgl. S. 326).

c) Der Streukoeffizient.

Das zweite Glied der rechten Seite in Gleichung (22) und (23) stellt die Schwächung der Strahlung durch die Streuung dar. Für σ/ϱ hat man bisher noch keine allgemein gültige Formel gefunden. Nach der klassischen Theorie sollte $\sigma/\varrho = 0,4 \cdot Z/A$, also unabhängig von der Wellenlänge der Strahlung sein. Bei den Elementen niederen Atomgewichts ist, abgesehen vom Wasserstoff, das Atomgewicht etwa doppelt so groß wie die Ordnungszahl, so daß

$$\sigma/\varrho \text{ etwa} = 0,2 \quad \ldots \ldots \ldots \ldots \ldots \ldots \ldots (26)$$

wird. Für Wasserstoff, bei dem $Z = A = 1$ ist, wird dagegen $\sigma/\varrho = 0,4$; dies stimmt insofern mit der Erfahrung überein, als Stoffe, deren Molekül viele Wasserstoffatome enthält, wie z. B. Paraffin, stärker streuen als andere. Im übrigen liegen die experimentellen Werte für σ/ϱ bei Substanzen niederer Ordnungszahl unter dem klassischen Wert, und sie steigen etwa proportional mit der Ordnungszahl an. In Tabelle 8 sind die Massenstreukoeffizienten, die Allen aus seinen Schwächungsmessungen abgeleitet hat, für einige Substanzen zusammengestellt.

Tabelle 8. Massenstreukoeffizienten σ/ϱ.

λ AE	C	Paraffin	Al	Fe	Cu	Zn	Ag	Sn	W	Pt	Pb
0,08	0,124	0,155	0,136	0,165	0,175	0,195	0,37	0,38	0,9—1,0		
0,12	0,148	0,155	0,144	0,160	0,160	—	0,43	0,45	0,75	—	1,1
0,21	0,151	0,184	0,150	0,200	0,24	—	0,50	—	1,0	—	1,1
0,32	0,148	0,180	0,130	0,21	0,23	—	0,3	—	—	—	—
0,44	0,145	0,169	0,140	0,25	—	—	—	—	—	—	—

Nach Compton besteht eine gesetzmäßige Abhängigkeit von der Wellenlänge; sie ist in Abb. 107 für eine Substanz niederer Ordnungszahl dargestellt. Danach ist die Abhängigkeit im Gebiet der gebräuchlichen Strahlenhärte nicht groß, und die Kurve nähert sich bei langen Wellen dem klassischen Wert 0,2. Bemerkenswert ist der steile Abfall der Kurve bei sehr kleinen Wellenlängen, der durch Messungen an γ-Strahlen ($\lambda \approx 0{,}02$ AE) bestätigt wurde.

Die Massenstreukoeffizienten verschiedener Substanzen differieren untereinander nicht allzusehr, doch verschieben sich auch hier, ähnlich wie bei der Absorption, die Verhältnisse, wenn man die Streuung selbst betrachtet, da dann die Dichte eine bedeutende Rolle spielt.

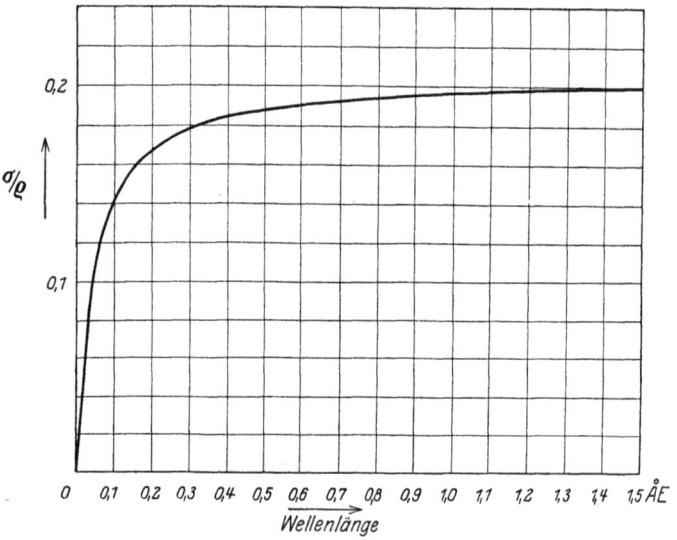

Abb. 107. Abhängigkeit des Massenstreukoeffizienten σ/ϱ von der Wellenlänge für eine Substanz niedriger Ordnungszahl (nach Compton).

Beispielsweise streut ein Volumelement Blei etwa 60mal so stark wie ein Volumelement Wasser und dieses etwa 800mal so stark wie ein Volumelement Luft. Eine weitere wesentliche Verschiebung tritt aber ein, wenn man größere Volumina ins Auge faßt, wie sie in der Praxis stets vorliegen; hier hat die Durchdringungsfähigkeit der Strahlen einen großen Einfluß. Bei leichten Substanzen, die gewöhnlich zugleich auch eine niedere Ordnungszahl besitzen, ist die Durchdringungsfähigkeit groß; infolgedessen ist hier die Streustrahlung nach außen hin von vielen, auch weit entfernten Punkten des streuenden Volumens her wirksam und bildet so die Streuzusatzstrahlung, die für die Röntgentherapie eine sehr große Bedeutung besitzt (vgl. S. 336). Bei schweren Substanzen von hoher Ordnungszahl ist dagegen die Eindringungstiefe der Röntgenstrahlen so gering, daß in diesem Fall der Streueffekt fast nur auf die Oberfläche beschränkt ist; die Streustrahlung von Blei in Röntgenstrahlen ist daher kaum merklich, während sie bei den viel durchdringungsfähigeren γ-Strahlen wieder stärker hervortritt. Auf diese Weise kommt es, daß bei harten Therapiestrahlen von einer Wasseroberfläche etwa 40%, von einem durchstrahlten Luftkegel etwa 0,5% und von einer Bleiplatte nur etwa 1% der Primärstrahlung zurückgestreut werden.

Der Streukoeffizient. 325

Auch die Streuung ist, wie schon erwähnt (S. 315), unter Umständen mit einem Energieverlust der Strahlung, also mit einer wahren Absorption verbunden, nämlich dann, wenn die Streuung an freien Elektronen erfolgt (Compton-Effekt). Nach Compton ist der Koeffizient σ_a, der dieser Streuabsorption entspricht:

$$\sigma_a = \sigma \cdot \frac{\delta}{(1 + 2\delta)^2}, \text{ worin } \delta = 0{,}0242/\lambda \text{ ist.}$$

σ_a ist also von der Wellenlänge abhängig; die Kurve für σ_a/ϱ in Abb. 108 zeigt, in welcher Weise dies der Fall ist. Man sieht, daß die Streuabsorption von der Wellenlänge Null aus zu einem Maximum steigt und dann nach langen Wellen allmählich abfällt. In der Abb. 108 sind zum Vergleich außer σ_a/ϱ die Kurven für μ/ϱ, α/ϱ, σ/ϱ und τ/ϱ dargestellt,

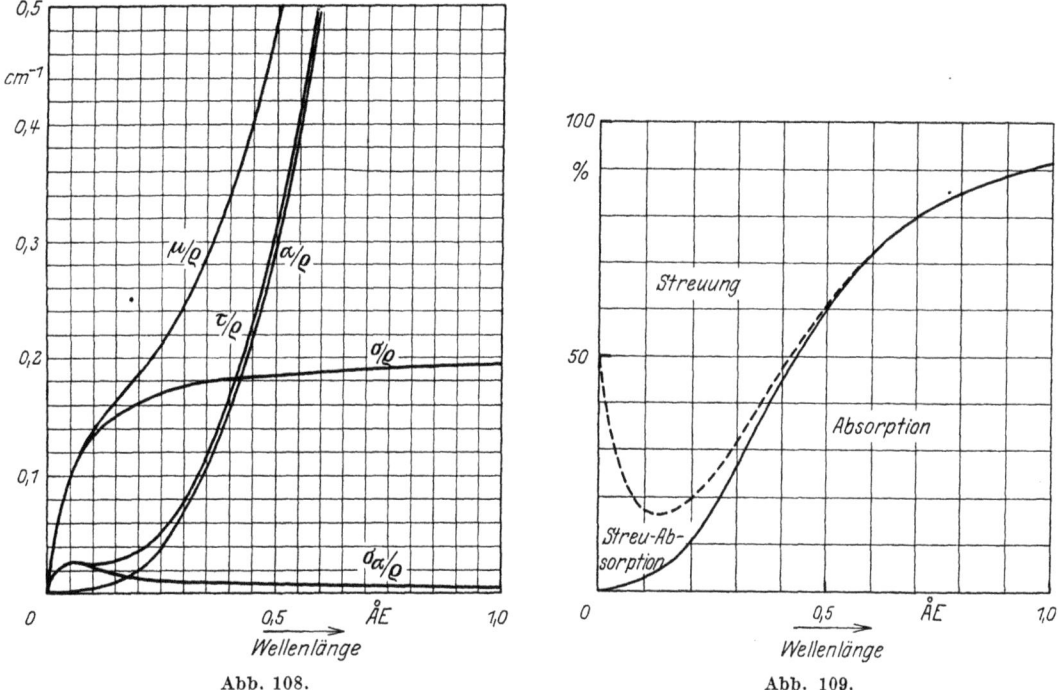

Abb. 108. Abb. 109.
Abb. 108. Abhängigkeit der Massen-Absorptions- und -Streukoeffizienten einer Substanz niedriger Ordnungszahl von der Wellenlänge (nach Compton).
α/ϱ Massen-Absorptionskoeffizient. σ/ϱ Massen-Streukoeffizient, $\alpha/\varrho + \sigma/\varrho = \mu/\varrho$ Massen-Schwächungskoeffizient, σ_a/ϱ Massen-Streuabsorptionskoeffizient, $\alpha/\varrho + \sigma_a/\varrho = \tau/\varrho$ = Massen-Gesamtabsorptionskoeffizient.
Abb. 109. Graphische Darstellung der Verteilung von Absorption und Streuung auf die Schwächung, in Abhängigkeit von der Wellenlänge. Die gestrichelte Linie zeigt den Anteil an Streuabsorption nach Compton. Z. B. entfallen bei 0,2 AE 11% der Schwächung auf Photoabsorption und 89% auf Streuung; von diesen 89% Streuung entfallen 80% auf klassische Streuung und 9% auf Streuabsorption.

wobei $\tau/\varrho = \alpha/\varrho + \sigma_a/\varrho$ der Gesamtabsorption entspricht. Die Zeichnung gilt für eine Substanz niederer Ordnungszahl, wie Luft, Wasser, Körpergewebe u. dgl. Aus der Abbildung geht hervor, daß die Gesamtabsorption bei langen Wellen nur auf der eigentlichen Absorption, dem photoelektrischen Effekt, im sehr kurzwelligen Gebiet dagegen nur auf der Streuabsorption beruht; ebenso erkennt man, daß die Schwächung der Röntgenstrahlen bei langen Wellen in der Hauptsache nur durch die wahre Absorption, bei kurzen Wellen aber fast nur durch Streuung entsteht.

Abb. 109 bietet vielleicht eine etwas übersichtlichere Darstellung dieser Verhältnisse. Hier ist in Abhängigkeit von der Wellenlänge gezeigt, wie groß der prozentuale

Anteil der Absorption und derjenige der Streuung bei der Schwächung der Röntgenstrahlen in einem Körper niederer Ordnungszahl ist. Die Streuabsorption ist durch eine gestrichelte Linie dargestellt. Je höher die Ordnungszahl der Substanz ist, desto mehr tritt der Streuverlust gegenüber dem Absorptionsverlust zurück; in Abb. 109 würde sich die Trennungslinie immer stärker nach links ausbauchen. Dies hat seinen Grund darin, daß der Absorptionskoeffizient mit der dritten Potenz der Ordnungszahl, der Streukoeffizient aber nur etwa proportional der Ordnungszahl steigt; dementsprechend nimmt auch die Bedeutung der Streuabsorption im Röntgengebiet mit steigender Ordnungszahl immer mehr ab, während sie bei der Schwächung der γ-Strahlen für alle Substanzen die Hauptrolle spielt.

Das Wesentlichste dieser etwas verwickelten Verhältnisse kann man dahin zusammenfassen, daß die Schwächung bei harten Strahlen und niederer Ordnungszahl der schwächenden Substanz fast nur durch die Streuung, bei weichen Strahlen und hoher Ordnungszahl dagegen in der Hauptsache durch wahre Absorption verursacht wird.

V. Die therapeutisch verwendete Strahlung.

Die Betrachtungen der letzten Abschnitte bezogen sich auf ein sehr schmales Strahlenbündel einer homogenen Strahlung, d. h. einer Strahlung, deren einzelne Lichtquanten alle die gleiche Energie oder, was dasselbe bedeutet, die gleiche Frequenz oder die gleiche Wellenlänge haben ($E = h \cdot \nu = h \cdot c/\lambda$). Das ist bei der Strahlung einer Röntgenröhre aber durchaus nicht vorhanden, und die Anwendung einer homogenen Strahlung in der Praxis würde auch wenig Wert haben, da man es stets mit der Durchstrahlung großer Volumina von Körpergewebe zu tun hat und die darin entstehende Sekundärstrahlung die Strahlung am Ort der Einwirkung wieder inhomogen machen würde. Da eine Strahlung nur insoweit wirksam sein kann, als sie absorbiert wird, ist es für den Strahlentherapeuten von größter Wichtigkeit zu wissen, wie die physikalischen Gesetze der Absorption und Streuung bei der Verwendung von Strahlengemischen sich ändern, und wie sich die Verteilung der Strahlenenergie im Innern eines durchstrahlten Körpers gestaltet. Es ist ohne weiteres klar, daß diese Beziehungen nicht einfacher Natur sein können, zumal der menschliche Körper kein homogenes Medium ist.

1. Die Filterung.

Die Strahlung der gewöhnlichen Therapie-Röntgenröhre ist, wie bei der Besprechung des kontinuierlichen Spektrums (S. 297) bereits dargelegt wurde, ein Strahlengemisch mit einer fortlaufenden Reihe von Wellenlängen. Sie endet auf der kurzwelligen Seite mit der Grenzwellenlänge λ_0, die nur durch die Höhe der an der Röhre liegenden Spannung V bedingt ist ($V \cdot \lambda_0 = 12{,}35$), auf der langwelligen Seite mit einer weniger scharfen Grenze, deren Lage von der Durchlässigkeit der Röhrenwand abhängt; bei der normalen Röhre mit Glaswandung reicht das Spektrum bis etwa 1 AE. Wenn die Strahlen dagegen durch ein Lindemann-Fenster, ein sehr durchlässiges Lithiumborat, austreten, liegt die Begrenzung erst bei etwa 3 AE; bei der Metallix-Röhre ist gewöhnlich ein Fenster von 0,3 mm Chromeisen angebracht, das bereits Wellen von mehr als etwa 0,4 AE nicht mehr durchläßt. In jedem Falle hat man ein ausgedehntes Spektrum, das bei der normalen Glasröhre und 200 kV etwa 4 Oktaven (vgl. S. 275), von 0,06—1 AE, umfaßt.

Wenn man in der Weise, wie es für eine homogene Strahlung (S. 319) angegeben wurde, die komplexe Strahlung einer Röntgenröhre durch eine schwächende Substanz gehen läßt, deren Schichtdicke d man stufenweise vergrößert, und jedesmal mit einem geeigneten Instrument (z. B. mit einer Ionisationskammer) die übriggebliebene Strahlung mißt, findet man einen ähnlichen Verlauf, wie er in Abb. 104 (S. 319) dargestellt ist: bei kleinem d ein starker Abfall der Intensität, der immer geringer wird, wenn d wächst. Der Unterschied gegenüber einer homogenen Strahlung besteht darin, daß der Steilabfall bei der komplexen Strahlung größer ist und die Kurve unterhalb der für eine homogene Strahlung gültigen verläuft. Man bekommt einen besseren Einblick, wenn man auch hier eine halblogarithmische Teilung verwendet: man erhält dann nicht den geradlinigen Verlauf des Intensitätsabfalls der homogenen Strahlung (vgl. Abb. 105, S. 320), sondern ein Bild wie in Abb. 152 (S. 379): also auch bei dieser Darstellungsweise keine gerade Linie, sondern zunächst einen mehr oder weniger steilen Abfall der Intensität; die Kurve wird aber um so mehr zu einer Geraden, je stärker die schwächende Schicht wird; die Strahlung nimmt also immer mehr den Charakter einer homogenen Strahlung an. Man bezeichnet dieses Untersuchungsverfahren als Absorptions- oder Filteranalyse.

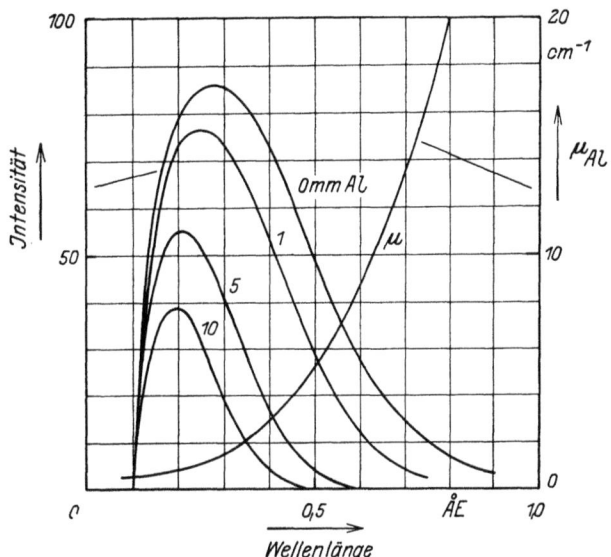

Abb. 110. Einfluß der Filterung auf die Intensität einer spektral zerlegten Strahlung. μ_{Al} Schwächungskoeffizient des Aluminiums.

Diese Homogenisierung erklärt sich leicht aus der Abhängigkeit des Absorptionsvermögens einer Substanz von der Wellenlänge der Strahlung. Nach Gleichung (25) (S. 322) wächst die Absorption bei ein und derselben Substanz proportional etwa der dritten Potenz der Wellenlänge; in einem Strahlengemisch werden also die weichen Anteile beim Durchgang durch Substanz außerordentlich viel stärker geschwächt als die harten Anteile, das Strahlengemisch wird um so homogener, je dicker die Substanz ist; gleichzeitig nimmt aber die Intensität stark ab. Abb. 110 verdeutlicht dies an der spektral zerlegten Strahlung: außer der Kurve 0, die die Intensitätsverteilung des Bremsspektrums (vgl. S. 298) darstellt, ist die Kurve für μ eingetragen, die die Zunahme des Schwächungsvermögens von Aluminium mit wachsender Wellenlänge zeigt. Man erhält die Intensitäten J, mit denen die einzelnen Komponenten des in der Kurve 0 analysierten Strahlengemisches nach dem Durchgang durch 1, 5 bzw. 10 mm Al noch vertreten sind, wenn man die Ordinaten der Kurve 0 entsprechend dem Schwächungsgesetz für homogene Röntgenstrahlen ($J = J_0 \cdot e^{-\mu \cdot d}$) reduziert. Es entstehen so die weiteren Kurven der Abb. 110. Man erkennt daraus das gleiche Resultat wie oben, daß das Strahlengemisch eingeengt, die Strahlung homogenisiert wird, daß aber die Gesamtintensität — hier dargestellt durch die Flächen der Kurven — gleichzeitig stark abnimmt. Die Homogenisierung und Härtung äußern sich bei dieser Darstellung darin, daß die langwellige Grenze und zugleich das Intensitätsmaximum nach kurzen Wellen rücken; die kurzwellige Grenze bleibt dagegen erhalten.

Hierauf beruht die Methode der Strahlenfilterung, bei der die Gebrauchsstrahlung zunächst geeignete Metallbleche passieren muß. Besonders in der Tiefentherapie wird hiervon in ausgedehntem Maße Gebrauch gemacht, um eine harte, durchdringungsfähige Strahlung zu erhalten, die es ermöglicht, auch in größere Körpertiefen ausreichende Strahlenenergiemengen hineinzubringen. Außerdem muß die Strahlung möglichst homogen sein, da im anderen Falle die weichen Anteile des Strahlengemisches in den oberflächlichen Schichten, also vor allem in der Haut, hängen bleiben und diese unnötig stark belasten würden. In beiden Richtungen wirkt das Filter, und zwar um so mehr, je stärker es ist, doch setzt die gleichzeitig zunehmende Intensitätsabnahme bald eine Grenze.

Über die zweckmäßigste Stärke des Filters gibt die oben beschriebene Absorptionsanalyse Auskunft. Die Intensitätskurve in Abb. 152 fällt mit zunehmender Filterstärke zunächst steil ab, geht dann aber allmählich in eine nahezu gerade Linie über, d. h. wenn die Strahlung durch eine bestimmte Dicke der Substanz hindurchgegangen ist, verhält sich die Reststrahlung gegenüber dieser Substanz so, als ob sie homogen wäre. Letzteres ist in noch höherem Maße der Fall, wenn die Strahlung, nachdem sie ein Filter jener Dicke durchsetzt hat, in Substanzen niederer Ordnungszahl, wie Körpergewebe, Wasser od. dgl. eintritt; die Intensität einer in dieser Weise gefilterten Strahlung wird also im Innern des Körpers nach dem Schwächungsgesetz für homogene Strahlen, d. h. in der theoretisch und praktisch günstigsten Weise abfallen. Man bezeichnet die Stelle der Schwächungskurve, an der dies eintritt, als den Punkt praktischer Homogenität; es handelt sich dabei allerdings nicht um einen wohldefinierten Punkt, da der Übergang ein ganz allmählicher ist und eine vollkommen gerade Linie niemals erreicht wird, doch kann man ihn mit einer für praktische Zwecke vollständig ausreichenden Genauigkeit feststellen. Die Erfahrung hat gezeigt, daß z. B. bei einer Strahlung von 180—200 kV durch eine Filterung mit 0,5—0,8 mm Zn oder Cu praktische Homogenität erreicht wird, so daß im Wasserphantom die Intensität der so gefilterten Strahlung exponentiell abfällt. Eine solche praktisch homogene Strahlung ist aber keineswegs homogen im physikalischen Sinne, eine spektroskopische Zerlegung zeigt vielmehr, daß sie immer noch einen Spektralbereich von 2—3 Oktaven umfaßt, z. B. von 0,07—0,25 AE bei 180 kV Spannung.

Die Frage, welches Filtermaterial am zweckmäßigsten ist, kann man auf Grund der Betrachtungen über die Absorption und Streuung entscheiden. Das Ideal wäre ein Filter, das die weichen Strahlen absorbiert, die harten aber ungeschwächt durchläßt; ein solches Filter existiert aber nicht, da jede, auch die härteste Strahlung in jedem Material eine Schwächung erleidet. Man muß daher eine Substanz wählen, die die weichen Strahlen im Vergleich zu den harten Strahlen möglichst stark schwächt, oder die Schwächung muß einen möglichst starken Gang mit der Wellenlänge haben. Die Schwächung setzt sich aus Absorption und Streuung zusammen; da letztere sich nur wenig mit der Wellenlänge der Strahlung ändert, ist eine Substanz günstig, die wenig streut, das ist eine solche von hoher Ordnungszahl. Auch in bezug auf die Absorption ist eine hohe Ordnungszahl günstig, wie ein Blick auf Abb. 106 (S. 323) zeigt, da die Kurven der Absorptionskoeffizienten bei zunehmender Ordnungszahl des absorbierenden Mittels immer steiler mit der Wellenlänge ansteigen. Das Filtermaterial muß also eine hohe Ordnungszahl besitzen. Hier ist aber bald dadurch eine Grenze gesetzt, daß eine durch selektive Absorption bedingte Unstetigkeit in den Wellenlängenbereich der Strahlung tritt. Das ist, wie aus Tabelle 1 (S. 292) zu ersehen ist, bei den Elementen etwa vom Brom (35) an aufwärts der Fall, dessen Anregungsgrenze der K-Absorption bei 0,92 AE liegt. Die selektive Absorption ist insofern ungünstig, als die Strahlen auf der kurzwelligen Seite der Anregungsgrenze stärker absorbiert werden als die weicheren auf der langwelligen Seite. Ein Vergleich der Absorptionskurven in Abb. 106 für Kupfer und Silber zeigt, daß Strahlen von mehr als 0,49 AE Wellenlänge im Kupfer stärker absorbiert werden als im Silber. Die Folge davon ist, daß das Kupferfilter günstiger als ein äquivalentes (s. u.) Silberfilter ist, solange die Filterstärke nicht so groß ist, daß die weichen Strahlenanteile oberhalb 0,49 AE vollständig ausgelöscht werden. Der Versuch bestätigt dies, indem bei einer mit 200 kV erzeugten Strahlung die Tiefenwirkung bei einem Kupferfilter von 0,5 mm größer ist als bei einem Silberfilter gleicher Durchlässigkeit; bei 1 mm Kupferfilter ist es bereits umgekehrt, doch ist der Gewinn an Tiefenwirkung durch die Verwendung von Silber nur ganz gering. Bei der von manchen Therapeuten bevorzugten Dickfilterung mit 3 mm Zink od. dgl. würde allerdings ein Silberfilter überlegen sein.

Aus der Reihe der Elemente haben sich vor allem Zink (30), Kupfer (29) und Aluminium (13) als physikalisch und technisch brauchbare Filtersubstanzen bewährt. Ihre K-Absorptionsgrenzen liegen bei 1,3 bzw. 1,38 bzw. 7,9 AE, also alle außerhalb des in Frage kommenden Wellenlängenbereiches. Zn und Cu sind nahezu gleichwertig. Bei Al ist die Ordnungszahl bereits so niedrig, daß sich die Streuung als schwächendes Moment neben der Absorption bemerkbar macht; da erstere sich nur wenig mit der Wellenlänge ändert und ihr infolgedessen keine härtende Wirkung zukommt, sollte man Aluminium nur in dünnen Schichten für schwache Filterung verwenden.

Neuerdings wird auch Gold als besonders wirksames Filter empfohlen. Da die Absorptionskurve des Au sich fast vollständig mit der des Pt deckt, kann man in Abb. 106 letztere Kurve betrachten; man sieht dann, daß Au bei allen Wellenlängen stärker absorbiert als Cu, nur werden von Au die Strahlen mit Wellenlängen kleiner als 0,15 AE mehr geschwächt als die oberhalb liegenden; bei nicht sehr hoher Spannung (z. B. bei 150 kV, $\lambda_0 = 0{,}083$ AE) ist allerdings der Anteil der Gesamtintensität, der auf jene harten Strahlen entfällt, nur gering, so daß eine etwas höhere Tiefenwirkung gegenüber einem Zn- oder Cu-Filter möglich ist, doch wird ein Filter aus so kostbarem Material in der Praxis kaum Verwendung finden können.

In jedem Filter wird naturgemäß beim Durchgang der Strahlen seine Eigenstrahlung angeregt. Die K-Strahlung, die hier allein von Bedeutung sein kann, wird beim Zink von allen Spannungen angeregt, die höher als 9,5 kV (vgl. Tab. 1, S. 292), beim Kupfer von solchen, die höher als 8,9 kV liegen; sie ist also sehr weich. Immerhin besitzen diese Strahlen eine gewisse Reichweite in der Luft, und sie könnten die Haut unnötig belasten, ohne in die Tiefe zu wirken. Man kann, um dies zu vermeiden, dem Filter auf der Seite nach dem Patienten zu ein dünnes Aluminiumblech von 0,5—1 mm Stärke zufügen, das die Eigenstrahlung des Zn oder Cu absorbiert; die Eigenstrahlung des Al ist so weich, daß sie schon in ganz geringen Luftzwischenräumen absorbiert wird. Neuerdings ist man von der Anwendung dieser Vorsichtsmaßregel vielfach wieder abgegangen, da die

Intensität der Eigenstrahlung äußerst gering ist und man bei Nahbestrahlungen gewöhnlich einen Tubus anwendet, dessen Bodenplatte genügt, um die Eigenstrahlung zu beseitigen.

2. Die effektive Wellenlänge.

Da man es in der Praxis stets mit Strahlengemischen zu tun hat, die einen ausgedehnten Strahlenbereich umfassen, kann man die physikalischen Gesetze der Schwächung, Absorption und Streuung, die nur für homogene Strahlungen gelten, nicht ohne weiteres anwenden. Bei Messungen an solchen Strahlengemischen erhält man immer einen Mittelwert, der sich aus den Einwirkungen der verschieden harten Strahlen zusammensetzt; dabei wollen wir vorläufig die vereinfachende Annahme machen, daß das Meßinstrument für alle Wellenlängen gleiche Empfindlichkeit besitzt, also wellenlängenunabhängig ist, wie es z. B. ein Wärmemeßgerät bei vollständiger Absorption der Strahlen (vgl. S. 310) sein kann. Es gilt nun, einen solchen Mittelwert für die Reihe der in dem Strahlengemisch enthaltenen Wellenlängen zu finden.

Oben (S. 319) wurde eine Methode angegeben, wie man durch Messungen der Strahlungsintensität bei Zwischenschalten von stufenweise verstärkten Filterschichten den Schwächungskoeffizienten für eine homogene Strahlung bestimmen kann: die Intensität fällt im halblogarithmischen Koordinatennetz geradlinig ab, und die Neigung dieser Linie gegen die X-Achse entspricht der Größe des Schwächungskoeffizienten (Abb. 105, S. 320). Das gleiche Verfahren wurde zur Erläuterung der Filterwirkung auf eine inhomogene Strahlung angewendet (Abb. 152, S. 379): in diesem Fall ergibt sich eine Kurve, die zunächst steil abfällt und bei stärkeren Filtern allmählich in eine Gerade übergeht. Auch hier kann man der Neigung der Geraden gegen die X-Achse die gleiche Deutung geben wie bei der homogenen Strahlung; man erhält so einen mittleren Schwächungskoeffizienten für das Strahlengemisch, das oben als praktisch homogene Strahlung bezeichnet wurde. Auf die gleiche Weise erhält man auch für weniger gefilterte Strahlungen, bei denen der Intensitätsabfall nicht geradlinig erfolgt, den mittleren Schwächungskoeffizienten, wenn man an die Kurve Tangenten legt und deren Neigung bestimmt; je steiler die Tangente verläuft, desto größer ist der mittlere Schwächungskoeffizient, am größten ist er also bei der ungefilterten Strahlung. Aus dem Schwächungskoeffizienten bekommt man durch Division durch die Dichte der Filtersubstanz einen mittleren Massenschwächungskoeffizienten.

In Tabelle 7 (S. 321) sind die Massenschwächungskoeffizienten für verschiedene Substanzen und die zugehörigen Wellenlängen enthalten. Hieraus kann man auch für die mittleren Massenschwächungskoeffizienten eine zugehörige Wellenlänge entnehmen, die man dann als die effektive Wellenlänge λ_{eff} des Strahlengemisches bezeichnet. λ_{eff} ist also eine mittlere Wellenlänge, die so beschaffen ist, daß die dadurch gekennzeichnete Strahlung dieselbe Schwächung erleidet wie eine homogene Strahlung der gleichen Wellenlänge.

Über den Grad der Homogenität der Strahlung gibt λ_{eff} keine Auskunft; es sagt nur, daß die harten und die weichen Strahlen zu beiden Seiten von λ_{eff} so verteilt sind, daß ihre Wirkungen auf das Meßgerät im Gleichgewicht sind, es sagt aber nicht, wie weit die Ausdehnung des Spektrums nach beiden Seiten hin geht. So kann eine mit hoher Spannung erzeugte, sehr inhomogene Strahlung die gleiche effektive Wellenlänge haben wie eine mit niedrigerer Spannung erzeugte, aber homogenere Strahlung. Einen guten

Anhalt für die Homogenität eines Strahlengemisches bekommt man aber aus dem Quotienten λ_{eff}/λ_0, wenn auch die Grenzwellenlänge λ_0 aus spektrographischer Messung oder aus dem Scheitelwert der Spannung bekannt ist. λ_{eff} wird gewöhnlich auch annähernd mit der Wellenlänge maximaler Intensität im Spektrum übereinstimmen.

Der Wert von λ_{eff} ist allerdings nicht vollständig eindeutig, sondern ein wenig von der Natur der Substanz abhängig, die man zu seiner Bestimmung benutzt. Dies liegt daran, daß die Schwächung auf der Wirkung von Absorption und Streuung beruht, und daß das Verhältnis beider nicht für alle Substanzen das gleiche ist. Man muß also die zu der Bestimmung benutzte Substanz angeben; gewöhnlich werden Cu oder Al verwendet. Auf jeden Fall hat man durch die Benutzung von λ_{eff} die Möglichkeit, die Schwächungsgesetze mit einer für praktische Zwecke weitaus genügenden Genauigkeit auch auf inhomogene Strahlungen anwenden zu können.

3. Die Filteräquivalenz.

Wenn zwei Filter aus verschiedenem Material das gleiche Schwächungsvermögen für eine Röntgenstrahlung besitzen, nennt man sie äquivalent. Das Verhältnis der Filterstärken ist aber nicht konstant, sondern es ändert sich mit der Härte der Strahlung, weil die durch die Filterung erzeugte Strahlenschwächung von Absorption und Streuung abhängt und diese beiden Faktoren von einer Änderung der Strahlenqualität bei den beiden Substanzen in verschiedener Weise beeinflußt werden.

Wenn eine Strahlung durch zwei verschiedene Substanzen mit den mittleren Schwächungskoeffizienten μ_1 und μ_2 und den Dicken d_1 und d_2 auf die gleiche Restintensität geschwächt wird, gilt nach dem Schwächungsgesetz:

$$I = I_0 \cdot e^{-\mu_1 \cdot d_1} = I_0 \cdot e^{-\mu_2 \cdot d_2}$$

oder $\mu_1 \cdot d_1 = \mu_2 \cdot d_2$

oder $d_1/d_2 = \mu_2/\mu_1 = \dfrac{\alpha_2 + \sigma_2}{\alpha_1 + \sigma_1}$. (27)

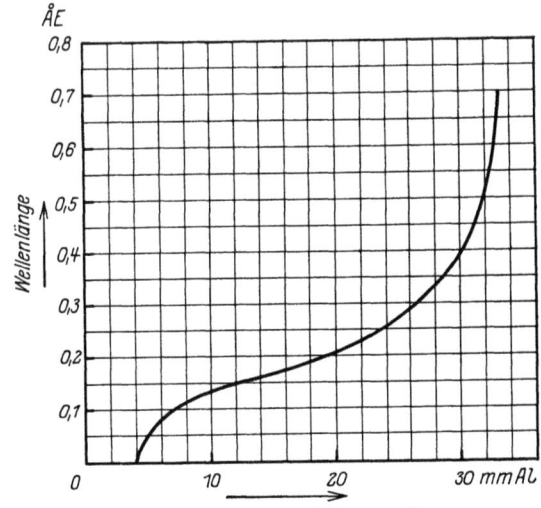

Abb. 111. Filteräquivalenz von Kupfer und Aluminium. Dicken der Aluminiumschichten, die Strahlungen verschiedener Wellenlängen auf den gleichen Betrag schwächen wie 1 mm Kupfer.

Die äquivalenten Filterstärken verhalten sich also umgekehrt wie die Schwächungskoeffizienten. Da bei langen Wellen der Einfluß der Streuung immer mehr zurücktritt, verhalten sich bei weicher Strahlung die äquivalenten Dicken annähernd umgekehrt wie die Absorptionskoeffizienten; bei sehr kurzen Wellen dagegen beruht die Schwächung fast nur auf Streuung, die äquivalenten Dicken verhalten sich hier also annähernd umgekehrt wie die Streukoeffizienten. Wenn man z. B. Aluminium- und Kupferfilter miteinander vergleicht, werden bei harter Strahlung wenige Millimeter Al einem Millimeter Cu entsprechen, da die Massenstreukoeffizienten fast gleich sind und nur die Dichte eine Rolle spielt, bei weicher Strahlung wird dagegen, entsprechend dem umgekehrten Verhältnis der Absorptionskoeffizienten, eine sehr starke Al-Schicht notwendig sein, um 1 mm Cu zu ersetzen. Die Kurve in Abb. 111 gibt in Abhängigkeit von der Wellenlänge die Dicke einer Al-Schicht an, die mit 1 mm Cu äquivalent ist. Man findet, daß bei einer Strahlung von 0,1 AE 7 mm Al, bei einer solchen von 0,4 AE aber 30 mm Al 1 mm Cu entsprechen. Wenn die Filterstärken zweier Substanzen (z. B. Al und Cu) für eine bestimmte Strahlenqualität so abgeglichen sind, daß Äquivalenz besteht, wird das eine Material (Cu) durchlässiger, wenn man zu härteren Strahlen, das andere (Al) durchlässiger, wenn man zu weicheren Strahlen übergeht. Dieses Verhalten bietet ein Mittel zur Bestimmung der Strahlenqualität (vgl. S. 383).

4. Spannung, Filterung und Tiefenwirkung.

Mit der Filterung der Röntgenstrahlen bezweckt man erstens eine Härtung der Strahlung, um ihr Durchdringungsvermögen zu erhöhen und auch in der Tiefe des bestrahlten Körpers eine größere Strahlenmenge (Tiefendosis) zu bekommen, zweitens eine Homogenisierung der Strahlung, um den Intensitätsabfall der Strahlung im Körper möglichst gering werden zu lassen, so daß er sich dem theoretisch kleinsten Abfall, wie er durch das Exponentialgesetz für homogene Strahlen ($I = I_0 \cdot e^{-\mu \cdot d}$) gegeben ist, nähert.

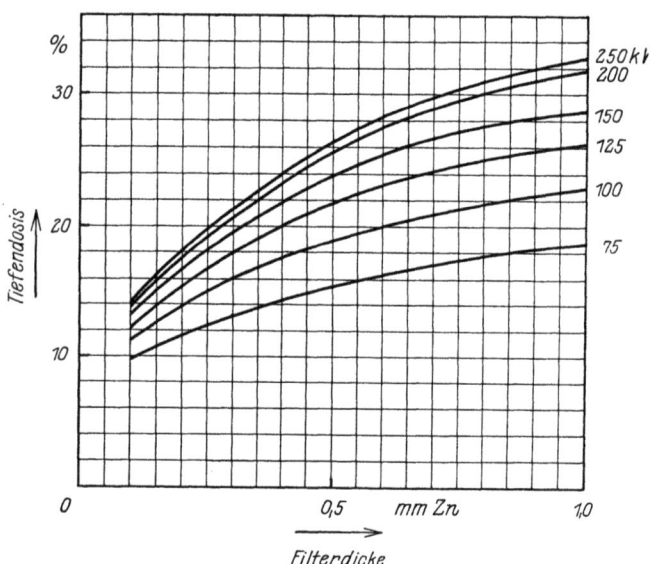

Abb. 112. Abhängigkeit der Tiefenwirkung von der Filterdicke bei verschiedenen Spannungen.

Wie in Abb. 110 (S. 327) gezeigt wurde, verschieben sich das Intensitätsmaximum und das langwellige Ende des Spektrums durch die Filterung nach kurzen Wellen hin, doch wird bei gleichmäßiger Zunahme der Filterstärke die Verschiebung immer geringer, bis schließlich das Spektrum auf die Grenzwellenlänge beschränkt ist; die Strahlung wäre dann homogen, aber die Intensität gleich Null. Eine Strahlung kann also durch Filterung allein nicht beliebig hart gemacht werden; sie kann niemals härter werden, als der Grenzwellenlänge bzw. dem Scheitelwert der an die Röhre angelegten Spannung entspricht.

In Abb. 112 ist die Zunahme der Tiefenwirkung mit der Verstärkung des Filters nach Messungen im Wasserphantom (bei einer Abgrenzung des Strahlenkegels an der Wasseroberfläche auf 6 × 8 cm und einem Fokus-Oberflächen-Abstand von 30 cm) am Beispiel des Zinkfilters graphisch dargestellt. Als Maß der Tiefenwirkung ist die Strahlenmenge in 10 cm Wassertiefe, eine Tiefendosis, in Prozenten der an der Wasseroberfläche gemessenen Strahlenmenge, der Oberflächendosis, gewählt. Man sieht, daß mit zunehmender Filterstärke die Tiefendosis ansteigt, der Anstieg wird aber immer geringer und strebt einem Grenzwert zu, der, wie gesagt, durch die verwendete Röhrenspannung gegeben ist.

Spannung, Filterung und Tiefenwirkung.

Um die Tiefenwirkung weiter zu verstärken, muß man die Spannung an der Röntgenröhre erhöhen. Abb. 89 (S. 301) zeigt das wieder an der spektral zerlegten Strahlung:

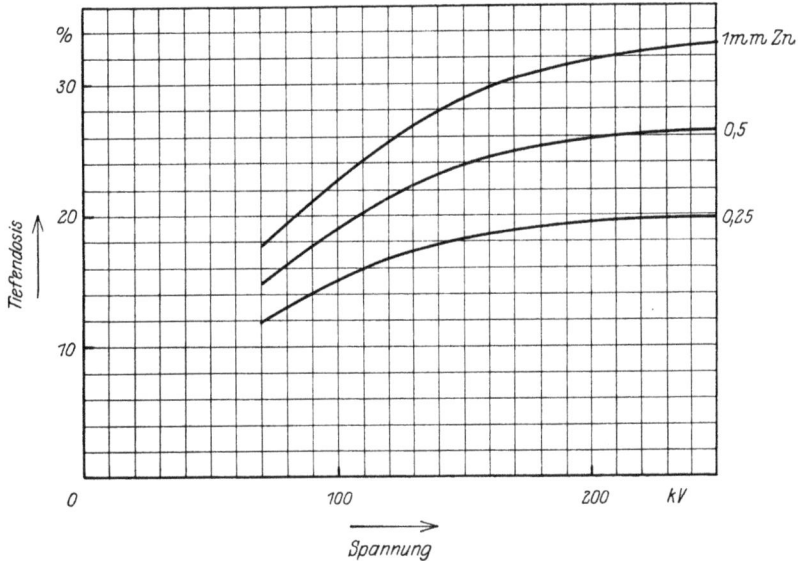

Abb. 113. Abhängigkeit der Tiefenwirkung von der Spannung bei verschiedenen Filterdicken.

die Grenzwellenlänge λ_0 und das Intensitätsmaximum verschieben sich bei Erhöhung der Spannung nach kurzen Wellen hin, doch wird die Verschiebung bei gleichmäßig zunehmender Spannung allmählich immer geringer. Bei einer Erhöhung der Spannung von 50 auf 100 kV beträgt die Verschiebung von λ_0 z. B. 0,123 AE, bei einer Erhöhung von 150 auf 200 kV dagegen nur noch 0,02 AE. Hier ist eine Grenze dadurch gegeben, daß die Röntgenröhren vorläufig nur bis etwa 250 kV betriebssicher sind.

In Abb. 113 sind diese Verhältnisse graphisch dargestellt, indem, ähnlich wie in Abb. 112, wieder die Tiefendosis im Wasserphantom als Maß der Tiefenwirkung der Strahlung genommen wurde. Auch hier sieht man, wie mit zunehmender Spannung die Tiefenwirkung bei gleichbleibendem Filter immer langsamer ansteigt.

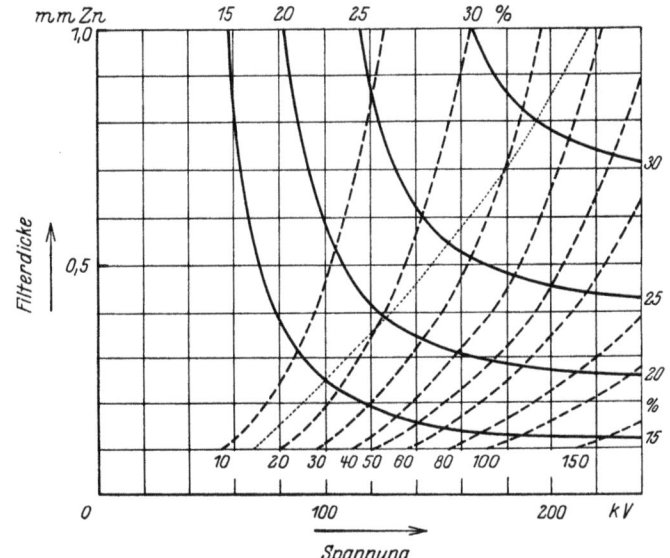

Abb. 114. Abhängigkeit der Oberflächendosen (- - - - -) und der Tiefendosen (———) von Spannung und Filterung. Die punktierte Kurve zeigt die günstigsten Kombinationen von Spannung und Filterung.

Zur weiteren Erhöhung der Tiefenwirkung müssen Spannung und Filterung gleichzeitig verstärkt werden. Die Abb. 112 und 113 lassen den Effekt deutlich erkennen. In etwas anderer Weise ist dasselbe in Abb. 114 durch Kombination von Abb. 112 und 113 dargestellt. Hier sind auf der Abszissenachse die Spannungen, auf der Ordinatenachse die Filterstärken aufgetragen. Die ausgezogenen Kurven verbinden die Punkte gleicher Tiefendosen, es sind sog. Isodosenkurven. Man sieht daraus, daß z. B. die prozentual gleiche Tiefendosis (20%) erzielt wird, wenn man eine Strahlung, die mit 80 kV erzeugt ist, mit 1 mm Zink filtert oder wenn man eine Strahlung von 225 kV mit 0,25 mm Zink filtert. Außerdem sind gestrichelt die Kurven eingetragen, die gleichen Strahlenmengen an der Oberfläche entsprechen, also ebenfalls Isodosenkurven; die diesen Kurven beigeschriebenen Zahlen bedeuten die Dosen in willkürlichem Maß. Die Oberflächendosen nehmen mit der Spannung stark zu, nehmen aber mit zunehmender Filterung ab; beide Wirkungen zusammen geben die eingezeichnete Kurvenschar. Beispielsweise ist unter den vorliegenden Versuchsbedingungen die Oberflächendosis bei 150 kV und 0,25 mm Zn ebenso groß wie bei 225 kV und 1 mm Zn-Filter, nämlich in beiden Fällen 40 Einheiten.

Aus den beiden Kurvenscharen lassen sich mancherlei Schlüsse ziehen. Die oben als Beispiel genannten beiden Strahlungen von 80 kV und 1 mm Zn bzw. 225 kV und 0,25 mm Zn geben wohl in 10 cm Tiefe prozentual die gleiche Dosis, aber die Strahlungen sind durchaus nicht gleichwertig. Die erste hat den Vorzug großer Homogenität, aber den Nachteil, daß bei der niedrigen Spannung das starke Filter die Primärstrahlung sehr stark schwächt; die Oberflächendosis beträgt daher nur etwa 5 Einheiten, die der mit 225 kV erzeugten Strahlung dagegen etwa 100 Einheiten; man müßte also im ersten Fall etwa 20mal solange bestrahlen wie im zweiten. Der Nachteil der zweiten Strahlung (hohe Spannung, dünnes Filter) besteht in der großen Inhomogenität; diese bewirkt, daß der Intensitätsabfall nach der Tiefe nicht nach dem Exponentialgesetz erfolgt, der Abfall ist vielmehr in den ersten Zentimetern des durchstrahlten Körpers sehr stark, und erst wenn die weichen Anteile der Strahlung absorbiert sind, tritt der durch die höhere Spannung bedingte harte Strahlenanteil stärker hervor, so daß in 10 cm Tiefe prozentual die gleiche Dosis vorhanden ist wie bei der erstgenannten homogenen Strahlung; diese stärkere Absorption in den obersten Schichten ist aber höchst unerwünscht, da sie eine größere Belastung der Haut bedeutet. Ein Vorteil der inhomogenen Strahlung liegt aber darin, daß die Isodosenkurven für die Tiefendosis fast parallel der Spannungsachse verlaufen; Spannungsschwankungen haben daher wenig Einfluß auf die Tiefendosis. Ähnlich ist es auch mit den Isodosenkurven der Oberflächendosis, die hier fast horizontal verlaufen. Das Gegenteil ist bei der homogenen Strahlung niederer Spannung der Fall: die fast senkrecht zur Abszissenachse verlaufenden Kurven lassen auf starke Abhängigkeit von der Konstanz der Spannung schließen. Dieses Verhalten erklärt sich aus der in beiden Fällen verschiedenen Ausdehnung des Spektrums: bei der homogenen Strahlung ist der gesamte Spektralbereich nur klein, eine Verschiebung der Grenzwellenlänge durch Veränderlichkeit der Spannung wird sich also stark bemerkbar machen, während bei der inhomogenen Strahlung eine Verschiebung der Grenzwellenlänge in Anbetracht der großen Ausdehnung des Spektrums nicht viel ausmacht.

In richtiger Abwägung aller Vor- und Nachteile wird man einen mittleren Weg einschlagen und Filterung und Spannung einander anpassen müssen. Man trifft ohne Zweifel das Richtige, wenn man der in Abb. 114 punktiert angedeuteten Linie, der Verbindung der stärksten Krümmungen der Isodosenkurven für die Tiefendosis, folgt. So findet man für Spannungen über 200 kV 1 mm Zn-Filter, bei 180—200 kV 0,7—0,8 mm Zn, bei 150 kV 0,5 mm Zn, also die Zusammenstellungen, wie sie in der Praxis auch üblich sind. Für die Oberflächentherapie, die nur geringe Tiefenwirkung haben will, sind hiernach, ebenfalls in Übereinstimmung mit der Praxis, niedere Spannung und geringe Filterung zweckmäßig.

5. Strahlenausbreitung und Tiefenwirkung.

Bei den früheren Betrachtungen waren stets ein sehr eng ausgeblendetes Strahlenbündel und geringe Schichtdicken der schwächenden Medien zugrunde gelegt, während im vorhergehenden Abschnitt bereits von einem breiten Strahlenkegel (genauer von einer Strahlenpyramide von 6 × 8 cm Ausblendung in 30 cm Abstand) und einer erheblichen Schichtdicke (10 cm) die Rede war, also den Verhältnissen entsprechend, wie sie in der Praxis fast stets vorliegen. Es ist deshalb notwendig, die Änderungen, die das Schwächungsgesetz hierbei erfährt, näher zu betrachten. Es sind zwei Faktoren, die erheblichen Einfluß haben: die räumliche Ausbreitung der Strahlen und die Streustrahlung.

Wie schon besprochen wurde (vgl. S. 307), bewirkt die Ausbreitung der Strahlen, die von einer eng begrenzten Quelle ausgehen, mit zunehmendem Abstand eine Verminderung der Strahlenintensität, die proportional dem Quadrat des Abstandes erfolgt. Es tritt also allein

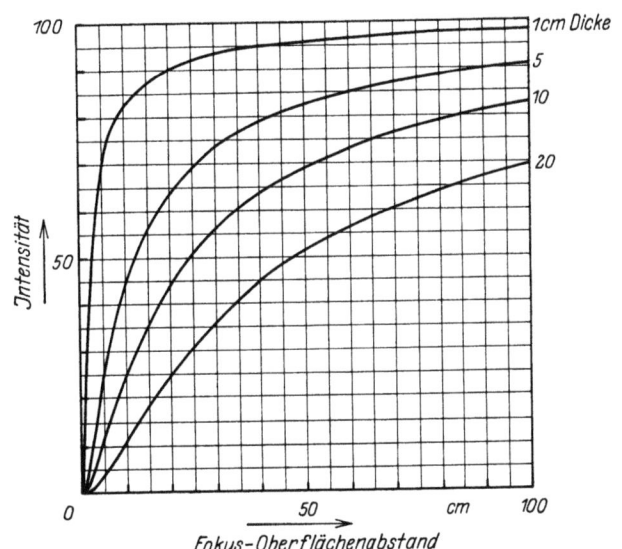

Abb. 115. Änderung der Intensität nur durch die räumliche Ausbreitung der Strahlen bei verschiedenen Fokusabständen in Schichtdicken von 1, 5, 10 und 20 cm. (Die Schwächung durch Absorption und Streuung in der durchstrahlten Schicht ist hier nicht berücksichtigt.)

durch die Ausbreitung im Raum eine Abschwächung der Strahlung ein. Wie eine einfache Überlegung zeigt, macht sich diese Schwächung um so mehr bemerkbar, je geringer der Fokusabstand und je dicker die Schicht ist, die für die Schwächung in Frage kommt. Die Größe dieser Schwächung ist von dem Verhältnis der Schichtdicke d zum Oberflächenabstand a abhängig und beträgt nach dem quadratischen Gesetz $\left(\frac{a}{a+d}\right)^2$; das Schwächungsgesetz muß also entsprechend erweitert werden, und man erhält:

$$I = I_0 \cdot e^{-\mu \cdot d} \cdot \left(\frac{a}{a+d}\right)^2 \quad \ldots \ldots \ldots \ldots (28)$$

Abb. 115 gibt eine graphische Darstellung der Schwächung, soweit sie nur durch die räumliche Ausbreitung bedingt ist, in Schichten von 1, 5, 10 und 20 cm Dicke und bei Oberflächenabständen bis zu 100 cm. So nimmt z. B. bei einem Fokusabstand von 23 cm die Intensität beim Durchlaufen einer weiteren Strecke von 10 cm auf 49% ihres Wertes, also rund auf die Hälfte der Oberflächenintensität ab, bei 100 cm Abstand und 10 cm Schichtdicke dagegen nur auf 83%. Der Verlust an Strahlungsintensität (der obere

Abschnittt der Ordinaten von der Kurve bis zur Abszisse 100 beträgt im ersten Fall 51 %, im zweiten 17 %. Wenn man das gleiche Beispiel auf 1 cm Schichtdicke anwendet, findet man bei 23 cm Abstand eine Intensitätseinbuße von 8 %, bei 100 cm Abstand dagegen 2 %.

Aus der Abbildung wird deutlich, in welchem Maße diese Schwächung durch die Strahlenausbreitung mit wachsender Schichtdicke zunimmt, mit wachsendem Abstand aber abnimmt. Bei einer gegebenen Schichtdicke kann man also durch Vergrößerung des Abstandes diesen Faktor der Schwächung verkleinern und damit die Tiefenwirkung vermehren, allerdings auf Kosten der Oberflächendosis, die gleichzeitig entsprechend dem quadratischen Gesetz abnimmt. Die Kurven zeigen, daß diese Vergrößerung der Tiefenwirkung nicht gleichmäßig mit dem Abstand zunimmt, sondern daß sie bei großen Abständen immer geringer wird; man gelangt daher bald an einen Punkt, bei dem der Gewinn durch weitere Vergrößerung des Abstandes die Einbuße an Strahlungsintensität nicht aufwiegt. Dies ist besonders für dünne Schichten der Fall, da die Abstandsvergrößerung um so wirksamer ist, je dicker die Schicht ist, die durchstrahlt werden muß. In Abb. 167 (S. 417) ist die Kurve für 10 cm Schichtdicke in etwas anderer, für die Dosierung bequemerer Weise dargestellt.

6. Die Streuzusatzstrahlung.

Der zweite Faktor, der die Gültigkeit des Schwächungsgesetzes bei den in der Praxis vorliegenden Bedingungen in Frage stellt, ist die Streustrahlung. Diese bildet zunächst ein schwächendes Moment, indem von einem sehr dünnen Strahlenbündel beim Durchgang durch Substanz ein Teil der Strahlen seitlich abgelenkt wird und für die Wirkung innerhalb des Bündels verloren geht. Dies wird, wie oben (S. 324) bereits angedeutet wurde, anders, wenn zahlreiche Strahlenbündel nebeneinander laufen, wenn es sich also um einen breiten Strahlenkegel handelt. In diesem Fall wird die Energie, die einem von den dünnen Bündeln als Streustrahlung verloren geht, den anderen, benachbarten zugute kommen, indem dort die Energie vermehrt wird (Abb. 116). Auf diese Weise entsteht die Streuzusatzstrahlung, die innerhalb eines großen durchstrahlten Volumens die Energie vermehrend, bzw. die normale Schwächung vermindernd wirkt. Damit dieser Effekt in nennenswertem Maße in Erscheinung tritt, ist es notwendig, daß das Durchdringungsvermögen der Strahlung hinreichend groß, oder daß die Ordnungszahl der Substanz niedrig ist; dabei darf aber die Dichte nicht zu klein sein, da sonst die Schwächung und damit auch die Streuung, die ja ein Teil der Schwächung ist, zu gering wird. Wie oben (S. 324) an dem Vergleich von Wasser, Blei und Luft gezeigt wurde, sind in dieser Beziehung das Wasser und ähnliche Substanzen bevorzugt, besonders solche, die viele Wasserstoffatome enthalten, da diesen ein außergewöhnlich großes Streuvermögen zukommt (vgl.

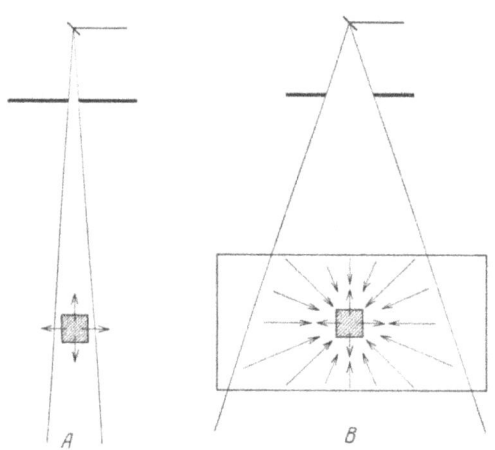

Abb. 116. Schematische Darstellung: A. des Streuverlustes bei kleinem durchstrahltem Volumen, B. der Streuzusatzstrahlung bei großem durchstrahltem Volumen, wodurch der Streuverlust im Innern der Substanz teilweise ersetzt wird.

S. 323). Außer Wasser gehören hierher: tierisches Körpergewebe, Paraffin, Wachs, Holz u. dgl., die man unter dem Namen Streukörper zusammenfaßt. Diese Bezeichnung ist aber nur für Röntgenstrahlen der üblichen Härte gerechtfertigt; für ganz weiche Strahlen, wie z. B. die sog. Grenzstrahlen, die etwa 1—2 AE mittlere Wellenlänge haben, wird die Streuzusatzstrahlung von Wasser u. dgl. nur ganz gering sein können, da das Durchdringungsvermögen zu klein ist, um in der Tiefe noch eine merkliche Streustrahlung zu erzeugen. Andererseits können Wasser u. dgl. bei den γ-Strahlen des Radiums mit etwa 0,02 AE Wellenlänge keine starke Streuzusatzstrahlung liefern, weil hier die Gesamtschwächung allzu gering ist; bei der Wellenlänge 0 würde keine Schwächung und daher auch keine Streuung mehr vorhanden sein, solche Strahlen würden unverändert durch Materie hindurchgehen. Hieraus geht hervor, daß der Streuzusatzeffekt ein Maximum haben muß, das je nach der Beschaffenheit der Substanz an verschiedenen Stellen des Spektrums liegen kann. Für die sog. Streukörper befindet sich das Maximum, wie Glocker gezeigt hat, gerade im Gebiet der harten Röntgenstrahlen.

Die Erkenntnis der Bedeutung der Streuzusatzstrahlung für die Röntgentherapie und vor allem für die Dosierung ist nur langsam durchgedrungen. Manchmal sind auch Bedenken wegen der Herkunft dieser zusätzlichen Energie geäußert worden; diese sind aber keineswegs gerechtfertigt, da es sich nicht um eine Vermehrung der Gesamtenergie handelt, sondern nur um eine bessere Ausnutzung der vorhandenen Energie: während die Streuenergie bei einem sehr dünnen Strahlenbündel nutzlos an die Umgebung verloren geht, bleibt bei großen Strahlenkegeln diese Energie zum größten Teil im Innern des durchstrahlten Volumens erhalten.

Es ist klar, daß diese zusätzliche Energie nicht gleichmäßig im ganzen streuenden Volumen verteilt sein kann, vielmehr wird das axial verlaufende Strahlenbündel die stärkste Streuzusatzstrahlung erhalten, da es ja von allen Seiten Streuzuwachs bekommt; die Randpartien werden dagegen weniger energiereich sein, da sie selbst Streustrahlung nach allen Seiten hin abgeben, aber Ersatz nur vom Innern des durchstrahlten Volumens her bekommen. Ein vollständiger Ausgleich des Streuverlustes durch den Streuzusatz kann im Innern der Substanz auch in der Achse des Strahlenkegels nicht erfolgen, weil die Streuzusatzstrahlung ebenfalls den Gesetzen der Schwächung durch die Ausbreitung, die Absorption und Streuung unterworfen ist.

7. Messungen im Wasserphantom.

Da die Kenntnis der durch die Streuzusatzstrahlung eintretenden Veränderungen der Dosis und der Energieverteilung von großer Bedeutung für die Tiefentherapie ist, müssen diese Verhältnisse hier näher betrachtet werden. Zu ihrem Studium bedient man sich allgemein der Wasser- oder Wachsphantome, da bei diesen Substanzen Absorption und Streuung so ähnlich denen im menschlichen Körper sind, daß man die Resultate unter Berücksichtigung der bei letzterem vorhandenen Inhomogenitäten übertragen kann. Das Wasserphantom ist besonders bequem, weil man das Meßgerät, meist eine kleine Ionisationskammer, leicht in beliebige Tiefen einsenken und so die Strahlung an den verschiedenen Stellen des durchstrahlten Volumens messen kann.

In Abb. 117 ist die Versuchsanordnung für Messungen in der Achse des Strahlenkegels skizziert. Die Röntgenröhre ist mit ihrem Fokus senkrecht über der Mitte des

Wasserbehälters angebracht; die Strahlung geht zunächst durch ein Filter, das so stark gewählt ist, daß die verbleibende Reststrahlung praktisch homogen ist; eine Bleiblende begrenzt die Ränder einer Strahlenpyramide, die eine mittlere Ausdehnung, z. B. 6 × 6 cm an der Wasseroberfläche haben möge; als Meßgerät dient eine kleine Ionisationskammer, die von oben her im axialen Strahl der Oberfläche des Wassers genähert und in dieses eingesenkt werden kann.

Zunächst sei der Wasserbehälter leer: wenn man dann die Kammer aus Röhrennähe in immer größeren Abstand vom Fokus bringt und fortlaufend Messungen macht,

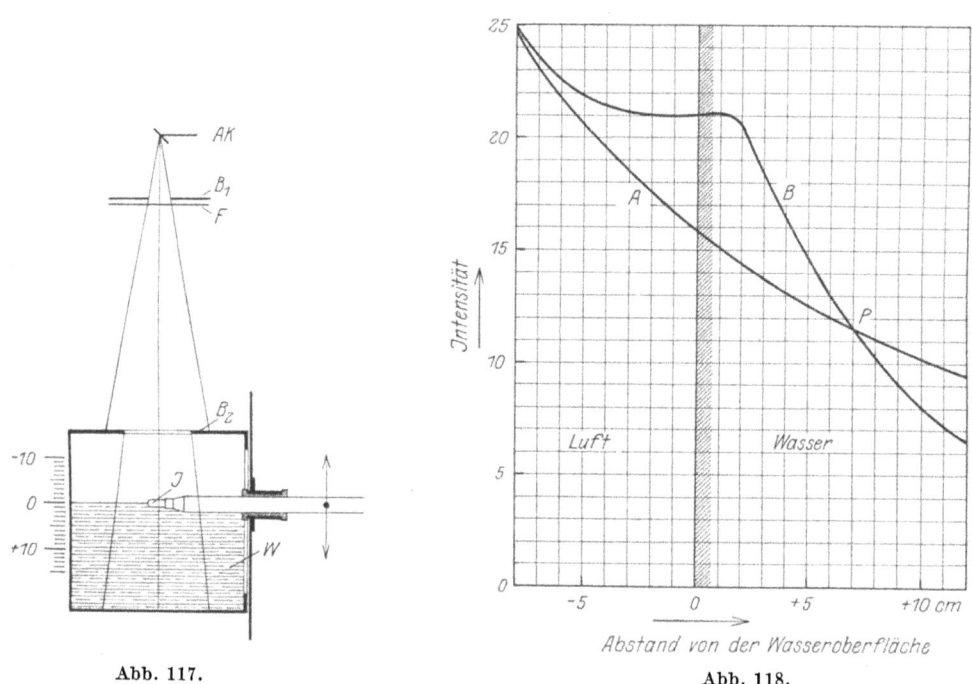

Abb. 117.   Abb. 118.

Abb. 117. Versuchsanordnung für Messungen im Wasserphantom. AK Antikathode, B_1 und B_2 Bleiblenden, F Filter, W Wasserbehälter, J Ionisationskammer, die gehoben und gesenkt werden kann.
Abb. 118. Abfall der Strahlungsintensität in Wasser bei großem Strahlenkegel: A bei leerem Phantom, B bei gefülltem Phantom, P Punkt gleicher Intensität bei leerem und gefülltem Phantom. Hier werden die Verluste durch Absorption und Streuung im Wasser gerade durch die Streuzusatzstrahlung des Wassers aufgehoben.

nimmt die Intensität (Dosis) erst schnell, dann immer langsamer ab, entsprechend dem Gesetz von der Abnahme mit dem Quadrat des Abstandes; es ergibt sich die Kurve A in Abb. 118. Die Schwächung durch die durchstrahlte Luft kann bei der Verwendung von harter Strahlung außer Betracht bleiben.

Nun werde der Behälter mit Wasser gefüllt und wieder eine Reihe von Messungen gemacht: die Intensität verläuft jetzt entsprechend der Kurve B; diese geht zunächst nahe parallel von A; wenn die Kammer sich der Wasseroberfläche nähert, wird der Abfall immer geringer, da hier bereits die von der Wasseroberfläche nach rückwärts gehende Streustrahlung wirksam wird; in der Nähe der Oberfläche verläuft die Kurve beinahe horizontal, d. h. die Intensität bleibt auf eine gewisse Strecke konstant, dann fällt sie aber sehr steil ab. Im Punkt P kreuzt sie die Kurve A, an dieser Stelle des Raumes ist also die gleiche Intensität vorhanden, einerlei ob der Behälter mit Wasser gefüllt ist oder nicht;

hier werden die Verluste, die die Strahlung im Wasser durch Absorption und Streuung erleidet, durch den Streuzusatz gerade aufgehoben. Nach der Wasseroberfläche zu überwiegt der Streuzusatz, während in größeren Tiefen die Schwächung vorherrscht.

Die Bestimmung der Intensität der Streuzusatzstrahlung begegnet gewissen Schwierigkeiten, die zum Teil dadurch bedingt sind, daß auch bei sehr eng ausgeblendeten Strahlenbündeln noch ein erheblicher Prozentsatz an Streuzusatzstrahlung mitgemessen wird und die Ausdehnung der Meßkammer eine allzu starke Reduktion des Querschnitts des Strahlenbündels nicht zuläßt. Man ist daher darauf angewiesen, die Intensität, die die Strahlung bei reiner Schwächung ohne Streuzusatz besitzt, durch Extrapolation zu bestimmen, indem man von einem weiten Strahlenkegel ausgeht, stufenweise dessen Querschnitt verringert und bei jeder Stufe eine Messung vornimmt; auf graphischem Wege kann man dann die Intensität finden, die bei sehr geringem Querschnitt vorhanden sein würde. Gewöhnlich findet man bei solchen Messungen mit veränderter Blendengröße eine Änderung der Intensität auch dann, wenn frei in der Luft gemessen wird.

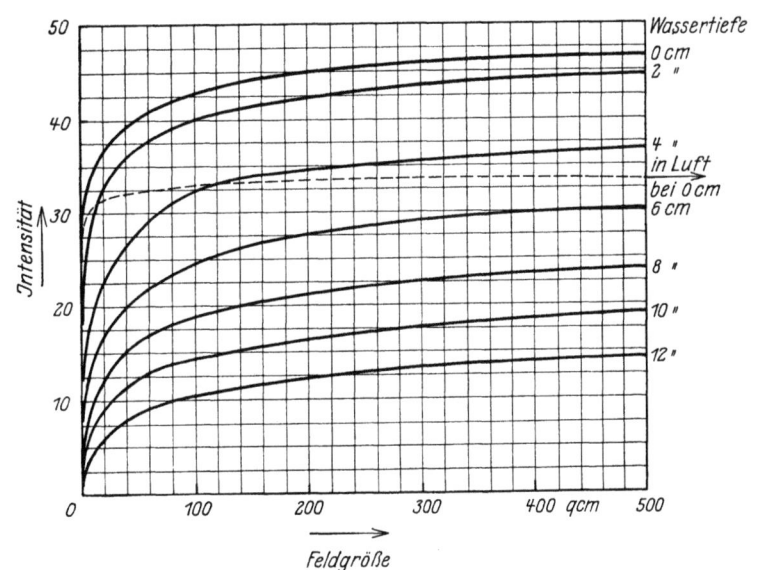

Abb. 119. Zunahme der Strahlungsintensität mit der Feldgröße bei verschiedenen Wassertiefen. Die gestrichelte Kurve zeigt die Zunahme der Intensität in Luft bei leerem Phantom, eine Wirkung der Nebenstrahlungen der Röntgenröhre.

Das darf nicht, wie es meist geschieht, als eine Folge der Streustrahlung der Luft gedeutet werden — diese ist so gering, daß sie sich kaum bemerkbar machen kann — es rührt vielmehr davon her, daß die Nebenstrahlungen der Röntgenröhre, vor allem die Stielstrahlung, um so mehr wirksam werden, je größer die Blendenöffnung ist.

Abb. 119 zeigt die Abhängigkeit der Intensität von der Größe der Ausblendung an der Oberfläche und in verschiedenen Wassertiefen. Die Intensität nimmt bei kleinen Feldern mit der Vergrößerung derselben sehr stark zu, die Zunahme wird aber allmählich immer geringer, so daß die Intensität bei 400 qcm Feldgröße beinahe ihren Höchstwert erreicht hat. Durch Verlängerung der Kurven bis zum Schnitt mit der Ordinatenachse erhält man die Intensität bei der Feldgröße 0 qcm, d. h. bei einem unendlich dünnen Strahlenbündel. Auch die Intensitätszunahme in Luft, gemessen in der Höhe, die sonst die Wasseroberfläche einnimmt, ist als gestrichelte Kurve eingezeichnet; sie beruht, wie gesagt, auf dem Einfluß der Nebenstrahlungen der Röhre, diese Zunahme muß daher von der bei Anwesenheit von Wasser gemessenen Zunahme abgezogen werden. Wegen der Steilheit der Kurven bei kleinen Feldgrößen kann die Extrapolation nur bei sehr großer Sorgfalt genau werden; die starken Schwankungen in den Angaben über die Größe der Streuzusatzdosis sind schon aus diesem Grunde erklärlich. Die Kurve für die Wassertiefe 10 cm ist in etwas anderer, für die Dosierung bequemerer Form in Abb. 163 (S. 408) dargestellt. Die große Bedeutung der Feldgröße für eine exakte Dosierung ist aus den Kurven ohne weiteres ersichtlich.

Ein unendlich dünnes Strahlenbündel, das aber immer noch aus sehr zahlreichen Einzelquanten besteht, verliert nur Intensität, da es keinen Streuzuwachs aus der Umgebung bekommen kann; mit Hilfe der Extrapolation erhält man daher den Intensitäts-

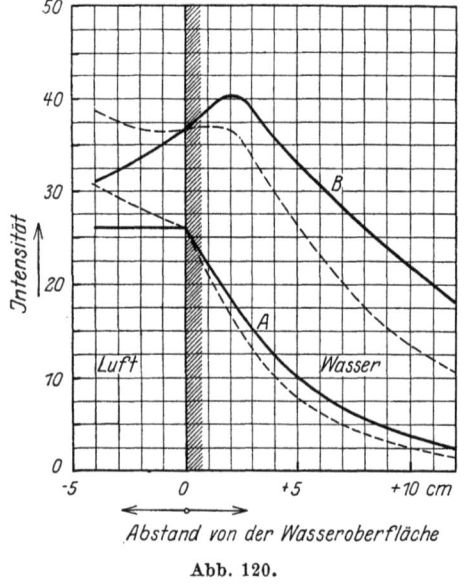
Abb. 120.

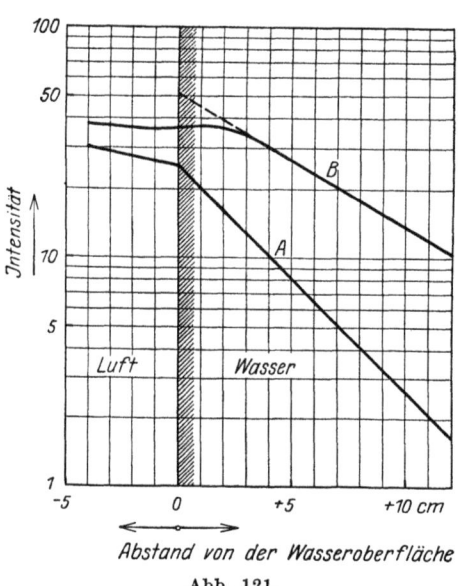
Abb. 121.

Abb. 120. Abfall der Strahlungsintensität in Wasser: A bei unendlich dünnem Strahlenkegel, B bei sehr weitem Strahlenkegel. Die gestrichelten Kurven entsprechen den experimentell gefundenen Werten. Bei den ausgezogenen Kurven ist der Einfluß der räumlichen Ausbreitung der Strahlen (Abstandsgesetz) eliminiert.

Abb. 121. Darstellung der gestrichelten Kurven der Abb. 120 im halblogarithmischen Liniennetz. Der Schnittpunkt der gestrichelten Verlängerung des geradlinigen Teils von B mit der Ordinate O gibt die Intensität der Gesamtstrahlung, wie sie vorhanden sein würde, wenn auch die in Richtung der Primärstrahlung verlaufende Streustrahlung des Wassers bereits an der Oberfläche wirksam wäre.

verlauf bei reiner Strahlenschwächung, während man bei einer Feldgröße von etwa 500 qcm die um den maximalen Streuzusatz vermehrte Intensität mißt. Die gestrichelten Kurven in Abb. 120 zeigen: A den Verlauf bei unendlich dünnem, B den bei sehr weitem Strahlenkegel, wobei die Korrektur wegen des Einflusses der Nebenstrahlungen bereits angebracht ist. Wie bei den früheren Schwächungsmessungen ist es auch hier von Vorteil, wenn man ein halblogarithmisches Koordinatennetz wählt; die Kurven werden dann (Abb. 121) zum Teil wieder geradlinig, ein Beweis dafür, daß der Abfall in dem betreffenden Bereich einem Exponentialgesetz folgt.

Aus den Abb. 118 und 120 erkennt man, daß bei großem Feld die Intensität in der Nähe der Wasseroberfläche, sowohl über ihr wie unter ihr, auf eine gewisse Strecke konstant ist. Die Kenntnis dieses Umstandes ist wichtig für die Behandlung bösartiger Geschwülste, die nahe unter der Körperoberfläche liegen, wie es z. B. beim Mammacarcinom der Fall ist; mit Hilfe von Fern-Großfeldern ist es möglich, mit einem einzigen Strahlenkegel die notwendige Dosis an den Krankheitsherd zu bringen, ohne die Haut zu überlasten. Bei dem unendlich dünnen Bündel tritt dagegen unmittelbar an der Wasseroberfläche ein scharfer Knick in der Kurve auf, dann folgt ein steiler Abfall entsprechend dem Exponentialgesetz.

Die Kurven zeigen ferner, daß die Verwendung von Überdeckungsschichten, wie sie von verschiedenen Seiten vorgeschlagen wurden, unzweckmäßig ist. Man ging von der Annahme aus, daß der Abfall der Dosis in den ersten Zentimetern des durchstrahlten Körpers besonders stark sei, und wollte die hierdurch bedingte stärkere Belastung der Haut und des darunter liegenden Gewebes dadurch vermeiden, daß man eine Schicht von 3 bis 5 cm Wasser, Paraffin, Fleisch od. dgl. auf die Haut legte, diese also künstlich in die Tiefe brachte und die Oberflächendosis entsprechend steigerte. Die Abb. 120 und 121 zeigen, daß dies Verfahren nicht gerechtfertigt ist, denn eine genügend homogenisierte Strahlung nimmt bei kleinen Feldern exponentiell ab, d. h. der Abfall in den einzelnen Zentimetern ist prozentual immer der gleiche, einerlei in welcher Tiefe sie sich befinden.

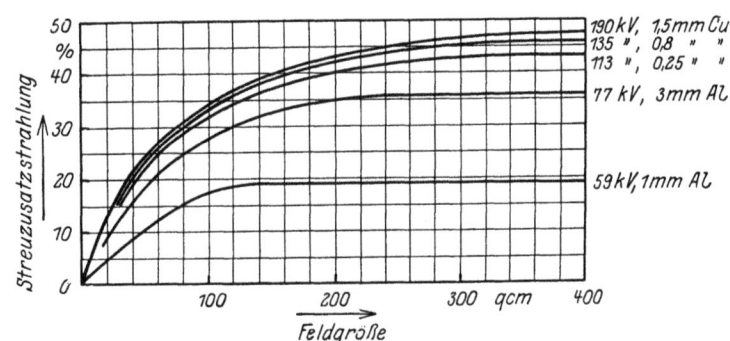

Abb. 122. Menge der Streuzusatzstrahlung an der Oberfläche eines Streukörpers in Abhängigkeit von der Feldgröße bei verschiedenen Strahlenqualitäten (nach Jacobi und Liechti).

Dazu geht durch die Überschicht der Vorteil verloren, den bei großen Feldern die Konstanz der Dosis in geringer Tiefe bietet. Die Verwendung von Überdeckungsschichten bringt also lediglich eine Verlängerung der Bestrahlungszeit, aber keine Erhöhung der Tiefenwirkung. Dagegen werden die Umbauten, wie sie von Jüngling u. a. angegeben worden sind, um aus Körperteilen mit stark gewölbter Oberfläche, z. B. bei Gelenken, beim Kehlkopf u. dgl., regelmäßig gestaltete Gebilde herzustellen und auf diese Weise die Dosierung und die homogene Durchstrahlung zu erleichtern, von dieser Betrachtung nicht berührt.

Ähnliche Umbauten hat Chaoul zum Zweck der Ausnutzung der Streustrahlung angewendet. Bei seinem Strahlensammler ist der ganze Körper des Patienten mit einem Gürtel von Paraffinklötzen umgeben, so daß nur das Bestrahlungsfeld frei bleibt. Es wird ohne Ausblendung an der Röhre ein großer Teil der Gesamtstrahlung ausgenutzt und auf diese Weise eine erhebliche Abkürzung der Bestrahlungszeit erreicht. Ein Vorteil besteht ferner darin, daß die Intensitätsabnahme seitlich vom Zentralstrahl (s. u.) vermindert und die Durchstrahlung infolgedessen gleichmäßiger wird; Nachteile sind die große Masse des Umbaues und die starke Allgemeindurchstrahlung einer großen Körperpartie.

Die in der Literatur angegebenen Zahlenwerte für die Größe des Streustrahlenzusatzes an der Oberfläche bei großem Feld schwanken außerordentlich, sie gehen von etwa 20% bis über 100% der Primärstrahlung. Der Grund für diese Unsicherheit liegt in den schon erwähnten Schwierigkeiten, aber auch in der Art der Messung. Letztere geschieht dadurch, daß die Intensität der Strahlung bei sehr großem Feld und bei sehr kleinem Feld gemessen, beide Ergebnisse voneinander abgezogen werden und der Rest in Prozenten der Primärstrahlungsintensität ausgedrückt wird. Bei dieser Differenzbildung können sich die unvermeidlichen Meßfehler addieren, so daß sehr hohe Anforderungen an die Konstanz der Primärstrahlung gestellt werden. Dazu kommt noch, daß die Störungen durch die Stielstrahlung der Röhre sorgfältige Berücksichtigung erfordern.

Bei einer anderen, mehrfach angewandten Methode schützt man die Meßkammer vor der primären Strahlung dadurch, daß eine kleine massive Bleiblende in die Achse des Strahlenkegels gebracht wird, so daß die Kammer im Schatten dieser Blende liegt. Sie ist dann von einem Mantel von Strahlen umgeben und wird nur von Streustrahlung getroffen. Da aber durch die Blende auch ein großer Teil der Streustrahlung abgeschirmt wird, ist auch hier eine Reihe von Messungen mit stufenweise veränderter Größe der massiven Blende erforderlich, um durch Extrapolation auf die Blendengröße Null die ganze

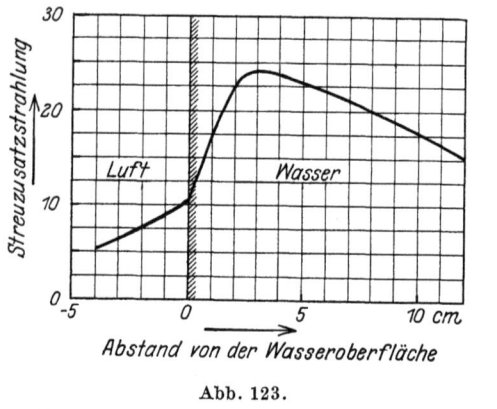
Abb. 123.

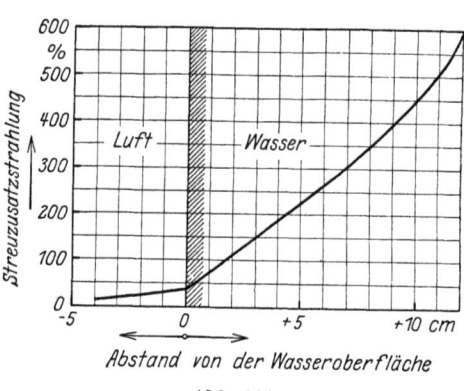
Abb. 124.

Abb. 123. Menge der Streuzusatzstrahlung in Abhängigkeit vom Abstand von der Wasseroberfläche.
Abb. 124. Menge der Streuzusatzstrahlung in Prozenten der an der gleichen Stelle vorhandenen direkten Strahlung. in Abhängigkeit vom Abstand von der Wasseroberfläche.

Streustrahlung zu erfassen. Die Resultate sind die gleichen wie die nach der vorigen Methode gewonnenen.

Aus den Abb. 120 oder 121 ergibt sich die Strahlenintensität an der Wasseroberfläche bei sehr großem Feld zu 37 Einheiten, bei unendlich dünnem Strahlenbündel zu 26 Einheiten; die Differenz, die den Streustrahlenzusatz darstellt, beträgt also 11 Einheiten oder 42% der Primärstrahlung, eine Zahl, die mit den meisten in neuerer Zeit veröffentlichten nahe übereinstimmt.

Die Größe des Streuzusatzes ist, wie schon erwähnt (vgl. S. 337), von der Strahlenqualität abhängig; bei dem angegebenen Beispiel wurde eine mit 180 kV erzeugte und mit 0,5 mm Zn + 3 mm Al gefilterte Strahlung verwendet. In Abb. 122 ist der Streustrahlenzusatz in Abhängigkeit von der Feldgröße für verschiedene, harte und weiche Strahlengemische dargestellt. Man sieht, daß für die in der Tiefentherapie gebräuchlichen Strahlenqualitäten die Unterschiede sehr gering sind, so daß man dort für Dosierungszwecke eine einheitliche Größe des Streustrahlenzusatzes annehmen kann. Bei weichen Strahlungen ist dagegen der Streuzusatz geringer, und ebenso fällt er bei sehr harten Strahlungen ab, wie Glocker und Kaupp gezeigt haben.

Die Abhängigkeit der Intensität der Streuzusatzstrahlung von der Wassertiefe ergibt sich aus Abb. 120 oder 121 dadurch, daß man die Ordinaten, die die Intensitäten bei sehr großem und bei sehr kleinem Feld darstellen, voneinander abzieht. Auf diese Weise entsteht die Kurve der Abb. 123. Danach nimmt die Streuzusatzstrahlung bis zu etwa 3 cm Wassertiefe an Stärke zu und fällt dann langsam ab. Dieses Maximum ist durch die eigentümliche Richtungsverteilung der Streustrahlung bedingt. In der Oberfläche des Wassers ist die Streustrahlung naturgemäß am größten, da dort die Primärstrahlung, aus der die Streustrahlung entsteht, ungeschwächt wirkt. Punkte, die in der Oberfläche liegen, können aber nur von der aus dem durchstrahlten Wasser nach rückwärts gehenden Streustrahlung beeinflußt werden. Wenn ein Punkt, die Meßkammer, in die Tiefe rückt, werden immer mehr Volumelemente des Wassers, die in Richtung der Primärstrahlung streuen, für diesen Punkt wirksam, und in dieser Richtung ist die Streuung erheblich stärker als nach rückwärts; gleichzeitig nimmt aber die Streustrahlung wegen der Schwächung im Wasser nach der Tiefe zu ab. So kommt es, daß bei großem Strahlenkegel die Streuzusatzstrahlung ein Maximum hat, das in etwa 3 cm Tiefe liegt.

Verglichen mit der Intensität der an der gleichen Stelle gemessenen Primärstrahlung nimmt die Streuzusatzstrahlung nach der Tiefe hin ständig zu, wie sich aus dem Verhältnis der Ordinaten in Abb. 120 ergibt (vgl. Abb. 124). In 10 cm Tiefe beträgt die Streuzusatzstrahlung bereits etwa das 4—5fache der Primärstrahlung, oder anders ausgedrückt, die Streuzusatzstrahlung umfaßt hier etwa 80% der Gesamtstrahlung. In großen Tiefen besteht also die Strahlung fast nur noch aus Streustrahlung. Dieser Umstand ist im Hinblick auf die Wellenlängenänderung, die durch den Compton-Effekt bei der Streuung entsteht, beachtenswert.

Unmittelbar an der Oberfläche ist nur die von dem bestrahlten Wasser nach rückwärts gehende Streustrahlung wirksam, man kann aber aus Abb. 121 auch die gesamte Streustrahlung (wie sie vorhanden sein würde, wenn auch die in Richtung der Primärstrahlung verlaufende Streustrahlung bereits an der Oberfläche wirksam wäre) finden, wenn man von der Kurve B die Gerade, die den Abfall der Strahlung von etwa 3 cm Tiefe an darstellt, nach rückwärts bis zu der Ordinate, die der Wasseroberfläche entspricht, verlängert. Man findet den Schnittpunkt bei 52 Einheiten, der gesamte Streuzusatz würde also etwa 100% der Primärstrahlung betragen; demgemäß gehen etwa 60% der Streustrahlung nach vorwärts, 40% nach rückwärts, in guter Übereinstimmung mit der von Compton angegebenen Richtungsverteilung (vgl. Abb. 102, S. 316).

8. Die Strahlenverteilung im Wasserphantom.

Die Art und Weise, wie die Streuzusatzstrahlung die Verluste der Primärstrahlung in einem großen durchstrahlten Volumen vermindert, macht es erklärlich, daß die Intensität auch in Schichten, die senkrecht zur Strahlenrichtung liegen, nicht gleichmäßig verteilt ist. In der Achse des Strahlenkegels, im Zentralstrahl, wo die Streustrahlung von allen Seiten wirkt, ist die Intensität natürlich größer als in den Randpartien, wo die Verluste die gleichen sind wie in der Mitte, während ein Streuzusatz nur von einer Seite her möglich ist. Der Unterschied wird noch größer in Ecken des Feldes. So ergibt sich in 10 cm Tiefe eine Verteilung, wie sie in Abb. 125 für eine harte Therapiestrahlung bei 30 cm Fokusabstand und 6 × 8 cm Feldgröße durch Isodosenkurven dargestellt ist. Während in der Mitte die Intensität über einen beträchtlichen Bereich ziemlich konstant ist, fällt sie an den Rändern auf etwa 80%, in den Ecken auf etwa 60% von der in der Mitte vorhandenen ab.

Abb. 126 zeigt das gleiche in anderer Form, indem als Abszissen die relativen Abstände vom Zentralstrahl, als Ordinaten die Intensitäten aufgetragen sind. Die Kurven beziehen sich auf die Verteilung an der Oberfläche, in 5 cm und in 10 cm Wassertiefe; zugrunde gelegt ist eine harte Therapiestrahlung bei 50 cm Abstand und 15 × 15 cm Feldgröße. Um eine einheitliche Darstellung zu ermöglichen, sind die Querschnitte des durchstrahlten Wasservolumens, die ja mit der Tiefe wachsen, bzw. ihre Seiten gleich groß gemacht. Man sieht, daß der seitliche Intensitätsabfall mit zunehmender Tiefe größer wird. Am Rande des Strahlenkegels fällt die Intensität ganz steil ab, und außerhalb der geometrischen Begrenzung des Strahlenkegels ist nur noch die Streuzusatzstrahlung wirksam, die aber in der Richtung senkrecht zur Primärstrahlung ihre kleinste Komponente besitzt (vgl. Abb. 102, S. 316) und mit wachsendem Abstand von der Grenze schnell abnimmt. Gemäß der in Abb. 123 (S. 342) gegebenen Darstellung der Größe der Streuzusatzstrahlung ist der Streustrahlenmantel in etwa 3 cm Tiefe am stärksten, so daß eine ungefähr birnförmige Gestalt entsteht.

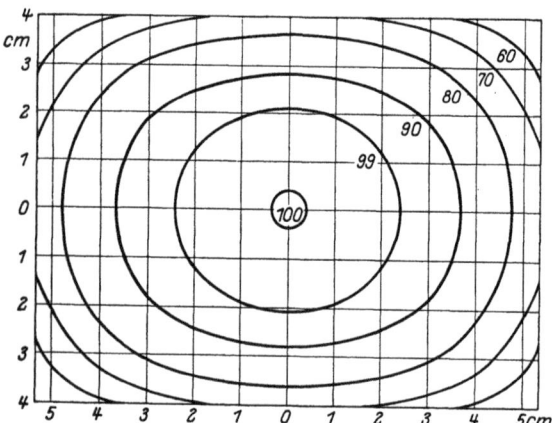

Abb. 125. Verteilung der Dosis seitlich von der Achse des Strahlenkegels in 10 cm Tiefe bei einer Oberflächenfeldgröße von 6 × 8 cm und einem Fokusoberflächenabstand von 30 cm (Isodosenkurven).

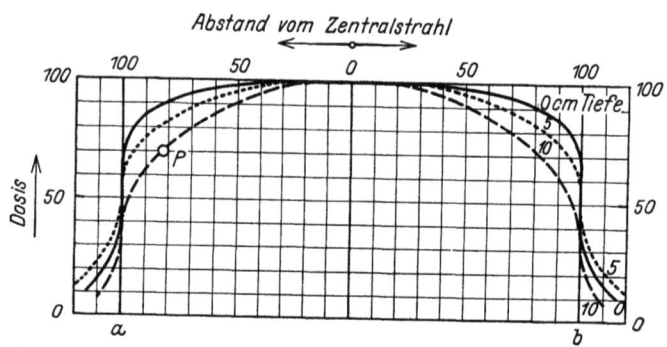

Abb. 126. Dosisverteilung in einem streuenden Körper seitlich vom Zentralstrahl an der Oberfläche, in 5 cm und in 10 cm Tiefe. Es ist ein paralleles Röntgenstrahlenbündel, begrenzt von den Ordinaten a und b, angenommen. Die Dosen sind in Prozenten der Dosis im Zentralstrahl angegeben. Der Abstand vom Zentralstrahl bis zum Rande des Strahlenkegels ist gleich 100 gesetzt. Beispiel: Bei 50 cm Fokusabstand und 10 × 10 cm Feldgröße soll die Dosis an einem Punkt P bestimmt werden, der in 10 cm Tiefe um 5 cm seitlich vom Zentralstrahl liegt. Die Größe der Schnittfläche in 10 cm Tiefe ist: $\frac{60}{50} \cdot 10 = 12 \times 12$ cm; 5 cm Abstand von der Mitte entsprechen also $5 : \frac{12}{2} = \frac{83}{100}$; aus der Kurve ergibt sich dann die Dosis zu 70% der Dosis im Zentralstrahl in 10 cm Tiefe.

Der Intensitätsabfall nach den Rändern steigt mit zunehmender Größe des Oberflächenfeldes. Hier wird der Abfall aus rein räumlichen Gründen begünstigt, indem die Strahlen vom Fokus nach den Feldrändern einen weiteren Weg zurückzulegen haben als in der Achse des Strahlenkegels; es tritt daher entsprechend dem quadratischen Gesetz und dem Lambertschen Gesetz an den Rändern eine stärkere Schwächung auf. Der hierdurch bedingte Intensitätsabfall wird natürlich um so größer, je größer das bestrahlte Feld im Vergleich zum Fokusabstand ist; er beträgt z. B. bei 23 cm Fokusabstand und einer Feldgröße von 15 × 15 cm im ungünstigsten Fall, d. h. in den Ecken des Feldes 34%, bei 50 cm Fokusabstand und dem gleichen Feld dagegen nur noch 6%.

Die gesamte Strahlenverteilung im durchstrahlten Körper ist von zahlreichen Faktoren abhängig, doch genügt es für die Praxis, wenn man die Tiefenwirkung der verwendeten Strahlung im Zentralstrahl unter bestimmten Bedingungen, z. B. die prozentuale Tiefendosis (vgl. S. 384) kennt; man kann dann, unter Benutzung der Kurven für die Änderung der Tiefenwirkung mit dem Abstand und der Feldgröße und nach der Seite hin, sich ein hinreichend genaues Bild von der Größe der Dosis an einer bestimmten Stelle des durchstrahlten Körpers machen. Es sind aber auch umfangreiche Tabellenwerke für diesen Zweck hergestellt worden, so zuerst von Dessauer und Vierheller, die zahlreiche Messungen bei verschiedenen Strahlenqualitäten, Feldgrößen und Fokusabständen als Isodosenkurven dargestellt haben. Sie verwendeten eine photographische Methode. Leider scheint

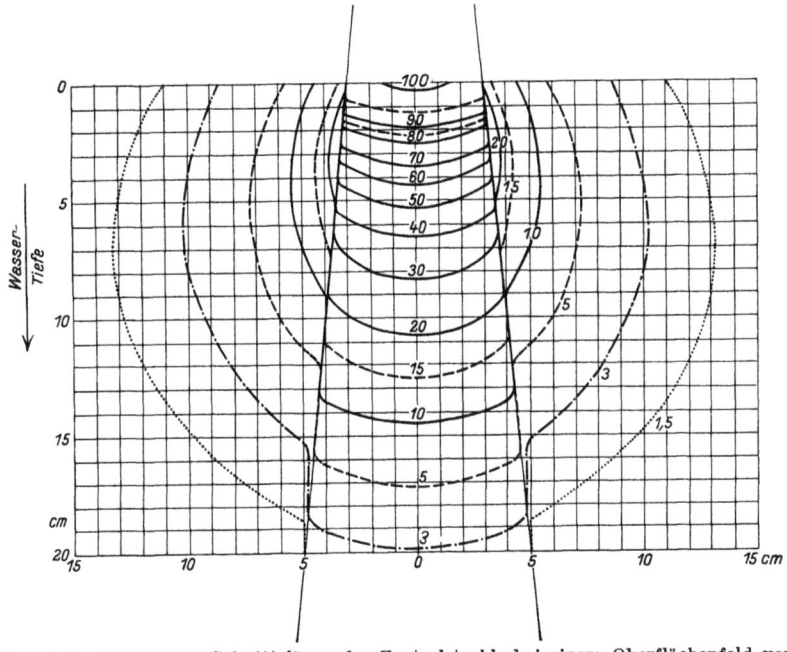

Abb. 127. Isodosenkurven in einem Schnitt längs des Zentralstrahls bei einem Oberflächenfeld von 6 × 8 cm und einem Fokusabstand von 30 cm (nach Holfelder).

bei den Messungen ein prinzipieller Fehler unterlaufen zu sein, der die Zuverlässigkeit der Resultate beeinträchtigt. In neuerer Zeit sind vor allem von Holfelder und seinen Mitarbeitern die Messungen mittels der Ionisationsmethode wiederholt worden; ihre Ergebnisse zeigen gegenüber denen von Dessauer zum Teil erhebliche Abweichungen. Diese fallen weniger ins Gewicht, insoweit sie das von direkten Strahlen getroffene Körpervolumen betreffen, da die Verhältnisse im menschlichen Körper doch wesentlich anders liegen als im Wasserphantom; die Messungen Dessauers können aber nicht zu Recht bestehen in bezug auf die Intensität der Strahlung außerhalb der durch die Ausblendung gegebenen geometrischen Begrenzungen des Strahlenkegels. Dessauer stellte nämlich auch außerhalb dieses Strahlenkegels erhebliche Dosen fest; dann müßten aber bei der Kreuzfeuermethode unbedingt Überdosierungen in der Tiefe entstehen. Bei dieser Methode werden einzelne rechteckige Felder auf der Haut in geringen Abständen voneinander bestrahlt, so daß die Strahlenkegel sich in der Tiefe des Körpers am Krankheitsherd kreuzen (ähnlich wie es Abb. 128 zeigt), und auf diese Weise durch Addition die notwendige Dosis erzeugt wird. Wenn eine starke Streustrahlung außerhalb des direkt durchstrahlten Volumens bestände, müßte dadurch in einigen Zentimetern Tiefe eine Dosis entstehen, die das erträgliche Maß überschreitet; dies wird aber in der Praxis nicht beobachtet. Ein weiterer Beweis dafür, daß außerhalb der Feldgrenzen eine beträchtliche Dosis nicht vorhanden ist, liegt darin, daß ein auf der Haut durch Bleiplatten abgegrenztes Feld nach der Bestrahlung mit einer bestimmten Dosis eine Pigmentierung zeigt, die genau der Abdeckung entsprechend scharf begrenzt ist.

In Abb. 127 ist die Dosisverteilung nach den Messungen von Holfelder in einem Schnitt längs des Zentralstrahls bei einem Oberflächenfeld von 6 × 8 cm und einem

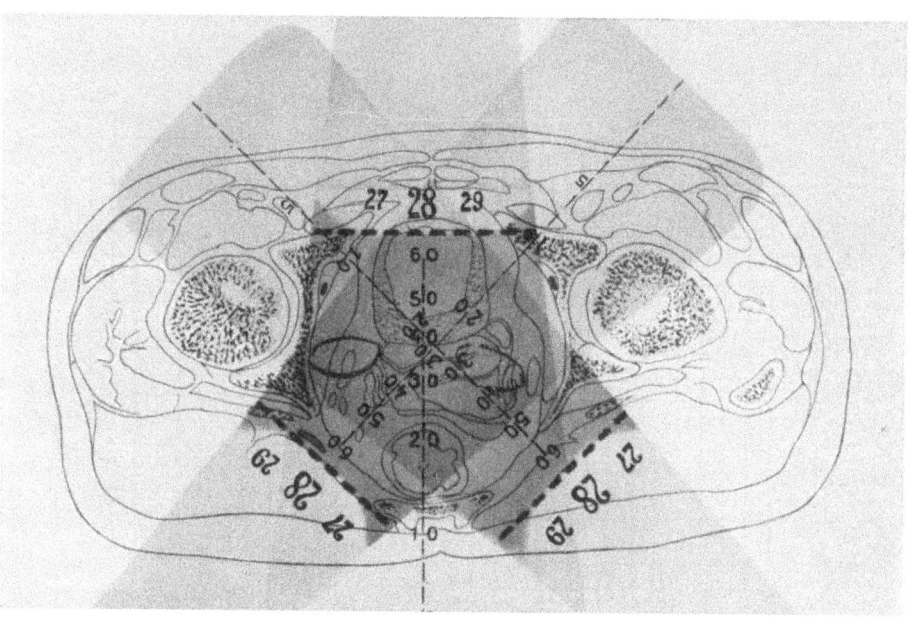

Abb. 128. Dreifelder-Kastrationstechnik nach Holfelder. Durch die Ausnutzung der stärksten Weichteilkompression unter Verwendung eines gewölbten Kompressionstubus ist es möglich, das ganze kleine Becken gleichmäßig mit einer etwas stärkeren Dosis zu durchstrahlen, als die Belastung der einzelnen Hautfelder beträgt.

Fokus-Oberflächenabstand von 30 cm dargestellt. Die Dosis in der Mitte des Oberflächenfeldes ist gleich 100 gesetzt. Die Kurven verbinden die Orte gleicher Dosis. Man erkennt, daß die Streustrahlung außerhalb der Kegelgrenzen relativ gering ist, und daß sie in etwa 3—4 cm Tiefe ein Maximum besitzt, dessen Entstehung oben bereits begründet wurde.

Holfelder hat einen Apparat angegeben, den Felderwähler, mit dem die Dosisverteilung im Innern des Körpers sehr anschaulich dargestellt werden kann. Auf eine von unten beleuchtete Milchglasplatte wird die schematische Darstellung eines passenden Körperdurchschnitts gelegt, und es werden darauf in der in Abb. 128 gezeigten Weise Schablonen verteilt, die entsprechend dem Intensitätsabfall nach der Tiefe hin getönt sind. Die durch die gegenseitige Überdeckung der Schablonen entstehende größere Verdunklung zeigt die Erhöhung der Dosis in der Tiefe durch die gegenseitige Durchkreuzung der Strahlenkegel. Die Vorrichtung kann bei der Aufstellung eines Bestrahlungsplans nach der Kreuzfeuermethode gute Dienste leisten.

Es sind verschiedene Anordnungen vorgeschlagen worden, um die Dosisunterschiede an den Rändern gegenüber der Mitte auszugleichen. Man kann z. B. eine Überdeckungsschicht von der Größe des Bestrahlungsfeldes aus Paraffin od. dgl. anwenden, die in der Mitte entsprechend dicker ist, so daß die Ränder eine stärkere Strahlung bekommen, oder man bringt, wenn die gewünschte Dosis in der Feldmitte erreicht ist, in der Achse des Strahlenkegels eine massive Blende an, durch welche die Mitte geschützt wird, und bestrahlt dann weiter, bis auch die Randpartien die gleiche Dosis erhalten haben (Ausgleichsblende von Wintz); schließlich kann man die bei Bestrahlungen häufig angewendeten Kompressionstubusse mit Bodenflächen versehen, die in der Strahlenrichtung vorgewölbt sind (Holfelder), dadurch bekommt die Mitte einen größeren Abstand vom Fokus als die Ränder, so daß dort die Dosis vermindert wird. Alle diese Vorrichtungen können aber nur bis zu einem gewissen Grade wirksam sein, da der seitliche Abfall an der Oberfläche geringer ist als in der Tiefe des durchstrahlten Gewebes.

Auch im Wasserphantom ist die Dosis im allgemeinen nicht vollkommen symmetrisch um die Achse des Strahlenkegels verteilt, da sich auch hier die Wirkung der Stielstrahlung bemerkbar machen kann. Vor allem tritt deren Einfluß dann hervor, wenn eine kleine Ausblendung an der Oberfläche benutzt wird. Da die Strahlen sich in der Blendenöffnung kreuzen, werden sie auf der unter der Kathode liegenden Seite weiter unter die Ausblendung reichen als auf der anderen Seite, wo die Stielstrahlung nicht wirken kann; dadurch wird auch auf der ersteren Seite die Begrenzung des Strahlenkegels in der Tiefe weniger scharf.

9. Die Strahlenverteilung in nicht homogenen Medien.

Die Messungen im Wasserphantom haben das Ziel, die Dosisverteilung bei der Bestrahlung des Patienten kennenzulernen. Leider handelt es sich aber beim menschlichen Körper keineswegs um ein homogenes Medium, wie es das Wasser ist, sondern es wechseln die verschiedensten Substanzen miteinander ab. Da deren Absorptions- und Streuvermögen sehr verschieden sind, treten erhebliche Komplikationen ein; dazu kommen noch die starken individuellen Unterschiede. Phantommessungen können daher nur einen mehr oder weniger guten Anhalt für die Beurteilung der Strahlenverteilung im Körper geben.

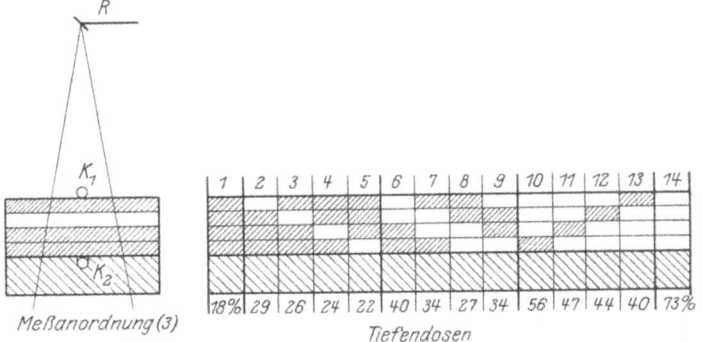

Abb. 129. Schematische Darstellung der Versuchsanordnung und der Resultate bei Untersuchungen über den Einfluß von Lufteinschlüssen auf die Tiefendosis. R Röntgenröhre, K_1 und K_2 Meßkammer an der Oberfläche und in der Tiefe. Die schraffierten Räume bedeuten streuende Substanz, die dazwischenliegenden unschraffierten bedeuten Luft.

Man kommt dem Ziele etwas näher, wenn man die von der Natur gegebenen Verhältnisse künstlich zu reproduzieren sucht, oder wenn man Messungen an Leichen macht. So haben Wintz und Rump systematische Versuche über den Einfluß von Lufträumen auf die Dosis in der Tiefe bei einem Phantom gemacht. Sie benutzten flache Kasten mit Pergamentwänden, die mit Wasser gefüllt werden konnten. Durch verschiedenen Aufbau mit und ohne Füllung waren zahlreiche Kombinationen möglich. Abb. 129 zeigt schematisch die Versuchsanordnung und die wichtigsten Resultate. Die Kasten wurden so in den

Strahlengang gebracht, daß die Strahlen sie nacheinander durchsetzten und dann auf das Meßgerät, eine kleine Ionisationskammer fielen; hinter der Kammer befand sich ein Wachsblock als Streustrahler von rückwärts. Aus den Zahlenangaben erkennt man, daß dem Erfolgsort vorgelagerte Lufträume die Tiefenwirkung erhöhen, da die Schwächung dadurch vermindert wird. Bei gleicher Dicke der Luftschicht ist die Tiefendosis um so größer, je näher an der Oberfläche jene liegt, sie ist am kleinsten, wenn die Luft sich unmittelbar vor dem Erfolgsort befindet, da dann die Streustrahlung am stärksten vermindert ist. Der Einfluß wächst naturgemäß mit der Dicke der Luftschicht. Luft, die, von der Röhre aus gesehen, sich hinter dem Erfolgsort befindet, wirkt stets dosisvermindernd, da die Streustrahlung dadurch vermindert wird, doch ist der Einfluß wegen der geringeren Intensität der Streurückstrahlung nur klein.

Weitere Versuche wurden angestellt, um einen Einblick in die Dosisverteilung in der luftgefüllten Lunge zu bekommen, indem aus granuliertem Wachs ein Phantom angefertigt wurde, das möglichst genau den natürlichen Verhältnissen entsprach. Die Ergebnisse waren den vorigen ähnlich.

Bei Einbringung eines knöchernen Beckens in ein Wasserphantom ergab sich je nach der Dicke des durchstrahlten Knochens eine Verminderung der Tiefenwirkung um Beträge bis zu 20%.

Auch Leichen sind mehrfach zu solchen Versuchen benutzt worden. So hat E. Maier eine kleine Ionisationskammer in Bohrungen eingeführt, die bei einer präparierten Leiche an geeigneten Stellen angebracht waren. Zum Zwecke der Feststellung der besonderen anatomischen Verhältnisse wurde die Leiche nachträglich seziert. Die Messungen ergaben große Unterschiede gegenüber den im Wasserphantom gewonnenen, und das Resultat besteht eigentlich nur in der Erkenntnis, daß Organlagerung und Organfüllung im Körper von solcher Bedeutung sein können, daß unberechenbare Dosisverschiebungen eintreten können. Daraus geht hervor, daß die Benutzung auch der besten Isodosentafeln, die auf Messungen im Wasserphantom beruhen, nur einen beschränkten Anhalt geben können.

Nur in den seltensten Fällen ist es möglich, die Dosis unmittelbar am Erfolgsort während der Bestrahlung zu messen. Vagina und Rectum können zur Einführung einer Kleinkammer dienen, doch scheint das Verfahren nur für die wenigen Fälle einwandfrei, bei denen das Meßgerät gerade an den Krankheitsherd herangebracht werden kann. Wenn man dagegen aus der auf diese Weise gemessenen Dosis einen Schluß z. B. auf die Dosis an den Ovarien ziehen will, kommt die Unsicherheit hinein, die durch den seitlichen Dosisabfall bedingt ist.

10. Der Zentralstrahl.

In Hinsicht auf die Dosisverteilung im Körper ist es wichtig, daß man sich darüber klar ist, an welchen Stellen des durchstrahlten Körpergewebes die größte Dosis zustande kommt. Man pflegt vielfach den Bereich des sog. Zentralstrahls als besonders energiereich anzusehen, doch ist dies nur bedingt der Fall. Unter dem Zentralstrahl versteht man das Strahlenbündel, das in der Symmetrieebene der Röntgenröhre vom Brennfleck aus senkrecht zur Röhrenachse verläuft. Wie aus den Abb. 96 und 97 (S. 309) hervorgeht, hat dies Strahlenbündel, besonders bei gefilterter Strahlung, keinerlei Vorzug vor den nach anderen Richtungen verlaufenden; die Strahlenenergie kann vielmehr für die Zwecke der Praxis als ringsum vollständig gleichmäßig verteilt angesehen werden, soweit die Form der Antikathode die Ausbreitung der Röntgenstrahlen erlaubt. Auch wenn sich die Röhre in einem Schutzbehälter befindet und wenn die Strahlung aus einem Tubus austritt, ist diese im Querschnitt des nutzbaren Kegels gleichmäßig verteilt; die Streustrahlung der Luft und die Wandstrahlung des Tubusses sind so gering, daß sie nicht in Betracht kommen. Der Zentralstrahl unterscheidet sich also nicht von den Strahlen anderer Richtung.

Dies ändert sich aber, sobald der Strahlenkegel in ein streuendes Medium, z. B. in den menschlichen Körper eintritt. In diesem hat der Strahl, der von allen Seiten gleichmäßig Streuzusatzstrahlung empfängt, den Vorzug vor allen anderen, und das ist der in der Achse des Strahlenkegels liegende. Bei Benutzung eines Kompressionstubusses und richtiger Zentrierung der Röhre in ihrem Behälter fällt der Zentralstrahl ohne weiteres mit der Achse des Strahlenkegelstumpfes im bestrahlten Objekt zusammen. Das wird aber anders, wenn bei Fernfeldern ohne einen auf dem Körper aufsitzenden Tubus bestrahlt wird und die Abgrenzung des Feldes durch Bleiabdeckung auf der Körperoberfläche erfolgt. Wenn in diesem Fall der Zentralstrahl nicht auf die Mitte des Oberflächenfeldes, sondern seitlich fällt, dann wird nicht der Zentralstrahl, sondern stets die Verbindungslinie Fokus-Feldmitte bzw. deren Verlängerung in bezug auf die Streuzusatzstrahlung bevorzugt sein und die größte Intensität haben; daran ändert sich auch nichts, wenn man die Röhre verschiebt oder dreht. Es ist also nicht möglich, dadurch auf einen bestimmten Punkt an der Körperoberfläche oder in der Tiefe die größte Dosis zu lenken, daß man den Zentralstrahl darauf richtet, man kann dies vielmehr nur dadurch erreichen, daß man den betreffenden Punkt in die Achse des Strahlenkegels im Streukörper bringt.

VI. Meßinstrumente und Meßmethoden.

Eine exakte Messung der Röntgenstrahlen nach Qualität und Menge hat sich immer mehr als eine absolute Notwendigkeit erwiesen. Entsprechend den zur Verfügung stehenden geringen Energiemengen müssen sehr empfindliche Instrumente benutzt werden, deren Handhabung ein gewisses Maß von physikalischem Verständnis voraussetzt. Andererseits darf man erwarten, daß die Strahlung einer Röntgenröhre stets die gleiche ist, wenn die Röhre unter denselben elektrischen Bedingungen betrieben wird. Dies trifft bis zu einem gewissen Grade zu, doch sind die auf diesem Wege nicht kontrollierbaren Änderungen und die individuellen Unterschiede der Röhren so groß, daß diese Methode einer häufigen Nachprüfung durch direkte Messungen der Röntgenstrahlung bedarf.

Man kann demgemäß unterscheiden:

A. Messungen im Primärstromkreis,
B. Messungen im Sekundärstromkreis,
C. Messungen im Strahlengang.

A. Messungen im Primärkreis.

Während der Zeit der Bestrahlung müssen die elektrischen Bedingungen, unter denen die Röntgenröhre läuft, durch Betätigung der Reguliervorrichtungen dauernd konstant gehalten werden. Die Kontrolle erstreckt sich auf die Konstanz der Stromstärke in der Primärspule des Transformators oder Induktors, der Spannung an den Enden derselben und gegebenenfalls der Frequenz der Unterbrechungen.

Der Stromstärke kommt die geringste Bedeutung zu; sie wird durch ein Amperemeter am Schalttisch gemessen. Bei normalem Betrieb zeigt das Instrument einen bestimmten Wert an; ein abnorm großer Ausschlag deutet auf einen Defekt im Röntgenapparat hin.

Wichtig ist dagegen die Messung und Konstanthaltung der Spannung an den Klemmen der Primärspule des Induktors oder des Transformators. Dazu dient ein Voltmeter am Schalttisch, das bei Induktorbetrieb häufig als Spannungshärtemesser, bei Transformatorbetrieb als Kilovoltmeter bezeichnet wird. Meist wird ein Weicheiseninstrument dafür verwendet (vgl. S. 219). Während der Bestrahlung muß der Ausschlag dieses Voltmeters mit Hilfe der Reguliervorrichtungen (Widerstand, Stufentransformator, Drosselspule) ständig auf einem bestimmten Wert gehalten werden. Dieser im Primärkreis gemessene Wert ist zugleich ein mehr oder weniger gutes Maß für die Sekundärspannung. Letztere ist beim Induktor in hohem Grade von der Belastung abhängig, also von der Röhrenstromstärke, die durch das Milliamperemeter gemessen wird. Bei hoher Sekundärbelastung entspricht nämlich der gleiche Ausschlag des Spannungshärtemessers einer geringeren Röhrenspannung als bei niederer Belastung. Der Ausschlag des Spannungshärtemessers kann daher nur dazu dienen, die bei der Eichung der Röntgenröhre verwendeten elektrischen Bedingungen zu reproduzieren, er gibt aber keinen unmittelbaren Anhalt für die Sekundärspannung.

Bei reinem Transformatorbetrieb liegen die Verhältnisse günstiger; besonders dann, wenn die Regulierung nur durch Stufentransformator, ohne Benutzung von Vorschaltwiderstand geschieht, und wenn der Transformator hinreichend groß bemessen ist, ist das Übersetzungsverhältnis (vgl. S. 214) für die Höhe der Sekundärspannung maßgebend, und man kann aus den Angaben des Schalttisch-Voltmeters einen Schluß auf die Röhrenspannung ziehen. In solchen Fällen ist es angängig, das Voltmeter des Primärkreises in Kilovolt (kV) zu eichen, so daß man an ihm die Sekundärspannung unmittelbar ablesen kann. Da es in der Technik üblich ist, Wechselspannungen in Effektivwerten (vgl. S. 222) zu messen, ist dann häufig auch die Sekundärspannung in kV_{eff} angegeben; für die Qualität der Röntgenstrahlen ist aber der Scheitelwert der Spannung maßgebend, man erhält ihn mit guter Annäherung, wenn man den Effektivwert mit 1,41 multipliziert. In jedem Fall ist es ratsam, sich durch Dosismessungen davon zu überzeugen, ob bei Erhöhung der Belastung kein Spannungsabfall eintritt. Man belastet zu dem Zweck die Röhre bei gleichem Ausschlag des Kilovoltmeters z. B. mit 2 mA, dann mit 4 mA; die Dosis muß in letzterem Fall doppelt so groß sein wie im ersten. Besonders wichtig ist diese Feststellung, wenn mit dem gleichen Apparat einmal nur eine Röhre, ein anderes Mal zwei Röhren betrieben werden sollen. In neuerer Zeit geben die Firmen den Apparaten meist Tabellen bei, die für verschiedene mA-Zahlen angeben, welche Sekundärspannung den Ausschlägen des Voltmeters entspricht.

Bei den Gleichspannungsapparaten mit Kondensatoren ist die Sekundärspannung wieder viel stärker von der Belastung abhängig als bei reinem Transformatorbetrieb (vgl. S. 261). Hier ist es deshalb unbedingt notwendig, daß für alle vorkommenden Belastungen eine besondere Eichung des Voltmeters vorgenommen wird, aus der die zugehörige Sekundärspannung entnommen werden kann.

Bereits oben ist darauf hingewiesen worden, in welch hohem Maße die Röntgenstrahlendosis von der Höhe der Sekundärspannung abhängt; bei der Bestrahlung „nach Zeit" (s. w. u.) ist deshalb unbedingt darauf zu achten, daß der Ausschlag des Voltmeters am Schalttisch während der ganzen Dauer der Bestrahlung peinlich konstant auf dem Wert gehalten wird, der bei der Eichung der Röhre festgesetzt wurde.

Zuweilen ist den Apparaten noch ein Voltmeter beigegeben, das die Netzspannung anzeigt. Den Schwankungen der Netzspannung hat man früher sehr hohe Bedeutung beigelegt; im allgemeinen ist aber die Konstanz der Dosis in ausreichendem Maße gewährleistet, wenn das Schalttisch-Voltmeter mit Hilfe der Reguliervorrichtungen auf ein und demselben Ausschlag gehalten wird, nur bei sehr kleinen Zentralen können durch verschieden hohe Belastungen des Netzes Störungen auftreten, die sich durch die Regulierung nicht ausgleichen lassen, so daß die Dosis eine andere ist, obgleich die Instrumente den richtigen Wert anzeigen. In solchen Fällen muß man seine Zuflucht zu Spannungsreglern nehmen.

Bei Verwendung von Apparaten mit pulsierender Spannung (Induktor, Gleichrichter) ist es unter Umständen notwendig, auch die Frequenz regulieren zu können. Bei der Stromlieferung durch Wechselstromzentralen ist sie im allgemeinen hinreichend konstant, dagegen kann bei Induktoren mit Gleichstromanschluß ein Schwanken der Unterbrechungszahl die Dosis erheblich ändern. In solchen Fällen kann die Tourenzahl des Motors in einfacher Weise vom Schalttisch aus nach den Angaben eines Frequenzmessers (vgl. S. 245) geregelt werden.

B. Messungen im Sekundärkreis.

Das Hauptinstrument des Sekundärkreises ist das Milliamperemeter, das unter keinen Umständen fehlen darf. Es mißt den Strom, der durch die Röntgenröhre fließt. Allgemein verwendet man für diesen Zweck ein Drehspulinstrument (vgl. S. 218). Ein solches zeigt bei pulsierendem Strom einen Mittelwert an, dessen Höhe von dem zeitlichen Verlauf, von der Stromkurve abhängt (vgl. S. 223); der Momentanwert der Stromstärke kann sehr viel größer sein, und ein Hitzdrahtinstrument wird nur bei konstanter Gleichspannung den gleichen Wert anzeigen wie ein Drehspulinstrument. Die Milliamperemeter sind im allgemeinen sehr zuverlässig, doch kann es vorkommen, daß durch Überspannungen die Windungen der Spule oder der Kondensator, der dieser zum Schutz parallel geschaltet ist, durchschlagen werden; das hat dann natürlich ein fehlerhaftes Anzeigen zur Folge. Es ist deshalb zweckmäßig, 2 Milliamperemeter hintereinanderzuschalten; dabei kann die Einrichtung so getroffen werden, daß das zweite Instrument für gewöhnlich kurzgeschlossen ist und nur zur Kontrolle des anderen zeitweilig, z. B. durch eine pneumatische Vorrichtung eingeschaltet wird. Zuweilen machen sich Aufladungen des Deckglases unangenehm bemerkbar, die Unregelmäßigkeiten in den Angaben des Instruments, Zucken des Zeigers usw. verursachen können. In solchen Fällen ist leicht Abhilfe dadurch zu schaffen, daß man das Glas mit einem Drahtnetz oder mit Stanniol bedeckt, das mit dem Gehäuse leitend verbunden ist, oder durch Bestreichen des Glases mit Glycerin oder Chlorcalciumlösung, die nach Bedarf erneuert werden.

Die Röntgenstrahlenmenge, die Dosis, ist proportional der Röhrenstromstärke, doch gilt dieser Satz nur, wenn die Röhrenspannung unverändert bleibt; letzteres ist aber, wie oben ausgeführt wurde, bei normalen Röntgenapparaten meist nicht ohne weiteres der Fall, da die Spannung von der Belastung beeinflußt wird. Man erzielt deshalb z. B. bei verdoppelter mA-Zahl nur dann die doppelte Dosis, wenn man auf der Primärseite die Spannung am Transformator entsprechend höher einstellt.

Andererseits ist die Dosis in weit höherem Maße von der Röhrenspannung als von der Röhrenstromstärke abhängig. Sie steigt bei ungefilterter Strahlung etwa mit dem Quadrat der Spannung an und bei gefilterter Strahlung mit einer noch höheren Potenz (vgl. S. 312). Das Fehlen einer für die Praxis geeigneten Vorrichtung zur Messung der Spannung im Sekundärkreis ist aus diesem Grunde sehr zu bedauern; die Verwendung des Voltmeters im Primärkreis ist nur ein unvollkommener Notbehelf.

Die Anwendung von Funkenstrecken zur Messung der Hochspannung ist bereits (S. 220) besprochen worden. Bei den gashaltigen Röhren stellt man die Funkenstrecke (Spitze — Platte) am Induktor so ein, daß während des Betriebes in regelmäßiger Folge Funken übergehen, und hat damit ein ziemlich gutes Maß für die Höhe der verwendeten Spannung. Bei den Glühkathodenröhren ist diese Methode nicht brauchbar; hier kann eine vorhandene Funkenstrecke nur dazu dienen, gelegentlich die Spannung dadurch zu kontrollieren, daß man die Elektroden zusammenschiebt, bis Funken übergehen; während des Betriebes muß dagegen der Elektrodenabstand größer gewählt werden, und die Funkenstrecke bildet nur noch eine Art Sicherheitsventil gegen Überspannungen.

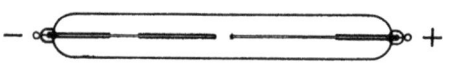

Abb. 130. Glimmlichtröhre nach Gehrke.

Eine andere Methode der Hochspannungsmessung besteht darin, daß man parallel zur Röntgenröhre einen Nebenschluß anbringt, der ein empfindliches Milliamperemeter und einen sehr hohen Widerstand von z. B. 100 Millionen Ohm enthält, so daß der Verlust in diesem Zweig gering ist; aus dem Ausschlag des Instrumentes folgt dann nach dem Ohmschen Gesetz die Höhe der Spannung. In der Praxis hat sich diese Art der Messung nicht eingeführt, weil die notwendigen hohen Widerstände sehr kostspielig sind, wenn sie aus Draht hergestellt werden, während Flüssigkeits- oder Ozelitwiderstände nicht hinreichend konstant sind.

Neuerdings ist von Starke und Schroeder ein Hochspannungsvoltmeter angegeben worden, dessen Prinzip alt ist. Es besteht aus zwei großen runden Kondensatorplatten, die isoliert so aufgestellt sind, daß ihre Flächen parallel einander gegenüberstehen. Die Platten sind je mit einem Pol der Hochspannung verbunden. In der Mitte, wo das elektrische Feld sehr homogen ist, ist aus der einen Elektrode ein Stück ausgeschnitten und beweglich angeordnet; es wird also, wenn Spannung an den Platten liegt, elektrostatisch angezogen. Diese Bewegung wird bei dem neuen Instrument auf einen Spiegel übertragen, der das Licht einer Metalldrahtlampe auf eine Skala wirft. Der Ausschlag wächst mit der Höhe der Spannung; durch Änderung des Plattenabstandes können verschiedene Meßbereiche eingestellt werden.

Auf verhältnismäßig einfache Weise kann man die Kurvenform des Röhrenstromes feststellen. Man benutzt dazu den Glimmlichtoszillographen, eine schnell bewegte Glimmlichtröhre, wie sie von Gehrke angegeben worden ist (vgl. S. 226). Sie besteht aus einer mäßig stark evakuierten Glasröhre (Abb. 130) mit zwei drahtförmigen Elektroden, die in der Röhrenachse verlaufen und in der Mitte nur einen kleinen Zwischenraum zwischen sich lassen. Wenn man eine solche Röhre in den Sekundärstromkreis in Serie mit der Röntgenröhre einschaltet, bedeckt sich die negative Elektrode mit blauem Glimmlicht, während die positive nur einen rötlichen Lichtpunkt zeigt. Die Länge des negativen Glimmlichtschlauches ist innerhalb ziemlich weiter Grenzen proportional der Stromstärke in der Röntgenröhre, und zwar folgt das Glimmlicht fast trägheitslos den Pulsationen des Stromes, so daß die Stromkurve erscheint, wenn man die Glimmlichtröhre schnell bewegt und sie z. B. senkrecht zu ihrer Achse rotieren läßt oder wenn man sie in einem rotierenden Spiegel betrachtet.

C. Messungen im Strahlengang.

Aus dem bisher Gesagten geht zur Genüge hervor, daß die Messungen von Strom und Spannung im Primär- und Sekundärkreis keinen genauen Wert der Strahlenmenge und der Strahlenqualität ergeben können, zumal diese auch von den individuellen Eigenschaften der Röhre und von der Filterung abhängen. Jene dienen nur dazu, die elektrischen Betriebsbedingungen konstant zu halten und wiederherstellbar zu machen, die eigentliche Messung von Quantität und Qualität der Strahlung muß dagegen im Strahlengang selbst erfolgen.

1. Messung der Strahlenmenge.

Zur Messung der Strahlenmenge, zur Dosismessung, kann man alle Wirkungen der Röntgenstrahlen benutzen, die der Beobachtung zugänglich gemacht werden können. Eine Wirkung der Strahlung kann aber nur insoweit eintreten, als letztere absorbiert wird; da nun die Absorption sehr stark von der Wellenlänge abhängig ist, müssen alle Dosismesser mehr oder weniger wellenlängenabhängig sein, weil im allgemeinen nicht die Gesamtstrahlung, die den Dosismesser trifft, sondern nur ein kleiner Teil derselben in diesem absorbiert wird (vgl. S. 375).

Im Laufe der Zeit hat man fast alle bekannten Wirkungen der Röntgenstrahlen der Dosismessung dienstbar zu machen versucht. Als solche kommen in Betracht:

a) Wärmewirkung.
b) Photochemische Wirkung.
c) Lichtelektrische Beeinflussung.
d) Erregung von Fluorescenzlicht.
e) Ionisation von Gasen.

a) Wärmewirkung.

Wie oben näher ausgeführt wurde, ist die Wärmewirkung bei vollständiger Absorption der Strahlung ein direktes Maß für ihre Energie (vgl. S. 310); sie wäre daher die beste Grundlage für die Dosismessung, doch ist die in der Röntgenstrahlung enthaltene Energiemenge außerordentlich gering. Aus diesem Grunde ist es erst in der letzten Zeit dem einen von uns gelungen, einen auf diesem Prinzip beruhenden Dosismesser herzustellen. Das Meßgerät, das man als Röntgenthermometer bezeichnen kann, hat äußerlich die Form eines großen Thermometers (Abb. 131). Es besteht aus einem kleinen Glasbehälter, der in eine feine Capillare ausläuft und mit Brom gefüllt ist. Diese Substanz hat sich wegen ihrer starken Wärmeausdehnung und ihres großen Absorptionsvermögens für Röntgenstrahlen als am besten geeignet erwiesen. Die selektive Absorption des Broms ist hier belanglos, da die Schichtdicke leicht so groß gewählt werden kann, daß die auftreffende Strahlung bis auf einen zu vernachlässigenden Bruchteil absorbiert wird. Zum Schutz gegen den Einfluß von Schwankungen der äußeren Temperatur ist das Ganze in einen Glasmantel eingeschlossen, der hoch evakuiert und dort, wo sich das Thermometergefäß befindet, mit einem spiegelnden Belag versehen ist. Wenn man das Gefäß der Strahlung aussetzt, wird diese im Brom absorbiert, letzteres erwärmt sich, und der Flüssigkeitsfaden in der Capillare steigt. Die Größe des Anstiegs, die an einer Skala abgelesen wird, ist ein Maß für die Röntgenstrahlenenergiemenge.

b) Photochemische Wirkung.

Hierher gehören zahlreiche Meßverfahren, die in der ersten Zeit der therapeutischen Anwendung der Röntgenstrahlen angegeben worden sind. Die meisten haben sich nicht bewährt; so z. B. die Kalomelreaktion von Schwarz, die Jodabscheidung aus einer Jodoform-Chloroformlösung, die von Freund vorgeschlagen wurde. Bei diesen photochemischen Verfahren treten meist sekundäre Reaktionen auf, die die Proportionalität zwischen der Röntgenstrahlenmenge und der ausgeschiedenen Substanzmenge stören. Die Verwendung von Jod als Reagens ist auch deswegen ungeeignet, weil seine K-Absorptionsgrenze im Gebiet der Wellenlängen der meist verwendeten Strahlungen liegt; es tritt dann an der Grenze nach kurzen Wellen hin plötzlich eine stärkere Strahlenabsorption und damit eine stärkere Reaktion auf.

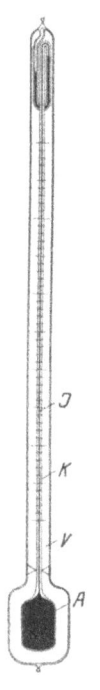

Abb. 131. Röntgenthermometer (nach Rump). A Behälter mit strahlenabsorbierender Flüssigkeit, K Capillare, J Index, V Vakuummantel.

Neuerdings ist von Fricke und Morse eine verdünnte Ferrosulfatlösung, die durch die Bestrahlung oxydiert wird, für Eichungszwecke empfohlen worden: die Substanz könnte in einer geeigneten Zelle durch das Eichlaboratorium an die verschiedenen Röntgeninstitute gesandt werden; nach Bestrahlung unter den gewünschten Bedingungen würde die Zelle zurückgeschickt und die Analyse in dem Eichlaboratorium durchgeführt werden. Die genannte Lösung scheint den Anforderungen, die in bezug auf die Haltbarkeit und die Gleichmäßigkeit des Effekts gestellt werden müssen, gut zu erfüllen. Störungen durch selektive Absorption treten bei dieser Substanz für die gewöhnlich in Betracht kommenden Strahlenqualitäten nicht ein.

Ein weiterer photochemischer Effekt besteht in der bekannten Beeinflussung des Bromsilbers in der photographischen Emulsion. Darauf beruht die Dosierungsmethode von Kienböck. Bei dieser werden Streifen von lichtempfindlichem Bromsilberpapier in einer Hülle von schwarzem Papier bestrahlt und nach besonderen Vorschriften entwickelt. Durch Vergleich mit einer Schwärzungsskala läßt sich die Strahlungsintensität annähernd bestimmen. Die Methode krankt daran, daß es schwierig ist, die Emulsion stets gleich empfindlich herzustellen, und daß geringe Abweichungen von den Behandlungsvorschriften große Fehler zur Folge haben können; auch liegen die Grenzen selektiver Absorption im Silber und im Brom im Bereich der meist verwendeten Strahlungen. Ein

Vorteil besteht darin, daß die während der Bestrahlungen mitbelichteten Streifen bis zu einem gewissen Grade ein Dokument über die dem Patienten verabfolgte Dosis bilden können.

c) Lichtelektrische Beeinflussung.

Zu den lichtelektrischen Erscheinungen gehört die Verfärbung, die verschiedene Substanzen unter dem Einfluß der Röntgenstrahlen erleiden. Dieser Effekt ist besonders bei Steinsalz, Barium-Platincyanür, Glas u. dgl. bekannt und besteht darin, daß freie Metallatome gebildet werden. Durch Bestrahlen mit langwelligem Licht oder durch Erwärmen kann die Verfärbung wieder rückgängig gemacht werden.

Als älteste Anwendungsart ist die Sabouraud-Noiré-Tablette zu nennen, die aus einem kleinen Scheibchen eines Leuchtschirms von Barium-Platincyanür besteht.

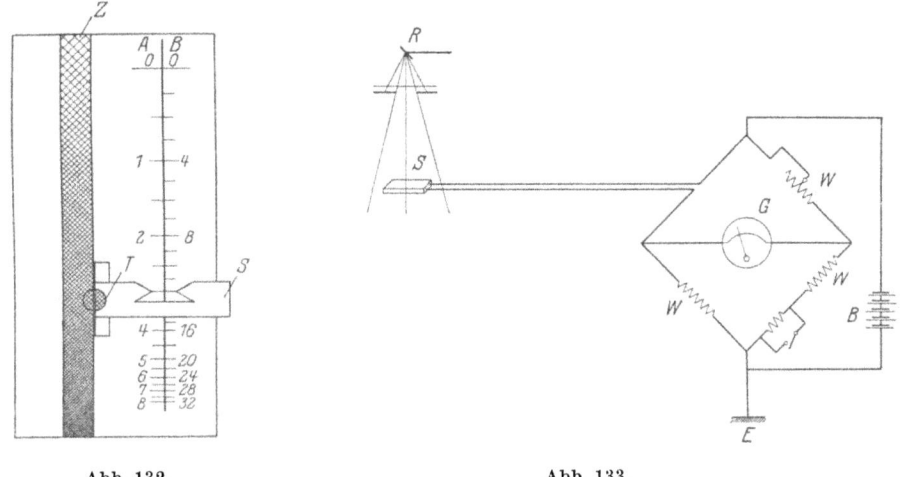

Abb. 132.   Abb. 133.

Abb. 132. Radiometer nach Holzknecht. T Sabouraud-Noiré-Tablette, S Schieber, Z getönter Celluloidstreifen, A und B Skalen zum Ablesen der Dosis in H-Einheiten bei Bestrahlung der Tablette im halben bzw. ganzen Fokus-Hautabstand.

Abb. 133. Schaltschema des Intensimeters von Fürstenau. R Röntgenröhre, S Selenzelle, WW Widerstände der Brückenschaltung, G Galvanometer, B Batterie, E Erdung.

Diese Substanz hat normal eine gelbgrüne Farbe, die aber unter dem Einfluß der Strahlen allmählich in Braun übergeht. Mit Erreichung einer bestimmten Standardfarbe ist eine bestimmte Dosis appliziert. Von Holzknecht ist diese Methode durch Verwendung einer chromometrischen Skala verbessert worden (Abb. 132). Bei diesem Instrument wird die bestrahlte Tablette, die nur eine halbe Kreisfläche umfaßt, mit einer gleich gestalteten unbestrahlten Tablette verglichen. Das geschieht auf die Weise, daß die beiden halbkreisförmigen Scheibchen nebeneinander an einer Teilung entlang verschoben werden, wobei die unbestrahlte Tablette unter einem getönten Celluloidstreifen mit allmählich zunehmender Färbung gleitet. An der Stelle, wo Farbengleichheit herrscht, wird die Strahlenintensität in H-Einheiten abgelesen. Die Abgleichung soll beim Licht einer Kohlenfadenlampe erfolgen. Ein Nachteil liegt wieder darin, daß Platin und Barium im Bereich der gewöhnlich verwendeten Strahlungen selektiv absorbieren, und daß dadurch Änderungen der Empfindlichkeit eintreten können. Mit dem Verfahren ist eine große Genauigkeit nicht zu erzielen, doch kann es als Kontrolle während der Bestrahlung gute Dienste leisten; es wird vornehmlich bei der Oberflächentherapie verwendet.

Auch die Verfärbung von Glas ist für Dosismessungen vorgeschlagen worden (Jaeckel). Die Methode bietet den Vorteil, daß der Grad der Verfärbung genauer bestimmt werden kann, doch ist sie in die Praxis bisher nicht eingeführt.

Weiter gehört die Änderung der Leitfähigkeit von Selen unter dem Einfluß von Licht hierher, die im Fürstenau-Intensimeter zur Messung der Röntgenstrahlenintensität benutzt wird. Das Instrument besteht aus der lichtempfindlichen Selenzelle, die hier in eine für sichtbares Licht undurchlässige Hülle eingeschlossen ist, einer Brückenschaltung (Abb. 132) zur Messung des Leitungswiderstandes, einem empfindlichen Zeigergalvanometer und einer Trockenbatterie. Zunächst werden die Widerstände durch Verschieben eines Hebels so abgeglichen, daß das Galvanometer auf eine Kontrollmarke zeigt; wenn dann die Selenzelle bestrahlt wird, bewirkt die Widerstandsänderung in derselben einen Zeigerausschlag, der auf einer Skala abgelesen wird. Der Hauptvorteil des Instruments besteht in seiner Handlichkeit; die Intensität der Strahlung kann unmittelbar abgelesen werden, und die Zuleitung zur Selenzelle kann beliebig lang sein, so daß die eigentliche Messung auch außerhalb des Bestrahlungsraums erfolgen kann. Als Nachteile sind Trägheits- und Ermüdungserscheinungen des Selens zu nennen; man muß deshalb die Ablesung stets nach einer bestimmten Bestrahlungsdauer vornehmen und die Zelle nicht unnötig lange den Strahlen aussetzen. Außerdem kann die K-Absorptionsgrenze des Selens im Bereich der verwendeten Strahlung liegen. Das Instrument ist mit zwei Meßbereichen ausgestattet, so daß auch bei Messungen im Wasserphantom ein hinreichend großer Ausschlag erzielt wird. Neuerdings wird dem Intensimeter eine Vorrichtung beigegeben, die eine Kontrolle seiner Empfindlichkeit ermöglicht. Sie besteht aus einem elektrischen Normallämpchen, dem die Selenzelle nach Entfernung der Lichtschutzhülle in bestimmtem Abstand gegenübergestellt wird; mit Hilfe einer Reguliervorrichtung kann die Empfindlichkeit des Galvanometers entsprechend dem Zustand der Selenzelle eingestellt werden.

d) Erregung von Fluorescenzlicht.

Manche Substanzen, wie Barium-Platincyanür, Willemit (Zinksilicat), Calciumwolframat, haben die Eigenschaft, unter dem Einfluß der Röntgenstrahlen sichtbares Licht auszusenden, zu fluorescieren. Darauf gründet sich eine der ältesten Methoden zur Messung der Wirksamkeit der Röntgenröhren. Schon Röntgen hat die Strahlungsintensität zweier Röhren dadurch verglichen, daß er sie, durch einen Bleischirm getrennt, nebeneinander hinter einem Leuchtschirm aufstellte und durch Änderung des Abstandes die beiden Hälften des Leuchtschirms auf gleiche Helligkeit brachte. Später hat Guilleminot ein Fluorometer konstruiert, bei dem eine ringförmige Fläche eines Leuchtschirms vermöge des Zusatzes einer radioaktiven Substanz selbstleuchtend gemacht wurde, während das zentrale Feld unter der Einwirkung der Röntgenstrahlen aufleuchtete; durch Abstandsänderung wurden die beiden Helligkeiten gleich gemacht. Da die Helligkeit einer solchen Leuchtfolie allmählich abklingt, ist eine häufige Nacheichung notwendig; da ferner die Leuchtkraft nur sehr gering ist, kann die Anordnung nur wenig genaue Resultate ergeben.

Neuerdings haben Wintz und Rump die Tatsache, daß die Helligkeit eines geeigneten Leuchtschirms innerhalb sehr weiter Grenzen proportional der Strahlungsintensität ist, in dem von ihnen angegebenen Röntgen-Photometer verwertet, das zu genauen Messungen geeignet ist. Um dies zu erreichen, ist es notwendig, daß die Helligkeit groß genug ist, um dem Auge ein genaues Abgleichen zu ermöglichen, daß ein Vergleichslicht konstanter Helligkeit verwendet wird und daß die in bezug auf ihre Helligkeit abzugleichenden Felder die gleiche Farbe besitzen und ohne Trennungslinie aneinander stoßen. Diese Forderungen sind bei dem Instrument auf folgende Weise erfüllt: als Lichtquelle dient ein elektrisches Normallämpchen mit 4 Volt-Akkumulator, das Licht geht durch ein Farbfilter, das genau auf die Farbe des Leuchtschirms abgestimmt ist. Eine Prismenkombination

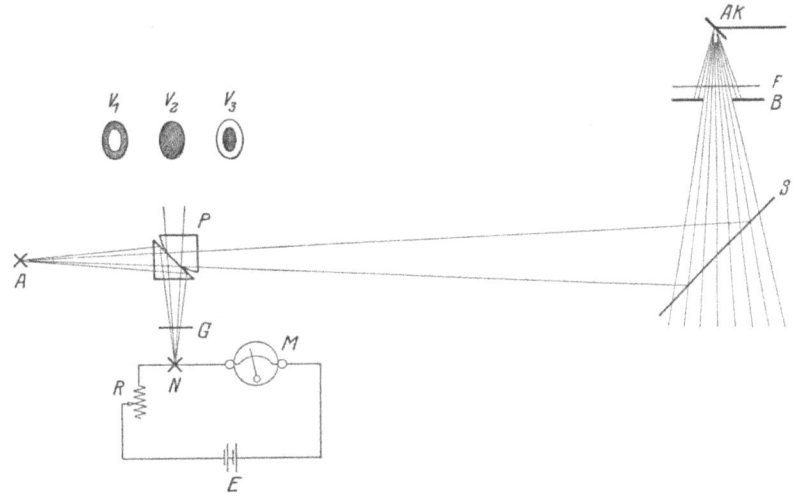

Abb. 134. Prinzip des Röntgenphotometers von Wintz und Rump. AK Antikathode, F Filter, B Blende, S Leuchtschirm, A Auge des Beobachters, P Prismenwürfel, G Grünfilter, N elektrisches Normallämpchen, E Stromquelle, R Regulierwiderstand, M Amperemeter; V_1, V_2, V_3 Bild im Photometer bei der Einstellung auf Gleichheit (V_2) der Helligkeiten.

(Lummer-Brodhunscher Würfel) erzeugt zwei Felder, ein ovales ringförmiges, das von dem Vergleichslämpchen erhellt wird und ein zentrales, das das Fluorescenzlicht des unter 45° in den Strahlengang gebrachten Leuchtschirms zeigt (Abb. 134). Die Abgleichung erfolgt durch Änderung der Stromstärke des Akkumulators mit Hilfe von Drehwiderständen. Aus der abgelesenen Stromstärke ergibt sich mittels einer Eichkurve direkt die Bestrahlungszeit zur Erreichung einer bestimmten Röntgendosis. Der Leuchtschirm besteht aus Zinksilicat, das im Bereich der gewöhnlich verwendeten Strahlungen keine selektive Absorption besitzt. Zum Schutze gegen äußeres Licht dient ein schwarzes Papier vor dem Leuchtschirm; für Messungen an sehr weichen Röntgenstrahlen (Grenzstrahlen) wird das Papier zweckmäßig durch ein geschwärztes Goldschlägerhäutchen ersetzt. Der Hauptvorteil des Röntgen-Photometers besteht neben seiner Unempfindlichkeit gegenüber der Luftfeuchtigkeit u. dgl. darin, daß seine Angaben innerhalb sehr weiter Grenzen auch bei Änderung der Strahlenqualität parallel mit der Hautreaktion gehen (vgl. S. 409). Einen Nachteil kann man in der subjektiven Ablesung erblicken, doch ist das Auge bei Farbengleichheit sehr empfindlich für Helligkeitsunterschiede, so daß die genaue Abgleichung keine Schwierigkeiten macht.

e) Ionisation von Gasen.

Röntgen hatte bereits beobachtet, daß Gase, also auch die Luft, unter dem Einfluß der Röntgenstrahlen leitend werden. Die darauf beruhende Methode zur Messung der Strahlenintensität ist wegen ihrer außerordentlich großen Empfindlichkeit und guten Anpassungsfähigkeit sehr viel angewandt und in neuerer Zeit zu hoher Vollkommenheit entwickelt worden.

Luft ist unter normalen Bedingungen ein vorzüglicher Isolator für die Elektrizität; die Moleküle sind neutral, sie vermögen daher keine Elektrizität zu transportieren. Wenn man zwei isolierte Platten einander in Luft gegenüberstellt und sie durch ein hochempfindliches Strommeßinstrument (Spiegelgalvanometer) hindurch mit einer Spannungsquelle

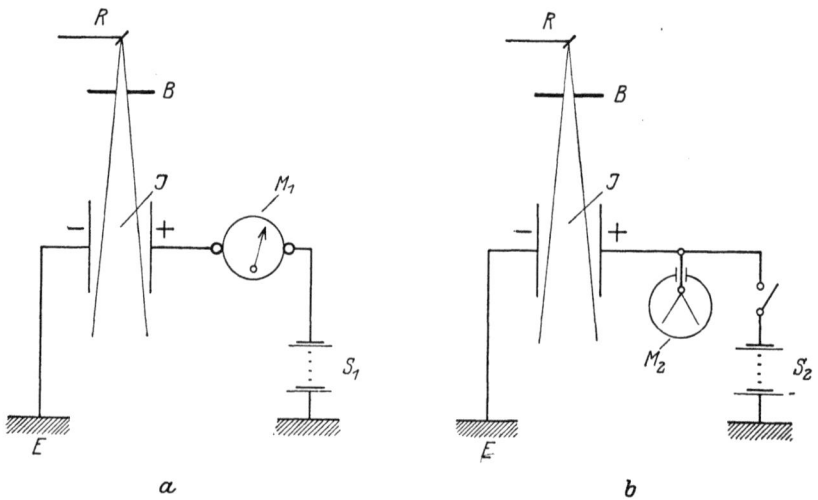

Abb. 135. Prinzip der Dosismessung nach der Ionisationsmethode a) durch direkte Strommessung mittels des Galvanometers M_1, b) aus der Ablaufszeit des Elektrometers M_2. R Röntgenröhre, B Blende, J Ionisationsraum, S_1 und S_2 Spannungsquellen, E Erdung.

verbindet (Abb. 135), fließt kein Strom, es findet lediglich eine elektrische Aufladung der Platten statt. Sobald aber Röntgenstrahlen die Luft zwischen den Kondensatorplatten durchsetzen, schlägt das Galvanometer aus, die Luft ist leitend geworden. Man bezeichnet diesen Vorgang als Ionisation der Luft.

Die Ionisation besteht darin, daß die Röntgenlichtquanten bei ihrem Durchgang durch die Luft in mehr oder weniger hohem Maße in den Luftmolekülen absorbiert werden. Die Absorption (vgl. S. 313) entsteht dadurch, daß die Lichtquanten beim Zusammentreffen mit den Molekülen aus diesen Elektronen auslösen, während die Quanten selbst verschwinden; deren Energie ($h \cdot \nu$) verwandelt sich in kinetische Energie ($1/_2 m \cdot v^2$) der Elektronen, die eine entsprechende Geschwindigkeit (v) erhalten und bei harten Röntgenstrahlen eine beträchtliche Wegstrecke zurücklegen können. Die eines Elektrons beraubten Moleküle werden zu positiven Ionen. Die Elektronen treffen auf ihrer Bahn auf weitere Luftmoleküle und schlagen auch aus diesen Elektronen los, solange ihre Energie dazu ausreicht; dann lagern sie sich an neutrale Moleküle an und bilden mit diesen negative Ionen. Auch die sekundär ausgelösten Elektronen wirken ionisierend, und da ihre Anzahl eine sehr viel größere ist als die der direkt von den Röntgenstrahlen erzeugten Elektronen, ist der Ionisierungsvorgang in der Hauptsache ein sekundärer Prozeß.

Die auf diese Weise entstehenden Ionen wandern im elektrischen Feld entsprechend ihrer Polarität zu den Elektroden, die negativen Ionen zur positiven Elektrode, die positiven Ionen zur negativen Elektrode. So entsteht ein Elektrizitätstransport und damit ein Strom. Andererseits besteht auch zwischen den Ionen entgegengesetzten Vorzeichens eine elektrostatische Anziehungskraft, sie suchen sich wieder zu vereinigen, ein Vorgang, den man als Rekombination bezeichnet. Es hängt von der Höhe der Spannung an den Elektroden ab, welcher Vorgang überwiegt, die Stromleitung oder die Rekombination.

Man bekommt auf einfache Weise einen Einblick in diese Verhältnisse, wenn man die Spannung an den Elektroden allmählich verstärkt, während mittels einer bestimmten, gleichbleibenden Bestrahlungsstärke sekundlich eine bestimmte Anzahl von Ionen gebildet wird. Wenn die Spannung an den Elektroden Null ist, müßte die Anzahl der von den Röntgenstrahlen erzeugten Ionen ständig wachsen, doch steigt mit der Anzahl gleichzeitig die Möglichkeit der Wiedervereinigung, der gegenseitigen Neutralisierung, so daß ein bestimmter Gleichgewichtszustand eintritt. Bei niedriger Spannung wird nur ein kleiner Teil der Ionen zu den Elektroden geführt; deren Anzahl wächst, wenn man die Spannung steigert, es gilt hier das Ohmsche Gesetz (vgl. S. 205). Mit weiterer Verstärkung der Spannung werden immer mehr Ionen zum Stromtransport herangezogen, die Anzahl der vorhandenen Ionen nimmt ab und der Zuwachs des Stroms wird geringer. Der Strom steigt also mit steigender Spannung so lange an, bis die sämtlichen von den Röntgenstrahlen gebildeten Ionen zu den Elektroden geführt werden, ehe eine Rekombination eintreten kann. Der Strom

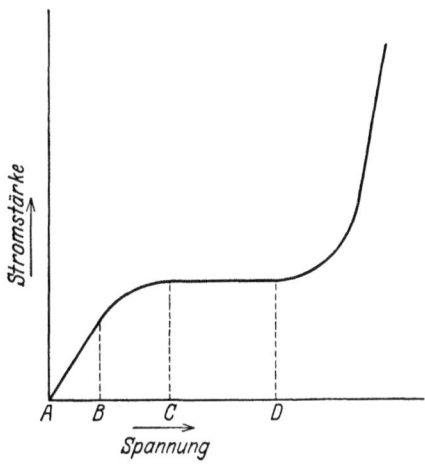

Abb. 136. Schematische Darstellung der Abhängigkeit der Stromstärke von der Spannung, wenn nur eine begrenzte Anzahl von Elektrizitätsträgern vorhanden ist. A bis B Bereich der Gültigkeit des Ohmschen Gesetzes, C bis D Bereich des Sättigungsstroms, von D ab Einsetzen der Stoßionisation.

hat hiermit einen Höchstwert erreicht, den man als Sättigungsstrom bezeichnet (Abb. 133). Ein weiterer Anstieg kann nun nicht mehr erfolgen, selbst wenn die Spannung weiter erhöht wird, da ja nur eine bestimmte, von der Bestrahlungsstärke abhängige Anzahl von Ionen zur Verfügung steht. Erst wenn die Spannung so hoch wird, daß Stoßionisation (vgl. S. 224) eintritt, steigt der Strom wieder an, und zwar sehr stark, da jetzt zu den von den Röntgenstrahlen gebildeten Ionen die durch die Stoßionisation entstehenden hinzukommen.

Die Anzahl der Ionen, die durch die Bestrahlung entstehen, ist ein Maß für die Intensität der Röntgenstrahlen. Um die Gesamtzahl der Ionen zu erfassen, ist es nach dem Gesagten erforderlich, daß die Messung bei Sättigungsstrom erfolgt; nur wenn diese Bedingung erfüllt ist, ist die Ionisationsmethode einwandfrei. Wie alle Wirkungen der Röntgenstrahlen, ist auch die Ionisation in ihrer Stärke von dem in der Luft absorbierten Bruchteil der Strahlung abhängig; die Ionisierung wächst daher mit zunehmender Wellenlänge. Bei kurzwelligen Strahlen werden auch die bei der Streuung entstehenden Rückstoßelektronen wirksam.

Die bei der Absorption der Röntgenstrahlen in der Luft gebildeten Elektronen haben eine gewisse Reichweite, die bei harten Strahlen mehrere Dezimeter betragen kann. Da es notwendig ist, daß ihre Energie bis zum Ende ihrer Bahn zur Ionisierung der Luft ausgenutzt wird, müssen die Kondensatorplatten großen Abstand haben; anderenfalls treffen die Elektronen vorzeitig auf sie auf und rufen sog. Wandwirkungen hervor, die ebenfalls in einer Auslösung von Elektronen bestehen, man hat dann aber nicht mehr reine Luftionisation, sondern die Wirkung wird von der Art der Substanz abhängig, aus der die Platten gebildet sind. Um reine und reproduzierbare Messungen zu erhalten, ist der Bau guter Ionisationskammern daher an bestimmte Bedingungen gebunden, und es ist das Verdienst Holthusens, zuerst auf diese Verhältnisse hingewiesen zu haben.

a) Die Großkammer.

Wegen der Störungen, die durch äußere elektrische Felder hervorgerufen werden können, schließt man den Raum, in dem die zu messende Ionisation entsteht, die Ionisationskammer, in einen Faradayschen Käfig (vgl. S. 200) ein, d. h. man umgibt die Kammer mitsamt dem Meßinstrument ringsum mit einer zusammenhängenden metallenen Hülle.

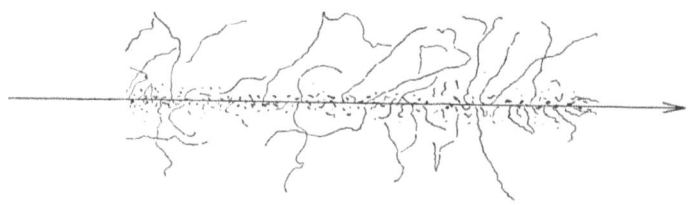

Abb. 137. Bahnen von Elektronen, die von einem schmalen Röntgenstrahlenbündel in Luft ausgelöst sind. (Nach einer Nebelkammeraufnahme von Wilson.)

Die Innenwand eines solchen Käfigs ist unelektrisch, der Innenraum feldfrei, auch wenn die Außenfläche eine elektrische Spannung besitzt. Es ist deshalb an sich nicht notwendig, daß man auch die Außenfläche auf Nullpotential bringt, indem man sie mit der Erde leitend verbindet, doch ist eine solche Erdung zweckmäßig, damit der Beobachter nicht durch gelegentlich eintretende Aufladungen und kleine Funkenübergänge belästigt werden kann. Man pflegt die eine Kondensatorplatte mit der Außenhülle zu vereinigen und kommt damit zu der üblichen Form der Ionisationskammer, bestehend aus einem metallisch leitenden, geerdeten Zylinder mit einer isolierten Innenelektrode, die meist als Stab ausgebildet ist, der seitlich parallel der Achse verläuft (Abb. 138). Die Röntgenstrahlen laufen axial durch die Kammer und sind durch Blenden auf ein mehr oder weniger schmales Bündel eingeengt. Die Sekundärelektronen ionisieren dann den Innenraum rings um das ausgeblendete Röntgenstrahlenbündel.

Von C. T. R. Wilson ist ein elegantes Verfahren angegeben worden, nach welchem man die Elektronenbahnen sichtbar machen kann; es ist die sog. Nebelmethode. Diese beruht auf der Eigenschaft des Wasserdampfes, daß er sich, wenn er abgekühlt wird, an kleinen Fremdkörpern, z. B. an Staubpartikeln in Form von Nebeltröpfchen kondensiert; als solche Kondensationskerne wirken auch die Ionen. Die Abkühlung erreicht man durch plötzliche Entspannung von komprimierter Luft, die mit Wasserdampf gesättigt ist. Bei starker seitlicher Beleuchtung kann man dann die Elektronenbahnen sehen und photographieren. Abb. 137 ist nach solchen Aufnahmen gezeichnet; man erkennt die starke Ionisierung der von den Röntgenstrahlen direkt getroffenen Luft durch Photo- und Streuelektronen, außerhalb des Bündels die unregelmäßig gekrümmt verlaufenden Bahnen der nach den Seiten hinausfahrenden Photoelektronen.

Wegen der zunehmenden Reichweite der Elektronen muß der Durchmesser der Kammer um so größer sein, je höher die Röhrenspannung ist; man kommt dann zu sehr erheblichen Dimensionen, zu sog. Faßkammern. Die unbequem großen Abmessungen kann man nach dem Vorschlag von Thaller dadurch verringern, daß man die Bahnlänge der Elektronen verkürzt, indem man die Luft in der Kammer komprimiert; es entsteht so die Druckkammer, die in der Physikalisch-Technischen Reichsanstalt von Behnken zur Verwirklichung der absoluten Einheit der Röntgenstrahlendosis, der R-Einheit benutzt wurde (vgl. S. 395). Neuere Versuche haben gezeigt, daß auch bei kleineren Kammern von 10—15 cm Durchmesser eine nennenswerte Beeinträchtigung der Messung auch bei harten Röntgenstrahlen nicht eintritt. Dies ist deswegen erklärlich, weil mit zunehmender Strahlenhärte die Absorption gegenüber der Streuung immer mehr zurücktritt; die Elektronen großer Reichweite nehmen dann also bei gleicher Ionisationsstärke an Zahl ab. Außerdem kann der Verlust, der durch das vorzeitige Aufprallen auf die Wandung entsteht, durch Auslösen von Elektronen in der Wand ausgeglichen werden; es ist dazu aber notwendig, daß die Kammerwand aus einer Substanz von niederer Ordnungszahl, z. B. aus graphitiertem Papier besteht.

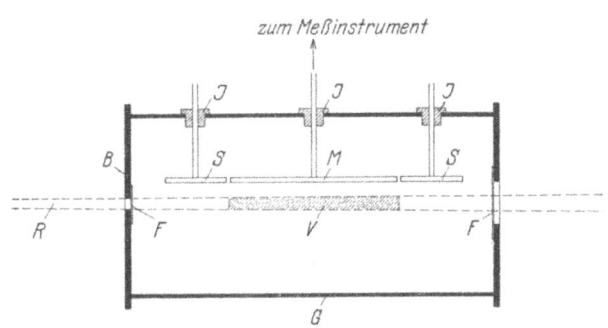

Abb. 138. Schnitt durch eine große Ionisationskammer mit Schutzelektroden. G Kammergehäuse, FF Fenster, B Blende, M Meßelektrode, SS Schutzelektroden, JJ Isolatoren, R Röntgenstrahlenbündel, V das bei der Messung wirksame Luftvolumen.

Die Ionisation wächst proportional mit dem von Strahlen getroffenen Luftvolumen. Für absolute Messungen ist deshalb die Kenntnis der Größe dieses Volumens erforderlich. Das Volumen ist einerseits von der Art der Ausblendung, andererseits von der Länge des zur Wirkung kommenden Luftkegels abhängig. Die Abgrenzung der Länge kann durch Fenster oder durch Schutzelektroden erfolgen. Im ersten Fall sind an der Vorder- und Rückseite der Kammer für den Durchtritt der Strahlen Fenster angebracht, die dünn sein müssen, um die Strahlung möglichst wenig zu schwächen, aber auch so dick, daß von außen keine Elektronen in den Meßraum eindringen können. Das Material muß zur Verminderung der Wandwirkung aus einer Substanz niedriger Ordnungszahl bestehen; zweckmäßig ist z. B. Zellon von etwa 0,2 mm Dicke. Bei der Anwendung von Schutzelektroden ist die Innenelektrode in drei Abschnitte geteilt (Abb. 138); nur der mittlere Abschnitt wird zur Messung verwendet und ist mit dem Meßinstrument verbunden, während die äußeren Abschnitte, die Schutzelektroden, für sich isoliert nach außen geführt sind. Alle drei Teile werden auf die gleiche Spannung gebracht. (Man kann auch umgekehrt den zylindrischen Mantel auf Spannung bringen und die Innenelektroden erden.) Das elektrische Feld ist dann entlang der ganzen Innenelektrode gleichmäßig verteilt, zur Messung kommt aber nur die Ionisation in dem Luftvolumen (in der Abb. 138 schraffiert), das durch die Enden der mittleren Elektrode begrenzt ist. In diesem Falle kann man auch, wie Duane gezeigt hat, die Fenster überhaupt vermeiden und die Kammer offen lassen.

Der Querschnitt des Luftvolumens ist durch die Größe der Eintrittsblende bedingt, und es ist an sich gleichgültig, ob das wirksame Luftvolumen dicht an der Blende liegt oder weiter von ihr entfernt ist, wenn nur die Länge dieselbe bleibt (Abb. 139). Dies Verhalten ist dadurch begründet, daß die Anzahl der Lichtquanten in allen Querschnitten des Bündels hinter der Blende die gleiche bleibt; nur die Strahlendichte nimmt mit zunehmendem Abstand ab. (Dabei ist vorausgesetzt, daß man die Absorption und Streuung der Luft vernachlässigen kann und daß die Sättigung erhalten bleibt.) Infolgedessen ist der Querschnitt des wirksamen Luftvolumens gleich dem Querschnitt der Blendenöffnung der Kammer zu setzen. Auch für Abstandsmessungen ist die Entfernung Fokus — Blende maßgebend, nicht die Entfernung Fokus — Kammermitte (Abb. 140).

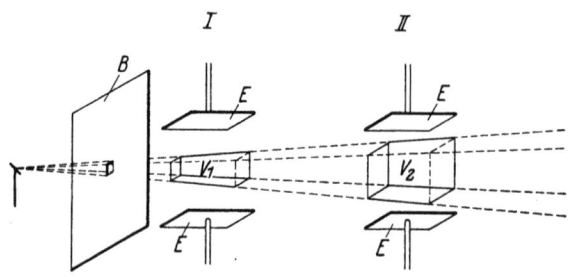

Abb. 139. Schematische Darstellung einer Großkammer, bei der die Elektroden EE in zwei verschiedenen Abständen (I und II) von der Blende angenommen sind. Das wirksame Luftvolumen V wird mit zunehmendem Abstand größer, die Stärke der Ionisierung bleibt jedoch die gleiche, weil die Anzahl der Strahlungsquanten in beiden Fällen die gleiche ist; für diese Anzahl ist allein die Größe der Blendenöffnung maßgebend.

Solche Großkammern müssen naturgemäß sehr gut gegen Röntgenstrahlen, direkte und sekundäre, geschützt sein. Man verwendet dazu Bleipanzer von mindestens 5 mm Stärke, die die Kammer und das Meßinstrument vollständig umschließen, so daß nur die Eintrittsöffnung und das Fenster zum Austritt der Strahlen frei bleiben. Damit durch dies Fenster keine Sekundärstrahlung eintritt, muß hinter dem Instrument freier Raum von einigen Metern sein. Der Feuchtigkeitsgehalt der Luft übt auf die Ionisation selbst nur geringen Einfluß aus, er kann aber die Isolationsfähigkeit der Durchführungen unliebsam verringern; es ist deshalb zweckmäßig, wenn das Innere der Kammer mit einer Trockensubstanz, Chlorcalcium, Phosphorpentoxyd od. dgl. versehen ist.

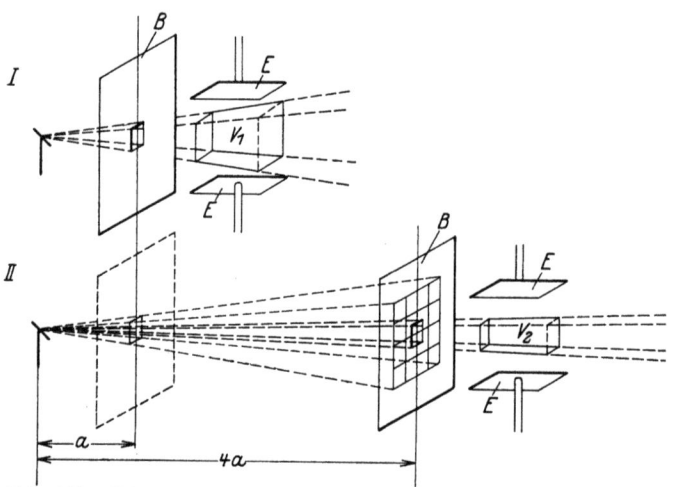

Abb. 140. Schematische Darstellung einer Großkammer in zwei verschiedenen Abständen (a und 4a) vom Fokus. Da die Stärke der Ionisierung von der Anzahl der durch die Blendenöffnung hindurchgehenden Strahlungsquanten abhängt und diese Anzahl dem Quadrat des Blendenabstandes umgekehrt proportional ist, ist bei Messungen der Abstand Fokus — Kammerblende maßgebend.

Die Vorderblende, die das Strahlenbündel begrenzt, muß besonders stark sein. Dies bringt einen gewissen Übelstand mit sich, indem dadurch ein Richtungseffekt entsteht. Dieser äußert sich darin, daß Strahlen, die nicht axial, sondern schräg in die Blendenöffnung eintreten, weniger wirksam sind, weil die Öffnung wegen der Dicke der Blende um so kleiner wirkt, je schräger die Strahlen auffallen. Es ist dies der gleiche Effekt, wie er sich bei Lochkameraufnahmen (vgl. S. 306) zeigt. Es ist deshalb notwendig, die Großkammer genau auf den Fokus zu richten; das geschieht entweder durch direktes Anvisieren der Antikathode durch die Fenster hindurch oder, wenn dies nicht möglich ist, mit Hilfe einer Zentriervorrichtung mittels eines Leuchtschirms, auf dem das durchgehende Bündel betrachtet wird. Der Richtungseffekt ist um so stärker, je kleiner die Blendenöffnung im Verhältnis zur Blendendicke ist; unter Umständen können durch mangelhafte Zentrierung erhebliche Fehler entstehen.

Zur Erhöhung der Empfindlichkeit werden die Großkammern gewöhnlich ziemlich lang gebaut; weiter kann man an Stelle von Luft andere Gase benutzen, von denen die Röntgenstrahlen stärker absorbiert werden. Als solche kommen Äthylbromid, Methyljodid u. dgl. in Betracht, doch treten hier wieder Komplikationen durch die Anregung der Eigenstrahlung und die damit verbundene selektive Absorption ein.

Die Großkammer hat Vorzügliches geleistet für die Schaffung einer absoluten Einheit der Röntgenstrahlendosis, sie ist auch in hohem Maße zur Übetrragung dieser Einheit auf andere Instrumente geeignet, doch ist sie wegen ihres großen Gewichts und ihrer geringen Handlichkeit für praktische Messungen wenig bequem; dazu kommt noch, daß man mit ihr keine Streustrahlungsmessungen machen kann. Deshalb ist für die Zwecke der Praxis die Kleinkammer besser geeignet.

β) Die Kleinkammer.

Die Kleinkammer besteht gewöhnlich aus einer fingerhutähnlichen Hülse von etwa 15 mm Durchmesser, die als geerdete Elektrode, und einem zentralen Stift, der als Spannungselektrode dient. Auch kleine Hohlkugeln mit einem konzentrischen Kügelchen als Innenelektrode werden verwendet, da bei diesen die Forderung, daß Strahlen, die aus verschiedenen Richtungen kommen, gleichartig wirken sollen, besser erfüllt ist als bei den zylindrischen Kammern.

Bei den Kleinkammern setzt sich die Wirkung aus der Luftionisation und der Wandwirkung zusammen. Letztere ist von dem Material abhängig, das für Hülse und Stift verwendet wird, während andererseits die in der Luft ausgelösten Elektronen ihre volle Wirksamkeit nicht entfalten können, da sie vorzeitig von den Wandungen aufgehalten werden; sie lösen dann an diesen wieder Elektronen aus, die ebenfalls ionisierend wirken. Dadurch entsteht bei Änderungen der Strahlenqualität eine verschieden große Wirkung im Vergleich zur reinen Luftionisation, eine Wellenlängenabhängigkeit (vgl. S. 378). Das früher verwendete Aluminium ist daher als Material für die Kammerhülse nicht geeignet. Wie Fricke und Glasser gezeigt haben, kann man diesen Übelstand vermeiden, wenn man „Luftwändekammern" verwendet, d. h. wenn man das Wandmaterial so wählt, daß seine mittlere Atomnummer (vgl. S. 322) gleich der der Luft ist. Nach Glocker kann man dies dadurch erreichen, daß man eine Mischung von Graphit und Silicium verwendet; auf diese Weise kann die Wellenlängenabhängigkeit gegenüber der Großkammer im Gebiet der harten Röntgenstrahlen bis auf wenige Prozent herabgedrückt werden. Bei sehr weichen Röntgenstrahlen tritt aber wegen der Absorption in der Kammerwand — ebenso wie in dem Fenster der Großkammer — wieder eine Wellenlängenabhängigkeit gegenüber der reinen Luftionisation auf.

Die Stärke der Ionisation ist von dem Luftvolumen, von der Art der Elektrode, z. B. von der Länge des Stifts oder von der Größe der Kugel u. dgl. abhängig. Die Verbindung der Innenelektrode mit dem Meßinstrument, gewöhnlich einem Elektrometer, muß vorzüglich isoliert sein; das beste Material hierfür ist Bernstein. Die Leitung wird meist durch ein Metallrohr geführt, das durch eine Bleieinlage gegen das Eindringen von

Röntgenstrahlen sehr gut geschützt sein muß, damit die Luft im Kammerträger nicht ionisiert werden kann; anderenfalls könnte hier eine zusätzliche Ionisation entstehen, die erhebliche Fehler verursachen würde.

Unzweckmäßig gebaute Kleinkammern zeigen häufig einen Richtungseffekt, der sich darin äußert, daß Strahlen, die axial auffallen, wirksamer sind als solche, die senkrecht zur Kammerachse verlaufen. Dies kann einmal dadurch entstehen, daß Strahlung durch den Isolator in den Kammerträger eindringt und hier ionisierend wirkt, dann dadurch daß der Abschluß der Kammer nach dem Träger hin Substanzen hohen Atomgewichts, wie Messing, Blei od. dgl. enthält. Abhilfe kann im ersten Fall durch Einsetzen eines Bleistücks (Abb. 143, S. 366), im zweiten durch Bedecken des Kammerbodens mit Bernstein oder mit einer „Luftwände"substanz erzielt werden.

Eine gewisse Richtungsabhängigkeit bleibt wegen der unsymmetrischen Form der zylindrischen Kammer bestehen. Besonders schädlich wirkt der bleiarmierte Kammerträger, der bei Streustrahlungsmessungen einen Teil der Strahlen gegen die Kammer abschirmt und außerdem durch seine Schattenbildung stört. Letzteres ist besonders dann unangenehm, wenn man während der Bestrahlung die Dosis dadurch mißt, daß man die Kammer in der Mitte des Bestrahlungsfeldes auf die Haut des Patienten bringt; es wird dann ein mehr oder weniger beträchtlicher Bereich des Feldes überhaupt nicht von Strahlen getroffen, weil er vom Kammerträger beschattet wird. Wenn man aber die Kammer an den Rand oder in eine Ecke des Feldes bringt, entsteht eine erhebliche Unsicherheit wegen des Abfalls der Intensität nach den Rändern hin (vgl. S. 343). Um diesem Übelstande abzuhelfen, hat man versucht, einen Kammerträger zu verwenden, der keines Bleischutzes bedarf. Man muß zu dem Zweck vermeiden, daß Luft zwischen der Zuleitung zur Innenelektrode und dem Außenrohr vorhanden ist, indem man den Zwischenraum vollständig mit Isolationsmaterial ausfüllt. Wenn dieses und das Außenrohr für Röntgenstrahlen gut durchlässig sind, bildet sich kaum ein Schatten, doch ist dabei zu bedenken, daß auch die festen Isolatoren bei starker Bestrahlung ionisiert werden können, so daß eine mehr oder weniger große Leitfähigkeit entsteht, durch welche die Messung beeinträchtigt wird. Neuerdings wird für den Zweck Ceresin empfohlen, bei dem dieser Effekt nur sehr gering sein soll. In jedem Fall ist es nützlich, Kammer und Kammerträger mit einer geerdeten Metallhaut zu umkleiden, um störende Aufladungen des Isolationsmaterials zu vermeiden.

Die Stromstärken, die in den beschriebenen Ionisationskammern bei Bestrahlung entstehen, sind äußerst gering, von der Größenordnung 10^{-12} bis 10^{-14} Ampere. Das gegebene Instrument zur Messung so geringer Ströme ist das Elektrometer in seinen verschiedenen Abarten, wie Goldblatt-, Saiten-, Quadrantelektrometer. Wenn die Kapazität des Gesamtsystems Kammer-Zuleitung-Elektrometer konstant bleibt, ist die Stromstärke dem reziproken Wert der „Ablaufzeit" des Elektrometers proportional, wie das oben (S. 217) bereits erwähnt wurde. Zur Messung lädt man das Elektrometersystem auf, bis ein bestimmter Ausschlag entsteht; dann bestimmt man mit Hilfe der Stoppuhr die Zeit, während der unter der Einwirkung der Strahlen das Elektrometer über einen bestimmten Skalenbereich zurückgeht; damit ist eine bestimmte Elektrizitätsmenge abgeflossen, und man erhält den Ionisationsstrom als reziproken Wert der Ablaufzeit. Die Messung der Stromstärke ist also auf eine Zeitmessung zurückgeführt.

γ) *Ablaufsinstrumente.*

Es seien hier einige Beispiele für solche Ionisationsinstrumente angeführt:

Das Dessauer-Elektroskop (Abb. 141) besteht aus einem bleigepanzerten Gehäuse, das in seinem unteren Teil die Ionisationskammer, in seinem oberen das Elektrometer enthält. Die Kammer ist durch zwei Kohleplatten gebildet, zwischen denen das eng ausgeblendete Strahlenbündel hindurchgeht. Durch diese Anordnung entsteht ein sehr homogenes elektrisches Feld, was zur Folge hat, daß schon bei niedrigen Spannungen Sättigung erzielt wird; da zudem die an die eine Elektrode angelegte Spannung etwa 1500 Volt beträgt, ist auch bei sehr hohen Röntgenstrahlenintensitäten sicher Sättigung vorhanden. Die Spannungselektrode ist unmittelbar am Elektrometer und mit diesem durch einen kleinen Bernsteinisolator am Gehäusedeckel befestigt.

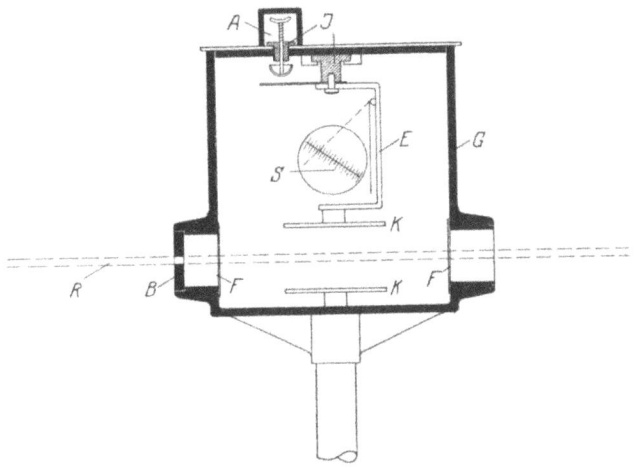

Abb. 141. Dessauer-Elektroskop. G Gehäuse, J Isolatoren, E Kohlefadenelektrometer, S Skala, A Aufladekontakt mit Bleikappe, KK Kohleelektroden, B Blende, R Röntgenstrahlenbündel, FF Eintritts- und Austrittsfenster.

Das Elektrometer ist nach Art des Goldblattelektroskops gebaut und besteht aus einem Kohlefaden, der mit Hilfe eines gespannten dünnen Platindrahts leicht drehbar angeordnet ist. Das Bild des Fadens wird auf eine Skala projiziert, so daß eine objektive Ablesung aus größerem Abstand vom Strahlenbündel ermöglicht ist. Die Aufladung geschieht auf elektrostatischem Wege oder mit Hilfe eines kleinen Transformators mit Glühventil. Ein urprünglich verwendetes langes Blendenrohr, durch das die Strahlen einfielen, hat sich als unzweckmäßig erwiesen. Bei einer Neukonstruktion von Rajewsky ist es durch einen kurzen Ansatz ersetzt worden; außerdem ist Vorkehrung getroffen, daß ein Radiumpräparat zur Kontrolle der Konstanz der Empfindlichkeit angebracht werden kann.

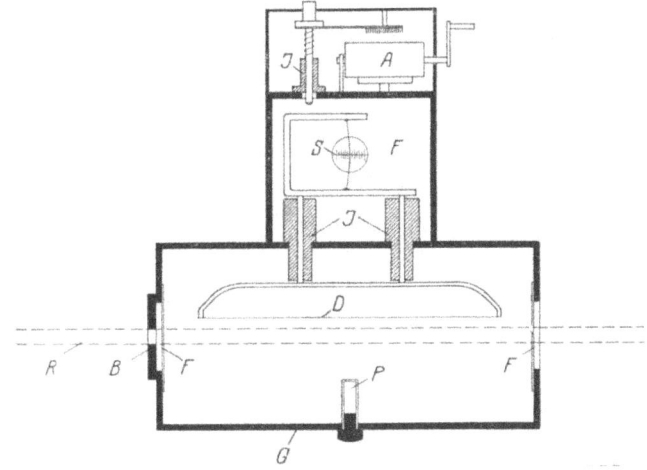

Abb. 142. Küstnersches Eichstandgerät. G Kammergehäuse, JJ Isolatoren, A Aufladevorrichtung, F Saitenelektrometer, S Skala, im Mikroskop gesehen, D Drahtelektrode, FF Eintritts- und Austrittsfenster, B Blende, R Röntgenstrahlenbündel, P Hülse zum Einführen des Radiumpräparats.

Beim Eichstandgerät von Küstner ist eine zylindrische Großkammer (Abb. 142) verwendet, auf der in der Mitte das Elektroskop aufsitzt. Die Spannungselektrode besteht aus einem dünnen Aluminiumdraht, der seitlich von dem zentral durchgehenden Röntgenstrahlenbündel an einem Bügel ausgespannt ist, so daß er von direkten Strahlen nicht getroffen wird. Damit sicher Sättigung vorhanden ist, muß das Instrument bei den Messungen in einen solchen Abstand vom Fokus gebracht werden, daß eine bestimmte Ablaufszeit nicht unterschritten wird. Als Meßinstrument dient ein Einfadenelektrometer, bei dem ein leicht gespannter Quarz- oder Metallfaden bei der Auflage von einer Platte abgestoßen wird. Seine Bewegung wird mittels Mikroskops und Okularteilung abgelesen. Die Auflage des Systems geschieht durch eine kleine eingebaute Reibungselektrisiermaschine. Bei der Aufstellung des Instruments muß die Röntgenstrahlung durch eine Bleischutzwand mit einer entsprechenden Öffnung so weit abgeblendet werden, daß nur die besonders stark gehaltene Vorderblende des Instruments von Strahlen getroffen wird.

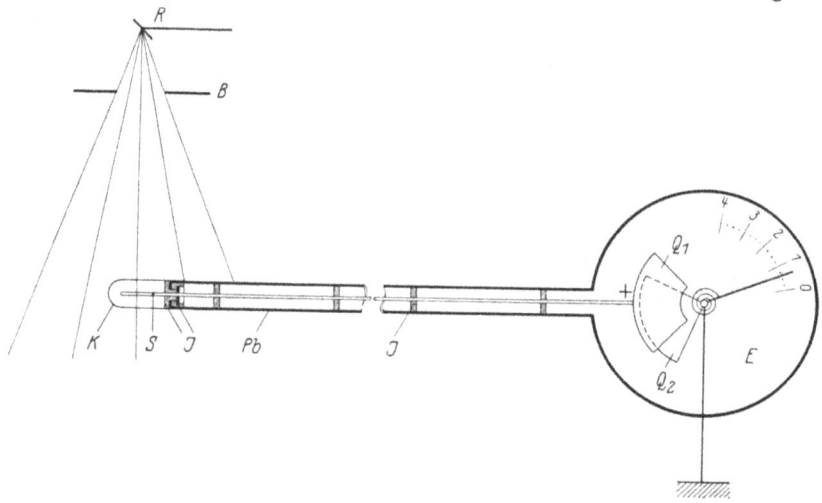

Abb. 143. Prinzip des Iontoquantimeters. R Antikathode, B Blende, K Fingerhutkammer, S Innenelektrode, J J Isolatoren, Pb Bleischutz, E Elektrometer mit feststehendem Quadranten Q_1 und beweglichem Quadranten Q_2 mit Zeiger. Q_1 wird aufgeladen, Q_2 und das Gehäuse sind geerdet.

Die Verwendung einer Schutzwand ist auch zum Schutz des Beobachters erforderlich, der bei der mikroskopischen Ablesung sehr nahe an den Strahlenkegel herangehen muß. Die Empfindlichkeit des Instruments wird durch ein kleines Radiumpräparat kontrolliert, das in das Innere der Meßkammer eingeführt werden kann; die Umhüllung des Präparats ist so gewählt, daß auch ein großer Teil der Betastrahlen austreten kann; man kommt dann mit sehr geringen Radiummengen aus. Das Eichstandgerät ist, wie sein Name sagt, hauptsächlich als stationäres Instrument zur Vornahme von Eichungen von Gebrauchsinstrumenten für die Praxis geeignet und zeichnet sich durch große Konstanz seiner Empfindlichkeit aus.

Von den zahlreichen Kleinkammergeräten sei nur das Iontoquantimeter (Abb. 143) von Siemens-Reiniger-Veifa) angeführt; die anderen Konstruktionen (Ionimeter von Martius, Ionometer von Koch & Sterzel) unterscheiden sich davon nur durch unwesentliche Abweichungen in bezug auf die Anordnung, auf die Art des verwendeten Elektrometers u. dgl. Die Kammer besteht aus einer mit Lack überzogenen Preßmasse aus Kohle- und Metallpulver. Durch die fabrikatorische Herstellung wird eine sehr große Gleichmäßigkeit erzielt; das Material ist so gewählt, daß bei gefilterten Strahlen nur sehr geringe Wellenlängenabhängigkeit gegenüber der reinen Luftionisation besteht, doch ist es in jedem

Fall zweckmäßig, dies durch Vergleich mit einer Großkammer bei verschiedenen Strahlenqualitäten festzustellen. Die Innenelektrode wird durch einen mit derselben Masse überzogenen Stift gebildet. Er steht durch eine mit Bernstein isolierte Leitung mit dem Elektrometer in Verbindung. Die Leitung ist durch ein starres Metallrohr von etwa 1 m Länge geführt, das stark mit Blei geschützt ist; die früher verwendete biegsame Leitung, die für die Aufstellung des Instruments und besonders für die Einführung der Kammer in Körperhöhlen sehr bequem war, hat sich nicht bewährt, da der Strahlenschutz der Leitung zu gering war, und weil die Kapazität des Instruments manchmal von der Lage des biegsamen Teils beeinflußt wurde. Als Abschluß der Kammer nach dem Kammerträger hin dient ein Bleistück, durch das das Eindringen von Strahlen in den Träger bei axialer Bestrahlung von der Stirnseite her verhindert wird; zur Vermeidung von störenden Wandwirkungen seitens des Abschlußstücks ist dieses mit Bernstein bedeckt. Als Elektrometer dient eine Art Quadrantelektrometer, das sich von dem zu physikalischen Messungen viel verwendeten Instrument dadurch unterscheidet, daß nur ein einziger Quadrant vorhanden ist. In diesen wird bei der Auflagung eine ebenfalls quadrantförmige Aluminiumlamelle hineingezogen, die mit einem Zeiger versehen ist. Die Auflagung geschieht auch hier mittels einer eingebauten kleinen Reibungselektrisiermaschine. Das Instrument ist wegen der großen Einfachheit seiner Konstruktion sehr betriebssicher. Die Konstanz seiner Empfindlichkeit kann wieder mit Radium kontrolliert werden (vgl. S. 372).

Bei den bisher betrachteten Ionisationsinstrumenten wird die Zeit gemessen, die notwendig ist, damit der bewegliche Teil des Elektrometers unter der Einwirkung der Röntgenstrahlen einen bestimmten Skalenbereich durchläuft, während die Betriebsbedingungen konstantgehalten werden. Bei gleichbleibender Röntgenstrahlenintensität ist die Dosis proportional der Bestrahlungszeit, man hat also in der Ablaufszeit ein Maß für die Dosis. Die Bestrahlungszeit, die erforderlich ist, um beim Patienten eine bestimmte Reaktion hervorzurufen, ist im allgemeinen ein Vielfaches von der Ablaufszeit des Meßinstruments. In der Praxis verfährt man gewöhnlich so, daß die Röntgenröhre nach der Ablaufsmethode geeicht wird, und daß die Bestrahlung dann unter den gleichen Betriebsbedingungen „nach Zeit" erfolgt. Es ist selbstverständlich, daß die hierbei verwendete Uhr in ihrem Gang mit der bei der Eichung benutzten Stoppuhr übereinstimmen muß. Man appliziert also ein Vielfaches der bei der Eichung ermittelten Ablaufszeit; wie groß dieses Vielfache ist, muß durch die Erfahrung festgestellt sein.

Bei diesem Verfahren ist vorausgesetzt, daß die Strahlungsintensität bei der Bestrahlung die gleiche ist wie bei der Messung, eine Annahme, die bei den modernen Apparaten und Röhren mit hoher Annäherung zutrifft, wenn die gleichen Betriebsbedingungen eingehalten werden. Eine gewisse Schwierigkeit wird aber durch die Streuzusatzstrahlung hervorgerufen, da deren Stärke von den Bestrahlungsbedingungen abhängt. Gewöhnlich wird sie auf Grund von empirisch gewonnenen Tabellen oder Kurven (vgl. S. 418) rechnerisch berücksichtigt und die Bestrahlungszeit entsprechend geändert.

δ) *Die Dosiszähler.*

Eine andere Methode besteht darin, daß man die Kleinkammer während der Applikation auf der Haut des Patienten mitbestrahlt, so daß die Streustrahlung automatisch berücksichtigt wird; auf die Schwierigkeiten, die sich einerseits durch den Schatten des

Kammerträgers, anderseits durch den Intensitätsabfall nach den Feldrändern hin ergeben, ist bereits hingewiesen worden.

Diese Messung der Gesamtdosis einschließlich der Streustrahlung kann man auf verschiedenen Wegen erreichen, in primitiver Weise, indem man das Instrument nach jedem Ablauf schnell wieder auflädt. So verfuhren z. B. Seitz und Wintz, als sie erstmalig die Hautreaktion in Beziehung zu einer physikalischen Meßmethode setzten; sie fanden, daß die HED (vgl. S. 394) 35 Abläufen ihres Iontoquantimeters entsprach.

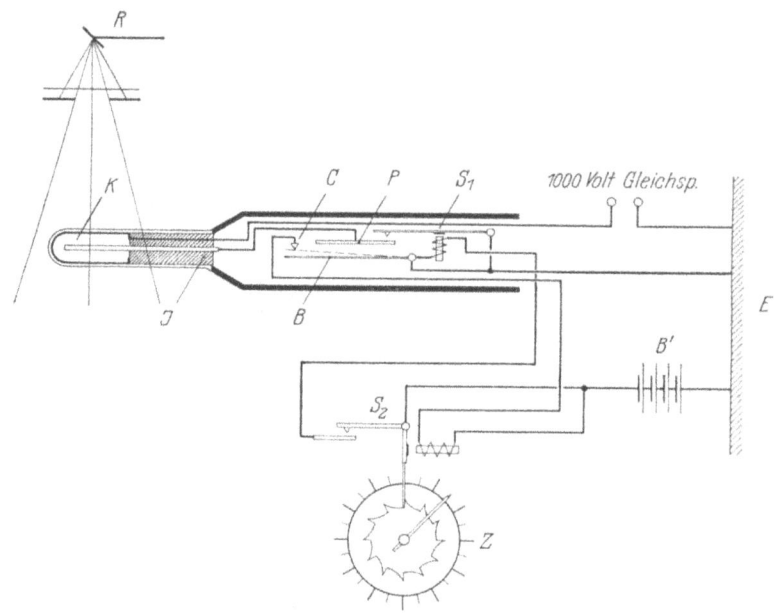

Abb. 144. Prinzip des Hammer-Dosimeters. R Röntgenröhre, K Ionisationskammer, J Isolation, P mit der Innenelektrode verbundene Platte, B Elektrometerblättchen, B' Batterie, E Erdung, C Kontakt zur Entladung der Innenelektrode mit Hilfe der Magnetschalter S_1 und S_2, gleichzeitig wird das Zählwerk Z betätigt.

Schon frühzeitig ist von Villard ein Verfahren zur automatischen Wiederaufladung des Elektrometers nach jeder Entladung angegeben worden; beim Rückgang des beweglichen Systems wurde von diesem ein Kontakt berührt, der mit einer Spannungsquelle in Verbindung stand und es von neuem auflud. Das Instrument hat sich nicht eingeführt, weil im Laufe der Zeit die Kontaktgebung unsicher wurde. Später ist es Hammer gelungen, dieser Schwierigkeit Herr zu werden und ein Dosimeter zu konstruieren, dessen Prinzip in Abb. 144 skizziert ist. Die Fingerhutkammer ist durch einen kurzen Träger mit dem Elektrometergehäuse verbunden. Sie besteht aus isolierendem Material und trägt auf der Innenfläche eine leitende Schicht aus „Luftwändemasse", die dauernd auf Spannung gehalten wird. Unter dem Einfluß der Bestrahlung lädt sich dann die Innenelektrode auf und gleichzeitig eine mit ihr verbundene Platte. Diese zieht ein ihr gegenüberstehendes Blättchen an, das an Erde liegt und bei einer bestimmten Durchbiegung einen Kontakt berührt. Dadurch wird mit Hilfe eines Relais die Innenelektrode entladen, das Blättchen geht in seine Anfangslage zurück und das Spiel beginnt von neuem. Durch die Berührung des Kontakts wird gleichzeitig ein Elektromagnet betätigt, der den Zeiger eines Zählwerks um einen Teilstrich vorrücken läßt. Mit Hilfe eines Radiumpräparats kann die Empfindlichkeit des Instruments geprüft werden.

In einer anderen, originellen Weise ist Strauß bei seinem Mekapion genannten Dosiszähler vorgegangen. Er benutzt eine Elektronenröhre mit Gitter, wie sie als Verstärkerröhre zu den verschiedensten Zwecken Verwendung findet. In einer solchen Röhre kann ein Elektronenstrom von der Glühkathode zur Anode durch das Gitter hindurch fließen; sobald aber letzteres sich auf einer genügend hohen negativen Spannung befindet, werden die Elektronen vom Gitter abgestoßen, und der Strom ist unterbrochen. Beim Mekapion (Abb. 145) ist das Gitter mit der Innenelektrode der Fingerhutkammer verbunden. Durch die Unterbrechung des Stromkreises eines Transformators wird ein Spannungsstoß erzeugt, der durch Kondensatorwirkung das Gitter negativ auflädt, so daß in der Elektronenröhre kein Strom fließen kann. Sobald aber unter der Einwirkung der Röntgenstrahlen die Luft in der Kammer ionisiert wird und die Ladung abgeflossen ist, setzt der Strom in der Elektronenröhre wieder ein; dieser betätigt ein Relais, das den Strom in dem Transformator unterbricht und damit das Gitter wieder auflädt; dieser Vorgang wiederholt sich dann periodisch. Gleichzeitig mit der Auflädung des Gitters wird jedesmal der Zeiger eines Zählwerks um einen Strich weitergerückt.

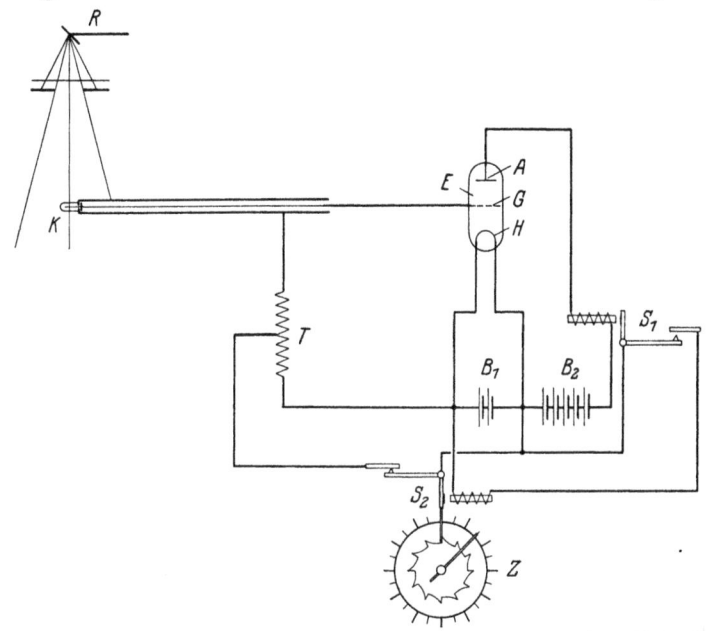

Abb. 145. Prinzip des Dosiszählers Mekapion. R Röntgenröhre, K Ionisationskammer, E Elektronenröhre, A Anode, H Glühkathode, G Gitter, T Transformator zur Auflädung des Gitters, B_1 und B_2 Batterien, S_1 und S_2 automatische Schalter zur Erzeugung der Spannungsstöße in T und zur Betätigung des Zählwerks Z.

Eine weitere Methode besteht darin, daß man die Kapazität des Ionisationsinstruments so weit erhöht, daß die Ablaufzeit gleich der notwendigen Bestrahlungszeit wird. Man erreicht dies durch Zuschaltung eines geeigneten Kondensators. Dies Prinzip ist in dem Iontodosimeter von Chaoul verwendet.

Da es große Schwierigkeiten macht, einen verlustfreien, hochisolierenden Kondensator, wie er für diesen Zweck notwendig ist, herzustellen, hat Glasser vorgeschlagen, die Kammer so klein zu machen, daß dadurch die Ablaufzeit in dem gewünschten Maße verlängert wird. Er erreicht das durch Beschränkung des Kammerdurchmessers auf 3 mm. Hierbei ist aber zu bedenken, daß die Isolationsschwierigkeiten für die außerordentlich kleinen Ströme, die in einer solchen Kammer entstehen, sehr groß werden.

ε) *Der Eigenablauf.*

Schon bei den gewöhnlichen Iontoquantimetern, Ionometern usw. ist eine ganz vorzügliche Isolierung notwendig; als Material dafür kommt fast allein der Bernstein in Betracht. Dieser ist nur wenig hygroskopisch, doch tritt mit zunehmendem Feuchtigkeitsgehalt der Luft eine gewisse Leitfähigkeit ein, die sich als Eigenablauf bemerkbar macht, d. h. das Instrument verliert allmählich seine Ladung, auch wenn keine Röntgenstrahlen auf die Kammer fallen. Der Eigenablauf täuscht bei den Messungen einen zu hohen Ionisationsstrom, also eine zu hohe Intensität vor; er muß berücksichtigt werden, sobald das Elektrometer, wenn die Kammer nicht bestrahlt wird, in der bei der Röntgenmessung gefundenen Ablaufszeit einen merklichen Rückgang zeigt. Um den Eigenablauf zu bestimmen und gleichzeitig auch eine Beeinflussung des Instruments, die durch Ionisation im Kammerträger oder im Elektrometergehäuse eintreten kann, zu eliminieren, bedeckt man zweckmäßigerweise die Kammer mit einer Bleihülse von 5—6 mm Wandstärke und läßt im übrigen die Strahlen wirken wie bei der eigentlichen Messung. Bei Großkammern bedeckt man in entsprechender Weise das Loch der Vorderblende mit einem dicken Bleistück. Man erhält so den Eigenablauf A_0, der eine zusätzliche Strahlenintensität I_0 vortäuscht; wenn man den Ablauf bei der Strahlenmessung mit A, die entsprechende Intensität mit I und die korrigierten Werte entsprechend mit A_k und I_k bezeichnet, erhält man:

$$I_k = I - I_0 \text{ oder in den Ablaufszeiten ausgedrückt:}$$
$$\frac{1}{A_k} = \frac{1}{A} - \frac{1}{A_0}$$

oder
$$A_k = \frac{A_0}{A_0 - A} \cdot A \quad \ldots \ldots \ldots \ldots \ldots \ldots (29)$$

Die bei der Messung beobachtete Ablaufszeit muß also mit einem Korrektionsfaktor $\left(\frac{A_0}{A_0 - A}\right)$ multipliziert werden, um die korrigierte Ablaufszeit zu erhalten.

Die Bestimmung des Eigenablaufs wird häufig dadurch recht unbequem, daß die Zeit, während der der Meßbereich der Skala hierbei durchlaufen wird, sehr lang ist. Man könnte sie abkürzen, wenn man z. B. nur den zehnten Teil der Skala benutzen und die gefundene Zeit mit 10 multiplizieren würde; das ist aber im allgemeinen nicht angängig, weil der Ablauf des Zeigers oder des Fadens über die Skala wohl bei keinem Instrument ganz gleichmäßig erfolgt. Man kann sich aber dadurch helfen, daß man ein für allemal die Ablaufszeit, die den einzelnen Skalenteilen entspricht, experimentell bestimmt und graphisch darstellt; aus der Kurve kann man dann entnehmen, der wievielte Teil der ganzen Ablaufszeit einem bestimmten kleineren Skalenbereich zukommt.

ζ) *Instrumente mit Zeigerausschlag.*

Die Ablaufsinstrumente sind integrierende Instrumente, d. h. sie geben die Dosis während der gemessenen Zeit an ohne Rücksicht auf Schwankungen der Intensität, die etwa während dieser Zeit aufgetreten sind; wenn man die Dosis durch die Ablaufszeit dividiert, erhält man also einen Mittelwert der Intensität, die während dieser Zeit herrschte. Auch bei den Dosiszählern ist das nicht anders; man kann bei diesen nur durch Bestimmung der Zeiten, die zwischen je zwei Vorrückungen des Zeigers liegen, grobe Schwankungen feststellen. In vielen Fällen ist es aber auch von Interesse, die Momentanwerte der Intensität zu kennen, um daraus ein Bild von der Konstanz der Strahlenerzeugung zu gewinnen. Man benutzt hierzu Instrumente, die durch einen Zeigerausschlag die Strahlungsintensität anzeigen; bei konstanter Intensität muß dann auch der Zeigerausschlag konstant bleiben.

Auch hierfür gibt es verschiedene Methoden. Man hat z. B. die Ionisationskammer aus zahlreichen leitenden Folien gebildet, die nach Art eines Kondensators abwechselnd miteinander verbunden sind; die eine Hälfte derselben liegt an Spannung, die andere an Erde, und die ganze Kammer wird senkrecht zu den Flächen der Folien von einem breiten Röntgenstrahlenkegel durchsetzt (Janus, Saget). Der Ionisationsstrom ist bei dieser Form der Kammer so stark, daß er mit einem empfindlichen Spiegelgalvanometer gemessen werden kann. Wenn man die Folien verkupfert (Gebbert), wird durch die Wandwirkung, die ohnehin schon stark vorherrscht, der Ionisationsstrom noch weiter erhöht, so daß man bereits ein technisches Zeigerinstrument (Mikroamperemeter) verwenden kann. Diese großen Ionisationskammern werden gewöhnlich im Bestrahlungstubus eingebaut; die Vorrichtungen sind aber mehr zur Kontrolle der Konstanz der Strahlung geeignet als zur Dosismessung. Auch Duane hat eine derartige Ionisationskammer angegeben; er verwendet eine größere Fingerhutkammer, die aus mehreren ineinander geschachtelten Aluminiumzylindern besteht, und mißt mit einem Spiegelgalvanometer.

Eine Methode, die von der Physikalisch-Technischen Reichsanstalt angewendet wird, besteht darin, daß der Ionisationsstrom einer Druckluftkammer durch einen Widerstand von sehr hoher Ohmzahl zur Erde abfließt, und daß die Spannung an den Enden dieses Widerstandes mit einem empfindlichen Quadrantelektrometer gemessen wird. Nach dem Ohmschen Gesetz erhält man dann aus Spannung und Widerstand die Ionisationsstromstärke.

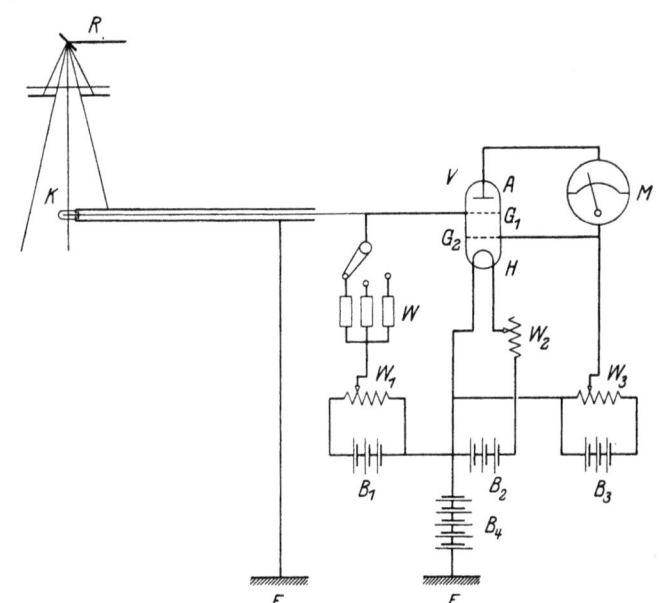

Abb. 146. Prinzip des Siemens-Dosismessers. R Röntgenröhre, K Ionisationskammer, V Verstärkerröhre: A Anode, H Glühkathode, G_1 und G_2 Gitter; M Meßinstrument, W hochohmige Widerstände, W_1, W_2, W_3 Regulierwiderstände, BB Batterien, E Erdung.

In ähnlicher Weise ist der Siemens-Dosismesser konstruiert (Abb. 146), doch wird bei diesem der Ionisationsstrom mittels einer Elektronenröhre mit zwei Gittern so weit verstärkt, daß die Spannung mit einem empfindlichen Zeigerinstrument gemessen werden kann. Drei verschieden große hochohmige Widerstände geben drei Empfindlichkeitsbereiche. Das Instrument ist mit einer kleinen Fingerhutkammer aus „Luftwändemasse" ausgestattet; es ist besonders geeignet, um lange Meßreihen, wie z. B. im Wasserphantom, schnell aufnehmen zu können. Die Dosis ergibt sich hier als das Produkt aus der gemessenen Intensität und der Bestrahlungszeit. Außer dem Zeigerinstrument kann auch eine Registriervorrichtung angeschlossen werden; dadurch wird während der Bestrahlungszeit eine Kurve aufgezeichnet, die Intensitätsschwankungen erkennen läßt, und die Dosis kann daraus als die Fläche zwischen der Kurve und der Zeitachse bestimmt werden. Ein Nachteil des Instruments liegt in dem komplizierten Aufbau und in der niedrigen Kammerspannung, die nur knapp Sättigungsstrom gibt. Auch dem Siemens-Dosismesser ist eine Vorrichtung zur Empfindlichkeitskontrolle beigegeben, und zwar wird an Stelle von

Radium ein Ionisationsstandard benutzt. Dieser besteht aus zwei in ein Gehäuse eingeschlossenen Plattensystemen, die kondensatorartig ineinandergreifen und von denen das eine mit einer Schicht von Uranoxyd bestrichen ist. Diese Substanz ist radioaktiv und ionisiert den Zwischenraum zwischen den Platten, so daß ein sehr konstanter Ionisationsstrom entsteht, wenn der Ionisator an Stelle der Kammer an den Dosismesser angeschlossen wird.

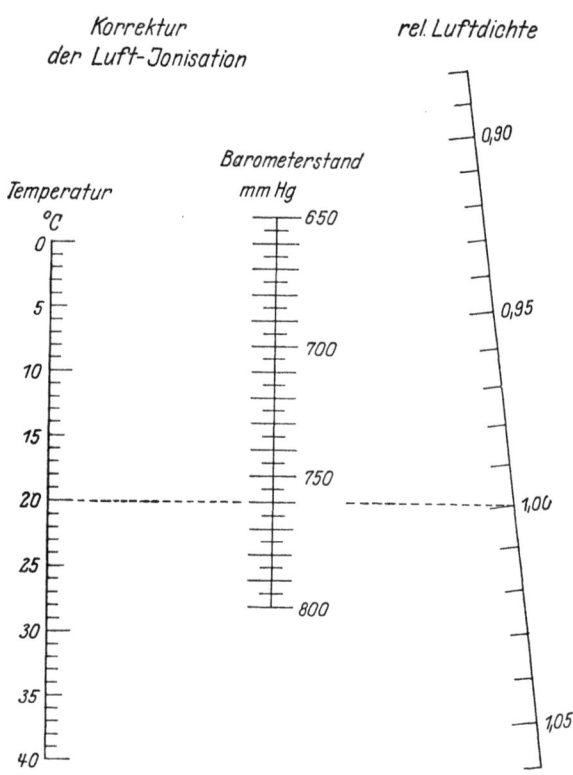

Abb. 147. Nomogramm zur Reduktion von Dosismessungen nach der Ionisationsmethode und von Spannungsmessungen mit Kugelfunkenstrecken auf die Luftdichte bei 20° C und 760 mm Barometerstand. 1. Bei Ionisationsmessungen nach der Ablaufmethode ist die Ablaufzeit mit der relativen Luftdichte zu multiplizieren. 2. Bei Ionisationsmessungen der Dosisleistung ist diese durch die relative Luftdichte zu dividieren. 3. Bei Spannungsmessungen ist die zu einer bestimmten Überschlagsweite gehörige, aus den Kurven der Abb. 21 (S. 221) entnommene kV-Zahl mit der relativen Luftdichte zu multiplizieren. 4. Wenn zu einer bestimmten Spannung die Überschlagsweite aus den Kurven der Abb. 21 entnommen werden soll, ist die Spannung zuvor durch die relative Luftdichte zu dividieren. Die Ablesung geschieht mit einem Lineal oder mit einem gespannten Faden.

η) *Empfindlichkeitskontrolle.*

Diese, ebenso wie die meisten mit Radium arbeitenden Methoden der Empfindlichkeitskontrolle erfüllen ihren Zweck insofern nicht vollständig, als sie nicht in derselben Weise auf die Ionisationskammer wirken wie die Röntgenstrahlen. Man erreicht gewöhnlich nur eine Prüfung des Meßinstruments, nicht des gesamten Ionisationsgeräts, und Änderungen, die z. B. die Kammer erlitten hat, werden dadurch nicht angezeigt. Um eine Kontrolle der ganzen Meßvorrichtung zu erreichen, muß das Präparat bei den Großkammern vor der Eintrittsöffnung für die Strahlen, bei den Kleinkammern in der Nähe ihrer Wandung außerhalb angebracht werden, so daß die Radiumstrahlung denselben Weg wie die Röntgenstrahlung nimmt. Man benötigt dann allerdings erheblich größere Radiummengen, mindestens 10 mg Ra-Element. So verwenden wir seit Jahren zur Kontrolle des Iontoquantimeters ein Gammastrahlenpräparat, das mit Hilfe einer einfachen Hülse in stets gleicher Weise auf die Ionisationskammer aufgesetzt wird; es ist das die gleiche Methode, wie sie später von Solomon zur Eichung der Ionisationsinstrumente vorgeschlagen wurde (vgl. S. 397). Meist werden nur sehr kleine Radiummengen verwendet, die in eine sehr durchlässige Hülle eingeschlossen sind und in das Innere der Großkammer eingeführt werden; in diesem Fall wirkt außer der Gammastrahlung auch ein großer Teil der Betastrahlung ionisierend, doch scheint das die Sicherheit der Kontrolle nicht zu beeinträchtigen. Neuerdings verwendet Rajewsky ein doppelwandiges Gefäß, das mit einer Radiumlösung gefüllt ist und die kleine Ionisationskammer rings umschließt; auch hier sollen geringe Radiummengen (etwa 1 mg Ra-Element) genügen.

Die Benutzung von radioaktiven Substanzen hat außer der Kontrolle der Empfindlichkeit noch den Vorteil, daß dadurch der Einfluß der Luftdichte auf die Messung eliminiert werden kann. Die Ionisierung eines bestimmten Luftvolumens ist um so größer, je größer die Anzahl der Luftmoleküle in demselben ist, sie ist daher der Dichte der Luft direkt proportional. Da nun die Ionisierung durch Röntgenstrahlen und durch Radiumstrahlen nahezu die gleiche ist, fällt der Einfluß der Luftdichte bei der Ausrechnung heraus, wenn man die Röntgenstrahlenmessung stets auf eine Messung mit einem Radiumpräparat bezieht.

Bei Ionisationsinstrumenten dagegen, die ohne Radiumkontrolle benutzt werden, muß man die Luftdichte berücksichtigen, da unter Umständen, besonders bei großen Höhenunterschieden, erhebliche Differenzen eintreten können. Die Luftdichte ist dem Druck (Barometerstand) direkt, der Temperatur umgekehrt proportional. So kommt es, daß ein Instrument, das in Hamburg (Meereshöhe 0 m, mittlerer Barometerstand 760 mm) geeicht ist, in München (Höhe 530 m, mittlerer Barometerstand 710 mm) bei der gleichen Temperatur um etwa 7% falsch zeigt. Bei hochgelegenen Orten und bei hoher Temperatur ist die Ionisierung zu gering, bei Ablaufsinstrumenten daher die gemessene Zeit zu lang. Die Korrektur kann nach Tabellen der Luftdichte (z. B. in Kohlrauschs Prakt. Physik) oder nach dem Nomogramm der Abb. 147 erfolgen. In letzterem ist die Luftdichte bei 20° C und 760 mm Druck gleich 1 gesetzt; der Maßstab rechts gibt den Korrekturfaktor für den Fall, daß die Eichung des Instruments bei dieser Dichte (20° C, 760 mm) erfolgt ist. Wenn bei der Eichung andere Daten vorgelegen haben, kann man die Maßstäbe für Temperatur und Barometerstand so verschieben, daß die entsprechenden Zahlen auf die horizontale Linie für die Dichte 1 fallen; die Korrektur ist dann für die Praxis weitaus hinreichend genau. Wenn z. B. die Eichung bei 18° C und 750 mm erfolgt war, und man mißt bei 22° C und 710 mm, so muß man den Temperaturmaßstab des Nomogramms um 2° nach unten, und den mittleren Maßstab um 10 Teile ebenfalls nach unten verschieben oder mit anderen Worten den zu 24° C und 720 mm gehörenden Wert ablesen; es ergibt sich dann als Korrekturfaktor 0,934.

2. Allgemeines über Dosismesser.

Von jedem brauchbaren Dosismesser muß verlangt werden, daß seine Angaben der Strahlungsintensität proportional sind, solange die Strahlenqualität unverändert bleibt. Es muß also z. B. bei Verdopplung der Intensität die gleiche Verfärbung der Sabouraud-Noiré-Tablette oder die gleiche Schwärzung des Kienböck-Streifens oder der gleiche Ablauf eines Ionisationsinstruments in der halben Zeit erfolgen, oder beim Siemens-Dosismesser muß der Ionisationsstrom, beim Röntgenphotometer die Helligkeit doppelt so groß werden usw. Die Prüfung, ob ein Meßgerät dieser Forderung genügt, ist an sich einfach, doch sind mancherlei Fehlerquellen vorhanden, die das Resultat fälschen können.

Die einfachste Methode wäre die, daß man das Meßgerät in einem geeigneten Abstand in den Röntgenstrahlenkegel bringt und dann bei verschiedenen Werten der Röhrenstromstärke Messungen macht, da ja die Strahlungsintensität proportional der Röhrenstromstärke ist. Es tritt aber eine Schwierigkeit dadurch auf, daß die Apparatespannung mit steigender Stromentnahme abfällt. Eine genaue Messung der Röhrenspannung ist aber so schwierig, daß man besser von dieser Methode absieht und lieber das quadratische Gesetz benutzt. Nach diesem Gesetz ist die Strahlungsintensität bekanntlich umgekehrt proportional dem Quadrat des Abstandes Fokus — Meßgerät. Auch hier sind einige Umstände zu berücksichtigen, wenn das Resultat richtig werden soll. Zunächst ist es nicht ganz einfach, den Fokusabstand genau zu messen. Da der Fokus nicht unmittelbar zugänglich ist, muß man sich damit begnügen, mit dem Bandmaß den Umfang U des Röhrenkolbens in der Höhe des Fokus zu messen und daraus den Radius r zu berechnen (r = U/2π); man mißt dann den Abstand von der Glaswand aus unter Zuzählung des Röhrenradius. Dabei setzt man voraus, daß der Fokus wirklich im Mittelpunkt des ausgemessenen Kreises liegt. Da dies häufig nicht genau der Fall ist, wählt man zweckmäßigerweise den Abstand nicht zu klein, etwa von 30 cm aufwärts, damit die unter Umständen vorhandene Abweichung nicht zu sehr ins Gewicht fällt. Bei den modernen Strahlenschutzgeräten kann man auch an die Glaswand der Röhre nicht heran; dann muß man einen anderen Bezugspunkt, z. B. die Bodenfläche eines Bestrahlungstubusses nehmen, dessen Abstand vom Fokus möglichst genau bestimmen und von hier aus weiter messen.

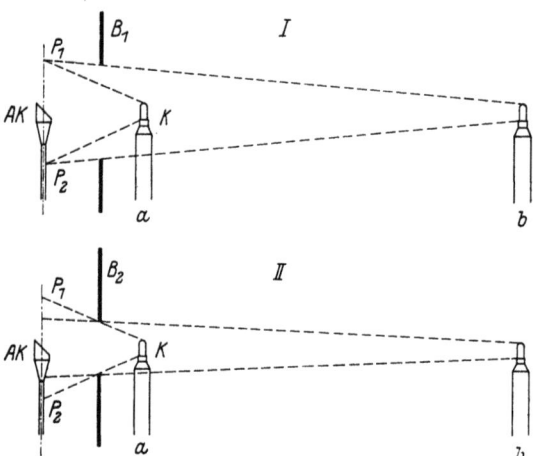

Abb. 148. Einfluß der Ausblendung auf die Richtigkeit der Dosismessung. AK Antikathode; die Nebenstrahlungen der Röhre sollen durch P₁ und P₂ begrenzt sein; B₁ Blende mit großer, B₂ mit kleiner Öffnung. In Kammerstellung a wird bei großer und bei kleiner Blende das gleiche gemessen, in Stellung b wird dagegen bei kleiner Blendenöffnung ein Teil der Strahlung abgeblendet.

Eine sehr eingehende Beachtung erfordert die Ausblendung. Durch unzweckmäßige Ausblendung wird die Messung sehr leicht fehlerhaft. Das liegt daran, daß die Strahlenquelle bei der Röntgenröhre nicht punktförmig ist; sie ist auch nicht auf den Brennfleck oder den Antikathodenspiegel beschränkt, sondern auch der Antikathodenstiel sendet Strahlen aus (vgl. S. 306). Infolgedessen kann eine zu enge Blende schädlich wirken, besonders wenn sie nahe der Röhre angebracht ist, da sie je nach dem Abstand des Meßgeräts mehr oder weniger viel von der Strahlung abblendet (Abb. 148). Die Blendenöffnung muß so weit sein, daß vom Testkörper des Geräts aus in allen Abständen desselben die gleichen strahlenaussendenden Teile der Röntgenröhre gesehen werden. Dieser Punkt muß auch bei den Röhreneichungen wohl beachtet werden, damit bei der Eichung die gleiche Strahlung zur Geltung kommt wie bei der therapeutischen Anwendung.

Auch bei Eichungen von Meßgeräten, die durch Vergleich mit einem Normalinstrument erfolgen, kann das Resultat durch unzweckmäßige Ausblendung gefälscht werden. Diese Schwierigkeit fällt fort, wenn man auf die Abstandsänderung verzichtet und beide Instrumente nacheinander an die gleiche Stelle des Röntgenstrahlenbündels bringt; das ist auch schon aus dem Grunde zweckmäßig, weil dann die in der Abstandsmessung liegende Unsicherheit wegfällt. Auch die vielfach angewendete Methode, daß man die beiden zu vergleichenden Meßgeräte gleichzeitig je in einen von zwei nebeneinander ausgeblendeten Strahlenkegeln bringt, ist zu verwerfen, weil unter Umständen die Intensität in den beiden Kegeln durch Aufrauhung der Antikathodenfläche od. dgl. verschieden sein kann; man muß dann die Intensitätsgleichheit in den beiden Kegeln mit Hilfe eines dritten Instruments dauernd kontrollieren. Aus diesen Gründen ist es das einfachste und sicherste, wenn man, wie gesagt, die beiden zu vergleichenden Instrumente nacheinander im gleichen Fokusabstand in den gleichen Strahlenkegel bringt; die Unsicherheit, die in den zeitlichen Schwankungen der Strahlungsintensität liegt, kann man dadurch beliebig klein machen, daß man zahlreiche Messungen mit beiden Instrumenten abwechselnd macht. Für die Praxis hat dies natürlich weniger Bedeutung; es ist hier ausführlicher besprochen worden, um die Wichtigkeit einer sachgemäßen Ausblendung deutlich zu machen.

Bei richtiger Anordnung des Versuchs muß das quadratische Gesetz erfüllt sein; der Umstand, daß die Strahlenquelle nicht punktförmig ist, hat auf die Gültigkeit des Gesetzes erfahrungsgemäß keinen Einfluß, vorausgesetzt, daß der Abstand nicht zu klein, etwa von 30 cm aufwärts gewählt wird. Um einen Dosismesser zu prüfen, macht man Messungen in verschiedenen Fokusabständen; dabei ist es notwendig, die Messungen immer in der gleichen Reihenfolge mehrmals zu wiederholen und für jeden Abstand das Mittel aus den Einzelmessungen zu nehmen. Die weitere Auswertung geschieht am einfachsten auf graphischem Wege unter Benutzung von gewöhnlichem Millimeterpapier. Man trägt horizontal die Quadrate der Abstände, senkrecht die Ablaufszeiten z. B. eines Iontoquantimeters auf. Die Verbindungslinie der gefundenen Punkte muß eine Gerade sein, die durch den Koordinatenanfang geht.

Wenn für ein Ionisationsinstrument das quadratische Gesetz nicht erfüllt ist, kann dies daran liegen, daß kein Sättigungsstrom vorhanden ist. Besonders bei drahtförmigen Elektroden, die ein sehr inhomogenes elektrisches Feld erzeugen, kann bei hohen Intensitäten die Dichte der Ionenwolke so groß werden, daß Rekombination eintritt, bevor die Ionen die Elektroden erreichen. Man muß dann bei Messungen den Fokusabstand so groß wählen, daß eine bestimmte Ablaufszeit nicht unterschritten oder bei den Instrumenten mit konstantem Zeigerausschlag eine bestimmte Größe des letzteren nicht überschritten wird. Den kritischen Punkt, von dem ab das quadratische Gesetz nicht mehr erfüllt ist, kann man aus dem aufgenommenen Diagramm entnehmen.

Man könnte an die Dosismesser die weitere Forderung stellen, daß ihre Angaben auch bei verschiedenen Strahlenqualitäten proportional der Strahlungsintensität sein sollten, d. h. daß die Angaben wellenlängenunabhängig seien. Leider ist diese Forderung in der Praxis vorläufig nicht zu erfüllen, und die Folge ist, daß alle Dosismesser, die auf verschiedenen Prinzipien beruhen, bei Änderung der Strahlenqualität verschieden messen. Die beste Methode der Dosismessung wäre die direkte Bestimmung der Strahlungsenergie; dazu wäre notwendig, daß die Strahlung in dem Meßgerät restlos absorbiert wird, und daß die absorbierende Substanz durch die Strahlung keine chemische Veränderung erleidet; die Strahlungsenergie ist in diesem Fall proportional der Wärmewirkung (vgl. S. 310). Bei den gebräuchlichen Dosismessern wird aber durchaus nicht die ganze Strahlungsenergie, die auf den Testkörper auftrifft, absorbiert, sondern nur ein kleiner Bruchteil davon; man strebt sogar eine möglichst geringe Absorption an, um z. B. mit der Kleinkammer unmittelbar auf der Haut des Patienten messen zu können, ohne daß eine nennenswerte Schwächung der Strahlung in der Kammer erfolgt. Wirksam ist aber nur der unter Umständen sehr geringe Teil der Strahlung, der absorbiert und in den zur Beobachtung gelangenden Effekt umgewandelt wird, und zwar ist nach Glocker hierfür der in Elektronenenergie umgewandelte Bruchteil der Strahlungsenergie maßgebend. Da nun die

Absorption der Röntgenstrahlen etwa der dritten Potenz der Wellenlänge proportional ist, so muß eine weiche Strahlung viel stärker wirken als eine harte; es ergibt sich ein starker Gang mit der Wellenlänge.

Von diesem Verhalten ist auch die Luftionisation nicht ausgeschlossen. Es ist notwendig, dies besonders zu betonen, weil in der neueren Literatur viel von „wellenlängenunabhängigen" Kammern die Rede ist. Diese Wellenlängenunabhängigkeit bezieht sich nur auf das Verhältnis zur reinen Luftionisation, die als Grundlage der absoluten Dosiseinheit gewählt worden ist. Im Vergleich zur Energie der auf das Meßgerät auftreffenden Strahlung zeigt die Luftionisation sogar einen erheblich stärkeren Gang mit der Wellenlänge, als z. B. die Fluorescenzhelligkeit des Zinksilicatschirms, wie aus Abb. 149 (nach Glocker) hervorgeht. Die Beziehung der einzelnen Dosimeterreaktionen zur Strahlungsenergie ist noch wenig geklärt; am besten ist es bei der Luftionisation der Fall, wovon später

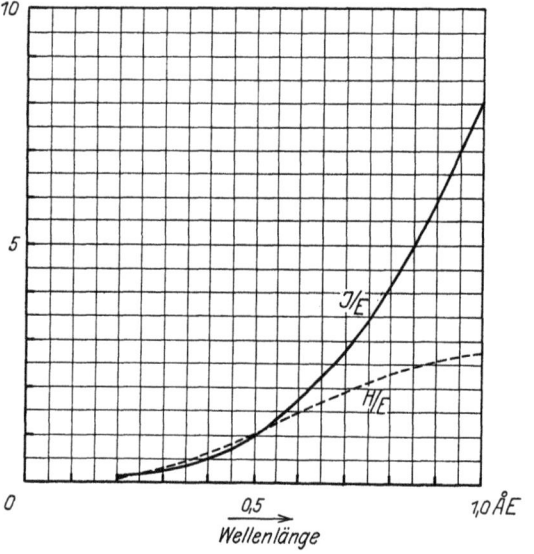

Abb. 149. Abhängigkeit der Luftionisation J und der Leuchtschirmhelligkeit H von der Wellenlänge, bezogen auf die Energie E der auf das Meßgerät auftreffenden Strahlung (nach Glocker).

(S. 399) noch eingehend die Rede sein wird.

Eine weitere Komplikation für die Angaben verschiedenartiger Dosismeßgeräte entsteht durch den Compton-Effekt, d. i. die teilweise Absorption der Strahlung beim Streuprozeß und die damit verbundene Entstehung von Rückstoßelektronen. Die Energie der letzteren hängt von der Härte der Primärstrahlung ab, ihre Reichweite außerdem von der Dichte des Mediums, in dem sie entstehen. In Luft vermögen sie kleine Wegstrecken zurückzulegen, und sie tragen erheblich zur Ionisierung der Luft bei, während sie in festen Substanzen mehr oder weniger an den Ort ihrer Entstehung gebunden sind. Dazu kommt noch die Änderung der Härte, die durch den Compton-Effekt verursacht wird. Die Folge ist, daß die meisten Dosimeterreaktionen, wie Sabouraud-Noiré-Tablette, photographische Schicht, Selenzelle, Leuchtschirm, Ionisationskammer mit starker Wandwirkung, verglichen mit der reinen Luftionisation einen Gang mit der Wellenlänge zeigen (vgl. Abb. 151). Alle diese Dosismesser haben daher, bezogen auf die Ionisation der Luft, eine mit der Härte der

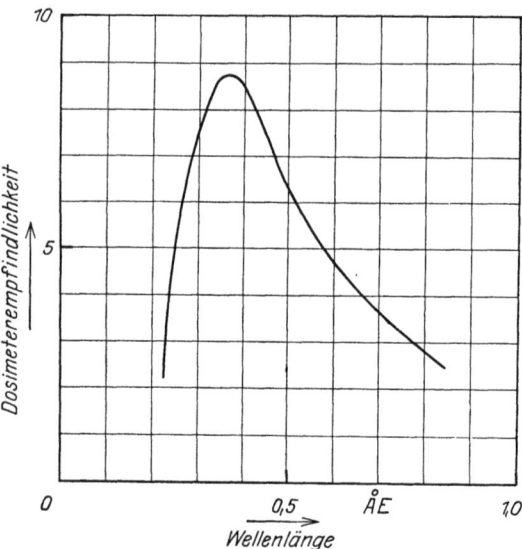

Abb. 150. Charakteristische Kurvenform der Empfindlichkeit von Dosismessern, die nicht auf reiner Luftionisation beruhen, in Abhängigkeit von der Wellenlänge.

Strahlung wechselnde Empfindlichkeit, die mehr oder weniger ausgeprägt ist und etwa der Kurve in Abb. 150 entspricht: ein steiler Anstieg von kurzen Wellen her, ein Maximum bei etwa 0,3 AE und ein langsamer Abfall nach langen Wellen hin. Umgekehrt wird dann die Dosis bei 0,3 AE zu klein, bei harten und bei sehr weichen Strahlen zu groß gemessen — immer im Vergleich zu den Messungen unter Benutzung der reinen Luftionisation. Dieser Nachteil der Dosimeter, die nicht auf reiner Luftionisation beruhen, würde zu einem Vorteil werden, wenn die biologische Reaktion einen ähnlichen Gang mit der Wellenlänge aufweist, worüber später (S. 408) noch eingehender zu sprechen sein wird.

Die Dosiseinheiten sind in einem besonderen Abschnitt (S. 393) behandelt.

3. Die Qualitätsbestimmung.

Die Kenntnis der Qualität der Röntgenstrahlung, ihrer Härte, ist vor allem deshalb notwendig, um ihre Durchdringungsfähigkeit für das Körpergewebe bestimmen zu können; erst damit erhält man die Möglichkeit, die Dosis in einem tiefgelegenen Organ zu finden, in dem die Strahlung wirksam werden soll.

Bei einer homogenen Strahlung ist die Qualität durch die Wellenlänge eindeutig bestimmt; da man es in der Praxis aber stets mit recht inhomogenen Gemischen von Strahlen verschiedener Wellenlängen zu tun hat, ist hier die Strahlenqualität kein einheitlicher Begriff. Es wäre aber aussichtslos, wenn man homogene Strahlen zu therapeutischen Zwecken verwenden wollte, zunächst weil man sie nicht in genügender Stärke herstellen kann, dann auch weil eine homogene Strahlung durch die Veränderungen, die sie durch die Streuung erleidet, im Körper wieder zu einem Strahlengemisch werden würde. Wegen der Inhomogenität ist es schwierig, die Qualität einer Strahlung, wie sie praktisch verwendet wird, durch eine einfach definierte Größe auszudrücken.

Wie schon näher ausgeführt wurde (S. 332), ist die Strahlenhärte in erster Linie von der Röhrenspannung und der Filterung abhängig; auch die Art der Spannungserzeugung, die Form der Spannungskurve, hat einen wenn auch geringeren Einfluß. Man kann daher eine Strahlung durch die Angabe von Spannung, Filterung und Apparatetype (Gleichspannung, Gleichrichter, Induktor usw.) so weit charakterisieren, daß man an einem anderen Orte eine Strahlung von annähernd der gleichen Qualität erhält, wenn man sie unter den gleichen Bedingungen erzeugt. Es ist also nur eine Spannungsmessung notwendig, wenn sie nicht aus der Eichung des Voltmeters im Primärkreis entnommen werden kann, wie das bei modernen Apparaten gewöhnlich mit hinreichender Genauigkeit der Fall ist. Die Messung der Spannung geschieht durch Kugelfunkenstrecken (vgl. S. 220), oder sie wird aus der kurzwelligen Grenze im Spektrum bestimmt (vgl. S. 299), da $V = 12{,}35/\lambda_0$ ist. Hierzu kann außer dem bereits erwähnten Spektrographen von Seemann (vgl. S. 288) auch das Spektrometer von March, Staunig und Fritz dienen, bei dem das Spektrum auf einem Leuchtschirm entworfen und unmittelbar betrachtet wird. Zur Messung der Grenzwellenlänge wird hier der Krystall durch Drehen desselben so eingestellt, daß das Spektrum soeben verschwindet. Die Genauigkeit ist, besonders im Gebiet der harten Strahlungen etwas geringer als die mit dem Seemannschen Spektrographen erreichbare; bei letzterem beträgt sie etwa 1—2% der Spannung.

a) Auf spektrographischem Wege.

An und für sich ist die spektrale Zerlegung das beste Mittel, die Qualität der Strahlung festzustellen, da im Spektrogramm alle Komponenten mit der ihnen zukommenden Intensität enthalten sind, doch ist es — abgesehen von der Schwierigkeit der Aufnahme einer solchen Kurve der spektralen Intensitätsverteilung — bisher nicht möglich, daraus die Gesamtstrahlung in einfacher Weise zu charakterisieren.

b) Aus Schwächungsmessungen.

Man ist deshalb darauf angewiesen, aus einer Wirkung der Röntgenstrahlen auf ihre Qualität zu schließen. Dabei ist es zweckmäßig, eine solche Wirkung zu wählen, die sich stark mit der Wellenlänge ändert, damit auch geringe Unterschiede in der Qualität merkbar werden. Als solche ist die Absorption bekannt, die ja etwa mit der dritten Potenz der Wellenlänge ansteigt; man benutzt daher die Filteranalyse (vgl. S. 327). Mit ihrer Hilfe kann man eine Strahlung durch eine einzige Zahlenangabe charakterisieren, doch erhält man bei den stets vorliegenden Strahlengemischen auf diese Weise naturgemäß nur einen Mittelwert, der über die Ausdehnung des Spektralbereiches nach beiden Seiten dieses Wertes keine Auskunft gibt. Zur eindeutigen Charakterisierung ist daher noch eine zweite Zahlenangabe nötig, die die Homogenität der Strahlung kennzeichnet.

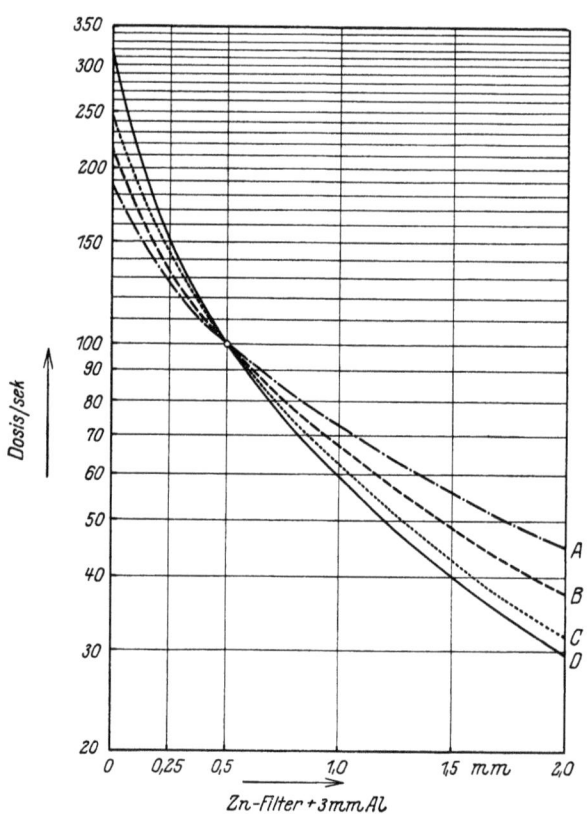

Abb. 151. Einfluß der Wellenlängenabhängigkeit bei Messungen mit verschiedenen Dosismessern. A Dessauer-Elektroskop, B Siemens-Dosismesser, C Iontoquantimeter mit Al-Kammer, D Röntgenphotometer.

Die Filteranalyse besteht darin, daß man in den Strahlengang Filterbleche mit stufenweise wachsender Stärke bringt und jedesmal eine Messung der Strahlungsintensität vornimmt. Dabei sind besondere Vorsichtsmaßregeln zu beobachten: Als Meßinstrument kann man an sich jeden Dosismesser verwenden, der keine Störung durch selektive Absorption besitzt, doch würde man dann sehr verschiedene Resultate erhalten können, weil die Wellenlängenabhängigkeit der einzelnen Reaktionen sehr verschieden ist. Abb. 151 zeigt solche Kurven, die mit der gleichen Strahlung unter Benutzung verschiedener Meßinstrumente aufgenommen wurden, und zwar mit dem Dessauer-Elektroskop, das auf nahezu reiner Luftionisation beruht, mit dem Siemens-Dosismesser, dessen Kammer älteren Typs schon eine geringe Abweichung gibt, mit einem Iontoquantimeter mit Aluminiumkammer, bei der die Wandwirkung vorherrscht, und mit dem Röntgenphotometer, das natürlich die größte Abweichung zeigen muß. Als Filtermaterial ist hier Zink verwendet; die Kurven sind für 0,5 mm Zn-Filter auf gleiche Höhe gebracht. Da die Dosiseinheit auf die reine Luftionisation gegründet ist, ist es, um einheitliche Werte zu bekommen, erforderlich, zur Filteranalyse eine Großkammer oder eine sog. wellenlängenunabhängige Kleinkammer zu verwenden. Um Störungen durch Streuung zu vermeiden, muß hier das Strahlenbündel eng ausgeblendet sein, aber so, daß die Kammer noch voll von den Strahlen getroffen wird; ferner sollen die Filter großen Abstand vom Meßgerät haben. Das Filtermaterial muß hohes Absorptionsvermögen, aber geringe Streuung besitzen, da nur das erstere bei Qualitätsänderungen stark wechselt; es muß also eine Substanz von hoher

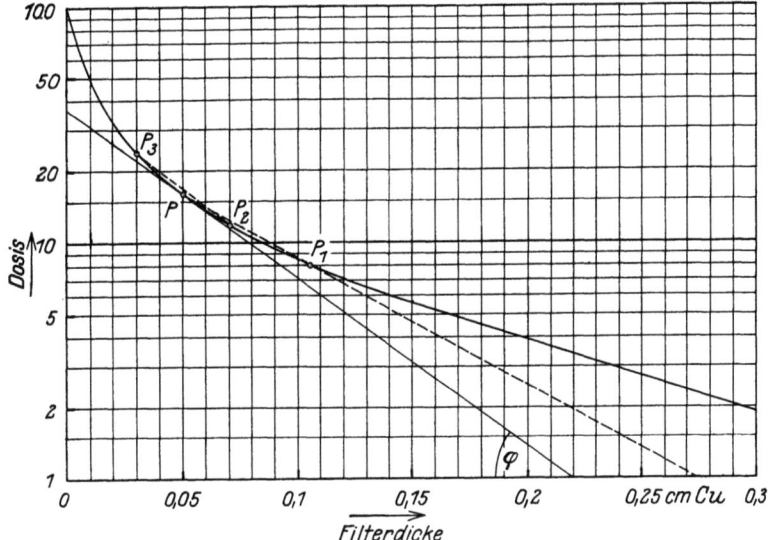

Abb. 152. Filteranalyse einer inhomogenen Strahlung zur Veranschaulichung der Unterschiede, die auftreten, wenn die Strahlenqualität nach verschiedenen Methoden bestimmt wird. Die Filterdicken sind in Zentimetern angegeben.

Ordnungszahl sein. Andererseits darf in dem Wellenlängenbereich der benutzten Strahlung keine selektive Absorption auftreten; es können daher bei Tiefentherapiestrahlungen nur solche Substanzen in Frage kommen, deren Ordnungszahl unterhalb etwa 34 liegt, also Zn (30) und Cu (29). Meist wird Kupfer verwendet, da es leicht rein herzustellen und gut zu verarbeiten ist. Bei weichen Strahlungen würden die Cu-Schichten sehr dünn sein müssen; man benutzt dann besser Aluminium (13); seltener wird Wasser verwendet.

Abb. 152 zeigt eine typische Kurve für eine Spannung mittlerer Höhe und Kupfer als Filtermaterial. Aus den früher (S. 320) angegebenen Gründen ist ein halblogarithmisches Liniennetz verwendet. Die Kurve fällt zunächst steil ab, um allmählich in eine gerade Linie überzugehen; sobald dies eintritt, nennt man die gefilterte Strahlung praktisch homogen, d. h. ihre Qualität wird beim Durchgang durch weitere Schichten des gleichen Materials oder eines solchen von niedrigerer Ordnungszahl nicht mehr wesentlich geändert. Aus der Kurve können die Qualitätseigenschaften der analysierten Strahlung in verschiedenen Ausdrucksweisen entnommen werden. Es kommen dafür in Betracht:

1. Der Schwächungskoeffizient (μ).
2. Die Halbwertschicht (HWS).
3. Die prozentuale Reststrahlung hinter einem Zusatzfilter bestimmter Dicke.
4. Die effektive Wellenlänge (λ_{eff}).

Die drei ersten Größen lassen sich aus der Schwächungsformel (18) $I = I_0 \cdot e^{-\mu \cdot d}$ (vgl. S. 318), die letzte unter Zuhilfenahme der empirischen Formeln (22 und 23), welche die Beziehung zwischen der Wellenlänge und dem Schwächungskoeffizienten angeben (vgl. S. 322), ableiten; sie sind also gleichwertig, sobald es sich um eine homogene oder wenigstens um eine praktisch homogene Strahlung handelt.

Den Schwächungskoeffizienten μ erhält man aus dem Neigungswinkel φ der Kurve gegen die X-Achse nach der Formel (19):

$$\mu = 2,3 \cdot \operatorname{tg} \varphi \quad \text{(vgl. S. 320)}.$$

Bei der Bestimmung von $\operatorname{tg} \varphi$ muß man darauf achten, daß in dem halblogarithmischen Netz die Längen in richtiger Weise gemessen werden: die Einheit des logarithmischen Maßstabes entspricht der Länge einer Dekade, also z. B. von 1—10 oder von 10—100, die Einheit der Filterdicke ist das Zentimeter (vgl. unten das Zahlenbeispiel).

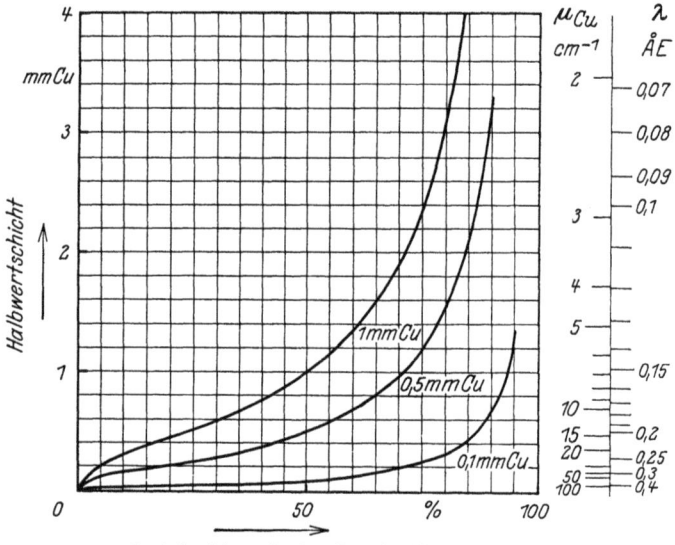

Abb. 153. Zusammenhang zwischen der Halbwertschicht in Cu, bzw. dem Schwächungskoeffizienten μ_{Cu}, bzw. der (effektiven) Wellenlänge, und der Reststrahlung hinter einem Cu-Zusatzfilter von 0,1, 0,5 und 1 mm Dicke.

Aus μ findet man die Halbwertschicht nach der Formel (18):

$$\text{HWS} = \frac{0,693}{\mu} \quad \text{(vgl. S. 319)}.$$

Die prozentuale Reststrahlung U hinter einem Zusatzfilter von δ cm Dicke findet man, indem man eine Messung der Intensität I_0 der zu analysierenden Strahlung und eine der Intensität I nach Beifügung des Zusatzfilters macht. Es ergibt sich:

$$U = \frac{I}{I_0} \cdot 100 \text{ oder bei Verwendung von Ablaufsinstrumenten:}$$
$$U = \frac{A_0}{A} \cdot 100.$$

Durch Kombination mit der Schwächungsformel (18) folgt dann:

$$\mu = \frac{2 - \log U}{0,434 \cdot \delta}$$

und

$$\text{HWS} = \frac{0,301 \cdot \delta}{2 - \log U}.$$

Die effektive Wellenlänge kann man aus Tabelle 7 (S. 321) oder aus einer graphischen Darstellung der Beziehung zwischen μ/ϱ und λ entnehmen.

In Abb. 153 ist der Zusammenhang der vier Größen untereinander dargestellt, wobei als Abszissen die Prozente der Reststrahlung hinter einem Zusatzfilter aus Kupfer, als Ordinaten die Halbwertschichten in Millimetern Kupfer und gleichzeitig auf der rechten Seite der Schwächungskoeffizient pro Zentimeter in Kupfer und die mittleren Wellenlängen in Ångström-Einheiten angegeben sind. Die Kurven gelten für Zusatzfilter von 0,1, 0,5 und 1 mm Dicke.

Abb. 154 zeigt das gleiche in anderer Darstellungsweise. Als Abszissen sind wieder die Prozente der Reststrahlung hinter einem Cu-Zusatzfilter von 0,1, 0,5 und 1 mm Dicke, als Ordinaten aber die effektiven Wellenlängen gewählt, während gleichzeitig rechts die zugehörigen Halbwertschichten und Schwächungskoeffizienten für Kupfer angegeben sind. Wenn eine der vier Größen bekannt ist, können die drei anderen aus den beiden Abbildungen entnommen werden.

Diese vier Arten der Qualitätsbezeichnung sind also gleichwertig, aber nur, solange die Strahlung homogen ist; sie stimmen annähernd überein, wenn die Strahlung praktisch homogen ist. Wenn es sich aber um stark inhomogene Strahlungen handelt, wie sie z. B. vielfach in der Oberflächentherapie verwendet werden, können die Werte erheblich differieren, je nach der Methode, die man zur Bestimmung anwendet. An Hand eines Zahlenbeispiels werden die Verhältnisse am leichtesten zu übersehen sein:

Die Kurve in Abb. 152 sei die nach der Methode der Filteranalyse gefundene; die Intensität der ungefilterten Strahlung ist gleich 100 gesetzt. Es soll die Strahlenqualität bestimmt werden, wenn 0,5 mm Cu als Gebrauchsfilter dient.

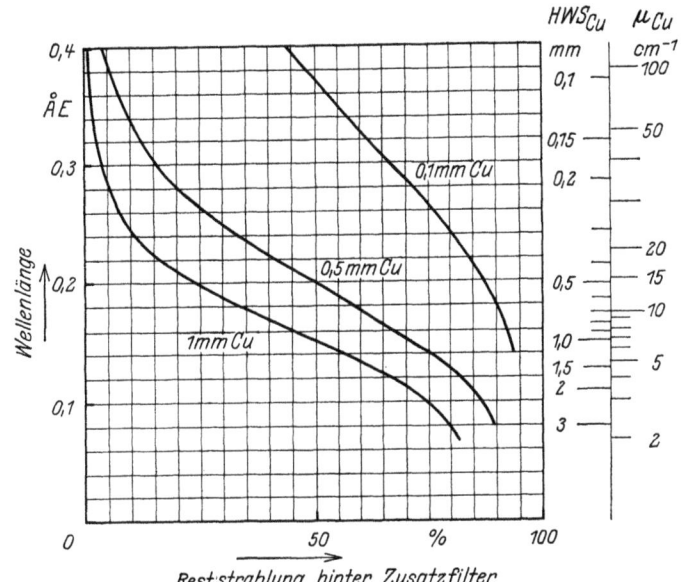

Abb. 154. Zusammenhang zwischen der (effektiven) Wellenlänge, bzw. der Halbwertschicht in Cu, bzw. dem Schwächungskoeffizienten μ_{Cu} und der Reststrahlung hinter einem Cu-Zusatzfilter von 0,1, 0,5 und 1 mm Dicke.

Unter der effektiven Wellenlänge versteht man die Wellenlänge einer homogenen Strahlung, welche den gleichen Schwächungskoeffizienten besitzt wie die komplexe Strahlung, deren Qualität durch λ_{eff} gekennzeichnet werden soll. Der Schwächungskoeffizient der mit 0,5 mm Cu gefilterten Strahlung ist durch die Neigung der Kurve im Punkt P gegeben; man findet ihn, indem man in P die Tangente an die Kurve legt und den Tangens des Winkels φ bestimmt, zu:

$$\mu = 2,3 \cdot \operatorname{tg} \varphi = 2,3 \cdot \frac{1}{0,141} = 16,3 \text{ cm}^{-1}.$$

Daraus folgt: $\quad \text{HWS} = \frac{0,693}{\mu} = \frac{0,693}{16,3} = 0,0425 \text{ cm} = 0,425 \text{ mm Cu.}$

$\lambda_{eff} = 0,21$ AE durch Interpolation aus Tab. 7 mit $\mu/\varrho = \frac{16,3}{8,93} = 1,82$.

Dazu gehört eine Reststrahlung $U = 45\%$ hinter einem Zusatzfilter von 0,5 mm Cu
oder $\hspace{6em} 85\%$ hinter einem Zusatzfilter von 0,1 mm Cu.

nach den Kurven der Abb. 153 und 154.

Jeder dieser Werte bezeichnet die Qualität der gegebenen Strahlung in richtiger Weise, doch wäre es zu umständlich, wenn man jedesmal die vollständige Filterkurve aufnehmen wollte; man hat deshalb für die Praxis nach anderen Methoden gesucht, die das gleiche Resultat in einfacherer Weise geben sollen.

Neuerdings wird, besonders von Holthusen und seinen Mitarbeitern, die Halbwertschicht in Kupfer als Qualitätsmaß empfohlen so, wie man sie durch die experimentelle Bestimmung erhält. Man mißt zu dem Zweck z. B. die Ablaufzeit eines Ionisationsgeräts unter der Einwirkung der zu messenden Strahlung und sucht dann durch Ausprobieren eine Cu-Filterstärke, die die Ablaufzeit nahezu verdoppelt und eine zweite Stärke, durch die die Ablaufzeit mehr als doppelt so lang wird. Man wiederholt die drei Messungen mehrmals, indem man die Reihe immer in der gleichen Reihenfolge durchläuft, und nimmt aus den zusammengehörigen Werten je das Mittel. Man findet dann, am bequemsten auf graphischem Wege, durch Interpolation die Filterstärke, die die Intensität genau auf die Hälfte herabsetzt. In der Kurve der Abb. 152 kommt man so zum Punkt P_1, da dann die Intensität von 16,2 auf 8,1 gesunken ist; dazu sind 0,55 mm Cu benötigt. Man erhält also nach dieser Methode:

$$\text{HWS} = 0{,}55 \text{ mm}$$

und daraus:
$$\mu = \frac{0{,}693}{0{,}055} = 12{,}6 \text{ cm}^{-1},$$
$$\lambda_{\text{eff}} = 0{,}191 \text{ AE},$$
$$\text{U} = 53\% \text{ hinter einem Zusatzfilter von 0,5 mm Cu}$$
$$88\% \text{ hinter einem Zusatzfilter von 0,1 mm Cu.}$$

Diese Werte differieren erheblich gegen die aus der Tangente an die Kurve abgeleiteten, sie entsprechen vielmehr der Neigung der Verbindungslinie PP_1; die Strahlung wird also erheblich härter gefunden, als es der mit 0,5 mm Cu gefilterten Strahlung zukommt.

Wegen der starken Änderung, die die Strahlenqualität durch die Messung selbst erleidet, wenn man die Halbwertschicht in der angegebenen Weise experimentell bestimmt, hat die Standardisierungskommission der Deutschen Röntgengesellschaft seinerzeit vorgeschlagen, die Qualität aus der Reststrahlung zu bestimmen, die verbleibt, wenn man ein Zusatzfilter in den Strahlengang einschaltet. Dabei soll das Zusatzfilter so dünn sein, daß die Strahlenqualität dadurch möglichst wenig beeinflußt wird. Wenn man in unserem Fall 0,1 mm Cu zu dem Gebrauchsfilter (0,5 mm Cu) hinzufügt, findet man aus der Kurve (Abb. 152) die Reststrahlung

$$\text{U} = \frac{13{,}9}{16{,}2} \cdot 100 = 85{,}8\%$$

und dazu aus Abb. 154 $\quad\lambda_{\text{eff}} = 0{,}208 \text{ AE}$

und aus Abb. 153 $\quad\text{HWS} = 0{,}44 \text{ mm Cu},$

$$\mu = \frac{0{,}693}{0{,}044} = 15{,}8 \text{ cm}^{-1}.$$

Diese Werte kommen den aus der Tangente gefundenen sehr nahe, doch wird die Meßgenauigkeit um so geringer, je dünner man das Zusatzfilter wählt; wenn man dagegen 0,5 mm Cu zusetzen würde, bekäme man natürlich wieder nahezu die Werte, die durch die direkte Bestimmung der Halbwertschicht gefunden wurden, da ja diese selbst eine ähnliche Größe besitzt.

Man kann aber die Werte, wie sie sich aus der Tangente an die Schwächungskurve ergeben, auch ohne die vollständige Aufnahme der letzteren mit großer Annäherung auf folgende Weise finden: man mißt die Strahlenintensität (bzw. die Ablaufszeit) einmal unter Zufügung eines Cu-Filters von geeigneter Dicke, z. B. 0,2 mm Cu, ein zweites Mal unter Verminderung des Gebrauchsfilters um die gleiche Stärke. (Das ist natürlich nur dann ausführbar, wenn das Gebrauchsfilter selbst aus Cu besteht, was aber heute in der Tiefentherapie meist der Fall ist. Bei Filtern, die aus Zn oder Cu und Al kombiniert sind, kann man diese Methode durch Zufügung und Wegnahme gleicher Al-Dicken ausführen.) Man erhält auf diese Weise die Punkte P_2 und P_3 der Kurve in Abb. 152, deren Verbindung nahezu parallel der Tangente in P verläuft; letzteres ist um so mehr der Fall, je geringer man die Änderung des Filters wählt, doch nimmt dadurch auch die Meßgenauigkeit ab. Zur praktischen Ausführung dieser Methode sind nur drei Messungen notwendig: mit normalem Filter, mit verstärktem und mit verringertem Filter, ohne daß ein vorheriges Ausprobieren nötig ist; sie ist also bequemer als die experimentelle Bestimmung der Halbwertschicht. Gleichzeitig würde dadurch ein brauchbares Maß für die Homogenität der untersuchten Strahlung gefunden (vgl. weiter unten).

Die Verwendung von Cu bringt Schwierigkeiten mit sich, sobald es sich um die Qualitätsbestimmung bei weichen Strahlungen handelt, da dann die zu verwendenden Schichtdicken sehr klein werden. Man benutzt deshalb bei weicher Strahlung gewöhnlich Al, doch ist es schwieriger, dieses als reines und gleichförmiges Material zu bekommen; wir fanden z. B. bei Al-Filtern gleicher Stärke Schwächungsunterschiede bis zu $25^0/_0$.

Ein anderer Weg zur Bestimmung der Strahlenqualität, der von Duane angegeben wurde, benutzt die Änderung der Filteräquivalenz (vgl. S. 332) mit der Härte der Strahlung. Aus der Kurve der Abb. 111 (S. 331), die nach den Messungen von Allen (vgl. S. 321) konstruiert ist, läßt sich entnehmen, wie viele Millimeter Al einem Millimeter Cu bei homogenen Strahlungen bis zu 0,7 AE Wellenlänge entsprechen. Man findet z. B., daß bei 0,1 AE 7 mm Al die Strahlung ebenso stark schwächen wie 1 mm Cu, während bei 0,5 AE hierzu 32 mm Al notwendig sind. Für andere Schichtdicken bleibt dieses Verhältnis bestehen, so daß bei 0,1 AE 0,1 mm Cu äquivalent mit 0,7 mm Al ist. Bei inhomogenen Strahlungen ergeben sich die gleichen Schwierigkeiten wie bei den anderen Methoden, die mit Zusatzfiltern arbeiten, indem bei starkem Zusatz die Strahlung zu stark verändert wird, bei geringem Zusatz aber die Meßgenauigkeit leidet. Die Kurve zeigt, daß diese Methode für harte Strahlungen gut brauchbar ist, während bei sehr weichen die Änderungen der äquivalenten Filterdicke zu gering werden. Die Ausführung kann auf ionometrischem Wege erfolgen, indem man ein Zusatzfilter aus Cu in den Strahlengang bringt und dieses dann durch Al von solcher Dicke ersetzt, daß die Ablesung am Meßinstrument die gleiche bleibt; auch hier müssen die Messungen stets in derselben Reihenfolge mehrmals wiederholt werden, um hinreichende Meßgenauigkeit zu erzielen. Einfacher ist es, wenn man den Leuchtschirm oder die photographische Platte verwendet, wie es in ähnlicher Weise bei den in der Röntgendiagnostik benutzten Härteskalen (nach Wehnelt, Benoist usw.) geschieht; man läßt die Strahlung gleichzeitig durch einen Kupferstreifen von passender Stärke und durch eine unmittelbar daneben angebrachte Treppe von Aluminium gehen und auf einen Leuchtschirm oder eine photographische Platte fallen; man bestimmt, an welcher Stelle gleiche Helligkeit bzw. gleiche Schwärzung auftritt und entnimmt aus der Kurve die zu der betreffenden Al-Dicke gehörige Wellenlänge. Bei stark inhomogenen Strahlungen ergeben sich auch hier Verschiedenheiten je nach der Beobachtungsmethode, die benutzt wird.

Das in Abb. 155 dargestellte Diagramm zeigt in den ausgezogenen Kurven die Beziehung zwischen Spannung, Filterung und Halbwertschicht nach Messungen von Jacobi und Liechti. Auf der Abszissenachse sind die Spannungen, auf der Ordinatenachse die Halbwertschichten in Kupfer aufgetragen; für verschiedene Filterungen mit Aluminium bzw. mit Kupfer ergeben sich dann die abgebildeten Kurvenscharen. Dabei muß aber wieder auf die Abhängigkeit der HWS-Werte von der benutzten Meßmethode hingewiesen werden; diese Unsicherheit kommt auch in der Verschiedenheit der Zahlenwerte in den einzelnen Veröffentlichungen deutlich zum Ausdruck. Die Kurven der

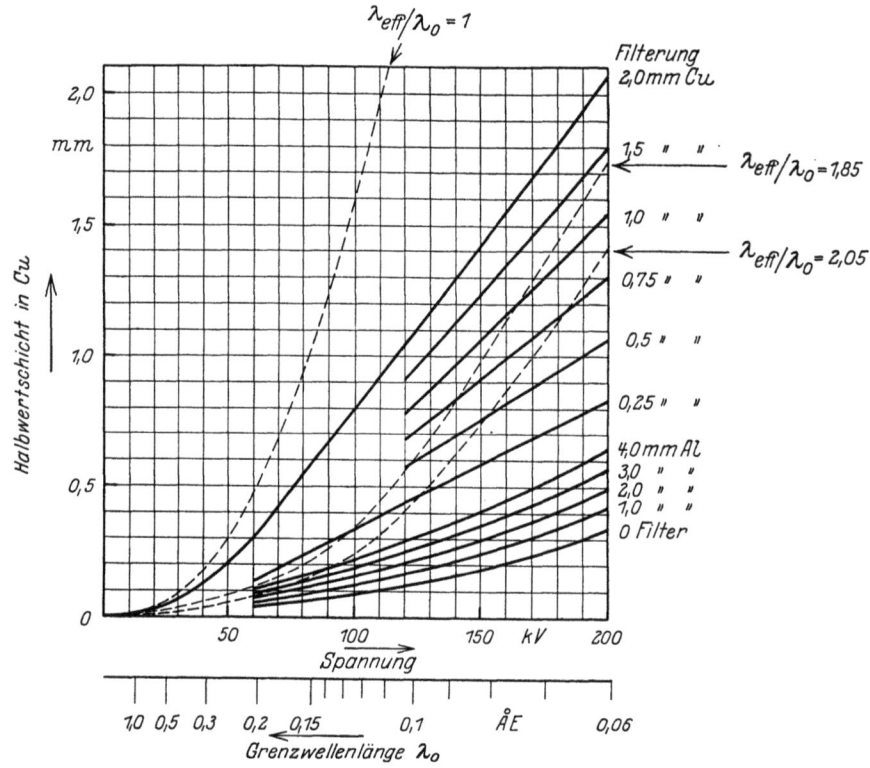

Abb. 155. Abhängigkeit der Halbwertschicht in Cu von der Röhrenspannung bei verschiedenen Filterungen. Die gestrichelten Linien sind Isohomogenitätskurven für $\lambda_{eff}/\lambda_0 = 1$ (homogene Strahlung), für $\lambda_{eff}/\lambda_0 = 1{,}85$ bzw. $= 2{,}05$ (nach Jacobi und Liechti).

Abb. 155 sollen mit guter Annäherung sowohl für konstante wie für pulsierende Spannung gelten. Die als gestrichelte Linien eingezeichneten Kurven sind Isohomogenitätskurven; sie werden weiter unten besprochen werden.

c) Qualitätsbestimmung aus Messungen im Wasserphantom.

In gänzlich anderer Weise wird die Strahlenqualität durch die prozentuale Tiefendosis (% TD) bezeichnet, die von Seitz und Wintz eingeführt wurde. Diese Charakterisierung kommt den Bedürfnissen der Praxis entgegen, da mit ihrer Hilfe unmittelbar die Dosis in der Tiefe des bestrahlten Körpers bestimmt werden kann. Unter der % TD versteht man die im Wasserphantom bei 23 cm Fokus-Oberflächenabstand und 6×8 cm Oberflächenfeldgröße in 10 cm Tiefe gemessene Dosis, ausgedrückt in Prozenten der Oberflächendosis. Die Messung der % TD geschieht entweder im Wasserphantom, indem man

z. B. eine Kleinkammer einmal an die Wasseroberfläche, dann in 10 cm Tiefe bringt, die erste Ablaufszeit durch die zweite dividiert und das Ganze mit 100 multipliziert, oder indem man die Kleinkammer in die Oberfläche eines Wachsblocks, der als Rückstrahler dient, einbettet und so die Oberflächendosis bestimmt, dann die Röntgenröhre um 10 cm hebt, einen 10 cm starken, mit Wasser gefüllten Kasten vor die Kammer bringt und so die zweite Messung macht. In beiden Fällen muß der Fokus-Kammerabstand 23 bzw. 33 cm betragen (Abb. 156 I).

Wenn der Abstand von 23 cm nicht eingehalten werden kann, wie es z. B. bei den modernen Strahlenschutzgeräten der Fall ist, kann die Messung auch in einem größeren Abstand vorgenommen werden; die Tiefendosis wird dann größer gefunden als bei 23 cm Abstand, und man muß, um daraus die % TD zu erhalten, beide Messungen entsprechend dem quadratischen Gesetz umrechnen.

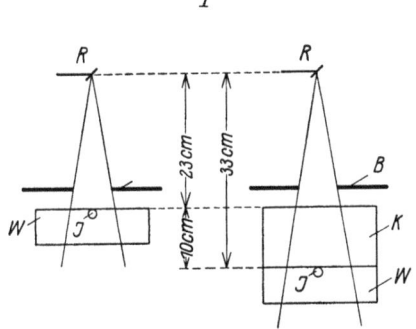

Man kann, ohne die Richtigkeit wesentlich zu beeinträchtigen, auch so verfahren, daß man den Fokuskammerabstand bei beiden Messungen unverändert läßt und einmal ohne, einmal mit vor die Kammer gesetztem Wasserkasten mißt; dabei muß sich stets ein Rückstrahler hinter der Kammer befinden (Abb. 156 II). Es ergibt sich dann durch Division der beiden Ablesungen und Multiplikation mit 100 ein Schwächungswert, der nahezu unabhängig vom Abstand ist; er entspricht dem maximalen Wert der Tiefendosis, den diese dann erreicht, wenn die Schichtdicke des Streukörpers gegenüber dem Fokusabstand nicht mehr ins Gewicht fällt (vgl. S. 335). Aus diesem Schwächungswert erhält man die % TD, wenn man ihn mit $(23/33)^2$ multipliziert; ebenso bekommt man die Tiefendosis in 10 cm Wassertiefe für beliebige Fokus-Oberflächenabstände (FHA), wenn man den Schwächungswert mit $\left(\dfrac{\text{FHA}}{\text{FHA}+10}\right)^2$ multipliziert. Wenn

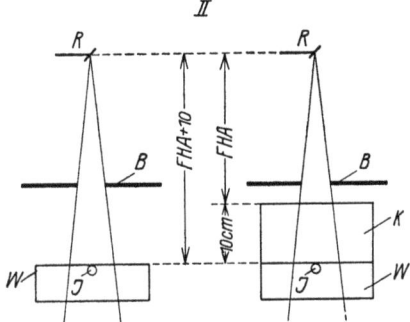

Abb. 156. Versuchsanordnung zur Bestimmung der prozentualen Tiefendosis: I mit Änderung des Fokuskammerabstandes, II mit gleichbleibendem Fokuskammerabstand. R Röntgenröhre, B Blende, J Ionisationskammer, W Wachsblock oder Wasserkasten, K Wasserkasten von 10 cm Dicke.

z. B. der Schwächungswert 41% beträgt, wird die % TD = $41 \cdot (23/33)^2 = 20\%$ und die Tiefendosis bei 50 cm FHA: $41 \cdot (50/60)^2 = 28{,}5\%$.

Häufig wird auch mit einem Dosenquotienten gerechnet. Man versteht darunter das Verhältnis der Oberflächendosis zur Tiefendosis. Im Gegensatz zur % TD, die mit der Strahlenhärte zunimmt, wird der Dosenquotient mit zunehmender Strahlenhärte kleiner.

Es ist oft die Frage aufgeworfen worden, wie bei der Kleinkammer der Abstand gemessen werden muß, ob von der Achse oder von der meist zylindrischen Mantelfläche aus. Für Messungen frei in der Luft ist ohne Zweifel die Messung von der Kammerachse aus das Gegebene; bei der Messung an der Oberfläche eines streuenden Körpers ist dagegen der Abstand dieser Oberfläche maßgebend, doch gibt es wegen der ausgleichenden Wirkung der Streuzusatzstrahlung (vgl. S. 340) nur geringe Dosisunterschiede, wenn man einmal die Kammerwand mit der Oberfläche in Berührung bringt oder die Kammer bis zur Achse eintauchen oder sie die Oberfläche von unten berühren läßt. Anders ist es aber bei der Messung in der Tiefe: wenn man beispielsweise (Abb. 157) den Durchmesser der Kammer mit 2 cm annimmt, so ist im 1. Fall bei der Senkung um 10 cm nur eine Schicht von 8 cm über dem Kammerscheitel, im 2. Fall eine solche von 9 cm, und nur im 3. Fall werden die in der Definition der % TD geforderten 10 cm Wasser durchstrahlt. Da für die Größe der Schwächung die Dicke der durchstrahlten Wasserschicht maßgebend ist, so ist in den beiden ersten Fällen die Schwächung zu gering, die Tiefendosis wird zu groß gemessen. Unseres Erachtens ist für Tiefenmessungen die dritte Art der Versuchsanordnung die richtige. Wenn man aber die zweite Lage vorzieht, muß die Senkung so groß gemacht werden, daß tatsächlich 10 cm Wasser durchstrahlt werden.

Gegenüber den zuerst besprochenen Methoden der Qualitätsbestimmung besitzt die % TD den großen Vorteil, daß bei ihr die Streuzusatzstrahlung mitberücksichtigt

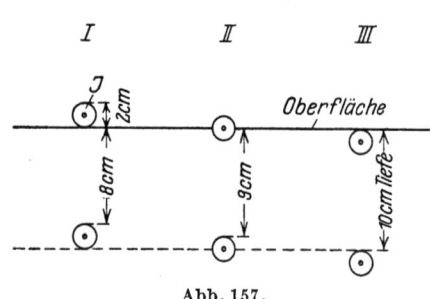

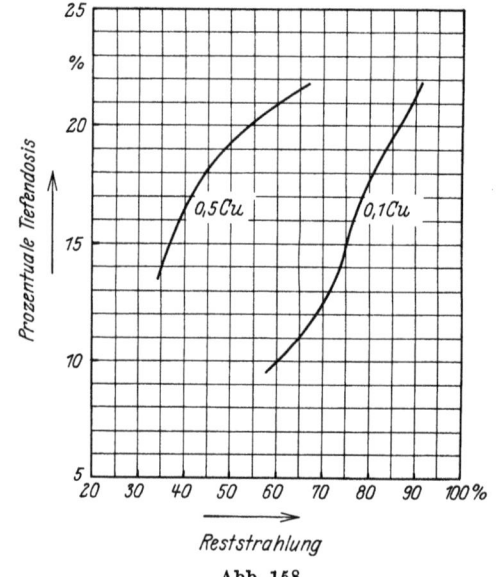

Abb. 157. Einfluß der Lage der Ionisationskammer J auf die Messung der Tiefendosis. I, II und III Kammer in verschiedenen Lagen zur Wasseroberfläche. Bei Senkung der Kammer um 10 cm ist die Wasserüberschicht nur in Lage III gleich 10 cm.

Abb. 158. Beziehung zwischen der prozentualen Tiefendosis und der Reststrahlung hinter einem Cu-Zusatzfilter von 0,1 bzw. 0,5 mm Dicke für Messungen mit dem Röntgenphotometer.

wird, und daß das Ergebnis sich unmittelbar auf die praktische Dosierung anwenden läßt; auch sind die Unterschiede, die sich bei der Verwendung verschiedenartiger Meßgeräte ergeben, hier nicht sehr bedeutend. Die % TD ist daher das Qualitätsmaß des Praktikers. Andererseits sind die Methoden zur Bestimmung der prozentualen Tiefendosis wegen der Verwendung von Phantomen nicht sehr bequem, und es können sich durch unzweckmäßige Anordnung der Blenden (vgl. S. 339) Fehler einstellen. Ferner können bei der gewöhnlichen Kleinkammer durch den Schatten des Kammerstiels und die unsymmetrische Form Unstimmigkeiten entstehen. Man hat deshalb versucht, die % TD zu den Schwächungsmessungen in Zusatzfiltern in Beziehung zu setzen. Eine direkte Ableitung ist nicht möglich, weil sich die Streuzusatzstrahlung nicht rechnerisch erfassen läßt, doch kann man auf empirischem Wege den Zusammenhang feststellen. So zeigt Abb. 158 die Beziehung zwischen der % TD und der prozentualen Reststrahlung hinter einem Cu-Zusatzfilter von 0,1 bzw. 0,5 mm Dicke; die Kurven gelten für Messungen mit dem Röntgenphotometer, sie können aber mit guter Annäherung auch für die übrigen sog. wellenlängenabhängigen Dosismesser (vgl. S. 376) verwendet werden. In Abb. 159 ist die Beziehung zwischen der in Prozenten der Oberflächendosis ausgedrückten Tiefendosis und der Halbwertschicht in Kupfer (gemessen durch die Zufügung von Cu-Filtern bis zur Erreichung der halben Intensität) bei 30 cm Fokusabstand 235 qcm Feldgröße und 10 cm Tiefe nach Messungen von Jacobi und Liechti dargestellt. Es sind zwei Kurven angegeben, die für Strahlungen von verschiedener Homogenität (vgl. weiter unten) gelten. Man erhält aus den abgelesenen Werten annähernd die %TD, wenn man sie durch 1,5 dividiert (vgl. die Kurven der Abb. 167, S. 417 und Abb. 168, S. 418).

Es ist anzustreben, daß die Beziehungen zwischen einfach auszuführenden Qualitätsbestimmungen und der %TD noch weiter sichergestellt werden, da der Praktiker mit dem Schwächungskoeffizienten, der Halbwertschicht usw. ohne weiteres nicht viel anfangen kann. Aus dem Gesagten geht aber zur Genüge hervor, daß es unbedingt notwendig ist, ein brauchbares Qualitätsmaß zu schaffen, ähnlich wie es für die Dosismessung geschehen ist; nur auf diesem Wege läßt sich eine einheitliche Dosierung erreichen. Das Qualitätsmaß müßte nur in der Strahlung selbst begründet, nicht von einem bestimmten vorgeschriebenen Material abhängig sein; es käme also in erster Linie die effektive Wellenlänge in Betracht, nicht der Schwächungskoeffizient in Al oder in Cu, die Halbwertschicht u. dgl. Die Methode müßte so beschaffen sein, daß sie auch für inhomogene Strahlungen ein einwandfreies Resultat gäbe, die Strahlung dürfte also bei der Messung selbst keine Qualitätsänderung erleiden; damit scheiden alle die Methoden aus, die die Qualität durch eine Schwächungsmessung festzustellen suchen. Nur die oben angegebene Methode der Qualitätsbestimmung aus der Tangente an die Schwächungskurve würde die Bedingung erfüllen und angenähert auch die erwähnte Methode der Zufügung und Wegnahme gleicher Filterstärken. Schließlich müßte für die Zwecke der Praxis die Beziehung zwischen der Strahlenqualität und der %TD festgelegt werden; dabei ist es natürlich nicht notwendig, die Maße 23 cm Abstand und 6 × 8 cm Feldgröße, die in der Entwicklung der Bestrahlungstechnik begründet sind, beizubehalten; man könnte z. B. den heutigen Bedürfnissen entsprechend 30 cm Abstand und 10 × 10 cm Feldgröße wählen.

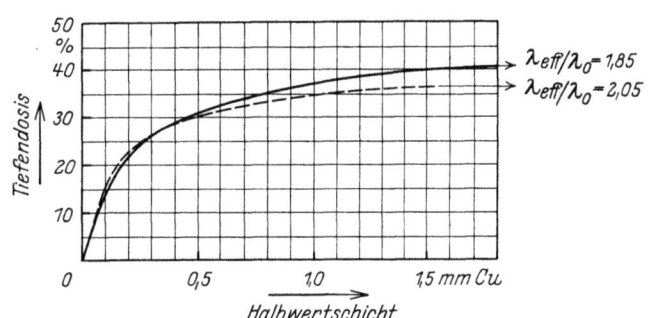

Abb. 159. Beziehung zwischen der Tiefendosis (bei 30 cm Fokusabstand, 235 qcm Feldgröße und 10 cm Tiefe) und der Halbwertschicht in Cu (nach Jacobi und Liechti).

4. Die Bestimmung der Homogenität der Strahlung.

Ganz ähnlich wie mit der Qualitätsbestimmung steht es mit der Bestimmung der Homogenität. Es ist schon öfters betont worden, daß die in der Praxis verwendeten Strahlungen stets Gemische einer ganzen Reihe von Strahlungen verschiedener Wellenlängen sind. Die Qualitätsbestimmungen können nur Mittelwerte geben, die die inhomogene Strahlung in Beziehung zu einer homogenen setzen, um die für die letztere geltenden

Gesetze mit mehr oder weniger großer Annäherung in Anwendung bringen zu können. Um ein Urteil darüber zu gewinnen, wie weit diese Annäherung geht, ist es notwendig, die Inhomogenität der Strahlung zu kennen, d. h. zu wissen, wie weit die in der Strahlung enthaltenen Komponenten sich beiderseits der durch die Qualitätsmessung bestimmten mittleren Wellenlänge erstrecken. Hierüber gibt das Spektrogramm Auskunft, doch ist nur auf der kurzwelligen Seite eine scharfe Grenze, die Grenzwellenlänge λ_0 vorhanden, während die Intensitätskurve (vgl. Abb. 84, S. 298) nach langen Wellen allmählich abfällt. Oben (S. 332) ist näher dargelegt worden, daß bei Spannungsänderungen sich die kurzwellige Grenze λ_0 und die Wellenlänge maximaler Intensität λ_{max} verschieben, bei Filteränderungen dagegen λ_{max} und die langwellige Grenze. λ_{max} kann man annähernd mit λ_{eff} gleichsetzen. Seine Lage im Spektrum ist durch Spannung und Filterung bedingt, also von den Faktoren abhängig, die auch die beiden Enden des Spektrums bestimmen; man bekommt also ein Maß für die Ausdehnung des Spektrums, wenn man die Lage von λ_{eff} gegenüber einem der Enden feststellt, und da ist die wohldefinierte kurzwellige Grenze das Gegebene. Man hat daher in dem Verhältnis λ_{eff}/λ_0 ein Maß für die spektrale Ausdehnung einer inhomogenen Strahlung, d. h. ein Maß für ihre Homogenität.

Bei rein homogener Strahlung fallen natürlich λ_0 und λ_{eff} zusammen, λ_{eff}/λ_0 wird gleich 1; bei praktisch homogenen Strahlen wird das Verhältnis etwa gleich 2; die Strahlung umfaßt dann einen Wellenlängenbereich von 1,5—2 Oktaven, und zwar 1 Oktave von λ_0 bis λ_{eff} und etwa 1 Oktave von λ_{eff} bis zur langwelligen Grenze. Z. B. wäre bei 180 kV Spannung $\lambda_0 = 12{,}35/180 = 0{,}069$ AE, $\lambda_{eff} \approx 2 \cdot \lambda_0 \approx 0{,}137$ AE, und die langwellige Grenze läge etwa bei 0,28 AE.

In dem Diagramm der Abb. 155 (S. 384) sind als gestrichelte Linien Isohomogenitätskurven eingetragen, die unter der Annahme gewonnen sind, daß sie entsprechend der Änderung der Durchdringungsfähigkeit mit der Spannung verlaufen, wie sie für homogene Strahlen gilt; sie steigen also etwa mit der dritten Potenz der Spannung an. Die steilste Kurve entspricht homogener Strahlung ($\lambda_{eff}/\lambda_0 = 1$), für die folgende ist $\lambda_{eff}/\lambda_0 = 1{,}85$, für die dritte $\lambda_{eff}/\lambda_0 = 2{,}05$, auf letzterer liegen also die praktisch homogenen Strahlungen. Aus den Schnittpunkten mit den Filterkurven ist zu ersehen, daß z. B. Strahlungen gleiche Homogenität haben, wenn sie mit 180 kV und 0,75 mm Cu-Filter oder mit 150 kV und 0,5 mm Cu-Filter oder mit 120 kV und 0,25 mm Cu-Filter hergestellt werden (vgl. auch die auf anderem Wege gewonnene Darstellung in Abb. 114, S. 333).

Bei praktisch homogenen Strahlungen kann man die effektive Wellenlänge durch die Halbwertschicht ersetzen, entsprechend dem bei der Qualitätsbestimmung Gesagten; bei inhomogenen Strahlungen wird dagegen die Meßmethode zur Bestimmung der Halbwertschicht von Einfluß sein. Bereits vor Jahren war von Christen vorgeschlagen worden, als Maß der Homogenität das Verhältnis von zwei aufeinander folgenden Halbwertschichten zu wählen. Dies Verfahren führt bei praktischer Homogenität wieder zu brauchbaren Ergebnissen, muß aber bei inhomogenen Strahlungen versagen, da durch die doppelte Halbwertschicht die Strahlung zu sehr in ihrer Qualität geändert wird.

Ein anderer Weg zur Kennzeichnung der Homogenität ergibt sich aus der Betrachtung der bei der Filteranalyse entstehenden Kurve (vgl. Abb. 152, S. 379). Eine Strahlung ist homogen, wenn diese Kurve im halblogarithmischen Liniennetz als gerade Linie erscheint, praktisch homogen, wenn dies von einer gewissen Filterdicke an annähernd der Fall ist. Die Strahlung ist um so inhomogener, je stärker die Filterkurve gekrümmt ist; man hat also in der Stärke dieser Krümmung ein Maß für die Inhomogenität der Strahlung. Die Krümmung im Punkt P ließe sich z. B. darstellen als das Verhältnis $P_3/P : P/P_2$, wenn man hier unter diesen Buchstaben die Intensitäten versteht, die an den entsprechenden Kurvenpunkten vorhanden sind. Diese Methode hat den Vorteil, daß die notwendigen Messungen bei der oben (S. 382) erwähnten Bestimmung der HWS usw. durch Hinzufügen und Wegnahme gleicher Filterstärken leicht gewonnen werden, und daß eine Änderung der Strahlenqualität durch die Messung selbst nahezu vermieden werden kann.

Auch für die Bezeichnung der Homogenität müssen Normen geschaffen werden. Als Maß wäre das Verhältnis λ_{eff}/λ_0 deswegen am besten geeignet, weil die Bestimmungsgrößen in der Strahlung selbst begründet sind. Mit der Kenntnis von λ_0, bzw. dem Scheitelwert der Spannung und λ_{eff} ist also eine Strahlung in bezug auf Qualität und Homogenität eindeutig in für die Praxis hinreichender Weise bestimmt.

5. Messungen bei sehr weichen Röntgenstrahlen.

Wenn die zu messende Strahlung außergewöhnlich weich ist, wie z. B. die in den letzten Jahren für Oberflächenwirkung in Aufnahme gekommenen sog. Grenzstrahlen, dann müssen die Meßmethoden entsprechend der hohen Absorbierbarkeit dieser Strahlen modifiziert werden. Die Grenzstrahlen sind sehr weiche Röntgenstrahlen von etwa 1,5 bis 2 AE mittlerer Wellenlänge. Sie entstehen dementsprechend bei 6—12 kV Spannung; zu ihrer Erzeugung sind besondere Apparate und Röhren erforderlich. Da gewöhnliches Glas diese Strahlen sehr stark absorbiert, werden die Röhren mit Fenstern aus Lindemann-Glas versehen oder ganz aus Lithiumglas hergestellt.

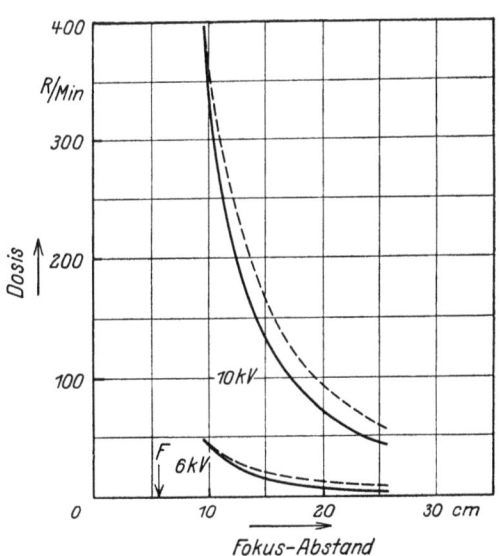

Abb. 160. Abfall der Strahlungsintensität in Luft für sehr weiche Röntgenstrahlen (Grenzstrahlen) bei Spannungen von 10 bzw. 6 kV. Der nach dem quadratischen Gesetz zu erwartende Abfall ist gestrichelt eingezeichnet. 0—F Fokusfensterabstand.

Die meisten der für Röntgenstrahlen größerer Härte verwendeten Dosismesser versagen bei diesen weichen Strahlen, weil die Absorptionsverhältnisse gänzlich andere sind und die Durchdringungsfähigkeit sehr stark herabgesetzt ist. Dies geht so weit, daß sogar die Luft als schwächende Substanz wirkt. Aus diesem Grunde ist für die Grenzstrahlen das quadratische Gesetz nicht mehr gültig, vielmehr nimmt die Strahlung mit zunehmendem Abstand nicht nur durch die Ausbreitung im Raum, sondern auch durch die Schwächung in der durchstrahlten Luft an Intensität ab. Man kann dies Verhalten mit den Verhältnissen vergleichen, wie sie bei harter Strahlung für Messungen im Wasser gelten. Abb. 160 zeigt den Abfall der Intensität in Luft für eine 10 kV- und eine 6 kV-Strahlung bei 5,6 cm Fokus-Fensterabstand (nach Glasser), zum Vergleich ist als gestrichelte Linie der Verlauf nach dem quadratischen Gesetz eingezeichnet. Man sieht, daß bei 25 cm

Fokusabstand die Intensität der 6 kV-Strahlung nur die Hälfte von der beträgt, die man nach dem quadratischen Gesetz erwarten sollte. Die hieraus für die Dosierung entstehenden Schwierigkeiten kann man umgehen, wenn man die Dosismessung in dem gleichen Fokusabstand vornimmt, der bei der Bestrahlung gewählt werden soll.

Eine Dosierung der Grenzstrahlung lediglich nach der Röhrenspannung und der Röhrenstromstärke — ein Filter wird gewöhnlich nicht verwendet — ist noch weniger angängig als bei Röntgenstrahlungen normaler Härte, da die Dicke der Röhrenwand bzw. des Lindemannfensters einen großen Einfluß auf die Strahlenausbeute hat und diese Dicke bei den verschiedenen Röhren stark wechselt. Ein Lindemannfenster von 0,3 mm Stärke läßt nach Rajewski bei einer Röhrenspannung von 8 kV nur etwa 26%, bei 12 kV etwa 45% der primären Intensität durch. Außerdem steigt die Strahlungsintensität mit zunehmender Spannung sehr stark an, so daß bei nicht zuverlässiger Spannungsmessung die Dosierung fehlerhaft werden kann. Es sind also auch hier Messungen im Strahlengang notwendig.

Das Röntgenphotometer kann man nach den Untersuchungen von Glasser und Basley zu Messungen an Grenzstrahlen benutzen, wenn man das schwarze Papier, welches das Leuchtschirmgehäuse gegen das äußere Licht abschließt, durch geschwärzte Goldschlägerhaut ersetzt.

Bei den Kleinkammern stört die starke Absorption in der Kammerwand; man hat deshalb Fingerhutkammern aus Seidenpapier, Goldschlägerhaut oder Cellophan, die durch einen Graphitüberzug leitend gemacht sind, hergestellt. Bei den Großkammern ist nicht nur die Absorption im Fenster hinderlich, das man deshalb ebenfalls aus einem der genannten Materialien anfertigt, sondern auch der Umstand, daß bei langen Kammern die Ionisation wegen der Absorption in der Luft nicht an allen Stellen des Meßvolumens gleich groß ist; Küstner hat deshalb an seinem Eichstandgerät eine kurze Kammer zur Messung der Grenzstrahlen angebracht.

Für die Qualitätsbestimmung der Grenzstrahlen können die oben beschriebenen Methoden angewendet werden, doch kann hier naturgemäß von einer Tiefendosis im eigentlichen Sinne nicht die Rede sein. Die spektrale Zerlegung sowohl wie auch die Absorptionsanalyse zeigen, daß es sich meist um recht homogene Strahlungen handelt, da das Röhrenfenster und die durchstrahlte Luftstrecke genügend homogenisierend wirken. Man kann die Grenzstrahlen daher durch die mittlere Wellenlänge oder durch den Schwächungskoeffizienten oder durch die Halbwertschicht charakterisieren. Als schwächende Substanzen kommen Aluminium oder Cellophan in Betracht, die beide in sehr dünnen Schichten hergestellt werden können. Nach Rajewski und Gabriel kommen einer Strahlung von 10 kV folgende Werte zu: $\lambda_{eff} = 1,7$ AE, $\mu_{Al} = 185$ pro Zentimeter, $HWS_{Al} = 0,037$ mm, $\mu_{Cellophan} = 21$ pro Zentimeter, $HWS_{Cellophan} = 0,33$ mm.

VII. Die Röntgenstrahlendosis.

1. Allgemeines.

Bei Medikamenten versteht man unter der Dosis die dem Körper einverleibte Gewichtsmenge ohne Rücksicht darauf, welcher Bruchteil der Menge in Wirklichkeit wirksam ist; der eigentliche Wirkungsmechanismus ist dabei meistens unbekannt. Bei den Röntgenstrahlen liegen die Verhältnisse insofern einfacher, als es sich hier um ein Agens handelt, das in physikalisch wohldefinierten Mengen verabreicht werden kann, dessen Verteilung im Körper nach bestimmten Gesetzen erfolgt und dessen Wirkungsmechanismus — wenigstens in bezug auf den Primärvorgang — mehr oder weniger klar liegt (vgl. S. 423). Wie dann die weitere Entwicklung bis zum beobachteten Endeffekt sich vollzieht, ist wegen der komplizierten Verhältnisse noch wenig geklärt und hat zur Aufstellung verschiedener Hypothesen geführt, von denen aber noch keine allgemeine Billigung gefunden hat.

In den Körper wird durch die Bestrahlung eine bestimmte Energiemenge eingeführt, von der ein gewisser Bruchteil in den verschiedenen Schichten absorbiert wird, während der Rest den bestrahlten Bezirk wieder verläßt. Energie kann nur wirksam sein, soweit sie absorbiert wird, und es wäre naheliegend, die absorbierte Energiemenge als Dosis zu bezeichnen. Man hat die Verwirklichung dieses Gedankens auch angestrebt, doch scheint es wegen der ungleichmäßigen Verteilung der Energie im Körper, wegen der Änderungen, die die Strahlung in ihrer Qualität erleidet, und wegen der Unterschiede im Absorptionsvermögen der in ihrer Zusammensetzung wechselnden Gewebsschichten aussichtslos, auf diesem Wege zu dem Ziel einer wohldefinierten Dosis zu gelangen.

Man beschränkt sich deshalb im allgemeinen darauf, die dem Körper zugestrahlte Energiemenge zu messen und als Dosis zu bezeichnen, und zwar nicht die Gesamtenergie, die naturgemäß mit der Größe der bestrahlten Oberfläche zunimmt, sondern die Energiemenge pro Quadratzentimeter Fläche. Man verabfolgt z. B. eine Dosis von 600 r (s. weiter unten), d. h. es wird die bei der verwendeten Strahlenqualität 600 r-Einheiten entsprechende Energiemenge pro Quadratzentimeter bestrahlter Fläche dem Körper zugestrahlt.

In der Körperoberfläche addiert sich die Streuzusatzstrahlung, die gleichzeitig bewirkt, daß die Strahlenmenge in der Feldmitte größer ist als an den Rändern. Wenn man die Streuzusatzstrahlung mitrechnet, erhält man die Oberflächendosis, wie sie z. B. in der Hauteinheitsdosis (HED) auftritt. Bei der Dosierung nach r-Einheiten kommen zu den 600 r pro Quadratzentimeter hingestrahlter Energie z. B. 33 % Streuzusatz, so daß in der Mitte des bestrahlten Feldes dann 800 r vorhanden sind. (Dabei ist zu beachten, daß es üblich geworden ist, nur die hingestrahlte Energie, also die Dosis zur HED in Beziehung zu setzen und zu sagen, daß z. B. bei einer bestimmten Strahlenqualität 600 r einer HED entsprechen.)

Bei der Tiefentherapie ist außer der Oberflächendosis, die wegen der begrenzten Belastungsfähigkeit der Haut von Wichtigkeit ist, die Kenntnis der Strahlenmenge am Erfolgsort, der Tiefendosis, notwendig. Sie wird gewöhnlich in Prozenten der Oberflächendosis ausgedrückt; man hat z. B. in einer bestimmten Tiefe 30 % der HED oder in r-Einheiten $\frac{30}{100} \cdot 800 = 240$ r. Die für den Erfolg notwendige Dosis in der Tiefe läßt sich im allgemeinen nicht von einer einzigen Eintrittspforte aus erreichen, weil die Haut nur eine bestimmte Belastung erträgt; es wird dann von verschiedenen Seiten her bestrahlt, und die Tiefendosen addieren sich. Hier kann eine Komplikation dadurch eintreten, daß keine vollständige Summation erfolgt, wenn zwischen den Bestrahlungen der einzelnen Felder längere Zeiträume liegen (vgl. S. 407).

Die Bezeichnung der Strahlenenergiemenge pro Quadratzentimeter Fläche als Dosis ist deswegen berechtigt, weil von ihr die örtliche Wirkung abhängt; letztere wird allerdings von der Streustrahlung beeinflußt, deren Menge von der Größe der bestrahlten Fläche bzw. des durchstrahlten Volumens abhängig ist; sie muß deshalb als Streuzusatzdosis in Anrechnung gebracht werden. Außer der örtlichen Wirkung kommt aber den Röntgenbestrahlungen auch eine Allgemeinwirkung auf den Körper zu, da auch die zirkulierenden Körpersäfte von der Strahlung beeinflußt werden. Die Allgemeinwirkung ist um so größer, je größer das bestrahlte Oberflächenfeld bzw. je größer das durchstrahlte Körpervolumen ist; sie ist von der Gesamtmenge der im Körper verbleibenden Strahlenenergie abhängig.

Auf diesen Umstand hat Wintz zuerst aufmerksam gemacht. Er schlug vor, die Wirkung derjenigen Strahlenmenge, die bei der Verabreichung einer HED auf ein Oberflächenfeld von 6×8 cm im Körper bis zu 15 cm Tiefe absorbiert wird, als Einheit der Volumdosis (Raumdosis) zu nehmen, und bezeichnete diese mit a. Bei einer Feldgröße von 20×20 cm würde die Volumdosis also etwa 8 a betragen, und die Allgemeinschädigung würde entsprechend größer sein als bei einem Feld von 6×8 cm Fläche.

Jüngling hat den Begriff der Raumdosis etwas schärfer zu fassen versucht, weil eine Körpertiefe von 15 cm nicht immer gegeben ist und weil die in gleichen Schichtdicken absorbierte Energie um so geringer wird, je tiefer die Schichten liegen. Er nimmt an, daß die Strahlung sich in 20 cm Gewebe vollständig erschöpft, und setzt die Energiemenge, die bei der Verabreichung von einer HED auf 1 qcm Oberfläche trifft, gleich 100 J; bei 6×8 cm Feldgröße beträgt die Raumdosis also 4800 J. Bei geringerer Gewebsdicke multipliziert er mit einer Zahl, die der prozentualen Absorption entspricht; so ergibt sich für eine Strahlung, von der $15^0/_0$ pro Zentimeter Schicht absorbiert werden, bei 15 cm Körperdicke eine Absorption von $95^0/_0$, und die Raumdosis beträgt bei 6×8 cm Feldgröße $0{,}95 \cdot 4800 = 4560$ J.

Bei der Dosierung nach r-Einheiten ist es nicht ohne weiteres möglich, auch die Volumdosis in r-Einheiten auszudrücken, man muß vielmehr auf die absorbierte Energie zurückgehen (vgl. S. 402) und dabei die Streuverluste berücksichtigen.

2. Definitionen.

Auf Grund der vorstehenden Überlegungen kommt man zu folgenden Definitionen:

1. Die Röntgenstrahlendosis ist die in der Bestrahlungszeit auf die Flächeneinheit des Bestrahlungsfeldes (in senkrechter Richtung) hingestrahlte Strahlenenergiemenge.

Die Dosis (oder ein Bruchteil derselben) wird direkt gemessen von allen Instrumenten, die, frei in der Luft aufgestellt, nach einer gewissen Zeit eine bestimmte Wirkung der Strahlung anzeigen, also die sog. Ablaufinstrumente (Iontoquantimeter), die Sabouraud-Noiré-Tablette, der Kienböck-Streifen, die Dosiszähler.

Die Strahlenenergiemenge, die in einer Sekunde auf die Flächeneinheit des Bestrahlungsfeldes hingestrahlt wird, bezeichnet man als Dosis pro Sekunde, Dosis in der Zeiteinheit, Sekundendosis, Dosisleistung oder Intensität. Sie wird von den Instrumenten, die den Momentanwert der Dosis angeben, bei freier Aufstellung des Meßkörpers in der Luft angezeigt, also vom Siemens-Dosismesser, vom Röntgen-Photometer, vom Fürstenau-Intensimeter. Man erhält aus deren Angaben die Dosis durch Multiplikation mit der Bestrahlungszeit.

2. Die Oberflächendosis ist die in der Bestrahlungszeit auf die Flächeneinheit des Bestrahlungsfeldes wirkende Röntgenstrahlenmenge, d. h. die Dosis vermehrt um die Streuzusatzdosis; sie wird in der Mitte des Bestrahlungsfeldes gemessen.

Man erhält die Oberflächendosis (oder einen Bruchteil derselben) mit den Ablaufinstrumenten usw. direkt, wenn man den Meßkörper unmittelbar auf die Mitte des Bestrahlungsfeldes bringt oder einen entsprechenden Streukörper verwendet; in der gleichen Weise mit Instrumenten, die den Momentanwert der Dosis angeben, nach Multiplikation mit der Bestrahlungszeit.

3. Die Tiefendosis ist die Dosis in einer bestimmten Körpertiefe einschließlich der Streustrahlung, gemessen in der Achse des Strahlenkegels.

Man mißt die Tiefendosis in ähnlicher Weise wie die Oberflächendosis.

4. Die Volumdosis ist die gesamte, in dem bestrahlten Körper verbliebene Röntgenstrahlenenergiemenge, also die gesamte, dem Körper zugestrahlte Energiemenge (Dosis × Feldgröße) vermindert um die den Körper wieder verlassende Strahlenenergiemenge unter Berücksichtigung des Streuverlustes.

Die hier gegebenen Definitionen sind keineswegs allgemein anerkannt, es sind vielmehr in dieser Hinsicht noch erhebliche Meinungsverschiedenheiten vorhanden. So haben Dessauer und seine Mitarbeiter, Palmieri u. a. vorgeschlagen, die beim sichtbaren Licht üblichen Bezeichnungen, wie Lichtstrom, Beleuchtung u. dgl., auch für das Röntgenlicht anzuwenden, doch scheinen uns die obigen Definitionen geeigneter, da sie dem Praktiker geläufiger sind; sie entsprechen auch etwa den Anregungen, die Heidenhain seinerzeit gegeben hat. Es wäre die Aufgabe der Deutschen Röntgengesellschaft, auch hier vereinheitlichend zu wirken.

3. Die Dosiseinheiten.

Gleichzeitig mit der Dosierungsmöglichkeit stellte sich naturgemäß auch das Bedürfnis nach einer Einheit der Röntgenstrahlendosis ein. Die Schaffung einer solchen Einheit hat lange Zeit große Schwierigkeiten gemacht. Diese wurden vor allem dadurch hervorgerufen, daß fast jeder Erfinder einer Meßmethode auch eine willkürliche Einheit angab, die nur in der speziellen Reaktion selbst begründet war und meist der an jede Einheit zu stellenden Forderung der Exaktheit und Reproduzierbarkeit nicht entsprach. So entstand eine Fülle von verschiedenen Einheiten, die keine Beziehungen zueinander haben und eine einfache Umrechnung von einer Einheit zur anderen nicht zulassen. Unter solchen Umständen war es kaum möglich, die Erfahrungen der einzelnen Bestrahlungsinstitute zu vergleichen oder der Allgemeinheit zugute kommen zu lassen. So mußte viele mühsame Forscherarbeit ungenutzt verloren gehen.

a) Die Hauteinheitsdosis.

Unter diesen Umständen bedeutete es einen großen Fortschritt, als Seitz und Wintz in der Hauteinheitsdosis (HED) eine Einheit schufen, die auf der Reaktion der menschlichen Haut beruht und infolgedessen allgemein zugänglich ist.

Man kann die HED folgendermaßen definieren:

Die HED ist die Röntgenstrahlenmenge, die bei einer praktisch homogenen, harten Strahlung, bei 23 cm Fokushautabstand und 6 × 8 cm Bestrahlungsfeldgröße an der normalen menschlichen Haut nach 8 bis 10 Tagen eine Rötung, 4 Wochen nach der Bestrahlung eine leichte Bräunung, nach 6 Wochen eine deutliche Bräunung der bestrahlten Stellen hervorruft.

Alle Daten, die notwendig sind, um die Strahlenmenge in physikalischer Hinsicht eindeutig festzulegen, sind in der Definition gegeben. Auch die Strahlenqualität ist in der ersten Veröffentlichung entsprechend den damaligen Mitteln genügend charakterisiert; es heißt dort: selbsthärtende Siederöhre, Symmetrieapparat, 0,5 mm Zn-Filter; später wurde bei der Umstellung auf Glühkathodenröhren das Filter wegen des bei diesen Röhren größeren Anteils an weichen Strahlen verstärkt, und zwar wurde aus praktischen Rücksichten ein Filter von 0,5 mm Zn + 3 mm Al gewählt. Man erhält die entsprechende Strahlenqualität etwa bei 180—200 kV Spannung und 0,5—0,8 mm Zn- oder Cu-Filter; die Strahlung hat dann eine mittlere Wellenlänge von etwa 0,16 AE.

Die HED ist eine Oberflächendosis, d. h. sie umfaßt die hingestrahlte Röntgenstrahlenmenge vermehrt um die durch die Streuzusatzstrahlung gegebene.

Die HED wird durch eine Zeitangabe ausgedrückt, und zwar ist es diejenige Bestrahlungszeit in Minuten, die zur Erzielung der angegebenen Hautreaktion unter den angegebenen Bedingungen notwendig ist. Wenn man z. B. sagt, eine Röntgenröhre hat die HED 15, so heißt das, daß bei 23 cm Fokushautabstand und 6 × 8 cm Feldgröße unter den gewählten Bedingungen (Spannung, Röhrenstrom, Filter) die angegebene Pigmentierung bei einer Bestrahlungszeit von 15 Minuten erreicht wird. Allmählich ist es üblich geworden, nicht nur bei den in der Definition vorgeschriebenen Bedingungen von einer HED zu sprechen, sondern ganz allgemein die Strahlendosis als HED zu bezeichnen, die die angegebene Hautreaktion hervorruft, unabhängig von Strahlenqualität, Abstand und Feldgröße. Es wird also einmal eine wohl definierte Röntgenstrahlenmenge, dann aber auch jede Röntgenstrahlenmenge, die eine bestimmte Hautreaktion hervorruft, als HED bezeichnet.

Der Vorzug der HED als Dosierungsgrundlage liegt darin, daß sie die biologische Wirkung auf das Organ, das fast stets die Einfallspforte für die Strahlen bildet, als Maßstab nimmt und damit die höchste zulässige Dosis angibt, ferner daß sie jederzeit und überall kontrolliert und reproduziert werden kann. Ein Nachteil besteht darin, daß die biologische Reaktion, auf der sie beruht, längere Zeit zu ihrer Entwicklung beansprucht, und daß sie nicht für jedes Individuum absolut die gleiche ist. Der erstere Punkt erfordert, daß man diese Dosis auf ein geeignetes Meßinstrument überträgt, mit dessen Hilfe dann andere Röhren und Apparate geeicht werden können. Die Schwankungsbreite, die höchstens ± 15—20% beträgt, gleicht sich dann in einem größeren Röntgenbetriebe selbsttätig dadurch aus, daß sich allmählich ein Mittelwert ergibt, der für alle vorkommenden Fälle brauchbar ist und sich als Eichfaktor auf das benutzte Meßinstrument überträgt.

So fanden Seitz und Wintz, daß 35 Sektoreneinheiten ihres Iontoquantimeters nötig waren, d. h. daß die 35fache Ablaufszeit des Instruments zur Bestrahlung erforderlich war, um die gewünschte Hautreaktion zu erzielen. Die HED war also von Anfang an auf einer physikalischen Messung basiert, die biologische Wirkung diente als Mittel zur Kontrolle der Konstanz der Einheit.

Für den praktischen Arzt, dem keine so große Menge von Patienten zur Verfügung steht, ist es natürlich nicht ganz einfach, auf diese Weise die HED zu bestimmen, er wird lange Zeit nötig haben, um einen überall brauchbaren Mittelwert zu finden. Der Gedanke war naheliegend, die HED mittels eines geeichten Instrumentes zu übertragen, dies scheiterte aber zunächst daran, daß sich die Ionisationsinstrumente als zu wenig zuverlässig erwiesen und nicht hinreichend transportsicher waren. Wir haben deshalb einen Dosismesser hergestellt, der für diesen Zweck geeigneter ist und gleichzeitig die für die gewünschte biologische Reaktion richtige Dosis auch bei verschiedenen Strahlenqualitäten angibt, was nach unseren Erfahrungen bei den Ionisationsinstrumenten nicht der Fall ist (vgl. S. 409). Dies wurde durch die Verwendung eines geeigneten Leuchtschirmes zur Dosismessung erreicht, und es entstand so das Röntgen-Photometer (vgl. S. 357), mit dem die Übertragung der HED, auch nach dem Ausland, aufs beste gelang.

Eine andere biologische Einheit, der ebenfalls eine Hautreaktion zugrunde liegt, ist die Erythemdosis (ED), bei der bis zu einer bestimmten Hautrötung bestrahlt wird. Sie ist der HED ähnlich, aber nicht mit ihr identisch. Wir halten die Beobachtung der Pigmentbildung für das sicherere Kriterium.

Zur genaueren Feststellung des Grades der Verfärbung hat man Pigment- und Erythemmesser konstruiert, bei denen mit Hilfe von entsprechend gefärbten Schablonen die bestrahlte Stelle mit der normalen Hautfärbung verglichen wird.

b) Die deutsche R-Einheit.

Inzwischen hatten die Bestrebungen der Deutschen Röntgengesellschaft nach einer Vereinheitlichung der Dosis eingesetzt.

Da es sich um die Messung einer Strahlenenergiemenge handelt, wäre es naheliegend gewesen, eine energetische Einheit, also das Erg oder die Calorie (vgl. S. 312) zugrunde zu legen; man hat aber, da noch keine geeigneten Energiemessungen im Gebiet der harten Therapiestrahlungen vorlagen und ihre Verwirklichung aussichtslos zu sein schien, vorgezogen, einen Gedanken von Villard aufzugreifen und auszubauen. Dieser hatte bereits 1908 vorgeschlagen, als Dosiseinheit die Strahlenmenge zu wählen, die in 1 ccm Luft unter normalen Bedingungen eine Elektrizitätsmenge von einer elektrostatischen Einheit durch Ionisation frei macht. Später (1914) schlug Szilard vor, die Anzahl der bei der Ionisierung der Luft entstehenden Ionen zu verwenden und 10^{12} Ionen = 1 Megamega-Ion als Einheit zu wählen. Dann kehrte Friedrich zu dem Vorschlag Villards zurück und nannte die Einheit „e"; Duane dagegen bezeichnete mit „E" den unter denselben Bedingungen erzeugten Ionisationsstrom von einer elektrostatischen Einheit.

Alle diese Einheiten beruhen also auf der gleichen Grundlage, doch gelang es in der Praxis nicht, mit anscheinend gleichen Dosen auch gleiche Wirkungen zu erzielen. Erst in den letzten Jahren wurde unter der tatkräftigen Mitwirkung der Physikalisch-Technischen Reichsanstalt (Behnken) die Ionisationsmethode so weit vervollkommnet, daß auf dieser Basis eine Einheit der Röntgenstrahlendosis begründet werden konnte, die den praktischen Anforderungen in bezug auf gute Definition und stete Reproduzierbarkeit genügt. Die Einheit wurde von der Standardisierungskommission der Deutschen Röntgengesellschaft folgendermaßen festgelegt:

„Die absolute Einheit der Röntgenstrahlendosis wird von der Röntgenstrahlenenergiemenge geliefert, die bei der Bestrahlung von 1 ccm Luft von 18° C Temperatur und 760 mm Druck bei voller Ausnutzung der in Luft gebildeten Elektronen und bei Ausschaltung von Wandwirkungen eine so starke Leitfähigkeit erzeugt, daß die bei Sättigungsstrom gemessene Elektrizitätsmenge eine elektrostatische Einheit beträgt. Die Einheit wird ein „Röntgen" genannt und mit „R" bezeichnet."

Zur Absolutbestimmung der R-Einheit muß man eine Großkammer verwenden, die nach den oben (S. 360) erörterten Gesichtspunkten gebaut ist, so daß die Energie der bei der Absorption der Röntgenstrahlen in der Luft der Kammer entstehenden Elektronen voll zur Ionisierung ausgenutzt wird und Wandwirkungen sich nicht störend bemerkbar machen. Die Physikalisch-Technische Reichsanstalt verwendet zu dem Zweck eine Kammer, die mit Druckluft von etwa 6 Atmosphären gefüllt ist, doch sind auch gut konstruierte Großkammern bei normalem Luftdruck verwendbar.

Eine Elektrizitätsmenge Q ist nach Gleichung (2) (S. 200) durch das Produkt aus der Kapazität C und der Spannung V gegeben. Bei der Ionisationskammer entspricht jedem Ausschlag des Elektrometers eine bestimmte Spannung; die Kapazität ist konstant. Bei der Ablaufsmethode wird das System Elektrometer-Kammerelektrode auf eine gewisse Spannung V_1 aufgeladen, und bei der unter der Einwirkung der Röntgenstrahlen eintretenden Entladung geht der Ausschlag des Elektrometers zurück bis zu einer Spannung V_2; dann ist in der Entladungszeit t die Elektrizitätsmenge $Q = C(V_1-V_2)$ abgeflossen. Da die Röntgenstrahlendosis durch die Stärke der Ionisierung von 1 ccm Luft bestimmt ist, erhält man die Dosis D, wenn man den obigen Ausdruck durch das wirksame Luftvolumen v (vgl. S. 361) dividiert. Kapazität und Spannung müssen in Einheiten des elektrostatischen Maßsystems ausgedrückt werden, also erstere in Zentimetern; wenn man, wie es üblich ist, die Spannung in Volt mißt, muß man noch durch 300 dividieren. Man erhält also in der Ablaufszeit die Dosis:

$$D = \frac{C \cdot (V_1 - V_2)}{300 \cdot v} \text{ R-Einheiten} \quad \ldots \ldots \ldots \ldots (30)$$

Daraus ergibt sich die Dosisleistung (Intensität) I durch Division durch die Ablaufszeit t, diese in Sekunden ausgedrückt, zu:

$$I = \frac{C \cdot (V_1 - V_2)}{300 \cdot v \cdot t} \text{ R pro Sekunde} \quad \ldots \ldots \ldots \ldots (31)$$

Das ist zugleich der Ionisationsstrom in elektrostatischen Stromeinheiten; wenn man die Stromstärke in Amperes haben will, muß man den Ausdruck noch durch 3×10^9 dividieren und erhält:

$$I = \frac{C \cdot (V_1 - V_2)}{9 \cdot v \cdot t} \cdot 10^{-11} \text{ Ampere} \quad \ldots \ldots \ldots \ldots (32)$$

Zur absoluten Eichung eines Ionisationsgeräts sind also notwendig: eine Spannungseichung des Elektrometers, die Bestimmung der Kapazität des Systems und die Bestimmung des wirksamen Luftvolumens. Alle drei Messungen machen mehr oder weniger große Schwierigkeiten und erfordern viel Erfahrung und vorzügliche Hilfsmittel, die nur ein gut ausgestattetes physikalisches Laboratorium bieten kann. Aus diesem Grunde ist die absolute Größe der R-Einheit anfangs Schwankungen unterworfen gewesen, doch ist sie jetzt durch die Mitwirkung der Physikalisch-Technischen Reichsanstalt auf eine feste Grundlage gestellt, so daß der Absolutwert der Dosiseinheit bis auf wenige Prozent gesichert ist.

Wegen ihrer vielseitigen Verwendbarkeit werden in der Praxis gewöhnlich Kleinkammern benutzt. Diese zeigen, auch wenn sie aus „Luftwändemasse" (vgl. S. 363) bestehen, meist eine mehr oder weniger ausgeprägte Wellenlängenabhängigkeit gegenüber der Großkammer, so daß für jede Strahlenqualität eine besondere Eichung notwendig ist.

Um die R-Einheit (bzw. die r-Einheit, s. weiter unten) dem praktischen Röntgenologen zugänglich zu machen, sind verschiedene Eichstellen autorisiert, die mit geeigneten, von der Reichsanstalt geeichten Instrumenten versehen sind und die Übertragung der Einheit auf die Instrumente der Praxis übernehmen. Der Arzt, der im Besitz eines in „Röntgen"-Einheiten geeichten zuverlässigen Instruments ist, hat den Vorteil, daß er, auch bei einer neuen Apparatur, ohne erst tastende Vorversuche machen zu müssen, sofort die gewünschte Dosis geben kann; — er muß nur wissen, wieviel „Röntgen"-Einheiten dazu notwendig sind, oder mit anderen Worten: er muß die Beziehung zwischen der „Röntgen"-Einheit und der HED kennen (vgl. S. 404).

c) Die französische R-Einheit.

Zeitlich vor der Einführung der deutschen R-Einheit liegt ein Vorschlag Solomons, der wegen der Schwierigkeiten, die sich der Verwirklichung der Dosismessung auf der Grundlage der elektrostatischen Einheit entgegenstellten, eine Dosiseinheit auf Grund der Gammastrahlung des Radiums empfahl. Er definierte die (französ.) R-Einheit als die Intensität einer Röntgenstrahlung, welche pro Sekunde die gleiche Ionisation hervorruft, wie 1 g Radium-Element in einem Abstand von 2 cm von der Achse der Ionisationskammer und mit 0,5 mm Platin gefiltert. Die Strahlenmenge ist dann gegeben als das Produkt aus der Strahlungsintensität, ausgedrückt in R/Sek. und der Bestrahlungszeit.

Abgesehen von kleinen Ungenauigkeiten in der Definition, auf die z. B. Rajewski aufmerksam machte, hat diese Methode etwas Bestechendes, da man in der Gammastrahlung des Radiums eine über Menschenalter hinaus konstante Strahlenquelle hat. Andererseits ergeben sich aus der starken Durchdringungsfähigkeit der Gammastrahlen — die Halbwertschicht in Blei beträgt etwa 1,5 cm — Schwierigkeiten für den Schutz der Zuleitung zu der bei dieser Methode allein verwendbaren Kleinkammer, so daß die Isolation beeinflußt werden oder Ionisation auch in benachbarten Lufträumen des Kammerstiels hervorgerufen werden kann, auch wenn letzterer für Röntgenstrahlen genügend geschützt ist. Die geringste Radiummenge, die eine solche Eichung ermöglicht, beträgt etwa 10 mg Radiumelement; die Ablaufszeit wird aber auch bei dieser Menge für die meisten Konstruktionen von Ionisationsinstrumenten sehr lang werden, so daß der Eigenablauf Berücksichtigung erfordert (vgl. S. 369).

Der schwerstwiegende Einwand ist aber der, daß die Eichung bei einer Strahlenqualität (mittlere Wellenlänge der Gammastrahlen etwa 0,02 AE) erfolgt, die von derjenigen der Röntgenstrahlen (mittlere Wellenlänge bei Tiefentherapiestrahlungen etwa 0,16 AE) gänzlich verschieden ist; die Kleinkammer muß deshalb so konstruiert sein, daß die Ionisation von der Wellenlänge der Strahlung unabhängig ist. Kammergröße und Wandmaterial sind daher von entscheidendem Einfluß. Wie groß die Differenzen bei Verwendung von ungeeignetem Wandmaterial werden können, zeigt ein Versuch, den wir mit vier gleich großen Kammern mit verschiedener Auskleidung der Innenwand angestellt haben. Die folgende Tabelle gibt die unter den gleichen Versuchsbedingungen durch Radium- bzw. Röntgenstrahlen hervorgerufenen Ablaufszeiten eines Iontoquantimeters.

Kammermaterial:	Zellon graphitiert	Aluminium graphitiert	Aluminium verkupfert	versilbert
Gammastrahlen ...	570 Sek.	760 Sek.	600 Sek.	660 Sek. Ablaufszeit
Röntgenstrahlen ..	590 „	490 „	62 „	76 „ „

Während bei der Gammastrahlung die Unterschiede in den Ablaufszeiten bei verschiedenen Wandmaterialien verhältnismäßig gering sind, fällt bei Röntgenstrahlen die Ablaufzeit bei der verkupferten Kammer nahezu auf den zehnten Teil gegenüber der Zellonkammer, die der reinen Luftionisation am nächsten kommt. Daraus geht hervor, daß schon geringe Verunreinigungen große Störungen hervorrufen können. Dies zeigte sich auch bei der Untersuchung einer großen Anzahl von Kleinkammern ein und derselben Fabrikation: während bei der weit überwiegenden Mehrzahl die Radiumeichung gegenüber der Eichung nach (deutschen) R-Einheiten einen Unterschied von nur ± 4% ergab, gingen die Abweichungen in einzelnen Fällen bis zu 30%. Ein solcher Fehler kann aber natürlich nur durch die Röntgeneichung bei verschiedenen Strahlenqualitäten festgestellt werden.

Mehrfach ist der Versuch gemacht worden, die Beziehung zwischen der deutschen und der französischen R-Einheit zahlenmäßig festzulegen; es ergaben sich — wie aus dem Vorhergehenden leicht erklärlich ist — stark voneinander abweichende Resultate. Nach Messungen von Behnken und Jaeger mit Kammern von einwandfreiem Material ist:

$$1 \text{ R (deutsch)} = 2{,}26 \text{ R (französ.)} \quad \ldots \ldots \ldots \ldots \quad (33)$$

Um die französische Einheit der deutschen anzupassen, müßte als Abstand des Radiumpräparats 1,3 cm an Stelle von 2 cm gewählt werden.

Auf Grund ähnlicher Überlegungen hat Solomon der Definition der französischen R-Einheit neuerdings folgende Fassung gegeben:

Die R-Einheit ist die Strahlenenergie, die bei Sättigungsstrom dieselbe Anzahl Ionen liefert wie 1 g Radium-Element, das in einem Abstand von 1,4 cm von Achse zu Achse neben eine kleine, wellenlängenunabhängige Ionisationskammer gelegt ist.

d) Die internationale r-Einheit.

Der Streit, welche Definition und welche Absolutgröße der Dosiseinheit vorzuziehen sind, hat seine Erledigung dadurch gefunden, daß auf dem II. internationalen Radiologen-Kongreß in Stockholm (1928) die deutsche R-Einheit mit unwesentlichen Änderungen in der Definition als internationale Dosiseinheit bestimmt worden ist. Die Definition hat [nach Strahlenther. **30**, 602 (1928)] folgende Fassung erhalten:

„Die internationale Einheit der Röntgenstrahlung wird dargestellt durch die Röntgenstrahlenmenge, die bei voller Ausnutzung der sekundären Elektronen und unter Vermeidung der Wandwirkungen in der Ionisationskammer in einem Kubikzentimeter atmosphärischer Luft bei 0° Celsius und 76 cm Quecksilberdruck eine solche Leitfähigkeit bewirkt, daß eine Ladung von einer elektrostatischen Einheit bei Sättigungsstrom gemessen wird. Die internationale Einheit der Röntgenstrahlung wird das „Röntgen" genannt und durch den Buchstaben „r" bezeichnet."

Der Hauptunterschied gegenüber der deutschen R-Einheit besteht darin, daß als Bezugstemperatur der Luft 0° C gewählt worden ist, während in der deutschen Definition 18° C festgesetzt war. Das hat zur Folge, daß die internationale Röntgeneinheit r gegen die bisherige deutsche Röntgeneinheit R in dem gleichen Verhältnis kleiner ist, wie sich die Dichte der Luft ändert, wenn man von 18° C auf 0° C übergeht. Nach den Messungen der Physikalisch-Technischen Reichsanstalt beträgt dieses Verhältnis 1,066. Es ist also:

$$1 \text{ deutsches R} = 1{,}066 \text{ internationale r,} \quad \ldots \ldots \ldots \quad (34)$$

oder mit anderen Worten: man muß die Angaben eines in deutschen R geeichten Dosismessers mit 1,066 multiplizieren, um internationale r zu erhalten.

Die gute Grundlage der Solomonschen Einheit kommt in den Beschlüssen des Kongresses insofern zu ihrem Recht, als empfohlen wird, daß die Konstanz der Angaben der Dosismesser mit der von einer bestimmten Menge Radium-Element ausgehenden Gammastrahlung geprüft werden soll, wobei die Messung stets unter den gleichen Bedingungen auszuführen ist (vgl. S. 372).

Die deutsche R-Einheit war insofern den normalen Verhältnissen besser angepaßt, als ihre Definition eine Temperatur von 18° C vorsieht gegenüber 0° C bei der r-Einheit, doch ist die Dosierung auf einheitlicher Grundlage für die Förderung unserer Kenntnis der Röntgenstrahlenwirkung von so hervorragender Bedeutung, daß die allgemeine Benutzung der r-Einheit unbedingt gefordert werden muß. Im folgenden ist deshalb im wesentlichen nur noch die r-Einheit verwendet; im Bedarfsfalle ist ja die Umrechnung in R-Einheiten nach Gleichung (34) ohne weiteres möglich.

4. „Röntgen"-Einheit und Energie.

Die Kenntnis der Beziehungen zwischen der Röntgeneinheit und der Energie hat nicht nur theoretisches Interesse, sondern sie wird zur Klärung der Frage des Wirkungsmechanismus der Röntgenstrahlen, besonders bei verschiedenen Strahlenqualitäten, in Zukunft immer mehr herangezogen werden müssen.

Diese Beziehungen können heute mit hinreichender Genauigkeit aufgestellt werden, wenn es auch noch nicht möglich ist, auf Grund derselben die an einem beliebigen Ort absorbierte Röntgenstrahlenenergie anzugeben. Die wichtigste Grundlage ist die Kenntnis der Energiemenge, die notwendig ist, um bei der Ionisierung von Luft 1 Ionenpaar zu bilden. Der Vorgang der Ionisierung ist, wie schon früher (S. 358) erwähnt, im wesentlichen sekundärer Natur: die in dem Luftvolumen der Meßkammer absorbierten Röntgenstrahlen reißen von den Luftmolekülen Elektronen los, die je nach der Strahlenhärte eine mehr oder weniger große Beschleunigung erfahren und selbst wieder ionisierend auf weitere Moleküle wirken. Die Ionisierung durch diese Photoelektronen und ebenso durch die beim Streuprozeß harter Strahlen entstehenden Streuelektronen überwiegt bei weitem die direkte Ionisierung durch die absorbierten Röntgenstrahlen, indem jedes beschleunigte Elektron auf seinem Wege eine ganze Reihe von Ionenpaaren erzeugt, bis seine Energie erschöpft ist. Die Gesamtionisierung ist also im wesentlichen von der kinetischen Energie der sekundär entstehenden Elektronen abhängig.

Man kann die (mittlere) Energie, die notwendig ist, um 1 Ionenpaar zu erzeugen, dadurch bestimmen, daß man einerseits die Energie einer Röntgenstrahlung (vgl. S. 310) und andererseits den Ionisationsstrom mißt, der von der gleichen Strahlung in 1 ccm Luft bestimmter Dichte hervorgerufen wird. Durch Division beider Werte und weitere Division durch die Anzahl der Ionenpaare erhält man die zur Bildung eines Ionenpaares notwendige Energie. Die Anzahl der Ionenpaare erhält man aus dem gemessenen Ionisationsstrom durch die einfache Überlegung, daß jedes Ionenpaar eine Elementarladung negativer bzw. positiver Elektrizität zu den Elektroden der Ionisationskammer transportiert. Eine Elementarladung entspricht einer Elektrizitätsmenge von $4{,}77 \cdot 10^{-10}$ elektrostatischen Einheiten, es sind also $1/4{,}77 \cdot 10^{-10} = 2{,}1 \cdot 10^9$ Ionenpaare notwendig, um eine Elektrizitätsmenge von einer elektrostatischen Einheit zu befördern. Dies entspricht aber nach der Definition einer Röntgeneinheit.

In den letzten Jahren sind verschiedene Untersuchungen angestellt worden, um die zur Erzeugung eines Ionenpaares notwendige Energie zu bestimmen. Kulenkampff fand für weiche Röntgenstrahlen von 0,56 bis 2 AE 35 ± 5 Volt, Rump für harte Röntgenstrahlen von 0,12 bis 0,43 AE 33 ± 2 Volt. (Die Energie des beschleunigten Elektrons ist gleich dem Produkt aus der Elementarladung e und der beschleunigenden Spannung V; da erstere konstant ist, pflegt man die Energie $e \cdot V$ des Elektrons einfach durch die Voltzahl der Spannung auszudrücken.) Neuerdings ist das noch unsichere Zwischengebiet durch Messungen von Eisl überbrückt worden, der nicht Röntgenstrahlen, sondern Kathodenstrahlen verwendete; da aber nach dem oben Gesagten in beiden Fällen nahezu der gleiche Ionisierungsvorgang zugrunde liegt, kann man das Ergebnis auch auf die Röntgenstrahlen übertragen. Eisl erhielt für Spannungen von 10 bis 60 kV, welche Röntgenstrahlen von 0,2 bis 1,2 AE entsprechen würden, $32,2 \pm 0,6$ Volt. Man kann also für das gesamte Gebiet der Röntgenstrahlen annehmen, daß der mittlere Energieverbrauch pro Ionenpaar 33 Volt beträgt, ein Resultat, das bei dem komplizierten Vorgang der Ionisierung nicht ohne weiteres zu erwarten war, das aber die Möglichkeit gibt, auf verhältnismäßig einfachem Wege mit Hilfe der Luftionisation die Energie der Röntgenstrahlen zu ermitteln.

Aus der Voltgeschwindigkeit V bekommt man die kinetische Energie ($e \cdot V$) der beschleunigten Elektronen in Erg (vgl. S. 276) durch Multiplikation mit der Elementarladung e. Es ergibt sich: $e \cdot V = 4{,}77 \cdot 10^{-10} \cdot \frac{33}{300}$ (die Einführung der Zahl 300 ist notwendig, um die Volt in elektrostatische Spannungseinheiten umzuwandeln). Das ist die Energie, die notwendig ist, um 1 Ionenpaar zu erzeugen. Da 1 Röntgeneinheit $2{,}1 \cdot 10^9$ Ionenpaare erfordert, beträgt die entsprechende Energie:

$$4{,}77 \cdot 10^{-10} \cdot 2{,}1 \cdot 10^9 \cdot \frac{33}{300} = 0{,}11 \text{ Erg.}$$

(Dies Resultat kann man auch einfacher, ohne den Umweg über die Anzahl der Ionenpaare pro elektrostatische Einheit erhalten, wenn man in dem Ausdruck $e \cdot V$ für e die elektrostatische Einheit der Ladung, für V den erforderlichen Spannungsabfall in elektrostatischen Spannungseinheiten ($= 1/300$ Volt) einsetzt: $1 \cdot \frac{33}{300} = 0{,}11$ Erg.)

Es ist also:

1 Röntgeneinheit = 0,11 Erg in 1 ccm Luft absorbierter Strahlungsenergie, und zwar:
1 R = 0,11 Erg in 1 ccm Luft von 18° C bei 760 mm Hg,
1 r = 0,11 Erg in 1 ccm Luft von 0° C bei 760 mm Hg . . . . (35)
absorbierter Strahlungsenergie.

Es liegt in der Art der Definition der Röntgeneinheit begründet, daß diese Energiemenge pro r unabhängig von der Strahlenqualität ist; stets herrscht dort, wo eine Strahlenenergiemenge von 0,11 Erg in 1 ccm Luft von bestimmter Dichte absorbiert wird, die Röntgenstrahlenmenge 1 „Röntgen".

Dagegen ist die Röntgenstrahlenmenge, die auf die Meßkammer auftreffen muß, damit 0,11 Erg pro Kubikzentimeter Luft absorbiert werden, d. h. damit eine Röntgeneinheit gemessen wird, naturgemäß im allgemeinen sehr viel größer als die absorbierte Energiemenge, da ja die Luft für Röntgenstrahlen normaler Härte sehr durchlässig ist. Die hingestrahlte, von der Röhre emittierte Röntgenstrahlenenergiemenge findet man aus dem Absorptionsgesetz entsprechend der Formel (18) (S. 318):

$E = E_0 \cdot e^{-\tau d}$, worin E_0 die auftreffende, E die hindurchgegangene Energiemenge, τ den Gesamtabsorptionskoeffizienten ($= \alpha + \sigma_a$), d die Dicke der durchstrahlten Luftschicht bedeuten. Daraus ergibt sich die pro r absorbierte Energie:

$$E_0 - E = E_0 \cdot (1 - e^{-\tau d}) = 0{,}11 \text{ Erg/ccm} \quad\quad\quad (36)$$

oder vereinfacht, für den Fall, daß $\tau \cdot d$ sehr klein ist:

$$E_0 - E = E_0 \cdot \tau \cdot d = 0{,}11 \text{ Erg/ccm.} \quad\quad\quad (37)$$

Wenn man die Schichtdicke d gleich 1cm annimmt, also die Absorption in einem Prisma von 1 qcm Auftrefffläche betrachtet, wird

$$E_0 = 0{,}11/\tau \text{ Erg/qcm.}$$

Man sieht hieraus, daß die hingestrahlte Energie, die notwendig ist, damit 0,11 Erg pro Kubikzentimeter Luft absorbiert werden, d. h. damit eine Dosis von 1 r entsteht, vom Absorptionskoeffizienten abhängig ist, sich also stark mit der Wellenlänge der Strahlung ändert.

Allgemein erhält man aus einer Messung in r-Einheiten die Energie E_0 der auftreffenden Strahlung nach der Formel:

$$E_0 = \frac{0{,}11}{\tau} \cdot r \text{ Erg/qcm.} \quad\quad\quad (38)$$

Der Gesamtabsorptionskoeffizient τ der Luft ist proportional der Dichte ϱ; es ist deshalb zweckmäßig, den auf die Masseneinheit bezogenen Koeffizienten τ/ϱ einzuführen und zu schreiben:

$$E_0 = \frac{0{,}11}{\varrho \cdot \tau/\varrho} \cdot r \text{ Erg/qcm}$$

oder, da die Luftdichte bei 0° C und 760 mm Hg, wie es für die r-Einheit gilt, gleich 0,001293 ist:

$$E_0 = \frac{85}{\tau/\varrho} \cdot r \text{ Erg/qcm.} \quad\quad\quad (39)$$

oder in Calorien ausgedrückt:

$$E_0 = \frac{2{,}03}{\tau/\varrho} \cdot r \cdot 10^{-6} \text{ cal/qcm} \quad\quad\quad (40)$$

In Abb. 161 sind in Erg/qcm die Energiemengen, die notwendig sind, um eine Dosis von 1 r zu erzeugen, in Abhängigkeit von der Wellenlänge angegeben. Die Kurve entspricht natürlich den reziproken Werten der τ/ϱ-Kurve in Abb. 108 (S. 325). Der horizontale Teil bei etwa 0,1 AE ist durch den Einfluß der Streuabsorption bedingt; der gestrichelte Teil gilt für ganz kurzwellige Strahlung, z. B. für die γ-Strahlung des Radiums (etwa bei 0,02 AE) unter der Voraussetzung, daß auch in diesem Gebiet die zur Erzeugung eines Ionenpaares notwendige Energie konstant gleich 33 Volt bleibt. Aus der Kurve findet man z. B. für eine Strahlung von 0,16 AE eine auf die Meßkammer auftreffende Strahlenenergiemenge von etwa 3000 Erg/qcm, für 0,5 AE dagegen 280 Erg/qcm für je 1 r.

Damit wäre eine sehr einfache Methode zur Messung der Energie der Röntgenstrahlen gegeben, wenn nicht einige Schwierigkeiten auftreten würden. Die erste besteht darin, daß der Wert des Absorptionskoeffizienten für verschiedene Wellenlängen nicht mit der wünschenswerten Sicherheit bekannt ist; die zweite darin, daß es sich in der Praxis stets um inhomogene Strahlungen handelt. Es muß deshalb eine mittlere oder effektive Wellenlänge des Strahlengemisches bestimmt werden, die so beschaffen ist, daß die härteren und weicheren Strahlenanteile im Mittel, ihrer Energie entsprechend, gleichmäßig um diese Wellenlänge verteilt sind. Die Kurven der spektralen „Intensitäts"-Verteilung (Abb. 89, S. 301 oder Abb. 110, S. 327) sind aber meist mit Ionisationsinstrumenten aufgenommen, und die Folge ist die, daß den weichen Anteilen, die viel stärker ionisierend wirken als die harten, eine zu hohe Energie zugeschrieben wird und daß infolgedessen das Maximum der Kurve bei einer zu großen Wellenlänge gegenüber der wahren Energieverteilung liegt. Ähnlich steht es mit den Methoden zur Bestimmung der effektiven Wellenlänge (vgl. S. 378 f.), auch bei diesen wird eine Wellenlänge gefunden, im Vergleich zu der die ionisierende Wirkung, nicht die Strahlungsenergie, beiderseits gleichmäßig verteilt ist. Man kann aber eine „Intensitäts"-Verteilungskurve, die mittels Ionisationsmessungen aufgenommen ist, auf die Energie, die den einzelnen Wellenlängen zukommt, korrigieren, wenn man die einzelnen Ordinaten durch das jeweils zugehörige τ dividiert; dadurch wird das Maximum der Kurve nach kürzeren Wellen hin verschoben. Der Unterschied ist um so größer, je inhomogener die Strahlung ist; aus einer solchen korrigierten Kurve kann dann die in bezug auf die Energie mittlere Wellenlänge gefunden werden.

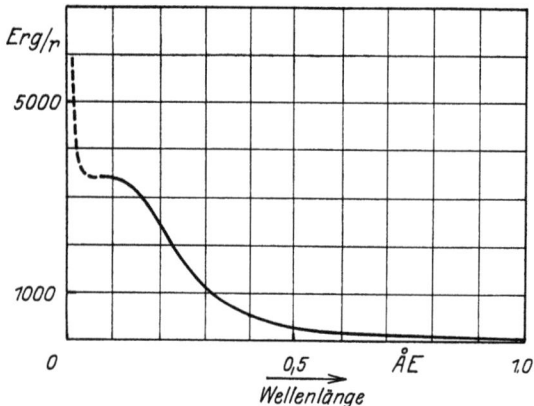

Abb. 161. Wellenlängenabhängigkeit der Energiemengen in Erg/qcm, die notwendig sind, um eine Dosis von 1 r zu erzeugen.

Die auftreffende Energie, die einer Röntgeneinheit entspricht, wird naturgemäß in Substanzen von geringerer Durchlässigkeit, als die Luft sie besitzt, auch stärker absorbiert. In dieser Hinsicht ist die Kenntnis der Absorption im organischen Gewebe von besonderer Bedeutung, da die Bestimmung der absorbierten Energie das eigentliche Ziel der Dosierung ist. Dem Gewebe ist das Wasser in bezug auf das Absorptionsvermögen ähnlich (der Absorptionskoeffizient des Gewebes ist etwa 8% kleiner als der des Wassers), und Wasser und Luft sind insofern miteinander vergleichbar, als ihre mittleren Ordnungszahlen nahezu gleich sind (vgl. S. 322) und infolgedessen sich ihre Absorptionskoeffizienten wie ihre Dichten verhalten (der geringe Unterschied in den Ordnungszahlen bringt es allerdings mit sich, daß der Massenabsorptionskoeffizient des Wassers etwa 10% kleiner als der der Luft ist). Die Dichte des Wassers kann man für alle vorkommenden Temperaturen als konstant gleich 1 annehmen, so daß das Verhältnis zur Dichte der Luft von 0° C und 760 mm Hg etwa 770 : 1 beträgt.

Nach Formel (37) ist die absorbierte Energie durch das Produkt $E_0 \cdot \tau \cdot d$ gegeben; bei gleicher Dicke der Substanzen verhalten sich also die absorbierten Energiemengen wie die Absorptionskoeffizienten und diese bei Wasser und Luft wie die Dichten, also wie 770 : 1. Infolgedessen werden überall dort, wo die Strahlenmenge 1 r vorhanden ist, $770 \cdot 0{,}11 = 85$ Erg/ccm in Wasser oder Gewebe absorbiert, und zwar wieder unabhängig von der Strahlenqualität:

1 r entspricht 85 Erg in 1 ccm Wasser absorbierter Strahlungsenergie . . . . (41)

Wenn man von den angegebenen Abweichungen in bezug auf die Gleichheit der Massenabsorptionskoeffizienten absieht, ist dies ein sehr großer Vorteil der Ionisationsmethode, indem durch die Messung der Dosis in r-Einheiten zugleich bekannt ist, daß am Orte der Messung im Gewebe 85 Erg/ccm pro r absorbiert werden. Leider sind aber im allgemeinen wesentliche Einschränkungen zu machen: die angewendete vereinfachte Formel (37) gilt nur für den Fall, daß $\tau \cdot d$ sehr klein ist. Letzteres trifft für Luft wegen ihrer geringen Dichte für einen großen Wellenlängenbereich zu, nicht aber für Wasser oder Gewebe. Es muß deshalb bei weicheren Strahlungen die ursprüngliche Formel (36) benutzt werden, und damit fällt dann die Wellenlängenunabhängigkeit des Betrages der pro Kubikzentimeter absorbierten Energie fort, oder es dürfen nur sehr dünne Schichten in Betracht gezogen werden, die aber bei der therapeutischen Anwendung der Röntgenstrahlen gewöhnlich nicht vorliegen.

Eine weitere Erschwerung für die praktische Verwendung der absorbierten Energie als Dosismaß ist dadurch bedingt, daß man es bei Bestrahlungen stets mit einem größeren durchstrahlten Volumen zu tun hat. Die in diesem entstehende Streustrahlung wird aber zum Teil selbst wieder absorbiert und ergibt eine Verschiebung der Energieverteilung im Körper, die vorläufig noch nicht rechnerisch erfaßt werden kann. So kommt es, daß die absorbierte Energie zunächst noch nicht als Dosismaß verwendbar ist. Nur wenn die Ionisationsmessung unmittelbar am Erfolgsort gemacht werden kann, darf man sagen, daß am Orte der Kammer in einer sehr dünnen Gewebsschicht eine Energiemenge von etwa $85 \cdot r$ Erg/ccm absorbiert wird.

Wenn beispielsweise in der Mitte eines Hautfeldes von 6×8 cm 800 r (600 r direkte Strahlung + 33% Streuzusatzstrahlung) einer harten Therapiestrahlung appliziert werden, so beträgt die pro Kubikzentimeter an der Oberfläche absorbierte Energiemenge etwa $85 \cdot 800 = 68\,000$ Erg (vgl. S. 404).

Um dies zu erreichen, muß nach Formel (39) und Abb. 108 (S. 325), wenn die mittlere Wellenlänge der Strahlung 0,16 AE ist, eine Energiemenge von

$$\frac{85}{0{,}028} \cdot 600 = 1\,820\,000 \text{ Erg/qcm oder}$$
$$1\,820\,000 \cdot 2{,}39 \cdot 10^{-8} = 0{,}0435 \text{ cal/qcm}$$

auf die Haut auftreffen.

Die gesamte, auf das Feld von 6×8 cm auftreffende Energiemenge, d. i. die Energiemenge, die 1 HED entspricht, ist dann:

$$1\,820\,000 \cdot 48 = 8{,}7 \cdot 10^7 \text{ Erg oder}$$
$$8{,}7 \cdot 10^7 \cdot 2{,}39 \cdot 10^{-8} = 2{,}1 \text{ cal.}$$

Um ein anschauliches Bild von den Energiemengen zu bekommen, die bei Röntgenbestrahlungen angewendet werden, ist vielleicht ein Vergleich mit der Energie der Sonnenstrahlung angebracht. Die gesamte Energiemenge, die bei mittlerem Erdabstand durch Sonnenbestrahlung unter günstigen atmosphärischen Verhältnissen auf 1 qcm Fläche an der Erdoberfläche entfällt, beträgt etwa 0,7 cal/Min.; sie ist also etwa 160mal so groß wie die Röntgenstrahlenenergiemenge, die pro Quadratzentimeter und Minute zur Erreichung der HED notwendig ist, wenn letztere Bestrahlung in 10 Minuten erfolgt. Dabei ist aber zu berücksichtigen, daß von der gesamten Sonnenstrahlung nur ein geringer Bruchteil biologisch wirksam ist.

5. HED und „Röntgen"-Einheit.

Dem Praktiker ist, wie schon erwähnt, mit der Schaffung der Dosiseinheit allein nicht gedient; er muß wissen, wie hoch die Dosis in jedem einzelnen Fall sein darf, ohne daß eine Schädigung zu befürchten ist, und wie hoch die Dosis sein muß, damit die gewünschte Wirkung erzielt wird. Da im allgemeinen die Körperhaut durchstrahlt werden muß, ist also die Kenntnis der Beziehung zwischen der HED und der r-Einheit notwendig. Leider bestehen in diesem Punkte noch erhebliche Meinungsverschiedenheiten; während nämlich die einen behaupten, daß gleiche, in r-Einheiten gemessene Dosen stets die gleiche Wirkung hervorbringen, finden andere eine erhebliche Abhängigkeit der Strahlenwirkung von der Strahlenqualität.

Früher schon hatte man die HED herangezogen, um einen Vergleich der verschiedenen, auf der Luftionisation beruhenden Einheiten (vgl. S. 395) zu ermöglichen. Solomon gibt z. B. folgende Zusammenstellung, der die in 1 ccm Gewebe absorbierte Energie in Erg-Einheiten zugrunde gelegt ist:

$$\begin{aligned}
\text{Szilard} &\quad 240\,000 \text{ Erg} \\
\text{Friedrich} &\quad 21\,500 \text{ ,,} \\
\text{Solomon} &\quad 250\,000 \text{ ,,} \\
\text{Duane} &\quad 215\,000 \text{ ,,} \\
\text{Dauvillier} &\quad 30\,000 \text{ ,,}
\end{aligned}$$

Alle diese, bis um das Zehnfache verschiedenen Energiemengen sollten die gleiche Hautreaktion hervorbringen! Es ist natürlich ausgeschlossen, daß die HED so dehnbar wäre und ein so schlechtes Einheitsmaß sein könnte; die Unterschiede sind vielmehr dadurch entstanden, daß die genannten Forscher meist mit Kleinkammern gearbeitet haben, deren Fehler durch Wandwirkungen u. dgl. noch nicht genügend bekannt waren. Nach den Messungen von Rump (vgl. S. 312) ergibt sich für 1 HED bei einer Strahlung von 0,16 AE mittlerer Wellenlänge eine Energiemenge von etwa 68 000 Erg/ccm (vgl. auch die vorige Seite).

Kurz nach der Einführung der R-Einheit haben Grebe und Martius mit Hilfe eines geeichten Instruments Messungen an zahlreichen Instituten ausgeführt, um festzustellen, wieviele R-Einheiten der HED entsprechen. Sie fanden Unterschiede, die bei den Extremwerten 1 : 4 betrugen. Sie glaubten dies auf Schwankungen der HED zurückführen zu können und bezweifelten daher die Eignung der HED als Dosismaß. Die großen Differenzen sind aber vielmehr dadurch entstanden, daß die Definition der HED in bezug auf die Strahlenhärte, auf die Art der Hautreaktion usw. nicht beachtet wurde, und daß der Einfluß der Streustrahlung gänzlich unberücksichtigt blieb. Als Mittelwert fanden sie 580 R/HED. Bei einer späteren Meßreihe haben dieselben Autoren diese großen Unterschiede nicht mehr gefunden; alle Werte lagen vielmehr in der Nähe von 500 R/HED.

In neuerer Zeit hat Küstner in dankenswerter Weise durch eine Umfrage bei Instituten, die mit seinem Eichstandgerät arbeiten, die Frage nach der Beziehung zwischen der HED und der R-Einheit weiter geklärt. Es ergab sich ein Mittelwert von 550 R/HED mit einer maximalen Schwankung von ± 15%. Diese Schwankungen sind schon dadurch erklärlich, daß die HED auf einer biologischen Reaktion fußt, die von individuellen Eigentümlichkeiten beeinflußt wird. Deshalb ist die HED nicht immer gleichbedeutend mit einer bestimmten Reaktion, sondern sie stellt einen für alle vorkommenden Fälle brauchbaren Mittelwert dar, und dieser Mittelwert ist heute dank der Einheitsdosimetrie jedem Röntgenologen zugänglich. Wir setzen also:

$$1 \text{ HED} = 550 \text{ R}$$

oder nach Gleichung (34) unter Aufrundung des sich ergebenden Wertes von 587 r:

$$1 \text{ HED} = 600 \text{ r} \quad \ldots \ldots \ldots \ldots \ldots \ldots \ldots \quad (42)$$

Hierbei ist zu beachten, daß einerseits die Bedingungen, die in der Definition der HED festgelegt sind — vor allem in bezug auf Strahlenqualität und Feldgröße — innegehalten werden, und daß andererseits die Messung der Strahlenmenge in Röntgen-Einheiten unter Ausschluß von Streuzusatzstrahlung erfolgt. Es wird also eine Oberflächendosis (HED) zu einer Dosis (550 R bzw. 600 r) in Beziehung gesetzt.

Es wäre eigentlich das natürlichere, wenn man auch die Streuzusatzstrahlung, die in der HED enthalten ist, in r-Einheiten ausdrücken würde, man käme dann auf etwa 800 r für 1 HED. Man hat davon abgesehen, weil die Streustrahlung vermöge des Compton-Effekts eine andere Qualität als die Primärstrahlung hat und weil die Kleinkammer, die allein zur Messung der Streustrahlung geeignet ist, im allgemeinen eine gewisse Wellenlängenabhängigkeit gegenüber der Großkammer besitzt. Die r-Messung an der Oberfläche einer streuenden Substanz ist deshalb meist nicht einwandfrei, und man zieht es vor, die Dosis bei Aufstellung der Kammer frei in der Luft zu bestimmen, und die für die gerade vorliegenden Bestrahlungsbedingungen wegen der Streustrahlung erforderlichen Änderungen aus Tabellen oder Kurven, die aus Messungen am Phantom gewonnen sind, zu entnehmen.

In Amerika ist es dagegen üblich, die Dosis unmittelbar an der Oberfläche des Körpers zu messen, also die HED mit der in Röntgen-Einheiten gemessenen Oberflächendosis zu vergleichen. Hier hat sich nun eine sehr starke Diskrepanz gegenüber den in Europa verwendeten Dosen ergeben, insofern als von den amerikanischen Autoren 1200—1500 R (entsprechend etwa 1300—1600 r) pro HED angegeben werden, also bis zum Doppelten der bei uns gebräuchlichen Oberflächendosis von 700 R (bzw. 800 r) pro HED. Allerdings scheint die dort zugrunde gelegte Hautreaktion stärker zu sein als der Wintzschen Definition entspricht, da Glasser angibt, daß bei 1400 R in 5% der Fälle eine starke Rötung der Haut mit darauffolgender dunkelbrauner Verfärbung eintrat, doch ist damit der große Unterschied nicht zu erklären. Die Abweichung ist um so erstaunlicher, als nach der Ansicht und den Erfahrungen führender deutscher Röntgenologen schon bei 130% der HED, also bei etwa 900 R (oder 1000 r) Oberflächendosis die Gefahr einer Verbrennung zweiten oder gar dritten Grades vorliegt. Es lag der Gedanke nahe, daß die absolute Größe der R-Einheit in Amerika fehlerhaft sein könnte, zumal sie auch dort erhebliche Schwankungen durchgemacht hat. Versuche, die deutsche R-Einheit mit Hilfe von geeichten Instrumenten nach Amerika zu übertragen, gaben wechselnde Resultate. Deshalb entschloß sich die Physikalisch-Technische Reichsanstalt, entsprechende Messungen durch Behnken an Ort und Stelle machen zu lassen. Die Messungen, die in engster Fühlungnahme mit amerikanischen Röntgenphysikern vorgenommen wurden, ergaben, daß die besten amerikanischen Bestimmungen der R-Einheit höchstens um 3% von den deutschen abweichen. Da andererseits nicht anzunehmen ist, daß die Röntgenempfindlichkeit der menschlichen Haut in Amerika eine andere sein könnte als bei uns, muß diese Frage als nicht geklärt zurückgestellt werden.

Wie oben schon erwähnt wurde, ist es üblich geworden, von einer HED auch dann zu sprechen, wenn die in der Definition zugrunde gelegten physikalischen Bedingungen nicht erfüllt sind, wenn also Abstand, Feldgröße und Strahlenqualität andere sind als dort angegeben. Die HED ist in diesem Fall also nur die Bezeichnung für eine Strahlendosis, die eine bestimmte Hautreaktion gibt. Es soll nun untersucht werden, welchen Einfluß die Änderung der drei Größen auf die der HED entsprechende Zahl von 600 r, bzw. 800 r bei Einschluß der Streustrahlung, hat.

a) Änderung des Abstandes.

Der HED ist ein Fokus-Hautabstand von 23 cm zugrunde gelegt, ein Abstand, wie er zur Zeit der Entstehung der HED allgemein üblich war. Die modernen Bestrahlungsgeräte gestatten eine so große Annäherung nicht mehr, auch ist es in vielen Fällen zur Erzielung einer größeren Tiefenwirkung notwendig, den Abstand zu vergrößern. Damit nimmt die Strahlenintensität entsprechend dem quadratischen Gesetz ab, weil ja die Strahlendichte durch die Ausbreitung im Raum mit zunehmendem Abstand immer geringer wird. Da die Dosis durch das Produkt aus der Intensität I und der Bestrahlungszeit t gegeben ist ($D = I \cdot t$), kann die durch die Vergrößerung des Abstandes verminderte Intensität durch eine entsprechende Verlängerung der Bestrahlungszeit ausgeglichen werden.

Die Erfahrung zeigt aber, daß bei länger ausgedehnten Bestrahlungen der biologische Effekt geringer wird. Man muß daher, um den gleichen Effekt zu bekommen, an Bestrahlungszeit zugeben.

Dies Verhalten ist häufig mit der Schwärzung der photographischen Emulsion unter der Einwirkung sichtbaren Lichts in Parallele gesetzt worden. Auch hier gilt nicht das einfache Reziprozitätsgesetz $I \cdot t = $ constans (Bunsen-Roscoesches Gesetz), sondern die Belichtungszeit muß bei geringen Intensitäten stärker erhöht werden, als diesem Gesetz entspricht; es gilt dort vielmehr das Schwarzschildsche Gesetz $I \cdot t^{\vartheta} = $ constans, wenn t die Zeit bedeutet, in der eine bestimmte Schwärzung erreicht wird, und ϑ einen Exponenten, der gewöhnlich nur wenig kleiner als 1 ist.

Die geringere biologische Wirkung bei kleinen Röntgenintensitäten läßt sich nicht durch ein so einfaches Gesetz ausdrücken. Abb. 162 zeigt die Erhöhung der Dosis, die vorgenommen werden muß, wenn man bei verringerten Intensitäten die gleiche Hautreaktion erzielen will; sie ist von Wintz als biologische Zusatzdosis bezeichnet worden. Sie ist hier in der Weise dargestellt, daß auf der Abszissenachse die Bestrahlungszeit in Minuten, bzw. die Dosisleistung in r/Min., auf der Ordinatenachse der Faktor angegeben ist, mit dem die nach dem quadratischen Gesetz errechnete Bestrahlungszeit multipliziert werden muß, um die der HED entsprechende Hautbräunung zu bekommen. Wenn z. B. die errechnete Bestrahlungszeit 100 Minuten beträgt — das wäre etwa bei 60 cm FHA und der HED 15 (bei 23 cm) der Fall: $\left(\frac{60}{23}\right)^2 \cdot 15 = 102$ — muß die Bestrahlungszeit mit 1,11 multipliziert, also auf 111 Minuten erhöht werden. In r-Einheiten ausgedrückt bedeutet das, daß an Stelle von 600 r nunmehr 666 r hingestrahlt werden müssen, oder daß an der Oberfläche an Stelle von 800 r nunmehr 888 r wirksam sein müssen, wie aus dem Ordinatenmaßstab auf der rechten Seite zu ersehen ist. Die Kurve ist empirisch gewonnen und nach den Erfahrungen gezeichnet, die wir sowohl bei Röhren normaler Leistung (HED 12—25 Min.)

als auch bei Hochleistungsröhren (HED 3—4 Min.) im Laufe der Zeit gemacht haben; in letzterem Fall wurde aber stets in größerem Abstand bestrahlt.

Die vorstehende Betrachtung bezieht sich nur auf den Fall, daß die Dosis in einer einzigen Sitzung oder mit nur kurzen Unterbrechungen verabfolgt wird. Wenn man dagegen mit verzettelten Dosen bestrahlt, wobei die gesamte Strahlenmenge in kleinen Teildosen gegeben wird, dann wird die Wirkung weiter herabgesetzt; es tritt in den Pausen eine gewisse Erholung der Gewebszellen ein, so daß erheblich größere Strahlenmengen verabfolgt werden können als bei einzeitiger Bestrahlung. Auch nach Bestrahlung mit einer vollen HED regeneriert sich die Haut wieder, und es kann nach Verlauf von etwa zwei Monaten die gleiche Dosis nochmals appliziert werden, ohne daß eine Schädigung eintritt. Man faßt diesen ganzen Fragenkomplex auch unter der Bezeichnung „Zeitfaktor" zusammen.

In neuester Zeit ist eine Methode der starken Verzettelung der Dosis wieder aufgelebt, von der man in manchen Fällen eine besondere Wirksamkeit erwartet. Es wird täglich eine geringe Dosis gegeben, etwa 20—30% der HED, und es tritt

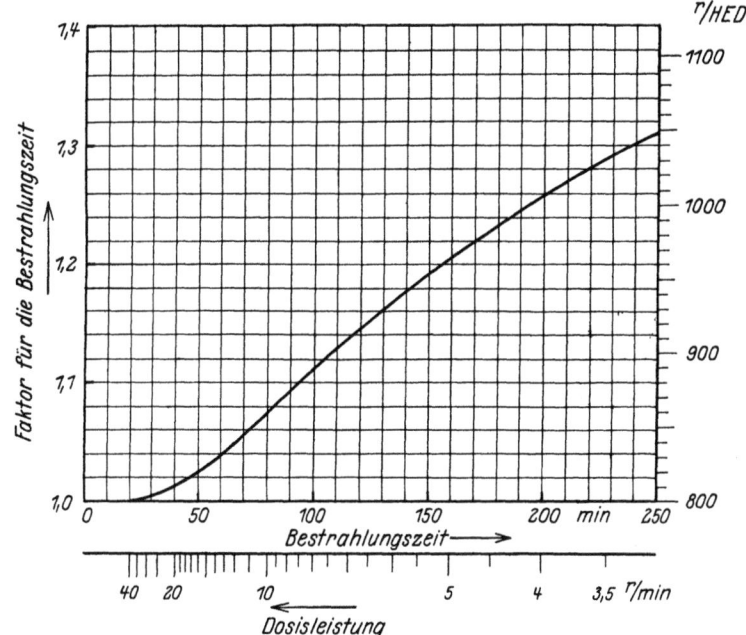

Abb. 162. Die biologische Zusatzdosis. Die Kurve gibt die Verlängerung der Bestrahlungszeit bzw. die Erhöhung der Dosis in r-Einheiten, die zur Erreichung der HED-Wirkung notwendig sind, wenn in größerem Abstand oder bei geringer Dosisleistung bestrahlt wird. Bei den in r-Einheiten angegebenen Dosen ist die Streuzusatzstrahlung einbegriffen (vgl. S. 417).

dann erst nach etwa 14tägiger Bestrahlung im weiteren Verlauf eine der HED entsprechende Hautreaktion auf. Man kann also auf diese Weise etwa die dreifache Dosis gegenüber der einzeitigen Bestrahlung applizieren, es ist aber nicht richtig, dann von 3 HED zu sprechen, sondern die HED entspricht bei dieser Bestrahlungsweise etwa $3 \times 600 = 1800$ r, an der Primärstrahlung gemessen.

b) Änderung der Feldgröße.

Wenn die Größe des Bestrahlungsfeldes geändert wird, ändert sich bei gleichbleibender hingestrahlter Röntgenstrahlenmenge die Oberflächendosis wegen der von der Feldgröße abhängigen Streuzusatzdosis. Es muß daher, wenn man von der in der Definition der HED zugrunde gelegten Feldgröße von 6×8 cm ausgeht, bei größeren Feldern die Bestrahlungszeit verkürzt, bei kleineren Feldern verlängert werden oder in r-Einheiten ausgedrückt: die Anzahl der r pro HED muß im ersten Fall erniedrigt, im zweiten erhöht werden. In Abb. 163 ist dies in einer Kurve dargestellt, die für normale Strahlungen der Tiefentherapie gültig ist. Auf der Abszissenachse sind die Feldgrößen in Quadratzentimetern, auf der Ordinatenachse die Faktoren angegeben, mit denen die Bestrahlungszeit zu multiplizieren ist, wenn die Feldgröße von 6 × 8 cm abweicht. Auf der rechten Seite sind die entsprechenden r-Zahlen aufgetragen, wenn man 600 r/HED als normal ansetzt. Die Größe der Streuzusatzstrahlung ist, wie aus Abb. 122 (S. 341) zu ersehen ist, auch von der Strahlenqualität abhängig. Während aber im Gebiet der Tiefentherapiestrahlungen nur geringe Unterschiede bestehen, sinkt der Einfluß der Streuzusatzstrahlung bei weichen Strahlungen; die Änderung der r-Zahl pro HED wird dann entsprechend geringer.

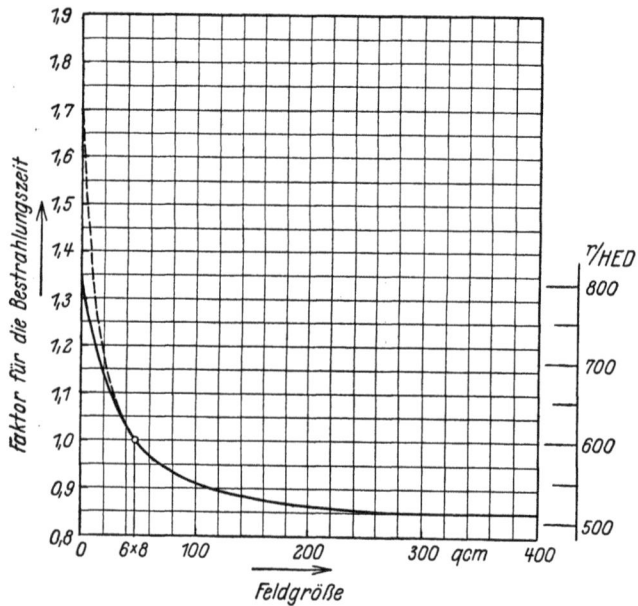

Abb. 163. Einfluß der Feldgröße auf die Bestrahlungszeit. Die Bestrahlungszeit bei 6 × 8 cm Feldgröße ist gleich 1 gesetzt. Bei Verwendung anderer Feldgrößen muß zur Erzielung gleicher Hautreaktion die Bestrahlungszeit mit den aus der Kurve zu entnehmenden Faktoren multipliziert werden. Die gestrichelte Kurve gilt für enge Röhrentubusse, durch die ein Teil der Primärstrahlung abgeblendet wird. Der Maßstab auf der rechten Seite zeigt die bei Änderung der Feldgröße anzuwendenden Dosen in r-Einheiten, wenn die Dosis bei 6 × 8 cm Feld 600 r (ohne Streuzusatzstrahlung) beträgt.

Durch diese Änderung der Dosis, d. h. der hingestrahlten Strahlenmenge, erreicht man, daß die Oberflächendosis stets 800 r beträgt, wenn auch die Feldgröße wechselt. Wenn man also während der Bestrahlung mit auf die Haut des Patienten in der Mitte des Feldes aufgelegter Kammer dosiert, z. B. mit einem Dosiszähler, muß man, unabhängig von der Feldgröße, normal 800 r für die HED ansetzen.

Den oben behandelten „Zeitfaktor" kann man bei dieser Dosierungsweise nicht von vornherein bestimmen; man muß vielmehr zu diesem Zweck entweder während der Bestrahlung mit der Uhr die Röhrenleistung in r/Min. oder die Gesamtbestrahlungszeit bestimmen und damit aus Abb. 162 den Zusatz entnehmen, der dann am Ende der Bestrahlung der Oberflächendosis hinzugefügt wird.

c) Änderung der Strahlenqualität.

Eine sehr wichtige Frage ist weiter die, ob zur Erreichung der HED bei sonst unveränderten Bedingungen stets die gleiche Anzahl von r-Einheiten erforderlich ist, wenn die Strahlenqualität geändert wird.

Als man die Messung der Luftionisation zur Grundlage der Dosiseinheit wählte, ging man von dem Gedanken aus, daß die Luftionisation und die Reaktion des menschlichen Gewebes bei Anwendung von Strahlen verschiedener Qualität in einem festen Verhältnis zueinander stehen müßten. Dies war deshalb wahrscheinlich, weil die atmosphärische Luft und das menschliche Gewebe nahezu die gleiche mittlere Atomnummer besitzen, so daß bei beiden Reaktionen, die wie jede Strahlenwirkung auf der Absorption beruhen, der gleiche Gang mit der Wellenlänge besteht. Bei der Dosierung nach r-Einheiten sollte also die Hautreaktion, unabhängig von der Wellenlänge der Strahlung, stets die gleiche sein.

Versuche zur Prüfung dieser Ansicht hatten wechselnden Erfolg. So fanden z. B. Holthusen und seine Mitarbeiter sowohl bei Askariseiern wie an der menschlichen Haut, daß von sehr weichen Strahlungen an bis zu den härtesten Therapiestrahlungen Dosen von 550 R stets die gleiche Reaktion gaben.

Andererseits hatte Wintz schon bei seinen Versuchen über die Eignung der Hautpigmentierung als Dosiseinheit gefunden, daß die den 35 Abläufen seines Iontoquantimeters (vgl. S. 394) entsprechende Dosis bei der Verwendung von weichen Strahlungen eine zu starke Reaktion, bei sehr harter Strahlung dagegen keine Bräunung hervorrief. Auf die Dosierung nach Röntgen-Einheiten übertragen bedeutet das, daß bei sehr harten Strahlen (200 kV, 1 mm Zn- oder Cu-Filter) etwa 650 R (= 700 r), bei weicher Strahlung (150 kV, 3 mm Al-Filter) dagegen etwa 400 R (= 450 r) auftreffender Strahlung der HED entsprechen. In der Leuchthelligkeit des Zinksilicatschirms wurde dann eine Reaktion gefunden, die nahezu das gleiche Verhalten zeigt. Wie oben (S. 376) erwähnt, besitzt diese Helligkeitskurve bezogen auf die Luftionisation ein Maximum der Empfindlichkeit bei etwa 0,36 AE.

Ganz unabhängig davon fand Glasser entsprechend unseren Erfahrungen, daß bei der Dosierung nach Röntgen-Einheiten weiche Strahlungen wirksamer sind als harte; er fand weiter ein Empfindlichkeitsmaximum der Haut bei einer Strahlung von etwa 2 mm Al-Halbwertschicht oder 0,4 AE

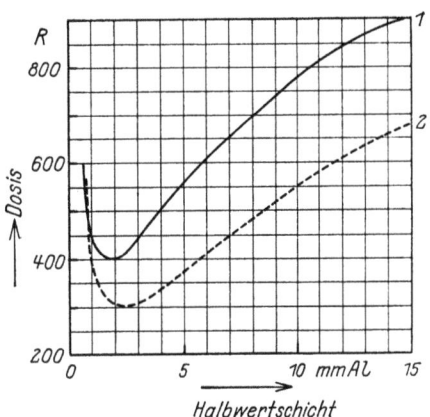

Abb. 164. Abhängigkeit von biologischen Reaktionen von der Strahlenqualität, ausgedrückt durch die Halbwertschicht in Al. 1. R-Dosen, die notwendig sind, um bei verschiedenen Strahlenqualitäten das gleiche Hauterythem zu bekommen (nach Glasser und Meyer). 2. R-Dosen, die notwendig sind, um bei verschiedenen Strahlenqualitäten die gleiche Epilationswirkung zu bekommen (nach Meyer und Braestrup).

mittlerer Wellenlänge (130 kV, 3 mm Fiber-Filter); von da ab nimmt die Empfindlichkeit wieder ab. In Abb. 164 zeigt die obere Kurve die Abhängigkeit der in R-Einheiten gemessenen Dosen von der Strahlenqualität, wenn die Hautreaktion die gleiche bleiben soll. Die Strahlenqualität ist auf der Abszissenachse als Halbwertschicht in Aluminium angegeben. Die Dosen gelten für Messungen frei in der Luft ohne Rückstreuung, doch ist das oben (S. 405) über die Größe der amerikanischen Dosen Gesagte zu berücksichtigen, und man erhält die Dosen in deutschen R-Einheiten, wenn man die angegebenen Werte etwa mit $^2/_3$ multipliziert. Die untere Kurve zeigt die Qualitätsabhängigkeit einer anderen biologischen Reaktion, nämlich die Dosen, die eine vollständige Epilation mit nachfolgendem Wiederwachsen der Haare hervorbringen (nach Meyer und Braestrup). Wie man sieht, verläuft diese Kurve ganz analog der für die HED geltenden. Auch beim Röntgenphotometer hat die Kurve, die das Verhältnis der Luftionisation zur Leuchtschirmhelligkeit angibt, eine ganz ähnliche Form, nur ist das Maximum ein wenig nach kürzeren Wellen verschoben; mit Hilfe dieses Instrumentes kann man daher über einen sehr großen Wellenlängenbereich die Dosen, die gleiche Hautreaktion geben, mit großer Zuverlässigkeit bestimmen.

Alle Dosimeterreaktionen, bei denen eine feste Substanz verwendet wird, zeigen beim Vergleich mit der Luftionisation einen Verlauf mit der Strahlenqualität, der ein typisches Maximum aufweist (vgl. S. 376) bzw. ein entsprechendes Minimum, wenn man das umgekehrte Verhältnis betrachtet. Dieses Maximum verschiebt sich um so mehr nach kürzeren Wellen, je höher die Atomnummer der verwendeten Substanz ist; so stellte Küstner für die Selenzelle das Maximum bei 0,22 AE fest. Dieser zeigte auch, daß sich das Maximum durch Berücksichtigung des Compton-Effekts erklären läßt. Dazu kommen, wie Glocker in bezug auf den Leuchtschirm darlegte, die Einflüsse der mit der Strahlenqualität sich ändernden Absorption und der Schwächung des in tieferen Schichten entstehenden Lichts. In ähnlicher Weise werden sich auch bei der Beeinflussung der Haut mehrere Effekte überlagern.

Um die geringere Wirkung harter Strahlen bei gleichen r-Dosen zu erklären, haben wir angenommen, daß die Compton-Elektronen, die in der Luft eine gewisse Reichweite haben und auf ihren Bahnen noch zahlreiche Ionenpaare erzeugen, die den Ionisationsstrom verstärken, im Körpergewebe mehr oder weniger an den Ort ihrer Entstehung gebunden sind; sie können daher keine nennenswerte Molekülanregung, die wir als die Vorbedingung für die Strahlenwirkung betrachten, verursachen. Dadurch wird der Parallelismus zwischen den Reaktionen in festen und flüssigen Substanzen einerseits und in luftförmigen andererseits um so stärker gestört, je härter die Strahlung ist, da gleichzeitig die Compton-Elektronen immer mehr hervortreten. Durch die Auswirkung der letzteren entsteht also eine zusätzliche Ionisation der Luft, der keine Strahlenwirkung im Gewebe gegenübersteht. Die Wirkung der in r-Einheiten gemessenen Dosen ist daher bei harten Strahlen zu gering.

Auf der anderen Seite tritt bei sehr weichen Strahlen die Absorption in den obersten Hautschichten immer stärker hervor; die Strahlenmengen müssen immer mehr erhöht werden, um eine genügende Intensität in den tiefer liegenden, pigmentbildenden Schichten zu geben. Bei der Luftionisation sind dagegen solche vorgelagerte Schichten nicht vorhanden; die in r-Einheiten gemessenen Dosen müssen daher bei ganz weichen Strahlungen wieder erhöht werden, wenn die gleiche Hautreaktion erfolgen soll.

Man hat zur Erklärung der einander entgegengesetzten Versuchsergebnisse auch den Umstand herangezogen, daß Holthusen mit kleinen Objekten (Askariseiern) und mit kleinen Hautfeldern gearbeitet hat, während von der Gegenseite normale bzw. große Felder verwendet wurden, doch sind auch dort neuerdings die umgekehrten Ergebnisse zu verzeichnen. So fanden Schinz und Zuppinger bei Askariseiern einen Gang der Schädigung mit der Wellenlänge, und Glocker, Hayer und Jüngling stellten an keimenden Bohnen einen gewissen Einfluß der Strahlenqualität fest.

Daß nach der Seite der harten Strahlen einmal ein Anstieg der r/HED erfolgen muß, ergibt sich aus den Dosen, die man bei den Gammastrahlen des Radiums anwenden muß, um eine der HED entsprechende Hautreaktion zu erhalten. Wenn man 500 Milligramm-Element-Stunden als hierfür notwendig ansieht (Friedrich, Gauß, Wintz, Mallet und Coliez u. a.), erhält man aus der Beziehung der Solomonschen Einheit zur deutschen R-Einheit (vgl. S. 398), daß diese Dosis etwa 3000 r und unter Berücksichtigung des Zeitfaktors 2000 r beträgt. Auf der anderen Seite findet man für die Buckyschen Grenzstrahlen sehr verschiedene Zahlenangaben, die bis 1600 R/HED gehen, doch ist in diesem Bereich die HED nach den Untersuchungen von Haußer und Schlechter kein eindeutiges Maß, da sich hier die Hautreaktion nur wenig ändert, wenn die Dosis um ein Mehrfaches überschritten wird.

Im Gesamtgebiet der therapeutisch angewendeten kurzwelligen Strahlen (Röntgen- und γ-Strahlen) ergibt sich für die Beziehung der r-Einheiten pro HED in Abhängigkeit von der Strahlenhärte die Kurve der Abb. 165. Die Strahlenhärte ist durch die Halbwertschicht in Aluminium ausgedrückt.

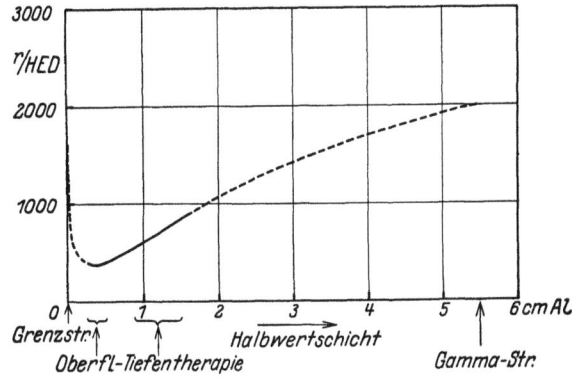

Abb. 165. Abhängigkeit der Hautreaktion von der Strahlenqualität, ausgedrückt durch die Halbwertschicht in Al, für das Gesamtgebiet der therapeutisch angewendeten kurzwelligen Strahlungen.

Wenn man den heutigen Stand der Frage nach der Wellenlängenabhängigkeit der biologischen Reaktion bei der Dosierung nach r-Einheiten überschaut, muß man sagen, daß wir von einer Klärung noch weit entfernt sind. Im Hinblick auf die zahlreichen Versuchsergebnisse, die für eine Änderung der Wirksamkeit mit der Strahlenqualität sprechen, wird man aber gut tun, vorläufig bei den mittelweichen Strahlungen, wie sie in der Oberflächentherapie gebräuchlich sind, 600 r/HED nur mit Vorsicht anzuwenden.

VIII. Die Dosierung in der Praxis.
1. Allgemeines.

Sämtliche Grundlagen für die Dosierung sind in den vorhergehenden Abschnitten enthalten; hier handelt es sich darum, zu zeigen, auf welche Weise sie am besten für die praktische Ausführung verwertet werden können.

Das Endziel der Dosierung besteht darin, eine bestimmte Röntgenstrahlenmenge, die erfahrungsgemäß zu einem Erfolg führt, an den Krankheitsherd zu bringen. Aus den schon genannten Gründen muß man davon absehen, die in dem Erfolgsorgan absorbierte Strahlenenergiemenge, deren Größe eigentlich für die Wirksamkeit maßgebend ist, zu bestimmen, man muß sich vielmehr damit begnügen, die am Ort vorhandene Strahlenmenge, bei oberflächlichen Erkrankungen die Oberflächendosis, bei tief liegenden die Tiefendosis festzustellen. In letzterem Falle ist es im allgemeinen nicht möglich, die notwendige Dosis durch eine einmalige Bestrahlung von einer Richtung her zu erreichen, da die durchstrahlte Haut nur mit einer bestimmten Strahlenmenge belastet werden darf und die Strahlenmenge nach der Körpertiefe zu stark abnimmt. Man muß dann das betreffende Organ von verschiedenen Seiten her mit Strahlen angreifen, so daß sich die Dosen in der Tiefe summieren.

Man muß also einen Bestrahlungsplan aufstellen. Dazu wird zunächst die Lage des Krankheitsherdes genau bestimmt, dann die Möglichkeit erwogen, ob man von verschiedenen Seiten herankommen kann, und die Tiefenlage unter der Haut in den einzelnen Richtungen festgelegt. Aus vorherigen Messungen muß die Tiefenwirkung des zur Verfügung stehenden Apparates bekannt sein. Durch geeignete Wahl von Fokushautabstand und Feldgröße bringt man es dann dahin, daß die Summe der Tiefendosen in den einzelnen Strahlenkegeln die notwendige Dosis am Erfolgsorgan ergibt. Dabei ist darauf zu achten, daß nirgendwo in der Körpertiefe durch die Überkreuzungen der Strahlenkegel gefährliche Dosen entstehen, daß die Haut nicht zu hoch belastet wird, und daß die Volumdosis möglichst gering wird. Dem Anfänger wird der Holfeldersche Felderwähler (vgl. S. 346), der ein anschauliches Bild von der Addition der Strahlen im Körperinnern gibt, gute Dienste leisten können. In der Praxis haben sich bestimmte Methoden zur Strahlenbehandlung der verschiedenen Krankheitsbilder herausgebildet, die aber stets nach den individuellen Eigentümlichkeiten des einzelnen Falles modifiziert werden müssen.

Nur in den seltensten Fällen kann man die Dosis unmittelbar am Ort der Erkrankung messen; es ist dies nur möglich bei Oberflächenbestrahlungen, indem man den Meßkörper, gewöhnlich eine Kleinkammer, auf die Mitte des Feldes bringt oder bei Tiefenbestrahlungen durch Einführen in Vagina oder Rectum. Auch in letzterem Fall ist es notwendig, die Tiefenwirkung zu kennen, da man dann von der gemessenen Tiefendosis einen Rückschluß auf die Oberflächendosis machen muß, damit eine Überdosierung der Haut vermieden wird.

Meist wird eine indirekte Methode angewandt, indem man die Röntgenröhre unter bestimmten Bedingungen (Ausschlag am Kilovoltmeter bzw. am Spannungshärtemesser, Röhrenstromstärke, Filterung) eicht und dann die Bestrahlung unter den gleichen Bedingungen vornimmt. Aus dem Ergebnis der Eichung erhält man die Zeit, die notwendig ist, um unter diesen Bedingungen eine bestimmte Dosis zu bekommen. Man nimmt dabei an, daß die Strahlenausbeute unter gleichbleibenden Bedingungen stets die gleiche ist. Bei den modernen Apparaturen ist diese Voraussetzung im allgemeinen mit hinreichender Genauigkeit erfüllt, man kann die Konstanz der Strahlung aber auch während der Applikation mittels geeigneter Instrumente (Spiegelgalvanometer, Siemens-Dosismesser) kontrollieren; bei der Verwendung einer Kleinkammer kann sich dabei allerdings der Schatten des Kammerstiels störend bemerkbar machen. Man bezeichnet diese Methode als die Bestrahlung nach Zeit.

Neuerdings werden auch Dosiszähler verwendet, also Instrumente, die automatisch die applizierte Oberflächendosis anzeigen, wenn die Kammer während der Bestrahlung auf die Mitte des Hautfeldes gelegt wird. Man wird auch bei dieser Dosierungsmethode gut tun, wenn man nebenher aus der Dosisleistung die Bestrahlungszeit bestimmt und diese mit der Uhr kontrolliert; wie oben erwähnt, ist dies auch notwendig, um festzustellen, ob ein biologischer Zusatz erforderlich ist.

Die Vorbedingung für eine exakte Dosierung ist der Besitz eines zuverlässigen geeichten Dosismessers. Man kann, wie schon erwähnt, die Eichung nach HED auch selbst vornehmen, doch ist heute, wo dem Röntgenologen die r-Einheit so bequem zur Verfügung steht, von dieser Methode entschieden abzuraten; abgesehen von der anfänglichen Unsicherheit und von der Gefahr, Hautschädigungen zu verursachen, kann der Arzt nur ganz allmählich einen für alle Fälle brauchbaren Mittelwert finden. Mit Hilfe eines geeichten Instrumentes kann dagegen ohne weiteres die gewünschte Dosis bestimmt und appliziert werden.

Die Konstanz der Empfindlichkeit eines Ionisationsinstruments wird zweckmäßig mittels Radium kontrolliert, während die ständige Beobachtung der Hautreaktionen eine Gewähr dafür bietet, daß die Oberflächendosis von der gewünschten Größe ist. Wie bei allen geeichten Instrumenten ist naturgemäß auch bei den Dosismessern von Zeit zu Zeit eine Nacheichung erforderlich. Die vielfach geübte Methode, eine einmalige Eichung der Apparatur vornehmen zu lassen und dann dem Eichergebnis entsprechend zu bestrahlen, ohne durch einen Dosismesser die Konstanz der Strahlenleistung laufend zu kontrollieren, ist selbstverständlich für eine exakte Dosierung nicht ausreichend; durch Veränderungen in der Apparatur oder in der Röhre, die äußerlich nicht zutage treten, kann sich die Leistungsfähigkeit stark ändern, und eine fortlaufende Nachprüfung mit einem zuverlässigen Dosismesser ist unbedingt erforderlich.

Die folgenden Ausführungen geben in der Hauptsache die Dosierungsmethode wieder, wie sie von uns seit Jahren mit Erfolg angewandt wird. Als Grundlage dient eine praktisch homogene Strahlung (Spannung 180—200 kV, Filter 0,5 mm Zn bzw. Cu + 3 mm Al oder 0,7—0,8 mm Zn bzw. Cu) bei 23 cm Fokushautabstand (FHA) und 6 × 8 cm Feldgröße, also die Bedingungen, die in der Definition der HED enthalten sind. Die Dosisänderungen, die durch Abweichungen von diesen Bedingungen entstehen, sind in Form von Kurven dargestellt.

2. Die Eichung der Röntgenröhre.

Es möge ein in r-Einheiten geeichtes Ablaufinstrument, also z. B. ein Iontoquantimeter zur Verfügung stehen. Die Eichung muß für die benutzte Strahlenqualität (Spannung, Filterung) gültig sein. Aus dem Eichschein entnimmt man, wie viele r-Einheiten einem Ablauf des Elektrometers über den Meßbereich entsprechen; es seien beispielsweise 10 r, d. h. am Orte der Kammer wird in der Ablaufszeit eine Dosis von 10 r erreicht.

Es ist zweckmäßig, die Kammer in nicht zu kleinem Fokusabstand aufzustellen, weil bei sehr hohen Intensitäten bzw. sehr kurzen Ablaufzeiten unter Umständen kein Sättigungsstrom mehr vorhanden ist, und weil auch die Zeitmessung ungenau werden kann. Man bringt also die Kammer, frei in der Luft aufgestellt, z. B. in 50 cm Fokusabstand in die Mitte des Röntgenstrahlenkegels; dies wird mit Hilfe eines kleinen Leuchtschirmes, wie er auch bei den Bestrahlungen zur Kontrolle der Feldgrenzen benutzt wird, nachgeprüft. Für die Abstandsmessung ist, wenn es im Eichschein nicht anders vermerkt ist, die Kammerachse maßgebend. Die Ausblendung des Strahlenkegels darf nicht kleiner sein, als sie bei der Bestrahlung des Patienten gewählt wird, da sonst ein Teil der Nebenstrahlungen abgeblendet werden könnte.

Nachdem die Röhre unter den Bedingungen (Ausschlag des Kilovoltmeters oder des Spannungshärtemessers, Röhrenstromstärke und Filterung), wie sie bei der Bestrahlung verwendet werden sollen, kurze Zeit gelaufen ist, bestimmt man mit der Stoppuhr mehrmals die Zeit, die der Elektrometerzeiger braucht, um den Meßbereich zu durchlaufen, und nimmt aus den gefundenen Werten das arithmetische Mittel. Diese mittlere Ablaufszeit möge 100 Sekunden betragen; dann weiß man, daß bei 50 cm Fokusabstand in 100 Sekunden eine Dosis von 10 r erreicht wird. Wenn man 600 r geben will, muß also in 50 cm FHA $\frac{600}{10} \cdot 100 = 6000$ Sekunden = 100 Minuten lang bestrahlt werden, um die Hautreaktion der HED zu bekommen. Für andere Abstände errechnen sich die Bestrahlungszeiten nach dem quadratischen Gesetz, also bei 23 cm FHA: $(23/50)^2 \cdot 100 = 21{,}2$ Minuten; die HED beträgt also 21.

Wie man sieht, ist die Bestrahlungzeit gewöhnlich ein hohes Vielfaches der gemessenen Ablaufzeit; es ist deshalb notwendig, daß die verwendete Stoppuhr richtig geht bzw. daß ihr Gang mit dem der Uhr, die bei der Bestrahlung benutzt wird, übereinstimmt.

Man kann das Resultat der Eichung auch durch die Dosisleistung ausdrücken. In obigem Beispiel würde die Röhre unter den gegebenen Bedingungen bei 50 cm Abstand 10 r in 100 Sek. oder $10/100 = 0,1$ r/Sek. oder 6 r/Min. leisten. Um eine Dosis von 600 r zu bekommen, muß man also $600/6 = 100$ Minuten in 50 cm FHA bestrahlen. Bei den direkt zeigenden Instrumenten, wie beim Siemens-Dosismesser, entspricht der Zeigerausschlag unmittelbar einer Dosisleistung, deren Größe aus einer Eichkurve bestimmt wird.

Falls das Instrument mit einem Radiumpräparat zur Kontrolle der Empfindlichkeit ausgestattet ist, bezieht man den Ablauf unter Röntgenstrahlen stets auf den Ablauf unter Radiumstrahlen, wie er bei der Eichung des Instruments gefunden worden ist. Beim Küstnerschen Eichstandgerät ist letzterer in die Eichkonstante K einbezogen, und diese ist so bestimmt, daß man aus den in Sekunden gemessenen Ablaufzeiten unter Röntgen- bzw. Radiumstrahlen die Dosisleistung D in r-Einheiten pro Minute erhält nach der Formel: $D = K \cdot \frac{\text{Radiumsekunden}}{\text{Röntgensekunden}}$ r/Min.

Alle Ionisationsinstrumente müssen in der früher schon (vgl. S. 369) angegebenen Weise auf Eigenablauf geprüft und ihre Angaben gegebenenfalls entsprechend korrigiert werden.

In jedem Falle muß die Eichung des Instruments für die verwendete Strahlenqualität (Spannung und Filterung) gültig sein. Dies ist vor allem bei solchen Instrumenten wichtig, die eine andere Wellenlängenabhängigkeit besitzen als die reine Luftionisation (vgl. S. 376). Deshalb wird das Röntgenphotometer gewöhnlich nach HED geeicht, da dann nur eine einzige Eichkurve für alle Strahlenqualitäten notwendig ist; man findet daraus unmittelbar die Bestrahlungzeit bei 23 cm FHA und 6×8 cm Feldgröße. Bei der Eichung nach r-Einheiten ist naturgemäß auch hier für jede Strahlenqualität eine besondere Eichung erforderlich.

Wenn man nach einer dieser Methoden die Dosisleistung der Röntgenröhre bzw. die zulässige Bestrahlungszeit festgestellt hat, muß noch die Tiefenwirkung der verwendeten Strahlung bestimmt werden. Man benutzt dazu eines der oben (S. 377 f.) näher beschriebenen Verfahren: die Bestimmung der Schwächung in einem Zusatzfilter, der Halbwertschicht, der prozentualen Tiefendosis usw. Im folgenden ist die letztere zugrunde gelegt, d. h. also die Tiefendosis, in Prozenten der Oberflächendosis ausgedrückt, die bei 23 cm FHA und 6×8 cm Feldgröße in 10 cm Wassertiefe vorhanden ist. Mit Hilfe der Kurven in den Abb. 153, 154, 158 und 159 (S. 380 u. 386) kann die Umrechnung von einem Maß in das andere erfolgen. Man hat z. B. die Reststrahlung hinter einem Zusatzfilter von 0,5 mm Cu zu 55% oder die Halbwertschicht in Cu zu 0,58 mm gefunden, daraus ergibt sich nach Abb. 158 bzw. 159 eine prozentuale Tiefendosis von 20 bzw. 21%.

3. Die Bestimmung der Bestrahlungszeit und der Tiefendosis.

Nachdem die Röhre geeicht ist, d. h. nachdem für bestimmte Bedingungen der Spannung, Röhrenstromstärke und Filterung die Dosisleistung und die Tiefenwirkung festgestellt sind, müssen noch Bestrahlungzeit und Tiefendosis für die speziellen Bedingungen des gerade vorliegenden Falles (Abstand, Feldgröße, Lage des Krankheitsherdes) bestimmt werden.

1. Die Bestrahlungszeit ist abhängig vom Fokushautabstand, von der Feldgröße und von der Länge der Zeit, in der die Dosis appliziert wird.

Der Fokushautabstand (FHA) wird nach dem quadratischen Gesetz in Rechnung gestellt. Die folgende Tabelle gibt zur Erleichterung der Umrechnung einige häufiger vorkommende Zahlenwerte.

Tabelle 9. Bestrahlungszeit bzw. Dosisleistung bei verschiedenen Fokushautabständen, bezogen auf 23, 30 und 50 cm Abstand.

FHA	Bestrahlungszeit			Dosisleistung		
	$(FHA/23)^2$	$(FHA/30)^2$	$(FHA/50)^2$	$(23/FHA)^2$	$(30/FHA)^2$	$(50/FHA)^2$
23 cm	1,0	0,59	0,21	1,0	1,70	4,73
30 ,,	1,70	1,0	0,36	0,59	1,0	2,78
35 ,,	2,32	1,36	0,49	0,432	0,735	2,04
40 ,,	3,02	1,78	0,64	0,331	0,563	1,56
45 ,,	3,83	2,25	0,81	0,261	0,444	1,23
50 ,,	4,73	2,78	1,0	0,212	0,36	1,0
60 ,,	6,81	4,0	1,44	0,147	0,25	0,694
70 ,,	9,26	5,44	1,96	0,108	0,184	0,51
80 ,,	12,1	7,11	2,56	0,083	0,141	0,391
90 ,,	15,3	9,0	3,24	0,065	0,111	0,309
100 ,,	18,9	11,1	4,0	0,053	0,09	0,25

In dem obigen Beispiel (HED = 21,2 Minuten bzw. Dosisleistung bei 50 cm FHA = 6 r/Min.) würde bei 60 cm FHA die Bestrahlungszeit 6,81 · 21,2 = 144 Minuten, die Dosisleistung 0,694 · 6 = 4,16 r/Min. betragen. Aus letzterer erhält man wieder, unter Zugrundelegung von 600 r pro HED, die Bestrahlungszeit = 600/4,16 = 144 Minuten.

Bequemer ist die Verwendung eines Nomogramms, wie es in Abb. 166 dargestellt ist. Wenn der Maßstab nicht ausreicht, kann man die in dem Nomogramm angegebenen Werte verzehnfachen; in obigem Beispiel würde man also den Punkt, der 21,2 Min. Bestrahlungszeit bei 23 cm FHA entspricht, in der unteren Hälfte bei 2,12 Min. aufsuchen und die Bestrahlungszeit für 60 cm FHA in der oberen Hälfte als 14,4 Min. ablesen und mit 10 multiplizieren. Zur Umrechnung von Dosisleistungen kann man ein ähnliches Nomogramm verwenden, bei dem die Leitlinie a—b die umgekehrte Neigung hat.

Die Umrechnung nach dem quadratischen Gesetz ist naturgemäß unabhängig von der Strahlenqualität, da es sich um eine rein geometrische Beziehung handelt.

Der Einfluß der Feldgröße auf die Bestrahlungszeit beruht darauf, daß mit der Feldgröße die Streuzusatzstrahlung zunimmt, also die Oberflächendosis wächst. Man berücksichtigt sie durch Verkürzung der Bestrahlungszeit bei großen Feldern, Verlängerung bei kleinen Feldern, oder indem man die Anzahl der r-Einheiten für die Dosis entsprechend korrigiert. Die Kurve in Abb. 163 (S. 408) gibt die Faktoren an, mit denen die Bestrahlungszeit multipliziert werden muß, um bei verschiedenen Feldgrößen immer die gleiche Oberflächendosis zu bekommen. Die Bestrahlungszeit bei der Feldgröße 6 × 8 cm ist gleich **1** gesetzt.

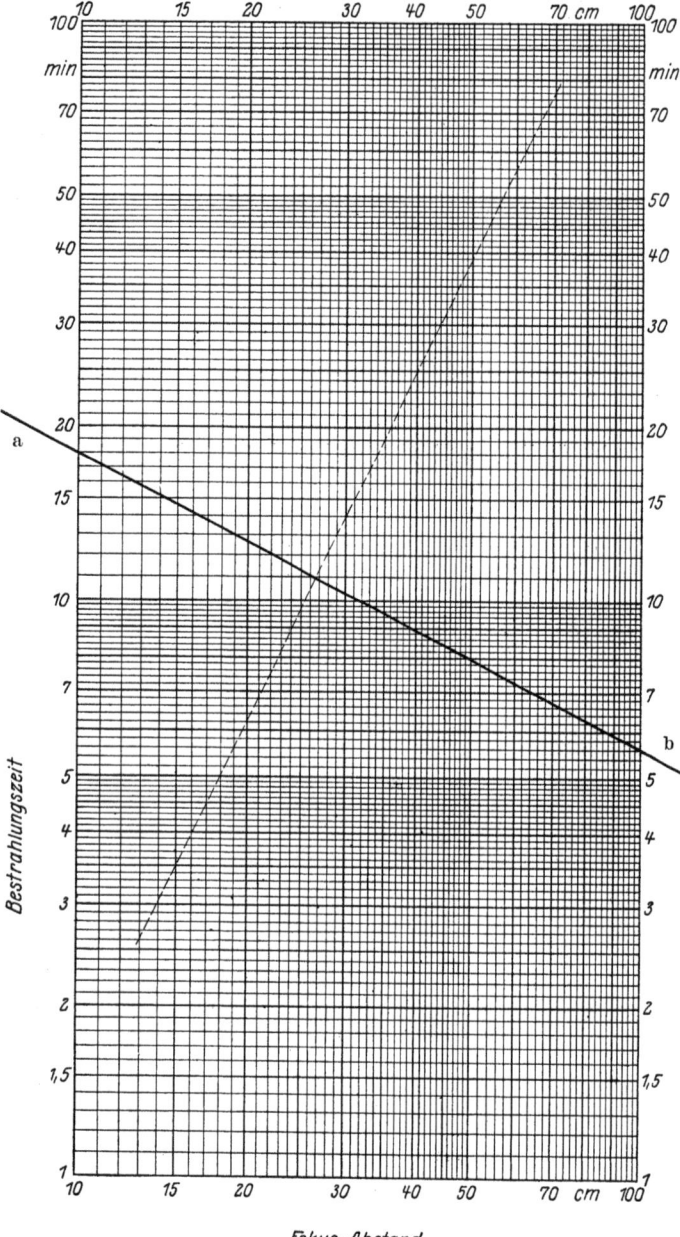

Abb. 166. Nomogramm zur Ermittlung der Bestrahlungszeit in Abhängigkeit vom Fokushautabstand (quadratisches Gesetz). Wenn die Bestrahlungszeit für einen bestimmten FHA bekannt ist, sucht man in dem Nomogramm den entsprechenden Punkt auf, fällt die Senkrechte auf die Leitlinie a—b und findet auf dieser Senkrechten die Bestrahlungszeiten für alle Abstände von 10—100 cm. Beispiel: Gegeben 14 Minuten Bestrahlungszeit bei 30 cm FHA; gesucht die Bestrahlungszeit bei 55 cm FHA. Die gestrichelte Senkrechte liefert dafür 47 Minuten. Die Ablesung geschieht zweckmäßig mittels eines senkrechten Linienkreuzes auf einer durchsichtigen Folie. Bei Bedarf können die im Nomogramm angegebenen Werte verzehnfacht werden.

Bei z. B. 15 × 15 cm = 225 qcm Feldgröße muß die Bestrahlungszeit mit 0,86 multipliziert werden. Man erhält also im obigen Beispiel eine Bestrahlungszeit von 144 · 0,86 = 124 Minuten. Das gleiche Resultat bekommt man, wenn man eine Dosis von 600 · 0,86 = 516 r anwendet, denn es folgt: 516/4,16 = 124 Minuten.

Die Kurve gilt für die normalen Strahlungen der Tiefentherapie; für weiche und für sehr harte Strahlungen ist der Einfluß der Feldgröße geringer (vgl. S. 342). Wenn enge Röhrentubusse verwendet werden, kann dadurch ein Teil der nichtfokalen Strahlung abgeblendet und die Dosis stark verkleinert werden; es gilt dann etwa die gestrichelte Kurve.

Bei der Verwendung von Dosiszählern, bei denen die Kleinkammer während der Bestrahlung auf der Mitte des Oberflächenfeldes liegt, werden die Änderungen der Oberflächendosis, die durch die Feldgröße verursacht werden, automatisch ausgeglichen; ein Dosiszähler ist daher, unabhängig von der Feldgröße, stets auf 800 r einzustellen, wenn 1 HED (bei normaler Strahlenqualität) appliziert werden soll, doch muß die biologische Zusatzdosis in Rechnung gezogen werden (vgl. S. 408).

Diese ist stets dann zu berücksichtigen, wenn die Dosis mit kleiner Strahlenintensität, also in langer Bestrahlungszeit verabfolgt wird (vgl. S. 406). Die Kurve der Abb. 162 (S. 407) gibt die Faktoren an, mit denen die Bestrahlungszeit multipliziert werden muß, wenn durch eine Vergrößerung des Abstandes oder sonstige Verringerung der Dosisleistung die Bestrah-

Die Bestimmung der Bestrahlungszeit und der Tiefendosis.

lungszeit erheblich über die bei Nahfeldern normale Zeit von 10 bis 30 Minuten hinausverlängert wird.

Z. B. muß bei 60 cm FHA und 6 × 8 cm Feld die Bestrahlungszeit von 144 Minuten auf 144 · 1,18 = 170 Minuten, bei 60 cm FHA und 15 × 15 cm Feld von 124 auf 124 · 1,15 = 143 Minuten hinaufgesetzt werden. Oder in r-Einheiten ausgedrückt: bei 60 cm FHA und 6 × 8 cm Feld muß eine Dosis von 600 · 1,18 = 708 r, bei 60 cm FHA und 15 × 15 cm Feld eine solche von 516 · 1,15 = 593 r hingestrahlt werden, um die der HED entsprechende Hautreaktion zu bekommen.

Diese Änderung der nach dem quadratischen Gesetz errechneten Bestrahlungszeit macht sich am meisten bei kleinem Feld und großem Abstand bemerkbar, während bei großen Feldern Streuzusatz und biologischer Zusatz einander entgegenwirken. So würde in unserem Beispiel bei 70 cm FHA und 3 × 3 cm Feldgröße die Bestrahlungszeit nach dem quadratischen Gesetz 21,2 · 9,26 = 196 Minuten betragen, nach Anbringung der Korrektur für die Feldgröße: 196 · 1,23 = 241 Minuten und mit dem biologischen Zusatz: 241 · 1,3 = 314 Minuten; an Stelle von 600 r müssen also 600 · 1,23 · 1,3 = 960 r gegeben werden. Dagegen findet man bei 50 cm FHA und 10 × 10 cm Feldgröße nach dem quadratischen Gesetz: 21,2 · 4,73 = 100 Minuten, für ein Feld von 100 qcm: 100 · 0,91 = 91 Minuten und mit dem biologischen Zusatz: 91 · 1,09 = 99 Minuten; oder die Dosis beträgt 600 · 0,91 · 1,09 = 595 r.

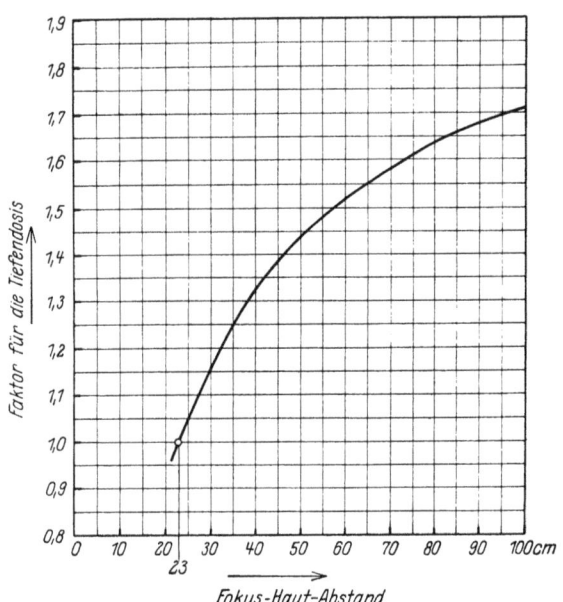

Abb. 167. Einfluß des Fokushautabstandes auf die Tiefendosis. Die Tiefendosis in 10 cm Wassertiefe bei 23 cm Fokushautabstand ist gleich 1 gesetzt. Man erhält die Tiefendosis bei größerem Abstand, wenn man die für 23 cm ermittelte Tiefendosis mit dem aus der Kurve zu entnehmenden Faktor multipliziert.

Wenn nach einem Dosiszähler dosiert wird, so muß, wie bereits erwähnt wurde, zur Feststellung der biologischen Zusatzdosis entweder die Bestrahlungszeit zur Erreichung der HED oder die Dosisleistung der Röhre bekannt sein. Da bei dieser Methode die Streuzusatzstrahlung mitgemessen wird, sind hier normal 800 r pro HED anzusetzen; auch die mit aufgelegter Kammer bestimmte Dosisleistung ist hier (wegen der Streuzusatzstrahlung) größer als bei Messung frei in der Luft. Um die Feststellung der biologischen Zusatzdosis auch für diese Methode zu erleichtern, ist in Abb. 162 der Ordinatenmaßstab auf der rechten Seite in r/HED geteilt, wobei angenommen ist, daß man bei kurzzeitiger Bestrahlung 800 r (einschließlich der Streustrahlung) anwenden muß; man sieht, wie die Anzahl r-Einheiten pro HED mit zunehmender Bestrahlungsdauer wächst. Zur Orientierung sind auf der Abszissenachse auch die Werte für die Dosisleistung (einschließlich der Streuzusatzstrahlung) in r/Min. angegeben.

2. Die Tiefendosis ist abhängig vom Fokusabstand, von der Feldgröße, von der Tiefenlage des Krankheitsherdes und vom Abstand des Krankheitsherdes von der Feldmitte.

Der Fokushautabstand ist insofern von Einfluß, als die Strahlenschwächung durch die Ausbreitung der Strahlen von der Oberfläche bis zur Tiefe von 10 cm um so weniger wirksam ist, je größer der FHA ist (vgl. S. 335). Die Tiefendosis wächst daher mit der Vergrößerung des FHA. In Abb. 167 ist das in der Weise dargestellt, daß auf der Abszissenachse die Fokushautabstände, auf der Ordinatenachse die Faktoren angegeben sind, mit denen die Tiefendosis für 10 cm Tiefe bei 23 cm FHA multipliziert werden muß, um die Tiefendosis bei anderen Fokushautabständen zu erhalten. Die Tiefendosis bei 23 cm FHA ist demgemäß gleich 1 gesetzt. Die angegebene Kurve ist von der Strahlenqualität unabhängig, da es sich um eine rein geometrische Beziehung handelt.

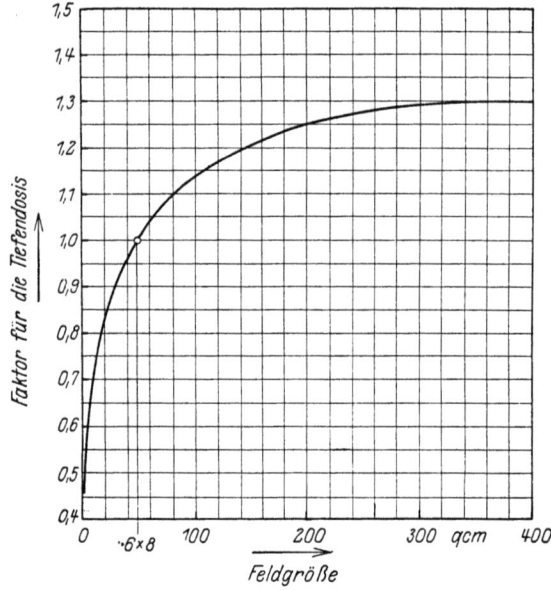

Abb. 168. Einfluß der Feldgröße auf die Tiefendosis. Die Tiefendosis in 10 cm Wassertiefe bei 6 × 8 cm Feldgröße ist gleich 1 gesetzt. Man erhält die Tiefendosis bei einer anderen Feldgröße, wenn man mit dem aus der Kurve zu entnehmenden, entsprechenden Faktor multipliziert.

Aus der Abb. 167 ergibt sich, daß z. B. die Tiefendosis bei 50 cm FHA 1,43 mal so groß ist als bei 23 cm FHA, daß sie also $1,43 \cdot 20 = 28,6\%$ beträgt, wenn die prozentuale Tiefendosis 20% ist. Wenn man mit r-Einheiten rechnet, muß man berücksichtigen, daß die Tiefendosis auf die Oberflächendosis, d. h. auf die Dosis einschließlich des Streustrahlenzusatzes bezogen wird. Wenn man also einschließlich des Streuzusatzes 800 r pro HED ansetzt (vgl. S. 405), hat man in unserem Beispiel in 10 cm Tiefe bei 23 cm FHA $800 \cdot 0,20 = 160$ r und bei 50 cm FHA nach Abb. 167 $160 \cdot 1,43 = 229$ r. Hierbei ist vorausgesetzt, daß die Feldgröße unverändert bleibt.

Der Einfluß der Feldgröße auf die Tiefendosis beruht wieder auf der Änderung des Streuzusatzes. Die Kurve in Abb. 168 gibt die Faktoren an, mit denen die Tiefendosis multipliziert werden muß, wenn die Feldgröße von der als Norm genommenen Feldgröße von 6 × 8 cm abweicht. Bei größeren Feldern ergibt sich eine größere, bei kleineren Feldern eine kleinere Tiefendosis. Die Kurve ist empirisch gewonnen und gilt für normale Tiefentherapiestrahlungen.

Bei einer Feldgröße von z. B. 15 × 20 cm = 300 qcm erhält man nach der Kurve eine Vergrößerung der Tiefendosis auf das 1,29fache, also steigt in obigem Beispiel die Tiefendosis von 20% bei 6 × 8 cm auf 26% bei 15 × 20 cm Feld. Bei gleichzeitiger Änderung des FHA auf 50 cm ergibt sich, wie oben gezeigt, die Tiefendosis zu $1,43 \cdot 26 = 37\%$. In r-Einheiten ausgedrückt bekommt man entsprechend bei 23 cm FHA und 15 × 20 cm Feld in 10 cm Tiefe $160 \cdot 1,29 = 206$ r und bei 50 cm FHA: $229 \cdot 1,29 = 296$ r.

Die Berücksichtigung der Tiefenlage des Krankheitsherdes gründet sich darauf, daß bei einer praktisch homogenen Strahlung, deren Vorhandensein vorausgesetzt ist, die Intensität nach der Tiefe zu nach dem Exponentialgesetz (18) (vgl. S. 318) abnimmt, und daß die entsprechende Kurve im halblogarithmischen Koordinatennetz zu einer geraden

Linie wird. In Abb. 169 sind horizontal im gewöhnlichen Zentimeter-Maßstab die Tiefen, senkrecht im logarithmischen Maßstab die Tiefendosen von 1 bis 100 aufgetragen.

Wenn man also z. B. unter bestimmten Bedingungen (Tiefenwirkung, FHA, Feldgröße) in 10 cm Tiefe eine Tiefendosis von 20% festgestellt hat, verbindet man den Punkt 20 auf der Ordinate 10 (d. h. auf der im Punkte 10 des Abszissenmaßstabes errichteten Ordinate) mit dem Punkt 100 auf der Ordinate 0 (Oberfläche), indem man eine Linie zieht, ein Lineal anlegt oder einen Faden spannt. Man findet dann z. B. für 7 cm Tiefe 32%, für 20 cm Tiefe etwa 4% usw. So kann man für alle Körpertiefen die Dosis bestimmen. Auch die Bestimmung der auf der abgewandten Seite austretenden Strahlung ist von Wichtigkeit, um eine Überdosierung zu vermeiden, wenn von entgegengesetzten Seiten her bestrahlt wird. Die Tatsache, daß bei großen Feldern die Dosis in den ersten Zentimetern nicht abnimmt (vgl. S. 340), kann man dadurch berücksichtigen, daß man, ähnlich wie in Abb. 121 (S. 340), an Stelle des Punktes 100 auf der Ordinate 0 diesen Punkt auf der Ordinate 2 oder 3 als Ausgangspunkt der Linie wählt.

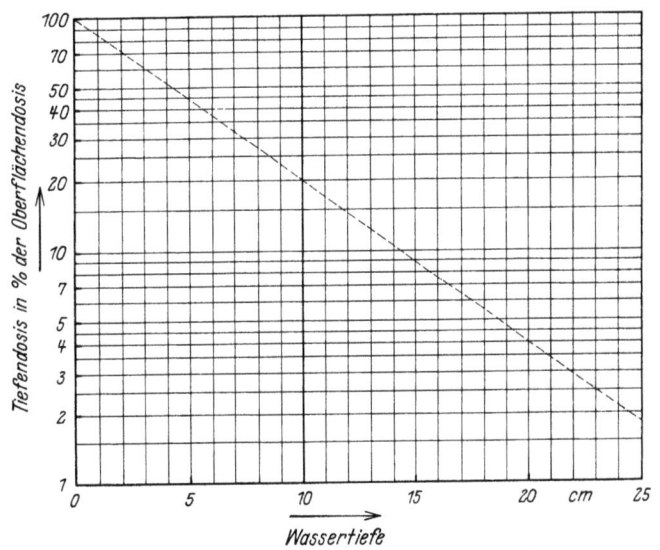

Abb. 169. Bestimmung der Dosis in beliebiger Wassertiefe, wenn die Dosis in 10 cm Tiefe bekannt ist (vgl. Text).

Wenn man die Tiefendosen direkt in r-Einheiten, nicht in Prozenten der Oberflächendosis ausdrückt, muß man als Ausgangspunkt für die in dem Koordinatennetz der Abb. 169 einzutragenden Linie auf der Ordinate 0, d. h. an der Oberfläche, die Zahl 800 wählen (bzw. bei der angegebenen Bezifferung die Zahl 80; man darf, unbeschadet der Richtigkeit, die Zahlen des Ordinatenmaßstabes mit 10 multiplizieren) und auf der Ordinate 10 die für 10 cm Tiefe gefundene Anzahl von r-Einheiten, z. B. wie oben 160 r; man findet dann für 7 cm Tiefe aus dem Schnittpunkt der Verbindungslinie mit der Ordinate 7 eine Dosis von 255 r (= 32% von 800 r). Auch hier kann man der geringeren Abnahme der Dosis in den ersten Zentimetern bei großen Feldern dadurch Rechnung tragen, daß man den Ausgangspunkt der Linie nicht auf der Ordinate 0, sondern weiter rechts annimmt.

Schließlich muß unter Umständen noch berücksichtigt werden, daß als Folge der Streustrahlung die Dosis in der Feldmitte größer ist als am Rande. Dies gilt nicht nur für die Oberfläche, sondern in erhöhtem Maße auch für die Tiefe (vgl. S. 343). Im allgemeinen wird man die Richtung des Strahlenkegels (der Strahlenpyramide) so wählen, daß der Krankheitsherd in der Achse des Strahlenkegels liegt, doch kommt es vor, daß man auch die Dosis in einem bestimmten Abstand von der Mitte kennen muß. Dies ist z. B. der Fall, wenn beide Ovarien von einem Großfeld aus gleichzeitig bestrahlt werden sollen. (Hier ist es allerdings zweckmäßiger, wenn man das Feld an der Oberfläche durch einen Bleistreifen von geringer Breite teilt, so daß zwei gleiche Strahlenkegel entstehen und jedes Ovar in der Achse eines Kegels liegt. Man verringert dadurch die Raumdosis und vermeidet die unnötige Bestrahlung des Zwischengebiets.)

Es sei beispielsweise das Oberflächenfeld 15 × 15 cm groß bei 40 cm FHA, und das Erfolgsorgan liege in 10 cm Tiefe um 5 cm außerhalb der Achse der Strahlenpyramide. Dann sind die Seiten des Feldes in 10 cm Tiefe $\frac{50}{40} \cdot 15 =$ etwa 19 cm, da sie proportional mit dem Abstand wachsen, so daß das Feld in 10 cm Tiefe 19 × 19 cm groß ist. Das Organ liegt also um $\frac{5}{9,5} \cdot 100 =$ etwa 53% außerhalb der Mitte, und man findet aus Abb. 126 (S. 344), daß die Dosis hier etwa 10% geringer ist. Entsprechendes gilt für die Dosierung nach r-Einheiten.

4. Beispiel für die Aufstellung eines Bestrahlungsplans.

Zum Schlusse sei noch die Aufstellung eines Bestrahlungsplans am Beispiel der Konzentrationsbestrahlung eines Uteruscarcinoms besprochen. Bei dieser Methode werden mehrere Kleinfelder gürtelförmig um den Körper gelegt, so daß die Strahlenkegel sich im Tumor kreuzen. Gewöhnlich kommt man mit 2 Feldern auf dem Bauch und 2 Feldern auf dem Rücken aus, wenn man einen weiteren Strahlenkegel vom Damm aus auf den Tumor richtet.

Die Tiefenlage unter der Haut sei für die Bauchfelder 11 cm, für die Rückenfelder 10 cm und für das Dammfeld 12 cm.

Der Fokushautabstand betrage für die Bauch- und die Rückenfelder 30 cm, für das Dammfeld 50 cm; die Feldgröße sei bei den ersteren 6 × 8 cm, beim letzteren 9 × 12 cm.

Es kommt eine mit 190 kV erzeugte, praktisch homogene Strahlung zur Anwendung. Die Eichung der Röntgenröhre hat ergeben, daß die HED (bei 23 cm FHA, 6 × 8 cm Feldgröße) in 15 Minuten erreicht wird, bzw. daß die Dosisleistung in 50 cm Fokusabstand 8,5 r/Min. beträgt. Die Tiefenwirkung ist gekennzeichnet durch eine prozentuale Tiefendosis von 19% (bei 23 cm FHA, 6 × 8 cm Feldgröße, 10 cm Tiefe) bzw. durch eine mittlere Wellenlänge von 0,17 AE.

Es sollen 110% der HED bzw. 880 r am Tumor zur Wirkung kommen.

Die zulässigen Bestrahlungszeiten für die einzelnen Felder berechnen sich, wie folgt:

FHA	Feldgröße	Bestrahlungszeit	
23 cm	6 × 8 cm	15 Min.	(gemäß Eichung)
30 „	6 × 8 „	1,7 · 15 = 25,5 „	(nach Tabelle 9)
50 „	6 × 8 „	4,73 · 15 = 71 „	(„ „ 9)
50 „	9 × 12 „	0,9 · 71 = 64 „	(nach Abb. 163).
Mit biologischem Zusatz:		1,05 · 64 = 67 „	(nach Abb. 162).

Oder bei der Dosierung nach r-Einheiten:

FHA	Dosisleistung	
50 cm	8,5 r/Min.	(gemäß Eichung)
30 „	2,78 · 8,5 = 23,6 „	(nach Tabelle 9).

Und unter Zugrundelegung von 600 r pro HED:

FHA	Feldgröße	Dosis	Bestrahlungszeit
30 cm	6 × 8 cm	600 r	600/23,6 = 25,5 Min.
50 „	6 × 8 „	600 r	
50 „	9 × 12 „	600 · 0,9 = 540 r	540/8,5 = 64 „
Mit biologischem Zusatz:		540 · 1,05 = 567 r	567/8,5 = 67 „

Beispiel für die Aufstellung eines Bestrahlungsplans. 421

Die zulässigen Bestrahlungszeiten betragen also für die Kleinfelder je rund 26 Minuten, für das Dammfeld 67 Minuten.

Die entsprechenden Dosen sind: je 600 r für die Kleinfelder, 567 r für das Dammfeld, und zwar gilt das für die auftreffende Strahlenmenge ohne Streuzusatzstrahlung.

Wenn dagegen ein Dosiszähler mit aufliegender Kammer benutzt wird, muß dieser für die Kleinfelder auf 800 r eingestellt werden. Für das Dammfeld muß der biologische Zusatz, wie oben (S. 417) angegeben, gesondert bestimmt werden; er würde sich zu 5% ergeben, so daß für das Dammfeld 840 r erforderlich sind.

Für die Tiefendosen ergibt sich unter Zugrundelegung von 800 r (einschließlich Streustrahlung) pro HED:

FHA	Feldgröße	Tiefe	Tiefendosis			
23 cm	6 × 8 cm	10 cm	19%			(gem. Eichung)
30 ,,	6 × 8 ,,	10 ,,	1,16 · 19 = 22 ,,	entsprechend	176 r	(nach Abb. 167)
30 ,,	6 × 8 ,,	11 ,,	19 ,,	,,	152 r	(,, ,, 169)
50 ,,	6 × 8 ,,	10 ,,	1,43 · 19 = 27 ,,	,,		(,, ,, 167)
50 ,,	6 × 8 ,,	12 ,,	21 ,,			(,, ,, 169)
50 ,,	9 × 12 ,,	12 ,,	1,15 · 21 = 24 ,,	,,	192 r	(,, ,, 168)

Man erhält also:

bei 2 Bauchfeldern   2 · 19 = 38%, entsprechend   304 r
,, 2 Rückenfeldern   2 · 22 = 44 ,,   ,,   352 r
,, 1 Dammfeld   24 ,,   ,,   192 r
                zusammen: 106%, entsprechend 848 r

Auf diese Weise erreicht man also trotz voller Belastung der Haut die gewünschte Dosis nicht ganz. Weiter ist zu bedenken, daß die Haut bei den einander gegenüberliegenden Feldern nach Abb. 169 noch etwa 3% der durchgehenden Strahlung erhält, und daß bei den Rückenfeldern die Tiefendosis wegen der Durchstrahlung der Beckenknochen geringer ist, als angenommen wurde. Es ist deshalb notwendig, entweder die Tiefenwirkung durch Vergrößerung des Abstandes zu erhöhen oder noch ein fünftes Nahfeld vom Steißbein aus einzuschieben. In letzterem Falle bekommt man am Tumor noch etwa 20% mehr. Den Überschuß kann man dann zweckmäßig dadurch ausgleichen, daß man bei den Nahfeldern die Haut nur mit 90% der HED belastet. Die notwendige Dosis am Tumor wird also erreicht, wenn man die 5 Bauch- und Rückenfelder je 23 Minuten lang aus 30 cm FHA, das Dammfeld 67 Minuten lang aus 50 cm FHA bestrahlt bzw. die r-Dosen entsprechend korrigiert.

5. Die Genauigkeit der Dosierung.

Es ist vielleicht aufgefallen, daß in den vorstehenden Beispielen meist mit abgerundeten Zahlen gerechnet worden ist. Der Grund dafür liegt darin, daß es wohl möglich ist, die dem Körper zugestrahlte Strahlenmenge, die eigentliche Dosis, auf wenige Prozent genau zu bestimmen, das ändert sich aber, sobald zu der primären Strahlung die Streustrahlung hinzutritt. So findet man in der Literatur für die am Wasserphantom gemessene Streuzusatzstrahlung schon sehr schwankende Werte, und die Unsicherheit wächst naturgemäß, wenn die Messungen von dem homogenen Wasser auf das inhomogene Körpergewebe übertragen werden. Letzteres ist aber fast immer notwendig, da man nur in sehr seltenen

Fällen in einwandfreier Weise unmittelbar am Erfolgsort messen kann. Es bedarf daher großer Erfahrung, um die Verteilung und Auswirkung der Strahlung im Innern des menschlichen Körpers unter Abwägung aller in Frage kommenden Umstände richtig beurteilen zu können.

Man kann die Genauigkeit der Dosierung im Körperinnern auf etwa 10% schätzen; es wäre daher widersinnig, wenn man die Bestrahlungszeit in Sekunden, die Tiefendosis in Bruchteilen von Prozenten angeben wollte. Andererseits darf daraus aber nicht etwa der Schluß gezogen werden, daß eine genaue Dosierung überhaupt überflüssig sei; man muß vielmehr alle Meßmöglichkeiten ausnutzen, um allmählich der Lösung des Problems der Strahlenwirkung näherzukommen. Dazu ist die Mitarbeit aller erforderlich, und zwar auf der Grundlage einer einheitlichen Dosierung. In dieser Hinsicht haben die letzten Jahre ganz erhebliche Fortschritte gebracht, und es wäre zu wünschen, daß jeder Röntgenologe sich die Möglichkeit, die Dosis genau zu messen, zunutze machte.

IX. Der Wirkungsmechanismus der Röntgenstrahlen.

1. Allgemeines.

Die Vorgänge, die bei der Einwirkung des Röntgenlichts auf den Organismus geschehen, können sehr mannigfacher Natur sein, doch ist sicher die Grundannahme berechtigt, daß Strahlung nur durch ihre Energie wirksam sein kann; für die Wirkung ist also nur die absorbierte Energie maßgebend. Dieser Grundsatz ist für photochemische Vorgänge bereits im Anfang des vorigen Jahrhunderts von Grothuß, später von Draper ausgesprochen worden und hat sich auch für das Gebiet der Röntgenstrahlen als vollkommen berechtigt erwiesen.

Die Energiemengen, die dem Körper bei der Röntgenstrahlung zugeführt werden, sind sehr gering und betragen nur wenige Grammcalorien (vgl. S. 312 und 403), die Wirkungen können aber bei Überschreitung der zulässigen Dosis derart sein, daß unheilbare Zerstörungen des Gewebes eintreten. Wenn man dagegen die gleiche Energiemenge in anderer Form zuführt, z. B. als Wärme (Diathermie) od. dgl., so wird sie ohne merkliche Folgeerscheinungen vom Körper aufgenommen. Die Röntgenstrahlen müssen also besondere Eigenschaften besitzen, die sie zu so außerordentlichen Wirkungen befähigen.

Die Röntgenstrahlen sind wesensgleich mit dem sichtbaren Licht und den übrigen Strahlungen des elektromagnetischen Spektrums (vgl. S. 274) und unterscheiden sich von diesen nur durch die Wellenlänge, die 1000—100 000mal kleiner ist als im sichtbaren Gebiet, bzw. durch die entsprechend höhere Frequenz ($\nu = c/\lambda$). Hierdurch ist einerseits die hohe Durchdringungsfähigkeit bedingt, andererseits ist die Energie des einzelnen Strahlungsquants ($h \cdot \nu$) relativ groß.

Besonders die erstere Eigenschaft, die Durchdringungsfähigkeit, gibt den kurzwelligen Strahlen, den Röntgenstrahlen und den Gammastrahlen, ihren besonderen Charakter. Dadurch wird es möglich, Energie in Form von Strahlung nicht nur in die Tiefe des menschlichen Körpers, sondern auch ins Innerste seiner kleinsten Bestandteile, seiner Zellen, Moleküle und Atome hineinzubringen. Die Durchdringungsfähigkeit nimmt ab, wenn man in der Reihe der elektromagnetischen Strahlungen nach größeren Wellen fortschreitet, so daß bei den sog. Grenzstrahlen die Energie bereits in den obersten Hautschichten stecken bleibt. Dann folgt ein sehr ausgedehntes Gebiet, wo die Durchdringungsfähigkeit für alle Materie so gering oder umgekehrt die Absorption so groß wird, daß die Strahlung sich nur noch im Vakuum fortpflanzen kann. Erst im Gebiet des ultravioletten Lichtes, von etwa 2000 AE an aufwärts tritt wieder eine gewisse Durchdringungsfähigkeit für manche Substanzen auf, die Strahlung vermag z. B. in die Haut so weit einzudringen, daß sie Pigment erzeugen kann, sie zeigt also ähnliche Wirkung wie die kurzwellige Strahlung. Bis zum Ultrarot steigt die Durchdringungsfähigkeit noch weiter an, doch erzielt man hier nur noch Wärmewirkungen, da nunmehr die Lichtquanten zu klein sind, um photochemische Wirkungen hervorrufen zu können, auf die man meist die Gewebebeeinflussung zurückführt.

Eine andere Erfahrungstatsache, die für das Verstehen der Strahlenwirkungen hochbedeutsam ist, ist die, daß die beobachteten Veränderungen nur am lebenden Gewebe auftreten, während totes organisches Gewebe von Röntgenstrahlen nicht merklich beeinflußt wird. Daraus muß der Schluß gezogen werden, daß der Lebensvorgang selbst eine wesentliche Rolle beim Zustandekommen der Strahlenwirkungen spielt. Dazu kommt noch, daß alle Strahlenwirkungen am lebenden Objekt erst nach längerer Zeit hervortreten, woraus zu entnehmen ist, daß die beobachtete Wirkung durch einen sekundären Prozeß erfolgt, der durch die Röntgenstrahlen nur angeregt wird.

Der lebende Organismus stellt ein äußerst kompliziertes System dar, das durch gewisse Reguliervorrichtungen im Gleichgewicht gehalten wird. Da man annehmen kann, daß schon geringe Kräfte, wenn sie an der richtigen Stelle angreifen, genügen, um dieses Gleichgewicht zu stören, so ist es erklärlich daß die durch die Röntgenbestrahlung einverleibten minimalen Energiemengen große Änderungen im Organismus zur Folge haben. Das Problem der Röntgenstrahlenwirkung ist daher ein physikalisches bzw. chemisches und ein biologisches; hier soll in der Hauptsache nur die erste Seite betrachtet werden.

Bei der Mannigfaltigkeit der Energieumsetzungen im Organismus und bei der Menge der Möglichkeiten, wie und wo die Röntgenstrahlen angreifen und sich auswirken können, ist es erklärlich, daß eine ganze Anzahl von Theorien aufgestellt worden ist, von denen aber keine allgemeine Anerkennung gefunden hat.

2. Der Grundvorgang der Strahlenabsorption.

Wie schon oben (S. 316) für die leblose Materie auseinandergesetzt worden ist, können die Röntgenstrahlen beim Durchgang durch einen Körper zahlreiche Energietransformationen durchlaufen. Da nur die absorbierte Energie maßgebend ist, kommen für die Wirkung die eigentliche Absorption und die Streuabsorption in Betracht. Erstere besteht darin, daß ein Strahlungsquant, wenn es auf ein Molekül trifft, aus dessen Verband ein Elektron losreißt. Das Strahlungsquant verschwindet dabei, das getroffene Molekül ist in einen angeregten, energiereicheren Zustand versetzt und das hinausgeworfene Elektron (Photoelektron) erhält eine kinetische Energie, die gleich der Quantenenergie vermindert um den Energiezuwachs des getroffenen Moleküls ist (lichtelektrischer Effekt). Das angeregte Molekül kann unter Aussendung von Fluorescenzstrahlung oder durch Stöße zweiter Art in den normalen Zustand zurückkehren. Die Fluorescenzstrahlung kann wieder Absorption mit ihren Folgeerscheinungen erleiden, während bei den Stößen zweiter Art die Wärmebewegung erhöht wird oder chemische Anregung erfolgt. Die Elektronen können einerseits durch ihre Bewegungsenergie, andererseits durch ihre elektrische Ladung wirken; im ersteren

Fall entstehen wieder Molekülanregungen mit ihren Folgen, im letzteren Änderungen der natürlichen Potentiale im Organismus.

Diese Art des Absorptionsmechanismus ist naturgemäß nur dann möglich, wenn die Energiequanten der Strahlung hinreichend groß sind, um überhaupt Elektronen aus dem Molekularverband hinauswerfen zu können. Dies ist, vom Gebiet der γ- und Röntgenstrahlen ausgehend, nur bis zum Beginn des sichtbaren Gebiets der Fall, dann erlischt diese Fähigkeit, der lichtelektrische Effekt hört auf und die Strahlenquanten wirken nur noch durch ihre Bewegungsgröße (Lichtdruck), erhöhen die Molekularbewegung und damit die Temperatur des Körpers.

Bei der Streuabsorption wird den Röntgenstrahlen unter Vergrößerung ihrer Wellenlänge Energie entzogen, die sich in Bewegungsenergie der Streuelektronen umsetzt.

Der Hauptunterschied in der Energieabgabe (Absorption) von Röntgenstrahlen und von Elektronen besteht darin, daß die Strahlungsenergie nur quantenmäßig, d. h. in bestimmten Portionen, die kinetische Energie der Elektronen dagegen in beliebigen Teilbeträgen abgegeben werden kann.

Als Endprodukte der Strahlenwirkung können also Wärme, chemische Umsetzungen und elektrische Ladungen auftreten. Alle diese Möglichkeiten sind in den verschiedenen Theorien zur Erklärung der Strahlenwirkung herangezogen worden.

3. Der Angriffspunkt der Strahlen.

Zu diesen physikalischen Möglichkeiten tritt als weitere Komplikation die vielfältige Zusammensetzung des Körpergewebes. Dieses ist erfahrungsgemäß nicht in jeder Form gleich empfindlich gegen Strahlen; auf diesem Umstande beruht ja gerade die Möglichkeit, bestimmte Zellarten zu zerstören, ohne das umliegende Gewebe nachhaltig zu schädigen. Als besonders strahlenempfindlich gelten die schnell wachsenden Zellen, besonders während des Teilungsvorganges. Um möglichst viele Zellen im Teilungsstadium zu treffen, wird von manchen Röntgenologen die Dosis verzettelt und in kleinen Mengen auf längere Zeit verteilt. Am weitesten geht in dieser Richtung wohl Pfahler, der bei seiner Sättigungsmethode eine konstante Strahlenwirkung über längere Zeit dadurch aufrecht zu erhalten sucht, daß er nach Applikation der zulässigen Dosis in regelmäßigen Zeitabständen mit kleinen Dosen nachbestrahlt.

Weiter ist die Frage zu beantworten, welche Bestandteile der Zellen den eigentlichen Angriffspunkt für die Strahlen bilden. Hier kommen der Zellkern, das Protoplasma und die Zellmembran in Betracht. Auch hier sind die Meinungen geteilt. Die Mehrzahl der Autoren verlegt den Angriffspunkt in den Zellkern, wobei das Chromatin den eigentlichen strahlenempfindlichen Bestandteil bilden soll. Weniger Anhänger hat die Ansicht, daß das Protoplasma bei der Bestrahlung entscheidend beeinflußt wird; hier soll, vielleicht durch Aktivierung autolytischer Fermente, eine Verflüssigung des Protoplasmas oder durch elektrische Beeinflussung eine Umladung der kolloidalen Eiweißkörper eintreten. Die Zellmembran schließlich ist der Sitz von elektrischen Potentialen, die bei der Bestrahlung vermöge des lichtelektrischen Effekts oder der Ladung der Elektronen geändert werden können.

Wir haben (gemeinsam mit Behne) vor einigen Jahren versucht, durch Bestrahlung von sehr kleinen Zellgebieten zur Klärung dieser Frage beizutragen. Es wurden Tritoneneier mit feinen Röntgenstrahlenbündeln von etwa 1 mm Durchmesser bestrahlt, so daß einmal der Kern direkt, das andere Mal nur das Protoplasma durchstrahlt wurden. Es ergaben sich in beiden Fällen gewisse Störungen in der Körperbildung der Tiere, es scheint also, daß der Kern keine ausschlaggebende Rolle spielt, doch ist eine Entscheidung schwierig, da es nicht zu vermeiden ist, daß auch im zweiten Fall der Kern von Strahlung, wenn auch nur indirekt getroffen wird.

4. Die Theorien der Strahlenwirkung.

Die Kombination der physikalischen und biologischen Wirkungsmöglichkeiten hat zur Aufstellung von zahlreichen Theorien geführt, von denen die wichtigsten im folgenden etwas näher besprochen werden sollen.

a) Wärmewirkung.

Wohl die einfachste Annahme für den Wirkungsmechanismus der Strahlen macht Dessauer in seiner Punktwärmetheorie. Er nimmt an, daß die Wirkung den bei der Bestrahlung ausgelösten Elektronen zuzuschreiben ist, die auf ihren Bahnen Energiebeträge abgeben und durch Umwandlung ihrer Bewegungsenergie in Wärmebewegung die Eiweißmoleküle beeinflussen. Beim Durchgang durch die Materie werden die Elektronen gebremst, sie verlieren dabei Energie, die in den Molekülen aufgespeichert wird (Stöße zweiter Art). Durch die Zusammenstöße solcher Moleküle mit gesteigertem Energieinhalt entsteht auf minimalem Raum eine erhöhte Molekularbewegung, die Punktwärme. Die so entstehende lokale Temperaturerhöhung soll genügen, um Eiweißgerinnung zu bewirken und damit eine zerstörende Wirkung auf die Zelle auszuüben. Caspari hat diese Theorie durch die Annahme erweitert, daß die zerstörten Zellen hormonartige Reizstoffe bilden, die er Nekrohormone nennt. Diese vermögen, wenn sie in den Kreislauf gelangen, Allgemeinwirkungen auf den Organismus hervorzurufen.

b) Chemische Wirkungen.

Mehr Anklang hat die Hypothese gefunden, daß die Strahlenwirkung auf photochemischen Prozessen beruht. Die chemische Reaktionsfähigkeit hat ihren Sitz in der Elektronenhülle des Atoms gemäß der Bohrschen Vorstellung, und zwar in der äußersten Schale. Wenn eines oder mehrere dieser Elektronen, die Valenzelektronen genannt werden, aus ihrer Bahn gehoben werden, ist das Molekül in einen angeregten Zustand versetzt, der es befähigt, chemisch zu reagieren. Die Möglichkeit, daß solche photochemisch wirksamen Anregungen erfolgen, hängt von der Größe des absorbierten Strahlungsquants ab; sie beginnt, wenn man von langen Wellen ausgeht, im sichtbaren Gebiet, wo die Quantengröße gerade ausreicht, um die Ablösungsarbeit im äußersten Elektronenring zu leisten; die Energiequanten der Röntgenstrahlen sind dagegen etwa 10 000 mal größer und vermögen daher nicht nur aus der äußeren Elektronenschale, sondern auch aus den innersten Bahnen Elektronen abzutrennen. Solche Anregungen sind aber chemisch nicht wirksam, und man schreibt deshalb die Wirkung gewöhnlich den bei der Anregung entstehenden Photoelektronen und den beim Streuprozeß beschleunigten Comptonelektronen zu, deren Energie in beliebigen Teilbeträgen abgebaut werden kann.

Die Ansicht, daß gerade die sekundär ausgelösten Elektronen die Träger der Strahlenwirkung sind, beruht hauptsächlich auf Versuchen, wie sie von Halberstädter und Meyer, von Holthusen, Liechti und anderen an Bakterienkulturen angestellt wurden. Solche Kulturen sind nur wenig röntgenstrahlenempfindlich, die Wirkung steigt aber sehr, wenn man ein bestrahltes Metallblech als Sekundärstrahler in geringem Abstand (1 mm) von der Oberfläche der Kultur anbringt. Ein solcher Sekundärstrahler liefert außer Elektronen auch Fluorescenzstrahlung, doch scheint der Einfluß der letzteren zu vernachlässigen zu sein, da die Mehrwirkung bereits durch Zwischenschieben von ganz dünnen Schichten von Paraffin od. dgl. aufgehoben wird. Da nur die Elektronenstrahlung von so dünnen Schichten absorbiert wird, muß dieser die Hauptwirkung zukommen.

Von anderer Seite (Ghilarducci u. a.) wird dagegen die Fluorescenzstrahlung als der wirksame Bestandteil angesehen. Auf jeden Fall läßt sich durch Einführung von Sekundärstrahlern in das Körpergewebe eine beträchtliche Wirkungssteigerung erzielen. Die Einführung geschieht gewöhnlich, wie z. B. bei der Verkupferungsmethode von Wintz, mit Hilfe des elektrischen Stromes (vgl. S. 204).

Die eigentlichen, durch Röntgenlicht in der leblosen Substanz hervorgerufenen photochemischen Änderungen sind gegenüber den im lebenden organischen Gewebe erzeugten sehr gering. Das erklärt sich, wie schon gesagt, damit, daß es sich in letzterem Fall um eine Störung der natürlichen Regulierung der Zellfunktionen handelt, während im ersten Fall die umgesetzte Menge direkt von der absorbierten Strahlenenergiemenge abhängt. Hierher gehören z. B. die Ausfällung von Kalomel aus einem Gemisch von Quecksilberchlorid und Ammoniumoxalat, die Oxydation von Jodoform, von Ferrosulfat und von Hämoglobin. Die bekannteste Beeinflussung ist die Zersetzung des Bromsilbers der photographischen Emulsion, die insofern eine gewisse Ähnlichkeit mit den Reaktionen im Organismus zeigt, als ein weiterer chemischer Prozeß, die Entwicklung, notwendig ist, um die Wirkung sichtbar zu machen.

Die Annahme, daß nur die Sekundärelektronen, und zwar die Photoelektronen und die Streuelektronen in gleichem Maße für den biologischen Effekt verantwortlich sind, ist nicht unbestritten. Selbstverständlich können auch die Strahlenquanten direkt auf die äußeren Elektronen wirken und photochemisch anregen, sie geben dabei aber nur einen geringen Teil ihrer Energie an das Molekül ab, während der Rest auf das Photoelektron übergeht. Die stark beschleunigten Photoelektronen können andererseits auch Anregungen in inneren Schalen erzeugen, wobei keine chemische Aktivierung entsteht. Auf jeden Fall werden um so mehr Energietransformationen erfolgen, die nicht chemisch wirksam sind, je größer das Strahlenquant oder je härter die Röntgenstrahlung ist; alle diese Transformationen sind mit Energieverlusten verbunden, die zumeist eine Vermehrung der Wärmebewegung verursachen und für den chemischen Effekt verloren gehen. Von diesem Gesichtspunkt betrachtet, müssen also harte Strahlen weniger wirksam sein als weiche, wie es auch von verschiedenen Seiten experimentell gefunden wurde (vgl. S. 409). Weiter ist zu bedenken, daß die Elektronen in den festen und flüssigen Bestandteilen des Organismus im Gegensatz zu gasförmigen Medien nur sehr geringe Reichweite besitzen, so daß sehr häufig Rekombinationen eintreten werden, die nur die Wärmebewegung erhöhen. Ähnliches gilt auch von den mit nur geringer kinetischer Energie ausgestatteten Streuelektronen.

Diese Bedenken führen dazu, auch der Fluorescenzstrahlung und vor allem der Streustrahlung zum mindesten einen erheblichen Anteil an der Wirkung zuzuschreiben.

c) Elektrische Beeinflussung.

Außer der chemischen Aktivierung können auch elektrische Beeinflussungen die Strahlenwirkung hervorrufen, und die in neuerer Zeit aufgestellten, in diese Richtung zielenden Hypothesen scheinen recht aussichtsreich zu sein. Als Angriffspunkte kommen hier die Kolloide und die Zellmembranen in Betracht.

Die Körpersubstanz besteht zum großen Teil aus Kolloiden, das sind disperse Systeme, die zwischen den Emulsionen und den echten Lösungen stehen. Die Stabilität der Kolloide führt man darauf zurück, daß die Teilchen elektrische Ladungen tragen und sich gegenseitig abstoßen. Durch Störungen in der Ladungsverteilung, wie sie bei Bestrahlungen durch den lichtelektrischen Effekt oder durch die hierbei ausgelösten Elektronen geschehen können, treten Trübungen, Ausflockungen, schließlich Koagulation ein. Auf diese Weise läßt sich also die Strahlenbeeinflussung der Kolloide sowohl des Zellkerns wie des Plasmas erklären.

In der neueren Zeit hat man auch die Zustandsänderungen der Zellmembran in den Kreis der Betrachtungen gezogen. Die Zellmembran bildet die Grenzschicht zwischen dem Zellinhalt und den als Elektrolyte anzusprechenden Gewebsflüssigkeiten. In solchen Grenzschichten entstehen (ähnlich wie bei der Reibungselektrizität und in den galvanischen Elementen, vgl. S. 201) Potentialdifferenzen, die durch Färbemethoden mit Stoffen bestimmter Polarität oder neuerdings auch direkt mit elektrischen Meßmethoden (Keller und Fürth) festgestellt werden können. Die organischen Zellmembranen sind dadurch charakterisiert, daß sie semipermeabel sind, d. h. daß sie für manche gelöste Substanzen durchlässig, für andere undurchlässig sind. Dies Verhalten ist, wie Michaelis an toten Membranen zeigen konnte, durch die elektrische Ladung bedingt. Die Durchlässigkeit der lebenden Membran regiert den Stoffaustausch der Zelle, sie ist veränderlich und wird vom Organismus in bestimmter, aber ihrem inneren Wesen nach noch nicht geklärter Weise reguliert. Eine Veränderung der Permeabilität durch fremde Einwirkung wird eine Störung im Stoffwechsel der Zelle und damit eine Schädigung hervorrufen. Eine derartige Beeinflussung durch Röntgenbestrahlung ist sehr wohl denkbar und durch Versuche an tierischen Membranen von Kroetz, Wels u. a. direkt nachgewiesen.

In dieser Hinsicht sind auch die Versuche von Liechti bedeutsam, der zeigen konnte, daß bei leblosen Modellen durch Strahlenwirkung eine Potentialänderung hervorgerufen werden kann. Er benutzte zwei Elektrolyte verschiedener Konzentration, die durch eine ganz dünne Glasmembran getrennt waren, sog. Glasketten, und fand, daß sich bei Bestrahlung mit Röntgenstrahlen die Spannung änderte; in ähnlicher Weise könnten auch die Organpotentiale beeinflußt werden.

Schließlich besteht auch die Möglichkeit, daß durch die Bestrahlung die Dielektrizitätskonstante geändert wird. Diese ist für viele Körperflüssigkeiten, wie Blut und Serum, außergewöhnlich groß; ihre Änderung müßte die Dissoziationsverhältnisse und damit die natürlichen Körperreaktionen stark beeinträchtigen können.

5. Die mitogenetische Strahlung.

In diesem Zusammenhang sei auch eine Beobachtung erwähnt, die mit der Röntgenstrahlenwirkung direkt nichts zu tun hat, die aber unter Umständen für die Krebsforschung von Bedeutung werden kann.

Im Jahre 1923 fand Gurwitsch, daß von schnell wachsenden Zellen ein Reiz ausgeübt wird, der Nachbarzellen zur Teilung anregt. Der Reiz war durch manche Substanzen hindurch bis auf mehrere Millimeter Abstand wirksam und wurde als eine von den Zellen ausgehende ultraviolette Strahlung gedeutet. Als besonders geeignet erwies sich die Wurzelspitze der Küchenzwiebel, doch zeigte sich auch ein Brei von Kaulquappen oder von Carcinom- und Sarkomgewebe wirksam. Der Effekt ist nur sehr gering, so daß manche Forscher ein negatives Resultat erhielten und die Existenz dieser Strahlung ablehnten.

In den letzten Jahren ist es aber Reiter und Gàbor nicht nur gelungen, den „Induktionsversuch" von Gurwitsch mit Erfolg zu wiederholen, sondern sie konnten auch eine photographische Wirkung der Strahlung nachweisen. Weiter untersuchten sie Ultraviolettlichtquellen auf ihre Fähigkeit, Zellteilungen anzuregen, und fanden im spektral zerlegten Licht, daß die Wellenlänge 3340 AE sehr wirksam ist, während die benachbarten Wellenlängen 3000 und 3110 AE direkt antagonistischen Effekt hatten. Vor kurzem haben allerdings Chariton, Frank und Kannegießer Wirkung nur unterhalb 2600 AE gefunden und dabei festgestellt, daß der Zeitfaktor auch hier einen bedeutenden Einfluß hat.

Wenn auch durch diese Versuche eine die Zellteilung anregende Wirkung von ultraviolettem Licht erwiesen zu sein scheint, wird man in bezug auf die Strahlung lebender Zellen doch weitere Bestätigungen abwarten müssen, ehe man auf diesem Wege eine Förderung des Krebsproblems erhoffen darf.

Schlußbemerkung.

In den vorstehenden Ausführungen haben wir uns bemüht, ein möglichst vollständiges Bild unserer gegenwärtigen Kenntnis der Physik der Röntgenstrahlen und eine Anleitung zur möglichst genauen und zugleich einfachen Dosierung zu geben. Dabei hat sich gezeigt, daß vor allem unser Wissen in bezug auf die Wirkung der Röntgenstrahlen noch sehr lückenhaft ist, und es wird noch lange Zeit brauchen, bis hier durch das Zusammenarbeiten von Medizinern, Biologen und Physikern eine einwandfreie Lösung gefunden ist. Ein wesentliches Erfordernis dafür, daß wir in dieser Richtung weiterkommen, liegt in einer einheitlichen und exakten Dosierung, doch sind hier leider durch die Natur Grenzen gezogen, die in dem wechselnden Aufbau des menschlichen Körpers liegen. Es muß daher die physikalische Dosierung durch umfassende Kenntnis des Röntgenologen in bezug auf Bau und Funktion des menschlichen Körpers und durch Erfahrung unterstützt werden. Aus diesem Grunde ist auch unsere Dosierungsmethode frei von übertriebenen Anforderungen an die Genauigkeit; letzten Endes ist nur der Erfolg ausschlaggebend.

Über die medizinische Anwendung des Vorstehenden wird in einem zweiten Teil, der als besonderer Band erscheint, berichtet werden. Dort wird die medizinische Bestrahlungstechnik auseinandergesetzt, ferner die Biologie und Histologie der Strahlenwirkung auf die Zelle, und schließlich werden die Erfolge der Röntgentiefentherapie dargelegt werden.

Literaturverzeichnis.

Das Literaturverzeichnis kann trotz seines Umfanges keinen Anspruch auf Vollständigkeit machen. In der Hauptsache sind die in den letzten Jahren erschienenen Arbeiten aufgeführt; im übrigen wird verwiesen auf:

Gocht, H., Die Röntgenliteratur. Bisher 10 Bände. Stuttgart: Ferdinand Enke 1911—1929.

A. Deutsche Zeitschriften und Referate-Blätter:

Fortschritte auf dem Gebiete der Röntgenstrahlen, herausgeg. von *R. Grashey*. Leipzig: Georg Thieme. (Im folgenden als „Fortschr. Röntgenstr." bezeichnet.) Beihefte dazu: Röntgenpraxis. — Internationale Radiotherapie, herausgeg. von *J. Wetterer*. Darmstadt: L. C. Wittich. — Strahlentherapie, herausgeg. von *H. Meyer*. Berlin und Wien: Urban & Schwarzenberg. (Im folgenden als „Strahlenther." bezeichnet.) — Zeitschrift für Röntgenologie, herausgeg. von *K. Immelmann*. Berlin: C. F. Pilger & Co. — Zentralblatt für die gesamte Radiologie, herausgegeb. von *K. Frik*. Berlin: Julius Springer.

B. Hand- und Lehrbücher:

Ergebnisse der medizinischen Strahlenforschung, herausgeg. von *H. Holfelder, H. Holthusen, O. Jüngling, H. Martius* und *R. Schinz*. Leipzig: Georg Thieme. Bisher 4 Bd. (1925—1930). — Handbuch der gesamten Strahlenheilkunde, herausgeg. von *P. Lazarus*. München: J. F. Bergmann. 2 Bd. (1928—1930). — Handbuch der Röntgentherapie, herausgeg. von *P. Krause*. 3. Bd. 2. Teil des Handbuch der gesamten medizinischen Anwendungen der Elektrizität. Leipzig: W. Klinkhardt 1923 bis 1928. — Lehrbuch der Strahlentherapie, herausgeg. von *H. Meyer*. Berlin und Wien: Urban & Schwarzenberg. 4 Bd. (1925—1929). — *Rieder-Rosenthal*, Lehrbuch der Röntgenkunde. Leipzig: Johann Ambrosius Barth. 3 Bd. (1924—1928). — *Wetterer, J.*, Handbuch der Röntgen- und Radiumtherapie. Leipzig und München: Keim und Nemnich. 2 Bd. (1922 u. 1928).

C. Zusammenfassende Darstellungen:

Baerwald, H., Die physikalischen Grundlagen der Strahlentherapie. Lehrbuch der Strahlentherapie, herausgeg. von Meyer, Bd. 2, S. 1. 1925. — *Behnken, H.*, Röntgentechnik. Bd. 17 des Handbuchs der Physik. Berlin: Julius Springer. — *Broglie, M. und L. de*, Einführung in die Physik der Röntgen- und Gammastrahlen. Leipzig: Johann Ambrosius Barth 1930. — *Bucky, G.*, Die Röntgenstrahlen und ihre Anwendung. Natur- u. Geisteswelt Nr 556. Leipzig: B. G. Teubner 1924. — *Derselbe*, Grenzstrahlentherapie. Leipzig: S. Hirzel 1928. — *Cermak, P.*, Die Röntgenstrahlen. Handbuch der Elektrizität und des Magnetismus, herausgeg. von L. Graetz. Leipzig: Johann Ambrosius Barth 1923. — *Dessauer, F.*, Zur Therapie des Carcinoms mit Röntgenstrahlen. Vorlesungen über die physikalischen Grundlagen der Tiefentherapie. Dresden-Leipzig: Theodor Steinkopff 1922. — *Derselbe*, Dosierung und Wesen der Röntgenstrahlenwirkung in der Tiefentherapie vom physikalischen Standpunkt. Dresden-Leipzig: Theodor Steinkopff 1923. — *Flaskamp, W.*, Über Röntgenschäden und Schäden durch radioaktive Substanzen. 12. Sonderbd. zur Strahlentherapie. Berlin: Urban & Schwarzenberg 1930. — *Fritsch, H.*, Röntgentherapeutische Merkblätter für den praktischen Arzt. Leipzig und Wien: Franz Deutike 1925. — *Fürstenau, F., M. Immelmann* und *J. Schütze*, Leitfaden des Röntgenverfahrens für das röntgenologische Hilfspersonal. Stuttgart: Ferdinand Enke 1921. — *Glasscheib, S.*, Die Röntgentechnik in Diagnostik und Therapie. Berlin: Julius Springer 1929. — *Glocker, R.*, Die physikalischen Grundlagen der Röntgentherapie. Handbuch der gesamten Strahlenheilkunde, herausgeg. von Lazarus, Bd. 1, S. 177. 1928. — *Großmann, G.*, Physikalische und technische Grundlagen der Röntgentherapie. Berlin und Wien: Urban & Schwarzenberg 1925. — *Herz, R.*, Röntgenstrahlen. Sammlung Göschen, 1927. Nr. 950. — *Hirsch, J. S.* und *G. Holzknecht*, Physikalisch-technische Grundlagen der Röntgentherapie. Wien: Julius Springer 1927. — *Holfelder, H.*, Kritische Übersicht über die Grundlagen der modernen Röntgentherapie. Beih. z. Med. Klin. **1926**, H. 7, 147. — *Derselbe*, Methodische Grundlagen der chirurgischen Röntgentherapie. Lehrbuch der Strahlentherapie, herausgeg. von Meyer, Bd. 2, S. 77. 1925. — *Jüngling, O.*, Röntgenbehandlung chirurgischer Erkrankungen. Zugleich Einführung in die physikalischen und biologischen Grundlagen der Röntgentherapie. Leipzig: S. Hirzel 1924. — *Kalkbrenner, H.*, Röntgenologie. Repetit. f. techn. Assistentinnen. Berlin: C. F. Pilger & Co. — *Kaye, G. C. W.*, Roentgenology: its early history some basic physical principles, and the protective measures 1929. — *Kirchner, F.*, Allgemeine Physik der Röntgenstrahlen, Bd. 24, 1. Teil des Handbuches der Experimentalphysik, herausgeg. von Wien und Harms. Leipzig: Akadem. Verlagsges. 1930. — *Krethlow, A.*, Physikalisch-technisches Praktikum für Mediziner. Eine Einführung in die Anwendung von Meßmethoden und Apparaturen. Berlin: Julius

Springer 1930. — *Krönig, B.* und *W. Friedrich*, Physikalische und biologische Grundlagen der Strahlentherapie. Berlin und Wien: Urban & Schwarzenberg 1918. — *Ledoux-Lebard, R.* und *A. Dauvillier*, La physique des rayons X. Paris: Gauthier-Villard 1921. — *Müller, O.*, Die medizinische Röntgentechnik. Leipzig: Hachmeister & Thal 1925. — *Rosenthal, J.*, Praktische Röntgenphysik und Röntgentechnik, 2. Aufl. Rieder-Rosenthals Lehrbuch der Röntgenkunde. Leipzig: Johann Ambrosius Barth 1925. — *Seitz, L.* und *H. Wintz*, Unsere Methode der Röntgentiefentherapie und ihre Erfolge. Berlin und Wien: Urban & Schwarzenberg 1920. — *Seuffert, E. von*, Lehrbuch der physikalischen, biologischen und klinischen Grundlagen zur Strahlentiefentherapie und ihrer Anwendung in der Gynäkologie. Berlin: S. Karger 1923. — *Solomon, I.*, Précis de radiothérapie profonde. Paris: Masson & Co. 1926. — *Strauß, O.* und *O. Müller*, Leitfaden der Röntgentechnik, Röntgendiagnostik und Röntgentherapie für den praktischen Arzt. Halle: C. Manhold 1928. — *Walter, B.*, Die physikalischen Grundlagen der medizinischen Röntgentechnik. Braunschweig: Vieweg & Sohn 1926. — *Wintz, H.*, Die Grundlagen der Röntgentherapie. Zweifel-Payrs Klinik der bösartigen Geschwülste, Bd. 3, S. 431. Leipzig: S. Hirzel 1927. — *Derselbe*, Die Strahlenbehandlung der bösartigen Tumoren in der Gynäkologie. Rieder-Rosenthals Lehrbuch der Röntgenkunde, Bd. 3, S. 632. Leipzig: Johann Ambrosius Barth 1928. — *Derselbe*, Die Methodik der Röntgentherapie. Handbuch der gesamten Strahlenheilkunde, herausgeg. von Lazarus, Bd. 2, S. 113. 1928. — *Wintz, H.* und *W. Rump*, Die physikalischen und technischen Grundlagen der Röntgenstrahlentherapie. Lehrbuch der Strahlentherapie, Bd. 4, S. 167. 1929.

I. Elektrizitätslehre.

Berliner, A., Lehrbuch der Physik in elementarer Darstellung, 4. Aufl. Berlin: Julius Springer 1928. — *Graetz, L.*, Elektrizität und ihre Anwendungen, 22. Aufl. Stuttgart: J. Engelhorns Nachf. 1924. — *Jaeger, R.*, Physik. Repetit. f. techn. Assistentinnen. Berlin: C. F. Pilger & Co. 1927. — *Müller-Pouillet*, Lehrbuch der Physik, Bd. 4, 10. Aufl. Braunschweig: F. Vieweg & Sohn 1909—1914. — *Pohl, R. W.*, Einführung in die Elektrizitätslehre, 2. Aufl. Berlin: Julius Springer 1929. — *Warburg, E.*, Lehrbuch der Experimentalphysik für Studierende, 21. u. 22. Aufl. Dresden-Plagwitz: Theodor Steinkopff 1929. — *Westphal, H.*, Physik, Lehrbuch für Studierende. Berlin: Julius Springer 1928.

II. Röntgenröhren; Kathodenstrahlen.

Baensch, W., Die therapeutische Anwendung von Kathodenstrahlen. Zbl. Gynäk. **1928**, Nr 47, 3033. — *Baensch, W.* und *R. Finsterbusch*, Unsere klinischen Erfahrungen mit der therapeutischen Anwendung von Kathodenstrahlen. Münch. med. Wschr. **1927**, Nr 51, 2171. Strahlenther. **33**, 399 (1929). — *Benecke, H.*, Die Abkühlung des Brennflecks bei Diagnostik-Elektronenröhren. Fortschr. Röntgenstr. **34**, 489 (1926). — *Bouwers, A.*, Eine Metallröntgenröhre mit drehbarer Anode. Fortschr. Röntgenstr. **40**, Kongreßh., 102 (1929). — *Derselbe*, Der Brennfleck einer Röntgenröhre und die Belastbarkeit. Fortschr. Röntgenstr. **40**, 284 (1929). — *Chantraine, H.*, Über die Strahlenausbeute von gashaltigen und gasfreien Röhren. Fortschr. Röntgenstr. **34**, 922 (1926). — *Derselbe*, Über die Gipfelstromstärke bei der gasfreien Röhre. Fortschr. Röntgenstr. **36**, 845 (1927). — *Coolidge, W. D.* und *C. N. Moore*, Some experiments with high-voltage cathode rays outside of the generating tube. J. of Franklin Inst., Dez. **1926**. — *Guyer, M. F.* und *F. Daniels*, Cancer irradiation with cathode rays. J. of Canc. Res. **12**, 166 (1929). — *Hausmann, W.* und *W. E. Pauli*, Über die Wirkung von Kathodenstrahlen auf Erythrocyten. Strahlenther. **30**, 350 (1928). — *Heisen*, Über Brennfleckfragen. Fortschr. Röntgenstr. **36**, Kongreßh. **1927**, 102. — *Herrmann, H.*, Untersuchungen (von Glühkathoden) mit der Lochkamera. Fortschr. Röntgenstr. **40**, Kongreßh., 92 (1929). — *Jona, M.*, Bemerkungen zur Ökonomie der Röntgenröhre an verschiedenen Apparatetypen. Fortschr. Röntgenther. **40**, Kongreßh., 100 (1929). — *Knipping, P.*, Physik und Technik der Kathodenstrahlen. Münch. med. Wschr. **1929**, Nr 43, 1823 u. Strahlenther. **35**, 391 (1930). — *Laroquette, M. de*, Présentation d'un périscope pour le centrage des tubes. J. de Radiol. **11**, 481 (1927). — *Lilienfeld, J. E.*, Einiges Experimentelle zur autoelektronischen Entladung. Z. Physik **15**, 46 (1923). — *Podkaminsky*, Eine Metallröntgenröhre (Philips Metalix) und eine Bestimmung ihrer Wanddurchlässigkeit für Röntgenstrahlen. Amer. J. Roentgenol. **17**, 324 (1927). — *Politzer, G.* und *W. E. Pauli*, Über die biologische Wirkung der Kathodenstrahlen. Fortschr. Röntgenstr. **40**, 120 (1929) u. Strahlenther. **33**, 704 (1929). — *Reich, L.* und *G. Spiegler*, Über die interessante Abhängigkeit der Brennfleckgröße von der Belastung bei der Metalix- (Philips-) Röhre. Fortschr. Röntgenstr. **36**, 389 (1927). — *Rewutzka, M. A.*, Die Abhängigkeit der Größe des Brennflecks an der Antikathode der Röntgenröhre von der Stromstärke. Z. Physik **57**, 556 (1929). — *Rother, F.*, Über den Austritt von Elektronen aus kalten Metallen. Ann. Physik **81**, 317 (1926). — *Schäfer, W.* und *E. Witte*, Physikalische und biologische Versuche an Kathodenstrahlen. Strahlenther. **31**, 415 (1929) u. **33**, 578 (1929). —

Spiegler, G., Eine Schaltanordnung zum Schutz der Röhre. Fortschr. Röntgenstr. **35**, 786 (1927) u. **34**, Kongreßh., 182 (1926). — *Spiegler, G.* und *J. Žakovský*, Über die Beziehung des Röhrenstroms zur Röhrenspannung bei Coolidgeröhrenapparaten. Fortschr. Röntgenstr. **35**, 990 (1927). — *Taylor, L. S.*, Cathode ray dosimetry. Radiology **12**, 294 (1929). — *Thaller, R.*, Über maximale Belastungen von Diagnostikröhren. Fortschr. Röntgenstr. **33**, Kongreßh., 108 (1925). — *Derselbe*, Fortschritte in der Dosimetrie der Kathodenstrahlen. Strahlenther. **33**, 263 (1929). — *Thoraeus, R.*, On running conditions of therapy tubes. Acta radiol. (Stockh.) **8**, 462 (1927). — *Villers, R.*, Un nouveau tube a rayons cathodiques. J. de Radiol. **11**, 441 (1927). — *Walter, B.*, Über die sekundäre Kathodenstrahlung der gashaltigen und der gasfreien Röntgenröhre. Fortschr. Röntgenstr. **34**, 129 (1926). — *Žakovský, J.*, Über die Röhrenbeanspruchung an verschiedenen Apparatetypen. Fortschr. Röntgenstr. **36**, 383 (1927). — *Derselbe*, Zur Frage der Strahlungsausbeute und Röhrenbeanspruchung. Fortschr. Röntgenstr. **40**, Kongreßh., 101 (1929).

III. A. Röntgenapparate.

Adolfini, E., Apparate für maximale Leistungen von Spannung und Strahlung. Fortschr. Röntgenstr. **36**, 175 (1927). — *Bishop, F. W.* und *St. L. Warren*, A comparison of the efficiency of valve tube and mechanically rectified roentgenographic machines. Amer. J. Roentgenol. **21**, 229 (1929). — *Bogolowsky, E.*, Eigentümlichkeiten des Gleichstromkreises mit eingeschaltetem Unterbrecher. Fortschr. Röntgenstr. **37**, 46 (1928). — *Bovie, W. T.*, Ein Vergleich der Wirksamkeit therapeutischer Bestrahlungsquellen. Boston med. J. **197**, 1509 (1928). — *Brenzinger, M.*, Die Röntgenmaschinen in der internationalen Radiotherapie der Jahre 1924—1927. Internat. Radiother. **2**, 761 (1927). — *Brenzinger, M., F. Dessauer* und *E. Lorenz*, Über einen Universal-Gleichspannungsapparat für Röntgendiagnostik und -therapie. Fortschr. Röntgenstr. **34**, 152 (1926). — *Caspary, H.*, Eine neue Zentriervorrichtung für Röntgenröhren. Fortschr. Röntgenstr. **35**, 96 (1927). — *Chantraine, H.* und *P. Profitlich*, Über den Glühventilgleichrichter. Fortschr. Röntgenstr. **34**, 919 (1926). — *Dieselben*, Künstliche Radiumstrahlen? Fortschr. Röntgenstr. **40**, 659 (1929). — *Dessauer, F.* und *M. Brenzinger*, Röntgenapparate und Röntgenröhren. Bd. 1 des Lehrbuchs der Strahlentherapie. 1925. S. 361. — *Gabriel, G.*, Untersuchungen über die Verwendung der Gleichspannung im Therapiebetrieb durch Einbau von Kondensatoren am Neo-Intensiv-Reformapparat. Fortschr. Röntgenstr. **33**, 256 (1925). — *Gloker, R.*, Über Röntgenapparate (Konstruktionsprinzipien und physikalische Grundlagen). Fortschr. Röntgenstr. **32**, Kongreßh., 174 (1924). — *Grann, R.*, Die Entwicklung der Röntgentechnik im letzten Jahrzehnt. Wien. klin. Wschr. **1929**, Nr 16, 542. — *Großmann, G.*, Apparate zur Röntgentiefentherapie. Strahlenther. **14**, 213 (1923). — *Derselbe*, Die neue Richtung der Therapieapparate. Vergleichende Betrachtungen über die alten und neuen Apparatesysteme. Fortschr. Röntgenstr. **32**, Kongreßh., 178 (1924). — *Herrmann, H.* und *R. Jaeger*, Über eine Röntgenapparatur für etwa 400 kV Röhrenspannung. Fortschr. Röntgenstr. **41**, 426 (1930). — *Heyde* und *E. Saupe*, Untersuchungen über Strahlenerzeugung und elektrische Verhältnisse bei verschiedenen Betriebsweisen. Strahlenther. **23**, 217 (1926). — *Hoed, den* und *L. J. Koopmann*, Bleibt die Röntgenenergie konstant bei variabler Netzspannung und Nachregulierung am Apparat? Strahlenther. **20**, 162 (1925). — *Jona, M.*, Die konstante Gleichspannung der Kondensatorapparate für Röntgentherapie. Strahlenther. **18**, 971 (1924). — *Derselbe*, Über pulsierenden und konstanten Hochspannungsgleichstrom im Röntgentherapiebetrieb. Strahlenther. **21**, 690 (1926). — *Kirsch, H.*, Über ein neues Universalstativ für Weichstrahltherapie, Röntgentherapie und Diagnostik. Münch. med. Wschr. **1928**, Nr 45, 1925. — *Leschke, E.*, Ein einfacher transportabler Röntgenapparat. Med. Klin. **1927**, Nr 50, 1949 u. **1928**, Nr 1, 26. — *Ludewig, P.*, Die physikalischen Grundlagen des Betriebes von Röntgenröhren mit dem Induktorium. Berlin: Urban & Schwarzenberg 1923. — *Prel, G. du*, Eine neuartige Hochfrequenz-Apparatur für Röntgendiagnostik. Fortschr. Röntgenstr. **36**, 391 (1927). — *Rapp, H.*, Technische Grundlagen der Röntgentherapie. Bd. 2 des Lehrbuchs der Strahlentherapie. Berlin und Wien: Urban & Schwarzenberg 1925. — *Robertson, J. K.*, X rays and X ray apparatus. New York: Macmillan Comp. 1924. — *Rump, W.*, Über konstante Gleichspannung zur Röntgenstrahlenerzeugung. Fortschr. Röntgenstr. **32**, Kongreßh., 230 (1924). — *Russo, C.*, Die Bedeutung der induktiven Feinregulierung und der Fernsteuerung bei Röntgenapparaten. Strahlenther. **36**, 199 (1930). — *Spiegler, G.*, Prinzipielles zu den verschiedenen Apparatetypen. Fortschr. Röntgenstr. **36**, Kongreßh., 102 (1927). — *Spiegler, G.* und *O. Krumpel*, Das Durchleuchtungslicht an verschiedenen Apparatetypen mit besonderer Berücksichtigung des rotierenden Gleichrichters und des Halbwellenapparates. Fortschr. Röntgenstr. **40**, 513 (1929). — *Spiegler, G.* und *J. Žakovský*, Der Halbwellenapparat der Röntgentechnik. Fortschr. Röntgenstr. **37**, 718 (1928). — *Thoraeus, R.*, Roentgen intensity and milliamperage from different constant-voltage machines. Acta radiol. (Stockh.) **10**, 515 (1929). — *Varga, G.*, Die Klemmenspannung des Röntgenapparates mit rotierendem Gleichrichter und seine Arbeitsweise. Fortschr. Röntgenstr. **40**, 107 (1929).

III. B. Schutzmaßnahmen.

Internationale Richtlinien für Sicherheitsmaßnahmen in Röntgen- und Radiumbetrieben. Fortschr. Röntgenstr. **39**, 343 (1929). — Internationale Sicherheitsmaßnahmen in Röntgen- und Radiumbetrieben, beschlossen durch den II. Internationalen Radiologenkongreß in Stockholm. Strahlenther. **32**, 606 (1929). — Merkblatt der Deutschen Röntgengesellschaft über den Gebrauch von Schutzmaßnahmen gegen Röntgenstrahlen vom Jahre 1926. Strahlenther. **23**, 193 u. Fortschr. Röntgenstr. **34**, 848 (1926). — Normenstelle der Deutschen Röntgengesellschaft: Betriebsvorschriften für medizinische Röntgenanlagen. Fortschr. Röntgenstr. **39**, 744 (1929); Vorschriften für den Strahlenschutz. Fortschr. Röntgenstr. **39**, 733; Vorschriften für den Hochspannungsschutz. Fortschr. Röntgenstr. **39**, 726. — Normenstelle der Deutschen Röntgengesellschaft: Vorschriften für den Strahlenschutz in medizinischen Röntgenanlagen, Jan. 1930. Berlin: Beuth-Verlag; Strahlenther. **36**, 393 (1930); Vorschriften für den Hochspannungsschutz in medizinischen Röntgenanlagen, Jan. 1930. Berlin: Beuth-Verlag. — Reichsarbeitsminister Dr. Braun, Die Richtlinien über gewerbliche Berufskrankheiten. Klin. Wschr. **1925**, Nr 36, 1750. — Verfügung des „Volkskommissariats der Arbeit" der Räterepublik vom 9. Sept. 1925 betreffs des Arbeitsschutzes der in Röntgenkabinetten tätigen Arbeiter. Fortschr. Röntgenstr. **35**, 781 (1927). — X-Ray and Radium Protection Committee. Revised Report **1923**, Nr 1 u. **1925**, Nr 2; Radiology **3**, 171.

Altschul, W., Internationale Strahlenschutzbestimmung. Strahlenther. **24**, 766 (1927). — *Behnken, H.*, Dosimetrische Untersuchungen über Röntgenstrahlenschutz und Strahlenschutzröhren. Fortschr. Röntgenstr. **41**, 245 (1930). — *Berthold, R.* und *R. Glocker*, Über die Strahlenschutzwirkung von Baustoffen. Strahlenther. **16**, 507 (1924). — *Bouwers, A.*, A new X-ray apparatus with complete X-ray and electrical protection. Acta radiol. (Stockh.) **9**, 600 (1928). — *Bowes, P. K.*, Notes on X-ray protection. Brit. J. Radiol. **1925**, Nr 296. — *Cramer, H.* und *A. Borm*, Das neue Bestrahlungsgerät der Metalix-Therapieröhre. Strahlenther. **33**, 156 (1929). — *David, O.* und *M. Hirsch*, Über die Ventilation von Röntgeninstituten. Acta radiol. (Stockh.) **9**, 305 (1928). — *Eggert, J.* und *F. Luft*, Ein neuartiges Röntgenfilmdosimeter. Röntgenpraxis **1**, 187 u. 655 (1929). — *Flaskamp, W.*, Gefahren und Schäden bei gynäkologischer Tiefentherapie. Lehrbuch der Strahlentherapie, herausgeg. von Meyer, Bd. 4, S. 1133. 1929. — *Fried, C.*, Ein neues Bestrahlungsgerät in Verbindung mit der Metalix-Therapieröhre. Strahlenther. **33**, 160 (1929). — *Friesleben, M.*, Röntgenschädigungen beim Hilfspersonal. Dtsch. med. Wschr. **1929** Nr 40, 1680. — *Derselbe*, Berufliche Röntgenschädigungen und ihre Verhütung. Dtsch. med. Wschr. **1930**, Nr 11, 464. — *Frik, K.*, Filterbemessung bei Röntgendurchleuchtungen und -aufnahmen. Fortschr. Röntgenstr. **34**, Kongreßh., 180 (1926). — *Fritsch, E.*, Die Beseitigung der Hochspannungsgefahr im Röntgenbetriebe durch den Sekuro. Fortschr. Röntgenstr. **37**, 309 u. Strahlenther. **28**, 810 (1928). — *Fürst, W.*, Zur Sicherung des Bedienungspersonals von Röntgenapparaten gegen tödliche Unfälle und zur Frage der Verantwortlichkeit. Strahlenther. **21**, 508 (1926). — *Glocker, R.*, Strahlenschutz und Anlage von Röntgenabteilungen. Erg. med. Strahlenforschg. **1**, 365 (1925). — *Derselbe*, Internationale Strahlenschutzbestimmungen. Fortschr. Röntgenstr. **34**, Kongreßh., 177 u. Strahlenther. **22**, 193 (1926). — *Glocker, R.* und *E. Kaupp*, Über den Strahlenschutz und die Toleranzdosis. Strahlenther. **20**, 144 (1925). — *Glocker, R.* und *A. Reuß*, Strahlenschutzmessungen. Fortschr. Röntgenstr. **40**, 501 (1929). — *Groedel, F.*, Strahlenschädigungen, ihre Verhütung und ihre rechtlichen Folgen. Handbuch der gesamten Strahlenheilkunde, herausgeg. von Lazarus, **2**, 246 (1928). — *Groedel, F. M.* und *H. Lossen*, Schutzmaßregeln gegen elektrische Unfallschäden in modernen Röntgenbetrieben. Med. Klin. **1925**, Nr 13, 465. — *Gutzeit, K.*, Der Umbau der Röntgenabteilung in der medizinischen Universitätsklinik zu Breslau. Fortschr. Röntgenstr. **36**, 712 (1927). — *Hedfeld, A.*, Das Strahleninstitut der Allg. Ortskrankenkasse Magdeburg. Fortschr. Röntgenstr. **39**, 687 (1929). — *Heitz*, Beitrag zur Filtersicherung. Fortschr. Röntgenstr. **36**, Kongreßh., 104 (1927). — *Herrmann, H.*, Sicherheitsverfahren gegen Hochspannungsschäden bei Röntgenapparaten (Sekuro-Sicherheitsapparat). Fortschr. Röntgenstr. **33**, 423 (1925) u. **35**, 93 (1927). — *Hoffmann, W.*, Über Augenschutz bei Anwendung von Röntgen- und Radiumstrahlen. Strahlenther. **36**, 105 (1930). — *Holfelder, H.*, Ein neues hochspannungs- und strahlensicheres Bestrahlungsgerät für die Röntgentiefentherapie. Strahlenther. **23**, 532 (1926) u. Fortschr. Röntgenstr. **34**, Kongreßh. 178. — *Holfelder, H.* und *W. Körte*, Das Röntgeninstitut der chirurgischen Universitätsklinik im städt. Krankenhaus Sachsenhausen in Frankfurt a. M. 1929. — *Holzknecht, G.*, Schutz der Umgebung der Bestrahlungsfelder bei der Röntgenbehandlung. Leuchtendes Blei. Fortschr. Röntgenstr. **34**, 169 (1926). — *Derselbe*, Zur Frage gesetzlicher Sicherheitsbestimmungen für die Anwendung von Röntgenstrahlen. Fortschr. Röntgenstr. **37**, 82 u. Wien. klin. Wschr. **1928**, Nr 6, 207. — *Derselbe*, Schädigungsprophylaxe in der Röntgentherapie. Strahlenther. **24**, 385 (1927) u. Wien. med. Wschr. **1927**, Nr 35—42. — *Hunt, F. L.*, Barium sulphate as a protective material against Roentgen radiation. Amer. J. Roentgenol. **14**, 524 (1926). — *Irle, F.*, Selbsttätige elektrische Filtersicherung an Röntgenapparaten mit Filterwähler und Zeitwähler. Fortschr. Röntgenstr. **34**, Kongreßh., 182 (1926). — *Irle, F.* und *W. Bergerhoff,* Selbsttätige elektrische Sicherung gegen Verwechseln und Vergessen der Strahlenfilter. Strahlenther. **22**, 562 u. **23**, 181 (1926). — *Jaeckel, G.*, Über den Strahlenschutz bei Röntgenstationen. Fortschr. Röntgenstr. **34**, Kongreßh., 179 (1926). — *Janus, F.*, Können aus Glühventilen unter Umständen Strahlen austreten, die einen besonderen Schutz notwendig machen? Fortschr. Röntgenstr. **35**, 881 (1927). — *Jaulin*, Rapport sur les dangers des rayons X et des substances radioactives pour les professionels. Moyens de s'en préserver. J. de Radiol. **11**, 193 u. Arch. électr. méd. **35**, 118 (1927). — *Jerman, E.C.*, Protection from an X-ray standpoint. Radiology **5**, 430 (1925). — *Jona, M.* und *J. Žakovský*, Über Hochspannungsschutz an Röntgeneinrichtungen. Röntgenpraxis **1**, 927 (1929). — *Kaye, G. W. C.*, Schutzmaßnahmen gegen Röntgenstrahlen. Strahlenther. **25**, 740 (1927) u. Brit. J. Radiol. **1**, 295. — *Kruchen, C.*, Filtersicherung. Strahlenther. **19**, 741 (1925). — *Levy*, Kritische Bemerkungen über den Schutz gegen Hochspannungsgefahr für Arzt, Patient und Personal im Röntgenlaboratorium. Röntgenpraxis **1**, 556 (1929). — *Lewin, H.*, Schutzvorrichtung gegen Streustrahlen. Fortschr. Röntgenstr. **36**, 144 (1927). — *Lorey, A.*, Der Röntgenstrahlenschutz. Bd. 1 des Lehrbuchs der Strahlentherapie. 1925. S. 1101. — *Lossen, H.*, Entstehung und Verhütung der Unfälle und Schäden in medizinischen Röntgenlaboratorien. Münch. med. Wschr. **1926**, Nr 45, 1902. — *Meyer, P. S.*, Über Schutzmittel gegen Ultraviolettlicht und Röntgenstrahlen. Fortschr. Röntgenstr. **34**, 210 (1926). — *Mutscheller, A.*, Physical standards of protection against Roentgen ray dangers. Amer. J. Roentgenol. **13**, 65 (1925); Radiology **6**, 314 (1926). — *Neeff, Th.*, Über den Strahlenschutz und die Verbesserung seiner Wirkung. Strahlenther. **24**, 161 (1927). — *Neugebauer, F.*, Sicherungsschloß gegen Filterverwechseln. Fortschr. Röntgenstr. **35**, 975 (1927). — *Pansdorf*, Starkstrom- und Hochspannungsschäden im Röntgenbetriebe. Röntgenpraxis **2**, 359 (1930). — *Pfahler, G. E.*, A protection device for high voltage therapy. Amer. J. Roentgenol. **13**, 291 (1925). — *Plaats, B. J. van der*, Schutzmaßnahmen gegen Hochspannung. Fortschr. Röntgenstr. **37**, 270 (1928). — *Plaats, B. J.* und *G. J. van der*, Strahlenschutzröhren bei der Durchleuchtung. Fortschr. Röntgenstr. **39**, 496 (1929). — *Polgar, F.*, Tödlicher elektrischer Unfall in einem Röntgenlaboratorium. Med. Klin. **1926**, Nr 12, 453. — *Rigele, H.*, Technik des Strahlenschutzes in Therapie und Diagnostik. Strahlenther. **24**, 762 (1927). — *Rosenzweig, K. B.*, Berufliche Erkrankungen der Röntgenologen und ihre Prophylaxe. Fortschr. Röntgenstr. **36**, 778 (1927). — *Salis, H. v.*, Über Röntgenschutzstoffe. Fortschr. Röntgenstr. **34**, 317 (1926). — *Sante, L. R.* und *T. Hinkley*, Barium sulphate plaster for protection against 200000 volt Roentgen rays. Amer. J. Roentgenol. **13**, 383 (1925). — *Scheffers, H.*, Strahlenschutz bei Therapie. Fortschr. Röntgenstr. **34**, Kongreßh., 178 (1926). — *Derselbe*, Raumstrahlung in den Bestrahlungsräumen für Tiefentherapie. Strahlenther. **22**, 726 (1926). — *Schinz, H. R.* und *F. Zollinger*, Materialsammlung von Unfällen und Schäden in Schweizerischen Röntgenbetrieben. Röntgenpraxis **2**, 385 (1930). — *Schlechter, E.* Streustrahlenschutz in der Diagnostik. Fortschr. Röntgenstr. **34**, Kongreßh., 178 (1926). — *Schneider, G. H.* Über die wichtigen technischen Gesichtspunkte bei der Einrichtung des neuen Röntgeninstituts für Therapie. Strahlenther. **26**, 792 (1927). — *Sievert, R. M.* Einige Untersuchungen über Vorrichtungen zum Schutz gegen Röntgenstrahlen. Acta radiol. (Stockh.) **4**, 61 (1925). — *Singer, S.*, Über eine neue Methode der Filtersicherung und einer Ventilation der Röntgenröhre bei therapeutischen Bestrahlungen. Fortschr. Röntgenstr. **35**, 240 (1927). — *Solomon, I.*, Recherches sur la valeur des moyens de protection contre l'action à distance des rayons de Roentgen. Bull. Acad. méd. Paris **110**, 182 (1923). — *Spiegler, G.*, Eine Schaltanordnung zum Schutze der Röhre. Fortschr. Röntgenstr. **35**, 786 (1927). — *Taylor, L. S.* Roentgen ray protection. Amer. J. Roentgenol. **22**, 45 (1929). — *Thaller, R.*, Welchen Anforderungen müssen Strahlenschutzröhren unbedingt genügen, damit sie nicht eine Gefahr für den Arzt und seine Hilfskräfte werden? Fortschr. Röntgenstr. **35**, 85 u. **36**, 398 (1927). Erwiderung darauf von *K. W. Haußer, A. Bardehle* und *G. Heisen*, Fortschr. Röntgenstr. **35**, 636 u. **36**, 402 (1927). — *Walter, B.*, In welcher Zeit wird die Erythemdosis unter einem Schutzhandschuh erreicht? Fortschr. Röntgenstr. **33**, 231 (1925). — *Weber, E.*, Schädigung des Kranken und des Personals im Röntgenbetriebe und deren Prophylaxe. Fortschr. Röntgenstr. **34**, 728 (1926). — *Wetterstrand, G. A.*, A Roentgen accident with a fatal result through the short-circuiting of the secondary current. Acta radiol. (Stockh.) **5**, 105 (1926). — *Žakovský, J.*, Röntgentechnik und Schädigungsprophylaxe. Sammelbericht. Röntgenpraxis **1**, 97 (1929).

IV. Physik der Röntgenstrahlen.

Albrecht, E., Über das Verhältnis der Intensität der modifizierten Strahlung zu der der unmodifizierten bei der Streuung von Röntgenstrahlen. Z. Physik **57**, 326 (1929). — *Allen, S. I. M.*, Die Absorption der Röntgenstrahlen bis herab zu Wellenlängen von 0,08 AE. Physic. Rev. **24**, 1 (1924); **27**, 266 (1926) u. **28**, 907 (1926). — *Auger, P.*, Über die Emissionsrichtungen von Photoelektronen. C. r. Acad. Sci. (Paris) **186**, 758 (1928). — *Aurén, T. E.*, Die strahlende Energie von einem Coolidgerohr. Acta radiol.

(Stockh.) 6, 105 (1926). — *Bavink, B.*, Grundriß der neueren Atomistik. Leipzig: S. Hirzel 1922. — *Behnken, H.*, Über die Auslösung von Elektronen durch Röntgenstrahlen. Physik. Z. 29, 836 (1928). — *Berg, O.* und *Ph. Ellinger*, Über die Emission von Elektronen bei Bestrahlung verschiedener Substanzen mit Röntgenstrahlen. Wiss. Veröff. Siemens-Konzern 2, 331 (1922). — *Björkeson, A.*, Eine Methode, um Röntgenspektren von Gasen zu erhalten. Z. Physik 55, 327 (1929). — *Bohr, N.*, Über den Bau der Atome. Nobelvortrag. Berlin: Julius Springer 1924. — *Bothe, W.*, Absorption und Zerstreuung von Röntgenstrahlen. Bd. 23 des Handbuches der Physik. Berlin: Julius Springer 1926. — *Derselbe*, Die Absorption der Röntgenstrahlen vom klassischen Standpunkt. Z. Physik 40, 653 (1927). — *Derselbe*, Ein Versuch zur magnetischen Beeinflussung des Comptoneffekts. Z. Physik 41, 872 (1927). — *Bothe, W.* und *H. Fränz*, Untersuchungen über die durch α-Strahlen erregte Röntgenstrahlung. Z. Physik 52, 466 (1928). — *Bragg, W. H.* und *W. L.*, Die Reflexion von Röntgenstrahlen an Krystallen. Leipzig: L. Voß 1928. — *Compton, A. H.*, A quantum theory of the scattering of X-rays by light elements. Physic. Rev. 21, 483 (1923). — *Derselbe*, Röntgenstrahlen als Teilgebiet der Optik. Z. techn. Physik 8, 530 (1927). — *Dessauer, F.* und Mitarbeiter, Über einige Wirkungen von Strahlen. I. Z. Physik 12, 38 (1922); II. 12, 315 (1922); III. 20, 280 (1923); IV. 20, 288 (1923); V. 27, 32 (1924). — *Eggert, J.* und *W. Noddack*, Über die Quantenausbeute bei der Wirkung von Röntgenstrahlen auf Silberbromid. Z. Physik 43, 222 (1927); 44, 155 (1927) u. 51, 796 (1928). — *Ehrenberg, W.* und *F. Jentsch*, Über die Auslösung von Photoelektronen durch Röntgenstrahlen aus Metallspiegeln an der Grenze der Totalreflexion. Z. Physik 54, 227 (1929). — *Eisl, A.*, Über die Ionisierung von Luft durch Kathodenstrahlen von 10 bis 60 kV. Ann. Physik 3, 277 (1929). — *Ewald, P. P.*, Krystalle und Röntgenstrahlen. Berlin: Julius Springer 1923. — *Derselbe*, Die Röntgenstrahlen und der Krystallbau. Strahlenther. 18, 1 (1924). — *Farnworth, H. E.*, Unter großen Winkeln gestreute langsame Elektronen von Kupfer, Eisen, Nickel und Silber. Physic. Rev. 31, 414 (1928). — *Flamm, L.*, Die neue Mechanik. Naturwiss. 15, 569 (1927). — *Friedrich, W.* und *G. Goldhaber*, Zur Frage der azimutalen Intensitätsverteilung der gestreuten Röntgenstrahlung. Z. Physik 44, 700 (1927). — *Gaertner, O.*, Eine Wiederholung einiger Messungen Barklas über Unstetigkeiten bei der Absorption von Röntgenstrahlen in Aluminium (sog. „J-Phänomen"). Physik. Z. 28, 493 (1927). — *Glocker, R.*, Über den Energieumsatz bei einigen Wirkungen der Röntgenstrahlen. Z. Physik 40, 479 (1926). — *Derselbe*, Materialprüfung mit Röntgenstrahlen. Berlin: Julius Springer 1927. — *Derselbe*, Comptoneffekt und Röntgenstrahlenmessung. Z. techn. Physik 7, 571 (1926). — *Derselbe*, Über das Grundgesetz der physikalischen Wirkungen von Röntgenstrahlen verschiedener Wellenlänge. Z. Physik 43, 827 (1927) u. 46, 764 (1928). — *Derselbe*, Über die Gesetzmäßigkeiten der physikalischen und chemischen Wirkung der Röntgenstrahlen. Z. techn. Physik 9, 20 (1928). — *Glocker, R.* und *M. Kaupp*, Atomstruktur und Streustrahlung. Ann. Physik 64, 541 (1921). — *Glocker, R., E. Kaupp* und *H. Widmann*, Über die Erzeugung von Fluorescenzlicht durch Röntgenstrahlen verschiedener Wellenlänge. Ann. Physik 85, 313 (1928). — *Glocker, R.* und *O. Risse*, Über die photochemische Wirkung von Röntgenstrahlen verschiedener Wellenlänge. Z. Physik 48, 845 (1928). — *Goldhaber, G.*, Azimutale Härte- und Intensitätsverteilung der Streustrahlung von sehr harten Röntgenstrahlen in einem niederatomigen Streuer. Strahlenther. 30, 544 (1928). — *Graetz, L.*, Die Atomtheorie in ihrer neuesten Entwicklung. Stuttgart: J. Engelhorns Nachf. 1924. — *Grebe, L.*, Einführung in die Physik der Röntgenstrahlen für Ärzte. Bonn: F. Cohen 1921. — *Derselbe*, Die Spektroskopie in der medizinischen Röntgenologie. Erg. med. Strahlenforschg. 1, 147 (1925). — *Günther, P.*, Tabellen zur Röntgenspektralanalyse. Berlin: Julius Springer 1924. — *Haas, A.*, Atomtheorie in elementarer Darstellung, 2. Aufl. Berlin-Leipzig: W. de Gruyter & Co. 1929. — *Derselbe*, Materiewellen und Quantenmechanik. Leipzig: Akad. Verlagsges. 1928. — *Hahn, O.*, Atomumwandlung und Elementenforschung. Strahlenther. 16, 845 (1924). — *Havighurst, R. J.*, Die Streuung von Röntgenstrahlen und die Elektronenverteilung in den Atomen von Krystallen. Physic. Rev. 31 (1928). — *Herz, R.*, Notiz über die Geschwindigkeiten der im durchstrahlten Medium ausgelösten Elektronen. Fortschr. Röntgenstr. 36, 670 (1927). — *Holthusen, H.*, Bestimmung des Streuungskoeffizienten von Röntgenstrahlen. Physik. Z. 20, 5 (1919). — *Derselbe*, Physik der Röntgenstrahlen. Bd. 1 des Lehrbuchs der Strahlentherapie, S. 237. Berlin und Wien: Urban & Schwarzenberg 1925. — *Holthusen, H.* und *O. Ascher*, Über die Elektronenemission fester Oberflächen in Abhängigkeit vom Material des Strahlers und der Qualität der erregenden Röntgenstrahlen. Acta radiol. (Stockh.) 8, 51 (1927). — *Jentzsch, F.*, Optische Versuche mit Röntgenstrahlen. Physik. Z. 30, 268 (1929). — *Jönsson, E.*, Absorptionsmessungen im langwelligen Röntgengebiet und Gesetze der Absorption. Diss. Upsala 1928. — *Kelen, B.*, Die Bedeutung des Absorptionskoeffizienten der Röntgenstrahlen. (Gemeinverständliche Darstellung.) Strahlenther. 33, 748 (1929). — *Kircher, H.* und *W. Schmitz*, Energiemessungen an Röntgenstrahlen. Z. Physik 36, 484 (1926). — *Kirchner, F.*, Experimentelle Untersuchungen über die Richtungsverteilung der von Röntgenstrahlen ausgelösten Elektronen. Physik. Z. 27, 799 (1926). — *Kossel, W.*, Valenzkräfte und Röntgenspektren. Berlin: Julius Springer 1924. — *Derselbe*, Zur Begrenzung des Systems der Elemente. Naturwiss. **16**, 298 (1928). — *Kossel, W.* und *M. Steenbeck*, Absolute Messung des Quantenstroms im Röntgenstrahl. Z. Physik **42**, 832 (1927). — *Kulenkampff, H.*, Vergleichende Untersuchungen über die Energie und die luftionisierende Wirkung von Röntgenstrahlen verschiedener Wellenlängen. Ann. Physik **79**, 97 (1926). — *Derselbe*, Über die Ionisierung von Luft durch Röntgen- und Kathodenstrahlen. Ann. Physik **80**, 261 (1926). — *Derselbe*, Das kontinuierliche Röntgenspektrum. Bd. 23 des Handbuches der Physik. Berlin: Julius Springer 1926. — *Derselbe*, Untersuchungen über das kontinuierliche Röntgenspektrum. Physik. Z. **30**, 513 (1929). — *Kulenkampff, H.* und *B. Woernle*, Ein Ionisationsspektrometer für langwellige Röntgenstrahlen. Physik. Z. **30**, 551 (1929). — *Küpferle, L.* und *H. Seemann*, Die Spektralanalyse der Röntgenstrahlen im Dienste der Strahlentherapie. Strahlenther. **10**, 1064 (1920). — *Lampa, A.*, Die erste Theorie der Röntgenstrahlen. Strahlenther. **29**, 212 (1928). — *Lindh, A. E.*, Bericht über die Entwicklung der Röntgenspektroskopie während der Jahre 1921—1925. Physik. Z. **28**, 24 u. 93 (1927). — *Linnik, W.* und *W. Laschkarew*, Die Bestimmung des Brechungsindex der Röntgenstrahlen aus der Erscheinung der Totalreflexion. Z. Physik **38**, 659 (1926). — *Lorenz, E.*, Über die Intensität der Röntgenspektrallinien, insbesondere der K-Serie des Aluminiums, in Abhängigkeit von der Röhrenspannung. Z. Physik **51**, 71 (1928). — *Lukirsky, P.*, Elektronengeschwindigkeiten beim Comptoneffekt. Z. Physik **42**, 516 (1927). — *March, A.*, Die Wirkung kleinster Strahlenenergien auf Silberbromid. Ein Beitrag zur Frage: Wellen- oder Corpuscularnatur des Lichts. Z. Physik **46**, 759 (1928). — *Mark, H.* und *K. Wolf*, Über die Polarisation der charakteristischen Röntgenstrahlung. Z. Physik **52**, 1 (1928). — *Mayneord, W. V.*, The true absorption of the energy of electromagnetic radiations in light substances. Brit. J. Radiol. **2**, 373 (1929). — *Meitner, L.*, Über den Aufbau des Atominnern. Naturwiss. **15**, 369 (1927). — *Nasledow, D.* und *T. Kaçura*, Einfluß der Entladungsform auf die Energieverteilung im kontinuierlichen Röntgenspektrum. Z. Physik **44**, 216 (1927). — *Nasledow, D.* und *P. Scharawsky*, Die Abhängigkeit der Gesamtintensität der Röntgenstrahlung von der Stromstärke in der Röntgenröhre. Physik. Z. **28**, 549 und 625 (1927). — *Dieselben*, Die Abhängigkeit der Intensität der Röntgenspektrallinien von der Zahl der Kathodenelektronen. Z. Physik **41**, 155 u. **42**, 870 (1927). — *Neuburger, M. C.*, Krystallbau und Röntgenstrahlen. Stuttgart: Ferdinand Enke 1924. — *Odenkrantz, A.*, Ionisationsenergie und photographische Wirkung in kontinuierlichen Röntgenstrahlenspektren mit Aluminiumfilter. Acta radiol. (Stockh.) **7**, 237 (1926). — *Palmieri, G. G.*, Absorption von Röntgenstrahlen. Radiol. med. **14**, 268 (1927). — *Planck, M.*, Die physikalische Realität der Lichtquanten. Naturwiss. **15**, 529 (1927). — *Prins, J. A.*, Über die Beugung von Röntgenstrahlen in Flüssigkeiten und Lösungen. Z. Physik **56**, 617 (1929). — *Pugno-Vanoni, E.*, Absorption der Röntgenstrahlung und Comptoneffekt. Radiol. med. **14**, 208 (1927). — *Rajewsky, B.*, Comptoneffekt bei ausgedehnten Streukörpern. Z. Physik **37**, 699 (1926). — *Rump, W.*, Energiemessungen an Röntgenstrahlen. Z. Physik **43**, 254 u. **44**, 396 (1927). — *Rutherford, E.*, Die Struktur der Materie. Strahlenther. **16**, 883 (1924). — *Saralegui, J. A.* und *F. Vierheller*, Versuche über den Schwächungskoeffizienten der Röntgenstrahlen in verschiedenen Substanzen. Amer. J. Roentgenol. **18**, 356 (1927). — *Sauter, F.* und *V. Oberguggenberger*, Röntgenstrahlen und elektrische Leitfähigkeit. Strahlenther. **28**, 589 (1928). — *Schanz, G.*, Untersuchung der Wellenlängenabhängigkeit der Streustrahlungskoeffizienten nach einer integrierenden Meßmethode. Z. Physik **57**, 669 (1929). — *Schmitz, W.*, Röntgenenergiemessungen mit dem Selen-Intensimeter. Fortschr. Röntgenstr. **35**, 684 (1927). — *Schocken, K.*, Über die Schwächungskoeffizienten einiger Gase für kurzwellige Röntgenstrahlen. Z. Physik **58**, 39 (1929). — *Schön, M.*, Über Totalreflexion langwelliger Röntgenstrahlung. Z. Physik **58**, 165 (1929). — *Schreiber, H.*, Quantitative chemische Analyse mittels des Röntgenemissionsspektrums. Z. Physik **58**, 619 (1929). — *Schulze, W. M. H.*, Die durchdringende Strahlung in der Atmosphäre. Strahlenther. **36**, 270 (1930). — *Seemann, H.*, Versuch zum Nachweis der Polarisation der Röntgenstrahlen einer Lilienfeldröhre. Z. Physik **55**, 371 (1929). — *Seemann, H.* und *K. F. Schotzky*, Über die Brauchbarkeit optischer Strichgitter für Röntgenspektralanalyse im Gebiet von 1—2 Ångström. Z. Physik **55**, 252 (1929). — *Seitz, W.*, Über die Asymmetrie der Entladung von Röntgenelektronen. Physik. Z. **25**, 546 (1924) u. **26**, 610 (1925). — *Siegbahn, M.*, Spektroskopie der Röntgenstrahlen. Berlin: Julius Springer 1924. — *Sommerfeld, A.*, Atombau und Spektrallinien, 4. Aufl. Braunschweig: Vieweg & Sohn 1924; Wellenmechanischer Ergänzungsband (1929). — *Derselbe*, Die Erforschung des Atoms. Strahlenther. **16**, 873 (1924). — *Derselbe*, Über Kathoden- und Röntgenstrahlen. Münch. med. Wschr. **1927**, Nr 15, 640. — *Derselbe*, Zum gegenwärtigen Stande der Atomphysik. Physik. Z. **28**, 231 (1927). — *Derselbe*, Atom, Elektron, Ion, Strahlenenergie. Handbuch der gesamten Strahlenheilkunde, herausgeg. von Lazarus, Bd. 1, S. 96. 1928. — *Stauss, H. E.*, Die Reflexion von Röntgenstrahlen durch ebene Oberflächen. Physic. Rev. **31**, 491 (1928). — *Steenbeck, M.*, Absolute Intensitätsmessung von Röntgenstrahlen. Ann. Physik **87**, 811 (1928). — *Stewart, G. W.*, Röntgenstrahlenbeugung in Flüssigkeiten. Proc. Acad. Sci. **13**, 787 (1927). — *Derselbe*, Röntgenstrahlenstreuung in flüssigen normalen Paraffinen. Physic. Rev. 31, 174 (1928). — *Stock, A.*, Das Atom. Strahlenther. 16, 845 (1924). — *Stumpen, H.*, Bestimmungen von Schwächungskoeffizienten verschiedener Metalle und organischer Verbindungen im kurzwelligen Röntgengebiet. Z. Physik. 50, 215 (1928). — *Thibaud, J.*, Beugung der Röntgenstrahlen durch Liniengitter. Spektrographie des Zwischengebiets. Physik. Z. 29, 241 (1928). — *Vierheller, F.*, Die Qualität und Quantität der Röntgenstreustrahlung des Wassers. Physik. Z. 28, 745 (1927) u. 29, 240 (1928). — *Walter, B.*, Über die besten Formeln zur Berechnung der Absorption der Röntgenstrahlen in einem beliebigen Stoff. Fortschr. Röntgenstr. 35, 929 u. 36 1308 (1927). — *Wentzel, G.*, Über die Richtungsverteilung der Photoelektronen. Z. Physik 41, 828 (1927). — *Williams, E. J.*, Über die Verteilung von Röntgenphotoelektronen. Nature (Lond.) 121, 134 (1928).

V. Die therapeutisch verwendete Strahlung.

Abraham, A., Über die Intensitätsverteilung der Röntgenstrahlenenergie innerhalb und außerhalb des Strahlenkegels bei verschiedenen Betriebsbedingungen. Fortschr. Röntgenstr. 34, 908 (1926). — *Baerwald, H.*, Die physikalischen Grundlagen der Strahlentherapie. Bd. 2 des Lehrbuches der Strahlentherapie. Berlin und Wien: Urban & Schwarzenberg 1925. — *Bellucci, B.*, Les courbes d'isodoses en roentgentherapie profonde. J. de Radiol. 12, 345 (1927). — *Bickenbach*, Rückstreuungsmessungen mit Askarieiern. Zbl. Gynäk. 51a, 3413 (1926). — *Bolaffio, M.*, Zur Berechnung von Tiefenintensitäten. Strahlenther. 18, 595 (1924). — *Borell, H.*, Experimentelle Untersuchungen zur Tiefendosierung harter Röntgenstrahlen mit besonderer Berücksichtigung der Streustrahlung. Strahlenther. 14, 239 (1923). — *Bornhauser, O.* und *H. Holfelder*, Das Problem der Intensitätsverteilung im durchstrahlten Medium. Erwiderung zu der gleichnamigen Arbeit von E. Lorenz und B. Rajewsky. Strahlenther. 21, 494 (1926). — *Breitländer, K.*, Wie groß ist der Rückstreuungsbeitrag? Strahlenther. 23, 79 (1926). — *Caesar, F.*, Zur Frage der Intensitätsverteilung bei Röntgenbestrahlungen. Strahlenther. 15, 103 (1923). — *Czunft, V.*, Die therapeutische Bedeutung des Comptoneffekts. Fortschr. Röntgenstr. 39, 932 (1929). — *Dauvillier, A.*, Erzeugung, röntgenologische Anwendung und Messung der langwelligen Röntgenstrahlen (bis zu 8 AE). Fortschr. Röntgenstr. 39, 670 (1929). — *Dessauer, F.*, Wie verteilt sich die Röntgenstrahlenenergie im menschlichen Körper? Dtsch. med. Wschr. 1921, Nr 39, 1155. — *Derselbe*, Grundgesetze der Tiefentherapie. Bd. 1 des Lehrbuches der Strahlentherapie, 1925. S. 935. — *Dessauer, F.* und *R. Herz*, Zur Härteverteilung der gestreuten Röntgenstrahlung. Z. Physik 27, 56 (1924). — *Dessauer, F.* und *B. Rajewsky*, Die Verteilung und Umwandlung der Strahlenenergie im biologischen Medium. Handbuch der gesamten Strahlenheilkunde, herausgeg. von Lazarus, Bd. 1, S. 216. 1928. — *Dessauer, F.* und *F. Vierheller*, Über die Zerstreuung von Röntgenstrahlen in Wasser. Z. Physik 4, 131 (1921). — *Dieselben*, Die Tiefenwirkung der Röntgenstrahlen. Strahlenther. 12, 655 (1921). — *Dieselben*, Kann durch Erhöhung der Filtration bei geringerer Spannung die gleiche Tiefenwirkung erreicht werden wie bei höherer Spannung? Strahlenther. 12 691 (1921). — *Erskine, A. W.*, Über wirksame und ökonomische Filterung. Strahlenther. 25, 714 (1927). — *Fricke* und *Beasley*, Messung der Streustrahlen in Röntgenkliniken. Amer. J. Roentgenol. 18, 146 (1927). — *Friedrich, W.*, Der Comptoneffekt und seine Bedeutung für die Strahlentherapie. Strahlenther. 24, 193 (1927). — *Friedrich, W.* und *M. Bender*, Neue Sekundärstrahlungsphänomene und ihre Bedeutung für die Strahlentherapie. Strahlenther. 19, 731 (1925). — *Friedrich, W.* und *H. Körner*, Experimentelle Untersuchungen über den Einfluß des Röhrenabstandes und der Feldgröße auf den Dosenquotienten. Strahlenther. 11, 961 (1920). — *Gabriel, G.*, Physikalische und biologische Untersuchungen über die sog. Grenzstrahlung. Strahlenther. 24, 534 (1927) u. 26, 189 (1927); Fortschr. Röntgenstr. 36 Kongreßh., 72 (1927) u. Dtsch. med. Wschr. 1929, Nr 8, 315. — *Gaertner, O.* und *G. H. Klövekorn*, Über die Brauchbarkeit von Metalleigenstrahlungen (homogener Strahlung) zur Oberflächentherapie. Strahlenther. 27, 597 (1928). — *Glasser, O.*, Betrachtungen über die Bedeutung der Abschwächungskoeffizienten von Wasser und Aluminium bei harten Röntgenstrahlen für die Praxis. Strahlenther. 18, 481 (1924). — *Glasser, O., W. Stenström* und *M. Reinhard*, Intensitätsverteilung von Röntgenstrahlen im Wasserphantom. Strahlenther. 23, 88 (1926). — *Glocker, R.*, Über die Streustrahlung und ihre Bedeutung für die Röntgentherapie. Münch. med. Wschr. 1921, Nr 6, 177. — *Glocker, R., O. Rothacker* und *W. Schönleber*, Neue Methoden zur Messung der Tiefendosis im Wasserphantom. Strahlenther. 14, 389 (1923). — *Herz, R.*, Zur Härte- und Intensitätsverteilung gestreuter Röntgenstrahlen. Strahlenther. 21, 110 (1926). — *Holfelder, H., O. Bornhauser* und *E. Yaloussis*, Über die Intensitätsverteilung der Röntgenstrahlen in der Körpertiefe. Strahlenther. 16, 412 (1924). — *Jacobson*, Messung der Streustrahlen in Röntgenkliniken von New York. Amer. J. Roentgenol. 18, 149 (1927). — *Jaeger, R.* und *W. Rump*, Über die Bestimmung des Schwächungskoeffizienten und der Streuzusatzstrahlung mit dem Siemensröntgendosismesser. Strahlenther. 15, 650 (1923). — *Kirsch, H.*,

Physikalische Untersuchungen über die Buckyschen Grenzstrahlen. Münch. med. Wschr. **1927**, Nr 14, 578. — *Küstner, H.* und *H. Hase,* Stielstrahlung. Luftschwächung und quadratisches Abstandsgesetz. Fortschr. Röntgenstr. **37**, 572 (1928). — *Lamarque, P.,* Die Filtration in der Röntgentherapie. Arch. Électr. méd. **1927**, Nr 525, 141 u. J. de Radiol. **12**, 220 (1928). — *Laroquette, M. de,* Praktische Versuche über die Streustrahlen. Ihre Messung und ihre Bedeutung für die Strahlenbehandlung. Arch. Électr. méd. **35**, 428 (1927). — *Laurell, H.,* Über die Lagerung von freier Flüssigkeit, freiem Gas und beweglichen gasgeblähten Därmen in der Bauchhöhle. Acta radiol. (Stockh.) **8**, 109 (1927). — *Lorenz, E.* und *B. Rajewsky,* Über den Abschwächungskoeffizienten von Wasser und Aluminium bei harten Röntgenstrahlen. Strahlenther. **16**, 475 (1924). — *Dieselben,* Die Rolle der Streuung für die Strahlenwirkung unter Berücksichtigung des Comptoneffekts. Strahlenther. **18**, 473 (1924). — *Dieselben,* Das Problem der Intensitätsverteilung von Röntgenstrahlen im durchstrahlten Medium. Strahlenther. **20**, 581 (1925); **21**, 494 (1926) u. **24**, 175 (1927). — *Maier, E.,* Experimentelle Untersuchungen über die Intensitätsverteilung der Röntgenstrahlen im menschlichen Körper. Strahlenther. **21**, 480 (1926). — *Mainoldi, P.,* Beitrag zur Verteilung der Röntgenenergie in verschiedenen Tiefen. Dosimetrische Untersuchungen mit dem „Diffusor" von Palmieri. Radiol. med. **15**, 372 (1928). — *Martenstein, H.* und *D. Granzow-Irrgang,* Ist die „Grenzstrahlentherapie" nach Bucky vollkommen ungefährlich? I. Teil: Physikalische Untersuchungen. Strahlenther. **26**, 162 (1927). — *Mayneord, W. V.,* Experimental and theoretical studies in X-ray intensity measurement. II. Distribution of X-rays within an irradiated medium. Brit. J. Radiol. **2**, 267 (1929). — *Mirolubow, N.* und *J. Porvikow,* Bestimmung und Erhaltung der Isohomogenität der Röntgenstrahlen bei Filtration. Z. Physik **54**, 399 (1929). — *Nasledow, D. N.* und *T. M. Kačura,* Die Abhängigkeit der Verteilung der Tiefendosis von der Art des Röntgenapparates. Strahlenther. **27**, 169 (1927). — *Palmieri, G. G.,* Das „Kosinusgesetz" und seine Anwendung bei der ionometrischen Bestimmung der Verteilung der Röntgen- und γ-Energie auf bestrahlten Oberflächen. Internat. Radiotherapie **3**, 917 (1928). — *Paterson, R.,* Roentgen technique with tube voltage as the variable. Amer. J. Roentgenol. **21**, 187 (1929). — *Ponzio, M.,* Ionometrische Messungen in inhomogenen Absorptionsmitteln. Strahlenther. **32**, 163 (1929). — *Derselbe,* Die Sekundärstrahlungen in der Radiotherapie. Internat. Radiother. **3**, 767 (1929). — *Proust, R.* und *L. Mallet,* Über die Klassifizierung der Röntgenstrahlen vom therapeutischen Standpunkt aus. Strahlenther. **25**, 711 (1927). — *Quimby, E. H.* und *Sargent,* Der Einfluß der Blende auf die Anwendbarkeit des Gesetzes von der quadratischen Abnahme der Strahlung bei der Röntgendosierung. Radiology **10**, 1 (1928). — *Rajewsky, B.,* Der Comptoneffekt bei tiefentherapeutischen Bestrahlungsbedingungen. Fortschr. Röntgenstr. **35**, 262 (1927). — *Derselbe,* Beiträge zur Rückstreuung. Strahlenther. **26**, 158 (1927); Fortschr. Röntgenstr. **36**, Kongreßh., 81 (1927) u. Strahlenther. **30**, 720 (1928). — *Ravenel, L. J.,* A revolving filter for use in Roentgen therapy. Amer. J. Roentgenol. **22**, 171 (1929). — *Rump, W.,* Die Streustrahlung der Luft. Fortschr. Röntgenstr. **38**, 58 (1928). — *Saidman, J.* und *R. Cahen,* Sur les propriétés des rayons de 4—8 angströms. C. r. Acad. Sci. Paris **187**, 1000 (1928). — *Saralegui, J. A.* und *F. Vierheller,* Über die Quantität und Qualität der Röntgenstreustrahlung und deren Einfluß auf die quantitative und qualitative Verteilung der Gesamtstrahlung innerhalb des Wassers. Strahlenther. **29**, 556 (1928). — *Saupe, E.,* Über die Verteilung der Röntgenstrahlenenergie in Körperphantomen und über Röntgenstrahlenmessung im praktischen Therapiebetrieb. Strahlenther. **18**, 749 (1924). — *Scholtz, W.* und *J. Dörffel,* Zur Frage der Dosierung und klinischen Verwendung der Buckystrahlen. Strahlenther. **35**, 83 (1930). — *Schreus, H. Th.,* Die biologische Bestimmung der Rückstreuungswerte bei harten Röntgenstrahlen zur Vermeidung der Meßfehler physikalischer Dosimeter. Klin. Wschr. **1926**, Nr 38, 1762. — *Simon, S.,* Zur Anwendungstechnik des Holfeldertubus. Strahlenther. **31**, 743 (1929). — *Spiegler, G.,* Halbwertschicht und Filteräquivalenzen. Strahlenther. **19**, 594 (1925). — *Spiethoff, B.* und *H. Berger,* Feldgrößenbestimmung bei der Grenzstrahlenbehandlung. Strahlenther. **35**, 90 (1930). — *Stenström, W.* und *M. Reinhard,* Intensitätsverteilung von Röntgenstrahlen im Wasserphantom. Strahlenther. **23**, 88 (1926). — *Uhlmann,* Über die sogenannten Grenzstrahlen. Münch. med. Wschr. **1927**, Nr 48, 2080. — *Vierheller, F.,* Die Qualität und Quantität der Röntgenstreustrahlung des Wassers. Physik. Z. **28**, 745 (1927). — *Weatherwax* und *Sharp,* Die Verteilung der Strahlung um den Brennfleck einer Röntgenröhre. Amer. J. Roentgenol. **17**, 227 (1927). — *Wintz, H.,* Der Comptoneffekt in der Tiefentherapie. Strahlenther. **24**, 218 (1927). — *Wintz, H.* und *W. Rump,* Über die Tiefenwirkung der Röntgenstrahlen bei homogenen und inhomogenen Körpern. Fortschr. Röntgenstr. **29**, 580 (1922).

VI. Meßinstrumente und Meßmethoden.

Baastrup, C. J. und *A. Johnson,* Der Intensitäts- und Dosismesser von Baastrup und Johnson. Internat. Radiotherapie **3**, 984 (1928). — *Behnken, H.* und *R. Jaeger,* Die Eichung von Röntgendosismessern mit Radium. Strahlenther. **29**, 483 (1928) u. **30**, 193 (1928). — *Berg, O., W. Schwerdtfeger* und *R. Thaller*, Ein Normalmeßgerät für Röntgenstrahlen. Wiss. Veröff. Siemenskonzern **3**, 162 (1924). — *Björling, E.*, A method of measuring Roentgen rays, particularly in skin therapy. Acta radiol. (Stockh.) **5**, 267 (1926). — *Braun, O.*, Der analytische Felderwähler. (Eine neue Methode zur Bestimmung der Tiefendosis.) Fortschr. Röntgenstr. **40**, 834 (1929). — *Braun, R.* und *H. Küstner*, Zur Physik der Fingerhutkammer. Strahlenther. **32**, 550 u. 739 (1929) u. **33**, 273 u. 551 (1929). — *Brenzinger, M.*, Eine neue Aufladevorrichtung für Elektroskope, Iontoquantimeter und ähnliche Apparate. Strahlenther. **16**, 155 (1924). — *Burby, J. J.* und *M. W. Barry*, Comparative measuremants of the quality of Roentgen rays. Radiology **12**, 275 (1929). — *Carlsten, D. B.*, Some practical experiences with the Baastrup Johnson dosimeter. Acta radiol. (Stockh.) 8, 602 (1927) u. **9**, 98 (1928). — *Chantraine, H.*, Das Siemens-meßgerät und das Gesetz vom Quadrat der Entfernung. Strahlenther. **21**, 140 (1926). — *Chaoul, H.*, Das Iontodosimeter. Ein direkt anzeigendes Dosimeter für Röntgenstrahlen. Fortschr. Röntgenstr. **34**, 162 (1926); Münch. med. Wschr. **1926**, Nr 13, 518. — *Császár, E.*, Intensitätsmessung der Röntgenstrahlen mit der lichtelektrischen Zelle. Magy. Röntgen Közl. 11 (1927). — *Czunft, V.*, Über Hochspannungsmessungen. Fortschr. Röntgenstr. **39**, 933 (1929). — *Dauvillier, A.*, Sur un dosimètre absolu a lecture directe; pour rayons X pénétrants. Rev. gén. Électr. **15**, 887 (1923). — *Dognon, A.*, La mesure et l'action biologique des rayons X de différentes longueurs d'ondes. Arch. de Physiol. biol. 4, 87 (1925). — *Duane, W.* und *E. Lorenz*, Standard-Ionisationskammer für Messungen der Röntgenstrahlendosis. Fortschr. Röntgenstr. **37**, 691 (1928). — *Erskine, A. W.*, Die Messung der Röntgendosis in Amerika in den Jahren 1926 bis 1927. Internat. Radiotherapie 2, 768 (1927). — *Eugster, A.* und *A. Zuppinger*, Zur Meßtechnik der Röntgenstrahlen. Fortschr. Röntgenstr. **37**, 194 (1928). — *Failla, G.*, Criteria for the design of a standard ionization chamber. Amer. J. Roentgenol. **21**, 47 (1929). — *Frank, J.*, Über die Dosimetrie der Grenzstrahlen. Fortschr. Röntgenstr. **36**, 1070 (1927), Kongreßh., 89 (1927). — *Fricke, H.* und *O. Glasser*, Über die durch Röntgenstrahlen in Elementen niederen Atomgewichts ausgelösten sekundären Elektronen. Z. Physik **29**, 374 (1924); Fortschr. Röntgenstr. **33**, 248 (1925). — *Fried*, Die Brauchbarkeit des Siemensdosismessers in der Praxis. Vergleichsmessungen am Lebenden. Fortschr. Röntgenstr. **34**, Kongreßh., 168 (1926). — *Fritsch, E.*, Dosierungsfehler bei Röntgenbestrahlungen infolge Falschzeigens des Milliamperemeters und deren Vermeidung. Strahlenther. **24**, 719 (1927). — *Fritz, O.*, Zur spektrometrischen Bestimmung der Röhrenspannung. Fortschr. Röntgenstr. **29**, 593, 712 u. 720 (1922). — *Fürst, W.*, Hilfsmittel zur genauen Einstellung der Röntgenröhren für Meßzwecke und im praktischen Betrieb. Fortschr. Röntgenstr. **34**, 165 (1926). — *Gebbert, A.*, Über eine direkt zeigende Strahlenmeß-vorrichtung. Strahlenther. **20**, 813 (1925). — *Glasser, O.* und *I. E. Beasley*, Dosimetrie der Grenzstrahlen mit dem Wintz-Rumpschen Photometer. Strahlenther. **28**, 611 (1928). — *Glasser, O.* und *V. B. Seitz*, Das Kondensatordosimeter. Strahlenther. **29**, 549 (1928). — *Glocker, R.*, Eine neue Untersuchungsmethode zur Untersuchung der Zusammensetzung von Röntgenstrahlen. Fortschr. Röntgenstr. **26**, 363 (1919). — *Glocker, R.* und *L. Graf*, Strahlungsmessungen an Röntgenstrahlen bei Hochfrequenzbetrieb. Fortschr. Röntgenstr. **38**, 900 (1928). — *Glocker, R.* und *E. Kaupp*, Oszillographische und spektrographische Untersuchungen an Röntgenstrahlen. Z. techn. Physik **7**, 434 (1926). — *Dieselben*, Über die Genauigkeit der Spannungsmessung auf spektrographischem Weg. Strahlenther. **22**, 160 (1926). — *Dieselben*, Über eine in bezug auf die R-Einheit von der Qualität der Strahlung unabhängige Fingerhutkammer und über die Messung der Streuzusatzdosis im Wasserphantom. I. Strahlenther. **23**, 447 (1926); II. **24**, 517 (1927) u. III. **26**, 156 (1927). — *Glocker, R., E. Kaupp* und *H. Widmann*, Über die Erregung von Fluorescenzlicht durch Röntgenstrahlen verschiedener Wellenlänge. Ann. Physik **85**, 313 (1928). — *Habs, H., H. Hase* und *H. Küstner*, Der praktische Weg zur Erzeugung einheitlicher Strahlenqualitäten in der Hauttherapie. Strahlenther. **33**, 732 (1929). — *Habs, H.* und *H. Küstner*, Die Abhängigkeit der Luftionisation durch Röntgenstrahlen, α-, β- und γ-Strahlen vom atmosphärischen Luftdruck. Strahlenther. **34**, 823 (1929). — *Hammer, W.*, Neuer Hochspannungsmesser für Röntgenzwecke. Fortschr. Röntgenstr. **34**, Kongreßh., 171 (1926). — *Hase, H.* und *H. Küstner*, Über die Eichgenauigkeit von Eichstandgeräten im Dreielektrometerverfahren. Strahlenther. **29**, 730 (1928). — *Dieselben*, Die Dosismessung nach R-Einheiten mit dem Eichstandgerät im Härtebereich der Hauttherapie und Diagnostik. Strahlenther. **30**, 86 (1928). — *Hase, H., H. Küstner* und *J. Piepenborn*, Über Dosierungsfehlerquellen bei unrichtiger Handhabung der Eichstandgeräte. Strahlenther. **31**, 751 (1929). — *Herrmann, H.*, Verfahren zur Kontrolle des Milliamperemeterausschlags während des Betriebs bei therapeutischen Röntgenbestrahlungen. Fortschr. Röntgenstr. **34**, 970 (1926). — *Holfelder, H.*, Die Felderwahl und die Durchführung der beweglichen Dosierung in der Tiefentherapie. Fortschr. Röntgenstr. **36**, Kongreßh., 115 (1927). — *Holthusen, H.*, Die qualitative und quantitative Messung der Röntgenstrahlen. Bd. 1 des Lehrbuches der Strahlentherapie, 1925. S. 287. — *Derselbe*, Der derzeitige Stand der physikalischen Meßmethoden. Strahlenther. **22**, 1 (1926); Fortschr. Röntgenstr. **34**, 990 (1926). — *Derselbe*, Die Qualitätsmessung der Röntgenstrahlen in der Tiefentherapie. Fortschr. Röntgenstr. **36**, Kongreßh., 82 (1927) u. Dtsch. med. Wschr. **1927**, Nr 11, 437. — *Holthusen, H.* und *H. Gollwitzer*, Die Qualitätsmessung der Röntgenstrahlen in der Tiefentherapie. Strahlenther. **26**, 101 (1927). — *Holthusen, H.* und *A. Liechti*, Die Qualitätsmessung in der Röntgentiefentherapie. Dtsch. med. Wschr. **1928**, Nr 37, 1558. — *Holzknecht, G.*, Die Handkugelfunkenstrecke. Fortschr. Röntgenstr. **35**, 95 (1927). — *Jacobi, H.*, und *A. Liechti*, Messungen der Qualität und Intensität der Streustrahlung. Strahlenther. **27**, 711 (1928). — *Dieselben*, Über Spannung, Filterung, Halbwertschicht, Homogenität und Tiefendosen in der Tiefentherapie. Strahlenther. **29**, 503 (1928). — *Jaeckel, G.*, Ein neues Dosierungsverfahren für Röntgentherapie. Fortschr. Röntgenstr. **34**, Kongreßh., 170 (1926). — *Jaeger, R.*, Beitrag zur Frage der Normung der kleinen Ionisationskammer. Strahlenther. **30**, 567 u. 807 (1928). — *Derselbe*, Eine Kompensationsmethode zur Messung schwacher Ströme. Z. Physik **52**, 627 (1928). — *Derselbe*, Ein neues Dosimeterprinzip. Strahlenther. **33**, 542 u. 801 (1929). — *Janus, F.*, Das Iontogalvanometer. Strahlenther. **10**, 1105 (1920). — *Derselbe*, Die Messung der Röhrenspannung. Fortschr. Röntgenstr. **36**, Kongreßh., 86 (1927). — *Jona, M.* und *K. Leistner*, Untersuchungen an Röntgendosimetern. Bruns' Beitr. **136**, 175 (1926). — *Kalkbrenner, H.* und *H. Küstner*, Untersuchungen an Röntgendosimetern. Bruns' Beitr. **135**, 303 (1925). — *Klövekorn, G. H.*, Zur Dosierung der Grenzstrahlen nach R-Einheiten mit dem Eichstandgerät. Strahlenther. **29**, 190 (1928). — *Küstner, H.*, Die Empfindlichkeit der Selenzelle auf Röntgenstrahlen verschiedener Wellenlänge. Z. Physik **27**, 124 (1924). — *Derselbe*, Die Ionisationsmessung der Röntgenstrahlen. Erg. med. Strahlenforschg. **1**, 175 (1925). — *Derselbe*, Untersuchungen an Röntgendosimetern. Fortschr. Röntgenstr. **34**, Kongreßh., 157 (1926). — *Derselbe*, Das Göttinger Eichstandgerät, ein neues Dosimeter zeitlich konstanter Empfindlichkeit. Fortschr. Röntgenstr. **34**, Kongreßh., 158 (1926); Strahlenther. **24**, 501 (1927); Strahlenther. **26**, 397 (1927); Fortschr. Röntgenstr. **36**, Kongreßh., 102 (1927) u. Internat. Radiotherapie **2**, 774 (1927). — *Derselbe*, Die Dosierung der Buckyschen Grenzstrahlen nach R-Einheiten mit dem Eichstandgerät. Strahlenther. **27**, 124 (1928) u. **30**, 334 (1928). — *Derselbe*, Zur Meßtechnik der Röntgenstrahlen. Fortschr. Röntgenstr. **37**, 712 (1928). — *Derselbe*, Die Rolle der großen und der kleinen Ionisationskammer bei der Röntgenstrahlenmessung. Fortschr. Röntgenstr. **40**, 603 (1929). — *Laroquette, M. de*, Manchon opaque à ouverture centimétrique pour la mesure des rayons X par unité de surface et de volume avec l' ionomètre de Solomon. J. de Radiol. **11**, 229 u. 483 (1927). — *Meyer, W. H.* und *C. B. Baerstrup*, Qualitätsbestimmung der Röntgenstrahlen. Strahlenther. **29**, 543 (1928). — *Mühlmann, E.*, Eine Fernladevorrichtung für das Ionometer von Wulf. Strahlenther. **26**, 624 (1927) u. Fortschr. Röntgenstr. **36**, Kongreßh., 78 (1927). — *Mutscheller, A.*, The quality average of the continuous X-ray spectrum. Radiology **12**, 283 (1929). — *Nasledow, D.* und *P. Scharawsky*, Zur Frage der Hochspannungsmessung. Strahlenther. **33**, 394 (1929). — *Neeff, Th. C.*, Exakte Dosierung mit der Sabouraudtablette. Strahlenther. **33**, 169 (1929). — *Nölke, W.*, Gefahren in Röntgenbetrieben durch falsch anzeigende Meßinstrumente. Röntgenpraxis **1**, 271 (1929). — *Packard, C.*, A biological measure of X-ray dosage. J. Canc. Res. **9**, 282 (1927). — *Derselbe*, The biological measurement of scattered radiation. J. Canc. Res. **13**, 373 (1929). — *Profitlich, P.*, Über die Wellenlängenabhängigkeit der Kammer des Siemensdosimeters bei Strahlungen unter 90 kV max. Fortschr. Röntgenstr. **37**, 262 (1928). — *Quimby, E. H.*, A comparison of practical methods of measuring Roentgen-ray quality for therapy. Amer. J. Roentgenol. **21**, 64 (1929). — *Quivy, J.*, La mesure des rayons X par la méthode ionométrique. Paris: M. Vigné 1926. — *Rahm, H.*, Spannungsmessungen an Röntgenapparaten. Med. Klin. **11**, 419 (1927). — *Rahm, H.* und *M. Haas*, Über Spannungsmessungen an Röntgenapparaten. Klin. Wschr. **1927**, Nr 26, 1233. — *Dieselben*, Zur Reform der Spannungsangaben in der Tiefentherapie. Fortschr. Röntgenstr. **36**, 983 (1927) u. **37**, 510 (1928). — *Rajewsky, B.*, Ein Universaldosismesser. Fortschr. Röntgenstr. **40**, Kongreßh., 107 (1929). — *Rajewsky, B.* und *G. Gabriel*, Untersuchungen an sehr weichen Röntgenstrahlen (sog. Grenzstrahlen). Strahlenther. **30**, 308 (1928). — *Röver, W.*, Eicheinrichtung für das Fürstenauintensimeter. Fortschr. Röntgenstr. **34**, Kongreßh., 172 (1926); Strahlenther. **24**, 368 (1927). — *Rump, W.*, Messungen an Röntgenstrahlen. Fortschr. Röntgenstr. **32**, Kongreßh. II, 36 (1924). — *Schmitz, W.*, Messungen mit der Kugelfunkenstrecke. Fortschr. Röntgenstr. **39**, 911 (1929). — *Schmitz, W.* und *O. Rienhoff*, Messungen mit der Kugelfunkenstrecke. Strahlenther. **32**, 582 (1929). — *Schneider, G. H.*, Zur Erhöhung der Genauigkeit der Röntgenstrahlenmeßergebnisse am Iontoquantimeter. Strahlenther. **24**, 715 (1927). — *Seemann, H.*, Über die Qualität der Röntgenstrahlen in der Therapie und ihre Messung mit dem Spektrographen. Strahlenther. **17**, 69 (1924). — *Derselbe*, Qualitätsnormalien für Röntgenstrahlen. Klin. Wschr. **1925**, Nr 52, 2496. — *Solomon, I.*, Neue Methoden zur Messung der Quantität und Qualität von Röntgenstrahlen. Internat. Radiotherapie **1**, 841 (1926). — *Derselbe*, Röntgenqualimeter mit direkter Ablesung. Presse méd. **29**, 456 (1927). — *Derselbe*, Les qualitomètres fondées sur la mesure de l'absorption des rayons de Roentgen. J. de Radiol. **11**, 225 (1927). — *Derselbe*, Sur la nécessité de la standardisation des chambres d'ionisation en dosimétrie radiologique. J. de Radiol. **11**, 286 (1927). — *Derselbe*, Die Bestimmung der Qualität der Röntgenstrahlung in der Praxis. Strahlenther. **29**, 534 (1928). — *Spiegler, G.*, Regelmäßige Kontrolle der Therapiespannung in der Praxis. Fortschr. Röntgenstr. **34**, Kongreßh., 171 (1926). — *Stahel, E.*, Eine Mikroionisationskammer für Röntgen- und Radiumstrahlen. Strahlenther. **31**, 582 (1929). — *Starke, H.* und *R. Schroeder*, Ein direkt zeigendes statisches Voltmeter für hohe Spannungen. Strahlenther. **29**, 798 (1928). — *Staunig, K.*, Zur Meßgenauigkeit der spektroskopischen Methode von March, Staunig und Fritz. Dtsch. med. Wschr. **1923**, Nr 16, 514. — *Strauß, S.*, Das „Mekapion", der integrierende Röntgendosiszähler mit Selbstkontrolle. Strahlenther. **24**, 348 (1927) u. **26**, 200 (1927); Fortschr. Röntgenstr. **37**, 309 (1928); Acta radiol. (Stockh.) **9**, 482 (1928) u. Strahlenther. **31**, 410 (1929). — *Derselbe*, Das Grenzstrahlmekapion und weitere Verbesserungen am Röntgenmekapion. Fortschr. Röntgenstr. **40**, 655 (1929). — *Thaller, R.*, Über das Messen der Röhrenbetriebsspannung mit Hilfe der Kugelfunkenstrecke bei Gleichspannungsanlagen in der Tiefentherapie. Strahlenther. **26**, 408 (1927); Fortschr. Röntgenstr. **36**, Kongreßh., 85 1927). — *Trossel, I. v.*, Über eine Fehlerquelle der Röntgendosismessung. Strahlenther. **30**, 756 (1928). — *Voltz, F.*, Ein Zeitregistriergerät für Bestrahlungszwecke. Strahlenther. **24**, 564 (1927). — *Watters, R. A.*, Das Kugelvoltmeter. Arch. physik. Ther. **10**, 114 (1929). — *Wetherwax, J. L., R. A. Bradley, D. R. Bowen* und *E. T. Leddy*, A convenient and accurate method of measuring Roentgen-ray depth dosage. Amer. J. Roentgenol. **15**, 169 (1926). — *Wetterer, J.*, Erfahrungen mit dem Dosiszähler „Mekapion", Meßgenauigkeit des Instruments. Internat. Radiotherapie **3**, 991 (1928). — *Wintz, H.* und *W. Rump*, Messungen an Röntgenstrahlen. Fortschr. Röntgenstr. **29**, 671 (1922). — *Dieselben*, Das Röntgenphotometer. Strahlenther. **22**, 444 (1926). — *Wood, F. C.*, A biological ionization chamber. Radiology **12**, 461 (1929). — *Wucherpfennig, V.*, Die Dosierung mit der Barium-Platincyanürtablette. Strahlenther. **30**, 113 (1928).

VII. Die Röntgenstrahlendosis.
A. Vereinheitlichung der Dosismessung; die Röntgeneinheit.

Bericht über die 8. Sitzung der Standardisierungskommission der Deutschen Röntgengesellschaft in Bonn a. Rh., 29. Mai 1925. Strahlenther. **19**, 1179 (1925); Dtsch. med. Wschr. **1925**, Nr. 24. — Bekanntmachung über die Dosismessereichungen in der Physikalisch-Technischen Reichsanstalt. Strahlenther. **30**, 604 (1928). — Internationale Röntgeneinheit. Strahlenther. **30**, 602 (1928). — Report of the committee on standardization of X-ray measurements of the Radiological Society of North America. Radiology **6**, 191 (1926) u. **10**, 318 (1928).

Bachem, Der gegenwärtige Stand des Problems der Röntgenstrahlendosierung. Arch. physic. Ther. **7**, 151 (1926). — *Bardachzi, F.* und *P. Epstein*, Zur Dosimetrie in der Röntgentiefentherapie. Strahlenther. **21**, 419 (1926). — *Béclère, A.*, Sur l'unification internationale des mesures de dosage en roentgenthérapie. J. de Radiol. **10**, 125 (1926). — *Derselbe*, Über die internationale Vereinheitlichung der Dosimetrie der Röntgenstrahlen. Strahlenther. **21**, 468 (1926). — *Derselbe*, La discordance des mesures pour l'évaluation de l'unité de dose radiothérapique en Allemagne et aux Etats-Unis. J. de Radiol. **11**, 535 (1927). — *Behnken, H.*, Die Absolutbestimmung der Dosiseinheit „1 Röntgen" in der Physikalisch-Technischen Reichsanstalt. Strahlenther. **26**, 79 (1927). — *Derselbe*, Zur Frage der Röntgendosiseinheit. Strahlenther. **29**, 192 (1928). — *Derselbe*, Bemerkung zu der Mitteilung von I. Solomon zu der Arbeit von J. Murdoch und E. Stahel. Strahlenther. **29**, 201 (1928). — *Behnken, H.* und *R. Jaeger*, Die Standardisierung der Röntgenstrahlendosis. Radiology **10**, 275 (1928). — *Breitländer, K.* und *K. Janssen*, Vergleichende ionometrische Röntgenstrahlenmessungen mit dem Iontoquantimeter nach Wintz und dem Martiusionimeter, zugleich ein Beitrag zur Standarddosimetrie in R-Einheiten. Strahlenther. **22**, 263 (1926). — *Carelli, H. H.* und *F. Vierheller*, Vergleich zwischen deutschen und französischen R-Einheiten. Strahlenther. **21**, 468 (1926). — *Dauvillier, A.*, Le dosage des rayons X. J. Radiol. et Élektrol. **11**, 149 (1926). — *Dauvillier, A., A. Laborde* und *J. Saget*, Sur la réalisation de l'unité r internationale et l'étalonnage absolu des dosimètres radiologiques. J. Radiol. et Élektrol. **13**, 433 (1929). — *Declairfayt, C.* und *J. van Niftrik*, Beitrag zur Wahl einer internationalen Röntgenstrahleneinheit Internat. Radiotherapie **3**, 981 (1928). — *Dessauer, F.*, Bemerkungen zum Dosierungsproblem. Strahlenther. **23**, 579 (1926). — *Friedrich, W.* und *O. Glasser*, Untersuchungen und Betrachtungen über das Problem der Dosimetrie. Strahlenther. **14**, 362 (1923). — *Gawalowski, K.*, Vergleich der französischen und deutschen R-Einheit für die in der Dermatologie angewendeten Strahlungen und Filter. Strahlenther. **30**, 575 (1928). — *Glasser, O.*, Die Absolutbestimmung der Dosiseinheit „1 Röntgen" in der Eichstation der Cleveland Clinic. Strahlenther. **27**, 160 (1928). — *Derselbe*, Einige Betrachtungen zum Problem der

Strahlendosimetrie. Strahlenther. **27**, 740 (1928). — *Glasser, O.* und *U. V. Portmann*, The standardization of the Roentgen ray dose. Amer. J. Roentgenol. **19**, 47 (1928). — *Dieselben*, The reliability of the r-unit for the measurement of Roentgen and radium radiation. Radiology **12**, 317 (1929). — *Grebe, L.*, Die energetische Bedeutung der R-Einheit. Strahlenther. **22**, 438 (1926); Fortschr. Röntgenstr. **34**, Kongreßh., 166 (1926). — *Derselbe*, Die Messung der Röntgenstrahlendosis. Strahlenther. **21**, 306 (1926). — *Grebe, L.* und *O. Gaertner*, Die absolute Herstellung der R-Einheit im Bonner Röntgeninstitut. Strahlenther. **27**, 728 (1928). — *Grebe, L.* und *H. Martius*, Zur Standardisierung der Röntgenstrahlenmessung. Dtsch. med. Wschr. **1926**, Nr 28, 1156. — *Hase, H.* und *H. Küstner*, Über die Wahrung der R-Einheit. Strahlenther. **29**, 745 (1928). — *Heidenhain, L.*, Das Problem der Röntgendosis. Strahlenther. **21**, 96 (1926). — *Holthusen, H.*, Über die Standardisierung der Röntgendosismessung. Fortschr. Röntgenstr. **34**, Kongreßh., 156 (1926). — *Jaeger, R.*, Die Bedeutung der Röntgendosiseinheit „R" für die Therapie. Internat. Radiotherapie **1**, 807 (1926) u. **2**, 770 (1927). — *Jona, M.*, Das Problem der Dosierung in der internationalen Röntgen- und Radiumtherapie 1924 bis Mitte 1926. Internat. Radiotherapie **1**, 812 (1926). — *Kessler, E.* und *F. Sluys*, Die Messung in absoluten R-Einheiten. Strahlenther. **31**, 771 (1929). — *Küstner, H.*, Die Standardisierung der Röntgendosismessung. Strahlenther. **17**, 1 (1924). — *Derselbe*, Das Problem der Meßeinheit in der Dosierung der Röntgenstrahlen. Klin. Wschr. **5**, 1837 (1926). — *Derselbe*, Die Absolutbestimmung der R-Einheit mit dem großen Eichstandgerät. Strahlenther. **27**, 331 (1928). — *Martius, H.*, Die Röntgenstrahlenmessung in R-Einheiten. Acta radiol. (Stockh.) **7**, 193 (1926). — *Murdoch, J.* und *E. Stahel*, Vergleichende Studie von zwei dosimetrischen Röntgeneinheiten — das französische R (Solomon) und das deutsche R (Behnken). Strahlenther. **27**, 561 (1928). — *Rajewsky, B.*, Zur Frage der Dosierung von Röntgenstrahlen. Die Standardisierung der Dosismessung. Fortschr. Röntgenstr. **34**, 62 (1926). — *Derselbe*, Die Fragen der Dosimetrie von Röntgenstrahlen. Strahlenther. **30**, 555 (1928). — *Schechtmann*, Zur Frage der Festsetzung einer Standardmethode der Dosimetrie. Fortschr. Röntgenstr. **37**, 916 (1928). — *Schreus, H. Th.*, Die Bestrebungen zur Standardisierung der Röntgenstrahlenmessung nebst Bemerkungen über die Eignung der Haut als Strahlenmaß. Dermat. Z. **49**, 225 (1926). — *Sievert, R. M.*, A circulating physical department for standardising the Roentgen radiation used in therapy. Acta radiol. (Stockh.) **5**, 457 (1926). — *Solomon, I.*, Sur le choix d'une unité quantitométrique internationale. J. de Radiol. **10**, 155 (1926). — *Derselbe*, Vergleichende Studie zwischen der französischen und der deutschen „R-Einheit". Internat. Radiotherapie **2**, 779 (1927). — *Derselbe*, Vergleichende Studie von zwei dosimetrischen Röntgeneinheiten — das französische R (Solomon) und das deutsche R (Behnken). Erwiderung auf die gleichnamige Arbeit von J. Murdoch und K. Stahel. Strahlenther. **29**, 199 (1928). — *Derselbe*, La notation de la quantité de rayonnement en unités R. J. de Radiol. **12**, 145 (1928). — *Derselbe*, Die Frage der Einheit der Röntgenstrahlenmenge auf dem internationalen Radiologenkongreß in Stockholm. Internat. Radiotherapie **3**, 973 (1928). — *Walch, H.*, *D. den Hoed* und *L. J. Koopmann*, Vergleich der absoluten R-Einheit mit der französischen R-Einheit. Strahlenther. **29**, 524 (1928).

B. Verschiedene Dosiseinheiten, Einfluß der Strahlenqualität usw.

Béclère, A., L'érythème cutané et la dose dite d'érythème en radiothérapie. J. de Radiol. **9**, 275 (1926). — *Behnken, H.*, Die Röntgendosimetrie. Handbuch der gesamten Strahlenheilkunde, herausgeg. von Lazarus **1**, 196 (1928). — *Bolaffio, M.*, Versuche zur luftelektrischen und biologischen Wirkung von Strahlen verschiedener Wellenlänge. Strahlenther. **20**, 673 (1925). — *Determann, A.*, *H. Jacobi* und *H. Holthusen*, Die Erythemwirkung verschiedener Strahlenqualitäten auf Grund von Messungen in Röntgeneinheiten mit dem Küstnerschen Eichstandgerät. Strahlenther. **26**, 472 (1927). — *Dognon, A.*, La mesure et l'action biologique des rayons X de différentes longueurs d'onde. J. de Radiol. **10**, 145 u. 210 (1926). — *Failla, G.*, The question of a biological unit of radiation. Acta radiol. (Stockh.) **6**, 413 (1926). — *Failla, G.* und *E. Quimby*, The economics of dosimetry in radiotherapy. Amer. J. Roentgenol. **10**, 944 (1926). — *Fricke, H.* und *S. Morse*, Chemische, kolloidale und biologische Wirkungen von Röntgenstrahlen verschiedener Wellenlänge in ihrem Verhältnis zur Ionisation der Luft. Strahlenther. **26**, 749 (1927). — *Dieselben*, Die Verwendung der Oxydation einer verdünnten Ferrosulfatlösung als Eichungsmaß der Röntgenstrahlendosis. Strahlenther. **27**, 757 (1928). — *Fricke, H.* und *B. W. Petersen*, Chemische, kolloidale und biologische Wirkungen von Röntgenstrahlen verschiedener Wellenlänge in ihrem Verhältnis zur Ionisation der Luft. Strahlenther. **27**, 329 (1928). — *Gawalowski, K.*, Vergleich der französischen und deutschen R-Einheit für die in der Dermatologie angewendeten Strahlungen und Filter. Strahlenther. **30**, 575 (1928). — *Glasser, O.*, Erythemdosen in Röntgeneinheiten. Strahlenther. **20**, 141 (1925) u. **21**, 476 (1926). — *Glasser, O.* und *F. R. Mautz*, Die Bedeutung der R-Einheit für die Messung der Dosis von Gammastrahlen des Radiums.

Strahlenther. **34**, 845 (1929). — *Glasser, O.* und *W. H. Meyer,* Erythemdosen in Röntgeneinheiten. Strahlenther. **23**, 361 (1926) u. **24**, 710 (1927). — *Glocker, R., E. Hayer* und *O. Jüngling,* Über die biologische Wirkung verschiedener Röntgenstrahlenqualitäten bei Dosierung in R-Einheiten. Strahlenther. **32**, 1 (1929) u. Z. Röntgenol. **9**, 98 (1929). — *Görl* und *Voigt,* Die Erythemdosis bei Grenzstrahlen. Röntgenpraxis **2**, 264 (1930). — *Grebe, L.* und *W. Bickenbach,* Die Beziehung der R-Einheiten zur Sabouraud-Einheit. Strahlenther. **27**, 358 (1928). — *Grebe, L.* und *H. Martius,* Vergleichende Messungen über die Größe der zur Erreichung des Hauterythems gebräuchlichen Röntgenstrahlenmengen. Strahlenther. **18**, 395 (1924). — *Dieselben,* Über die Röntgenstrahlenmenge in absolutem Maß und die zur Erreichung des Hauterythems nötige Strahlenmenge. Strahlenther. **20**, 128 (1925). — *Gruhn, F.,* Über das Verhältnis der Absorption zur HED und Röntgendosis. Fortschr. Röntgenstr. **34**, Kongreßh., 168 (1926). — *Derselbe,* Über die Beziehungen zwischen der Strahlendosis gemessen in R-Einheiten und der Erythemdosis. Fortschr. Röntgenstr. **34**, 701 (1926). — *Gunsett, A.,* L'évaluation en unités r électrostatiques et en unités R Solomon des réactions cutanées. J. Radiol. et Électrol. **13**, 333 (1929). — *Guthmann, H.,* Über die Abhängigkeit des biologischen Effekts von der Röntgenlichtdosis. Strahlenther. **25**, 280 (1927). — *Haußer, K. W.* und *E. Schlechter,* Die Hauterythemdosis (HED) als biologisches Maß der Strahlenwirkung. Wiss. Veröff. Siemens-Konzern **6**, 121 (1927). — *Haußer, K. W.* und *W. Vahle,* Die Abhängigkeit des Lichterythems und der Pigmentbildung von der Schwingungszahl (Wellenlänge) der erregenden Strahlung. Strahlenther. **13**, 41 (1922). — *Hazen* und *Millstead,* Die Mäuseepilation als biologische Standarddosis für Röntgenstrahlen. Arch. of Dermat. **13**, 230 (1926). — *Heß, P.,* Erythemdosis und Sabouraud-Einheit. Strahlenther. **29**, 803 (1928). — *Derselbe,* Erythemdosen und R-Einheiten für alle gebräuchlichen Strahlenqualitäten. Fortschr. Röntgenstr. **37**, 277 (1928). — *Derselbe,* Die Härteabhängigkeit der R-Dosen im Vergleich zu äquivalenten Erythemen aller gebräuchlichen Strahlenqualitäten. Strahlenther. **27**, 146 u. 734 (1928). — *Derselbe,* Die Erythembreite von Röntgenstrahlen verschiedener Wellenlänge. Strahlenther. **33**, 721 (1929). — *Hickey, P. M., E. A. Pohle, G. A. Lindsay,* und *J. M. Barnes,* Skin toleration doses in Roentgen units and their relation to the quality of radiation. Radiology **12**, 309 (1929). — *Hin, G.,* Vergleichsmessungen mit deutschen Meßinstrumenten und die Beziehung zwischen R-Einheit und HED bei verschiedenen Strahlenqualitäten. Strahlenther. **31**, 575 (1929). — *Hintze, A.,* Die Normung der Hautfarben und die biologische Dosierung der Röntgenstrahlen nach ihrer Wirkung auf die Haut. Fortschr. Röntgenstr. **34**, Kongreßh., 56 (1926). — *Holfelder, H.,* Aktuelle Fragen der biologischen Dosierung in der Tiefentherapie. Strahlenther. **35**, 54 (1930). — *Holthusen, H.,* Über die Beziehung zwischen physikalischer und biologischer Dosimetrie. Strahlenther. **17**, 1 (1924). — *Derselbe,* Der Zeitfaktor bei der Röntgenbestrahlung. Strahlenther. **21**, 275 (1926). — *Derselbe,* Beziehung zwischen biologischer Wirkung und physikalischer Dosimetrie der Röntgenstrahlen. Klin. Wschr. **1926**, Nr 16, 729. — *Derselbe,* Biologische Wirkungen der Röntgenstrahlen mit besonderer Berücksichtigung des Einflusses der Wellenlänge, der Intensität und der Bestrahlungsdauer. Strahlenther. **31**, 508 (1929). — *Jona, M.,* Die physikalische Dosis und der biologische Effekt. Strahlenther. **24**, 757 (1927). — *Derselbe,* Zur Übertragung der Röntgendosis. Strahlenther. **26**, 614 (1927). — *Derselbe,* Vergleich der Radium- und Röntgendosis mit einem Röntgendosismesser. Strahlenther. **32**, 775 (1929). — *Jüngling, O.,* Zur Frage der Raumdosis in der Röntgentiefentherapie. Münch. med. Wschr. **1924**, Nr 5, 123. — *Klein* und *Gaertner,* Die Erythemdosis in R-Einheiten für die Strahlungen der Oberflächentherapie. Zugleich eine Darstellung der Dosismessung in R-Einheiten. Fortschr. Röntgenstr. **35**, 492 (1927). — *Klövekorn, G. H.* und *O. Gaertner,* Die Erythemdosis in R-Einheiten für Kupfereigenstrahlung. Strahlenther. **24**, 365 (1927). — *Kuhn,* Röntgenoberflächenbestrahlung mit verschiedenen Strahlenhärten, insbesondere mit Grenzstrahlen. Münch. med. Wschr. **1927**, Nr 25, 1074. — *Küstner, H.,* Wieviel „R-Einheiten" entspricht die HED? Fortschr. Röntgenstr. **36**, Kongreßh., 81 u. Strahlenther., **26**, 120 (1927). — *Meyer, W. H.* und *C. B. Braestrup,* Qualitätsbestimmung der Röntgenstrahlen. Strahlenther. **29**, 543 (1928). — *Meyer, W. H.* und *O. Glasser,* Erythema dose in absolute units. Radiology **6**, 320 (1926). — *Neeff, Th. C.* und *A. Reisner,* Sabouraud-Dosen und R-Einheit. Strahlenther. **32**, 181 (1929). — *Packard, C.,* The relation of wave length to the death rate of Drosophila eggs. J. Canc. Res. **13**, 87 (1929). — *Piepenborn, J.,* Versuche über den Wirkungsgrad von Röntgenstrahlen verschiedener Wellenlänge auf die Milz der Maus, bei gleicher Dosis, gemessen in R-Einheiten. Strahlenther. **33**, 322 (1929). — *Portmann, W. V.,* Measurement of radiation dosage. Amer. J. Roentgenol. **21**, 170 (1929). — *Quick, D.,* Über biologische Wirkungen von Radium- und Röntgenstrahlen, speziell in bezug auf die Faktoren Wellenlänge, Strahlungsintensität und Bestrahlungsdauer. Strahlenther. **31**, 518 (1929). — *Regaud, Cl.* und *R. Ferroux,* Über den Einfluß des „Zeitfaktors" auf die Sterilisation des normalen und des neoplastischen Zellnachwuchses durch die Radiotherapie. Strahlenther. **31**, 495 (1929). — *Reisner, A.* und *Th. C. Neeff,* Hauttoleranzdosis und Strahlenqualität. Strahlenther. **34**, 313 (1929). —

Sauter, F., Intensitätsmessungen und C-G-S-System. Strahlenther. **33**, 560 (1929). — *Schall, L.*, Zur Hauterythemfrage. Strahlenther. **23**, 354 u. Fortschr. Röntgenstr. **34**, Kongreßh., 61 (1926). — *Derselbe*, Strahlenerythem und Erythemmessung. Klin. Wschr. **1928**, Nr 3, 77. — *Schinz, H. R.*, Über Richtlinien der Dosierung in der Röntgentherapie. Schweiz. med. Wschr. **1927**, Nr 25, 585. — *Schinz, H. R.* und *A. Zuppinger*, Probleme der allgemeinen Strahlenbiologie. Untersuchungen an Askaris. Klin. Wschr. **1928**, Nr 7, 1070. — *Schneider, G. H.*, Untersuchungen biologisch gleichwertiger Radium- und Röntgenstrahlung. Strahlenther. **22**, 460 (1926). — *Schreus, H. Th.*, Über die Eichung des Sabouraud-Noiré-Dosimeters in R-Einheiten und seine Brauchbarkeit zur praktischen Dosimetrie. Strahlenther. **29**, 375 (1928). — *Derselbe*, Der Stand der Strahlendosierung mit der Sabouraud-Noiré-Tablette. Strahlenther. **35**, 72 (1930). — *Schreus, H. Th.* und *L. Schoenholz*, Die Toleranzdosen der Haut in „Röntgen"-Einheiten bei verschiedenen Strahlenhärten. Fortschr. Röntgenstr. **35**, Kongreßh., 9 u. Strahlenther. **24**, 485 (1927). — *Schubert, M.*, Vergleichende Messungen mit Küstner-Eichstandgerät, Martius-Ionimeter und Sabouraud-Noiré-Tablette für die Dosierung in der Oberflächentherapie. Strahlenther. **35**, 553 (1930). — *Schugt*, Die Ovarialkastration der weißen Maus bei verschieden harten Röntgenstrahlen. Med. Klin. **1926**, Nr 12, 470. — *Schultze, G. K. F.*, Die in R-Einheiten durch vaginale Messung bestimmte Dosis bei der Bestrahlung des Uteruscarcinoms. Strahlenther. **28**, 524 (1928). — *Sievert, R. M.*, Untersuchungen über die an verschiedenen schwedischen Krankenhäusern zur Erreichung des Hauterythems gebräuchlichen Röntgenstrahlenmengen, unter Einführung der R-Einheit. Acta radiol. (Stockh.) **7**, 461 (1926). — *Stahel, E.*, Bestimmung der bei Gamma- und Röntgenstrahlenbehandlung vom Gewebe absorbierten Energiemengen. Strahlenther. **33**, 296 (1929). — *Wintz, H.* und *W. Rump*, Biologische Wirkung verschiedener Röntgenstrahlenqualitäten. Strahlenther. **22**, 451 (1926). — *Wucherpfennig, V.*, Die Dosierung mit der Sabouraudtablette unter dem Gesichtspunkt der Aluminumhalbwertschicht. Strahlenther. **27**, 353 (1928).

VIII. Die Dosierung in der Praxis.

Bödecker, F., Beitrag zur Meßmethodik in der Hauttherapie. Strahlenther. **32**, 777 (1929). — *Brauer, A.*, Über Rationalisierung im Röntgenbetrieb des Dermatologen. Strahlenther. **35**, 259 (1930). — *Dehler*, Beitrag zur lokalen Wirkung der Röntgenstrahlen. Fortschr. Röntgenstr. **34**, Kongreßh., 55 (1926). — *Dieterich, W.*, Ein Fall von Röntgenverbrennung trotz Eichung in R-Einheiten. Fortschr. Röntgenstr. **34**, 701 (1926). — *Derselbe*, Fehlerquellen in der Apparatur und Dosimetrie und ihre praktische Auswertung. Fortschr. Röntgenstr. **36**, 183 (1927). — *Feldweg, F.*, Können Röntgenstrahlen ohne dauernde Messung exakt dosiert werden? Strahlenther. **33**, 574 (1929). — *Feldweg, P.*, Erfahrungen mit Dauerdosimetrie bei gynäkologischer Tiefentherapie. Strahlenther. **31**, 566 (1929). — *Frank, J.*, Über einige in der Dosimetrie der Röntgenstrahlen wenig beachtete Punkte. Fortschr. Röntgenstr. **35**, 633 (1927). — *Fürst, W.*, Untersuchungen über die Dosierung harter Röntgenstrahlen aus Fernfeldern bei der Behandlung des Collumcarcinoms. Strahlenther. **33**, 601 (1929) u. **34**, 310 u. 501 (1929). — *Gabriel, G.*, Die Röntgendosierung in der Praxis. Dtsch. med. Wschr. **1926**, Nr 3, 99. — *Galewsky, E.* und *K. Linser*, Erfahrungen über Dosierung und Filterung von Röntgenstrahlen bei Hautkrankheiten. Strahlenther. **35**, 561 (1930). — *Gueben, G.*, A propos des techniques de mesure des radiations pénétrantes. J. de Radiol. **13**, 309 (1929). — *Gunsett, A.* und *A. Spack*, La dosimétrie ionométrique au centre anticancéreux de Strasbourg. J. de Radiol. **13**, 199 (1929). — *Hirsch, H.*, Das Mekapiondosimeter im praktischen Röntgenbetriebe, Strahlenther. **26**, 207 (1927). — *Holfelder, H.*, Die Felderwahl. Handbuch der gesamten Strahlenheilkunde, herausgeg. von Lazarus, Bd. 2, S. 193. 1928. — *Holthusen, H.*, Die Einheitsdosimetrie der Röntgenstrahlen im praktischen Gebrauch. Klin. Wschr. **1927**, Nr 43, 2033. — *Derselbe*, Praktische Erfahrungen in der Dosierung in Röntgeneinheiten und Nomenklaturfragen. I. Grundsätzliches. Röntgenpraxis **2**, 337 (1930). — *Holzknecht, G.*, Dosierungstabelle für die Röntgentherapie. Leipzig-Wien: Franz Deutike 1922. — *Derselbe*, Röntgendosierung in der Praxis. Ein Überblick. Münch. med. Wschr. **1926**, Nr 46, 1913. — *Jaeger, R.*, Die Bedeutung der Röntgendosiseinheit „R" für die Therapie. Internat. Radiotherapie **1**, 807 (1926). — *Kirsch, H.*, Zur Dosierung der Buckyschen Grenzstrahlen. Münch. med. Wschr. **1928**, Nr 14, 603. — *Küstner, H.*, Die Dosimetrie in der Röntgentherapie. Rieder-Rosenthal Lehrbuch der Röntgenkunde, Bd. 3, S. 43. 1928. — *Neeff, C.*, Über die Dosierung bei Radium- und bei Radium + Röntgenbestrahlung. Strahlenther. **33**, 253 (1929). — *Penzoldt, R.*, Die biologische Zusatzdosis bei größerem Fokushautabstand. Fortschr. Röntgenstr. **34**, Kongreßh., 54 (1926). — *Puschin, B.*, Die Praxis der Dosimetrie bei der Tiefentherapie in den Moskauer Heilanstalten. Fortschr. Röntgenstr. **37**, 914 (1928). — *Rajewsky, B.*, Normalisierung in der Röntgenmeßtechnik. Internat. Radiotherapie **3**, 965 (1928). — *Reisner, A.*, Wie sollen Röntgenbestrahlungen in der Oberflächentherapie dosiert werden? Röntgenpraxis **1**, 835 (1929). — *Schneider, G. H.*, Dosierung und Technik dermatologischer

Röntgentherapie. Strahlenther. **33**, 181 (1929). — *Schulte, G.*, Zur Röntgendosierung bei Hautkrankheiten. Strahlenther. **36**, 132 (1930). — *Simons, A.*, Über die praktische Bedeutung der sog. „Vorbestrahlung" als Fehlerquelle für die exakte Röntgenstrahlendosierung. Strahlenther. **17**, 436 (1924). — *Spiethoff, B.*, Indikationen und Dosierung der Buckyschen Weichstrahlen in der Dermatologie. Münch. med. Wschr. **1928**, Nr 46, 1957. — *Thedering, F.*, Röntgendosierung in der Hautpraxis. Münch. med. Wschr. **1927**. Nr 24, 1019; Strahlenther. **36**, 127 (1930). — *Voltz, F.* Dosierungstafeln für die Röntgentherapie. München: J. F. Lehmann 1928. — *Wintz, H.* und *W. Rump*, Die Dosierung in der Praxis. Lehrbuch der Strahlentherapie, Bd. 4, S. 243. 1929. — *Wucherpfennig, V.*, Zur Beeinflussung der Dosis in der Röntgenoberflächentherapie durch die Schwankungen der Netzspannung. Strahlenther. **22**, 172 (1926).

IX. Der Wirkungsmechanismus der Röntgenstrahlen.

Adler, K., Die biologische Wirkung der kurzwelligen Strahlen auf den Stoffwechsel der Zelle. Strahlenther. **36**, 1 (1930). — *Attilj, S.*, Die Entwicklung der Methode von Ghilarducci in den letzten Jahren. Internat. Radiotherapie **2**, 808 (1926/27). — *Belak, K.* und *F. G. Houtermanns*. Zellteilung und Strahlung. Naturwiss. **17**, 375 (1929). — *Bhatnagar, S. S., R. S. Gupta, K. G. Mathur* und *K. N. Mathur*, Die Wirkung von Röntgenstrahlen auf kolloidale Lösungen. Z. Physik **56**, 684 (1929). — *Borak, J.*, Über den Einfluß der zeitlichen Dosenverteilung auf den Haarausfall. Fortschr. Röntgenstr. **34**, 362 (1926). — *Derselbe*, Beitrag zum Wirkungsmechanismus der Röntgenstrahlen auf Carcinome. Strahlenther. **25**, 105 (1927). — *Braun, R.* und *H. Holthusen*, Einfluß der Quantengröße auf die biologische Wirkung verschiedener Röntgenstrahlenqualitäten. Strahlenther. **34**, 707 (1929). — *Brown, S.*, The mechanical explanation of the biological action of radiation. Radiology **11**, 466 (1928). — *Brummer, K.*, Die elektrischen Ladungen der Erythrocyten als Hauptfaktor der Ursache der Senkungsgeschwindigkeit. Strahlenther. **22**, 322 (1926). — *Derselbe*, Über Permeabilitätsänderungen von Zellen unter Röntgenbestrahlung. Strahlenther. **21**, 447 (1926). — *Burrows, M. T., L. H. Jorstad* und *E. C. Ernst*, The chemical and biological changes induced by X-rays in body tissues. Radiology **11**, 370 (1928). — *Butts, D. C. A., F. C. Benson* und *J. W. Frank*, The electron in and out of the Roentgen tube and the Radium atom. Its biophysic and biological action in the treatment of certain biological processes. Radiology **8**, 44 (1927). — *Cappelli, L.*, Der biologische Faktor in der Röntgentherapie. Radiol. med. **13**, 159 (1926.) — *Caspari, W.*, Weiteres zur biologischen Grundlage der Strahlenwirkung. Strahlenther. **18**, 17 (1924). — *Derselbe*, Biologische Grundlagen zur Strahlentherapie der bösartigen Geschwülste. Dresden-Leipzig: Theodor Steinkopff 1922. — *Caspari, W.* und *F. Dessauer*, Probleme der biologischen Strahlenwirkung. Punktwärmehypothese, Nekrohormonhypothese. Acta radiol. (Stockh.) **6**, 241 (1926). — *Chariton, J., G. Frank* und *N. Kannegießer*, Über die Wellenlänge und Intensität mitogenetischer Strahlung. Naturwiss. **18**, 411 (1930). — *Cramer, H.*, Zur biologischen Strahlenwirkung. Strahlenther. **21**, 633 (1926); Klin. Wschr. **1926**, Nr 5, 190 u. Strahlenther. **28**, 431 (1928). — *Dessauer, F.*, Über die allgemeinen Bedingungen für Hypothesenbildung in der Röntgentherapie. Strahlenther. **18**, 486 (1924) u. **19**, 403 (1925). — *Derselbe*, Bemerkungen zum Aufsatz von Opitz: „Zur Hypothese von der Punktwärme nach Dessauer". Strahlenther. **22**, 189 (1926). — *Derselbe*, Über den Grundvorgang der biologischen Strahlenwirkung. Bemerkungen zu der gleichnamigen Arbeit von Holthusen. Strahlenther. **27**, 364 (1928). — *Derselbe*, Zur Frage des Grundvorganges der biologischen Strahlenwirkung. Strahlenther. **30**, 506 (1928). — *Dyroff, R.*, Experimentelles zur sog. Verkupferung. Zbl. Gynäk. **1923**, Nr 27, 1079. — *Fischer, A.*, Die Krebszelle. Naturwiss. **17**, 157 (1929). — *Fürth, R.*, Die physikalischen Grundlagen der Elektrobiologie. Naturwiss. **16**, 777 (1928). — *Gaertner, O.* und *G. H. Klövekorn*, Röntgenstrahlen und einzellige Lebewesen. Strahlenther. **26**, 211 (1927). — *Gassul, R.* und *A. Polakov*, Über biochemische Röntgenstrahlenwirkung auf die proteolytischen und andere Prozesse in vivo und in vitro. Strahlenther. **30**, 519 (1928). — *Glocker, R.*, Die Grundgesetze der physikalischen Wirkung von Röntgenstrahlen verschiedener Wellenlänge und ihre Beziehung zum biologischen Effekt. Fortschr. Röngenstr. **36**, Kongreßh., 80 u. Strahlenther. **26**, 147 (1927). — *Derselbe*, Die Wirkung der Röntgenstrahlen auf die Zelle als physikalisches Problem. Strahlenther. **33**, 199 (1929). — *Groedel, F. M.* und *E. Schneider*, Experimentelle Untersuchungen zur Frage der biologischen Wirkung der Röntgenstrahlen. Fortschr. Röntgenstr. **34**, Kongreßh., 48 (1926) u. Strahlenther. **23**, 411 (1926). — *Gudden, B.*, Theoretisches über chemische Strahlenwirkungen. Strahlenther. **34**, 544 (1929). — *Gurwitsch, A.*, Das Problem der Zellteilung physiologisch betrachtet. Berlin: Julius Springer 1926. — *Halberstädter, L.* und *P. S. Mayer*, Über die Wirkung von primären und sekundären Röntgenstrahlen auf die Bakterien. Fortschr. Röntgenstr. **29**, 489 (1922). — *Haußer, K. W.*, Einfluß der Wellenlänge in der Strahlenbiologie. Strahlenther. **28**, 25 (1928). — *Heidenhain, L.*, Über die allgemeinsten Bedingungen für Hypothesenbildungen in der Röntgentherapie. Strahlenther. **17**, 113 (1924) u. **18**, 496 (1924). — *Heineke, H.* und *G. Perthes*, Die biologische

Wirkung der Röntgen- und Radiumstrahlen. Bd. 1 des Lehrbuches der Strahlentherapie, 1925. S. 725. — *Holthusen, H.*, Über die Dessauersche Punktwärmehypothese. Strahlenther. **18**, 241 (1924) u. **19**, 285 (1925). — *Derselbe*, Physikalische Sensibilisierung. Erg. med. Strahlenforschg. **1**, 383 (1925). — *Derselbe*, Theoretische Grundlagen der Strahlentherapie mit besonderer Berücksichtigung der Allgemeinwirkung. Bd. 1 des Lehrbuches der Strahlentherapie, 1925. S. 801. — *Derselbe*, Der Grundvorgang der biologischen Strahlenwirkung. Strahlenther. **25**, 157 (1927). — *Derselbe*, Der heutige Stand der Strahlenbiologie. Klin. Wschr. **1927**, Nr 26, 1260. — *Derselbe*, Bemerkungen zu den Ausführungen Dessauers über meine Arbeit „Der Grundvorgang der biologischen Strahlenwirkung". Strahlenther. **27**, 382 (1928). — *Derselbe*, Abhängigkeit der Röntgenstrahlenempfindlichkeit vom Zellalter. Strahlenther. **31**, 5 (1929). — *Derselbe*, Biologische Wirkungen der Röntgenstrahlen mit besonderer Berücksichtigung des Einflusses der Wellenlänge, der Intensität und der Bestrahlungsdauer. Strahlenther. **31**, 509 (1929). — *Derselbe*, Biologische Wirkungen der Röntgen- und Corpuscularstrahlen. Strahlenther. **34**, 564 (1929). — *Holthusen, H., A. Schuback* und *H. Sielmann*, Sensibilisierung durch Sekundärstrahlen von Metallflächen. Versuche an der photographischen Emulsion und an oberflächlichen Bakterienkulturen. Strahlenther. **24**, 577 (1927). — *Holzknecht, G.*, Celluläre Radiosensibilitätsschwankungen und zeitliche Verteilung der Röntgenbestrahlung. Wien. klin. Wschr. **1924**, Nr 7. — *Kahlstorf, A.*, Experimentelle Untersuchungen an Askariseiern über die Wirkung der fraktionierten Röntgenbestrahlung. Strahlenther. **31**, 199 (1929). — *Karczag, L.*, Strahlung und Kolloide. Handbuch der gesamten Strahlenheilkunde, herausgeg. von Lazarus, Bd. 1, S. 403. 1928. — *Keller, R.*, Über Mikroelektroanalyse. Naturwiss. **17**, 100 (1929). — *Klövekorn, G. H.* und *O. Gaertner*, Röntgenstrahlen und einzellige Lebewesen. Strahlenther. **23**, 148 (1926); **24**, 548 (1927) u. **29**, 773 (1928). — *Koose, W.*, Ein Beitrag zum Wirkungsmechanismus harter Röntgenstrahlen. Fortschr. Röntgenstr. **35**, 1332 (1927). — *Kovács, K.*, Zur Biologie der Röntgenstrahlen. Strahlenther. **26**, 313 (1927). — *Derselbe*, Der Einfluß der Röntgenstrahlen auf die Diffusion und auf die Durchlässigkeit der Zellmembran. Strahlenther. **30**, 77 (1928). — *Derselbe*, Zur Frage der Wirkung der Röntgenstrahlen auf physikochemische, biologische und osmotische Vorgänge. Internat. Radiotherapie **3**, 1023 (1928). — *Kroetz, C.*, Gewebsbeeinflussung durch Röntgenstrahlen. Strahlenther. **22**, 319 (1926). — *Derselbe*, Über die Lichtwirkung vom physikalisch-chemischen Standpunkt aus. Strahlenther. **28**, 92 (1928). — *Derselbe*, Der Einfluß kurzwelliger Strahlen auf das Säurebasengleichgewicht im Körper, im besonderen auf die Blutreaktion. Erg. med. Strahlenforschg. **2**, 351 (1926). — *Lehmann, F.* und *P. Wels*, Die Wirkung der Röntgenstrahlen auf die Durchlässigkeit der roten Blutkörperchen für Elektrolyte. Pflügers Arch. **213**, 628 (1926). — *Lieber, G. D.*, Physikalisch-chemische Wirkung der Röntgenstrahlen im Organismus. Strahlenther. **18**, 536 (1924); **20**, 93 (1925) u. **29**, 123 (1928). — *Liechti, A.*, Untersuchungen über die Wirkung von Metallen als Sekundärstrahlern. Klin. Wschr. **1924**, Nr 19, 825. — *Derselbe*, Über die Bedeutung der Betastrahlen für die biologische Röntgenstrahlenwirkung. Acta radiol. (Stockh.) **5**, 385 (1926). — *Derselbe*, Über Reaktionsveränderungen im röntgenbestrahlten Gewebe. Klin. Wschr. **1926**, Nr 41, 1911. — *Derselbe*, Zur Frage der Sekundärstrahlensensibilisierung durch Metalle. Klin. Wschr. **1926**, Nr 13, 545. — *Derselbe*, Über den Zeitfaktor der biologischen Strahlenwirkung. Strahlenther. **33**, 1 (1929). — *Loeb, L. F.* und *M. Wreschner*, Über die Beeinflussung des Carcinoms durch β-Strahlen. Strahlenther. **27**, 487 (1928). — *Michaelis, L.*, Die Permeabilität von Membranen. Naturwiss. **14**, 33 (1926). — *Miescher, G.*, Das Röntgenerythem. Strahlenther. **16**, 333 (1924). — *Mischtschenko, J. P.*, Einfluß der Strahlenenergie auf das Eiweißmolekül. Strahlenther. **30**, 707 (1928). — *Derselbe*, Versuchsergebnisse bezüglich des Einflusses der Röntgenstrahlen auf die Funktion des retikuloendothelialen Systems. Strahlenther. **32**, 154 (1929). — *Morgan, J. D.*, Fractional Roentgen irradiation. Amer. J. Roentgenol. **15**, 115 (1926). — *Nakashima, Y.*, Einige Versuche zum Grundvorgang der biologischen Strahlenwirkung. Strahlenther. **24**, 1 (1927). — *Nemenow, M. Y.*, A contribution of the biological action of Roentgen rays. Brit. J. Radiol. **31**, 302 (1926). — *Nordmann*, Über Röntgenstrahlenwirkung im Tierversuch. Klin. Wschr. **1927**, Nr. 22, 1068. — *Opitz, E.*, Zur Hypothese von der Punktwärme nach Dessauer. Strahlenther. **21**, 444 (1926). — *Pauli, W. E.* und *E. Sulger*, Über die bactericide Wirkung der Röntgenstrahlen in ihrer Abhängigkeit von äußeren Faktoren. Strahlenther. **29**, 128 (1928). — *Pfahler, E.* und *B. P. Widmann*, Weitere Beobachtungen über die radiotherapeutische Sättigungsmethode. Strahlenther. **32**, 91 (1929). — *Politzer, G.*, Über Störungen des Kernteilungsmechanismus, zugleich: Über den Einfluß der Röntgenstrahlen auf die Kernteilung. Fortschr. Röntgenstr. **34**, 426 (1926). — *Derselbe*, Über die spezifische Wirkung der Röntgenstrahlen. Strahlenther. **27**, 533 (1928). — *Politzer, G.* und *F. Schemitzky*, Über die Wirkung elektromagnetischer Strahlen verschiedener Wellenlänge auf die Traubeschen Zellen. Strahlenther. **23**, 385 (1926). — *Ponzio, M.*, Experimente über die selektiven Eigenschaften der Sekundärstrahlungen. Strahlenther. **25**, 708 (1927). — *Derselbe*, Die Sekundärstrahlungen in der Radiotherapie. Internat. Radiotherapie

3, 767 (1928). — *Pordes*, Der Mechanismus der Röntgenwirkung. Ein Erklärungsversuch. Fortschr. Röntgenstr. **31**, 287 (1923/24). — *Rahm, J.* und *W. Koose*, Ein Beitrag zum Wirkungsmechanismus harter Röntgenstrahlen. Strahlenther. **23**, 195 (1926). — *Rajewsky, B.*, Die Strahlungsreaktion des Eiweißes und die Erythemwirkung. Nach gemeinsamen Versuchen mit K. Schwerin und W. Gentner. Strahlenther. **29**, 759 (1928). — *Derselbe*, Weitere Untersuchungen an der Strahlenreaktion des Eiweißes. Strahlenther. **33**, 362 (1929). — *Reinhard, M. C.* und *K. L. Tucker*, Hourly variations in effect of equal Roentgen-ray doses on growth of Vicia faba seedlings. Amer. J. Roentgenol. **19**, 71 (1928). — *Reiter, T.* und *D. Gábor*, Ultraviolette Strahlen und Zellteilung. Strahlenther. **28**, 125 (1928). — *Dieselben*, Zellteilung und Strahlung. Berlin: Julius Springer 1928. — *Risse, O.*, Einige Bemerkungen zum Mechanismus chemischer Röntgenreaktionen in wäßrigen Lösungen. Strahlenther. **34**, 578 (1929). — *Derselbe*, Die physikalischen Grundlagen der chemischen Wirkung des Lichts und der Röntgenstrahlen. Erg. Physiol. **30**, 242. München: J. F. Bergmann 1930. — *Rost, F.* und *W. Dieterich*, Über den Einfluß der Röntgenstrahlen auf vitaminfreie Nahrungsmittel. Strahlenther. **29**, 152 (1928). — *Rother, J.*, Über den Angriffspunkt der Röntgenstrahlenwirkung am biologischen Objekt (Blutzuckerbeeinflussung). Strahlenther. **27**, 197 (1928). — *Derselbe*, Betrachtungen über photochemische Grundgesetze. Strahlenther. **28**, 120 (1928). — *Derselbe*, Die chemischen Grundlagen der gesamten Strahlentherapie. Handbuch der gesamten Strahlenheilkunde, herausgeg. von Lazarus, Bd. 1, S. 423. 1928. — *Russ, S.* und *G. M. Scott*, The differential action of X-rays and gamma rays upon some living tissues. Brit. J. Radiol. **2**, 301 (1929). — *Schinz, H. R.* und *B. Slotopolsky*, Experimenteller Beitrag zur Röntgenallergie. Acta radiol. (Stockh.) **7**, 365 (1926). — *Schmidt, W.*, Beitrag zur biologischen Wirkung der Röntgenstrahlen. Strahlenther. **23**, 681 (1926). — *Schubert, M.*, Zur Frage der biologischen Wirkung der Röntgenstrahlen und deren Erforschung mittels der Explantation. Strahlenther. **24**, 551 (1927). — *Schwarz, G.*, Über die Latenzzeit. Acta radiol. (Stockh.) **7**, 453 (1926). — *Schwerin, K.*, Untersuchungen über den Zusammenhang der Strahlungsreaktion des Eiweißes und des biologischen Mediums. Strahlenther. **31**, 253 (1929). — *Seide, J.*, Der Angriffspunkt der Strahlen in der Zelle. Naturwiss. **16**, 128 (1928). — *Staunig, K.*, Über den Röntgeneffekt. Fortschr. Röntgenstr. **40**, 299 (1929). — *Stempell, W.*, Die Lebensstrahlen. Strahlenther. **34**, 868 (1929). — *Tsuzuki, M.*, Experimental studies on the biological action of hard Roentgen-rays. Amer. J. Roentgenol. **16**, 134 (1926). — *Urbanowicz, K.*, Gurwitschs mitogenetische Strahlung, an Paramaecienteilungen geprüft. Rouxs Arch. **110**, 417 (1927). — *Vozza, F.*, Beitrag zum Studium der antibakteriellen Wirkung der Sekundärstrahlen. L'Actinother. **5**, 105 (1925). — *Wagner, N.*, Die Induktion von Mitosen auf Entfernung. Über die von A. Gurwitsch entdeckten „mitogenetischen Strahlen". Planta. Arch. wiss. Bot. **5**, 70 (1928). — *Watermann, N.*, p_H-Konstante und Röntgenstrahlen. Nederl. Tijdschr. Geneesk. **1**, 471 (1928). — *Wichels, P.* und *A. Behrens*, Der Einfluß der Röntgenstrahlen auf die Bluteiweißkörper. Klin. Wschr. **1927**, Nr 51, 2443. — *Wintz, H.*, Grenzfragen aus biologischen und physikalischen Gebieten der Röntgentiefentherapie. Acta radiol. (Stockh.) **7**, 675 (1926). — *Wintz, H.* und *W. Rump*, Biologische Wirkung verschiedener Röntgenstrahlenqualitäten. Strahlenther. **22**, 451 (1926). — *Zuelzer, M.* und *E. Philipp*, Beeinflussung des kolloidalen Zustandes des Zellinhaltes von Protozoen durch Radiumstrahlen. Strahlenther. **20**, 737 (1925). — *Zuppinger, A.*, Radiobiologische Untersuchungen an Askariseiern. Strahlenther. **28**, 639 (1928). — *Zwaardemaker H.* und *T. P. Fenestra*, Die Wiederbelebung des Herzens mittels weicher Röntgenstrahlen, nachdem es durch die Entfernung seiner permeablen Kaliumsalze zum Stillstand gebracht worden war. Strahlenther. **36**, 368 (1930).

Namenverzeichnis.

Die schrägen Zahlen beziehen sich auf die Literaturangaben.

Abraham *436*.
Adler, K. *444*.
Adolfini, E. *431*.
Ahlfeld 14.
Albrecht 37, 155, *194*.
— E. *433*.
Allen, S. J. M. 321, 322, 323, 383, *433*.
Altschul *432*.
Apostoli 155, 156, *194*.
Arrhenius 202.
d'Arsonval 63, 160.
Ascher, O. *434*.
Aschoff, K. *191*.
Aston 231.
Attilj *444*.
Atzberger 25.
Aufschneider 19, *189*.
Auger *433*.
Aurén, T. E. *433*.
Avogadro 286, 288, 289.

Baastrup *437*.
Bach, H. 128, 131, 140, *192*, *194*.
Bachem *440*.
Baelz 14.
Baensch *430*.
Baerstrup, C. B. *439*.
Baerwald, H. *429*, *436*.
Bahn, K. 9, *189*.
Balmer 281.
Bardachzi, F. *440*.
Bardehle *433*.
Bardeleben, v. 45, 147, *193*.
Barkla 272.
Barklas *434*.
Barnes, J. M. *442*.
Barry, M. W. *438*.
Barthe de Sandfort 57, *190*.
Basedow 96.
Basley 390.
Baudisch 101, *191*.
Bauer 233.
Baumann *188*.
Baumstark 84, *190*.

Bavink *434*.
Beasley *436*, *438*.
Béclère *440*, *441*.
Behne 424.
Behnken 361, 395, 398, 405, *429*, *432*, *434*, *437*, *440*, *441*.
Behrens, A. *446*.
Belak *444*.
Bellucci, B. *436*.
Bender *436*.
Bendix 11.
Benecke, H. *430*.
Benoist 383.
Benson *444*.
Berg, O. *434*, *438*.
Bergell 84, *190*.
Berger, H. *437*.
Bergerhoff *433*.
Bergonié 151.
Bering, F. 119, 122, *193*.
Berliner, A. *430*.
Bernd, Ev. *191*.
Berthold *432*.
Bhatnagar *444*.
Bickel 101, *191*.
Bickenbach *436*, *442*.
Bier 1, 36, *188*.
Bishop *431*.
Bittorf 8, 44, *188*.
Björkeson *434*.
Björling *438*.
Blumberg 12, 94, *188*.
Blumenkranz 11, *189*.
Bödecker, F. *443*.
Böhm, M. *195*.
Bogolowsky *431*.
Bohr 197, 277, 279, 280, 281, 282, 290, 425, *434*.
Bolaffio *436*, *441*.
Borak *444*.
Borell *436*.
Borm, A. *432*.
Bornhauser *436*.
Borosini 22.
Boruttau *194*.
Bothe *434*.

Bouwers *430*, *432*.
Bovie *431*.
Bowen, D. R. *440*.
Bowes *432*.
Bradley, R. A. *440*.
Braestrup 409, *442*.
Bragg 285, 286, 287, 300, *434*.
Bramesfeld 141, 142, *193*.
Brandess 20, 22, *189*.
Brauer, A. *443*.
Braun *432*, *438*, *444*.
Breitländer *436*, *440*.
Brenzinger *431*, *438*.
Breus 14, 35, *188*.
Brieger-Krebs *188*.
Broglie, de 282, *429*,
Bronner 84, *190*.
Brosch 19, *189*.
Brown *444*.
Brühl *190*.
Brummer, K. *444*.
Bruns, O. *188*.
Buchstab 94, *191*.
Bucky, G. *190*, 306, 410, *429*, *437*, *439*, *443*.
Büben, van 73, 74, 82, 83, *190*.
Bum, A. 166, 169, *195*.
Bumm, E. v. 151, 155, *194*.
Bunsen-Roscoe 406.
Burby, J. S. *438*.
Burchardi 125, *193*.
Burrows, M. T. *444*.
Butts *444*.
Buxbaum 34, *187*.

Caesar *436*.
Cahen *437*.
Callenberg *194*.
Cappelli, L. *444*.
Carelli *440*.
Carlsten *438*.
Casati 141.
Caspari 425, *431*, *444*.
Cederschiöld 166.
Cemach 45.

Cermak, P. *429*.
Chantraine, H. *430*, *431*, *438*.
Chaoul 341, 369, *438*.
Chariton 428, *444*.
Christen 145, 388.
Cobet 94, *191*.
Cohn *194*.
Coliez 410.
Collath 118, 127, 141, *194*.
Compton 281, 314, 315, 316, 317, 324, 325, 343, 410, *434*.
Contenciu 79, *190*.
Coolidge 229, 230, 238, 239, 309, *430*.
Cornelius 155, 166.
Cramer 45, 112, 147, *191*, *193*, *432*, *444*.
Császár, E. *438*.
Cukor, N. 100, 101, *191*.
Cumberbatch *190*.
Czerny 88, *190*.
Czunft, V. *436*, *438*.

Dalcroze 179.
Dangschot 145, 146, 162.
Daniels, F. *430*.
Daunmeyer *194*.
Dastre-Morat 6, 16.
Daugschat, E. *193*.
Dauvillier 302, 303, 404, *430*, *436*, *438*, *440*.
David *432*.
Davidsohn *188*.
Debye, P. 314.
Declairfayt, C. *440*.
Dehler *443*.
Delon 257.
Dessauer 199, 251, 345, 365, 378, 393, 425, *429*, *431*, *434*, *436*, *440*, *444*, *445*.
Determann 14, *441*.
Diener 3, 90, *187*.
Dieterich, W. *443*, *446*.
Dietrich-Kaminer *191*.
Döderlein 88, *190*.
— jun. 88.
Dörffel *437*.
Dognon, A. *438*, *441*.
Donnely 133, *193*.
Doyen 88.
Draper 422.
Drossel 135, *193*.
Duane 299, 302, 361, 383, 395, 404, *438*.
Dyroff 88, 89, *190*, *444*.

Ebel 151.
Eggert *432*, *434*.
Ehrenberg, W. *434*.
Eiger, J. *195*.
Einstein 283, 284, 304, 312.
Eisl 400, *434*.
Ellinger, Ph. *434*.
Engelhorn 50, 138, *193*.
Engelmann, W. 107, *191*.
Eppinger 168, 184, *195*.
Epstein, P. *440*.
Erbe 68.
Ernst *444*.
Erskine *436*, *438*.
Eugster, A. *438*.
Eulenburg 52.
Ewald, P. P. *434*.

Failla, G. *438*, *441*.
Falta, W. *191*.
Faraday 271, 360.
Farnworth, H. E. *434*.
Fechner 45, 147, *193*.
Feldweg, F. *443*.
— P. *443*.
Fellner, O. *187*, *195*.
Fenestra, T. P. *446*.
Ferroux, R. *442*.
Festenberg 36, 51, 78, *188*.
Fieser, H. 50, *189*.
Finsterbusch, R. *430*.
Fischer, A. *444*.
Flamm 282, *434*.
Flaskamp, W. *429*, *432*.
Flatau 48, 49, 52, *189*.
Flesch 136, *193*.
Foges, A. *187*, *195*.
Fraenkel, E. 52, 53, *189*.
Frank 428, *438*, *443*, *444*.
Frankenhäuser 44, 94, *187*, *188*, *194*.
Frankl, O. *187*.
Franz, H. *434*.
Frenkel-Tissot 123, *193*.
Freude, E. *189*.
Freund 354.
— E. 3.
— H. *187*, *188*.
— H. W. 132, *193*.
— W. 135, *193*.
— W. A. 96, 174, 175, *191*.
Fricke 322, 354, 363, *436*, *438*, *441*.
Fried, C. *432*, *438*.
Friedmann, M. H. 84, *190*.

Friedrich 273, 395, 404, 410, *430*, *434*, *436*, *440*.
Friesleben, M. *432*.
Frik, K. *429*, *432*.
Fritsch, E. *432*, *438*.
— H. *429*.
Fritz 103, *191*, 377, *438*, *440*.
Fromme 132, 133, *193*.
Frühauf 141.
Fürst, W. *432*, *438*, *443*.
Fürstenau 355, 356, *429*.
Fürstenberg 57, 58, *190*.
Fürth 427, *444*.

Gàbor 428, *446*.
Gabriel 390, *431*, *436*, *439*, *443*.
Gaenssle 20, 21, 22, *189*.
Gaertner *434*, *436*, *441*, *442*, *444*, *445*.
Galewsky, E. *443*.
Gaspero, di 12, 103, *188*, *192*.
Gassul, R. *444*.
Gauß 145, *193*, 410.
Gawalowski *440*, *441*.
Gebbert 371, *438*.
Gehrke 226, 352.
Geiger 307.
Gentner *446*.
Géronne 2, *187*.
Ghilarducci 426, *444*.
Glaser, A. *188*.
— F. 12.
Glasscheib, S. *429*.
Glasser 322, 363, 369, 389, 390, 405, 409, *436*, *438*, *440*, *441*, *442*.
Glaz *191*.
Glénard 101.
Glocker, R. 268, 298, 337, 342, 363, 375, 376, 410, *429*, *431*, *432*, *434*, *436*, *438*, *442*, *444*.
Gocht, H. *429*.
Goerl *442*.
Goetze 240.
Goldhaher, G. *434*.
Goldscheider 2, *187*.
Gollwitzer, H. *439*.
Gordon 9, *188*.
Gottheil, C. 22, 98, *189*, *192*.
Gottlieb 3, *187*.
Graetz 254, 255, 256, *429*, *430*, *434*.
Graf, L. *438*.
Grann *431*.
Granzow-Irrgang *437*.
Grashey, R. *429*.

Grebe 404, *434*, *441*, *442*.
Greinacher 254, 257, 258.
Gries, K. 108, *192*.
Groedel 98, 177, *192*, *432*, *444*.
Groenow *187*.
Großmann, G. *429*, *431*.
Grothuß *422*.
Grünbaum 84, *190*.
Gruhn, F. *442*.
Grunow 3.
Gudden, B. *444*.
Gudzent, F. *192*.
Gueben, G. *443*.
Günther *434*.
Guilleminot 356.
Gunsett *442*, *443*.
Gupta *444*.
Gurwitsch 428, *444*, *446*.
Guthmann 25, 44, 45, 46, 74, 87, 112, 118, 122, 124, 127, 133, 134, 173, 174, 175, 176, *187*, *188*, *190*, *192*, *193*, *195*.
— H. *442*.
Guttmann, E. 48, 49, *189*.
Gutzeit, K. *432*.
Guyer *430*.

Haagen 112, *192*.
Haas *434*, *439*.
Habs, H. *438*.
Haga 273.
Hagemann 130.
Hahn *434*.
Halberstädter 426, *444*.
Hammer 368, *438*.
Hansen 12, *188*.
Harms *429*.
Harpuder 90, 94, 103, *192*.
Hase *437*, *438*, *441*.
Haselhorst 141.
Hasse 25.
Hauffe 7, 16, 19, *188*.
Hausmann-Volk 139, *188*.
— W. *192*, *430*.
Hausser 122, 127, *193*, 410, *433*, *442*, *444*.
Havighurst *434*.
Hayer 410, *442*.
Hazen *442*.
Head 37, 155.
Hedfeld *432*.
Hediger 14, 98, *192*.
Hegar 175.
Heidenhain 393, *441*, *444*.
Heineke *444*.
Heisen *430*, *433*.

Heisenberg 282.
Heitz *432*.
Heller, O. 145, 146, *193*.
Henkel 85, *190*.
Hennig 160, *194*.
Henrich 51.
Henseler *190*.
Herff, v. 174, 185, *195*.
Herrmann, H. *430*, *431*, *432*, *438*.
Hertz, H. 231.
Herz 179, *429*, *434*, *436*.
Herzl 14, 176, *187*, *194*, *195*.
Heß, A. F. 124, 133, *193*.
— P. *442*.
Heubner 93, 101, 110, *192*.
— W. *192*.
Heuner 151.
Heyde *431*.
Heymann, E. 89, *190*.
Heynemann 133.
Hickey *442*.
Hilzinger-Reiner 41.
Hin, G. *442*.
Hinkley, T. *433*.
Hinsberg 168, *195*.
Hintze, A. *442*.
Hinzberg 184.
Hirsch, A. B. *194*.
— H. *443*.
— J. S. *429*.
— M. *432*.
Hittorf 226, 229, 231.
Hochenbichler 126, 134, 135, *193*.
Hoed, den *431*, *441*.
Hölscher 37, *188*.
Hoffa 166, *195*.
Hoffmann, E. 125, *193*.
— W. *432*.
Hoffstaedt 57, 58, *190*.
Hofstätter, R. 159, *194*.
Holfelder 345, 346, 347, 412, *429*, *432*, *436*, *438*, *442*, *443*.
Holthusen 360, 382, 409, 410, 426, *429*, *434*, *438*, *439*, *441*, *442*, *443*, *444*, *445*.
Holtz *193*, *194*.
Holzknecht 355, *429*, *432*, *439*, *443*, *445*.
Houtermanns *444*.
Huldschinsky 124, 137, *193*.
Hunt 299, *432*.
Huppenbauer 19, *189*.

Immelmann, K. *429*.
Irle *432*, *433*.

Jacob, P. *187*.
Jacobi 341, 384, 387, *439*, *441*.
Jacobson *436*.
Jaeckel 356, *433*, *439*.
Jaeger 398, *430*, *431*, *436*, *437*, *439*, *440*, *441*, *443*.
Jaeggy 82, *190*.
Jaenicke 128.
Janus 371, *433*, *439*.
Jaquet 34.
Jassinovsky 79, *190*.
Jaulin *433*.
Jentsch, F. *434*.
Jerman, E. C. *433*.
Jesionek 128, 129.
Jönsson *434*.
Johnson *437*.
Jona, M. *430*, *431*, *433*, *439*, *441*, *442*.
Jonas 141, 142.
Jorstad *444*.
Joule 60, 77, 206.
Jüngling 341, 392, 410, *429*, *442*.

Kaboth 186, *195*.
Kaçura, T. *435*, 437.
Kämpe-Lorey 265.
Kahane, M. *194*.
Kahlstorf, A. *445*.
Kalkbrenner, H. *429*, *439*.
Kalker 83, *190*.
Kannegießer 428, *444*.
Karczag, L. *445*.
Karmiss 136, *193*.
Kaufmann, M. 155, *195*.
Kaupp 298, 342, *432*, *434*, *438*.
Kaye 302, *429*, *433*.
Kearsley 309.
Keitler, H. *190*.
Kelen 74, *434*.
Keller 120, 121, 141, *193*, 427, *445*.
Kerr, W. *192*.
Keßler *441*.
Kestner 124, *193*.
Kiefer, K. H. 141, 142, 143, 144, *193*.
Kienböck 354.
Kimmerle 125, *193*.
Kionka 94, *191*.
Kirchberg, F. 167, 168, 171, 172, 180, 182, 183, 184, 186, *195*.
Kircher, H. *434*.
Kirchner *429*, *434*.
Kirsch *431*, *436*, *443*.
Kisch, E. H. 100, 115.

Kisch, F. 113, 115, *191*.
Klapp 8, *188*.
Kleemann 141.
Klein 84, *191*, *442*.
Klövekorn *436*, *439*, *442*, *444*, *445*.
Klug, A. 3, *187*.
Knipping 273, 430.
Koblanck 96, 103, 104, 110, 113, 172, 174, 180, 183, 185, 186, 187, *191*, *195*.
Koch-Sterzel 68.
Königer *187*.
Königsfeld 123, *193*.
Körner *436*.
Körte *432*.
Körting 137.
Kohlrausch 373.
Kolischer 84, *190*.
Kolmer 83, *190*.
Koopmann *431*, *441*.
Koose, W. *445*, *446*.
Korowitzky 79.
Kortzeborn 21, *189*.
Kossel 280, 289, *434*, *435*.
Kovátcz, K. *445*.
Kowarschik 62, 64, 65, 66, 72, 73, 74, 79, 82, 86, 153, 156, 161, *190*, *194*.
Kramer, F. *194*.
Kranz 45, *188*.
Kraul, L. 159, *195*.
Kraus, Fr. 10, 44, 82, *188*.
Krause 41.
— P. *429*.
Krebs, W. *187*, *188*.
Krethlow *429*.
Krönig 14, 185, *195*, *430*.
Kroetz *427*, *445*.
Kromayer 128, 129, 140.
Kruchen *433*.
Krukenberg 179.
Krumpel, O. *431*.
Krzonkalla *189*.
Küpferle, L. *435*.
Küstner 108, 199, 216, 365, 390, 404, 410, 414, *437*, *438*, *439*, *441*, *442*, *443*.
Kufajeff 93, *192*.
Kuhn *442*.
Kulenkampff 302, 303, 400, *435*.
Kusko 51.
Kuttner, L. 44, *188*.
Kyaw 82, *190*.

Laborde 440.
Lachmann 107, 111, *192*.

Lamargue *437*.
Lambert 308, 309, 344.
Lampa, A. *435*.
Landeker 137, 138, 139, 140, 141, 142, 143, 144, *193*, *195*.
Lang, E. 133, *192*.
Langmuir 241.
Langstein 93, *192*.
Laquerrière 151, 157, *194*.
Laqueur, A. 1, *9*, 44, 78, 98, 123, 125, 141, 173, *187*, *188*, *189*, *190*, *192*, *193*, *194*.
Laroquette, M. de *430*, *437*, *439*.
Lasch 124, *193*.
Laschkarew *435*.
Laue, v. 273, 274, 282, 285.
Laurell *437*.
Lazarus, P. *429*, *430*, *432*, *435*, *436*, *441*, *443*, *446*.
Leddy *440*.
Ledoux-Lebard *430*.
Lehmann, F. *445*.
Leistner, K. *439*.
Lenard 229, 230, 231.
Lenz 208, 211.
Leschke, E. *431*.
Letica, L. 82, *191*.
Levy *433*.
Lewin, H. *433*.
Ley, R. 94, *192*.
Liechti 341, 384, 387, 426, 427, *439*, *445*.
Liebenow 257.
Lieber *445*.
Liebesny 81, 82, 123, *190*, *191*, *194*.
Liepmann, W. 47, *189*.
Lilienfeld 237, 238, 242, *430*.
Lilienstein 104, *192*.
Liljestrand 12, 98, *188*.
Lindh *435*.
Lindemann 25, 74, 75, *191*.
Lindsay *442*.
Linnik *435*.
Linser, K. *443*.
Loeb, L. F. *445*.
Lorenz, E. *431*, *435*, *436*, *437*, *438*.
Lorey *433*.
Lossen *432*, *433*.
Lubinus, J. H. *195*.
Ludewig *431*.
Luft, F. *432*.
Lukirsky *435*.
Lummer-Brodhun 357.

Mache, H. 105, 106, *192*.
Magnus 12, 98, *188*.

Maier, E. 348, *437*.
Mainoldi, P. *437*.
Maliwa 109, 110, *192*.
Mallet 410, *437*.
Malten 117, 138, *192*, *194*.
Mann, L. *194*.
March 377, *435*, *440*.
Marcuse *187*.
Mark, H. *435*.
Markt, L. 102.
Martenstein *437*.
Martius 366, 404, *429*, *441*, *442*.
Mathiesen 137.
Mathur *444*.
Matthes, M. *188*.
Mautz *441*.
Maxwell 212.
Mayer, A. 135, *194*.
— P. S. *444*.
Mayneord, W. V. *435*, *437*.
Meitner *435*.
Mendelejeff, D. 294.
Mensendick 179.
Menzler, D. 179.
Messerle 94, *192*.
Meyer 122, 409, 426, *432*.
— H. 119, *193*, *429*.
— L. 294.
— P. S. *433*.
— St. 106, *192*.
— W. H. *439*, *442*.
Mezger 166.
Michael 36, 78, *188*.
Michaelis, L. *445*.
— R. 95, 96, *192*, *427*.
Miescher, G. *445*.
Millstead *442*.
Mirolubow *437*.
Mischtschenko, J. P. *445*.
Moore 230, *430*.
Morgan *445*.
Morse 354, *441*.
Moseley 293, 294, 295.
Mosengeil 166.
Mozetti 141.
Mühlmann, E. *439*.
Müller 167, *192*.
— C. H. F. 234, 239, 240, 267.
— E. F. 37, *188*.
— O. 21, 98, *188*, *189*, *192*, *194*, *430*.
— -Pouillet *430*.
Murdoch, J. *440*, *441*.
Mutscheller *433*, *439*.

Nagelschmidt 61, 83, *190*.
Nakashima, J. *445*.

Nasledow 303, *435*, *437*, *439*.
Neeff, Th. C. *433*, *439*, *442*, *443*.
Nemenow, M. J. *445*.
Nernst 148.
Netzer 141, 142.
Neuburger, M. C. *435*.
Neufeld 141, 142.
Neugebauer, F. *433*.
Niftrik, van *440*.
Noddack, W. *434*.
Nordmann *445*.
Novak, J. 25, *188*.
Nürnberger *195*.

Oberguggenberger, V. *435*.
Odenkrantz, A. *435*.
Oeken 45.
Ohm 206, 212, 220, 259, 352, 359, 371.
Oldenbarneveld 179.
Opitz, v. *444*, *445*.
Osterwald 137, *194*.
Oudin 161.

Packard, C. *439*, *442*.
Palmieri 308, 393, *435*, *437*.
Panjubin, J. 158, *195*.
Pansdorf *433*.
Paterson *437*.
Pauli 230, *430*, *445*.
Payr 20, *189*.
Peemöller 122, 126, 137, 141, *194*.
Peemüller, F. *194*.
Pensa 85, *191*.
Penzoldt, R. *443*.
Perthes, G. *444*.
Petersen *441*.
Pfahler 424, *433*, *445*.
Pflüger 150.
Philipp, E. *446*.
Philips 267.
Pick, C. *188*.
Piepenhorn, I. *438*, *442*.
Pincus 52, 53, 174, 175, *189*, *195*.
Pincussen 123, *194*.
Plaats, van der *433*.
Planck 276, 277, 280, 281, 282, 283, *435*.
— -Einstein 291, 298.
Plate 8, 30, *188*.
Plücker 226.
Podkaminsky *430*.
Pohl 124, 224, 273, *430*.
Pohle, E. A. *442*.
Polakov *444*.

Polano 40, 50, *188*.
Polgar *433*.
Politzer *430*, *445*.
Ponzio *437*, *445*.
Pordes *446*.
Porges, M. 113, *192*.
Portmann *441*, *442*.
Porvikow *437*.
Preiß, E. 113, *191*, *192*.
— O. 99.
Prel, G. du *431*.
Prins *435*.
Prochownik, L. 48, *189*.
Profitlich, P. *431*, *439*.
Proust *437*.
Pugno-Vanoni, E. *435*.
Puschin *443*.

Quick *442*.
Quimby *437*, *439*, *441*.
Quiny *439*.

Rahm, H. *439*.
— J. *446*.
Rajewsky, B. 316, 365, 372, 390, 397, *435*, *436*, *437*, *439*, *441*, *443*, *446*.
Rapp *431*.
Rautenberg 83, *191*.
Rawenel *437*.
Recasens *191*.
Regaut *442*.
Reich, L. *430*.
Rein, H. 158, *195*.
Reinhard *436*, *437*, *446*.
Reisner *442*, *443*.
Reiter 41, 428, *446*.
Reuß, A. *432*.
Rewutzka, M. A. *430*.
Richelot 158, *195*.
Rieder-Rosenthal *429*.
Rienhoff, O. *439*.
Riesser 110.
Rietschel 93, *192*.
Rigele, H. *433*.
Ringer 20.
Risse *434*, *446*.
Robertson *431*.
Röntgen 231, 232, 271, 272, 302, 356, 357.
Röver, W. *439*.
Rollier 122, *194*.
Rosenthal 168, *195*, *430*.
Rosenzweig *433*.
Rost *446*.

Rothacker *436*.
Rother, F. *430*.
— J. *446*.
Rothmann 3, 123, 124, 126, *194*.
Rotschuh 133, *194*.
Roncayrol *191*.
Roucayrol 79.
Rudolph 50, *189*.
Ruhmann 37, 167, *188*, *189*.
Ruhmkorff 213.
Rump, W. 196, 197, 310, 347, 354, 356, 357, 400, 404, *430*, *431*, *435*, *436*, *437*, *439*, *440*, *443*, *444*, *446*.
Russ *446*.
Russel, E. H. *192*.
Russo, C. *431*.
Rutherford *435*.
— -Bohr 277.
Rydberg 281.

Sabouraud-Noiré 355.
Sachse, Fr. 60, *190*.
Saget 371, *440*.
Saidman 144, 145, *192*, *437*.
Salis, H. v. *433*.
Salomon, R. 51, *189*.
Sampson *187*.
Sanitas 68.
Sante, L. R. *433*.
Saralegui, I. A. *435*, *437*.
Sarason 47, 101.
Sargent *437*.
Saupe, E. *431*, *437*.
Sauter *435*, *443*.
Schade 112, *192*.
Schäfer, H. 51, *189*.
— W. *430*.
Schäffer 30.
— J. 10, 31, *189*.
Schall, L. *194*, *443*.
Schanz, G. *435*.
Scharawsky 303, *435*, *439*.
Schauta 157, *195*.
Schauta-Halban 175.
Schazillo 12, *189*.
Schechtmann *441*.
Scheffers, H. *433*.
Schemitzky *445*.
Schinz 410, 429, *433*, *443*, *446*.
Schkanin *192*.
Schkarin 93.
Schlaepfer *194*.
Schlechter 410, *433*, *442*.
Schlein, O. 133, *194*.
Schlüpfer 127.

Schmegg *187*.
Schmidt, H. 151, 156, *193*, *195*.
— W. *446*.
Schmitz *434*, *435*, *439*.
Schnée, A. *190*.
Schneider, E. *444*.
— G. H. *433*, *439*, *443*.
Schnütgen 102, *192*.
Schober 2, 3, *187*.
Schocken *435*.
Schoen, M. *435*.
Schoenholz *443*.
Schönleber *436*.
Schol 124, 133, 134, *193*.
Scholtz *195*, *437*.
Schott, E. 5, *189*.
— Th. 177, 178, *195*.
Schotzky *435*.
Schreber 179.
Schreiber 160, *435*.
Schreus *437*, *441*, *443*.
Schroeder 352.
Schröder, R. 52, *440*.
Schrödinger 282.
Schuback, A. *445*.
Schubert, M. *443*, *446*.
— v. 118, 127, 141, *194*.
Schücking 48, *189*.
Schüller 84, *190*.
Schütz, J. *191*.
Schütze, C. 94, *192*.
— J. *429*.
Schugt *443*.
Schulmeister 68, 153.
Schulte, G. *444*.
Schultze, G. K. F. *443*.
Schulz, K. *191*.
Schulze, W. M. H. *435*.
Schwarz 354, *446*.
Schwarzschild 406.
Schweninger 19.
Schwerdfeger, W. *438*.
Schwerin, K. *446*.
Scott, G. M. *446*.
Seemann, H. 285, 288, 289, 299, 377, *435*, *439*.
Seide, J. *446*.
Seitz 48, 49, 50, 85, 158, *189*, *191*, *195*, 368, 384, 393, 394, *430*, *435*, *438*.
Sellheim 48, 73, 100, 179, 180, *191*, *192*.
Senator 102, *192*.
Seuffert, v. *430*.
Sharp *437*.
Sherman, E. 124, 133, *193*.
Shimizu 302.

Sieber, H. 171, 180, 181, 182, 183, 184, *195*.
Siegbahn 285, 288, *435*.
Sielmann *445*.
Siemens 66, 67, 68, 153.
— W. v. 210.
Sievert *433*, *441*, *443*.
Simon 243, *437*.
Simons, A. *444*.
Singer, S. *433*.
Sjameni 142.
Skutsch, F. *188*.
Slotopolsky *446*.
Sluys, F. *441*.
Snegirew 52.
Solomon 398, 399, 404, 410, *430*, *433*, *439*, *440*, *441*, *442*.
Sommer, E. *192*.
Sommerfeld 281, 309, *435*.
Sonne, C. *194*.
Spack, A. *443*.
Spiegler, G. *430*, *431*, *433*, *437*, *439*.
Spiethoff *437*, *444*.
Sridner 94, *191*.
Stahel, E. *440*, *441*, *443*.
— K. *441*.
Stahl, R. 3, 9, 12, *187*, *189*.
Stanger 47, 48.
Starke 352, *440*.
Staunig 377, *440*, *446*.
Stauß *435*.
Steenbeck *435*.
Steiner 8, 44, *188*.
Steinsberg 100, *192*, *193*.
Stempell, W. *446*.
Stenström, W. *436*, *437*.
Steward *435*.
Stickel 93, 142.
Stieböck 141, 142, *190*.
Stock *436*.
Stoeckel 25, 74, 80, 82, *189*, *191*.
Stokes 313.
Stolte, K. 135, *194*.
Strasburger 98, 107, *188*, *192*.
Strasser 6, 11, 12, *187*, *188*, *189*.
Strauß 369, *430*, *440*.
— H. 11, *189*.
Strebel 230.
Stückgold 9, *189*.
Stumpen, H. *435*.
Sugihara 126, *194*.
Suhrmann 118, 127, 141, *194*.
Sulger, E. *445*.
Szenes 81, *191*.
Szilard 395, 404.

Tachau 11, *189*.
Tagesson-Möller 171, 180, 184, 185, *195*.
Tauber 136, *194*.
Taylor *431*, *433*.
Tesla 61.
Thaller 239, 361, *431*, *433*, *438*, *440*.
Thamm, J. 51.
Thedering 131, *193*, *444*.
Theilhaber 50, 73, 76, 82, *189*, *191*.
Thibaut *435*.
Thomson, J. J. 228, 316.
Thoraeus *431*.
Thure-Brandt 2, 75, 163, 172, 173, 174, 185, *195*.
Tobias, E. *189*, *190*.
Trossel, J. v. *440*.
Tsuzuki, M. *446*.
Tucker, K. L. *446*.
Tyrnauer 41, 42.

Uhlmann *437*.
Urbanowicz, K. *446*.

Vahle 122, 127, *193*, *442*.
Valentin, E. 138.
Vallentin 138, 139, *194*.
Varga *431*.
Vaternahm 107, *192*.
Veiel *192*.
Velde, van de 133, 140, *194*.
Velden, von den 9, *189*.
Vey 85, *191*.
Vierheller 345, *435*, *436*, *437*, *440*.
Villard 254, 256, 368, 395.
Villers, R. *431*.
Völtz 124.
Vogt 93, *192*.
— E. 135, *189*.
Voigt *442*.
Volhard 11.
Volk, R. *192*.
Vollmer 12, 94, *189*, *192*.
Voltz 88, *190*, *440*, *444*.
Vontz, O. *190*.
Vozza, F. *446*.

Wachter *192*.
Wagner 213, 299, *446*.
— K. *193*.
— -Neef 152.
Walch *441*.

Walke, F. H. *195*.
Walter 273, *430, 431, 433, 436*.
Warburg, E. *430*.
Warren *431*.
Watermann, N. *446*.
Watters, W. A. *440*.
Weatherwax *437*.
Weber, E. *433*.
Wehmeyer 116, *192*.
Wehnelt 228, 243, 244, 383.
Weinstein 84, *191*.
Weinstock 124, 133, *193*.
Weiß, H. 155, *195*.
Weisz, E. 3, *187*.
Weitz, H. 85, *191*.
Welo, L. *191*.
Wels 427, *445*.
Wentzel *436*.
Weskott, H. *191*.
Westmann 145, *194*.
Weston 203.
Westphal, H. *430*.
Westphalen, F. 47, *189*.
Wetherwax, J. L. *440*.
Wetterer, J. *429, 440*.
Wetterstrand *433*.

Wichels, P. *446*.
Widmann *434, 438, 445*.
Wiedemann, E. 231.
Wien *429*.
Wiener 123, 125, 135, 141, *193, 194*.
Wilson, C. T. R. 360.
Winckler 109, *192*.
Wind 273.
Windaus 124, *194*.
Winternitz, H. 9, 16, 34, 55, 93, 99, 112, 115, *189*.
— W. *188*.
Wintz 49, 50, 139, 140, 158, *195*.
— H. 196, 197, 234, 263, 266, 268, 347, 356, 357, 368, 384, 392, 393, 394, 405, 406, 409, 410, 426, *430, 437, 440, 443, 444, 446*.
— -Rump *438*.
Witsch 3, 90, *187*.
Witte, E. *430*.
Woernle, B. *435*.
Wolf, K. *435*.
Wood, F. C. *440*.
Wreschner, M. *445*.

Wucherpfennig *440, 443, 444*.
Wulf 199, 216.
Wygodsky 160, *195*.

Yaloussis *436*.
Yoshine 123, *194*.

Zabludomski 166.
Zakowsky, J. *431, 433*.
Zander, G. 179.
Zanietowski *194, 195*.
Zeileis 161.
Zeynek, v. 61, *191*.
Ziegenspeck 172, *195*.
Ziemssen 13.
Zimmer 103, *189, 190*.
Zimmern 158, *195*.
Zollinger, F. *433*.
Zondek 31.
— B. 10, *189*.
Zuelzer, M. *446*.
Zuppinger 410, *438, 443, 446*.
Zwaardemaker, H. *446*.
Zweifel 14, *189*.

Sachverzeichnis.

Abdominaldruck 185.
Abhärtung 2.
Ablaufsinstrumente 365.
Ablaufszeit und Ionisationsstromstärke 364.
Ableitung durch Faradisation 151.
Ablenkung der Kathodenstrahlen 229.
— des Strahlungsquants 315.
Ablösungsarbeit 313.
Abreibungen und Abwaschungen 27—29.
Absorption der Kathodenstrahlen 229.
— der Röntgenstrahlen 313.
— der Röntgenstrahlen; selektive 304.
— ultravioletter Strahlen 118.
— der Ultraviolettstrahlen durch das Blut 126.
— und Wellenlänge 322.
Absorptionsanalyse 327.
Absorptionsbandkante 304.
Absorptionsgrenze 304.
Absorptions- und Anregungsgrenzen der Röntgenstrahlung 305.
Absorptionskoeffizient 321, 322.
Absorptionskraft des Blutes für ultraviolettes Licht 127.
Absorptionsspektren der Röntgenstrahlen 304.
Abstoßungskraft, elektrische 199.
Abwaschungen 27—29.
Abwehrkräfte des Körpers, Einfluß thermischer Prozeduren 9.
Acidose des Blutes; Einfluß der Ultraviolettbestrahlung 134.
Adhäsionen; Belastungstherapie 176.
— Diathermie 80, 81.
— Fangopackungen 55.
— Heißluftbehandlung 51.
— radioaktive Wässer 108.
Adhäsionsbeschwerden, postoperative; Wärmebehandlung 47.
Adipositas; Abreibungen 29.
— s. a. Fettsucht, Entfettungskuren.

Adnexentzündungen; Akratothermen 96, 104.
— ˙Diathermie 80.
— Landekersche Ultrasonne 141f.
— Massage 173.
— Moorbäder 113.
— radioaktive Wässer 108.
— Radiumkompressen 108.
— Rotlichtbehandlung 147.
— Sitzbäder 17.
— Solbäder 95.
— Thure-Brandtsche Massage 172.
— Ultraviolettbestrahlung 132.
— Wärmebehandlung 47.
Adnexerkrankungen, entzündliche, chronisch entzündliche s. u. Adnexentzündungen.
— gonorrhoische; Pelvithermie 48.
Adnextumoren; Belastungstherapie 176.
— Heißluftbehandlung 52.
Adstringierende Wirkung des Moorbreis 112, 115.
Agglutination, Einfluß thermischer Prozeduren 9.
Air-cooled lamp 128.
Akkumulatoren 203.
Akratothermen 96, 102.
Aktive Elektrode 154.
Alkalische Wässer, Trinkkuren 116.
Allgemeinbestrahlung mit Quarzlampen 129.
Ambrine 58.
Amenorrhoe; Diathermie 81.
— Duschen 24.
— Faradisation, intrauterine 159.
— — vaginale 157.
— Galvanisation 157.
— Kohlensäurebäder 100.
— Landekersche Ultrasonne 142.
— Moorbäder 113.
— Sitzbäder 17, 18.

Amenorrhoe; Unterguß 26.
— Wärmebehandlung 48.
Ampere 203.
Amperemeter 66, 206, 218, 248, 351.
Amperewindungszahl 207.
Analfissuren; Hochfrequenzfunkenbestrahlung 145.
Anämie; Kohlensäurebäder 96, 99.
— Solbäder 96.
— Trinkkuren 116.
— Ultraviolettbestrahlung 131.
— als Kontraindikation gegen Einpackungen 32.
Anämisierung der Bauchorgane bei kalten Sitzbädern 16.
— durch Kälte 31.
Angriffspunkt physikalischer Kräfte im Organismus 1.
Ångström-Einheit 275.
Anionen und Kationen bei der Iontophorese 155.
Anker elektrischer Maschinen 209.
Anode 202.
— der Gasentladungsröhren 225.
— der Röntgenröhren 235.
Anodenbatterien als Stromerzeuger für Galvanisation und Faradisation 153.
Anregung der Atome 279f, 290, 313.
— der Granulationsbildung; Paraffinpackungen 58.
— der Milchsekretion; Diathermie 79.
— des Nervensystems s. u. Nervensystem.
— des Stoffwechsels s. u. Stoffwechsel.
— der Zirkulation s. u. Zirkulation.
Anregungsenergie 291.
Anregungsgrenzen für die Röntgenspektrallinien 289, 291.
Anregungs- und Absorptionsgrenzen der Röntgenstrahlung 305.
Anregungsspannung 292.

Anfall, eklamptischer; Ultraviolettbestrahlung 134.
Anschlußapparate für Faradisation und Galvanisation 152.
Antikathode der Röntgenröhren 233.
Antikathodenmaterial und Strahlenausbeute 235.
Antikörper, Vermehrung nach Wärmeprozeduren 9.
Antirachitisches Vitamin 122, 124.
Antirachitische Wirkung des ultravioletten Lichts 117, 122, 124.
Antispasmodische Wirkung der Diathermie 83, 85.
— — der Hyperämie 36.
Anurie, reflektorische; Diathermie 84.
Anziehungskraft, elektrische 199.
Äonaeffekt 242.
Äonaröhre 242.
Apparate zur Erzeugung des galvanischen und faradischen Stroms 152.
— zur Erzeugung von Hochspannung 213—216.
— für Hochfrequenzbehandlung 162.
— für Lichtbogenoperation 88.
Apparatgymnastik 179.
Appendicitis; subaquales Darmbad 21.
Aromatische Substanzen als Bäderzusatz 13.
Arsenikhaltige Wässer, Trinkkuren 116.
d'Arsonvalisation 61, 160.
Arthritiden; Paraffinpackungen 59.
Atemgymnastik s. u. Atmungsübungen.
Äthernarkose bei Lichtbogenoperationen 89.
Atmokausis 52.
Atmung, Einfluß der Gymnastik 177.
— — von Kohlensäurebädern 98, 100.
Atmungsübungen 177, 178.
— nach der Entbindung 185.
— in der Schwangerschaft 172, 181.
— im Wochenbett 185, 186.
Atomare Koeffizienten 321.
Atome 197, 276f.
— der Elektrizität 198.

Atome; elektrische Auflagung 202, 313.
— Kernladung 198.
Atomanregung 279, 280, 289f, 313.
Atombau 197, 277, 278.
— des Natriumatoms 202, 202.
— des Chloratoms 202, 202.
Atomgewicht 278, 279, 296.
— von Isotopen 279.
— und Elektronenzahl 277.
Atomgewichtsbestimmung durch Ablenkung der Kanalstrahlen 231.
Atomkern 197, 277.
Atomladung 198, 202.
Atommodell, Bohrsches 197, 277, 278.
Atomnummer s. u Ordnungszahl.
Atomschalen 279.
Atomtheorie 197, 276—283.
Atonie; Faradisation 150.
— der Bauchdecken, Faradisation 155.
Atrophia uteri; kalte Sitzbäder 17.
Atrophie der Muskulatur; Massage 168.
— sekundäre; Faradisation 150.
Atzbergerscher Kühler 25.
Aufbau der Materie 197, 276 bis 283.
Auflagung, elektrische; der Atome 202, 313.
— — von Kondensatoren 200, 257.
— — von Patienten bei der Röntgenbestrahlung 271.
Aufspritzverfahren bei Paraffinpackungen 58.
Aufsteigende Sitzduschen 24.
Ausblendung bei der Dosismessung der Röntgenstrahlung 339, 374.
Ausbreitung der Kathodenstrahlen 228.
Ausgleichs- und Regulierungsvorgänge im Organismus 2.
Auslösung natürlicher Abwehr- und Heilvorgänge 2.
Autoelektronenemission 242.
Autofokröhre 240.
Autokonduktion 161.
Autonomes Nervensystem s. u. vegetatives Nervensystem.
Autotransformator 252.
Avogadrosche Zahl 289.

Bactericide Wirkung der Diathermie 78.
— — der Hyperämie 36.
— — des Lichts 117.
— — thermische Prozeduren 9.
— — der Ultraviolettstrahlen 123.
Badearzt 91.
Bademedium, Wirkungsfaktoren 90.
Badespecula 92, 100, 115.
Bäder 13—22, s. a. u. Balneotherapie 89—116.
— von destilliertem Wasser; spezifische Wirkungen 103.
— gashaltige 96, 101.
— hydroelektrische 150.
— natürliche und künstliche 90.
— radioaktive 105, 106.
Bäderkuren in Solbadeorten 95.
Bäderreaktion, spezifische 103.
Bahnen von Luftmolekülen 224, 228.
Bahnende Wirkung der Gymnastik 177, 178.
Balneologische Heilmittel, örtliche Anwendung 115.
Balneotherapie 89—116.
— Wesen und Wirkung 89 bis 92.
— spezielle Methoden 92—116.
Bandenspektrum 117.
Batterieapparate für Faradisation und Galvanisation 153.
Bauchfelltuberkulose; Ultraviolettbestrahlung 131, 132.
Bauchmassage 169.
Bauch- und Beckenmuskulatur; Schwangerschaftsgymnastik 183.
— Mechanotherapie im Wochenbett 185.
Bauerventil 233.
Beckengewebsentzündungen; Akratothermen 96, 104.
— Landekersche Ultrasonne 141f.
— radioaktive Wässer 108.
Beckenmuskulatur, Mechanotherapie im Wochenbett 185.
— Schwangerschaftsgymnastik 183.
Beckenorgane, entzündliche Erkrankungen; Solbäder 96.
Beckentumoren, entzündliche; endovaginale Galvanisation 156.

Behandlungskreis der Diathermieapparate 64.
Beinübungen, gymnastische 183.
Belastung und Sekundärspannung 260.
Belastungskolpeurynter 175.
Belastungstherapie 47, 55, 174.
Belichtung, chemische Wirkungen 3.
Bergoniéscher Entfettungsstuhl 151.
Beruhigung durch Einpackungen 32.
Beruhigungsbäder 13.
Bestrahlung, lokale mit ultraviolettem Licht 128, 131.
Bestrahlungsgerät n. Wintz 266.
Bestrahlungsplan für Röntgenbestrahlung 420.
Bestrahlungszeit bei Röntgenbestrahlung 414.
Beugung von Elektronenstrahlen 283.
— der Röntgenstrahlen 272.
— — an Krystallen 285.
— — an Liniengittern 288.
Beugungsspektrum 273.
Bewegungen, gymnastische 178 f.
Biersche Stauung 1.
Biologische Wirkung der Fluorescenzstrahlen 426.
— — der Kathodenstrahlen 230.
— — der Röntgenstrahlen 422f.
— — des ultravioletten Lichts 121—127.
— Zusatzdosis bei Röntgenbestrahlung 407.
Bipolare Faradisation 156.
Blasenbeschwerden in der Schwangerschaft; Massage 184.
Blasenerkrankungen; subaquales Darmbad 21.
Blasenkatarrhe; Wärmebehandlung 47.
Blasenleiden; Diathermie 83.
Blasenpapillome; Elektrokoagulation 87.
Blasenschwäche; Faradisation 155.
Blasentuberkulose; Ultraviolettbestrahlung 132.
Blaulichtbestrahlung von Carcinommetastasen und -rezidiven 83.
Bleiakkumulator 203.
Bleivergiftungen; Schwefelbäder 110.

Blenorrhoische Endometritis; Iontophorese 158.
Blutdruck, Einfluß von Abreibungen 29.
— — von Duschen 23.
— — von Einpackungen 32.
— — der Gymnastik 177.
— — hydrotherapeutischer Prozeduren 6, 7.
— — ionisierter Luft 126.
— — von Kälteprozeduren 6.
— — kohlensaurer Solbäder und Stahlbäder 98.
— — der Lichtbestrahlung 125.
— — der Massage 168.
— — von Moorbädern 111.
— — von Sauerstoff- und Luftperlbädern 102.
— — der Ultraviolettbestrahlung 130, 134, 135.
Blutdrucksenkung durch Einpakkungen 32.
— und Hauterythem bei Ultraviolettbestrahlung 130.
Blutfüllung im Gefäßsystem, Veränderung durch hydrotherapeutische Prozeduren 6.
Blutkalkspiegel, Beeinflussung durch Ultraviolettbestrahlung 124.
Blutkörperchen, Einfluß der Ultraviolettbestrahlung 124.
Blutkörperchensenkungsgeschwindigkeit, Einfluß von Moorbädern 112.
Blutserum, Einfluß von Bädern 12.
Blutstauungen, Gymnastik 178.
Blutstillung durch Faradisation 152.
Blutungen; elektrische Behandlung 157.
— Provokation durch Diathermie 81.
— — durch Wärmebehandlung 38.
— atonische; intrauterine Galvanisation 159.
— funktionelle; intrauterine Faradisation 159.
— klimakterische; Landekersche Ultrasonne 142.
— menstruelle; Provokation durch Moorbäder 113.
— ovarielle; intrauterine Faradisation 159.

Blutungen; vikariierende, bei Menstruationsstörungen; Sitzbäder 17.
Blutverteilung, Einfluß der Faradisation 152.
— — der Galvanisation 151.
— — von Sitzbädern 16.
— — von Teilabreibungen 27.
— Regulation 6.
Blutzuckergehalt, Einfluß des Lichts 123; von Moorbädern 112; von Solbädern 94.
Blutzusammensetzung, Einfluß thermischer Prozeduren 9.
Bogenlampe, Finsensche 136.
— nach Peemöller 137.
Bohrsches Atommodell 197, 277.
Bohrsche Frequenzbedingung 280, 281, 290.
— Quantenbedingung 281.
Braggsche Reflexionsbedingung 286.
Braunsteinelement 203.
Brausen 23.
Brechungsexponent für Röntgenstrahlen 289.
Breiumschläge 32, 53.
Bremsspektrum 297.
Bremsstrahlung 285.
— Intensität 302.
— sekundäre 314.
Brennfleck der Röntgenröhren 239, 306.
Brennfleckaufnahme 306.
Brennfleckstrahlung 306.
Brephosglas 119.
Brustdrüse, Druck- und Saugbehandlung 186.
Brustdrüsendiathermie 85.
— prophylaktische 86.
Brustdrüsenerkrankungen; Ultraviolettbestrahlung 135.
Bunsen-Roscoesches Gesetz 406.
Bürstenbäder 15.

Cadmiumzelle zur Lichtdosimetrie 121.
Calcium-Kaliumgleichgewicht des Blutserums, Änderung im Moorbad 112.
Calciumspiegel des Blutes, Einfluß der Ultraviolettbestrahlung 122, 124, 133.
Calorie 312.

Carcinommetastasen, Schmerzstillung 83; Blaulichtbestrahlung 83.
Carcinomrezidive, Blaulichtbestrahlung 83.
— Schmerzstillung 83.
— Verhütung durch Diathermie 82.
Cervicitis; Diathermie 80.
— Heißluftbehandlung 52.
— Landekersche Ultrasonne 141, 142.
Cervixelektrode zur Diathermie 74.
Cervixgonorrhöe, Rotlichtbestrahlung 147.
Cervixkatarrh, Ultraviolettbestrahlung 140.
— Wärmebehandlung 48.
Chemische Elemente 277.
— — Atomgewichte u. Dichten 296.
— — Ordnungszahl, Ordnungsnummer 294.
— — Periodisches System 294.
— — Röntgenspektrallinien 292.
Chemisch-physikalische Gewebskonstitution, Änderung durch Moorbäder 112.
Chemische Reize bei der Hydrotherapie 4.
— — in der Balneotherapie 89.
Chemische Veränderungen als Folge physikalischer Reize 3.
Chemische Wirkungen der Lichtstrahlen 117.
— — der Moorbäder 112.
Chemismus der Haut, Einfluß des Lichts 122 f.
— — — von Solbädern 94.
Chirurgische Tuberkulose; Ultraviolettbestrahlung 131.
— — Lichtbehandlung 136.
Chlorose; Kohlensäurebäder 96, 99.
Cholecystitis; subraquales Darmbad 21.
Cholesterin, Beziehung zum Vitamin D 124.
Chromsäureelement 203.
Chronisch-entzündliche Erkrankungen der Beckenorgane, s. d. einzelnen Krankheiten.
— — Schwefel-Schlammbäder 114.
Coccygodynie; Diathermie 82.

Colitis ulcerosa; subaquales Darmbad 21.
Compton-Effekt 281, 314.
Comptonsche Streuung 315.
Coolidge-Röhre 238.
Corneliussche Nervenpunkte 155.
Corpuscularstrahlen 227, 231.
Coulombsches Gesetz 199.
Cutorapparat 89.
Cystitis, chronische; Diathermie 83.

Dampfinhalation nach Entbindungen 185.
— nach Laparotomien 187.
— bei Puerperalfieber 186.
Dämpfung durch Wirbelströme 211.
Daniell-Element 203.
Darmbad, subaquales 19.
Darmperistaltik s. u. Peristaltik.
Darmspülungen 19.
Dauerirrigationen mit kohlensäurereichem Wasser 101.
Decubitusgeschwüre der Vagina, Lichtbehandlung 138.
Delon-Schaltung 257.
Depressionszustände, sexuelle; Unterguß 26.
Dessauer-Elektroskop 365.
Dessauer-Schaltung 251.
Dastre-Moraltsches Gesetz 6.
Deutsche Gymnastik 179.
Deutsche Röntgeneinheit 395.
Diaphorese 11, 59.
Diathermie 60—89.
— Anregung der Milchsekretion 79.
— Apparate 64—68, 86, 87.
— äußerliche 72.
— der Blase 83.
— der Brustdrüse 85.
— chirurgische 86—89.
— Exacerbationen 80.
— Fettverbrennungen 70, 76.
— geburtshilfliche 85.
— Gefahren 70, 75, 80, 81.
— gynäkologische 72.
— der Hypophysengegend 81.
— Indikationen 80.
— indirekte Heilwirkung bei Gonorrhöe 79.
— Kontraindikation 81.
— der Milz- und Lebergegend 82.

Diathermie; Nebenwirkungen 81.
— der Nieren 83.
— der Ovarien 79.
— physikalische Grundlagen 60 bis 64.
— physiologische Wirkungen 76, 78 f.
— Provokation von Blutungen 81.
— — von Reizzuständen 80, 81.
— Quer- und Längsdurchwärmung 69, 77.
— rectale 75.
— Technik 68, 72.
— des Uterus 85.
— vaginale 71, 73.
— Vorsichtsmaßregeln 75.
Diathermiebehandlung, Ausführung 68, 72.
Diathermieelektroden 68, 73. 69,
Diathermiestrom 64.
Diathermiewechseldusche 75.
Dichten der chemischen Elemente 296.
Dichte und Streuung 324.
Dickdarmkatarrhe; subaquales Darmbad 21.
Dickfilterung 329.
Dielektrizitätskonstante 200.
Differente Elektrode 154.
Dissoziation, elektrolytische 202.
Diurese, Einfluß der Diathermie 84.
— — der Massage 169.
— — von Solbädern 94.
— — thermischer Prozeduren 11.
— — der Ultraviolettbestrahlung 134.
Dofokröhre 239.
Dornostrahlen 136.
Dosenquotient 385.
Dosierung der Allgemeinbestrahlung mit ultraviolettem Licht 129.
— der lokalen Bestrahlung mit ultraviolettem Licht 131.
— der Röntgenbestrahlung 411 bis 427.
Dosimetrie des Lichts 119.
Dosiseinheiten der Röntgenstrahlung 393.
Dosismesser 353—377.
— Allgemeines 373.
— Wellenlängenabhängigkeit 363, 375 f.
— mit Zeigerausschlag 370.
Dosismessung der Röntgenstrahlung 353—421.

Dosisverteilung 334, 343f, 347.
Dosiszähler 367.
— in der Praxis 412.
Douglasinfiltrate; Landekersche Ultrasonne 142.
Douglasexsudate; Diathermie 80.
— Moorbäder 113.
— Vaginalspülungen, Mastdarmspülungen 25.
— Wärmebehandlung 47.
Drehimpuls 280.
Drehkrystallmethode der Röntgenspektroskopie 287.
Drehspulamperemeter 210, 218.
Drehspulinstrumente 218, 248, 351.
Drehspulgalvanometer 218.
Drehstrom 210, 256.
— Spannungskurve 256.
Dreiviertelpackungen 32.
Drosselspule 213, 252.
Druckkammer 361.
Druckmassage, rhythmische 166.
Druck- und Saugbehandlung des Abdomens 168.
— — der Brustdrüse 186.
Druck, venöser, Erhöhung im Vollbade 5.
— hydrostatischer, Einfluß auf Bäderwirkung 5.
Drückungen, intermittierende 166.
Durchblutung der Haut, Veränderung durch thermische Reize 90.
Durchbruchsspannung 260.
Durchdringungsfähigkeit der Kathodenstrahlen 230.
— der Lichtstrahlen 118.
— der Röntgenstrahlen 272.
Durchwärmung bei Diathermie 69, 70.
Duschen und Güsse 22—27.
— äußerliche 22.
— vaginale 24.
Duschekatheder 24.
Dynamomaschine 208 f.
Dysmenorrhöe; Galvanisation u. Faradisation 157.
— Hypophysendiathermie 81.
— Moorbäder 113.
— lauwarme, Sitzbäder 17.
— Teilabreibungen 29.
Dysmenorrhoische Beschwerden; Ultraviolettbestrahlung 131.
Dystrophia adiposo-genitalis; Hypophysendiathermie 81.
Dysurie; Diathermie 83.

Edelgase 279.
Effekt, photoelektrischer 281, 283, 313.
Effektive Ordnungszahl 322.
— Wellenlänge der Röntgenstrahlen 330, 380.
Effektivwert der Wechselstromspannung 222, 223.
Effleurage (Massage) 163.
Effluvien 161.
Eichstandgerät, Küstnersches 365.
Eichung der Röntgenröhre 413.
Eigenablauf von Ionisationsinstrumenten 369.
Eigenstrahlung 284, 289 f., 305.
— von Filtern 329.
Eigentemperatur des Körpers, Regulierung 7, 78.
Einfadenelektroskop 217, 365.
Eingußverfahren bei Paraffinpackungen 59.
Einpackungen 32 f.
Einsteinsche lichtelektrische Gleichung 283, 313.
Einzelquanten 307.
Eisblase 31.
Eisenhaltige Wässer; Trinkkuren 116.
Eisenkern in elektrischen Drahtspulen 207.
— elektrischer Maschinen 211.
— im Röntgeninduktor 243.
Eisenmoor 111.
Eiterungen von Operationswunden; Ultraviolettbestrahlung 132.
Eiweißausscheidung der Nieren; Einfluß der Diathermie 84.
Eiweißstoffwechsel, Einfluß des Lichts 123.
— Einfluß der Radiumemanation 107.
— Rolle des Schwefels 109.
Eklampsie; Bäderbehandlung 14.
— Diathermie 84.
— Jaquetsche Einwicklungen 34.
— Ultraviolettbestrahlung 126.
— prophylaktische Ultraviolettbestrahlung 133, 134.
— Vollbad und Trockenpackung 35.
Eklampsismus 134.
Ekzeme; Hochfrequenzbehandlung 162.

Ekzematöse Erkrankungen der Schamlippen; Ultraviolettbestrahlung 133.
Elektrische Anziehung und Abstoßung 199.
— Aufladung der Atome 202, 313.
— — von Patienten 271.
— Kraftmaschinen, Wirkungsprinzip 208, 209.
— Ladung 199.
— Leistung 206.
— Meßinstrumente 216—223.
— Natur der Materie 197.
— Spannungsdifferenzen zwischen Bademedium und Haut 89.
— Thermophorkompressen 40.
Elektrischer Funken 214, 222, 224.
— Leitungswiderstand der Bauchhaut, Veränderung bei Erkrankungen 37, 155.
— Strom 201—206.
— — physiologische Wirkungen 148 f.
— — Reizwirkung 148.
— — Leitung, Fortpflanzungsgeschwindigkeit 201.
— Widerstand 204.
— — der Gewebe 76.
Elektrisches Feld 199.
— Schneiden 87.
Elektrisiermaschinen 201.
Elektrizität, Allgemeines 198, 201.
Elektrizitätsatome 198, 277.
Elektrizitätserzeugung durch chemische Umsetzungen 201.
— durch Magnetinduktion 206.
— durch Reibung 198.
Elektrizitätslehre 197—223.
Elektrizitätsleitung in Metallen 201.
— in Elektrolyten 202.
— in verdünnten Gasen 225.
Elektrizitätsmenge 200.
Elektrochemische Konzentration im Gewebe 61.
Elektroden 201.
— für Diathermie 68, 69, 73.
— Galloissche 145.
— für Galvanisation und Faradisation 154 f.
— für Hochfrequenz 161.
Elektrodenform und Funkenschlagweite 221.
Elektrodynamisches Feld 207.
Elektrogymnastik 150.

Elektrokoagulation 86.
Elektrolyse 203.
Elektrolyte 201.
— Einführung durch Iontophorese 158.
Elektrolytische Dissoziation 202.
— Vorgänge im Organismus 148.
— Unterbrecher 243.
— Wirkung des galvanischen Stroms 61.
Elektrolytgleichgewicht im Blut, Einfluß von Bädern 12.
Elektromagnet 207.
Elektromagnetischer Hammer 152.
Elektromagnetische Schwingungen 276.
— Wellen 274.
Elektrometer 216, 365 f.
— Ablaufszeit und Ionisationsstromstärke 364.
Elektromotor 208 f.
Elektron und Proton 198.
Elektronen 197, 198, 277.
— Anordnung im Atom 281.
— freie 198.
— kinetische Energie 291.
— Masse 229.
Elektronenablösung 290.
Elektronenaustritt aus dem Atom 201.
Elektronenbahn als Wellenzug 282.
Elektronenbahnen im Atom 277.
— im Röntgenstrahlenbündel, Sichtbarmachung 360.
— und Spektrallinien 281.
— im Wasserstoffatom 280, 281.
Elektronenemission 228, 242.
Elektronengeschwindigkeit 229.
— und Spannung 291.
Elektronenkonzentrierung in Röntgenröhren 238.
Elektronenröhren 237.
Elektronenschalen 202, 279, 289.
Elektronenstrahlen 272.
Elektronenstrahlung, sekundäre 314.
Elektronenzahl und Atomgewicht 277.
Elektroosmose 149, 204.
Elektroskop 199, 216, 365 f.
— zum Nachweis der Radioaktivität 104, 105.
Elektrotherapie 147—162.
Elektrotonus 150.
Elementarladung 198 f.

Elemente, chemische 277.
— — Dichten und Atomgewichte 296.
— — Ordnungsnummer, Ordnungszahl 294.
— — Periodisches System 294.
— — Röntgenspektrallinien 292.
— galvanische 203.
Eman 105.
Emanation 104 f.
Emanationswirkungen 107.
Emanatorium 106.
Emission der Röntgenstrahlen 284, 302.
Empfindlichkeitskontrolle von Dosismessern mit Radiumpräparaten 372.
Endokrine Drüsen 3, 4, 131.
Endometritis; intrauterine Galvanisation 157.
— Wundbehandlung 48.
— chronische, Moorbäder 113.
Endometrium; entzündliche Veränderungen, Diathermie 80.
Endovaginale und endouterine Faradisation 152, 155 f.
— Galvanisation 151, 155 f.
— Iontophorese 158.
Energie und Röntgeneinheit 399.
— der Röntgenstrahlen 310.
— der Röntgenstrahlung 395 f.
— kinetische, der Elektronen 291.
Energieaufnahme und -abgabe der Atome 279.
Energieniveaus der Elektronenschalen 291.
Energiequant 276, 283.
Energiestöße 279.
Energietransformation 208, 314.
— bei der Durchstrahlung von Substanz 316.
Energieumwandlung 208, 314.
Engelhornsche Lampe 50, 138.
Entartungsreaktion 150.
Enterocleaner 19.
Enteroptose, Bandmassage 169.
Entfettungskuren, Abreibungen 29.
— Bandmassage 169.
— Gymnastik 178.
— Paraffinpackungen 59.
— Trinkkuren 116.
Entfettungsstuhl, Bergoniéscher 151.
Entladungsrohr 225.
Entspannung bei der Massage 163.

Entspannungsübungen 179.
— im Wochenbett 186.
Entwicklungsstörungen; Kohlensäurebäder 96.
— Solbäder 96.
Entzündliche Beckentumoren; Galvanisation 151, 156.
— Erkrankungen, s. a. d. einzelner Organe.
— — der Beckenorgane; Diathermie 80.
— — — Sitzbäderbehandlung 17.
— — — Vaginalduschen 24.
— — der Genitalorgane; Bäderbehandlung 13.
— — der Unterleibsorgane; Fangopackungen 55.
— — — Lichtbehandlung 138.
— Tumoren der Adnexe und des Parametrium; Lichtbehandlung 139.
— — Adnextumoren; Landekersche Ultrasonne 142.
Entzündungen des Beckengewebes; Diathermie 80.
— der Vagina; Heißluftbehandlung 51.
Enuresis; Diathermie 83.
Erdschlußfreie Anschlußapparate 152.
Erdung bei Transformatoren 251.
— Gefahren 263.
Erg 312.
Ergosterin 124.
Erosionen; Hochfrequenzfunkenbehandlung 162.
— der Portio, s. u. Portioerosionen.
Erregbarkeit der Nerven, Einfluß des elektrischen Stroms 150.
— galvanische, der Schwangeren, Einfluß der Ultraviolettbestrahlung 133.
Erregende Umschläge 30.
Erregerkreis des Diathermieapparats 65.
Erregungszustände; Bäderbehandlung 13, 15.
— Einpackungen 32.
— Gymnastik 178.
— Sauerstoff- und Luftperlbäder 102.
Erschöpfungszustände; Bäderbehandlung 15.
— Ganzabreibung 29.

Erschöpfungszustände, Gymnastik 178.
— Solbäder 96.
— Ultraviolettbestrahlung 131.
Erschütterungsmassage 165.
Erythemdosimeter nach Keller 120.
Erythemdosis (Licht) 120.
— individuelle 121.
— der Röntgenstrahlung 395.
Erythemerzeugende Strahlen 121f., 136.
Erythemerzeugung durch Licht 117, 121f., 136.
— durch Röntgenstrahlen 393.
Esophylaxie 125, 126.
Essigsaure Tonerde bei Umschlägen 30.
Exacerbationen bei Diathermiebehandlung 80.
Exacerbation; reaktive, bei Fangokuren 55.
Exsudate; Belastungstherapie 176.
— Diathermie 80.
— Fangopackungen 55.
— Heißluftbehandlung 52.
— Moorbäder 113.
— Solbäder 95.
— parametritische; Paraffinpackungen 60.
— — Ultraviolettbestrahlung 133.
— torpide; Ableitung durch Trinkkuren 116.
Exsudative Prozesse des Beckenperitoneums; Schwefelthermen 110.
Extrastrom 211.
Extrauteringravidität; Kontraindikation bei der Thermotherapie 39.

Fadenelektrometer 216, 217, 365.
Fächerdusche 23.
Fango 54.
Fangokompressen 56.
Fangopackungen 54.
Fangoumschläge 54.
Faradayscher Käfig 200, 271, 360.
Faradisation 148—160.
— bipolare 156.
— endovaginale und endouterine 152, 155f.
— physiologische Wirkungen 150.
Faradisationsapparate 152.

Faradisches Gefühl 76.
Faradische Reizwirkungen 87.
Faradischer Strom 150.
Feld, elektrisches 199.
— elektrodynamisches 207.
— magnetisches 206.
Felderwähler, Holfelderscher 346, 412.
Feldgröße und Bestrahlungszeit 407, 414.
— und Tiefendosis 418.
Feldlinien, elektrische 200.
— magnetische 206.
— — Streuung 215.
Feldmagnete in Gleichstrom und Wechselstrommaschinen 210.
Feldstärke 224.
Fermentbildung in der Haut und Lichtbestrahlung 123, 126.
Fettleibigkeit; Trinkkuren 116.
Fettsucht; Bauchmassage 169.
— pluriglanduläre; Moorbäder 113.
Fettverbrennungen, subcutane, bei Diathermie 70, 76.
Feuchte Wärmeapplikation 53 bis 57.
Fichtennadelextrakt 13.
Fichtennadelsubstanzen als Bäderzusatz 101.
Fieberbehandlung, Bäder 13, 15.
— Einpackungen 32, 34.
Fieberhafte Erkrankungen; Teilabreibung 28.
Filter 305, 323, 326.
— äquivalente 329.
— mit selektiver Absorption 305, 323.
Filteranalyse 327, 378.
Filteräquivalenz 331, 383.
Filtermaterial für Röntgenstrahlenfilterung 328.
Filtersicherungen 269.
Filterung der Röntgenstrahlen 305, 323, 326.
— — — Spannung und Tiefenwirkung 332.
— — — und spektrale Intensitätsverteilung 327.
Fingerhutkammer 363.
Finsen 119.
Finsensche Bogenlampe 136.
Fissuren; Hochfrequenzfunkenbehandlung 162.
Fisteln, postoperative und tuberkulöse; Ultraviolettbestrahlung 132.

Flüssigkeitsunterbrecher 243.
Fluidosan 13.
Fluinol 13.
Fluor; Hochfrequenzfunkenbestrahlung 145.
— Lichtbehandlung 138.
— subaquales Darmbad 21.
— Ultraviolettbestrahlung 140.
Fluorescenz 232.
— in Entladungsröhren 225.
— in Ionenröhren 236.
Fluorescenzstrahlen 272, 284, 289, 313, 356.
— biologische Wirkung 426.
Fluorescenzstrahlung, Entstehung 284, 356.
Föhnapparate 50.
Fokus der Röntgenröhre 239, 306.
Fokusabstand und Tiefendosis 417.
Fokussierung der Kathodenstrahlen 227, 235.
Förderungsbewegungen 179.
Fortpflanzungsgeschwindigkeit der elektromagnetischen Schwingungen 276.
— des elektrischen Stroms 201.
Frankenhäusersche Theorie der Solbäderwirkung 94.
Franklinisation 160.
Frauengymnastik 179.
Freigymnastik 179.
Frequenz und Reizwirkung bei Faradisation 148.
— bei Induktorapparaten 245.
— von Schwingungen 276.
— und Wechselstromwiderstand 212.
— und Wellenlänge elektromagnetischer Schwingungen 276.
Frequenzbedingung, Bohrsche 280, 281, 290.
Frequenzmesser an Elektromotoren 245.
Friktion (Massage) 163.
Frigisolar 146, 147.
Frottierhandschuhe 27.
Frühgeburt; Einleitung durch Faradisation und Galvanisation 160.
Fulgurapparat 162.
Funken, elektrischer 214, 222, 224.
Funkenbehandlung mit Hochfrequenzentladungen 162.

Funkenentladungen zur Erzeugung ultravioletten Lichts 144.
Funkeninduktor 213.
Funkenschlagweite 221.
Funkenstrecke, d'Arsonvalsche 63.
— der Diathermieapparate 63, 65.
— bei Hochfrequenzapparaten 160.
— von Hochfrequenzapparaten als Strahlenquelle 144.
— im Schwingungskreis 62.
— als Spannungsmaß 221, 352.
— als Ventil 246.
Funktionelle Blutungen; intrauterine Faradisation 159.
— Störungen; Galvanisation und Faradisation 154.
Funktionsstörungen der Unterleibsorgane; indirekte Beeinflussung 81, 82.
Fürstenau-Intensimeter 355.
Furunculose; lokale Ultraviolettbestrahlung 131.
Furunculöse Erkrankungen der Vulva; Ultraviolettbestrahlung 133.
Fußbäder 18.

Galloissche Hochfrequenzelektrode 145.
Galvanisation 148—160.
— endovaginale 151, 156.
— intrauterine und vaginale 151.
— physiologische Wirkungen 149.
— und Faradisation 148—160.
— — äußerliche Anwendung 154.
Galvanisationsapparate 152.
Galvanische Batterien 203.
— Elemente 203.
— Erregbarkeit bei Schwangeren, Einfluß der Ultraviolettbestrahlung 133.
— Verkupferung zur Sensibilisierung der Gewebe 158, 204.
— Versilberung 203.
Galvanoplastik 203.
Gammastrahlen, Wellenlängen 274, 275.
Ganzabreibung 29.
Ganzpackungen 32.
Gasabsorption im Entladungsrohr 227.
— in Röntgenröhren 233.

Gasbäder, kohlensaure 100.
Gasentladungsröhren 224, 225.
Gasfunkenstrecke 246, 247.
Gasgehalt der Glühkathodenröhren; Bestimmung 241.
Gashaltige Röntgenröhren 232.
— — Lebensdauer 237.
— — Nachteile 237.
— Ventile 247.
Gaskammern 100.
Gasstoffwechsel im Kohlensäurebad 98.
— Schwefelwirkung 110.
Gasunterbrecher 244.
Geburtshilfe, Anwendung der Ultraviolettbestrahlung 133.
Gebrauchsstrahlung der Röntgenröhren 326.
Gedämpfte Schwingungen 64, 160.
Gefahren der Diathermie 70, 75, 80, 81.
— im Röntgenbetrieb 262.
— der Ultraviolettbestrahlung 130.
Gefäßerweiterung als Wärmewirkung 35.
Gefäßkrankheiten, Gymnastik 177.
Gefäßneurosen, klimakterische; Kohlensäurebäder 97.
— — Sauerstoff- und Luftperlbäder 102.
Gefäßtonus, Einfluß hydrotherapeutischer Prozeduren 6.
— s. a. u. Zirkulation.
Geigerscher Spitzenzähler 307.
Gelenkkontrakturen; Paraffinpackungen 59.
Gelenkschmerzen des Klimakteriums; Solbäder 96.
Gelenkversteifungen; Paraffinpackungen 59.
Gerinnungszeit des Blutes, Einfluß thermischer Prozeduren 9.
Gesamtabsorption 235.
Gesamtstrahlung der Glühkathodenröhren 240.
Gewebskonstitution, chemischphysikalische; Änderung durch Moorbäder 112.
— elektrochemische 148, 149.
Gicht; Abreibungen 29.
— Paraffinpackungen 59.
Gitter 273.
Gitterspektrum 273.
Glanzwinkel 286, 287.

Glatte Muskulatur, Wirkung des elektrischen Stroms 149.
Glaubersalzquellen 116.
Gleichgewicht des autonomen Nervensystems 90.
Gleichrichter 252.
— rotierender 253.
— Ventil- 254.
Gleichspannung, kontinuierliche 204.
Gleichspannungsapparate 257.
Gleichstrom, kontinuierlicher 204, 210, 258.
— pulsierender 209, 254.
— — Spannungskurve 209.
— Umwandlung in Wechselstrom 211.
— und Wechselstrom, Spannungskurven 209.
Gleichstromgenerator 210.
Gleichstrommotor 210.
Gleitfunken 237.
Gleitmittel bei der Massage 163.
Glimmerregenerierung 233.
Glimmlicht 225.
Glimmlichtoszillograph 352.
Glimmlichtröhre 225, 226, 352.
Glomerulonephritis, Diathermie 84.
Glühelektronen 227.
Glühkathoden 237 f.
— Heizung 258.
Glühkathodenröhren 237.
— Heizung 249, 258.
— Lebensdauer 241.
— Vor- und Nachteile 240.
Glühkathodenventil 247, 248.
Glühlampen, Gehalt an Wärmestrahlen 118.
— zur Lichtbehandlung 137.
Glühventile 247, 248.
Goldblattelektroskop 199, 216, 217.
Gonorrhöe; Diathermie 73, 74.
— der Cervix; Heizsondenbehandlung 48.
— — Rotlichtbestrahlung 147.
— — Hochfrequenzfunkenbestrahlung 145 f.
— der Urethra; Heizsondenbehandlung 48.
— — Hochfrequenzfunkenbehandlung 145 f.
— weibliche; Heißluftbehandlung 50, 51.
Gonorrhoische Adnexerkrankungen; Pelvithermie 48.

Gonorrhoische Arthritis; Paraffinpackungen 59.
Gradierung 92.
Graetzsche Schaltung 254, 255.
Granulationsanregung durch Licht 123.
— durch Paraffinpackungen 58.
Gravider incarcerierter Uterus; Belastungstherapie 176.
Gravidität als Kontraindikation der Massage 171.
Greinacher-Schaltung 257.
— Stromkurve 254.
— Spannungskurve 258.
Grenzstrahlen 337, 357, 389.
— Messung 357, 389.
Grenzwellenlänge im Röntgenspektrum 297.
— — und Spannung 299.
Großkammer 360
Grundumsatz, Schwefelwirkung 110.
Güsse 26.
Gymnakolon-Darmbad 22.
Gymnastik 176—187.
— Apparat- 179.
— deutsche 179.
— Indikationen 180.
— maschinelle 179.
— Methodik 178.
— physiologische Wirkungen 177.
— schwedische 179.
— Systeme 179.
Gymnastische Bewegungen bei der Thure-Brandtschen Massage 173.
— Übungen zur Unterstützung der Bauchmassage 171.
Gynäkologische Röntgentherapie, physikalische Grundlagen 196 bis 446.
Gynotherm, Sarasonscher 47.

Hackungsmassage 165.
Hafnium 295.
Hagemannscher Glühlampenring 130.
Halbbäder 14.
Halbfeste Bäder 110.
Halbwellenapparat 254.
— Stromkurve 254.
Halbwertszeit 104.
Halbwertschicht 319f., 380.
Hammer-Dosimeter 368.
Handgriffe bei der Massage 163.
Harnausscheidung s. u. Diurese.

Harnsäureausscheidung, Einfluß der Radiumemanation 107.
Harnverhaltungen im Wochenbett; Gymnastik und Massage 186.
Härte der Röntgenröhren 233.
— der Röntgenstrahlen 272.
Härtung von Röntgenröhren 235.
— der Röntgenstrahlen 323.
— — s. a. Filterung.
Hassesche Glasbirne 25.
Hauffsches Teilbad 19.
Hausarzt und Badearzt 91.
Haut als Angriffspunkt in der Balneotherapie 89.
— — physikalischer Reize 3.
— Chemismus, Veränderung nach Solbädern 94.
— Durchblutung 90.
— Einfluß der Massage 167.
— Ionenaustausch in Bädern 90.
Hautcapillaren, Einfluß hydrotherapeutischer Prozeduren 5.
— Erweiterung im Kohlensäurebad 98.
Hautdurchblutung und Reaktion bei der Hydrotherapie 5.
Hauteinheitsdosis der Röntgenstrahlung 268, 391, 404.
— — Einfluß der Feldgröße 407.
— — — des Fokus-Hautabstandes 406.
— — — der Strahlenqualität 408.
— — und biologische Zusatzdosis 406
— — und Röntgeneinheit 404.
— — und Streuzusatzstrahlung 405.
Hauterythem 122.
— bei Röntgenbestrahlung 393.
— bei Ultraviolettbestrahlung 130.
Hautfermente und Lichtwirkung 126.
Hautfunktion, Anregung durch Ultraviolettbestrahlung 126.
— und vegetatives Nervensystem 89.
Hautgefäße, Einfluß hydrotherapeutischer Prozeduren 5.
Hautkrankheiten, Schwefelthermen 110.
Hautnerven, reflektorische Beeinflussung 12.

Hautorgan, Bedeutung für die physikalische Heilwirkung 4.
Hautreflexe, segmentäre 37.
Hautreiz bei Solbädern 92.
Hautreizende Zusätze zu Bädern; Einfluß auf Stoffwechsel 93.
Hautsinn 12.
Headsche Zonen 37, 155.
Heilbäder, natürliche und künstliche 90.
Heilfaktoren, akzessorische, der Balneotherapie 91.
Heilgymnastik s. u. Gymnastik.
— bei Herz- und Gefäßkrankheiten 177.
Heißluftapparate 41.
Heißluftbad nach Hilzinger-Reiner 41.
Heißluftbehandlung 40.
— resorptive Wirkung 8.
— vaginale 50.
Heißluftduschen 50.
Heißluftkästen 41.
Heizsonden, intrauterine 48.
Heizstrom der Röntgenröhren 258.
Heiztransformatoren 258.
Heizung der Glühkathoden 249, 258.
Helustrob 51.
Herzaktion, Einfluß der Massage 168.
— — von Solbädern 94.
— s. a. u. Pulsfrequenz.
Herzarbeit s. u. Herzaktion, Pulsfrequenz.
Herzerkrankungen in der Schwangerschaft; Massage 184.
Herzfunktion, Einfluß des Kohlensäurebads 98.
Herzkraft, Einfluß der Gymnastik 177.
Herzkrankheiten; Gymnastik 177.
Herzneurosen; Kälteapplikation 33.
— Rumpfpackungen 33.
Hintereinanderschaltung 203.
Hitzdrahtamperemeter 66, 206.
Hitzdrahtinstrumente 220.
Hochfrequenzapparate 64, 145, 161.
Hochfrequenzelektrode 145.
Hochfrequenzentladungen in Glaselektroden 145.
— zur Erzeugung ultravioletten Lichts 144.
Hochfrequenzschwingungen, Erzeugung 62.

Hochfrequenzströme, hochgespannte 160.
— zur Rotlichtbestrahlung 146.
— Reizwirkungen 61, 148.
— spezifische Wirkung 79.
Hochfrequenz-Ultraviolettbehandlung, kombinierte 162.
Hochgespannte Ströme 160.
Hochspannung, Erzeugung 213.
— Gefahren 262.
— Messung durch Funkenstrecke 352.
Hochspannungsschutzvorrichtungen 264.
Hochspannungstransformator 216.
Hochspannungsvoltmeter 352.
Höhensonne, künstliche 128.
Höhensonneneinheit 120.
Hohlelektrode für Diathermie-Wechseldusche 75.
Hohlspiegelkathode 227, 232, 235.
Holfelderscher Felderwähler 346, 412.
Homogenisierung der Röntgenstrahlung 305, 323, 327.
Homogenität 305, 327f.
— physikalische und praktische 328.
Homogenitätsbestimmung der Röntgenstrahlung 387.
Hydroelektrische Bäder 150.
Hydrotherapie 4—35.
— physiologische Wirkungen 4 bis 13.
— Methodik 13—35.
Hyperämie, Wirkungen 36.
Hyperämisierung durch Diathermie 72, 78.
— durch den elektrischen Strom 149.
— durch Massage 167, 168.
— durch Paraffinpackungen 59.
— der Genitalorgane durch Moorbäder 113.
— der Haut durch Massage 167.
Hyperämie, reaktive, nach kalten Sitzbädern 16, 17.
Hyperemesis gravidarum; Gymnastik 185.
— — Massage 172.
— — Vibrationsmassage 185.
— — Winternitzsches Magenmittel 34.
Hyperleukocytose als Wirkung der Radiumemanation 107.

Hypogalaktie; Diathermie 85.
— Ultraviolettbestrahlung 135.
Hypophysendiathermie zur Hebung der Ovarialfunktion usw. 81, 82.
Hypoplasie der Genitalien; Diathermie 79, 81.
— — Kohlensäurebäder 100.
— der Ovarien, Solbäder 96.
Hypotonie bei Wildbädern 103.

Illinium 295.
Immunitätssteigernde Wirkung der Ultraviolettbestrahlung 125.
Immunitätssteigerung durch Bestrahlung mit gemischtem Licht 125.
Impedanz 212.
Inaktive Elektrode 154.
Incarcerierter gravider Uterus; Belastungstherapie 176.
Indifferente Elektrode 154.
Indifferenzpunkt 4.
— für Paraffin 57.
Indikationen s. d. einzelnen therapeutischen Methoden.
Induration des Uterus; Uterusduschen mit Thermalwässern 115.
Induktion 207.
Induktive Koppelung 64.
Induktor für Hochfrequenzströme 160.
— bei Röntgenapparaten 243.
Induktorapparate 243—250.
— Belastung und Spannung 260.
— Spannung und Stromstärke 260.
— Strahlung, Zusammensetzung 261.
— Stromkurve 254.
— Vor- und Nachteile 260.
Induktoren mit Wechselstromschluß 250.
Induktionserregung 207.
Induktionsspannungsstoß 211.
Induktionsstromstoß 207, 211.
Influenz 200.
Influenzmaschinen 201.
Inhalation von heißem Dampf zur Vertiefung der Atmung 185.
— der Radiumemanation 105, 106.
Inkontinenz; Diathermie 83.
Innenbad, subaquales 19.

Innersekretorische Funktionen, Einfluß der Balneotherapie 90.
— Vorgänge 3, 4.
— — Einfluß der Ultraviolettbestrahlung 131.
Innervation der Muskeln; Einfluß der Gymnastik 177.
Instrumentarium für Hochfrequenzbehandlung 162.
Intensimeter von Fürstenau 355.
Intensität von Brennfleck- und Nebenstrahlung 306.
— des kontinuierlichen Röntgenspektrums 298, 303.
— im kontinuierlichen Röntgenspektrum 298.
— der Röntgenspektrallinien 297.
— der Streustrahlung 316.
Intensitätsverteilung, spektrale 301.
Intensitätsmessungen der Röntgenstrahlung 306—422.
Interferenz 272, 273.
Interferenzstreifen 273.
Intermittierende Drückungen 166.
Intrauterine Galvanisation 151, 155.
— Wärmeapplikation 48.
Inviktus-Hochfrequenzapparat 145, 162.
Ionen 202.
— Wanderungsgeschwindigkeit 203.
Ionenaustausch der Haut in Bädern 90.
Ionenladung 202.
Ionenröhren 232, 236.
— Nachteile 237.
— zur Gleichstromerzeugung 153.
Ionenwanderung 60, 148, 202.
Ionimeter 366.
Ionisationsinstrumente 357f.
Ionisationskammern 360—373.
Ionisation von Atomen 279.
— von Gasen 357.
— der Luft 224, 357f.
Ionisationsstrom 364f., 371.
Ionisationsstromstärke, Messung 217, 364f.
Ionisierte Luft, Einfluß auf Blutdruck 126.
Ionometer 366.
Iontophorese 156, 158.

Iontoquantimeter 199, 366.
Ischiadicusneuralgien; Galvanisation 155.
Isodosenkurven 334, 344, 345.
Isohomogenitätskurven 384.
Isolatoren 200.
Isotopen 231, 279, 296.

Jaenickesche Quarzlampe 128.
Jaquetsche Einwicklungen 34.
Jenaer Quarzlampe 128.
Jesionek-Lampe 128.
Jod, Resorptionsanregung 96.
Jodquellen, Trinkkuren 96.
Joulesches Gesetz 77.
— Wärme 60, 206.
Jupiterlampe 137f.

Kalium-Calciumgleichgewicht des Blutserums, Änderung im Moorbad 112.
Kalium sulfuratum pro balneo 110.
Kalkstoffwechsel, Einfluß ultravioletten Lichts 122, 124.
— in der Schwangerschaft, Einfluß der Ultraviolettbestrahlung 133.
Kataplasmen 32.
Kataplasmenwärmer 31.
Kaltkaustik 86.
Kälteapplikation, hydrotherapeutische 5.
— Sympathicustonisierung 3, 12.
— auf das Herz 33.
Kälteleukocytose 9.
Kaltes Rotlicht 147.
Kanalstrahlen 231.
Kapazität 200.
Katalysatorische Wirkung eisenhaltiger Wässer 101.
Kataphorese 149, 204.
Katarrhe der Gebärmutter und der Tuben; Wärmebehandlung 48.
Kathode 202.
— der Gasentladungsröhren 225.
— der Röntgenröhren 224.
Kathodenfall 226.
Kathodenröhre von Wehnelt 228.
Kathodenstrahlen 226.
Kathodenstrahlenenergie 312.
Kathodenstrahlenröhren 227f.
— von Coolidge 229.

Kationen und Anionen 202.
— — bei der Iontophorese 158.
Kaustik 86—89.
Kaustik-Thermofluxapparat 88.
Kauterisation 86—89.
Kehlkopftuberkulose, Lichthandlung 136, 137.
Kellerscher Erythemdosimeter 120.
Kernladung der Atome 198, 202, 278.
Kernladungszahl 279.
Kilovoltmeter 252, 350.
Kinetische Energie der Elektronen 291.
Klatschungsmassage 165.
Kleinkammer 363.
Klimakterische Beschwerden, Akratothermen 104.
— — Kohlensäurebäder 100.
— — Sauerstoff und Luftperlbäder 102.
— — Solbäder 96.
— — wechselwarmes Fußbad 18.
K-, L-, M- usw. Linien des Röntgenspektrums 289, 293f.
K-, L-, M- usw. Schalen 202, 279, 289.
Klopfungsmassage 165.
Kneifungen bei der Thure-Brandtschen Massage 173.
Knetungsmassage 164.
Kniegruß 27.
Koagulation, elektrische, der Gewebe 86.
Kochsalzquellen 96, 116.
Kochsalz, als Bäderzusatz 92.
Kohlebogenlampen 137, 138.
Kohlensäurebäder 96—101.
— gynäkologische Indikationen 99.
— künstliche 96.
— natürliche und künstliche; Unterschiede in der physiologischen Wirkung 98.
— Wirkung 97.
Kohlensaure Eisenwässer, Trinkkuren 101.
Kohlensaure Gasbäder 100.
— Solbäder 95.
— Stahlbäder 96, 99, 113.
Kollektor 210.
Kolloidaler Schwefel 109.
Kolpitis; Landekersche Ultrasonne 141.
Kolpeurynter zur Belastungsbehandlung 175.

Kombinierte Moorbäder-Mineralbäderkuren 111.
— — und Trinkkur 111.
Kompressen 30, 31.
— heiße 53.
Kondensator 62, 200.
Kondensatoren der Diathermieapparate 65.
— im Funkeninduktor 214.
— bei Gasunterbrechern 244.
— bei Gleichspannungsapparaten 257.
— für Hochfrequenzströme 160.
— bei Milliampermetern 248.
— bei Ventilgleichrichtern 256.
Kondensatorapparate, Vor- und Nachteile 262.
Kondensatorelektrode für Hochfrequenzbehandlung 161.
Kondenswasserbäder, spezifische Wirkungen 103.
Kondylome; Elektrokoagulation 87.
Kongestive Störungen; Fußbäder 18.
Konsensuelle Reaktion 6, 30.
Konstantan 205.
Konstantunterbrecher 244.
Konstitutionelle Störungen, Trinkkuren 116.
Kontinuierlicher Gleichstrom 204, 210, 258.
Kontinuierliches Lichtspektrum 117.
— Röntgenspektrum 297.
Kontraindikationen, s. die einzelnen therapeutischen Methoden.
Kontrastwirkung bei der Hydrotherapie 5.
Konzentration, osmotische, der Gewebe 149.
— elektrochemische im Gewebe 61.
Konzentrierung der Elektronen in Glühkathodenröhren 238.
— der Kathodenstrahlen 227.
Kopfkühlung vor kalten Sitzbädern 16.
Kosselsche Theorie 279, 289.
Kraftfelder, elektrische und magnetische 207.
Krampfadern; Untergruß 26.
— Kniegruß 27.
Krampfzustände der Harnblase; Wärmebehandlung 47.
Kreuzbeinelektrode für vaginale Diathermie 73, 74.

Kreuzschmerzen; Diathermie 82.
— Galvanisation 155.
— lokale Wärmestrahlung 37.
Kromayersche Quarzlampe 128, 129.
Kromayerlampe 139.
Krystallgitter 274.
— von Steinsalz 285.
Krystallreflexion der Röntgenstrahlen 285f.
Kühlflasche zur Kälteapplikation auf das Herz 33.
Kühlschlange zur Kälteapplikation auf das Herz 33.
Kühlschläuche 30.
Kühlung der Röntgenröhren 235, 239.
Künstliche Höhensonne 128.
Kurzschlußanker 210.
Küstnersches Eichstandgerät 365.

Lactation; Druck- und Saugbehandlung der Mammae 186.
Lactationsperiode; Ultraviolettlichtbestrahlung 133.
Ladung, elektrische 197, 199.
Lageveränderungen des Uterus; Thure-Brandtsche Massage 172; Massage 174.
Lähmungen des Blasensphincters; Galvanisation 155.
— psychogene; Faradisation 150.
Lakenbad 29.
Lambertsches Gesetz 308.
Landekersche Ultrasonne 137f., 140.
Längsdurchwärmung bei Diathermie 69, 77.
Laparotomie, Vorbereitung durch subaquates Darmbad 2.
— Wiedererwärmung des Körpers durch Lichtbügelbestrahlung 43.
Laparotomien, Nachbehandlung mit Atemgymnastik 187, Massage 187.
Laparotomiewunden, Ultraviolettbehandlung 132.
Laue-Diagramm 274, 285.
Lebensdauer von Ionenröhren 237.
— von Glühkathodenröhren 241.
Leibmassage 166.
Leinsamenumschläge 31, 53.
Leistung, elektrische 206.
— elektrischer Maschinen 210.

Leitung, elektrische, in Elektrolyten 202.
— — in verdünnten Gasen 225.
— — in Metallen 201.
Leitungswiderstand der Bauchhaut, Veränderung bei Erkrankungen der Unterleibsorgane 37, 155.
Lenardsche Röhre 229, 230.
Lenzsches Gesetz 208.
Leukocytenansammlung bei Diathermiebehandlung 79.
Leukocytenzahl, Einfluß der Ultraviolettbestrahlung 125.
Leukocytose nach Solbädern 94.
— lokale, als Lichtwirkung 123.
— Spülungen mit Mineralwässern 115.
Licht, Dosimetrie 119.
— Interferenz 117.
— Normaldosis 119.
— physiologische Wirkungen 121.
— Spektrum 117.
— Wellenlängen 275.
Lichtabsorption durch die Haut 127.
Lichtbehandlung 116—147.
— Methodik 127—147.
— physikalische Einleitung 116 bis 118.
Lichtbogenoperation 87.
— Apparatur 88.
Lichtbügelbäder 41.
— zur Empfindlichkeitsprüfung vor Diathermie 80.
Lichtelektrischer Effekt 281, 283.
Lichtelektrische Gleichung 283, 313.
Lichterythem 121f.
Lichtgeschwindigkeit 201, 276.
Lichtquellen für Lichttherapie 127f, 136.
— Strahlenzusammensetzung 118.
Lichtspektrum 117.
— und Röntgenspektrum, Linienzahl 289.
Lichtstrahlen, biologische Wirkung und Wellenlänge 117.
— chemische Wirkung und Wellenlänge 117.
— Wärmewirkung und Wellenlänge 117.
Lichtwärmebestrahlung 43.
— Erhöhung der Tiefentemperatur 10.

Lichtwärmestrahlen 42, 44, 125, 138.
Liebenow-Schaltung 257.
Lilienfeld-Röhre 237.
Limanen 114.
Limanenschlamm 54.
Lindemann-Fenster 326.
Liniengitter 288.
Linienserien der Röntgenspektren 289.
Linienspektren des Lichts 117.
— der Röntgenstrahlen 280.
Linienstrahlung 289.
Lochkameramethode der Röntgenspektrographie 288.
Lochkathode 237.
Lokale Bestrahlung mit ultraviolettem Licht 128, 131.
Lues; Schwefelthermen 110.
Luft als Isolator 224.
Luftdichte, Einfluß auf Funkenschlagweite 222.
— — auf Ionisationsapparate 373.
Luftionisation 224, 357f.
Luftkühlung der Röntgenröhren 235.
Luftperlbäder 101.
Luftsprudelbäder 102.
Luftwändekammer 363.
Lymphocytenzahl, Einfluß der Ultraviolettbestrahlung 125.
Lymphzirkulation, Einfluß der Gymnastik 177.
— — der Massage 167.
— — von Moorbädern 112.
— — thermischer Prozeduren 8.
— — der Wärme 35.

Mache-Einheit 105.
Magen- und Darmperistaltik, Einfluß thermischer Prozeduren 11.
Magnetinduktion 206—211.
— Nachweis 208.
Magnetinduktor 209.
Magnetische Feldlinien 207.
— — Streuung 215.
— Feldstärke 207.
Magnetisches Feld elektrischer Leiter 206.
Mammae, Druck- und Saugbehandlung 186.
Mammutmediaröhre 240.
Manganin 205.
Maschinelle Gymnastik 179.

Masurium 295.
Massage 163—176.
— und Mechanotherapie 163 bis 187.
— Technik 163—167.
— Wirkungen 167.
— — mittelbare 1.
Massagebank 163.
Masse von Proton und Elektron 277.
Massenabsorptionskoeffizient 321f.
Massenschwächungskoeffizient 321f.
Massenspektrograph von Aston 231.
Massenstreukoeffizient 321f.
Mastdarmspülungen 25.
Mastitis puerperalis; Ultraviolettbestrahlung 136.
Materie, Aufbau 197, 276 f.
— elektrische Natur 197.
— und Röntgenstrahlen 313.
Maximalschalter 264.
Maximalwert der Wechselstromspannung 222, 223.
Mechanische Reize bei der Hydrotherapie 4.
— Wirkung bei Fangopackungen 55.
— — des Moorbads 111.
Mechanischer Reiz bei Duschen 22.
— — der Kohlensäurebläschen 98.
— — bei Moor- und Schlammbädern 89.
Mechanotherapie in der Schwangerschaft 180.
— im Wochenbett 185.
Mediaröhre 240.
Medicothermapparat 162.
Medioforapparat 162.
Mekapiondosiszähler 369.
Menorrhagie; Teilabreibungen 29.
Menorrhagische Blutungen; Diathermie 82.
Menostasen; kalte Sitzbäder 17.
Menses; Einfluß der Ultraviolettbestrahlung 131.
Menstrutationsstörungen; Galvanisation u. Faradisation 157.
— Landekersche Ultrasonne 142.
— kalte Sitzbäder 17.
— subaquales Darmbad 21.
— vikariierende Blutungen; Sitzbäder 17.

Menstruelle Blutungen; Provokation durch Moorbäder 113.
Meßinstrumente, elektrische 216 bis 223.
— und Meßmethoden in der Röntgenologie 349.
Messung hoher Spannungen 220.
Metalixröhren 267.
Metallzusätze zu Kohlestiften von Bogenlampen 137.
Metritis, chronische; intrauterine Galvanisation 157.
— — Moorbäder 113.
— — Wärmebehandlung 48.
Metropathie, klimakterische; Atmokausis 52.
Metroröhre 239.
Milchsekretion; Anregung durch Diathermie 79.
— Druck- und Saugbehandlung der Mammae 186.
— Einfluß der Ultraviolettbestrahlung 135.
Milliamperemeter 248, 351.
Millicurie 105.
Mineralmoor 110.
Mineralwässer, natürliche, als Spülflüssigkeit beim Darmbad 22.
Missed labour; Diathermie 85.
Mitogenetische Strahlung 428.
Mittelwert der Wechselstromspannung 222, 223, 351.
Moleküle, elektrolytische Dissoziation 202.
Molekulare Erschütterungen 79.
Molekularströme 207.
Molekülbahnen 224, 228.
Moorbäder 110—114.
— adstringierende Wirkung 112.
— Ersatzmittel 113.
— und Mineralbäder, kombinierte Kur 111.
— und Trinkkur 111.
— und kohlensaure Stahlbäder 100, 113.
— physiologische Wirkung 111.
Moorbrei, adstringierende Wirkung 112, 115.
— lokale therapeutische Anwendung 115.
Moorextrakt 113.
— als Bäderzusatz 17.
Moorlauge 113.
Moorpackungen, Moorumschläge 53, 56.
Moorparaffin 59.

Moorsitzbad 112.
Moorumschläge 112.
Moseleysches Gesetz 294.
Motorische Reizerscheinungen bei Faradisation 150.
— Schwäche; Faradisation 150.
Multixröhre 239.
Multostat 152.
Muskelatrophie; Faradisation 150.
Muskelinnervation, Einfluß der Gymnastik 177.
Muskulatur, Einfluß der Gymnastik 177.
— — der Massage 168.
— Wirkung des elektrischen Stroms 149.
Mutterlauge 92.
Mutterlaugensalz als Bäderzusatz 17.
Myalgien; Massage 168.
Myome; Solbäder 96.
Myometritis; Landekersche Ultrasonne 142.
Myoroborator 151.

Nachgeburtsperiode; Massage 172.
Nadelschalter 245, 246.
Narben; Dehnung durch Vibrationsmassage 174.
Narbeninfiltrationen; Diathermie 81.
Natürliche Solquellen 95.
Nebelkammeraufnahmen von Elektronenbahnen 360.
Nebenapparate der Röntgenapparatur 258.
Nebeneinanderschaltung 203.
Nebenquantenzahlen 281.
Nebenstrahlung der Röntgenröhre 306, 339.
Nebenwirkungen der Diathermie 81.
Nekrotisierung durch Galvanisation 151.
Neongasröhren 146.
Nephritis; Bäderbehandlung 13, 14.
— Diathermie 83.
— Schwitzprozeduren 34.
Nephrose; Diathermie 84.
Nephrosklerose; Diathermie 84.
Nernstsche Theorie der Reizwirkung des elektrischen Stroms 61, 148.
Nervenerregbarkeit, Wirkung des elektrischen Stroms 150.

Nervenpunktmassage 166.
Nervensystem, autonomes, Gleichgewicht 90.
— Einfluß der Gymnastik 178.
— — von Kohlensäurebädern 99.
— — thermischer Prozeduren 12.
— — der Ultraviolettbestrahlung 126.
— vegetatives, Einfluß der Hydrotherapie 13.
— — — hypotonischer Bäder 103.
— — — von Kohlensäurebädern 99.
— — und Hautfunktion 89.
Nervöse Blasenstörungen; Galvanisation 155.
— Erregungszustände; Bäderbehandlung 13, 15.
— Einpackungen 32.
— Erschöpfungszustände; Bäderbehandlung 15.
— Übererregbarkeit; Kontraindikation gegen Ultraviolettbestrahlung 131.
Netzebenen der Krystalle 286.
Neuralgien; Diathermie 79.
— Galvanisation und Faradisation 154.
— Hochfrequenzbehandlung 167.
— Paraffinpackungen 59.
— Radiumkompressen 108.
— Schwefelthermen 110.
Neurasthenie; Sauerstoff- und Luftperlbäder 102.
Neurosen, klimakterische; Einpackungen 33.
— vasomotorische; Einpackungen 33.
Nierendiathermie, physiologische Wirkungen 84.
— Technik 85.
Nierenerkrankungen; Diathermie 83.
Nierensteine; Diathermie 85.
— subaquales Darmbad 21.
Nitratherapielampe 138.
Normaldosis des Lichts 119.
Normalelement 203.
Nutritiver Reiz des elektrischen Stroms 149.
Nutzeffekt der Röntgenstrahlenerzeugung 312.

Oberflächendosis 405.
Obstipation; Bandmassage 169.

Obstipation; Galvanisation 155.
— Schwefel-Trink- und Badekuren 110.
— subaquales Darmbad 20, 21.
— in der Schwangerschaft; Gymnastik 184.
— im Wochenbett; Mechanotherapie 185.
Obturatoriusneuralgien; Galvanisation 155.
Ödeme bei Nierenkrankheiten; Diathermie 84.
— Schwangerschaftsgymnastik 182.
Öffnungs- und Schließungsstrom 214, 245.
Ohm 205.
Ohmsches Gesetz 205.
Oktaven des elektromagnetischen Spektrums 275.
Oligomenorrhöe; Diathermie 81.
— Kohlensäurebäder 100.
Operationswunden; Ultraviolettbestrahlung 132, 136.
Ordnungsnummer s. u. Ordnungszahl.
Ordnungszahl der chemischen Elemente 202, 278, 294.
— und Absorptionskoeffizient 322.
— des Antikathodenmaterials und Röntgenstrahlenemission 302.
— und Streuung 326.
— effektive 322.
Organfunktionen, Einfluß der Balneotherapie 90.
— — Hydrotherapie 10.
— — der Massage 169.
— — thermischer Prozeduren 10.
— — von Schwefelsäure 110.
Osmoregenerierung 233.
Osmotische Ausgleichsvorgänge in hypotonischen Bädern 103.
— Konzentration der Gewebe 149.
Osram-Vitalux-Lampe 137.
Oudinscher Resonator 101.
Ovarialfunktion; Diathermie der Hypophyse 81.
— Einfluß der Ultraviolettbestrahlung 131.
— Landekersche Ultrasonne 141.
Ovarialgien; Galvanisation und Faradisation 154.

Ovarielle Blutungen; intrauterine Faradisation 159.
— Funktionsstörungen; Akratothermen 104.
— — Hypophysendiathermie 81 f.

Packungen 32.
Pankreatitis; subaquales Darmbad 21.
Pantostat 152.
Pantotherm 87.
Papillome der Blase; Elektrokoagulation 87.
— der Vagina; Elektrokoagulation 87.
Paraffinpackungen 57.
Paraffisanum 59.
Parallelschaltung 203.
Parametritis, Belastungstherapie 176.
— Diathermie 80.
— Landekersche Ultrasonne 142.
— Massage 173.
— Radiumkompressen 108.
— Solbäder 95.
— Solesitzbad 18.
— Thure-Brandtsche Massage 172.
— Wärmebehandlung 47.
Parästhesien; Faradisation 151.
Peemöllersche Bogenlampe 137.
Pelveoperitonitis; Landekersche Ultrasonne 144.
Pelvitherm 47.
Pelvithermie 48.
Pendelbewegungen, heilgymnastische 179.
Penetrationsfähigkeit der Lichtstrahlen 118.
Perimetritis; Diathermie 80.
Perioden des Wechselstroms 200.
Periodisches System der chemischen Elemente 294.
Peristaltik, Einfluß chemischer Prozeduren 11.
— — der Gymnastik 178.
— — von Sitzbädern 16.
Peritonitis tuberculosa; Ultraviolettbestrahlung 131.
Permeabilität der Zellmembranen, Einfluß des Lichts 123.
Petrissage 163.
Pflügersches Zuckungsgesetz 150.

Phagocytose, Einfluß thermischer Prozeduren 9.
Photon 283.
Photoelektrische Gleichung 313.
Photoelektrischer Effekt 281, 283, 313.
Photoelektronen 290, 313.
Phosphatstoffwechsel, Einfluß ultravioletten Lichts 122, 124.
Phosphorstoffwechsel in der Schwangerschaft, Einfluß der Ultraviolettbestrahlung 133.
Physik der Röntgenstrahlen 271.
Physikalische Therapie, Wesen 1.
Pigment 121, 122.
Pigmenterzeugung durch Licht 121.
— durch Röntgenstrahlen 393.
Pinofluol 13.
Planck-Einsteinsches Gesetz 291.
— Gleichung 291.
Plancksche Konstante 276, 280f.
Plancksches Wirkungsquantum 276, 280f.
Plattenkondensator 62.
Pleuraexsudate; Resorption nach Lichtwärmebestrahlung 44.
Pluriglanduläre Fettsucht; Moorbäder 113.
Polarisation des Lichts 272.
— der Röntgenstrahlen 272.
Polaritätsbestimmung bei Hochspannungsapparaten 225.
Portiocarcinom; Lichtbogenoperation 88.
Portioerosionen; endovaginale Galvanisation 156.
— Heißluftbehandlung 51.
— Hochfrequenzfunkenbestrahlung 145.
— Lichtbehandlung 138, 141.
— Ultraviolettbestrahlung 140.
Postoperative Fisteln; Ultraviolettbestrahlung 132.
Potentiometer 205.
Potentiometerschaltung 205, 206.
— bei Induktorapparaten 245.
Präformin 124.
Prießnitzumschläge 30.
Primär- und Sekundärkreis der Diathermieapparate 64.
— — bei der Induktion 208.
— — und Sekundärspannung, Messung 349, 351.
— — im Röntgeninduktor 245.

Primär- und Sekundärspannung im Röntgentransformator 250, 252.
— — Übersetzungsverhältnis 245, 252.
— und Sekundärspule 65, 243, 250.
— und Windungsverhältnis 245, 252.
Proctitis, subaquales Darmbad 21.
Prolaps der Genitalorgane; Thure Brandtsche Massage 172.
Prophylaxe der Eklampsie, Ultraviolettbestrahlung 133, 134.
— der Rachitis, Lichtbehandlung 137.
Proton und Elektron 198, 277.
Provitamin 122, 124, 126.
Prozentuale Tiefendosis 345, 384f.
Pruritus ani; Hochfrequenzbehandlung 162.
— vulvae; Hochfrequenzbehandlung 162.
— — Hochfrequenzfunkenbestrahlung 145f.
— — Landekersche Ultrasonne 142.
— — Ultraviolettbestrahlung 133.
Pseudohypogalaktie; Ultraviolettbestrahlung 136.
Puerperalfieber; Dampfinhalation 186.
— Ganzmassage 186.
Pulsfrequenz, Einfluß der Gymnastik 177.
— — hydrotherapeutischer Prozeduren 7.
— — des Kohlensäurebads 98, 100.
— — von Moorbädern 111.
— — von Paraffinpackungen 58.
— — von Solbädern 94.
Punktwärme 425.
Purinstoffwechsel, Einfluß des Lichts 123.
Pustulöse Erkrankungen der Vulva; Ultraviolettbestrahlung 133.
Pyosalpinx; Diathermie 80.

Quadrantenelektrometer 199, 216.
Quadratisches Gesetz 307, 335, 375, 377.

Quadratischer Mittelwert der Wechselstromspannung 222, 223.
Qualitätsbestimmung der Röntgenstrahlung 377.
Quantenbedingung 281.
Quantenzahl 281.
Quantimeter von Kienböck 354.
Quarzglas 119.
Quarzlampe, örtliche Bestrahlung 139.
Quarzlampen 127f.
Quarzlichtbestrahlung s. u. Ultraviolettlichtbestrahlung.
Quecksilberluftkolpeurynter 175.
Quecksilberquarzlampe 127f.
Quecksilberunterbrecher 244.
Quellen, jodhaltige 95.
— kochsalzhaltige 95.
— radioaktive 104.
Quellgase, radioaktive 104.
Quellschlamm, radioaktiver 104.
Quer- und Längsdurchwärmung bei der Diathermie 69, 77.

R-Einheit 361, 395f.
r-Einheit 398.
Rachitis; Ultraviolettbestrahlung 122, 124.
— Prophylaxe, Lichtbehandlung 137.
Radioaktivität und Bäderwirkung 96.
— natürlicher Quellen 102.
Radioaktive Bäder 105.
— Wässer 104.
— — Trinkkuren 106.
Radioluxapparat 162.
Radiometer nach Holzknecht 355.
Radiostol 124.
Radium, Empfindlichkeitskontrolle von Ionisationsinstrumenten 365, 372.
Radiumemanation 54, 104.
— physiologische Wirkungen 105, 106.
— in Heilquellen 89.
— therapeutische Anwendung 105.
— Nebenwirkungen 107.
— Reaktionserscheinungen 107.
— Radiumsalze und Thorium X, Wirkungsverschiedenheiten 107.
Radiumkompressen 108.

Radius der Elektronenbahn im Wasserstoffatom 281.
Raumdosis der Röntgenstrahlung 392.
Raumgitter 273f.
Raumladung 226, 241.
Reaktion, konsensuelle 6, 35.
— der Hautgefäße bei der Hydrotherapie 5.
Reaktionsfähigkeit der Haut, Prüfung durch Teilabreibungen 27.
— und Pigmentbildung 122.
Reaktionserscheinungen nach Ultraviolettbestrahlung 122.
Reaktive Exacerbation bei Fangokuren 55.
— Hyperämie 17.
— — bei Einpackungen 32.
— — beim Prießnitzumschlag 30.
— — nach Kältewirkung 31.
— Temperatursteigerungen bei Ultraviolettbestrahlung 132.
Rectumelektrode 75.
Rectumprolaps; Thure-Brandtsche Massage 173.
Reflektorische Anurie; Diathermie 84.
— Beeinflussung der Hautnerven 12.
— Wirkungen der Faradisation 150.
Reflexion, selektive, an Krystallen 285.
Reflexionsbedingung, Braggsche 285.
Regendusche 23.
Regenerierautomat 234.
Regeneriervorrichtungen an Röntgenröhren 233.
Regulierung der Blutverteilung 6.
— der Körpertemperatur 7, 78.
— des Heizstroms 258.
— der Spannung von Röntgenapparaten 259.
— bei Transformatorapparaten 252.
Regulierungs- und Ausgleichsvorgänge im Organismus 2.
Reguliervorrichtungen bei Induktorapparaten 245.
— — bei Transformatorapparaten 252.
Reibung der Elektrizitätsträger im Leiter 204, 206.
Reibungselektrizität 198.
Reibungsmassage 164.

Reiz, nutritiver, des elektrischen Stroms 149.
Reize, chemische, in der Balneotherapie 89.
— — bei der Hydrotherapie 4.
— mechanische, bei der Hydrotherapie 4.
— — bei Moor- und Schlammbädern 89.
— physikalische 1.
— thermische, bei der Hydrotherapie 4.
— unspezifische 2.
Reizerscheinungen, motorische und sensible, bei der Faradisation 150.
Reizkörpertherapie, unspezifische, Beziehung zur Balneotherapie 90.
— — und vegetatives Nervensystem 3.
Reizwiederholung 2.
Reizwirkung des elektrischen Stroms 61, 148, 149.
— faradische 87.
— von Hochfrequenzströmen 61.
— mittelbare und unmittelbare 1.
— und Stromfrequenz 148.
Reizzustände; Galvanisation und Faradisation 154.
Rekombination 359.
Rekonvaleszenz, Ultraviolettbestrahlung 131.
Resonanz bei der d'Arsonvalisation 161.
Resonator, Oudinscher 161.
Resorption des Schwefelwasserstoffes durch die Haut 109.
Resorptionsförderung durch Belastungstherapie 176.
— durch Diathermie 72, 78.
— durch Fangopackungen 55.
— durch Hyperämisierung 36.
— durch Massage 167.
— durch thermische Prozeduren 8.
— durch Wärme 35.
Respiration, Einfluß thermischer Prozeduren 11.
Respiratorischer Stoffwechsel, Einfluß der Radiumemanation 107.
Reststrahlung 380.
Retroflexio fixata; Landekersche Ultrasonne 142.
Retroflexionen des Uterus; Belastungstherapie 176.
Rhenium 295.

Rheostaten 67.
Rheumatismus; Schwefelthermen 110.
Rheumatische Leiden; Paraffinpackungen 59.
Rhythmische Druckmassage 166.
Richtungselektrode bei Diathermie 70.
Roborierung durch Gymnastik 178.
— durch Moorbäder 113.
— durch Solbäder 94.
— durch Ultraviolettbestrahlung 131.
Röhrenschalter 265.
Röhrenstromstärke und Heizstromstärke 258.
— und Strahlendosis 351.
Röntgen (Strahlungseinheit) 395.
Röntgens Untersuchungsergebnisse 272.
Röntgenapparate 242—262.
— Störungen im Betrieb 196.
— Vor- und Nachteile der einzelnen Typen 260.
Röntgenbestrahlung 411—427, vgl. a. Röntgenstrahlen, Röntgenstrahlung.
— Bestimmung der Bestrahlungszeit 414.
— — der Tiefendosis 415.
— Bestrahlungsplan 420.
— Dosierung in der Praxis 411 bis 427.
— Dosierungsgenauigkeit 421.
— Dosismessung in der Praxis 412.
— Zeitfaktor 407.
Röntgencalorimeter 310.
Röntgeneinheit 395.
— absolute 395.
— deutsche 395.
— französische 397.
— internationale 398.
— und Energie 399.
— und HED 404.
Röntgenerythem 393.
Röntgeninduktor 243.
Röntgeninterferenzen amorpher Substanzen 274.
Röntgenkastration; Solbäder 96.
Röntgenkater 270.
Röntgenlicht 232.
Röntgenphotometer nach Wintz und Rump 357.
Röntgenröhren 224—242.
— Behälter 265.

470   Sachverzeichnis.

Röntgenröhren; Brennfleck 239, 306.
— Eichung 413.
— gashaltige 232.
— Heizung 249, 258.
— Kühlung 236, 239.
— Nebenstrahlung 306, 339.
— Strahlung 306—312.
Röntgenspektrallinien 280, 289.
— Frequenz und Ordnungszahl der Elemente 294.
— Intensität 297.
— Linienserien 289.
— Linienverschiebung 292.
Röntgenspektren 285f., 289f., 297f., 304f.
Röntgenspektrographen 287f.
Röntgenspektrographie, Benutzung zur Qualitätsbestimmung der Röntgenstrahlung 378.
Röntgenspektrometer von March, Staunig und Fritz 377.
Röntgenspektroskopie 274, 285.
Röntgenspektrum, kontinuierliches 297.
— — Intensitätsverteilung 301.
— — Intensität 303.
— — kurzwellige Grenze 297.
Röntgenstrahlen 231; vgl. auch Röntgenstrahlung.
— Absorption 313.
— — Grundvorgang 424.
— — selektive 304.
— Absorptionsgrenzen 305.
— Absorptionsspektren 304.
— Angriffspunkt im Organismus 424.
— Anregung 304.
— Anregungsgrenzen 305.
— Ausbreitung 276.
— — und Tiefenwirkung 335.
— Beugung 272f.
— biologische Wirkung 264f., 404f., 422f.
— Brechungsexponent 288.
— Bremsspektrum 297.
— chemische Wirkungen im Organismus 425.
— Durchdringungsfähigkeit 272.
— Eigenschaften 271—276.
— Eigenstrahlung 284, 290, 305.
— elektrische Wirkungen auf den Organismus 427.
— Emission 284, 302.
— Energie 310.

Röntgenstrahlen; Energietransformation 314, 316.
— Entdeckung 231.
— Entstehungsmechanismus 283.
— Filterung 305, 326.
— — Spannung und Tiefenwirkung 335.
— Fluorescenzstrahlung 272, 284, 313, 356.
— Gefahren 264.
— Grenzstrahlen 389.
— Härte 272, 305, 323.
— Intensität 318.
— Intensitätsmessung 353.
— Interferenz 272.
— Ionisation von Gasen 357.
— kontinuierliches Spektrum 297.
— Krystallreflexion 285f.
— lichtelektrische Beeinflussung 355.
— Linienserien 289.
— — Verschiebung 292.
— Linienspektren 289.
— photochemische Wirkung 354.
— Polarisation 272.
— Qualität und spektrale Intensitätsverteilung 302.
— Schwächung 318f.
— Sekundärstrahlung 272.
— Spektrallinien 289f.
— Spektren 274, 284—306.
— — 1., 2. usw. Ordnung 286.
— Streuung 314f., 322f.
— Streuverlust 336.
— Streuzusatzstrahlung 336f.
— Tiefenwirkung 332, 335.
— Theorie der Strahlenwirkung 422.
— Totalreflexion 289.
— Wärmewirkung 310, 353.
— — im Organismus 425.
— weiche, Messung 389.
— Wellenlänge 273, 275f., 290f.
— — effektive 330.
— Wellenlängenänderung 314f.
— Wellennatur 273.
— Wirkungen, biologische 264f., 404f., 422.
— Wirkungsmechanismus 422.
— Zerstreuung 272.
Röntgenstrahlendosis 390—411.
— absolute Einheit 361, 395.
Röntgenstrahlenemission 284, 302.
— und Ordnungszahl des Antikathodenmaterials 302.

Röntgenstrahlung 306—427, s. a. u. Röntgenstrahlen.
— absolute Einheit 395.
— Absorptionskoeffizient 322.
— biologische Zusatzdosis 407, 416.
— Dickfilterung 329.
— Dosierung in der Praxis 411 bis 427.
— Dosiseinheiten 393.
— Dosisleistung 392.
— Dosismessung 353—421.
— Dosisverteilung 334, 344f.
— Dosiszähler 367.
— — in der Praxis 412.
— effektive Wellenlänge 330, 380.
— Einheiten 395.
— Energie 310, 353f., 375f., 395.
— — Wellenlängenabhängigkeit 402.
— Erythemdosis 395.
— Filteranalyse 327, 379.
— Filteräquivalenz 331, 383.
— Filterung 305, 326.
— Gesamtabsorption 325.
— Haut-Einheitsdosis 391, 393, 404.
— Homogenisierung 305, 327f., 387.
— Homogenität, physikalische und praktische 328.
— Homogenitätsbestimmung 330, 387.
— Intensitätsmessung 306—422.
— Isodosenkurven 334, 344f.
— Isohomogenitätskurven 384, 388.
— Messung der Strahlenmenge 353.
— Oberflächendosis 391f.
— photochemische Wirkung 354.
— Qualitätsbestimmung 377 bis 387.
— Raumdosis 392.
— Reststrahlung hinter Zusatzfilter 379f., 386.
— Schwächung 318f., 378f.
— Schwächungskoeffizient 318f., 321f.
— — mittlerer 330.
— Schwächungswert 385.
— Sekundendosis 392.
— selektive Absorption 304.
— spektrale Intensitätsverteilung 298, 301f., 327, 402.
— Strahlenqualität 302, 377.

Röntgenstrahlen; therapeutische 326.
— Tiefendosis 391f., 416f.
— — prozentuale 384.
— Tiefenwirkung 332, 335.
— Volumdosis 392.
— Wärmewirkung 353.
Röntgenthermometer 354.
Röntgentransformator 250, 251.
Rotierende Gleichrichter 254.
— Unterbrecher 244.
Rotlichtbestrahlung durch Hochfrequenzströme 146.
Rückstoßelektronen 316.
Ruhmannsche Tastmassage 167.
Rumpfpackungen 32.
Rydbergsche Konstante 281.

Sabouraud-Noiré-Tablette 355.
Saitenelektrometer 199.
Salinisches Moor 111.
Salpingo-Oophoritis chronica, Diathermie 80.
Salzresorption durch die Haut 93.
Salzeisbäder 93.
Sandbäder 115.
Sarasonscher Gynotherm 47.
Sättigungsstrom 240, 248, 359.
Sauerstoffbäder 101.
Säurebasengleichgewicht, Einfluß von Bädern 12.
Schädigungen im Röntgenbetrieb; Schutzmaßnahmen 262—271.
Schaltung, starre 260.
— bei Induktorapparaten 246.
— bei Symmetrieapparaten 249.
— von Transformatorapparaten 251, 253.
Schaumbäder 102.
Scheidenbestrahlungslampe, Wintzsche 49, 50.
Scheidenbirnen nach Flateau 49.
Scheidenheizlampe, Seitzsche 49.
Scheidenkatarrh; Heißluftbehandlung 51.
— Landekersche Ultrasonne 141, 142.
— Ultraviolettbestrahlung 140.
Scheidenschleimhauterkrankungen; Lichtbehandlung 138, 141.
— Ultraviolettbestrahlung 139.
Scheidenspecula für Lichtbehandlung 138, 139, 140.

Scheidenspüler 24.
Scheidenspülungen 47.
Scheitelwert der Wechselstromspannung 222, 223.
Schiebungsmassage 170.
Schließungslicht 246.
Schließungsstrom, Unterdrückung 246.
Schlaflosigkeit; Bäder 13.
— Einpackungen 32.
— Sauerstoff- und Luftperlbäder 102.
— wechselwarmes Fußbad 18.
Schlammbäder 114.
Schlammumschläge 53.
Schleimhäute, Ultraviolettbestrahlung 125, 144.
Schleimhautbestrahlungen mit Hochfrequenzentladungen 144.
Schmerzstillende Wirkung der Hyperämie 36.
Schmerzstillung durch Diathermie 72, 78, 82, 83.
— durch Faradisation 152.
— durch Galvanisation 151.
— durch Hyperämisierung 36.
— Heißluftbehandlung 40.
— Massage 167.
— Radiumkompressen 108.
— Vibrationsmassage 174.
Schneiden mit dem elektrischen Funken 87.
Schutzmaßnahmen gegen Schädigungen im Röntgenbetrieb 262—271.
Schutzstoffe gegen Röntgenstrahlen 268.
Schutzvorrichtungen an Hochspannungsleitungen 264.
— gegen Streustrahlung 268.
Schwächezustände, Trinkkuren 116.
Schwächung der Röntgenstrahlen 318.
Schwächungsgesetz 318, 335.
Schwächungsmessungen zur Qualitätsbestimmung der Röntgenstrahlung 378 f.
Schwächungskoeffizient 318, 321 f 380.
Schwächungswert 385.
Schwangerschaft; Gymnastik und Massage 180.
— als Kontraindikation gegen Wärmeapplikation 39.

Schwangerschaftsbeschwerden; Ultraviolettbestrahlung 133.
Schwangerschaftsmassage 171.
Schwangerschaftsödeme; Gymnastik 182.
— Massage 167.
Schwarzschildsches Gesetz 406.
Schwedische Gymnastik 179.
Schwefel, kolloidaler 109.
— in Schlammbädern 114.
Schwefelbäder 109.
Schwefelmoor 111.
Schwefelquellen 116.
— Spülungen 115.
Schwefelschlammbäder 109, 110, 114.
Schwefelthermen 109.
Schwefelwasserstoff 109.
Schweißerzeugung durch Trockenpackung 35.
Schweißsekretion 8.
— im Heißluft- und im Lichtkastenbad 43.
Schwingungen, elektromagnetische 276.
— gedämpfte 64.
Schwingungsfrequenz 276.
Schwingungskreis 62, 214.
— der Diathermieapparate 62, 64.
Schwitzbäder 14, 19.
Schwitzprozeduren 34, 35, 36, 58, 59.
— bei Nierenkranken, Wesen der therapeutischen Wirkung 11.
Seemannscher Spektrograph 288.
Seeschlammbäder 114.
Segmentäre Hautreflexe, Bedeutung für Thermotherapie 37.
Seitzsche Scheidenheizlampe 49.
Sekundäre Anämie; Teilabreibungen 28.
Sekundärelemente 203.
Sekundärkreis, Messungen 351.
Sekundärspannung und Belastung 250.
— Messung 350.
Sekundärstrahlen 272, 306, 314.
Sekundärstrahlung, biologische Wirkung 426.
Selbsthärtende Sinderöhre 234.
Selbstinduktion 62, 211—213.
Selbstinduktionskoeffizient 213.

Selbstinduktionsspule 62, 63.
— bei Hochfrequenzapparaten 160.
Selektive Absorption der Röntgenstrahlen 304.
— Reflexion der Röntgenstrahlen an Krystallen 285.
Selenzelle für Röntgendosimetrie 356.
Senkungen der Genitalorgane; Thure-Brandtsche Massage 172; Massage 174.
— Gymnastik und Massage 186.
Senkungsgeschwindigkeit der roten Blutkörperchen, Einfluß von Bädern 9.
— — — Änderung durch Moorbadekuren 112.
Sensibilisatorische Funktion des Pigments 122.
Sensibilisierung der Haut 122.
— des Körpergewebes durch Verkupferung 158, 204.
Sensibilitätsstörungen der Bauchhaut, Kontraindikation gegen Thermotherapie 39.
Sensible Reizerscheinungen der Faradisation 150.
Serienschaltung 203.
Serotaktische Wirkung des Lichts 123.
Serumstruktur, Änderung durch Moorbäder 112.
Sichtbare Strahlen, Wellenlänge 116.
Siedekühlung von Röntgenröhren 236.
Siederöhre, selbsthärtende 234.
Siemens-Dosismesser 371.
Sinusoidaler Wechselstrom 152.
Sitzbäder 15.
Sitzduschen 24.
Skrofulose, Solbäder 96.
Solbäder 92—96.
— kohlensaure 95.
— künstliche 92.
Sole 92.
Solenoid bei Hochfrequenzapparaten 161.
Solluxlampe 44.
Solquellen, kohlensaure 95.
— natürliche 95.
Solesitzbäder 18, 93.
Solevollbäder 92.
Sonnenspektrum 117, 118.

Spannung 200.
— galvanischer Elemente 203.
— von Akkumulatorenzellen 204.
— Filterung und Tiefenwirkung der Röntgenstrahlen 332.
— und Elektronengeschwindigkeit 291.
— — spektrale Intensitätsverteilung 301.
— — Wellenlänge der Röntgenstrahlen 291, 299.
— — Energie der Röntgenstrahlen 311.
— beim Wechselstrom; Mittelwert, Scheitelwert, Maximalwert, Effektivwert 222, 223.
Spannungsabfall im Entladungsrohr 226.
— in Leitern 205, 206.
— bei Induktorapparaten 245.
— bei Transformatorapparaten 252, 260, 261.
Spannungsdifferenzen, elektrische in der Balneotherapie 89.
Spannungshärtemesser 245, 350.
Spannungskreise der Lilienfeldröhre 238.
Spannungskurve für Drehstrom 256.
Spannungskurven von Gleichstrom und Wechselstrom 208, 209.
Spannungsmesser 199.
Spannungsmessung 217.
— mit Hilfe der Grenzwellenlänge 299.
— — von Strommessern 220.
— bei Hochspannungen 220, 352.
— spektrographische 299.
Spannungsregler 259.
Spannungsleiter 205.
Spannungsverlust 206.
Spannungsverteilung im Entladungsrohr 226.
Spektralaufnahmen 305.
Spektrale Intensitätsverteilung 298, 301, 327, 402.
Spektrallinien 280.
— und Elektronenbahnen 281.
— des Röntgenspektrums 289.
Spektrum 117.
— der elektromagnetischen Wellen 274, 275.
— der Glühlampe 117.
— der Kohlenbogenlampe 118.

Spektrum der künstlichen Höhensonne 128.
— des Lichts 117.
— der Quecksilberdampflampe 117.
Spektrosollampe 45, 46.
Spezifische Bäderreaktion 103.
— Herdreaktionen bei Tuberkulöser nach Ultraviolettbestrahlung 125.
Spiegelgalvanometer 218.
Spülflüssigkeiten 22.
Spülungen 19.
— heiße 47.
SRV-Bestrahlungsgerät 266, 267.
Stabilizer 259.
Stacheldusche 161.
Stahlbäder, kohlensaure 96, 99.
— — Kombination mit Moorbädern 100.
Stammumschläge 32.
Stangerscher Apparat 48.
Stangerotherm 47.
Staßfurter Salz 92.
— — als Bäderzusatz 17, 18.
Stauungen; Gymnastik 178.
— Schwangerschaftsgymnastik 182 f.
Sterilität; endouterine Galvanisation 157.
— Kohlensäurebäder 97.
— kohlensäure Glasbäder 100.
— Moorbäder 113.
— Solbäder 96.
— Stahlbäder 100.
Stickoxydul 126.
Stickstoffausscheidung, Einfluß von Solbädern 93.
Stielstrahlung 306, 339.
— der Glühkathodenröhren 241.
Stillfähigkeit, Einfluß der Ultraviolettbestrahlung 135.
— s. a. Milchsekretion, Brustdrüse.
Stoffwechsel, Einfluß der Gymnastik 178.
— — der Hydrotherapie 7.
— — des Lichts 123.
— — der Massage 167.
— — von Moorbädern 112, 113.
— — der Radiumemanation 107.
— — von Sandbädern 115.
— — der Ultraviolettbestrahlung 122, 124, 131, 134, 135.
Stoffwechselerhöhung durch Bäderzusätze 33.

Stoffwechselkrankheiten, Abreibungen 29.
— Bäderbehandlung 13.
— Paraffinpackungen 51.
Stokessches Gesetz 313.
Störungen der Funktion von Röntgenapparaten 196.
Stöße erster und zweiter Art 280, 313.
Stoßionisation 224, 358 f.
Stufentransformator 282.
Strahlen, erythemerzeugende 122.
— antirachitisch wirkende 122.
— ultrarote 44, 116.
— ultraviolette 116.
— s. a. Lichtstrahlen, Röntgenstrahlen.
Strahlenausbreitung und Tiefenwirkung der Röntgenstrahlen 335.
Strahlendosis und Spannung 352.
— und Stromstärke 351.
Strahlenmenge der Röntgenstrahlung, Messung 353.
Strahlenqualität und biologische Reaktion 408.
— und spektrale Intensitätsverteilung 302.
— und Streuzusatzstrahlung 342.
Strahlensammler von Chaoul 341.
Strahlenschutz 264.
Strahlenschutzröhren 267.
Strahlenverteilung der Glühkathodenröhre 309.
Strahlenverteilung in nicht homogenen Medien 347.
— im Wasserphantom 343.
Strahlung, elektromagnetische 116.
— mitogenetische 428.
— der Glühkathodenröhren, Zusammensetzung 240.
— der Röntgenröhre 306—312.
— — Verteilung um den Fokus 309.
Strahlungsansammlung der Atome 280.
Strahlungsenergie 395 f., 399 f.
Strahlungsfrequenz 280.
Strahlungsintensität 306 f., 318 bis 326.
— Verteilung um den Brennfleck 309.
Strahlungskühlung bei Röntgenröhren 239.
Strahlungsquant 280, 313 f.

Streichung (Massage) 164.
Streuabsorption 325.
Streukoeffizient 323.
Streukörper 337.
Streustrahlen 269.
Streustrahlenzusatz 341 f.
Streustrahlung 314, 323 f.
— biologische Wirkung 426.
— Intensität 316.
Streuung 314.
— Compton- 315.
— klassische 315 f.
— magnetischer Feldlinien 215.
Streuverlust 336.
Streuzusatzstrahlung 324, 336 f.
— und Strahlenqualität 342.
Strichfokus 240.
Strom, elektrischer 201—206.
Stromabnahme von Dynamomaschinen 210.
Stromfrequenz und Ionenwanderung 61.
— bei Induktorapparaten 245.
— und Reizwirkung bei Faradisation 148.
Stromkreis 205.
Stromkurven des Sekundärstroms in Röntgenapparaten 254.
Stromlinien bei Diathermie 72, 74.
Stromrichtung 229.
Stromstärke, Einheit 203.
— bei Diathermie 71.
— im Gasentladungsrohr 227.
— Messung mit dem Elektroskop 217.
— im Stromkreis 206.
Stromwärme 206.
Struktur der Materie, Erforschung durch Röntgenstrahlen 274.
Stufentransformator 252.
Stumpfexsudate; Diathermie 81.
Subaquales Darmbad 19.
Subcutane Fettverbrennungen bei Diathermie 70, 76.
Su-da-Bad 19.
Suggestive Anwendung der Faradisation 151.
Subinvolution des Uterus; Galvanisation und Faradisation 155.
Summation von Einzelreaktionen 3.
— von Reizwirkungen in der Balneotherapie 90.
Symmetrieapparat 248, 249.

Symmetrischer Wechselstrom 216.
Sympathicotonus 12.
— Herabsetzung durch Ultraviolettbestrahlung 126.
Sympathicotonische Reize 3.
— Wirkung der Kälteapplikation 3.
Synchronmotor 210.
Systeme der Gymnastik 179.
System, periodisches, der Elemente 294.

Tapotment (Massage) 163.
Tastmassage 167.
Tauchbäder, heiße 14.
— kalte 13.
Tauchbatterien 153.
Tauchelement 203.
Teilabreibungen 27, 28.
Teilbäder 18.
Teilpackungen mit heißem Schlamm 114.
Teilwaschung 27.
Temperaturregulierung des Körpers 7, 78.
— — bei der Diathermie 78, 79.
Temperatursteigerungen, reaktive, bei Ultraviolettbestrahlung 132.
Tesla-Ströme 61.
Therapie, physikalische, Wesen 1.
Therapiekreis der Diathermieapparate 65, 66.
Therapeutische Röntgenstrahlung 326.
Thermalbäderwirkung, allgemeine 3.
Thermische Reize bei der Hydrotherapie 4.
Thermophor 40, 47.
Thermophorkompressen, elektrische 40.
Thermotherapie 35—39.
— Indikationen und Kontraindikationen 39.
— Methoden 40.
Thermotherapeutische Methoden, graduelle Unterschiede 37.
Thiopinol 110.
Thoma-Regler 259.
Thrombosen, Kontraindikation der Mechanotherapie 183, 186.
Thure Brandtsche Massage 172.
— — im Wochenbett 185.
Thyreotoxikosen; Kohlensäurebäder 99.

Tiefendosis 332 f., 415.
— prozentuale 345 f., 384.
Tiefentemperatur, Einfluß des Moorbads 112.
— lokale, Einfluß thermischer Prozeduren 10.
Tiefenwirkung der Röntgenstrahlen 332 f.
— des kalten Rotlichts 147.
— impermeabel bedeckter Umschläge 30.
— der Landekerschen Ultrasonne 141.
— strahlender Wärme 37.
Tonisator 151.
Tonisierung durch Duschen 24.
— der Gefäße durch Kälteprozeduren 6.
— — und Kohlensäurebäder 95.
— — durch Teilabreibungen 27.
— durch Massage 167.
— durch kalte Sitzbäder 17.
Tonus des Sympathicussystems, physikalische Beeinflussung 3.
— des Vagussystems, physikalische Beeinflussung 3.
— des vegetativen Nervensystems 3.
Totalreflexion der Röntgenstrahlen 289.
Trägheit bei elektrischen Meßinstrumenten 222.
— und Selbstinduktion 212.
Transformator 65, 215.
— von Röntgenapparaten 250, 251.
Transformatorapparate 250 bis 260.
— Schaltung 251, 253.
— Belastung und Spannung 260, 261.
— Strahlenausbeute 261.
— Vor- und Nachteile 260.
Trinkkuren 91, 96, 99, 101, 116.
— mit jodhaltigen Wässern 96.
— mit kohlensauren Eisenwässern 101.
— — Stahlwässern 99.
Trockene Einpackungen 34.
Trockenpackung 34.
Trockenröhre 238, 239.
Trockene Wärme, Anwendungsformen 40.
Trommelanker 209.
Tuberkulose der Adnexe; Ultraviolettbestrahlung 132.

Tuberkulose, chirurgische; Ultraviolettbestrahlung 131.
— der Portio; Ultraviolettbestrahlung 140.
— der weiblichen Genitalorgane; Solbäder 96.
— — — Ultraviolettbestrahlung 132.
Tumoren; Elektrokoagulation 87.
— entzündliche; Lichtbehandlung 139.
— gutartige; Solbäder 96.
— Lichtbogenoperation 87, 88.
— des Parametriums; Diathermie 80.
Tyrnauerscher Heißluftapparat 41, 42.

Übererregbarkeit, nervöse; Einfluß auf Bäderwirkung 98.
— — als Kontraindikation 99.
Übersetzungsverhältnis im Funkeninduktor 214.
— im Röntgeninduktor 243, 245.
— im Röntgentransformator 252.
Ulcerationen des Collum uteri; Hochfrequenzfunkenbestrahlung 145.
— Elektrokoagulation 87.
Ulcus cruris; Ambrinepackung 58.
Ultrarote Strahlen 44, 116.
Ultrarotes Licht, Wellenlänge 275.
Ultrasonne, Landekersche 137 f.
Ultraviolettdurchlässige Glassorten 119.
Ultraviolettes Licht 116.
— — antirachitische Wirkung 122.
— — Wellenlänge 275.
Ultraviolett-Hochfrequenzbehandlung, kombinierte 162.
Ultraviolette Strahlen 116.
Ultraviolettkohlen 137.
Ultraviolettlichtbestrahlung, Gefahren 130.
Ultravitglas 119.
Umformer, Gleichstrom-Wechselstrom- 65.
— rotierender 211.
Umlaufkühlung bei Röntgenröhren 236, 239.
Umschläge 30.

Umstimmung des Organismus 2, 13.
— — Balneotherapie 90.
Umwandlung von Energie 314.
Unspezifische Reize 2.
— Reizkörpertherapie und physikalische Heilmethoden 2.
— — und vegetatives Nervensystem 3.
Unsymmetrischer Wechselstrom 215.
Unterleibsorgane, entzündliche Erkrankungen, Lichtbehandlung 138.
Unterbrecher 243.
— elektrolytische 243.
Unterguß 26.
Urämie, Diaphorese 11.
— Diathermie 84.
Urämische Zustände, Schwitzprozeduren 11, 34.
Uran 278.
Urogenitaltuberkulose; Ultraviolettbestrahlung 132.
Uterus, entzündliche Erkrankungen; Landekersche Ultrasonne 141.
— — — Rotlichtbestrahlung 147.
— — Incarceration bei Gravidität, Belastungstherapie 176.
— Massagebehandlung in der Nachgeburtsperiode 172.
— Lageveränderungen, Belastungstherapie 176.
— — Thure Brandtsche Massage 172.
— mobile Retroflexionen; Belastungstherapie 176.
Uterusausspülungen 26.
Uterusdiathermie 85
Uterusduschen mit Thermalwässern 115.
Uterusentzündungen, Solbäder 95.
Uterusinduration, Duschen mit Thermalwässern 115.
Uterusmuskulatur, Einfluß chemischer Prozeduren 11.
— — der Faradisation 150, 152.
— — der Galvanisation 151.
— — von Sitzbädern 16.
Uterussonde, heizbare 48.
Uterussubinvolution; Galvanisation und Faradisation 155.
Uviolglas 119.

Vaginalduschen 24.
— wechselwarme 25.
Vaginalelektroden für Diathermie 73.
— für Galvanisation und Faradisation 156.
Vaginalerkrankungen, Hochfrequenzfunkenbestrahlung 146.
— Rotlichtbestrahlung 147.
— Spülungen mit Thermal- und Mineralwässern 115.
Vaginale Applikation der Elektrizität 155.
— Faradisation 152, 155 f.
— Galvanisation 151, 155.
— Heißluftbehandlung 50.
— Lichtbestrahlung 136, 137.
— Spülungen mit Thermal- und Mineralwässern 115.
— Wärmeapplikation 47.
Vaginalkatarrh, Moorbäder 113.
Vaginalspecula für Lichtbehandlung 138, 139.
— vgl. Badespecula.
Vaginalspülungen 25.
Vaginismus; Galvanisation 155.
Vagotonische Reize 3.
— Wirkung der Wärme 3.
Vagotonus, Einfluß von Kohlensäurebädern 99.
Variköse Beschwerden, Kniguß 27.
Varizenbildung; Gymnastik 183.
Vasomotoren, Wirkung des elektrischen Stroms 148f.
— Wirkung der Faradisation 150.
— s. a. Gefäßtonus.
Vegetative Funktionen, Beeinflussung durch Balneotherapie 90.
— — Anregung durch Moorbäder 113.
Vegetatives Nervensystem und Hautfunktion 89.
— — und innersekretorische Vorgänge 4, 131.
— — Beeinflussung durch örtliche Wärmereize 37.
— — Einfluß der Hydrotherapie 12.
— — — hypertonischer Bäder 103.
— — — von Moorbädern 112.
— — — von Solbädern 93.
Veifa-Regler 260.

Venöser Druck, Erhöhung im Vollbade 5.
Ventile 246.
— gashaltige 247.
Ventilgleichrichter 255.
— für Drehstrom 256.
Ventilröhren 247.
Verätzung durch den elektrischen Strom 148.
Verfärbungen von Röntgenröhren 242.
Verkupferung durch Iontophorese zur Sensibilisierung der Gewebe 158, 204.
Vernarbung bei Elektrokoagulation und Kauterisation 87, 88.
Verschiebung der Röntgenspektrallinien 292.
Verschiebungsstrom 212.
Verschorfung bei der Elektrokoagulation 87.
— bei der Lichtbogenoperation 88.
— durch Galvanisation 151.
— durch Hochfrequenzfunken 145.
— bei Lichtbogenoperationen 88.
Verteilerwiderstände der Diathermieapparate 66, 67.
Verwachsungen; Thure Brandtsche Massage 172.
— Vibrationsmassage 174.
Vibrationsmassage 165, 174.
— endovaginale 166.
Vierzellenbäder 150.
Vigantol 124.
Vikariierende Blutungen bei Menstruationsstörungen; Sitzbäder 17.
Villard-Schaltung 256.
— Stromkurve 254.
Vitaglas 119.
Vitamin D 122, 124, 126.
Vitamingehalt des Organismus, Einfluß der Ultraviolettbestrahlung 124.
Vollbäder 13.
Vorwärmung des Körpers vor Abreibungen 27.
— — vor hydrotherapeutischer Prozeduren 5.
— durch Trockenpackung 34.
Volt 203.
Voltmeter s. unter Spannungsmesser.

Volumdosis der Röntgenstrahlung 392.
Vulvaerkrankungen, örtliche Ultraviolettbestrahlung 133.

Wagnerscher Hammer 152, 213.
Wanderungsgeschwindigkeit der Ionen 203.
Wandwirkungen in Ionisationskammern 360.
Wärme, geleitete und strahlende 42.
— physiologische Wirkungen 35.
— trockene, Anwendungsformen 40.
Wärmeabgabe durch Strahlung 35.
Wärmeapplikation, s. a. u. Thermotherapie 35f.
— Einfluß auf Vagussystem 3.
— feuchte 53—57.
— intrauterine 48.
— sekundäre Folgezustände 2.
— vaginale 47.
— vagotonische Wirkung 3.
Wärmeempfindung der Haut, Prüfung vor Diathermiebehandlung 75.
Wärmehaushalt, Einfluß der Hydrotherapie 7.
Wärmekapazität des Moorbreis 111.
Wärmeregulation des Körpers im Kohlensäurebad 98.
— — physikalische und chemische 7.
Wärmereize, Wirkung auf das vegetative Nervensystem 37.
Wärmestauung 8, 35.
— bei Fangopackungen 54.
— im Moorbad 111.
— bei Moorpackungen 57.
— bei Paraffinpackungen 57.
— durch Schlamm- und Sandbäder 114.
Wärmestrahlen, dunkle 116.
Wasserabgabe durch Haut und Lunge 35.
Wasserphantom 337f, 384.
Wasserstoffspektrum 281.
Wassertreten 18.
Water-cooled lamp 128.
Watt 206.
Wechselbäder 5.
Wechseldusche, Diathermie 75.
Wechselduschen 5.

Wechselstrom 209.
— einphasiger, Spannungskurve 256.
— mehrphasiger 210.
— sinusoidaler 152.
— symmetrischer 216.
— Umwandlung in Gleichstrom 210.
— unsymmetrischer, im Funkeninduktor 214, 215.
Wechselstrommotor 210.
Wechselstromspannung, Mittelwert, Scheitelwert, Effektivwert 222, 223.
Wechselstromtransformator 215.
Wechselstromwiderstand 212.
Wechselwarme Prozeduren 5.
Wechselwarmes Fußbad 18.
Wehenschwäche, Diathermie 85.
— heißes Sitzbad 18.
Wehentätigkeit in der Nachgeburtsperiode, Massage 172.
Wehnelt-Unterbrecher 244.
Weicheiseninstrumente 219.
Wellen, elektromagnetische 274.
Wellenlänge 275.
— und Absorption der Röntgenstrahlen 323.
— der Anregungsgrenzen von Linienspektren 292.
— der biologisch wirksamsten Licht- und Wärmestrahlen 127.
— und biologische, chemische und Wärmewirkung der Lichtstrahlen 117.
— effektive 330, 380.
— der elektromagnetischen Schwingungen 275.
— von Elektronen 282.
— der Gammastrahlen 274f.
— der Linien der K-Serie von Wolfram und Platin 301.
— der Röntgenstrahlen 298.
— — und Spannung 298.

Wellenlänge der ultraroten Strahlen 116, 298.
— der ultravioletten Strahlen 116, 298.
— und Stromkoeffizient 324.
— der therapeutisch verwendeten Licht- und Wärmestrahlen 116.
Wellenlängenabhängigkeit von Dosismessern 363, 375f., 378
Wellenlängenänderung 313f.
Wellenlängenmessung der Röntgenstrahlen 286f.
Wellenmechanik 281.
Wellennatur der Röntgenstrahlen 273.
Wellenpakete 282.
Westonsches Normalelement 203.
Wiedererwärmung des Körpers nach Laparotomie 43.
Widerstand, elektrischer 204.
— — der Gewebe 76.
— von Nickellegierungen 204.
— beim Wechselstrom 212.
Widerstandsapparate für Heilgymnastik 179.
Widerstandsbewegungen 178.
Widerstandswärme 60, 61, 76.
Windungsverhältnis im Funkeninduktor 214.
— im Wechselstromtransformator 215, 252.
Winternitzsches Magenmittel 34.
Wintersonne 44.
Wintz-Gerät 266.
Wintzsche Scheidenbestrahlungslampe 49, 50.
Wirbelströme 211.
Wochenbett; Gymnastik und Massage 180.
Wochenbetterkrankungen; Gymnastik und Massage 186.

Wulf-Elektrometer 216.
Wundheilung; Ultraviolettbestrahlung 132, 136.

X-Strahlen 231.

Zander-Gymnastik 179.
Zeitfaktor bei der Röntgenbestrahlung 407.
Zentralnervensystem, Schwefelthermen 110.
Zentralstrahl der Röntgenröhre 310, 348.
Zerstreuung der Röntgenstrahlen 272.
Zestokausis 52, 53.
Zirkelreibung 165.
Zirkulation, Einfluß von Abreibungen und Abwaschungen 27f.
— — Bädern 16.
— — der Bandmassage 168.
— — der Diathermie 78.
— — der Faradisation 150.
— — der Gymnastik 177.
— — der Hydrotherapie 5.
— — kalter Bäder 17f.
— — des Kohlensäurebades 98.
— — der Massage 167, 168.
— — von Moorbädern 111.
— — von Solbädern 94.
— — der Wärme 35.
— Schwangerschaftsgymnastik 182.
Zirkulationsstörungen, Abreibungen 27, 29.
— wechselwarmes Fußbad 18.
— im Wochenbett; Mechanotherapie 185.
— — Massage 186.
Zirkulationssystem, Einfluß der Radiumemanation 107.
Zusätze zu Bädern 13, 17, 92.
Zusatzdosis, biologische 406f., 416.
Zusatzfilter 379f.

VERLAG VON JULIUS SPRINGER / BERLIN UND WIEN

Die Praxis der physikalischen Therapie. Ein Lehrbuch für Ärzte und Studierende. Von Dr. **A. Laqueur**, Dirigierendem Arzt der Hydrotherapeutischen Anstalt und des Medikomechanischen Instituts am Städtischen Rudolf Virchow-Krankenhause zu Berlin. Dritte, verbesserte Auflage. Mit 98 Abbildungen. X, 358 Seiten. 1926.
RM 18.—; gebunden RM 19.50

Licht-Biologie und -Therapie der Haut- und Geschlechtskrankheiten. Röntgen-Physik, -Dosierung. Allgemeine Röntgentherapie. Radioaktive Substanzen. Elektrotherapie. Bearbeitet von H. Guhrauer, L. Halberstaedter, H. Jacoby, Ph. Keller, E. Kuznitzky, A. Liechti, G. A. Rost, H. Th. Schreus, P. Wichmann. (Bildet Band V, zweiter Teil vom „Handbuch der Haut- und Geschlechtskrankheiten", herausgegeben von Geh. Medizinalrat Professor Dr. J. Jadassohn, Direktor der Universitäts-Hautklinik in Breslau. Schriftleitung: O. Sprinz, Berlin.) Mit 305 zum Teil farbigen Abbildungen. X, 786 Seiten. 1929.
RM 120.—; gebunden RM 128.—

Ⓑ **Handbuch der gesamten Strahlenheilkunde, Biologie, Pathologie und Therapie.** Bearbeitet von zahlreichen Fachgelehrten. Herausgegeben von Professor Dr. **Paul Lazarus**, Berlin. In zwei Bänden. Vollständig umgearbeitete und erweiterte zweite Auflage des Handbuches der Radiumbiologie und -Therapie.

Erster Band (kpl.): **Die physikalischen, chemischen und pathologischen Grundlagen der gesamten Strahlenbiologie und -Therapie.** Bearbeitet von zahlreichen Fachgelehrten. Herausgegeben von Professor Dr. **Paul Lazarus**, Berlin. Mit 161 zum Teil farbigen Abbildungen im Text und zahlreichen Tabellen. XV, 825 Seiten. 1928.
RM 86.50; gebunden RM 93.30

Zweiter Band: **Therapeutische Methodik und spezielle Strahlenklinik.** Mit einer Einleitung von Geheimem Rat Professor Dr. Friedrich Kraus, Berlin.

Bisher sind erschienen:

1. Lieferung. Mit 137 Abbildungen im Text und zahlreichen Tabellen. VIII, 264 Seiten. 1928.
RM 28.50
2. Lieferung. Mit 84 Abbildungen im Text und zahlreichen Tabellen. IV, Seite 265—455. 1928.
RM 21.—
3. Lieferung. Mit 112 Abbildungen im Text und zahlreichen Tabellen. VII, Seite 457—764. 1929.
RM 36.80
4. Lieferung. Mit 24 Abbildungen im Text und zahlreichen Tabellen. IV, Seite 765—942. 1930.
RM 22.50
5. (Schluß-) Lieferung.
Erscheint 1930.

Handbuch der Lichttherapie. Unter Mitarbeit von Fachgelehrten herausgegeben von **W. Hausmann** und **R. Volk**. Mit 106 Abbildungen und 36 Tabellen im Text. IV, 444 Seiten. 1927.
RM 36.—; gebunden RM 38.—

Elektrotherapie. Ein Lehrbuch von Dr. **Josef Kowarschik**, Primararzt und Vorstand des Institutes für Physikalische Therapie im Krankenhaus der Stadt Wien. Dritte, verbesserte Auflage. Mit 269 Abbildungen und 5 Tafeln. XI, 312 Seiten. 1929.
RM 22.60; gebunden RM 24.40

Die Röntgentechnik in Diagnostik und Therapie. Ein Lehrbuch für Studierende und Ärzte. Von Dr. **S. Glasscheib**, Spezialarzt für Röntgenologie, Berlin-Warschau. Mit einem Geleitwort von Dr. Max Cohn, Dirigierendem Arzt der Röntgenabteilung des Städtischen Krankenhauses im Friedrichshain, Berlin. Mit 145 Abbildungen. IX, 294 Seiten. 1929.
RM 13.60; gebunden RM 14.80

Das mit Ⓑ bezeichnete Werk ist im Verlage von J. F. Bergmann / München erschienen.

VERLAG VON JULIUS SPRINGER / BERLIN UND WIEN

Die Diathermie. Von Dr. **Josef Kowarschik**, Primararzt und Vorstand des Instituts für Physikalische Therapie im Krankenhaus der Stadt Wien. Siebente, verbesserte Auflage. Mit 145 Abbildungen. VIII, 243 Seiten. 1930. Gebunden RM 16.80

Lehrbuch der Diathermie für Ärzte und Studierende. Von Dr. **Franz Nagelschmidt**, Berlin. Dritte, neubearbeitete Auflage. Mit 190 Textabbildungen. X, 374 Seiten. 1926. RM 21.—; gebunden RM 22.50

Praktikum der Hochfrequenztherapie (Diathermie). Mit einem Anhang: Phototherapeutische Methodik. In sechs Vorträgen. Von Dr. **Hans Leo Stieböck**, Poliklinischer Assistent, Leiter der Station für Strahlentherapie an der Wiener Allgemeinen Poliklinik, II. Medizinische Abteilung (Vorstand: Professor Dr. A. Strasser). IV, 38 Seiten. 1926. RM 2.40

Praktischer Leitfaden der Quarzlichtbehandlung bei Hautkrankheiten nebst diagnostischen und allgemein-therapeutischen Anmerkungen. Von Dr. med. **Theodor Pakheiser**, Facharzt für Hautleiden in Heidelberg. Mit 7 Abbildungen. IV, 82 Seiten. 1927. RM 3.90

Ⓑ **Die Lichttherapie.** Von Dr. med. **Hans Malten**, Leitendem Arzt des Dr. Maltenschen Institutes für Nerven- und Stoffwechselkranke Baden-Baden. Mit 66 Textabbildungen. VII, 88 Seiten. 1926. RM 6.60

Ⓑ **Lehrbuch der Massage.** Von Dr. **J. H. Lubinus**, Sanitätsrat, Spezialarzt für Orthopädie und Leiter der Staatl. genehmigten Lehranstalt für Heilgymnastik, Kiel. Vierte Auflage. Mit 89 Abbildungen. VIII, 81 Seiten. 1930. RM 6.60

Physikalisch-technisches Praktikum für Mediziner. Eine Einführung in die Anwendung von Meßmethoden und Apparaturen. Von Dr. phil. **Alfred Krethlow**, ehem. I. Assistent am Physikalischen Institut der Universität Basel. Mit 127 Abbildungen. VII, 232 Seiten. 1930. RM 15.60

Physikalisch-technische Grundlagen der Röntgentherapie. Von **J. Seth Hirsch**, M. D., Direktor der Röntgenabteilung des Bellevue and Allied Hospitals, New York. Mit Dosierungsformeln und einer Dosierungstabelle von Guido Holzknecht, Professor für Medizinische Radiologie und Direktor des Zentralröntgeninstituts des Allgemeinen Krankenhauses in Wien. In deutscher Bearbeitung von Guido Holzknecht und Gottfried Spiegler. Mit 131 Abbildungen und 46 Tabellen. VIII, 223 Seiten. 1927. RM 15.—; gebunden RM 16.50

Leitfaden der Elektrotherapie. Von Dr. **Fritz Kraus**, Assistent für Physikalische Therapie an der Deutschen Psychiatrischen Universitätsklinik in Prag. VI, 48 Seiten. 1928. RM 2.80

Einführung in die Elektrizitätslehre. Von Dr.-Ing. e. h. **R. W. Pohl**, Professor der Physik an der Universität Göttingen. („Einführung in die Physik", Bd. II.) Zweite, verbesserte Auflage. Mit 393 Abbildungen, darunter 20 entlehnte. VII, 259 Seiten. 1929. Gebunden RM 13.80

Lehrbuch der Physik in elementarer Darstellung. Von Dr.-Ing. e. h. Dr. phil. **Arnold Berliner**. Vierte Auflage. Mit 802 Abbildungen. V, 658 Seiten. 1928. Gebunden RM 19.80

Die mit Ⓑ bezeichneten Werke sind im Verlage von J. F. Bergmann / München erschienen.

GPSR Compliance

The European Union's (EU) General Product Safety Regulation (GPSR) is a set of rules that requires consumer products to be safe and our obligations to ensure this.

If you have any concerns about our products, you can contact us on

ProductSafety@springernature.com

In case Publisher is established outside the EU, the EU authorized representative is:

Springer Nature Customer Service Center GmbH
Europaplatz 3
69115 Heidelberg, Germany